（中文翻译版 原书第2版）

ASE 心脏超声诊断图谱

ASE's Comprehensive Echocardiography

主 编 [美] 罗伯特 M. 朗 (Roberto M. Lang)

[美] 史蒂文 A. 戈德斯坦 (Steven A. Goldstein)

[美] 伊扎克 克伦佐 (Itzhak Kronzon)

[美] 比乔伊 K. 坎德赫里亚 (Bijoy K. Khandheria)

[美] 维克多 莫阿维 (Victor Mor-Avi)

主 审 张 运

主 译 智 光

副主译 刘丽文 陶 凌 杨 剑 王树水

穆 洋

译 者 （按姓氏笔画排序）

王 晶 王秋霜 吕文青 刘博罕

李苏雷 李丽君 杨 瑛 吴晓霞

张 璐 周 肖 赵 蓓 侯海军

穆 洋

科学出版社

北京

内 容 简 介

本书由美国超声心动图学会前任主席 Roberto M. Lang 等著名心血管病和超声心动图专家牵头，组织美国超声心动图学会一百多位专家编写而成。本书在第 1 版的基础上，紧追近 5 年来超声相关指南的更新与进展。全书共 30 章，详细阐述了超声心动图在心血管内科诊疗工作中的应用原则和使用范围，内容涵盖物理原理及设备、经胸超声心动图、经食管超声心动图、心腔内超声心动图、血管内超声、掌上超声、对比增强超声心动图、左心室收缩功能等相关基础知识，以及常见与罕见疾病的超声心动图表现与诊断要点。

本书是临床医生案头的必备读物，也可作为影像和心血管内科等专业本科生、研究生的专业教材，具有相当高的理论和实用价值。

图书在版编目 (CIP) 数据

ASE 心脏超声诊断图谱：原书第 2 版 /（美）罗伯特 M. 朗（Roberto M. Lang）等主编；智光主译 . —北京：科学出版社，2020.8
书名原文：ASE's Comprehensive Echocardiography
ISBN 978-7-03-062763-6

Ⅰ.①A… Ⅱ.①罗…②智… Ⅲ.①心脏病－超声波诊断－图谱 Ⅳ.① R540.4-64

中国版本图书馆 CIP 数据核字（2019）第 242960 号

责任编辑：路 弘 / 责任校对：郭瑞芝
责任印制：李 彤 / 封面设计：龙 岩

ELSEVIER

Elsevier (Singapore) Pte Ltd.
3 Killiney Road, #08–01 Winsland House I, Singapore 239519
Tel: (65) 6349–0200; Fax: (65) 6733–1817

ASE's Comprehensive Echocardiography，2/E
Copyright © 2016, 2011 by Saunders, an imprint of Elsevier Inc. All rights reserved.
ISBN: 9780323260114

This translation of ASE's Comprehensive Echocardiography, 2/E by Roberto M. Lang, Steven A. Goldstein, Itzhak Kronzon, Bijoy K. Khandheria and Victor Mor–Avi was undertaken by China Science Publishing & Media Ltd. (Science Press) and is published by arrangement with Elsevier (Singapore) Pte Ltd.

ASE's Comprehensive Echocardiography，2/E by Roberto M. Lang, Steven A. Goldstein, Itzhak Kronzon, Bijoy K. Khandheria and Victor Mor–Avi 由中国科技出版传媒股份有限公司（科学出版社）进行翻译，并根据中国科技出版传媒股份有限公司（科学出版社）与爱思唯尔（新加坡）私人有限公司的协议约定出版。

《ASE 心脏超声诊断图谱》（第 2 版）（智光译）
ISBN: 978-7-03-062763-6

Copyright © 20XX by Elsevier (Singapore) Pte Ltd. and China Science Publishing & Media Ltd. (Science Press).

注 意

本译本由科学出版社完成。相关从业及研究人员必须凭借其自身经验和知识对文中描述的信息数据、方法策略、搭配组合、实验操作进行评估和使用。由于医学科学发展迅速，临床诊断和给药剂量尤其需要经过独立验证。在法律允许的最大范围内，爱思唯尔、译文的原文作者、原文编辑及原文内容提供者均不对译文或因产品责任、疏忽或其他操作造成的人身及/或财产伤害及/或损失承担责任，亦不对由于使用文中提到的方法、产品、说明或思想而导致的人身及/或财产伤害及/或损失承担责任。

科 学 出 版 社 出版

北京东黄城根北街 16 号
邮政编码：100717
http://www.sciencep.com

北京中科印刷有限公司 印刷

科学出版社发行 各地新华书店经销

*

2020 年 8 月第 一 版 开本：889×1194 1/16
2022 年 8 月第三次印刷 印张：49 1/2

字数：1 400 000

定价：398.00 元

（如有印装质量问题，我社负责调换）

ASE's Comprehensive Echocardiography

ROBERTO M. LANG, MD, FASE, FACC, FAHA, FESC, FRCP
Professor of Medicine
Director, Noninvasive Cardiac Imaging Laboratories
University of Chicago Medical Center
Chicago, Illinois

STEVEN A. GOLDSTEIN, MD, FACC
Director, Noninvasive Cardiology Lab
Washington Hospital Center
Washington, District of Columbia

ITZHAK KRONZON, MD, FASE, FACC, FAHA, FESC, FACP
Professor of Medicine
Department of Cardiology
Hofstra University School of Medicine, and LIJ/North Shore Lenox Hill Hospital,
New York, New York

BIJOY K. KHANDHERIA, MD, FASE, FACC, FESC, FACP
Director, Echocardiography Services
Aurora Health Care
Aurora Medical Group
Aurora St. Luke Medical Center
Director, Echocardiography Center for Research and Innovation
Aurora Research Institute
Co-Director, Aurora Center for Cardio-Oncology
Clinical Adjunct Professor of Medicine
University of Wisconsin School of Medicine
Milwaukee, Wisconsin

VICTOR MOR-AVI, PhD, FASE
Professor, Director of Cardiac Imaging Research
University of Chicago Medical Center
Chicago, Illinois

ELSEVIER

原著者

Amr E. Abbas, MD, FACC, FSCAI, FASE
Beaumont Health
Royal Oak, Michigan

Sahar S. Abdelmoneim, MD, MSc,
MS, FESC
Assistant Professor of Medicine
Research Associate of Cardiovascular
   Diseases
Mayo Clinic
Rochester, Minnesota

Theodore Abraham, MD
Associate Professor
Department of Cardiology
The Johns Hopkins University School
   of Medicine
Baltimore, Maryland

Harry Acquatella, MD, FASE
Director
Echocardiography Laboratory
Department of Medicine
Centro Medico
Caracas, Venezuela

David B. Adams, RCS, RDCS, FASE
Cardiac Sonographer
Cardiac Diagnostic Clinic
Duke University Medical Center
Durham, North Carolina

Karima Addentia, MD
Section of Cardiology
Department of Medicine
University of Chicago
Chicago, Illinois

Jonathan Afilalo, MD, MSc
Divisions of Cardiology and Clinical
   Epidemiology
Jewish General Hospital
McGill University
Montreal, Quebec, Canada

Vikram Agarwal, MD, MPH
Department of Medicine
Division of Cardiology
Mount Sinai St. Luke's and Roosevelt
   Hospitals
Mount Sinai Health Network
New York, New York

Yoram Agmon, MD
Director, Echocardiography Laboratory and
   Heart Valves Clinic
Department of Cardiology
Rambam Health Care Campus;
Associate Clinical Professor
Bruce Rappaport Faculty of Medicine
Technion–Israel Institute of Technology
Haifa, Israel

Mohamed Ahmed, MD
Department of Medicine
Division of Cardiovascular Medicine
University of Massachusetts
   Medical School
UMass Memorial Healthcare
Worcester, Massachusetts

Carlos Alviar, MD
Cardiology Fellow
Leon H. Charney Division of Cardiology
New York University Langone Medical
   Center
New York, New York

Bonita Anderson, DMU (Cardiac),
M Appl Sc (Med Ultrasound)
Senior Lecturer
Medical Radiation Sciences
Queensland University of Technology
Brisbane, Queensland, Australia

Edgar Argulian, MD, MPH
Mount Sinai St. Luke's Hospital
Mount Sinai Health System
New York, New York

Federico M. Asch, MD, FACC, FASE
Associate Director
Cardiovascular Core Laboratories
MedStar Health Research Institute at
   Washington Hospital Center;
Assistant Professor of Medicine
Georgetown University
Washington, DC

Gerard P. Aurigemma, MD, FASE
Division of Cardiovascular Medicine
Department of Medicine
University of Massachusetts Medical
   School
UMass Memorial Healthcare

Worcester, Massachusetts

Kelly Axsom, MD
Fellow
Cardiovascular Diseases
Leon H. Charney Division of Cardiology
New York University Langone Medical
   Center
New York, New York

Luigi P. Badano, MD, PhD, FESC, FACC
Professor
Department of Cardiac, Thoracic, and
   Vascular Sciences
University of Padua
Padua, Italy

Revathi Balakrishnan, MD
Cardiology Fellow
Leon H. Charney Division of Cardiology
New York University Langone Medical
   Center
New York, New York

Sourin Banerji, MD
Heart Failure and Transplant Fellow
University of Pennsylvania Perelman
   School of Medicine
Philadelphia, Pennsylvania

Sripal Bangalore, MD, MHA
Associate Professor of Medicine
Division of Cardiology
Director of Research
Cardiac Catheterization Laboratory
Director
Cardiovascular Outcomes Group
New York University School of Medicine
New York, New York

Manish Bansal, MD
Assistant Professor of Pediatrics
Department of Pediatric Cardiology
Texas Children's Hospital/Baylor College
   of Medicine
Houston, Texas

Thomas Bartel, MD
Heart and Vascular Institute
Cleveland Clinic
Abu Dhabi, United Arab Emirates

Rebecca Lynn Baumann, MD
Fellow
Department of Cardiology
UMass Memorial Medical Center
Worcester, Massachusetts

Helmut Baumgartner, MD
Director
Division of Adult Congenital and Valvular
    Heart Disease
Department of Cardiovascular Medicine
University Hospital Muenster;
Professor of Cardiology/Adult Congenital
    Heart Disease
Medical Faculty
University of Muenster
Muenster, Germany

Roy Beigel, MD
The Heart Institute
Cedars Sinai Medical Center
Los Angeles, California;
The Leviev Heart Center
Sheba Medical Center at Tel Hashomer
Sackler School of Medicine
Tel Aviv University
Tel Aviv, Israel

J. Todd Belcik, RCS, RDCS
Senior Research Associate/Research
    Sonographer
Knight Cardiovascular Institute
Oregon Health & Science University
Portland, Oregon

Marek Belohlavek, MD, PhD
Professor of Medicine and
    Bioengineering
Director
Translational Ultrasound Research
    Laboratory
Department of Internal Medicine
Division of Cardiology
Mayo Clinic
Scottsdale, Arizona

Ricardo Benenstein, MD
Assistant Professor of Medicine
Leon H. Charney Division of Cardiology
New York University Langone Medical
    Center
New York, New York

Eric Berkowitz, MD
Department of Cardiovascular Disease
Lenox Hill Hospital
New York, New York

Nicole M. Bhave, MD
Department of Internal Medicine
Division of Cardiovascular Medicine
University of Michigan Medical Center
Ann Arbor, Michigan

Angelo Biviano, MD
Center for Interventional Vascular Therapy
Columbia University Medical Center
New York, New York

Nimrod Blank, MD
Division of Cardiology
Jewish General Hospital
Montreal, Quebec, Canada

Robert O. Bonow, MD, MS
Max and Lilly Goldberg Distinguished
    Professor of Cardiology
Director
Center for Cardiovascular Innovation
Division of Cardiology
Northwestern University Feinberg School
    of Medicine
Chicago, Illinois

Darryl J. Burstow, MBBS, FRACP
Associate Professor
Department of Medicine
University of Queensland;
Senior Staff Cardiologist
Department of Cardiology
The Prince Charles Hospital
Brisbane, Queensland, Australia

Benjamin Byrd III, MD
Professor
Department of Medicine
Vanderbilt University School of Medicine
Nashville, Tennessee

Scipione Carerj, MD
Cardiology Institution
Department of Clinical and Experimental
Medicine
University of Messina
Messina, Italy

John D. Carroll, MD
Director
Cardiac and Vascular Center
Director
Interventional Cardiology
Division of Cardiology
University of Colorado Denver
Aurora, Colorado

Scott Chadderdon, MD
Oregon Health & Science University
Portland, Oregon

Hari P. Chaliki, MD
Associate Professor of Medicine
Division of Cardiovascular Medicine
Mayo Clinic
Scottsdale, Arizona

Kwan-Leung Chan, MD, FRCPC, FAHA,
FACC
University of Ottawa Heart Institute

Ottawa, Ontario, Canada

Farooq A. Chaudhry, MD, FACP, FACC,
FASE, FAHA
Director
Echocardiography Laboratory
Department of Medicine
Division of Cardiology
Icahn School of Medicine at Mount
    Sinai Hospital
New York, New York

Geoff Chidsey, MD
Assistant Professor
Department of Cardiology
Vanderbilt University Medical Center
Nashville, Tennessee

Sofia Churzidse, MD
University Clinic Essen
Essen, Germany

Blai Coll, MD
Department of Internal Medicine
Section of Cardiology
Rush University Medical Center
Chicago, Illinois

Vivian W. Cui, MD
Research and Education Sonographer
Department of Pediatric
    Echocardiography
Advocate Children's Hospital
Oak Lawn, Illinois

Maurizio Cusma-Picconne, MD, PhD
Cardiology Institution
Department of Clinical and Experimental
Medicine
University of Messina
Messina, Italy

Abdellaziz Dahou, MD, MSc
Professor of Medicine
Department of Medicine
Quebec Heart and Lung Institute
Quebec, Quebec, Canada

Jacob P. Dal-Bianco, MD
Department of Cardiology
Massachusetts General Hospital
Boston, Massachusetts

Daniel A. Daneshvar, MD
Cardiology Fellow
North Shore LIJ/Lenox Hill Hospital
New York, New York

Melissa A. Daubert, MD
Assistant Professor of Medicine
Duke University Medical Center
Durham, North Carolina

Ravin Davidoff, MBBCh
Chief Medical Officer
Section of Cardiovascular Medicine
Boston University School of Medicine
Boston Medical Center
Boston, Massachusetts

Jeanne M. DeCara, MD
Associate Professor of Medicine
Section of Cardiology
University of Chicago Medicine
Chicago, Illinois

Antonia Delgado-Montero, MD
Department of Cardiology
University of Pittsburgh
Pittsburgh, Pennsylvania

Lisa Dellefave-Castillo, MS, CGC
Genetic Counselor
Department of Medicine
The University of Chicago
Chicago, Illinois

Ankit A. Desai, MD
Assistant Professor of Medicine
Division of Cardiology
Sarver Heart Center
University of Arizona
Tucson, Arizona

Kavit A. DeSouza, MD
Interventional Cardiology
Columbia University Division of
    Cardiology
Mount Sinai Medical Center
Miami Beach, Florida

Bryan Doherty, MD
Cardiology Fellow
NS/LIJ Lenox Hill Hospital
New York, New York

Robert Donnino, MD
Assistant Professor of Medicine
Departments of Radiology and Medicine
New York University Langone Medical
Center
Department of Veterans Affairs
New York Harbor Healthcare System
New York, New York

**Pamela S. Douglas, MD, MACC,
FASE, FAHA**
Ursula Geller Professor of Research in
    Cardiovascular Disease
Duke University School of Medicine;
Director
Imaging Program
Duke Clinical Research Institute
Durham, North Carolina

David M. Dudzinski, MD, JD, FAHA
Fellow in Echocardiography

Cardiac Ultrasound Laboratory and
    Critical Care Department
Massachusetts General Hospital
Boston, Massachusetts

Raluca Dulgheru, MD
GIGA Cardiovascular Sciences
Department of Cardiology
Heart Valve Clinic University of Liége
University Hospital Sart Tilman
Liége, Belgium

**Jean G. Dumesnil, MD, FRCPC, FACC,
FASE(Hon:)**
Professor of Medicine
Department of Medicine
Quebec Heart and Lung Institute
Quebec, Quebec, Canada

Uri Elkayam, MD
Division of Cardiology
University of Southern California
Los Angeles, California

**Raimund Erbel, MD, FASE, FAHA,
FACC, FESC**
Professor
Department of Cardiology
University Clinic Essen
Essen, Germany

Francine Erenberg, MD
Department of Pediatric Cardiology
Cleveland Clinic
Cleveland, Ohio

Arturo A. Evangelista, MD
Professor
Cardiac Imaging Department
Hospital Universitari Vall d'Hebron
Barcelona, Spain

Steven B. Feinstein, MD
Department of Internal Medicine
Section of Cardiology
Rush University Medical Center
Chicago, Illinois

Beatriz Ferreira, MD, PhD
Department of Cardiology
Maputo Heart Institute
Maputo, Mozambique

Elyse Foster, MD
Professor of Medicine
Araxe Vilensky Endowed Chair
Cardiology
University of California
San Francisco, California

Benjamin H. Freed, MD
Assistant Professor of Medicine
Northwestern Memorial Hospital
Feinberg School of Medicine

Chicago, Illinois

Julius M. Gardin, MD, MBA
Professor and Chair
Department of Medicine
Hackensack University Medical Center
Hackensack, New Jersey;
Professor
Department of Medicine
Rutgers New Jersey Medical School
Newark, New Jersey

Edward A. Gill, MD
Professor of Medicine
Adjunct Professor of Radiology
Departments of Medicine and Cardiology
University of Washington;
Director of Echocardiography
Harborview Medical Center
Seattle, Washington

Linda Gillam, MD, MPH
Chair
Department of Cardiovascular Medicine
Morristown Medical Center
Morristown, New Jersey

Steven Giovannone, MD
Cardiology Fellow
Leon H. Charney Division of Cardiology
New York University Langone Medical
    Center
New York, New York

Mark Goldberger, MD
Division of Cardiology
Department of Medicine
Columbia University College of Physicians
    and Surgeons
New York, New York

Steven A. Goldstein, MD, FACC
Director
Noninvasive Cardiology Lab
Washington Hospital Center
Washington, DC

John Gorcsan III, MD
Professor of Medicine
Department of Cardiology
University of Pittsburgh
Pittsburgh, Pennsylvania

Riccardo Gorla, MD
Department of Cardiology
West German Heart Centre
Essen, Germany

Julia Grapsa, MD, PhD
Department of Cardiology
Hammersmith Hospital
Imperial College of London
London, United Kingdom

Erin S. Grawe, MD
Assistant Professor of Clinical
  Anesthesia
Department of Anesthesiology
University of Cincinnati Medical Center
Cincinnati, Ohio

Christiane Gruner, MD
Department of Cardiology
University Heart Center
University Hospital
Zurich, Switzerland

Pooja Gupta, MD, FAAP, FACC, FASE
Assistant Professor of Pediatrics
Wayne State University School of
  Medicine;
Director
Michigan Adult Congenital Heart Center
Children's Hospital of Michigan
Detroit, Michigan

Swaminatha Gurudevan, MD
Senior Clinical Cardiologist
Department of Cardiology
Healthcare Partners Medical Group
Pasadena, California

Rebecca T. Hahn, MD, FACC, FASE
Columbia College of Physicians and
  Surgeons
Columbia University Medical Center
New York, New York

Yuchi Han, MD, MMSc
Assistant Professor
Cardiovascular Division
Department of Medicine
University of Pennsylvania
Philadelphia, Pennsylvania

Jennifer L. Hellawell, MD
Fellow
Cardiovascular Medicine
Boston Medical Center
Boston, Massachusetts

Samuel D. Hillier, MBChB, MA, FRACP
Department of Echocardiography
The Prince Charles Hospital;
School of Medicine
University of Queensland
Brisbane, Queensland, Australia

Brian D. Hoit, MD, FACC, FASE
Professor
Department of Medicine, Physiology and
  Biophysics
Case Western Reserve University;
Director of Echocardiography
Harrington Heart & Vascular Center
University Hospital Case Medical Center
Cleveland, Ohio

Richard Humes, MD, FAAP, FACC,
FASE
Professor of Pediatrics
Wayne State University School of Medicine;
Chief, Division of Cardiology
Children's Hospital of Michigan
Detroit, Michigan

Vikrant Jagadeesan, MD
Department of Medicine
Section of Cardiology
University of Chicago
Chicago, Illinois

Sonia Jain, MD, MBBS
Fellow
Cardiovascular Disease
Mayo Clinic
Rochester, Minnesota

Alexander Janosi, MD
Department of Cardiology
West-German Heart and Vascular Center
University of Duisburg-Essen
Essen, Germany

Peter A. Kahn, BA
MS-2 Albert Einstein College of Medicine
Yeshiva University
New York, New York;
Bloomberg School of Public Health
Johns Hopkins University
Baltimore, Maryland

Sanjiv Kaul, MD, FASE, FACC
Professor and Division Head
Cardiovascular Medicine
Oregon Health & Science University
Portland, Oregon

Bijoy K. Khandheria, MD, FASE, FACC,
FESC, FACP
Director
Echocardiography Services
Aurora Health Care
Aurora Medical Group
Aurora/St. Luke Medical Center;
Director, Echocardiography Center for
  Research and Innovation
Aurora Research Institute;
Co-Director, Aurora Center for
  Cardio-Oncology
Clinical Adjunct Professor of Medicine
University of Wisconsin School of Medicine
Milwaukee, Wisconsin

Gene H. Kim, MD
Assistant Professor of Medicine
Advanced Heart Failure and Cardiac
  Transplantation
Institute of Cardiovascular Research
Department of Medicine
University of Chicago
Chicago, Illinois

Michael S. Kim, MD
Assistant Professor of Medicine
Cardiology Director
Structural Heart Disease Program
Section of Interventional Cardiology
University of Colorado Denver
Anschutz Medical Campus
Aurora, Colorado

Bruce J. Kimura, MD, FACC
Medical Director
Cardiovascular Ultrasound Laboratory
Scripps Mercy Hospital;
Associate Clinical Professor
Department of Cardiology
University of California
San Diego, California

Mary Etta King, MD
Associate Professor of Pediatrics
Harvard Medical School;
Staff Echocardiographer
Cardiac Ultrasound Laboratory
Massachusetts General Hospital
Boston, Massachusetts

Dmitry Kireyev, MD
Clinical and Research Fellow in Medicine
Cardiac Ultrasound Laboratory
Cardiology Division
Department of Medicine
Massachusetts General Hospital
Boston, Massachusetts

James N. Kirkpatrick, MD
Assistant Professor
Cardiovascular Medicine Division
Department of Medicine
Department of Medical Ethics and Health
  Policy
University of Pennsylvania
Philadelphia, Pennsylvania

Allan L. Klein, MD, FRCP(C), FACC,
FAHA, FASE
Professor of Medicine
Cleveland Clinic Lerner College of
  Medicine
Case Western Reserve University;
Director of Pericardial Center
  Cardiovascular Medicine
Heart and Vascular Institute
Cleveland Clinic
Cleveland, Ohio

Payal Kohli, MD
Division of Cardiology
Department of Medicine
University of California
San Francisco, California

Claudia E. Korcarz, DVM, RDCS, FASE
Senior Scientist

Department of Medicine
Cardiovascular Medicine Division
University of Wisconsin School of
    Medicine and Public Health
Madison, Wisconsin

Smadar Kort, MD, FACC, FASE, FAHA
Professor of Medicine
Director of Cardiovascular Imaging
Director, Valve Center
Stony Brook University Medicine
Stony Brook, New York

Wojciech Kosmala, MD, PhD
Professor
Department of Cardiology
Wroclaw Medical University
Wroclaw, Poland

Konstantinos Koulogiannis, MD
Associate Director
Cardiovascular Core Lab
Department of Cardiovascular Medicine
Morristown Medical Center
Gagnon Cardiovascular Institute
Morristown, New Jersey

Ilias Koutsogeorgis, MD
Department of Cardiology
Hammersmith Hospital
Imperial College of London
London, United Kingdom

Frederick W. Kremkau, PhD, FACR,
FAIUM
Professor of Radiologic Sciences
Center for Applied Learning
Wake Forest University School of
    Medicine
Winston-Salem, North Carolina

Eric V. Krieger, MD
Assistant Professor
Departments of Medicine and Cardiology
University of Washington;
Director of Echocardiography
Adjunct Professor of Radiology
Departments of Medicine and Cardiology
Harborview Medical Center
Seattle, Washington

Itzhak Kronzon, MD, FASE, FACC,
FAHA, FESC, FACP
Professor of Medicine
Department of Cardiology
Hofstra University School of Medicine,
    and LIJ/North Shore Lenox Hill, Hospital
New York, New York

Richard T. Kutnick, MD, FASE
Attending Physician
NS/LIJ Lenox Hill Hospital
New York, New York

Wyman Lai, MD, MPH, FACC, FASE
Professor of Pediatrics at CUMC
Division of Pediatric Cardiology
Columbia University Medical Center
New York, New York

Stephane Lambert, MD, FRCPC
Assistant Professor
Division of Cardiac Anesthesiology
University of Ottawa Heart Institute
Ottawa, Ontario, Canada

Patrizio Lancellotti, MD, PhD
Professor
GIGA Cardiovascular Sciences
Department of Cardiology
Heart Valve Clinic
University of Liège Hospital
University Hospital Sart Tilman
Liège, Belgium

Roberto M. Lang, MD, FASE, FACC,
FAHA, FESC, FRCP
Professor of Medicine
Director
Noninvasive Cardiac Imaging
    Laboratories
University of Chicago Medical Center
Chicago, Illinois

Alex Pui-Wai Lee, MBChB, FHKCP,
FHKAM
Assistant Professor
Division of Cardiology
Department of Medicine and
Therapeutics
Faculty of Medicine
The Chinese University of Hong Kong
Hong Kong, China

Ming Sum Lee, MD, PhD
Department of Cardiology
Kaiser Foundation Hospital
Los Angeles, California

Stamatios Lerakis, MD
Department of Medicine
Division of Cardiology
Emory University School of Medicine
Atlanta, Georgia

Jonathan Lessick, MD, DSc
Director of Cardiac CT & MRI
Department of Cardiology
Rambam Health Care Campus;
Assistant Professor
Bruce Rappaport Faculty of Medicine
Technion–Israel Institute of Technology
Haifa, Israel

Steven J. Lester, MD, FASE
Division of Cardiovascular Diseases
Mayo Clinic
Rochester, Minnesota

Steve W. Leung, MD, FACC,
FRCPC, FASE
Assistant Professor of Medicine
Divisions of Cardiovascular Medicine and
    Radiology
University of Kentucky
Lexington, Kentucky

Florent LeVen, MD
Department of Cardiology
Brest University Hospital
Brest, France;
Professor
Department of Medicine
Laval University
Quebec, Quebec, Canada

Robert A. Levine, MD
Professor of Medicine
Cardiac Ultrasound Laboratory
Massachusetts General Hospital
Harvard Medical School
Boston, Massachusetts;
Fellow in Hypertrophic Cardiomyopathy
    and Echocardiography
Toronto General Hospital
Toronto, Ontario, Canada

Qin Li, MD
Fellow in Hypertrophic Cardiomyopathy
    and Echocardiography
Toronto General Hospital
Toronto, Ontario, Canada

Fabio Lima, MPH
Stony Brook Medicine
Stony Brook, New York

Jonathan R. Lindner, MD
Professor of Medicine
Department of Cardiology
Oregon Health & Science University
Portland, Oregon

Leo Lopez, MD, FACC, FAAP, FASE
Medical Director of Noninvasive Cardiac
    Imaging
Miami Children's Hospital
Miami, Florida

Julien Magne, PhD
Research Associate
GIGA Cardiovascular Sciences
Department of Cardiology
Heart Valve Clinic
University of Liège Hospital
University Hospital Sart Tilman
Liège, Belgium

Haifa Mahjoub, MD
Department of Medicine
Quebec Heart and Lung Institute
Laval University

Quebec, Quebec, Canada

Judy R. Mangion, MD
Division of Cardiovascular Medicine
Brigham and Women's Hospital
Harvard Medical School
Boston, Massachussetts

Sunil V. Mankad, MD, FASE
Associate Professor of Medicine
Department of Cardiovascular Diseases
Mayo Clinic
Rochester, Minnesota

Dimitrios Maragiannis, MD
Consultant Cardiologist
Department of Cardiology
401 General Army Hospital
Athens, Greece;
Postdoctoral Associate
Department of Cardiology
Houston Methodist Hospital
Houston, Texas

Leo Marcoff, MD
Assistant Clinical Professor of
 Medicine
Department of Medicine
Division of Cardiology
Columbia University
New York, New York

Randolph P. Martin, MD
Chief
Structural and Valvular Heart Disease
 Center of Excellence
Physician Principal Advisor
Marcus Heart Valve Center
Piedmont Heart Institute;
Emeritus Professor of Medicine
Emory University School of Medicine
Atlanta, Georgia

Thomas H. Marwick, MD, PhD, MPH
Menzies Research Institute
Hobart, Tasmania, Australia

Pierre Massabuau, MD
Cardiology Department
Rangueil Teaching Hospital
Toulouse, France

Moses Mathur, MD, MSc
Fellow in Training
Department of Medicine
Section of Cardiology
Temple University Hospital
Philadelphia, Pennsylvania

Robert McCully, MD, MBChB
Professor of Medicine
Division of Cardiovascular Diseases and
 Internal Medicine
Mayo Clinic

Rochester, Minnesota

Edwin C. McGee, MD
Surgical Director of Heart
 Transplantation and Mechanical
 Assistance
Professor of Surgery
Department of Thoracic and
 Cardiovascular Surgery
Loyola University Medical Center
Mayfield, Illinois

Elizabeth McNally, MD, PhD
Director
Center for Genetic Medicine
Northwestern University Feinberg School
 of Medicine
Chicago, Illinois

Sudhir Ken Mehta, MD, MBA
Chairman
Department of Pediatrics
Fairview Hospital;
Clinical Associate Professor of Pediatrics
Department of Pediatric Cardiology
Cleveland Lerner College of Medicine
Cleveland Clinic Children's Hospital
Cleveland, Ohio

Todd Mendelson, MD
Cardiology Fellow
Leon H. Charney Division of Cardiology
New York University Langone Medical
 Center
New York, New York

Issam A. Mikati, MD
Professor of Medicine and Radiology
Division of Cardiology
Northwestern University Feinberg School
 of Medicine;
Associate Director
Echocardiography Laboratory
Northwestern Memorial Hospital
Chicago, Illinois

Karen Modesto, MD
Ichan School of Medicine at Mount Sinai
New York, New York

Mark Monaghan, MSc, PhD
Consultant Clinical Scientist
Director of Non-Invasive Cardiology
Kings College Hospital
London, United Kingdom

Farouk Mookadam, MD, MSc(HRM), FRCPC, FACC
Consultant and Professor
Department of Cardiovascular Disease
Mayo Clinic
Scottsdale, Arizona

Marie Moonen, MD, PhD
Department of Cardiology
University Hospital
University of Liége
Liége, Belgium

Monica Mukherjee, MD
Assistant Professor of Medicine
Department of Cardiology
Johns Hopkins University
Baltimore, Maryland

Silvana Müller, MD
University Clinic of Internal Medicine III
Medical University Innsbruck
Innsbruck, Austria

Sharon L. Mulvagh, MD, FACC, FASE
Professor of Medicine
Department of Medicine
Cardiovascular Division
Mayo Clinic
Rochester, Minnesota

Denisa Muraru, MD, PhD
Department of Cardiac, Thoracic, and
 Vascular Sciences
University of Padua
Padua, Italy

Gillian Murtagh, MD
Cardiovascular Imaging Fellow
Department of Cardiology
University of Chicago
Chicago, Illinois

Sherif F. Nagueh, MD, FASE
Professor of Medicine
Weill Cornell Medical College;
Medical Director
Echocardiography Laboratory
Methodist DeBakey Heart and Vascular
 Center
Houston, Texas

Tasneem Z. Naqvi, MD, FRCP(UK), MMM
Professor of Medicine
Director
Echocardiography Laboratory
Department of Internal Medicine
Division of Cardiology
Mayo Clinic
Scottsdale, Arizona

Sandeep Nathan, MD, MSc
Associate Professor of Medicine
Director
Interventional Cardiology
University of Chicago Medicine
Chicago, Illinois

Kazuaki Negishi, MD, PhD
Menzies Institute for Medical Research

Hobart, Tasmania, Australia

Petros Nihoyannopoulos, MD, FRCP, FESC, FACC, FAHA
Professor
Cardiology, NHLI
Imperial College London
Hammersmith Hospital
London, United Kingdom

Vuyisile T. Nkomo, MD, MPH
Associate Professor of Medicine
Division of Cardiovascular Diseases
Mayo Clinic
Rochester, Minnesota

Erwin Oechslin, MD
Director, Adult Congenital Heart Disease
   Program
The Bitove Family Professor of Adult
   Congenital Heart Disease
Department of Medicine
Peter Munk Cardiac Centre
University Health Network
Toronto, Ontario, Canada

Joan Olson, BS, RDCS, RVT
Division of Cardiology
University of Nebraska Medical Center
Omaha, Nebraska

John Palios, MD
Department of Medicine
Division of Cardiology
Emory University School of Medicine
Atlanta, Georgia

Gaurav Parikh, MBBS, MRCP(UK)
Cardiology Fellow
Department of Cardiology
University of Massachusetts Medical
   School
Worcester, Massachusetts

Amit R. Patel, MD
Department of Medicine
University of Chicago
Chicago, Illinois

Amit V. Patel
Cardiology Fellow
Department of Cardiology
New York University Medical Center
New York, New York

Aneet Patel, MD
Chief Cardiovascular Diseases Fellow
Department of Medicine
Division of Cardiology
University of Washington
Seattle, Washington

Anupa Patel, MBBCh(University of
Witwatersrand), FCP(SA), Cert
Cardiology(SA)
Department of Cardiology
Chris Hani Baragwanath Hospital
Johannesburg, South Africa

Timothy E. Paterick, MD, JD
Director, Non-Invasive Imaging
Professor of Medicine
University of Florida, Jacksonville
Jacksonville, Florida

Laila A. Payvandi, MD
Cardiologist
Unity Point Clinic Cardiology
Cedar Rapids, Iowa

Gianni Pedrizzetti, PhD
Department of Engineering and
   Architecture
University of Trieste
Trieste, Italy;
Zena and Michael A. Wiener
   Cardiovascular Institute
Mount Sinai School of Medicine
New York, New York

Patricia A. Pellikka, MD, FACC,
FAHA, FASE
Director, Echocardiography Laboratory
Consultant, Division of Cardiovascular
   Diseases
Professor of Medicine
Mayo Clinic College of Medicine
Rochester, Minnesota

Gila Perk, MD
Associate Director
Noninvasive Cardiology
Lenox Hill Hospital
New York, New York

Ferande Peters, MD
Department of Cardiology
Chris Hani Baragwanath Hospital
University of the Witwatersrand
Johannesburg, South Africa

Dermot Phelan, MD, PhD, BAO, BCh
Director, Sports Cardiology Center
Department of Cardiovascular Medicine
Cleveland Clinic
Cleveland, Ohio

Philippe Pibarot, DVM, PhD, FACC,
FAHA, FASE
Professor of Medicine
Department of Medicine
Quebec Heart and Lung Institute
Quebec, Quebec, Canada

Michael H. Picard, MD, FASE
Director, Clinical Echocardiography

Division of Cardiology
Department of Medicine
Massachusetts General Hospital;
Professor of Medicine
Harvard Medical School
Boston, Massachusetts

Juan Carlos Plana, MD, FASE
Chief of Clinical Operations
Don W. Chapman Chair in Cardiology
Associate Professor of Medicine
Section of Cardiology
Baylor College of Medicine
Houston, Texas

Zoran B. Popovic, MD, PhD
Staff
Department of Cardiovascular Medicine
Heart and Vascular Institute
Cleveland Clinic
Cleveland, Ohio

Thomas Porter, MD
Division of Cardiology
University of Nebraska Medical Center
Omaha, Nebraska

Shawn C. Pun, MD, FRCPC
Division of Cardiology
Jewish General Hospital
Montreal, Quebec, Canada

Atif N. Qasim, MD, MSCE
Assistant Professor of Medicine
Division of Cardiology
University of California
San Francisco, California

Nishath Quader, MD
Assistant Professor of Medicine
Division of Cardiology
Washington University in St. Louis
St. Louis, Missouri

Miguel A. Quinones, MD
Houston Methodist DeBakey Heart &
   Vascular Center
Houston, Texas

Peter S. Rahko, MD, FACC, FASE
Professor of Medicine
Department of Medicine
Director
Adult Echocardiography Laboratory
University of Wisconsin School of
   Medicine and Public Health
Madison, Wisconsin

Harry Rakowski, MD, FASE, FACC
Division of Cardiology
Toronto General Hospital
University Health Network
Toronto, Ontario, Canada

Rajeev V. Rao, MD, FRCPC
Division of Cardiology
Royal Victoria Regional Health Centre
Barrie, Ontario, Canada

Joseph Reiken, MSc
Principal Echocardiographer
King's College Hospital
London, United Kingdom

Shimon A. Reisner, MD
Deputy Director
Rambam Health Care Campus
Bruce Rappaport Faculty of Medicine
Technion–Israel Institute of Technology
Haifa, Israel

Elizabeth M. Retzer, MD
University of Chicago Medical Center
Chicago, Illinois

Vera H. Rigolin, MD
Professor of Medicine
Northwestern University Feinberg School
    of Medicine;
Medical Director
Echocardiography Laboratory
Northwestern Memorial Hospital
Chicago, Illinois

David A. Roberson, MD
Director of Echocardiography
Heart Institute for Children
Advocate Children's Hospital
Oak Lawn, Illinois

Keith Rodgers, RDCS
Cardiovascular Sonographer
Echo Lab
The Nebraska Medical Center
Omaha, Nebraska

Damian Roper, MBChB, FRACP
Department of Echocardiography
The Prince Charles Hospital
University of Queensland
Brisbane, Queensland, Australia

Raphael Rosenhek, MD
Director
Heart Valve Clinic
Deparment of Cardiology
Medical University of Vienna
Vienna, Austria

Eleanor Ross, MD
Attending Physician
Pediatric Cardiology
Advocate Children's Hospital
Heart Institute for Children
Oak Lawn, Illinois

R. Raina Roy, MD
Division of Cardiovascular Diseases

Mayo Clinic College of Medicine
Scottsdale, Arizona

Frederick L. Ruberg, MD
Section of Cardiovascular Medicine
Department of Medicine
Boston Medical Center and Boston
    University School of Medicine
Boston, Massachusetts

Lawrence G. Rudski, MD, CM
Director
Division of Cardiology
Jewish General Hospital;
Associate Professor of Medicine
McGill University
Montreal, Quebec, Canada

Carlos Ruiz, MD, PhD
Director, Structural and Congenital Heart
    Disease Program
Lenox Hill Hospital
New York, New York

Ernesto E. Salcedo, MD
Professor of Medicine
Departments of Medicine and Cardiology
University of Colorado Denver;
Director of Echocardiography
University of Colorado Hospital
Aurora, Colorado

Danita M. Yoerger Sanborn, MD, MMSc
Cardiology Division
Massachusetts General Hospital
Boston, Massachusetts

Vrinda Sardana, MD
Fellow in Advanced Cardiovascular
    Imaging
Department of Cardiology
University of Kentucky
Lexington, Kentucky

Muhamed Saric, MD, PhD, FASE
Associate Professor of Medicine
Director, Echocardiography Lab
Leon H. Charney Division of Cardiology,
New York University Langone Medical
    Center
New York, New York

Nelson B. Schiller, MD
Division of Cardiology
Department of Medicine
University of California
San Francisco, California

Arend F.L. Schinkel, MD, PhD
The Thoraxcenter
Department of Cardiology
Erasmus Medical Center
Rotterdam, The Netherlands

Shmuel S. Schwartzenberg, MD
Clinical and Research Fellow in Medicine
Massachusetts General Hospital
Harvard Medical School
Boston, Massachusetts

Partho P. Sengupta, MD, DM,
FACC, FASE
Zena and Michael A. Wiener
    Cardiovascular Institute
Mount Sinai School of Medicine
New York, New York

Pravin M. Shah, MD, MACC
Chair and Medical Director
Hoag Heart Valve Center
Medical Director
Noninvasive Cardiac Imaging and
    Academic Programs
Hoag Heart and Vascular Institute
Hoag Memorial Hospital Presbyterian
Newport Beach, California

Jack S. Shanewise, MD, FASE
Professor of Clinical Anesthesiology
Department of Anesthesiology
Columbia University College of
    Physicians & Surgeons
New York, New York

Stanton K. Shernan, MD
Head
Cardiac Anesthesia
Brigham and Women's Hospital
Boston, Massachusetts

Jeffrey A. Shih, MD
Assistant Professor of Medicine
Department of Internal Medicine
Division of Cardiovascular Medicine
University of Massachusetts
Worcester, Massachusetts

Robert J. Siegel, MD
The Heart Institute
Cedars Sinai Medical Center
Los Angeles, California

Maithri Siriwardena, MBChB, PhD
Echocardiography Fellow
Echocardiography Department
Toronto General Hospital
Toronto, Ontario, Canada

Samuel Siu, MD, SM, MBA
Professor
Department of Medicine
University of Western Ontario
London, Ontario, Canada

Scott D. Solomon, MD
Professor of Medicine
Department of Cardiovascular Medicine
Brigham and Women's Hospital

Boston, Massachussetts

Vincent L. Sorrell, MD
The Anthony N. DeMaria Professor of
    Medicine
Assistant Chief, Division of
    Cardiovascular Medicine
Program Director, Adult Cardiovascular
    Fellowship Program
Program Director, Advanced
    Cardiovascular Imaging Fellowship
    Program
Department of Medicine
Divisions of Cardiovascular Medicine and
    Radiology
University of Kentucky
Lexington, Kentucky

Kirk T. Spencer, MD
Professor of Medicine
Department of Medicine
Section of Cardiology
University of Chicago
Chicago, Illinois

Denise Spiegel, RDCS
Echocardiographer
Department of Cardiology
Aurora St. Luke's Medical Center
Milwaukee, Wisconsin

Martin St. John Sutton, MBBS, FRCP
John Bryfogle Professor of Medicine
University of Pennsylvania
Philadelphia, Pennsylvania

James H. Stein, MD, FASE
Professor of Medicine
School of Medicine and Public Health
University of Wisconsin
Madison, Wisconsin

Kathleen Stergiopoulos, MD, PhD
Associate Professor of Clinical Medicine
Department of Medicine
Stony Brook University Medical Center
Stony Brook, New York

Azhar A. Supariwala, MD
Department of Cardiology
St. Luke's Roosevelt Hospital Center
Mount Sinai Health Network
New York, New York

Paul E. Szmitko, MD
Echocardiography Fellow
Division of Cardiology
Toronto General Hospital
Toronto, Ontario, Canada

Tanya H. Tajouri, MD
Cardiologist
University of Minnesota Medical Center
Minneapolis, Minnesota

Masaaki Takeuchi, MD, FASE, FESC,
FJCC
Associate Professor
Second Department of Internal Medicine
University of Occupational and
    Environmental Health
Kitakyushu, Japan

Timothy C. Tan, MD
Clinical and Research Fellow in
    Medicine
Cardiac Ultrasound Laboratory
Division of Cardiology
Department of Medicine
Massachusetts General Hospital
Harvard Medical School
Boston, Massachusetts

James D. Thomas, MD, FASE, FACC
Bluhm Cardiovascular Institute
Northwestern University
Chicago, Illinois

Dennis A. Tighe, MD, FASE
Associate Director
Noninvasive Cardiology
Professor of Medicine
Division of Cardiovascular Medicine
University of Massachusetts Medical
    School
Worcester, Massachusetts

Maria C. Todaro, MD
Cardiology Unit
Department of Clinical and Experimental
    Medicine
University of Messina
Messina, Italy

Albree Tower-Rader, MD
Cardiology Fellow
Cardiovascular Medicine
Cleveland Clinic Foundation
Cleveland, Ohio

Michael Y.C. Tsang, MD
Fellow
Cardiovascular Diseases
Mayo Clinic
Rochester, Minnesota

Teresa S.M. Tsang, MD, FRCPC,
FACC, FASE
Cardiologist and Echocardiographer
Professor and Associate Head
    Research
Department of Medicine
The University of British Columbia
    Diamond Health Care Centre
Vancouver, British Columbia, Canada

Wendy Tsang, MD, MS
Toronto General Hospital

University Health Network
University of Toronto
Toronto, Ontario, Canada

Paul A. Tunick, MD
Professor
Department of Medicine
Noninvasive Cardiology Laboratory
New York University Medical Center
New York, New York

Philippe Vignon, MD, PhD
Medical-Surgical Intensive Care Unit
Center of Clinical Investigation
INSERM 0635
Limoges Teaching Hospital
Limoges, France

Meagan M. Wafsy, MD
Clinical and Research Fellow
Massachusetts General Hospital
Harvard Medical School
Boston, Massachusetts

Rachel Wald, MD, FRCPC
Pediatric and Adult Congenital
    Cardiologist
Departments of Pediatrics, Medicine,
    Medical Imaging, and
    Obstetrics/Gynecology
University Health Network and Hospital
    for Sick Children
University of Toronto
Toronto, Ontario, Canada

R. Parker Ward, MD, FASE
Professor of Medicine
Non-Invasive Imaging Laboratories
Section of Cardiology
University of Chicago Medicine
Chicago, Illinois

Nozomi Watanabe, MD, PhD, FJCC,
FACC
Director
Department of Clinical Laboratory
Chief
Noninvasive Cardiovascular Imaging
    Laboratories
Miyazaki Medical Association Hospital
Miyazaki, Japan

Kevin Wei, MD, FASE
Professor of Medicine
Knight Cardiovascular Institute
Oregon Health & Science University
Portland, Oregon

Neil J. Weissman, MD, FASE, FACC
Director
Cardiovascular Core Laboratories;
President
Medstar Health Research Institute at
    Washington Hospital Center;

Professor of Medicine
Georgetown University
Washington, DC

Mariko Welsch, MD
Cardiology Fellow
University of Washington
Seattle, Washington

Susan Wiegers, MD, FASE, FACC
Senior Associate Dean of Faculty
    Affairs
Professor
Department of Medicine
Section of Cardiology
Temple University Hospital
Philadelphia, Pennsylvania

Lynne Williams, MBBChB, PhD
Consultant Cardiologist
Department of Cardiology
Papworth Hospital NHS Foundation Trust
Cambridge, United Kingdom

Anna Woo, MD, SM, FACC
Director, Echocardiography
Division of Cardiology

Toronto General Hospital;
Associate Professor of Medicine
University of Toronto
Toronto, Ontario, Canada

Chanwit Wuttichaipradit, MD
Research Fellow
Cleveland Clinic
Cleveland, Ohio

Feng Xie, MD
Division of Cardiology
University of Nebraska Medical Center
Omaha, Nebraska

Teerapat Yingchoncharoen, MD
Department of Cardiovascular Medicine
Cleveland Clinic
Cleveland, Ohio

Cheuk-Man Yu, MD, FRCP, FRACP
Professor of Medicine
Division of Cardiology
Department of Medicine and
    Therapeutics
Faculty of Medicine
The Chinese University of Hong Kong

Hong Kong, China

Zoe Yu, MD
The University of Chicago
Chicago, Illinois

Qiong Zhao, MD, PhD
Associate Professor in Medicine
Division of Cardiology
Department of Medicine
Virginia Commonwealth University
    School of Medicine, Inova Campus
Falls Church, Virginia

Concetta Zito, MD, PhD
Assistant Professor
University of Messina
Messina, Italy

William A. Zoghbi, MD, MACC, FAHA,
FASE
Professor of Medicine
Director, Cardiovascular Imaging
    Institute
Department of Cardiology
Houston Methodist
Houston, Texas

中译版序

　　进入 21 世纪以来，随着科学技术的迅猛发展，超声心动图影像技术日新月异，已成为现代医疗、教学和科研工作的重要工具。由于超声技术具有安全、简便、准确、价廉、可随时应用、可反复检查等优点，已广泛应用于心血管内科、心血管外科、老年病科、急诊科、麻醉科、重症监护科等多个专科。因此，超声理论的正确理解、超声技术的规范操作和超声图像的合理解释已成为这些专科医师不可或缺的培训内容。

　　超声心动图学术界蓬勃发展的一个重要标志是该领域指南的不断更新，正可谓是，任何一名超声工作者都应该紧跟时代的脉搏，不断更新自己的理论武器。由中国人民解放军总医院心血管内科智光教授主译的《ASE 心脏超声诊断图谱》第 2 版，是在第 1 版原有基础上，结合近年来美国超声心动图学会和欧洲心血管影像学会对超声心动图原有的指南更新，对超声心动图原理、操作、诊断等方面的全面解读。原著由 Roberto M. Lang、Steven A. Goldstein、Itzhak Kronzon 等著名的心血管病和超声心动图专家牵头，组织美国超声心动图学会多名同道撰写而成，编写团队几乎囊括了学界所有的知名专家教授，具有极高的学术价值。

　　本书紧追近年来超声心动图相关指南的更新与进展，从基本原理入手，通过 30 章详细阐述了超声心动图在当代心血管内科日常诊疗工作中的应用原则和使用范围，内容涵盖几乎全部常见与罕见疾病的超声心动图表现与诊断要点，同时附有拓展知识可引申阅读，引导读者将超声心动图的理论知识应用于临床实践之中，全面提高超声心动图诊断水平。本书不失为临床医生案头的必备读物，亦可作为影像专业和心血管内科等专业医学生、研究生的教材使用，具有相当高的理论和实用价值。

　　智光教授是全国知名的心血管内科与超声心动图专家，也是我的好友，他率领多位同仁，夜以继日，辛苦工作，终使本书与广大读者见面，我认为他们做了一件大好事，并衷心祝贺本书的出版，同时希望这本著作对于促进我国超声心动图规范化培训与国际专业考试和培训教育的接轨，起到重要的推动作用。

中国工程院院士 张运

2020 年 5 月 20 日

原著序

　　作为美国超声心动图学会（ASE）现任主席，我非常荣幸受邀介绍《ASE 心脏超声诊断图谱》。在 ASE 前任主席、本书主编 Roberto M. Lang 等专家的精心策划和周密组织下，本书详细阐述了超声心动图学相关的基础知识和临床应用，不失为整个学会适用的教科书，甚至可以称为是移动的数字图书馆。全书共 30 章，凝聚了学会 150 位专家的心血，是所有人智慧和汗水的结晶。我坚信，本书一定能够成为医学生、年轻医生，甚至是高年资从业者的必备读物。如今的医疗工作中，心血管超声的应用范围越来越广，这也使本书弥足珍贵，无论读者享受从书架上抽取翻看的快感，亦或是希望能通过便携设备随时"充电"，本书都能满足您的需求，我确信，本书的专业性和实用性一定能够使它成为心血管超声领域的入门教材。

　　同样令我感到骄傲的是，这本书也体现了 ASE 的价值，作为一个在全世界范围内拥有 16 000 名成员的学术组织，我们学会始终致力于心血管超声的推广与教学，这一点在书中得到了很好的体现。ASE 同样是一个集体，虽然大家来自五湖四海，背景各异，但正是为不断研究超声心动图学，并使之更好地为人类健康服务这一理想把大家聚集在一起。而现在，借由此书分享知识，也是增强学会凝聚力，改善患者健康的重要方式之一。

　　衷心盼望这本书能够成为您与 ASE 诸多联系中的关键一环！

Neil J. Weissman, MD, FASE, FACC

美国超声心动图学会主席，2014—2015

原著前言

在过去的 20 多年中，超声心动图作为实时评估心脏结构和功能的重要工具，为心血管病学的发展做出了划时代的贡献。目前，每天在医院中都会用到超声心动图检查，因为对于绝大多数疾病，它都能为我们提供廉价、无创的诊断信息。美国超声心动图学会（ASE）是全世界范围内心血管超声领域专家齐聚的组织，通过教育、宣传、研究、创新等方式为患者提供帮助，并为会员和公众提供服务。ASE 的目标是永远为成员接受教育、更新知识和发展专业提供无私协助。这本新版的《ASE 心脏超声诊断图谱》必将成为实现这一目标的重要台阶。

本书是 ASE 成员智慧和汗水的结晶，每一章节都是该领域的顶级专家认真编写的。与 2011 年出版的第 1 版《超声心动图学进展》不同，此次的新版包含了更多的专题，这一点从 30 章的篇幅中可见一斑。我们力求使每一章节的内容都简明扼要、直指主题，并辅以多元化的图片、表格。虽然上一版本为许多读者推崇，但 ASE 依然希望新版图书能够替代旧版，尽管两个版本之间的题目有所重复，但所有的资料，包括文字、图表、参考文献均以按照上一版问世以来临床和基础领域知识的进展做出了相应更新。

当读者阅读了某一章节的内容后，我们鼓励您继续学习网络上的拓展内容，这对您理解心血管病的病理生理机制有很大的帮助。我们相信，这种互补的学习模式是学习临床超声心动图最有效的方式。同时，我们也希望本书能够成为心血管内科医师和超声心动图医师最得力的参考书，从而更好地为患者服务。

本书的成功出版离不开所有作者的无私奉献，也同样感谢所有的超声技师，正是他们的妙手，才为本书提供了如此清晰典型的图像，如果没有他们的呕心沥血，本书根本不可能与读者见面。

在此，编辑团队想要郑重感谢所有一起共同奋斗的 ASE 成员，我们一起度过了本书从筹划到出版的每个日日夜夜，特别是 Hilary Lamb 和 Robin Wiegerink，以及 Elsevier 团队的全体专家。同样也要感谢 ASE 专家委员会在本书成稿过程中的支持、鼓励、认可，以及提出的诸多宝贵建议！

最后，一并感谢我们的家人一直以来的无私协助，我们的妻子：Lili，Simoy，Ziva，Andy，Priti；子女：Daniella，Gabriel，Lindsey，Lauren，Derek，Iris，Rafi，Shira，Eden，Yarden，Vishal，Trishala；孙子孙女：Ella，Adam，Lucy，Eli，Jacob，感谢他们的一路陪伴。

Roberto M. Lang, MD, FASE, FACC, FAHA, FESC, FRCP

Steven A. Goldstein, MD, FACC

Itzhak Kronzon, MD, FASE, FACC, FAHA, FESC, FACP

Bijoy K. Khandheria, MD, FASE, FACC, FESC, FACP

Victor Mor-Avi, PhD, FASE

目　　录

第1章

物理原理及设备

第一节 超声心动图基本原理

超声心动图即心脏的超声，超声成像（sonography）一词来自于拉丁语的 *sonus*（声音）和希腊语的 *graphein*（书写）。诊断性的超声成像就是用超声进行的实时二维、三维解剖和血流的医学成像。超声是比人类所能听见的声音频率更高的声波，超声心动图所用的超声频率范围是 2MHz（成人经胸扫查）到 7MHz（谐波成像、小儿或食管超声），正是通过超声这种无创的方法，我们可以观察到心脏。超声心动图是通过脉冲回波技术成像，探头产生 2～3 个周期的超声脉冲（图 1.1），方向朝向患者，脉冲波在体内器官边界或组织内部产生回波，后者由探头探及并传输至超声仪器屏幕（图 1.2）。超声仪器对回波信号进行处理，并以斑点的形式呈现，从而形成在屏幕上可见的解剖图像。斑点的亮度代表回波的强度，这就是所说的"灰阶图像"。每个斑点的位置都与产生回波物体的解剖位置相对应，位置信息通过脉冲波的方向及回波回到探头的时间来测定（屏幕的顶部为距离最近，每个回波显示的位置据此确定，声波传播的速度一定，因此就可以根据回波到达的时间计算产生回波的物体深度）。

超声脉冲发射至组织时，可显示一系列的斑点（一条扫描线、一条数据线和一条回波线），而且并不是所有的超声脉冲都在同一个界面反射，大部分脉冲波继续前行并在更深的界面反射。这些同一脉冲来源的所有回波表现为同一扫描线。一系列的脉冲从同一起始点以不同的方向发射出去，这就形成了一个比萨形的扇扫（图 1.3）。多个这样的扇扫（96～256 个）最后形成了扇形的剖面图像。数十年来超声都是局限于在解剖结构中逐一扫描像图 1.3 那样的二维切面图。二维成像技术现在已经发展为三维扫描和成像技术，又称为"容积成像"，将在第二节中具体讲述。这种成像需要扫描邻近的二维组织剖面而重建三维容积内的回波信息，类似于切片面包（图 1.4）。除了解剖的灰阶图像，声束固定的 M 型超声成像主要是提供移动物体的深度随时间变化的记录（图 1.5）。

探头

超声心动图所用的探头为电相控阵探头，扇形发射超声声束，在电压作用下产生超声脉冲。返回的回声声束也由探头接收并转换为回声电压，传送回仪器并最终在屏幕上显示为一条扫描线。这种信息转换的频率为每

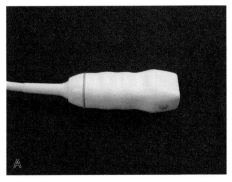
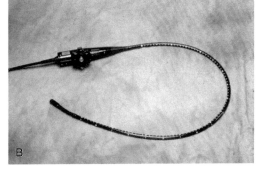

图 1.1 A.经胸超声探头；B.经食管超声探头

1

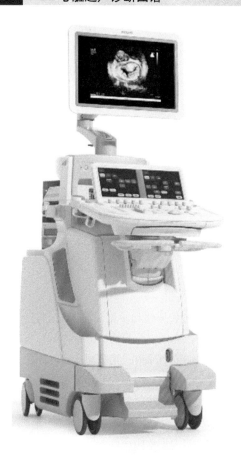

图 1.2 超声心动图机

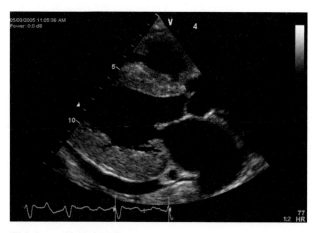

图 1.3 二维超声图像

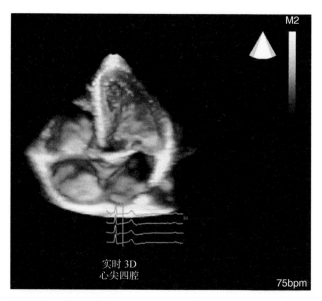

图 1.4 三维心脏图像

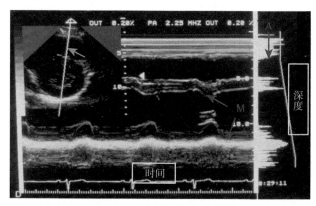

图 1.5 M型超声检测。右侧示A型超声，左上示二维常规超声图像。M型超声右纵轴上代表深度，横轴代表时间

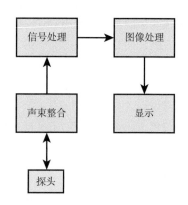

图 1.6 超声仪器成像原理

秒几千次 [称为脉冲重复频率（PRF）]。扫查时在探头和皮肤之间需要使用耦合剂，这样可以有效减少二者之间空气以避免后者阻断超声波的传播。经胸超声和经食管超声所使用的探头设计也不同（图1.1），经食管超声探头声束传播距离短（声衰减少、频率高、分辨率高），有效地避免了肺和肋骨的干扰。

仪器

超声心动图仪器的成像原理见图1.6，声束发射装置控制探头发生声束，同时接收、放大回波并将其数字化，声束发射装置的接收侧同时负责补偿声衰减。信号处理系统主要检出每个回声声束的电压强度，回声的振幅以数字形式储存在信号处理系统中的图像记忆里。每完成一次扫描（一个实时帧），图像都被传输至屏幕上，这个显示器是平面的仪表屏幕，和一般电脑、电视所用的显示器类似。回波信号以扇区内扫描线的格式传输至图像记忆，然后以水平线格式读取并传至显示屏，每一条水平线对应着图像记忆里面的一排回波数据。

伪像

图像的伪像指的是任何不正确成像的结构和功能（组织运动或血流）。伪像是由成像技术的某些问题引起的，有时会影响图像判读和诊断的正确性。如果出现伪像应该注意预防或正确处理。

有些伪像是由仪器的操作或设置不当造成的（例如增益或声学补偿设置不当），还有一些伪像是声学方法所固有的，所以即使仪器、技术设置恰当也会出现。声学设备固有的设计原理包括：

· 声波沿直线传播；

· 位于声束方向上的物体可产生回声；

· 返回声波的振幅取决于远场物体的反射和散射性质；

· 物体反射及散射往返的时间与距离相关，声波的传播速度是 1.54mm/μs。

如果不符合以上原理的任何一条，都会导致伪像出现，图 1.7 是心脏成像伪像的例子。

安全性

在体、离体实验研究的结果都证实，超声心动图对人体没有任何危害和风险。超声的机械、产热性能曾经被认为可能有一定风险，但是在正常诊断所需超声强度下表现并不明显。曾经有一些动物实验数据被用来定义超声产生生物效应的超声强度-暴露时间范围。然而，

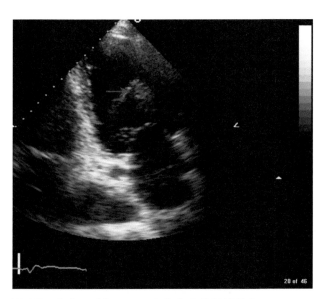

图 1.7　心尖两腔切面显示左心室内的栅瓣伪像

这二者所导致的物理及生物学效应本身有差异，从而在评价二者对人体风险的时候，结果可比性不高。即使不存在已知的风险，也不能忘记可能会出现一些未知的生物效应。因此，超声波的医学应用还是推荐比较保守的方法。

流行病学研究证实诊断用超声波并不存在对人体的危害，动物实验研究证实，大多数设备进行超声显像和血流测量时，只有作用于相应位置组织的强度过高，才会出现生物效应。因此与试验所产生的生物效应相比，设备输出的能量经过组织衰减后，并不能产生任何人体危害。但是我们也不应否认，仍然可能有一些目前不为我们所认知的损害存在。如果确实存在这种人体损害，那么其不能为现有的检测手段检出原因，可能是它很轻微或者表现延迟，或者发生率极低。如果进行更大人群、更长时间的研究，此类损伤可能会被检出。当然，将来进一步的研究也有可能并不能检出任何人体损伤效应，于是更证明医学用超声波没有任何可检测的风险。而目前，虽然超声波拥有已知的诸多获益且没有已知的风险，我们仍应该保守应用这项影像技术。也就是说，要依据医学适应证使用超声成像技术，并尽量减少患者对超声波的暴露，后者通过减少设备的能量输出并减少检查时间来实现。

以下为 2012 年 4 月 1 日美国医学超声研究所（AIUM）关于超声波的临床安全性及谨慎应用的官方说明：

诊断性超声自 20 世纪 50 年代末应用于临床，根据其已知（包括妊娠期使用）的医学诊断价值及已知的诊断效能，AIUM 就超声波的临床应用安全性建议如下。目前没有证据能够独立证实非增强的超声诊断设备能够引起人体的不良反应。在哺乳动物中，诊断水平的超声波接触可以引起一定的生物效应（如肺部的局部出血），但这种效应的临床意义目前尚不清楚。超声应当由有资质的医疗工作人员操作，为患者提供医学获益；检查过程中的超声波接触应当尽可能最低（ALARA）。

AIUM 的建议可以作为解答患者疑问及顾虑的最佳依据，而实际操作中应该尽量减少超声波的能量输出和与患者的接触时间。设备的能量输出一般都会显示在仪器上，包括热能指数（TI）、机械指数（MI），有利于为患者谨慎使用超声波。

过去的几十年，并没有任何超声设备引起患者或超声设备操作者损伤的报道，我们希望能够一直保持这种安全性水平。过去，主要通过按扫查类型设备输出的限制及通过操作者对控制设备和患者体格特征等知识来降低超声波接触，而现在有更多的信息可以作为依据，操作者通过查看热能指数和机械指数便可以使操作符合 ALARA 指南。通过这两个指数，操作

者不再需要进行猜想，这两个参数代表了超声波在人体内实际产生的生理学效应，并随仪器设置改变而改变。这些参数使操作者可以在最大限度优化影像的同时，符合 ALARA 原则，从而使获益最大化、风险最小化。

关于新技术（三维超声心动图、多普勒、组织多普勒、斑点追踪成像、组织谐波成像）的相关问题在本书中也会详细讨论，本章中提及的问题在其余章节也会同样有所涉及。

第二节　三维超声心动图

三维超声心动图由二维超声心动图演变而来的里程碑，是全信号采集矩阵排列的经胸超声探头，后者则基于数字信号处理和成像计算方法的进步，使操作者可以在较短的时间内采集到经胸的实时容积图像，且有较高的空间和时间分辨率。技术的长足进步（例如微电子化以及元件连接技术）使得在经食管超声探头的尖端安装全信号的矩阵排列成为可能，从而也能够完成实时的容积成像。除了探头设计以外，计算机处理技术的进步及更为精确的在线、离线图像分析软件的出现，使三维超声心动图成为一个临床适用的诊断工具。

二维及三维超声心动图探头比较

探头是三维超声心动图的关键部件。传统的相控阵二维超声心动图探头由 128 个压电元件组成，每个元件都在电学上独立，并且呈单排排列（图1.8）。每个元件加热后都可以发射出前向的超声波，这些超声波按照

发射的起始时间不同而形成一定的时相延迟的序列。每个元件或增强，或抵消发射波，从而形成一束特定方向的单股超声波，后者组成一个放射状前行的扫描线（图1.9）。由于压电元件是呈单排排列的，超声声束可以控制在两个方向上：垂直（轴向）及侧向（偏振）。Z轴方向（抬高）的分辨率通过断层的厚度来补偿，后者与压电元件垂直方向的尺寸相关（图1.8）。

现在，三维超声心动图矩阵排列的探头是由约3000个相互连接且同步激活的压电元件组成，经胸和经食管超声探头的元件工作频率分别为2～4MHz、5～7MHz。而三维超声心动图的超声波发射要求探头的压电元件必须呈三维阵列，因此，元件呈垂直的网格分布（矩阵）（图1.8右图）。矩阵内的元件由电子控制呈相位性启动，生成放散状发射（Y，或轴向方向）的扫描线，也可以呈侧向（X，或径向方向）或高度方向（Z，或垂直方向）发射，从而可以采集金字塔形的

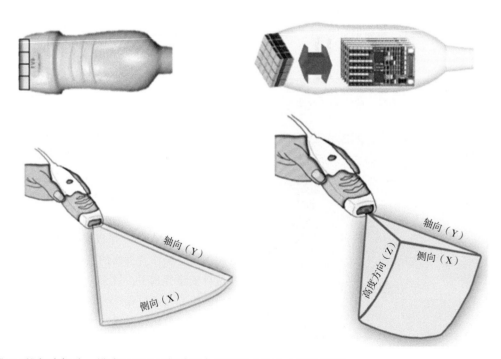

图1.8　二维/三维超声探头。模式图显示二维（左）和三维（右）之间的区别

容积数据（图 1.8 右图）。矩阵排列探头还可以提供实时的高帧频的多个二维切面的同步成像，二维切面可为预设，也可由用户选定（图 1.10）。能够实现全容积采集的矩阵探头的技术突破，主要是元件的微型化，且每一个压电元件都可以设置有独立的电子连接，因此其发射及接收均可以单独控制。

声束合成是一种信号处理技术，根据方向及空间分布选择向感受器阵列发射及从感受器阵列接收的信号。在二维超声，所有声束合成所需电子组件（高压发射器、低噪接收器、模拟 - 数字转换器、数字控制器、数字延迟线）都置于系统内，因此需要较高的能量（约 100W 及 1500cm² 的电脑电路板面积），如果采用相同的声束合成方法，三维超声所用的矩阵探头将需要约 4kW 的能量损耗及一块巨大的主板以放置所有的电路。为了减少能量损耗及所需连接线的体积，将几个微型的电路板置于探头内完成部分声束合成（图 1.11），这种独特的电路设计，提高了探头的主动性，信号的微型声束合成仅需要非常低的能量（<1W），而且不需要将所有压电元件都连接至超声仪器。探头内电路板的 3000 个通道在矩阵内以分组的形式控制信号的延迟和整合，从而实现精细的发

射控制，这种分组称为板块结构（图 1.11）。微型声束合成使探头与超声仪器之间连接线内的数字通道由 3000 减少至 128 ～ 256。如果排列 3000 个通道，连接线将会极难以在临床实际使用。因此三维超声的连接线与二维超声尺寸相同。发射的粗略控制主要在超声仪器系统进行，通过数字延迟线而实现模拟 - 数字转换（图 1.11）。

但是，探头内部电路的产热与成像过程中的机械指数呈相关关系，因此三维超声探头必须配备温度控制技术。

最后，由于先进的新晶体制造技术的发展，现在可以用性质均一，且具有独特压电特性的固态晶体材料制造探头，这种新探头传输效率高，探头发射能量与超声能量之间转换、接收的超声能量向电能的转换效率亦有所提高，因此产热更少。传输效率的提高以及传输带宽的增加使探头穿透力增加、图像质量提高并减少了伪像，从而降低了能量损耗，提高了多普勒的敏感性。

探头技术的进一步发展使得探头的体积更小，改善了侧向抑制，提高了图像的敏感度和穿透力，并增加了灰阶和对比造影超声的谐波成像能力。新一代的矩阵探头明

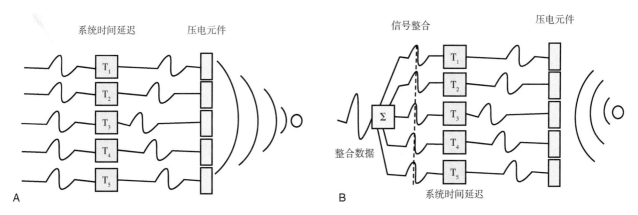

图 1.9 传统二维相阵探头的声束合成模式图。在信号发射（A）时，每个压电元件按照预设的时间延迟，以脉冲的方式发射声束，在信号接收（B）时，每个压电元件的信号也是延迟的，生成异相信号，后者将被整合

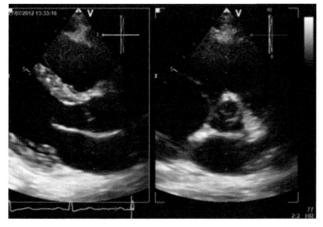
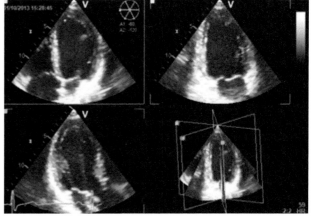

图 1.10 基于矩阵排列探头的双平面及三平面图像采集

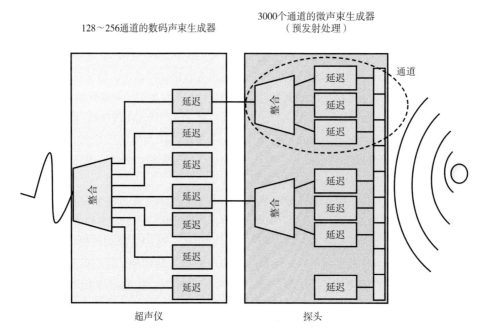

图1.11　三维超声的声束合成。三维超声的声束合成可以分解为在超声仪和探头两个不同场所完成的成分。在探头水平，内连接技术和整合分析模块（延迟单元）控制每个通道信号的传输和接收，在此基础上形成局部的小单位，完成发射信号的预处理和初步优化。每个亚单位的信号将通过探头与仪器间的连接线传输到仪器，毫无疑问，这种亚单位的模式减少了连接线的数量，使其从3000减少到128 ~ 256。在超声仪水平，模拟/数字转换器对采集的信号进行放大、过滤以及进一步优化，再通过延迟整合的模式，生成目标物体的超声图像

显比以前小，而且二维及三维成像质量明显优于以前，使得用同一个探头完成二维及三维超声成像成为可能，并可以在单一心动周期记录整个左心室心腔的图像。

三维超声心动图物理原理

三维超声心动图是一种超声技术，而超声波在人体组织中的频率和传播速度（在心肌组织和血液中约为1540m/s）是不可改变的。声波在人体组织中的传播速度除以每个脉冲到达组织及返回的距离（取决于图像深度），就得到每秒钟能够发射且不被干扰的脉冲数量。根据采集数据的金字塔角度的宽度以及在每个方向上所需的声束间隔（空间分辨率），所得出的数字就与每秒能够采集的容积数量有关（时间分辨率）。与二维超声成像相似，在三维超声采集时，容频（时间分辨率）、容积大小、扫描线数量（空间分辨率）之间是相互呈负相关。三者之中任何一个增加都会引起另外两个因子的降低。

容频、平行声束、扇角宽度、深度及扫描线密度，之间的关系可以用下列公式表示：

$$容频 = \frac{1540 \times 扫描线数量}{2 \times (容积宽度/分辨率)^2 \times 容积深度}$$

因此，可以通过改变容积的宽度或深度来得到所需要的容频。三维超声系统可以允许用户在金字塔扇角范围以内通过改变扫描线的密度来调整侧向分辨率。但是

空间分辨率的降低同时也会影响图像的对比度。增加平行接收声束也可以提高时间分辨率，但是这样同时也会影响图像的信噪比和图像质量。

综合考虑所有这些因素，假设我们希望图像的深度为16cm，采集一个60°×60°的金字塔形容积。由于声波的传导速度约为1540m/s，每个脉冲必须传播16cm×2（从探头发出并返回探头），每秒钟可以发射1540/0.32=4812个脉冲，这样脉冲之间不会相互干扰。假设在X和Z方向上适合的空间分辨率要求声束之间间隔为1°，那么对于一个60°×60°的金字塔容积我们需要3600个声束（60°×60°）。我们最后得到的时间分辨率（容频）为4812/3600=1.3Hz，这样的时间分辨率在临床上是过低的。

上述例子说明，声波在组织中的固定传播速度是三维超声成像主要的技术难点，制造商采用了各种方法来克服这个问题，例如平行接收声束、多心动周期成像及实时放大采集等；在实际临床情况下，通常是根据不同的成像目的来选择适合的成像方法（见"图像采集和显示"）。

平行接收声束或多心动周期采集技术是系统发射单个宽的声束而接收多个平行的窄的声束。这样容频（时间分辨率）就根据接收声束的数量而增加相应的倍数。每个声束合成器都对应一个宽的接收脉冲。例如，如果在16cm的深度、25vps的容频采集一个90cm×90cm的

金字塔形容积，系统必须每秒接收200 000个扫描线。发射速度为每秒5000个脉冲，因此系统每发出一个脉冲，就要接收42个平行的声束。但是，通过增加平行声束来增加时间分辨率，势必增加声束合成器元件的体积、成本以及能量损耗，并且会降低信噪比及图像对比分辨率。通过这种接收数据的处理技术，在传统扫描系统采集一个扫描线的时间内系统可以采集多个扫描线，随之而来的弊端是信号强度和分辨率下降，主要是因为

接收的声束与发射声束的中心有一定的距离（图1.12）。

另外，一个增加金字塔形容积而保持原有容频（或相反的，保持原有容积大小而增加容频）的方法是多心动周期采集技术。这个技术是在多个心电图门控的连续的心动周期采集多个次容积，然后拼接成一个完整的金字塔形容积（图1.13）。多心动周期采集必须要求各个次容积的位置和大小保持不变，如果采集过程中探头移动、呼吸运动引起心脏翻转或心动周期长度的变化，都

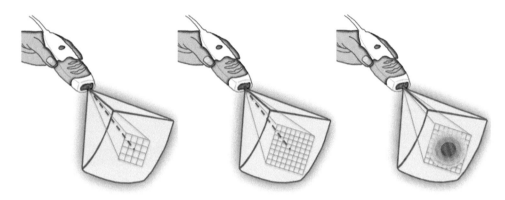

图1.12　平行接收声束。模式图显示了多通道平行声束接收技术，每个脉冲可同时接收16（左图）或64（中图）路信号，右图显示，距离平行采集信号的中心越远，图像的强度和分辨率将会逐渐递减，从最强的红色到最弱的黄色

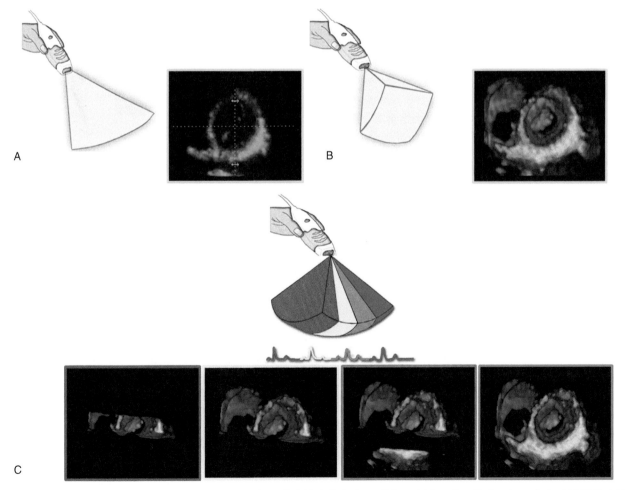

图1.13　多心跳拼接。二维（A）和三维（B）容积成像技术自心室面观察二尖瓣；图C显示了经四个心动周期整合后的全容积图像

会引起次容积的排列误差而形成拼接伪像（图1.14）。

最后，三维超声心动图心脏结构的数据质量还会受到点扩散函数的影响。点扩散函数是用来描述成像系统对某一点输入的反应，"理想"图像中的某一点代表的像素往往在"实际"图像中产生多个点（图1.15）。每一点物体扩散（模糊）的程度可能会根据长度有所不同。在现有的三维超声系统，扩散程度大约为轴向（Y）方向0.5mm，侧向（X）方向2.5mm，高度（Z）方向3mm，因此我们应用轴向方向采集时图像最佳（较少模糊或失真），采用高度方向采集时图像质量最差（较为模糊）。

这些概念都可以直接指导我们选择最优化的方案采集心脏结构的图像，根据三维超声的点扩散函数，胸骨旁采集的图像最佳，因为这时图像主要是在轴向和侧向方向上，相反的，心尖部采集的图像最差，因为这时主要采集的是侧向和高度方向上的图像（图1.16）。

图像采集和显示

现在，三维超声数据的采集可以很好地融合在常规超声心动图检查的过程中，可以通过二维和三维探头的切换，也可以用全新的一体化探头，仅需要切换一下二维或三维模式。后者还可以提供单心动周期、全容积的实时三维彩色多普勒成像。

目前，共有三种三维超声数据采集的方法：①多平面成像；②实时三维成像；③心电图门控多心动周期成像。

多平面成像是在高帧频条件下同步采集多个预设的或者用户预先选择的二维切面，这些切面还可以分屏显示（图1.10）。左上角的第一个切面通常是调整探头位置得到的参考平面，其他的平面可以通过倾斜或旋转

成像平面从参考平面得来。多平面成像是一种实时图像采集，附加切面必须在采集时选定。彩色多普勒血流可以叠加在二维平面上，在一些系统中还可以叠加组织多普勒和斑点追踪分析。虽然这不是严格意义上的三维采集，当需要同一个心动周期评估多个切面时（如心房颤

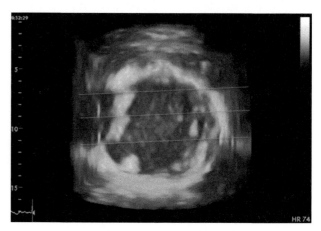

图1.14 拼接伪像。因呼吸门控引起的容积图像伪像。高亮的蓝线表示锥形亚单位间的失匹配

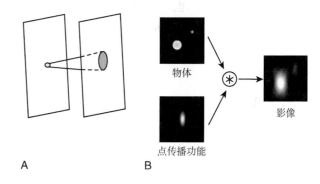

图1.15 点传播功能。A.示点光源在光学系统中传播时，产生的衰减；B.圆形物体在点传播效应下的最终成像

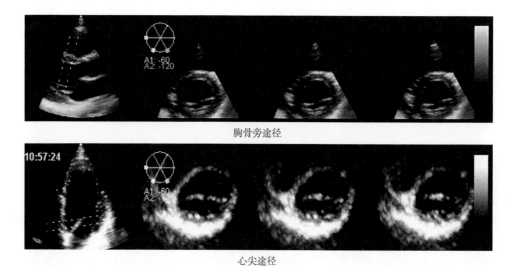

图1.16 三维成像模式下，不同采集途径对图像空间分辨率的影响。图示为同一患者自胸骨旁和心尖途径采集的左心室三维图像，短轴图像为左心室同一水平，可见自胸骨旁声窗采集的图像分辨率更高，质量更优

动或其他心律失常、负荷超声心动图、心室间不同步），这种成像模式还是有一定价值的。

实时成像模式，每一个心动周期可以采集到一个金字塔形的三维容积数据，并可以像二维扫描一样实时观察。由于数据都是实时的，图像的方向和平面可以通过探头的倾斜和旋转来调整。图像可以通过一定的后处理进行分析，图像数据可以旋转（不需要依赖于探头位置）以从不同方向观察心脏。给予容积图像的重建，可以得到实际实时、即时的心脏血流动力学测量。实时成像可以快速地采集动态的金字塔形结构数据，仅需要一个声学切面就能够获得整个心脏的结构信息，而不需要参照系统、心电图或者呼吸门控。实时成像大大地节约了数据采集及分析的时间，消除了心律不规则及呼吸运动不规则的问题，但是成像的时间分辨率和空间分辨率相对较低。实时成像的采集模式有以下几种。

1.**实时三维** 首先用二维超声显示感兴趣的心脏结构，然后通过点击控制面板上的按键转换为三维超声图像，三维超声系统自动转换为一个较窄的采集扇角（约30°×60°的金字塔形容积）以获得较高的空间和时间分辨率。增加容积的扇角就可以更大范围观察心脏结构，但扫描线（空间分辨率）和容频（时间分辨率）都会下降。三维实时成像可以用于：①指导全容积采集；②观察较小的结构（主动脉瓣、肿块等）；③记录一些短暂的事件（例如微泡的通过）；④采集因心律不齐或呼吸困难无法采集全容积图像；⑤监测介入操作。

2.**实时三维彩色多普勒** 彩色血流可叠加在实时三维数据上从而实时显示血流情况，时间分辨率通常会特别低。

3.**三维放大** 这种成像模式是实时三维的扩展，是仅集中对感兴趣区的结构进行实时成像。二维单平面或多平面上可以用一个切割框调整宽度及高度来选择感兴趣区域，然后系统自动切除邻近的结构，以提高空间时间分辨率。三维放大的缺点在于切割后就失去了感兴趣结构与周围结构的相互关系。这种模式主要用于经食管超声来观察感兴趣结构细节的解剖分析。

4.**全容积** 全容积模式是最大可能的采集容积（一般为90°×90°）。实时（或单心动周期）全容积采集主要的问题是空间分辨率和时间分辨率较低，主要用于无法进行心电图门控时（例如心律不规则或患者无法屏住呼吸）量化测量心腔。

与实时三维超声心动图不同，多心动周期采集是从连续多个心动周期采集窄小的次容积，然后拼接在一起成为一个完整的容积数据（图1.13）。与实时三维

不同的是，数据在采集后就不能通过探头的任何操作来调整了，数据分析则需要通过在离线状态下完成分层、切割、旋转等操作。这种方式采集的数据空间、时间分辨率都比较高，可以用于定量分析心腔大小、功能及心脏结构之间的毗邻关系。但是这种三维成像模式主要的问题是需要心电图门控，必须在最后一个心动周期采集完成后才能看到最后的数据质量，这是一种接近实时采集的成像方法，但是患者呼吸运动或心律不规则时易出现伪像。多心动周期采集可以仅为灰阶图像，也可以同时采集彩色血流图像，后者则需要更多的心动周期。

三维容积数据可以被分层切割，并任意旋转以从任意角度观察感兴趣的心脏结构，不受心脏位置及方向的限制。这使得操作者可以轻而易举观察一些以往传统二维超声心动图难以甚至不能观察的视角（例如三尖瓣或心脏缺损的正面观）。从整体的三维容积数据得到所需要的观察面，主要通过以下三个操作：切割、分层和旋转。与解剖学家或外科医生暴露解剖结构一样，操作者必须从三维超声数据里面去除周围的心腔壁。这种去除无关毗邻组织的操作称为切割（图1.17），可以在扫描过程中或采集完成后进行。与二维超声图像不同的是，切割后的图像还需要进行一定的旋转（图1.17）来选择观察角度（因为同一三维结构可以从正面、上面、下面或其他任意角度来观察）。分层是指将三维图像数据分割为一个或多个（最高可达12个）二维灰阶图像（图1.18）。最后，无论图像从何声窗采集，切割和分层图像都还需要通过旋转来显示心脏在人体内相应的解剖方位。

采集三维图像同时也伴随着一个技术难题，就是如何在平面的二维显示器上显示三维图像，三维图像的显示主要采用三种方法（图1.19）：容积渲染、表面渲染和层析成像。

容积渲染通过不同的颜色图谱来向观察者展示图像的深度，一般来说，浅色（例如铜色，见图1.13）用来标记比较接近观察者的结构，而深颜色（例如蓝色，见图1.13）则用来标记比较深的结构。表面渲染方法则是用来表现心脏结构的三维表面，主要通过在感兴趣的结构或腔隙的二维平面相交的边界进行手动描记或者自动追踪。这种立体显示的方法有助于判断形状并可以更好地观察解剖结构及其随心动周期的动态变化。最后，金字塔形容积数据可以自动分层为数个断层切面，并可同步显示（图1.18）。切割的切面可为相互垂直、平行或自由排列（任意切面方向），可以由观察者进行切面的优化选择，以确保能够回答所需的临床问题或者进行准确、可重复的测量。

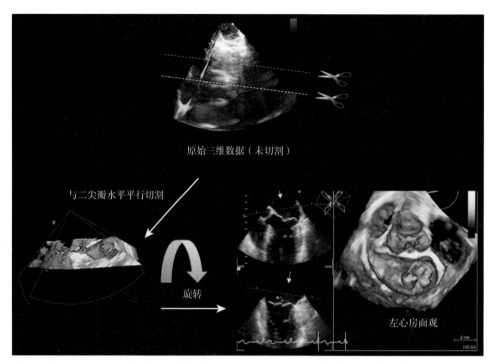

图1.17 数据的切割与旋转。显示二尖瓣的左心房面观（外科视角），通过切割上方的左心室和下方的左心房后得到。随后剩余的数据经过旋转，将各结构安置到正常的解剖位置上

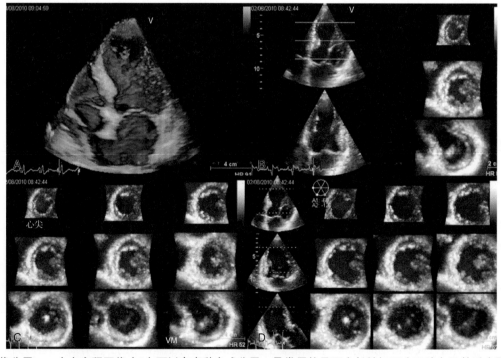

图1.18 图像分层。一个全容积图像（A）可以有多种方式分层：最常用的是两个长轴切面（四腔心及其垂直平面）和3个不同心室水平的短轴切面（B）；自二尖瓣环到心尖部的9个短轴切面（C）；3个长轴切面（四腔、两腔、三腔切面）及9个短轴切面（D）。短轴切面的最高和最低位置可由操作者进行控制，系统将自动平均切分9个切面。在采集和后处理时，长轴切面的轴向同样也可以进行调整

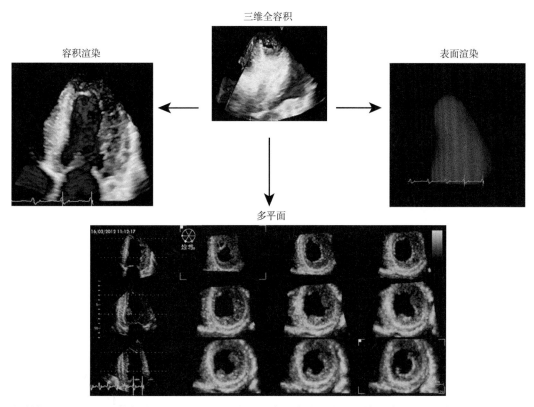

图1.19 三维数据显示，在同一数据库中，可以用如下方式观察左心室：容积渲染模式，显示左心室的形态及其毗邻结构；表面渲染模式，用于定量分析；多平面模式，用于不同节段的形态和功能分析

第三节 多普勒原理

多普勒效应是由声源、接收体或反射物移动引起的频率改变。如果反射物移向声源和接收体（在本书中指超声探头）时，接收到的回声频率会比静止时高。相反，如果远离振源和接收体时，接收到的回声要比静止时低。增加或减少的频率取决于反射物移动的速度、声波传播方向和移动方向之间的角度及声源发射声波的频率。反射物移动引起的频率改变（发射和接收频率）称为多普勒频移频率或多普勒频移（f_D）。多普勒频移等于接收频率（f_R）减去源频率（f_T）。对于逐渐靠近的反射器（例如红细胞），多普勒频移为正，也就是说，接收频率大于源频率；对于一个逐渐后退的反射器，多普勒频移为负，也就是说，接收频率小于源频率。多普勒频移和反射器速度（v）的比例关系可由多普勒方程表示如下：

$$f_D = f_R - f_T = 2f_T v \cos\theta /c$$

在这里，c是声波在组织里的传播速度，θ是多普勒角，即声束方向与血流方向的夹角。例如，一个频率为5MHz的源，朝向源运动的水流速度为50cm/s，声音的传播速度为1.54mm/μs，多普勒角为0°（$\cos\theta = 1$）。血流

迎向声源，所以接收频率高于发射频率，多普勒频移为+0.0032MHz或3.2kHz，背离声源时，频移为−3.2kHz。多普勒频移和血流速度成比例关系，这就是为什么多普勒效应在医学诊断中如此有用的原因。求解多普勒方程可计算得出血流速度信息，多普勒频移也可用于检测和显示心肌组织的运动，如第四节所述。

声波传播的速度与血流速度平行时，多普勒频移最大。如果二者之间的角度（图1.20）不为零，则多普勒频移较低。60°时，多普勒频移为原始的50%，90°时没有多普勒频移。如多普勒方程所示，多普勒频移与多普勒角度的余弦值有关。指示线放在解剖显示屏上并与假定的流动方向平行后，计算出多普勒角度。这个动作带有操作者的主观性。多普勒角度小于或等于20°可被忽略。在这种情况下将仪器角度近似为0°，实际上计算血流速度的误差是低估了6%或更少。

彩色多普勒显示

多普勒操作提供血流的存在、方向、速度及特征等

信息及组织运动的存在、方向和速度的信息。这个信息以声音、彩色多普勒和频谱多普勒形式呈现。伴随二维断层灰阶解剖图像，彩色多普勒图像呈现出二维断层的实时血流或组织运动信息。血流信息的二维实时呈现使观察者很容易定位血流异常区以进一步利用频谱进行分析。血流方向明确，扰乱的或波动的血流在二维图像上展现出来。彩色多普勒操作在常规灰阶超声上呈现解剖信息，同时可以很快在每一条扫描线的帮助下测得多处多普勒频移，并在横断面图像的适当的位置显示它们的颜色。彩色图对图 1.21 右上角图中的颜色分配进行了解码，红色和黄色代表黑色基线（零多普勒频移）以上逐渐增加的正向频移，蓝色和蓝绿色代表基线以下逐渐增加的负向频移。

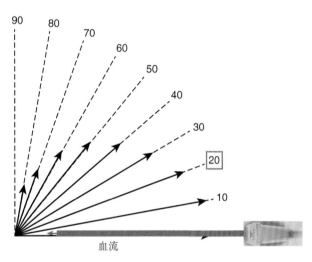

图 1.20 随角度增加，多普勒频移下降

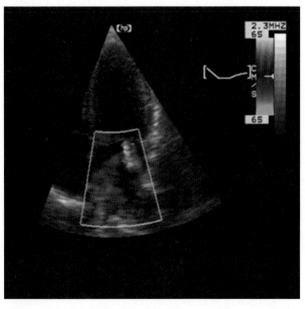

图 1.21 心尖切面彩色多普勒图像。红色区域示朝向心尖/探头的血流。蓝色区域示向心房的反流

频谱多普勒显示

spectral 这个术语与频谱有关，它是一个波的频率成分的数组，按照频率的先后顺序分开和排列。*analysis* 这个词语来自于希腊词语 "break up" 或 "take apart"，因此频谱分析就是一个被分解的复杂波的频率成分。数学过程称快速傅里叶转换（FFT），用于多普勒信号的频谱频率分析。纵坐标显示为多普勒频移频谱（通过多普勒方程转换为流速）和横坐标的时间（图 1.22）。较宽的频谱提示血流为湍流，而较窄的频谱提示血流为层流。在心脏检查中有两种频谱多普勒操作：连续多普勒（CW）和脉冲多普勒（PW）。CW 检测探头传输和接收声束间重叠的相对大的区域的多普勒频移。PW 用一个简单的探头元件或阵列发射超声脉冲，接收回波。通过接收的距离定脉冲，脉冲波多普勒沿着声束从特定深度选择信号，形成一个小的取样容积。若通道打开延迟，取样容积移向更深。为了更有效地利用脉冲波多普勒，将其与灰阶超声相结合，就可以清楚了解取样容积的解剖定位。频谱多普勒向探头提供连续或脉冲电压，同时将探头接收的回波电压转换成相对血流可视听的信息。CW 能检测双通道探头传输和接收声束过程中断面间任何一点的流速。取样容积是多普勒频移回声返回的区域，以可听可见的形式呈现。这种情况下，样本容积是传输和接收声束的重叠区域。由于取样容积很大，当连续波多普勒系统在取样容积中包含两个或多个运动或流动时，会呈现出复杂的情况，令人迷惑。于是脉冲多普勒系统通过在一个选定的深度上以相对较小的取样容积检测运动或流量来解决这个问题。当检测瓣膜狭窄跨瓣压下降的最大多普勒时，CW 系统的最大取样容积很有帮助。

评价心室壁或心脏瓣膜随血流搏动而运动引起的高强度、低频率多普勒频移回声时，需要壁滤波器滤掉可调值以下的频率。这种滤器可以滤掉一些强回声，这些强回声可以干扰血流中相对弱的回声。由于组织不会像血流一样运动那么快，所以这些强回声的多普勒频移频率很低。滤波器的上限值是可调的。

混叠

脉冲多普勒仪不会像连续波多普勒仪那样检测到全部多普勒频移频率，因为脉冲多普勒仪器是取样系统，所以它可以获得每个脉冲产生的多普勒频移信号采样，这些采样是连接和平滑（滤波）产生的波形，如果脉冲（采样）率不充分，则会出现混叠。混叠是超声最常见的伪影。这个词 "alias" 来自中世纪英语 "ells"，拉丁语 "alius" 和希腊语 "alius"，这意味着 "其他" 或

"另外"。这个词的现代意义包括（作为副词）"另一种说法"或"其他称谓"和（作为名词）"假定的或附加的名称"在学术中使用时表示未充分采样信息的不正确表示。当车轮以不同速度和相反方向旋转时，在这个画面中就会出现视觉上的时间混叠现象，当风扇用闪光灯照亮时，也会出现类似的视觉效果，根据频闪闪光灯的闪烁率，风扇可能会呈现出以不同的速度固定或顺时针旋转或逆时针旋转的表现。图 1.23 说明了在频谱和颜色显示中的混叠现象。尼奎斯特极限描述了预防混叠所需要采样的最低限度，对所测量的多普勒频移每周期必须至少有两个采样才可以使图像正确呈现。对于一个复杂的信号，如含有多种频率的多普勒信号，采样率应该是该多普勒信号中包含的最高频率的 2 倍，如此在这个周期内至少采集两个样本。重申这一原则，如果最高的多普勒频移中存在一个以上信号频率超过采样频率的一半（即脉冲重复频率），就会出现混叠现象。主要有两种处理混叠的方法。第一种是基线移动，这是一种剪切粘贴方法，将频谱显示的错位部分移动到正确的位置（如果不出现混叠其应在的位置）；第二种是提高频谱显示垂直尺度增加采样率，以达到必要的尼奎斯特限制从而避免混叠。在极端情况下，两种方法都适用。

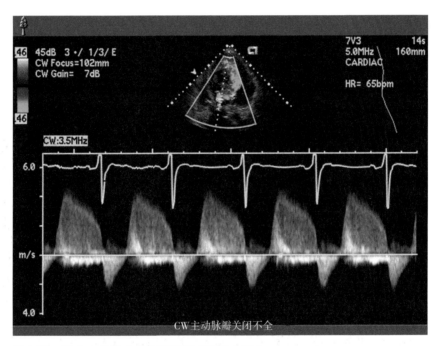

图 1.22　彩色多普勒（上）和频谱多普勒（下）

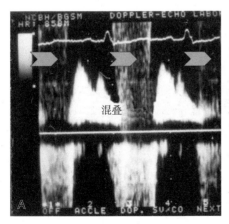 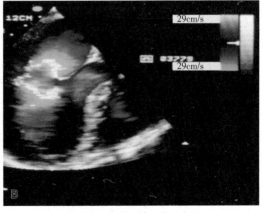

图 1.23　A. 频谱中的混叠。信号的峰值速度超过了显示的下限，并在图像上方继续显示。通过调整基线位置仍不能显示真实的峰值速度，需要调整速度等级；B. 经食管超声心动图彩色模式显示混叠（二尖瓣周围的红色、橙色和黄色区域）。正常情况下，由心房流向心室的血流应为蓝色，但由于血流加速，其数值超过了尼奎斯特极限的下限，因此图像反而显示为反向的黄色和红色。当血流进入心室远端，速度逐渐下降，从而显示为正常的蓝色，同时左心室流出道的血流正常显示为红色

第四节 组织多普勒成像和斑点追踪超声心动图

组织多普勒成像的原理

从最近的研究来看，组织多普勒成像（TDI）已经成为临床上用于组织力学实时定量测量和研究超声心动图的方法，TDI 主要与流式多普勒成像相似，但在技术上注重于测量较低的组织运动速度（图 1.24）。TDI 以脉冲多普勒的形式及在 M 型和二维模式附加彩色信号的形式下提供组织速度频谱。TDI 依靠一定角度，因此，如果波束的方向与组织运动不平行，则应调整多普勒角以获得清晰的图像。通常，入射角度不应超过 15°，因此，将速度保持在 4% 或以下。彩色 TDI 通过采用自相关技术，获得沿着发射的扫描线拼接起来的多个焦点，通过 M 型超声或 B 型超声图像实时叠加这些点（图 1.25）。关注的区域组织速度谱可由彩色编码 B 型超声图像在频谱多普勒模式下进行检测，每个扫描线的焦点个数取决于脉冲重复频率。脉冲重复频率和扫描线数确定所得到的帧速率。当前 TDI 系统的高帧率（优选 >100 帧/秒，理想的至少 140 帧/秒）通过对沿着不同的扫描线返回的超声信号进行并行处理。降低 B 型超声和多普勒频扇区的深度和宽度，有利于空间分辨率的时间设置。因为频谱多普勒测量的峰值可以比彩色 TDI 测量的峰值高出 20% ~ 30%。

来自组织的多普勒信号与血液产生的信号不同（图

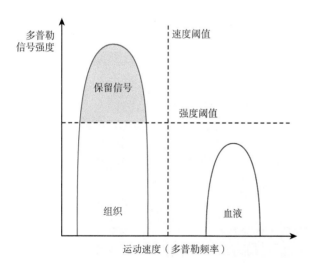

图 1.24 分离组织和血流多普勒信号的原则。通过高通滤波器和低通滤波器分离和增强相对低速的组织多普勒信号。组织运动的高信号强度使得我们能够调高阈值，从而分离强度较低的血流信号，使相对低速的组织多普勒信号得到保留

1.24）。组织信号的反向散射幅度比血流信号高约 100 倍；而正常心脏中典型组织速度为 4 ~ 15cm/s，为血流速度的 1/10（通常为 40 ~ 150cm/s）。在超声系统中，通过以下方式实现组织多普勒信号的成像：①通过在血流成像过程中分离高通滤波器，允许切断低速血流成像阻止杂波信号，或通过低通滤波器分离低速高幅信号；②通过增益消除微弱血流信号；③在后期处理时使用合适的颜色图谱表达来调整适应低速运动的组织成像。

TDI 不利于对平移运动和以圆周运动的检查。这点不足可以通过测量局部速度梯度来调整误差。变速率（SR）或形变率（图 1.25）等于以两个速度位置（a）和（b）之间的距离（d）与在两个瞬时速度（V_a 和 V_b）的速度梯度的计算值（图 1.26），如下所示：

$$SR=（V_b-V_a）/d$$

变速率的单位为 s^{-1} 或 1/s。通常，缩短率由负值表示，而延长率为正值。虽然 V_a 和 V_b 值的精确度保持与角度相关，SR 的定义意味着相同量的平移或轴心的速度将会降低 V_a 和 V_b 值。

应变（S）是形变量（图 1.25）以分数或百分数表示的参考状态。假设在连续帧频间时间间隔很短，S 可以通过整合瞬时 SR 值从 TDI 获得时间积分：

$$S=\int_{t_0}^{t} SR\, dt$$

组织位移（D），以毫米或者厘米为单位，是一种可以通过速度的时间积分在 TDI 中计算的位置变化量（图 1.25）：

$$D=\int_{t_0}^{t} V\, dt$$

除了速度、应变、应变率和位移之外，附加参数还包括加速和减速以进一步评估左心室收缩与舒张功能及时间峰值收缩左心室速度或应变速率来检测左心室运动不同步或确定收缩期后收缩。收缩期后收缩可发生在生理性或缺血性或收缩不同步的左心室。

斑点追踪超声心动图

斑点追踪超声心动图（STE）已成为取代 TDI 的技术。斑点是指一个在典型二维图像左心室壁上出现的亮暗点状的自然声学标记，是声束在心肌组织中相互作用（如反射、散射或干扰）产生的。STE 假设声学标志物和组织一起移动且在相邻相框中的模式不变（图 1.27A）。二维的位移矢量通过跟踪 X 和 Y 轴上的标记得

到连续帧频。然后一个二维局部速度矢量是为计算每个心肌位置的（图1.27B）。帧频是影响STE的一个重要因素。帧频过高时，跟踪法无法产生足够的斑点位移，从而影响结果的可靠性。另一方面，帧频过低，可能会使斑点离开下一帧图像，造成脱落。帧频率为40～80帧/秒已被应用于涉及正常心率的二维STE应用程序中；

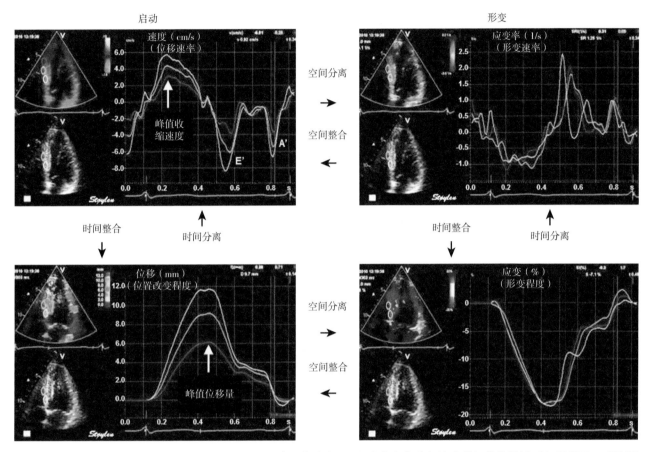

图1.25　心肌运动和形变的两种二维表现形式（速度和位移），反应速度和位移相关参数间的数学关系如图所示。系统通过追踪3个相互关联位置的运动，得出一个心动周期内瞬时的速度、位移、应变和应变率数值。峰值收缩速度和位移大小在基底段较大，心尖部较小，而应变和应变率与空间分布没有明显规律

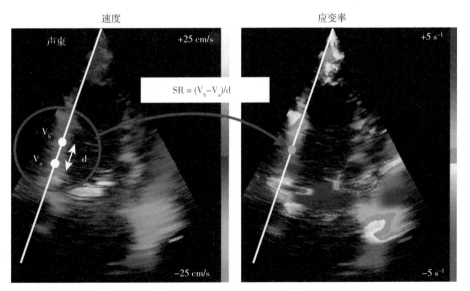

图1.26　通过速度计算应变率。沿声束方向选择两个点A和B，并测定两点间距离d及其速度V_a和V_b，根据公式：应变率（SR）=（V_b-V_a）/d。组织多普勒反映声束方向上每一点的组织运动速度，而应变率则依赖于声束方向上相邻两点间的速度阶差，相对而言对组织运动的依赖性更小

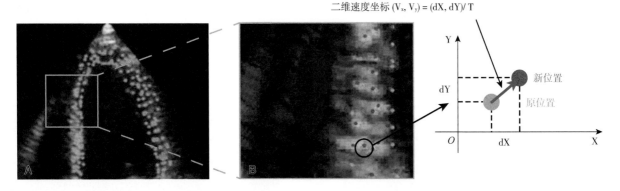

图1.27 斑点追踪原理。A.应变软件在心肌B超图像上确定斑点；B. 显示一个斑点在前一帧的位置（绿点）移动到下一帧一个新的位置（红点），并据此获得二维位移坐标（dX，dY），再除以运动时间T，即得到二维速度坐标（V_x，V_y）

当心动过速时，应适当提高帧频。三维斑点追踪可以用来获取心肌形变的完整空间信息，然而，目前的缺陷在于相对较低的空间和时间分辨率及变量会导致不同的算法。

适用于STE的应变定义是从初始长度变为新长度后的两个斑点之间距离变化的标准化。因此，应变可表示为$S=（L_1-L_0）/L_0$。

当形变分析基于初始长度L_0时，即指Lagrangian应变，而当形变基于瞬间状态，测量值为所谓的Eulerian变量，如在TDI中的瞬时时间整合。尽管右心室和右心房的薄壁可能影响斑点追踪的准确性，STE仍可应用于所有心腔。心肌顺应性的特异性分析已被认为是确定心肌梗死的一种工具。

与TDI相比，STE测量的是与组织声速无关的超声波声束角度。然而，STE不是完全和角度无关的，因为斑点的外观（据此而跟踪它们）取决于空间分辨率，这是典型的轴向优于横向方向，并取决于肌纤维声波的角度。二维模式扫描质量是STE应用中的关键因素，包括三维应变分析。而且，STE可能在追踪快的或短时间的心肌运动上有局限性。

TDI和STE对左心室力学的评价

对于正常的左心室，其平均收缩期缩短率接近于15% ~ 20%，应变率为1.2 ~ 2.0s^{-1}。虽然在心肌节段和纵向上有差异，但是可以考虑圆周的和径向的形变分量。沿左心室间隔三个方向的追踪点（图1.25）反映了从顶端到基底部，心肌收缩的位移和速度逐渐增高。形变参数（如SR，S）不能显示空间梯度。STE支持整体评估，例如来自左心室壁局部应变结果的纵向应变评估。TDI和STE都可以分析心肌组织的运动速度，包括收缩峰值速度、心房早期舒张速度（E'）和心房收缩速度（图1.25）。左心室的旋转和扭转（度或弧度）是整体左心室力学的评估，反映了心肌纤维从心内膜右旋到心外膜左旋的改变。从顶端看，在射血期左心室心尖是逆时针旋转，而基底部为顺时针旋转。左心室旋转或不旋转在心底和心尖收缩期或舒张期是不同的。左心室心尖旋转主要是左心室旋转运动的作用。左心室扭转，虽然经常与"扭转"这一术语交替使用，定义为以左心室长径标化后的旋转，并用角度和弧度测量。左心室力学的评估受到年龄、性别、心率，负荷状态和处理算法的影响。

第五节　组织谐波成像

当高振幅的基波频率穿过身体时，在波形中产生累积谐波畸变，在心肌中间段表现最为显著，并延伸至心房（图1.28）。为了可以在经胸成像中检测到这些谐波频率信号，并接收高频、低振幅谐波信号，这种形式的成像通常被称为组织谐波成像（THI）。现在这种技术可以用于所有商业可用的系统上，并且经常被超声心动图实验室使用。

组织谐波成像的优点

组织（心肌、心包、瓣膜）信号越高，产生的谐波失真越大（谐波振幅与基本振幅的平方成正比），从而从这些结构中得到增强信号（图1.29）。相反，低幅度信号（由伪影和旁瓣产生的信号）会产生极小的组织谐波成像信号。

总的来说，组织谐波成像意味着增强横向分辨率

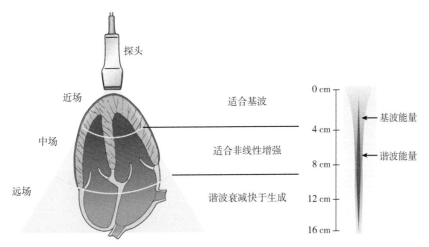

图1.28 经胸超声中，组织谐波的穿透力仅能到达双侧心房的中段心肌处，超过此范围后将快速衰减

和更好地划定心内膜边界。因此，在静息和应变超声心动图中改善心内膜边界勾画和检测室壁运动异常用处很大，同时也提高了手振生理盐水检查（用于检测右向左分流）和商用造影剂进行心室声学造影检查的敏感性。

组织谐波成像的缺点

尽管使用这种方法可以提高横向分辨率并减少伪影，但轴向分辨率却有所降低。这会引起测量时高估室壁厚度，其中一些可以通过使用优化的边缘测量来克服。因为它增强了主动脉瓣和二尖瓣的信号，可能导致瓣膜测值偏厚（图1.30），因此，瓣膜厚度的正常值不适用。据报道，在超声心动图实验室中使用这一方法可以提高主动脉硬化报告的频率。同时对生理盐水造影的敏感性提高，从而降低经胸超声检测卵圆孔未闭的特异性。

组织谐波成像的关键应用原则

组织谐波成像应常规应用于超声心动图分析以改善心内膜边界的分辨率和检测室壁运动（表1.1）。机械数应高于1.0，传输频率应低于2.0。当测定左心室射血分数时，组织谐波成像须应用于三维左心室整体心脏图像采集。

基波成像可用于M型和二维测量准确的左心室、右心室壁厚度和评估瓣膜功能。

组织谐波成像应用于右向左分流的经胸超声检测。微泡在右心室充盈后的五个心动周期内，如能在左心房内检出微泡回声，就能检测出与此有关的卵圆孔未闭。如果气泡出现的时间比上述晚时，应谨慎使用，因为组织谐波成像对检测气泡穿过肺内分流具有更高的灵敏度。如果使用二代超声造影剂进行组织谐波成像以改善左心室造影，机械指数应降低到0.3以下（表1.2）。在

这个机械指数时，可检测到造影微泡，心肌和瓣膜信号被抑制，造影的损伤也被最小化。

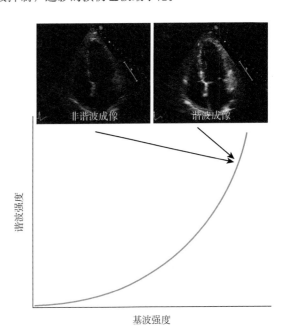

图1.29 对于给定组织，谐波信号的强度与其基波信号的强度呈指数关系。高强度的基波信号（心肌、瓣膜、心包）也将产生更高强度的谐波信号，而低强度的基波信号（伪影）也将产生更低强度的谐波信号。右图中显示心内膜图像更加清晰，这是由于心肌组织在谐波成像条件下信号得到进一步增强的缘故

表 1.1 谐波成像和基波成像的比较		
	基波成像	谐波成像
评估瓣膜	+++	+
显示心内膜	+	+++
对比增强成像	+	+++
减少噪声	+	+++

表 1.2 两种不同经胸谐波成像的模式及其应用		
	单纯谐波成像	谐波成像 + 对比增强
频率	1.5 ～ 2.5	1.3 ～ 2.0
机械指数	> 1.0	< 0.3
信号增强	心肌、瓣膜	微泡
信号减弱	伪影	心肌

结论

与基波成像相比,组织谐波成像显著改善了图像质量和心内膜边界分辨率。建议常规用于需要评价局部室壁运动的超声心动图检查。当用于评估室壁厚度和瓣膜厚度时,应谨慎使用。在这种情况下,测量和图像应同时执行基本设置和组织谐波成像设置。

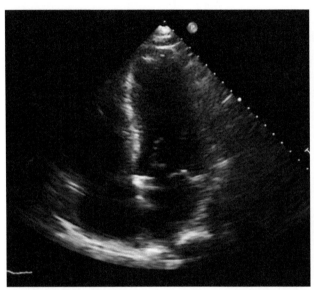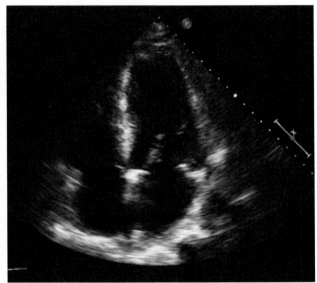

图 1.30 当切换为谐波成像(右图)时,瓣膜的回声比基波成像(左图)时增强。尽管二尖瓣存在钙化,但在基波成像下,瓣尖回声处于正常水平,而在谐波条件下略显增厚

(周 肖 译)

第2章

经胸超声心动图

第一节　经胸超声心动图：系统命名与标准切面

一个完整的经胸超声心动图检查应将探头放置于以下几个标准位置（图2.1）：（左侧和右侧）胸骨旁、心尖、剑突下和胸骨上窝。由于探头角度调整和旋转方向的改变，在同一切面上也会产生不同的心脏图像，但应获取心脏的矢状面、横断面及冠状面图像（图2.2）。不同探头位置及多切面联合扫查对于显示心脏的特殊结构具有明显的优势，其中的一个目的是利用其良好的纵向分辨率去显示一些垂直于超声声束的心脏结构。有时候则需要从非标准位置上获得心脏异常结构图像和位置异常的正常心脏结构图像。

胸骨旁声窗

图像采集时嘱患者左侧卧位，探头置于左侧胸骨旁3～4肋间，取胸骨旁长轴切面。采集的图像深度应至少包括降主动脉，以方便检测出邻近组织的病变，例如心包积液、胸腔积液及后纵隔占位等病变。

左心室长轴切面

左心室长轴切面是心脏心底至心尖段的矢状面。显示该切面图像时，探头标记朝向患者右肩。最理想的左心室长轴切面是：图像左半部分应显示出前间隔和下侧壁（或后壁）的基底段至中间段，二尖瓣叶接近图像的中间部分，右半部分图像显示左心室流出道、主动脉根部、升主动脉近端和左心房（图2.3）。左心室心尖部分在这个切面是无法显示的。在二尖瓣环后方房室沟处可以看见冠状静脉窦，在左心房心包外侧可以看见降主动脉。图像的上方可以显示出一部分右心室流出道。为了准确测量左心室流出道、升主动脉、左心房、左心室壁厚度、左心室收缩与舒张末内径及二维线性测量的左心室射血和缩短分数，对这个切面的适当调整是非常有必要的。为了更清晰地显示升主动脉，有时探头位置需要上移1～2个肋间。

左侧胸骨旁长轴切面显示主动脉瓣时，通常右冠瓣在前，无冠瓣在后。并可同时显示二尖瓣前后叶及其腱索。这个切面可以显示二尖瓣任何一个瓣叶的

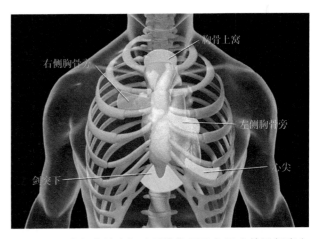

图2.1　经胸超声检查探头置放位置示意图（美国超声心动图学会推荐）

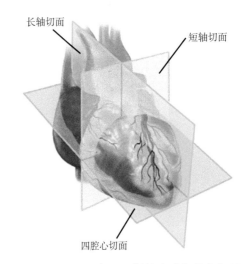

图2.2　心脏图像切面示意图：长轴（或矢状）切面，短轴（或横断）切面，四腔心（或冠状）切面（美国超声心动图学会推荐）

脱垂以及收缩期二尖瓣前向运动。胸骨旁长轴切面彩色多普勒血流成像可以初步评估二尖瓣和主动脉瓣的功能。

右心室流入道和流出道长轴切面

在左心室长轴切面的基础上，稍微顺时针旋转探头角度并略向心尖移动就可以得到右心室流入道切面。右心室在图像的左上方，右心房在图像的右下方（图2.4）。此时，最佳的图像是不显示心脏的左侧部分，但要完整显示出三尖瓣前后叶的情况。这个切面能够观察三尖瓣反流，并通过测量其峰值流速来评估右心室收缩压。此外，此切面可以显示冠状窦口及下腔静脉。

在标准左心室胸骨旁长轴切面基础上，向下轻轻地移动并向侧方调整探头就可以得到右心室流出道切面（图2.5）。在这个切面可以显示右心室流出道、肺动脉瓣及肺动脉，也可以测量右心室流出道及肺动脉瓣的血流速度。通过调整深度及角度，也可以显示肺动脉分叉。

短轴切面

短轴切面横断心脏，与长轴切面相垂直。取左侧胸骨旁声窗，探头在胸骨旁长轴标准切面的基础上顺时针旋转90°即为短轴切面，此时探头标记指向患者左肩。

向上调整探头角度可以显示心脏基底部，理想的图像是主动脉瓣在中心（图2.6）。当图像显示出主动脉短轴时，通常会同时显示出肺动脉长轴（主动脉与主肺动脉多彼此垂直）。在主动脉瓣水平短轴切面上，主动脉瓣舒张期关闭时三个瓣叶呈"Y"字形，在此平面可以很好地观察瓣叶形态。主动脉瓣环向上延续为左、右冠状窦，此处可显示右冠状动脉和左冠状动脉的起源。沿着主动脉瓣中的无冠瓣向下延伸就是房间隔，左心房在图像右边，右心房在图像左边。围绕主动脉瓣，从右心房开始顺时针旋转，其结构依次是：图像左侧是三尖瓣，图像上方是右心室流出道，图像右侧是肺动脉瓣。

这个切面还可以显示三尖瓣的前叶和隔叶以及肺动脉瓣的长轴。多普勒显像可以在此评估三尖瓣和肺动脉瓣

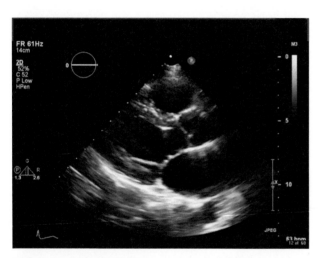

图2.3　左心室长轴切面

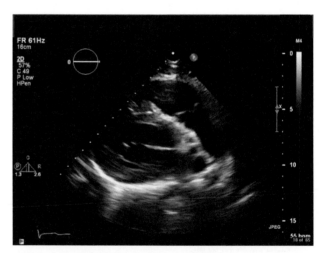

图2.5　左侧胸骨旁右心室流出道切面

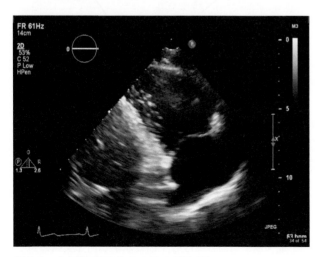

图2.4　左侧胸骨旁右心室流入道切面

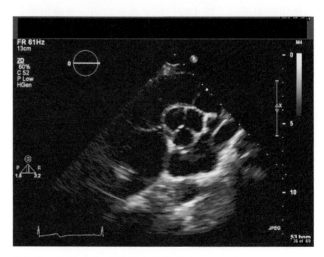

图2.6　胸骨旁主动脉瓣水平短轴切面

的功能并获得三尖瓣反流的峰值流速。为了更好地呈现这些瓣叶、右心室流出道、主肺动脉及其分支,适当调整探头位置是非常有必要的。右心室流出道远端和主肺动脉及其分支内径的标准测量也是在这个切面上进行的。

当略微向下调整探头,就可以看见二尖瓣短轴切面(图2.7),每个二尖瓣叶都有三个分区,从外侧向内侧(或是从图像的右侧向左侧)命名是P1-3区和A1-3区。在这个切面上通过彩色多普勒可以定位二尖瓣反流的具体位置。这个切面可以看到左心室和右心室的短轴基底段,进一步向下调整探头角度和(或)横向移动探头就可以显示出左心室中间段的前外侧(3点位置)和后内侧(8点位置)乳头肌图像(图2.8)。最后,向下调整探头角度或向侧方移动探头就可以呈现出心尖切面图像(图2.9)。这些短轴切面可以很好地评估室壁运动和室壁厚度。理想的图像是横切面近似为圆形,呈现出椭圆形意味着该切面并没有垂直于左心室长轴。在这个短轴切面,右心室通常是椭圆形或新月形,室间隔的移动或弯曲可以评估右心室是否有过载的压力或容量负荷。

右侧胸骨旁声窗

为了在右侧胸骨旁声窗获得图像,患者应取右侧卧位,超声探头置于4、5肋间靠近肋软骨结节并略微调整探头角度。在这个切面上,可以显示升主动脉近端,并可以通过跨瓣压差评估主动脉瓣狭窄的严重程度(图2.10)。

心尖声窗

嘱患者左侧卧位,并将探头置于左心室心尖搏动最强处,便可以得到心尖切面图像。

心尖四腔心切面

图像同时垂直于短轴和长轴切面(图2.2),探头放在左心室心尖部适当位置就可以显示出从二尖瓣环到心尖部逐渐变细长的左心室全貌。如果探头位置不正确,图像就会被压缩。在这种情况下,真正的心尖部难以显示。最佳的四腔切面应在最清晰显示两侧房室瓣环的基础上尽可能显示左心室长轴。在心尖四腔心切面,可以

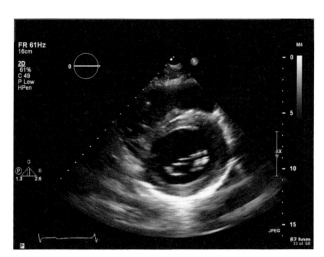

图2.7　胸骨旁短轴切面二尖瓣水平

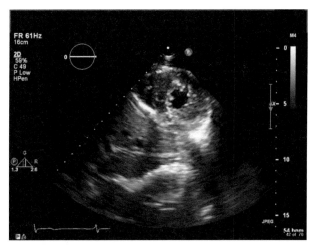

图2.9　胸骨旁短轴切面心尖水平

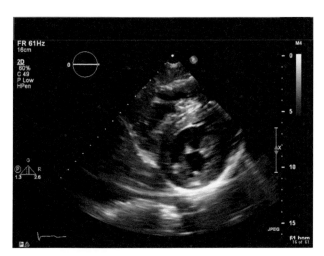

图2.8　胸骨旁短轴切面乳头肌水平

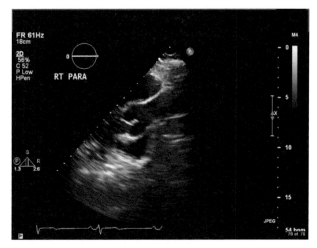

图2.10　右侧胸骨旁升主动脉近端图像

看到后间隔和前侧壁。同时，在这个切面可以获得左心室舒张末内径以及收缩末内径，联合两腔心切面通过双平面法测量左心室射血分数。利用组织多普勒及其他心肌追踪技术，还可以在这个平面评估左心室的收缩与舒张功能。

四腔心切面（图2.11）可以用于测量双心房的大小以及评估房室瓣的功能，二尖瓣前叶与室间隔相连，二尖瓣后叶与左心室侧壁相连。在显示三尖瓣隔叶或前叶、后叶时，正常三尖瓣环与二尖瓣环及瓣叶位置在室间隔侧相差几毫米。这个切面可以测得二尖瓣、三尖瓣及肺静脉血流频谱。在图像的底部可以看见右下及左下肺静脉回流入左心房。

由于右心室形状和大小变化多样，图像显示比较困难，但四腔心切面依然是测量右心室大小及评估右心室功能的标准切面。将探头略微向右心室移动，可以测得右心室基底段、中间段内径以及右心室长径。一些右心室收缩期功能的量化指标也是在这个切面测量，包括利用M型测量的三尖瓣环位移、二维图像测量的右心室面积变化分数及利用组织多普勒测量的三尖瓣环收缩期横向速度（S'）。

从四腔心切面略微向前调整探头，可以得到五腔心切面并显示左心室流出道、主动脉瓣叶及主动脉根部（图2.12）。五腔心切面时左心室流出道与超声声束相平行，在此可以利用多普勒测量左心室流出道以及主动脉血流速度估算主动脉瓣口面积及压力梯度以评价主动脉瓣功能。

两腔心切面

在四腔心切面逆时针调整探头角度可以得到显示左心房和左心室的两腔心切面（图2.13）。理想的两腔心切面不显示偏向后侧的右心结构以及外侧乳头肌。图像右侧显示左心室前壁，左侧显示左心室下壁。标准两腔心切面同时还应同时显示二尖瓣前叶和二尖瓣后叶。

三腔心（长轴）切面

从两腔心切面进一步逆时针调整探头角度可以得到三腔心切面，该切面和胸骨旁长轴切面类似（图2.14）。不同的是，在这个切面可以看到心尖部，该切面显示的左心室流出道和主动脉瓣的血流速度方向与超声束方向相平行，可以利用多普勒测量其血流速度。总之，这个心尖切面通常可以提供一个与主动脉瓣、二尖瓣和三尖瓣血流方向近乎平行的测量角度。

剑突下声窗

为了得到剑突下声窗，患者应取仰卧位，并屈腿以放松腹壁，探头放在患者上腹部，探头标记朝向左侧，方向近似于患者左肩，该切面理想化的图像应该可以显

示整个四腔心，右心室在图像的上方，心房在图像的左侧（图2.15）。在这个切面，可以测量右心室舒张末的室壁厚度，因为它垂直于超声束的方向。在这个切面房间隔与声束垂直，可以用多普勒评估房间隔异常分流。

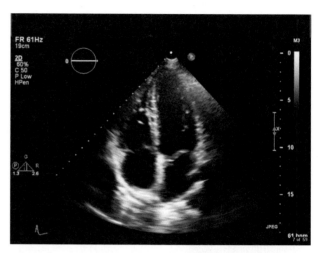

图2.11　心尖四腔心切面

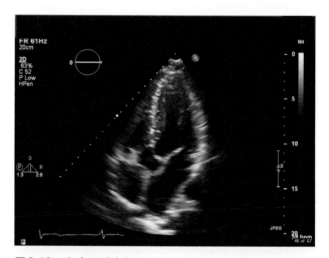

图2.12　心尖五腔心切面

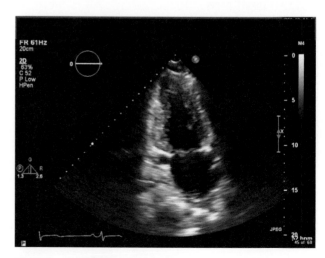

图2.13　心尖两腔心切面

这个切面对评估心包积液及判断心包穿刺路径也非常有用。

在此基础上,逆时针旋转探头90°可以得到短轴切面,该结构类似于胸骨旁短轴切面(图2.16)。当胸骨旁短轴切面显示不充分时剑突下短轴切面非常有用。但是要想把左心室短轴的多个平面都显示清楚可能比较困难。

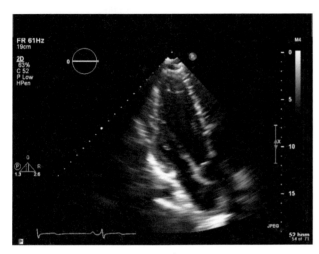

图2.14　三腔心(长轴)切面

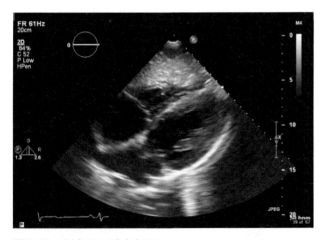

图2.15　剑突下四腔心切面

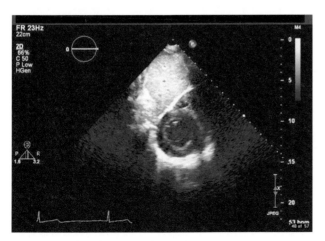

图2.16　剑突下短轴切面乳头肌水平

在剑突下声窗位置上,向下调整探头方向,声束朝向患者右侧,探头标记指向患者右肩,便可以得到剑突下下腔静脉切面图像(图2.17)。下腔静脉内径、呼吸塌陷率、肝静脉回流入下腔静脉的血流情况均有助于评估右心房的压力。在这个切面,略微调整探头角度,便可以得到腹主动脉长轴切面,这个切面可以观察主动脉的情况,比如主动脉夹层、缩窄引起的舒张期的持续血流以及主动脉瓣反流引起收缩期逆向血流。

胸骨上窝声窗

观察胸骨上窝切面图像时,患者应平卧,颈部尽量后仰,头朝向一侧可能有助于显示这个切面。探头置于患者胸骨上窝并调整探头角度使其平行并靠近患者气管,探头标记指向右侧锁骨上区域。图像的上方显示主动脉弓长轴,左侧显示升主动脉,右侧显示降主动脉;主动脉分支向上走行(图2.18)。右肺动脉在主动脉弓的下方。胸骨上窝切面可以显示降主动脉胸段,与剑突下切面显示的腹主动脉相互补充。在这切面上,顺时针调整探头角度,将探头标记指向后方就可以得到主动脉短轴切面图像。

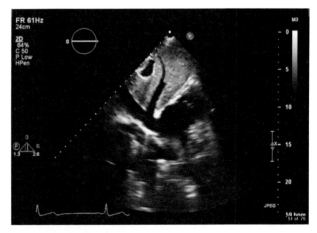

图2.17　剑突下下腔静脉切面

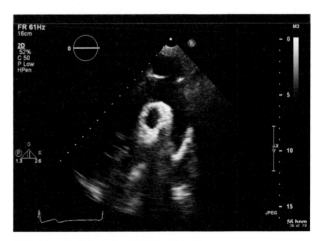

图2.18　胸骨上窝主动脉弓长轴切面

第二节 技术指标量化

重视技术指标量化或优化经胸超声（TTE）图像对于获得高质量的诊断图像及保证测量数据的准确性是非常重要的。为此，超声工作者应当熟悉超声机器上的所有控制键，以确保得到最优的二维图像、彩色多普勒图像以及多普勒频谱。

优化二维图像

优化二维图像，重要的控制键包括探头频率、聚焦位置、扇区宽度、图像深度、整体增益、时间增益补偿（TGC）及动态范围。尤其是，这些控件可以优化空间分辨率、对比分辨率及时间分辨率。空间分辨率是指能够在荧光屏上分别显示的两个目标的最小距离。好的空间分辨率需要高频率的探头，此时空间脉冲长度（和波长）最小并且聚焦带最窄。所以检查者应当尽可能用高的发射频率以获取足够的穿透深度，并将聚焦点放在感兴趣点的中央。高频发射器改进了空间分辨率，所以微小结构的测量数值更加准确，相关的解剖结构之间的区别更加明显（图2.19）。

对比分辨率是指超声机器区分解剖结构的细微差别并显示其外观的能力。改进对比分辨率的控件有增益、时间增益补偿、动态范围和谐波成像。整体增益本质上是增强（或获得）了十分微弱的超声波反射信号。此外，由于超声束的衰减，深部组织的超声信号十分微弱，所以需要补偿这个效果。而这是通过TGC来实现的。借此，深部的超声信号被放大，而不是更接近超声

信号。整体增益和时间增益补偿的主要作用是确保组织和具有类似声学属性的结构显示在同一回波振幅里。动态范围（DR）是指超声机能够显示的最高到最低回声信号的范围。DR的目的是给图像提供最优的灰度，使图像的颗粒感不是太强、对比不是太高、图像不太朦胧，使图像变得柔和。本质上来说，图像质量高时调高DR是柔化图像并增加灰度，图像质量低时调低DR是增强强回声信号，降低较弱回声信号，并减少背景噪声。谐波成像通过显著降低背景噪声和改进心内膜边界已经彻底改变了二维成像。特别是，谐波成像与静脉注射对比成像增加了左心室射血分数的测量准确度。此外，静脉注射造影剂超声心动图研究显示谐波成像增强了检测注入造影剂的能力并改善了显影的持续时间。

时间分辨率是指超声机器能检测出移动的物体在某一个特定时间准确位置的能力。时间分辨率以帧频的形式表现，帧频越高，时间分辨率越高。由于心脏运动的动态特性，超声心动图需要高频率成像。此外，一些先进的成像方法也需要高频模式，比如说二维斑点追踪成像。可以通过调低图像深度［增加脉冲重复频率（PRF）］和减小扇形宽度（减少扫描行数）来提高帧频。

优化频谱多普勒波形

影响多普勒成像和测量准确性最重要的因素是血流方向和超声束是否对齐。当血流束与超声束相平行时，多普勒频移最大，此时测量数据最大也最准确。然而，

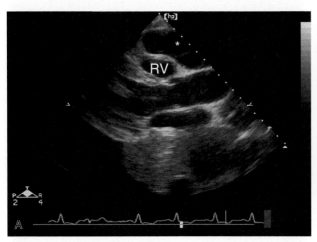
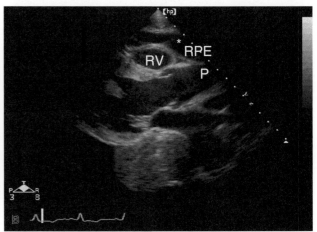

图2.19 超声频率分别是3MHz（A）和5MHz（B）的不同空间分辨率效果示意图。两个胸骨旁长轴切面都有一个位于右心室（RV）前的无回声区（*）；间皮瘤在左心房的后方。在高频探头声像图上，心包膜（P）和胸膜腔可以被很好地区分出来，由此可以证实无回声区是右侧胸腔积液（RPE）而不是心包积液

当血流速度与超声束不平行时，多普勒频移降低，其测量速度也会被低估。此外，由于压力梯度来自多普勒测量速度，梯度测量的准确性也取决于声束与血流方向是否对齐。因此，超声心动图显示的血流方向必须尽可能与超声束相平行，这通常要求多切面观察，包括一些非标准切面。还有其他一些频谱多普勒控件，可以用来优化多普勒波形，包括速度范围、基线、滤波器和扫描速度。速度范围和基线可以确保感兴趣的信号填充整个屏幕。滤波器可以消除低速血流信号，通常设置得高一些以消除低速血流信号，但是不要设置过高，以避免血流的起始和结尾模糊不清。扫描速度是频谱多普勒的水平显示率，会影响与时间相关数据的测量准确性。因此，当测量时间、时间积分及时间速度斜率时，推荐扫描速度不少于 100mm/s。降低扫描速度对于观察那些平均速度随呼吸变化的图像和观察呼吸变化相关的疾病（如心

脏压塞和缩窄性心包炎）是很有用的。取样容积的大小对于脉冲多普勒测量也是非常重要的（图 2.20）。

优化彩色多普勒显像

改变控制键优化彩色多普勒图像包括颜色框大小、长度，彩色增益和彩色范围。彩色框的宽度影响帧频：增加彩色框的宽度可以增加处理时间从而降低帧频。彩色框的长度影响速度的范围，一个长的彩色框可以降低脉冲多普勒重复频率从而降低速度范围。评估高速血流时，需要在彩色范围最大的前提下使帧频尽量高，所以应当调整彩色框以更好地观察病变结构。当彩色框没有填满或是血流速度过低时，应当降低彩色血流速度直到彩色框被充分填满（图 2.21）。此外，当应用各种参数（比如血流汇聚半径、射流紧缩口宽度、血流面积分数等）去评估瓣膜反流时，彩色速度范围应当调低。

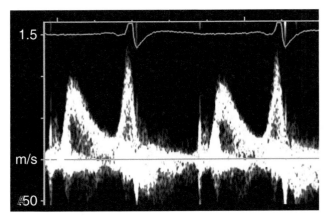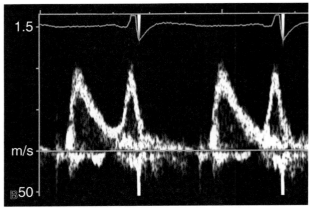

图 2.20　应用 5mm（A）和 1.5mm（B）的脉冲多普勒取样容积测量经二尖瓣流入的血流频谱示意图。较大的取样容积的频谱展宽曲线较大，这是因为较大的取样容积可以采集更多的血液容积。1.5mm 的取样容积记录的曲线可以显示最小的频谱展宽并获得清晰的图像

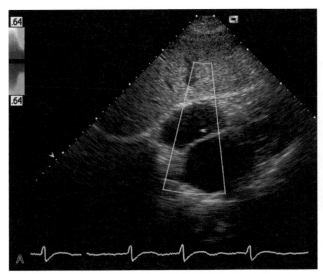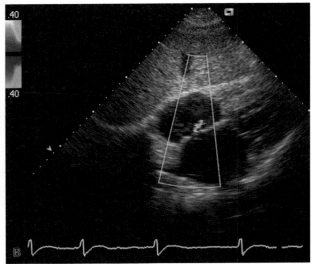

图 2.21　剑突下四腔切面，血流速度设置在最大（A）和 40cm/s（B）的血流图像效果。当设置在最大流速范围 64cm/s 时，有很多血流在彩色框内未被显示出来，当血流速度范围下降至 40cm/s 时，就可以看到 1 个小的卵圆孔未闭。通过降低彩色速度范围，可以提高低速血流的检出率

彩色多普勒增益，是用来调整接收到的彩色多普勒信号的放大程度，为了消除背景斑点和噪声，应当将其设置得略低于阈值。

小结

虽然不同的制造商生产的超声机器的控制键类似，但是要知道不同的超声系统优化图像和波形的方法不同。因此，超声工作者应当熟悉各种机器操作的不同方法。这些控件的具体操作细节可以在用户手册找到或咨询应用专家。

第三节　经胸超声心动图分层视图

本节提供了一些常用的超声心动图标准图像，并配以简要的解释。标准检查切面都是从胸壁的几个声窗上获得的。在每个声窗、每个轴面上探头角度调整和旋转方向改变都可获得不同分层的超声心动图像。超声工作者工作时既可以坐到患者的左边，也可以坐到患者的右边，既可以用右手检查，也可以用左手检查。超声图像的命名是基于三个基本正向交叉平面：长轴、短轴和四腔心。一般不用其显示的解剖结构来命名。通常是先获得二维灰阶图像，然后在此平面基础上，叠加彩色多普勒图像。

胸骨旁声窗：长轴切面，右心室流入道和流出道切面，短轴切面

在做经胸超声心动图检查时，胸骨旁长轴切面通常是最先观察的切面（图2.22）。深度（depth）变深通常是为了排除胸腔积液和心包积液（图2.22C）。随后设置深度变浅是为了观察心脏解剖结构（图2.22D）。在此切面上，可以看到左心房、左心室、右心室流出道、主动脉根部、主动脉的右冠窦和无冠窦及二尖瓣的前叶和后叶。当检查二尖瓣叶和主动脉瓣叶时应通过彩色多普

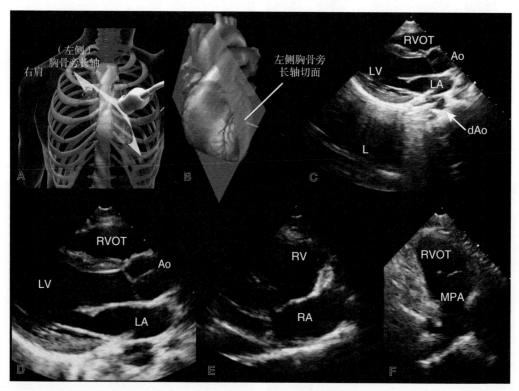

图2.22　胸骨旁长轴切面是在胸骨旁左缘第二肋间获得（A），左心室长轴切面的卡通示意图（B），较浅深度的左心室长轴切面图像（C）和较深深度图像（D），胸骨旁右心室流入道切面（E）和右心室流出道切面（F）。Ao.主动脉根部；dAo.降主动脉；L.肺；LA.左心房；LV.左心室；MPA.主肺动脉；RA.右心房；RV.右心室；RVOT.右心室流出道

勒以明确是否有瓣膜反流和狭窄。

从这个切面可以测得的数据包括左心房前后径，测量方法是在收缩末期左心房内径最大时从主动脉根部的后缘至左心房后壁前缘。在这个切面上，可以先得到主动脉根部的二维图像的测量数据，然后得到主动脉根部的M型测量数据。通常，左心室的测量数据也是在此切面上获得。二维图像将M型取样线置于乳头肌水平并垂直于左心室后壁，于舒张末（LVIDd）和收缩末期（LVIDs）测量左心室内径。从这些测量数据可以计算出左心室缩短分数，计算公式如下：

$$FS=（LVIDd–LVIDs）/（LVIDd）$$

在舒张末期测量室间隔（IVS）和左心室后壁的厚度（图2.22D）。左心室质量可以用如下公式估算：

$$LV\ mass=0.8×（1.04\ [（LVIDd+PWTd+$$
$$IVSd）^3–（LVIDd）^3]）+0.6g$$

公式中PWTd是指舒张末期左心室后壁的厚度，IVSd是指舒张末期室间隔的厚度。

在左心室长轴切面的基础上，通过向患者头侧倾斜探头，便可以得到右心室流入道切面（图2.22E）。这个切面可以看到右心房、右心室及三尖瓣叶。此切面主要是观察三尖瓣的前后叶并通过彩色多普勒观察三尖瓣的反流情况。与此相反，将探头向患者足侧倾斜，便可以

得到右心室流出道切面（图2.22F）。从这个角度，可以看到肺动脉瓣及肺动脉分叉。

最后，通过90°旋转探头，便可以获得胸骨旁短轴切面。此切面可以观察到主动脉瓣水平的结构（图2.23）。这些结构包括主动脉瓣、肺动脉、肺动脉瓣、右心室流出道、三尖瓣的前叶和隔叶、右心房、左心房及房间隔。在此基础上，再向前倾斜探头，便可以观察到右心室流出道（图2.23B）。在主动脉短轴水平切面上向下调整探头角度可以看到二尖瓣叶（图2.23C）。继续向下调整探头，可以得到从基底段到心尖段多个短轴切面，借此评估左心室的功能、室壁活动度及乳头肌的位置（图2.23D、E）。

经胸心尖声窗

取心尖声窗时，让患者略向左侧卧位，探头置于心尖搏动处并调整探头以得到满意的图像（图2.24A）。注意应当避免缩短显示左心室的长度。从这个位置，可以很好地显示心尖四腔心图像（图2.24B），并可以应用彩色多普勒观察二尖瓣、三尖瓣及肺静脉。在四腔心切面的基础上，略向前调整角度，便可以显示出主动脉瓣（图2.24C）。

在心尖四腔心切面的基础上，逆时针旋转探头60°，

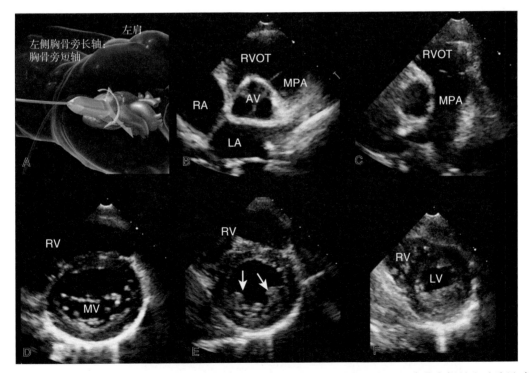

图2.23　在胸骨旁长轴的基础上，顺时针旋转90°便可以得到胸骨旁短轴切面（A）。胸骨旁短轴主动脉瓣叶水平切面（B）。胸骨旁右心室流出道切面（C）。胸骨旁短轴二尖瓣叶水平切面（D）。胸骨旁短轴左心室中部乳头肌（箭头）水平切面（E）。胸骨旁短轴心尖切面（F）。AV.主动脉瓣；LA.左心房；LV.左心室；MPA.主肺动脉；MV.二尖瓣叶；RA.右心房；RV.右心室；RVOT.右心室流出道

便可以得到心尖两腔心切面，再继续旋转探头60°，便可以得到心尖三腔心切面（图2.24D、E），心尖两腔心切面可以观察左心室的下壁和前壁，并利用彩色多普勒评估二尖瓣叶的情况，心尖三腔心切面类似于胸骨旁长轴切面，可以观察到前间隔和下侧壁，二尖瓣和主动脉瓣的彩色多普勒评估可以在此切面重复进行。

剑突下声窗

在采集剑突下声窗图像时，通常是嘱患者仰卧位，屈膝以放松腹部。在这个声窗，可以看见整个四腔心（图2.25）。这个切面对评估心包、右心室游离壁的厚度以及房间隔是非常有帮助的。剑突下短轴切面可以提供和胸骨旁短轴切面类似的声像图。由于剑突下短轴切面可以看到更深的图像，所以当胸骨旁短轴切面显示不充分时，可以观察剑突下短轴切面。最后，还可以在此切面观察下腔静脉和肝静脉（图2.26）。在观察剑突下图像时，腹主动脉应该作为常规的观察结构。利用脉冲多普勒可以帮助检查腹主动脉血流的

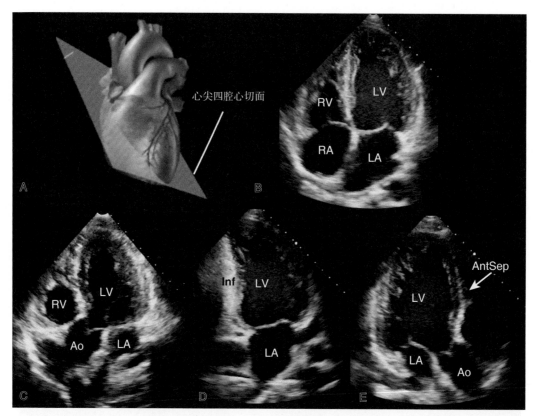

图2.24　A.心尖四腔心切面的卡通图；B.心尖四腔心切面图像；C.心尖五腔心切面图像；D.心尖两腔心图像；E.心尖三腔心切面图像。AntSep.前间隔；Ao.主动脉根部；Inf.下壁；LA.左心房；LV.左心室；RA.右心房；RV.右心室

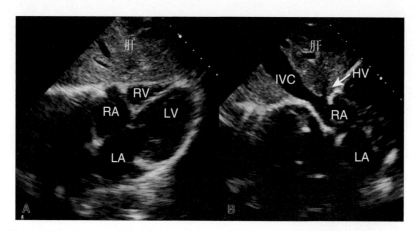

图2.25　A.剑突下四腔心切面图像；B.下腔静脉切面图像；HV.肝静脉；IVC.下腔静脉；LA.左心房；LV.左心室；RA.右心房；RV.右心室

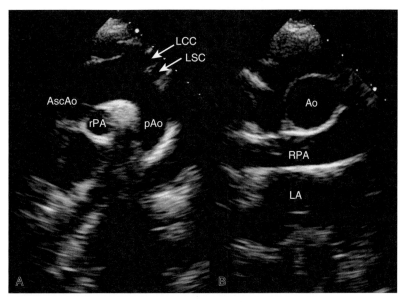

图2.26　A.胸骨上窝长轴切面；B.短轴切面。AscAo.升主动脉；Ao.主动脉；LA.左心房；LCC.左颈总动脉；LSC.左锁骨下动脉；pAo.胸主动脉近段；rPA.右肺动脉

情况。

胸骨上窝声窗

观察此声窗时，应让患者取仰卧位，颈部后伸，将探头置于其胸骨上窝。该声窗的长轴切面可以观察升主动脉、主动脉弓部及降主动脉近端，在短轴切面可以观察到右肺动脉。当主动脉缩窄时，连续多普勒可以在此切面测得其最大血流速度。同时，脉冲多普勒可以在此切面观察降主动脉近端的血流情况。

轴外切面

大部分患者都可以获得先前描述的切面。但部分患者由于一些原因不能获得很理想的图像，比如由于患者体质太弱、不能调整到合适的体位、先天性心脏病患者、术后状态及心脏解剖变异等，观察这类患者的一个方法就是用非常规切面，比如右侧胸骨旁切面和非标准切面。从非标准图像上获得图像是非常重要的，除此之外，轴外图像在观察心包积液和胸腔积液方面也起到非常重要的作用。

第四节　M型超声心动图

以往，M型超声心动图是最先有效评估心脏的超声检查模式，M型超声心动图提供了一个一维（只有深度）超声心脏检查的模式。从心脏各个瓣口接收到的超声信号以点的形式表现出来，信号的强度用亮度表示（B型）。随着屏幕（或记录纸）的扫描，每个瓣口的位置以线的形式表现出来，并提供出时间定位信息（图2.27）。二维超声是深度（上下维度的跟踪）和宽度（左右的维度的跟踪，表示时间）的跟踪结果。

与二维超声心动图相比，M型超声心动图的突出优点是其优越的时间分辨率。目前，二维超声基础上取得的M型超声图像，数据获取的速度高达1000帧/秒，而依赖扇形宽度和心率的二维超声心动图数据获取速度是15~100帧/秒。由于M型超声心动图能够在心动周期中测定事件时间和评估高速移动的结构（例如瓣叶），所以它在日常的临床应用中起到了重要的作用（图2.27）。M型超声心动图的限制是由于其一维的特征，虽然可以查看不同的结构以及它们的解剖关系，但仍然可能漏掉一些结构。同时，通过间接扫描，可能会产生一些关于室腔和血管内径的错误测量信息。所以M型超声心动图检查应该总是在二维超声心动图的引导下完成。

一些心脏超声工作者认为M型超声心动图是一个历史遗存。在心脏超声开始的早些年间的许多应用已经被目前更自动化的二维、三维及多普勒超声所取代。我们认为历史经验仍然值得借鉴。此外，在选定的模式

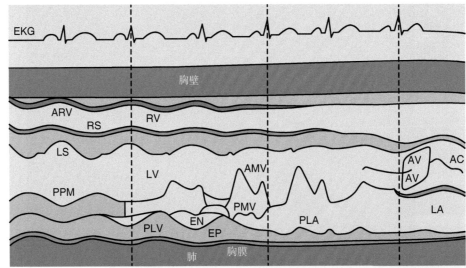

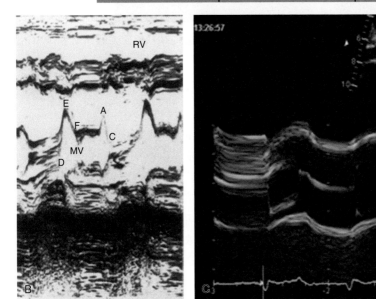

图2.27 左心室。A.4个主要的M型超声示意图。AMV.二尖瓣前叶；ARV.右心室前壁；EKG.心电图；EN.心内膜边缘；EP.心外膜表面；LA.左心房；LS.室间隔左侧；LV.左心室；PLA.左心房后壁；PLV.左心室后壁；PMV.二尖瓣后叶；PPM.后乳头肌；RS.室间隔右侧；RV.右心室；B.二尖瓣叶的M型超声图像；C.声束指向右心室、主动脉根部和左心房时的M型超声图像。AV（主动脉瓣叶）和AC（主动脉瓣关闭线）正常情况下是在主动脉的中间位置。A.心房收缩时二尖瓣前叶的最远点；C.舒张末期二尖瓣叶关闭的位置；D.舒张早期二尖瓣后叶向后移动的最远点；E.舒张早期二尖瓣向前移动的最远点；F.舒张早期二尖瓣叶关闭的位置；MV.二尖瓣；RV.右心室

下，M型超声心动图仍然是常规超声心动图检查的基础，并作为新的超声检查模式重要的补充。本节讲述经典M型超声心动图，并强调其在二维和三维多普勒超声心动图时代的持久价值。

左心室

不管形式如何，超声心动图最常用的作用是评估左心室（LV）的大小和功能。目前，在二维超声心动图基础上获得的M型超声心动图仍然用来测量左心室大小和室壁厚度（图2.28）。由于M型超声心动

图优越的时间分辨率，可以很好地诊断出左心室的收缩模式异常，比如左心室传导阻滞（图2.28B）。当心脏收缩功能正常时，二尖瓣环和三尖瓣环是朝向心尖的，并保持相对静止。基底部下移的程度（用毫米测量）可以反映出心室的整体收缩功能。基底段下移的首字母缩写是TAPSE（tricuspid annular plane systolic excursion，三尖瓣环收缩位移）和MAPSE（mitral annular plane systolic excursion，二尖瓣环收缩位移）（图2.28D）。

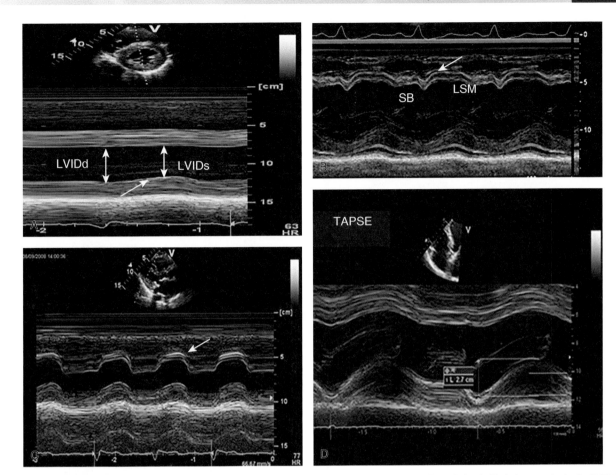

图 2.28　A.1 例心肌浸润性淀粉样变患者的左心室 M 型超声图像，心室壁厚并且缩短分数降低；B.左心室传导阻滞，与正常节律对比（A），开始室间隔没有向下移动，而是在心室收缩早期有一个明显的向下移动。室间隔呈"鸟嘴"样改变（SB），表示由于左心室侧壁和后壁反应延迟而导致右心室的异常收缩，同时，在心室收缩期，室间隔向前移动（箭头）。最后，右心室充盈期室间隔再向后移动，这发生在左心室后壁前移（LSM）达到峰值之后；C.严重的三尖瓣反流时室间隔移动图像。可以看到在等容收缩期由于血液由右心室反流入右心房而导致的室间隔突然右移；D.正常的三尖瓣环收缩位移（TAPSE），≥16mm。LVIDd.左心室舒张末内径；LVIDs.左心室收缩末内径

二尖瓣

正常运动状态

在心室快速充盈的舒张早期，二尖瓣前叶从收缩末关闭的位置（D 点）移向开放的位置，也就是向前移向室间隔（E 点）；同时二尖瓣后叶向相反方向移动（图 2.27A、C）。前叶向后移动的最低点是 F 点。心房收缩时重新开放二尖瓣叶（A 点）。当心室临近收缩时，瓣叶回到关闭的位置（C 点），并在整个收缩期保持。

二尖瓣狭窄

二尖瓣叶在心室舒张早期开放，二尖瓣叶增厚并相互融合。前叶向前移动得越大，后叶向前移动得越小。由于舒张期瓣叶压力梯度的变化和缺少心室的快速充盈，瓣叶就不能回到正常的闭合位置。EF 的斜率比平时更平直（图 2.27B）。通过 M 型超声观察到二尖瓣叶增厚，二尖瓣后叶前移以及二尖瓣 EF 斜坡平直都可以诊断二尖瓣狭窄（图 2.29A）。

二尖瓣脱垂

不同于二尖瓣狭窄，二尖瓣脱垂时瓣叶的舒张期运动是正常的，收缩期保持关闭状态。在二尖瓣叶脱垂时，关闭的二尖瓣叶向后凹陷，这可能发生在收缩期的中晚期（图 2.29B），也可能与收缩中期的某一时刻或全收缩期有关（可能与全收缩期二尖瓣叶反流杂音有关）。

收缩期二尖瓣前向移动

二尖瓣前叶收缩期前移（SAM）主要是发生在肥厚型心肌病的患者。当左心室流出道发生梗阻出现高速血流时，由于 Venturi 效应会导致二尖瓣叶前移。

这些患者舒张期二尖瓣运动是正常的。然而，在收缩期二尖瓣前叶会向室间隔侧移动，也可能向室间隔侧贴合。持续时间与贴合程度与压力梯度相关（图 2.29C）。

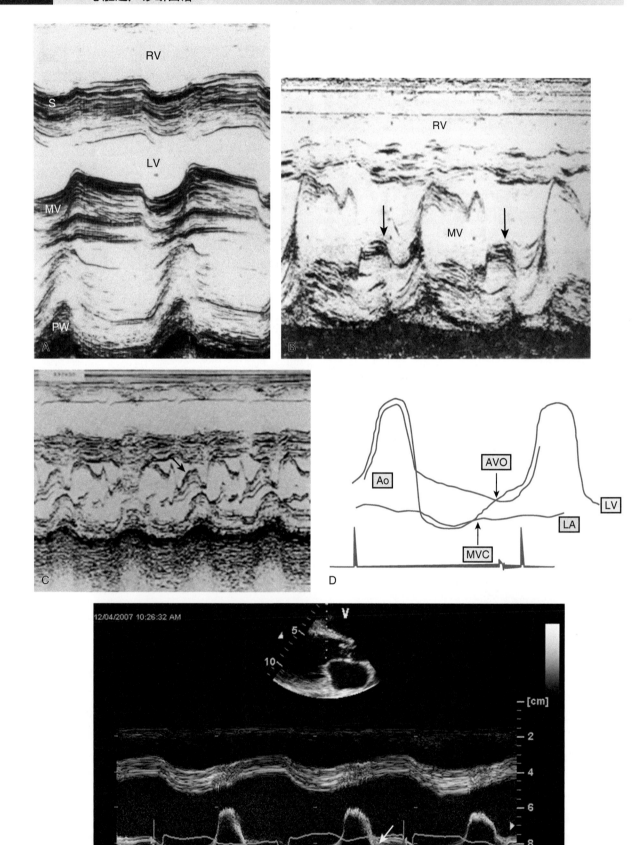

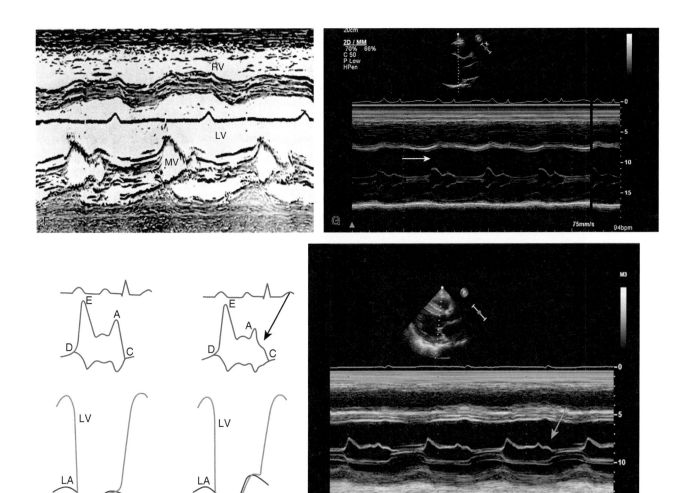

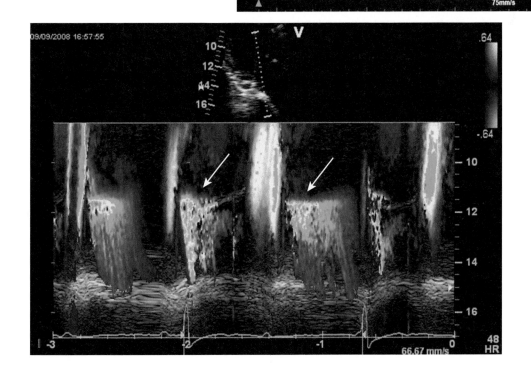

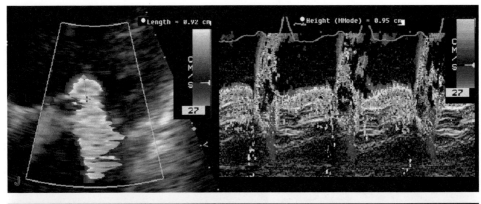

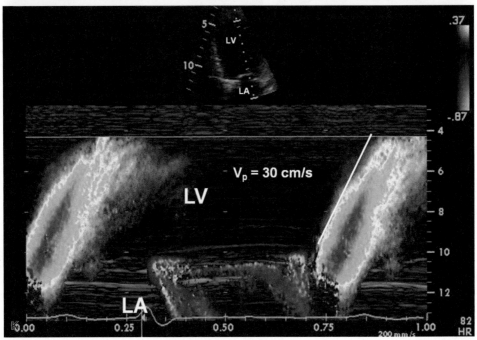

图2.29　A.风湿性二尖瓣狭窄。可以看到由于瓣膜炎症改变，二尖瓣前、后叶回声增厚且同向运动。EF斜率减低。B.严重的二尖瓣脱垂；箭头示二尖瓣叶脱垂或"吊床"样改变。C.箭头示肥厚型梗阻性心肌病患者的二尖瓣叶前移。D.血流动力学追踪显示急性主动脉瓣反流患者主动脉瓣叶早期开放的原理。可以看到在舒张早期，左心房和左心室有一个时刻压力平衡。具体细节参阅文章内容。Ao.主动脉；AVO.主动脉瓣叶开放；LA.左心房；LV.左心室；MV.二尖瓣；MVC.二尖瓣叶关闭；PW.后壁；RV.右心室；S.室间隔。E.急性严重主动脉瓣反流患者二尖瓣叶提前关闭。可以看到二尖瓣叶（箭头）在QRS波群出现之前就已经闭合，说明左心房和左心室在这段时期压力已经达到平衡。F.主动脉瓣反流患者二尖瓣在舒张末期运动良好。G.特发性扩张型心肌病患者E点与室间隔分离。LV.左心室；MV.二尖瓣叶；RV.右心室。H.舒张期左心室压升高患者的原理图（平面左侧）和M型超声图，箭头表示所谓的"B-bump"（右侧的原理图用黑色箭头标记，M型超声中用蓝色箭头表示）。I.完全性传导阻滞患者的彩色M型超声图像。左侧箭头示等容收缩叠加的二尖瓣反流图像。右侧箭头示在未下传的左心室除极化后舒张期左心房内见二尖瓣反流。J.用M型超声评估近端等速收缩期面积（PISA）。M型超声容易识别PISA的程度。A.左心房收缩期二尖瓣前叶向前移动的最大位移。C.舒张末二尖瓣叶关闭。D.舒张早期二尖瓣叶向后移动的最远距离。E.舒张早期二尖瓣向前移动的最远距离。LA.左心房压力；LV.左心室压力。K.正常人低速血流的彩色M型超声图像。Ao.主动脉压力；AVO.主动脉瓣叶开放；LA.左心房压力；LV.左心室压力

主动脉瓣关闭不全时的二尖瓣

　　在急性主动脉瓣反流的患者，心脏的心室舒张压由于舒张期主动脉反流的作用而迅速上升。事实上，在有些病例中，舒张期左心室压力可能会高于左心房压力，从而导致二尖瓣叶提前关闭（图2.29D、E）。当主动脉瓣反流冲击二尖瓣前叶时，可以看见二尖瓣叶振抖并移动。这表明存在主动脉瓣叶关闭不全，但并不

是其严重程度的一个标志（图2.29F）。在主动脉瓣反流时，单纯依靠二维超声心动图时无法发现这一现象，这与其时间分辨率较低有关。因此，在目前实践中，M型超声心动图可以作为评估主动脉瓣反流时的一个补充。

左心室功能不全时的二尖瓣

　　通常情况下E点靠近室间隔（E点间隔分离）。左心

室扩张和每搏输出量减低的患者，二尖瓣前叶E点与室间隔的距离至少8mm。有趣的是，这个不利的左心室重构是超声心动图发现的与预后直接相关的第一点（图2.29 G）。M型超声心动图上左心室功能减低的第二个超声表现是A-C线的干扰，正常情况下这条线是又快又直的。左心室不正常的患者，心房的收缩会导致左心室舒张压的迅速提升。这个现象叫A-C shoulder或B-bump（图2.29H）。

彩色M型超声

多参数血流特征叠加在M型超声心动图上可能是测定反流时相及事件最好的方法。就像图2.29I中显示的一样，彩色M型超声可以生动地演示出同一个患者收缩期和舒张期的二尖瓣血流情况。多普勒彩色M型超声可以用于近端等速表面积（PISA）的半球最大半径测量（图2.29J）。在不能很好地观察二尖瓣叶并且很难确定PISA测量半径时，可以应用这种技术。我们还发现这个方法在心房颤动的患者需要测量多个PISA内径时很管用。

主动脉瓣叶

正常运动曲线

主动脉瓣叶在主动脉根部的中间位置，右冠瓣和无冠瓣在收缩期开放，舒张期关闭，在M型超声上表现为矩形（图2.27A、C）。射血时间（前进行程的体积）可以定义为主动脉瓣叶开放至关闭的时间。主动脉瓣狭窄的患者，瓣叶增厚、钙化等。二叶式畸形患者通常为偏心关闭线（图2.30A）。

肥厚型梗阻性心肌病患者的主动脉瓣叶

肥厚型梗阻性心肌病的患者，收缩期瓣叶前移可能导致左心室流出道血流梗阻，因此流过主动脉瓣叶的血流在收缩中期减少，M型超声可以显示主动脉瓣叶在收缩中期的关闭（图2.30B）。而主动脉瓣下隔膜导致主

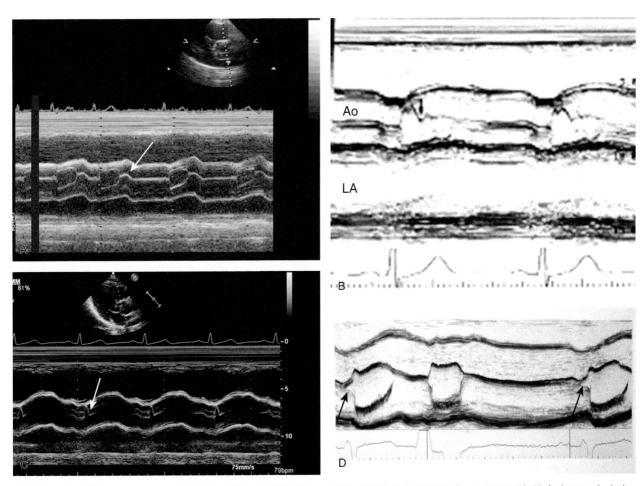

图2.30　主动脉瓣叶。A.二叶式畸形患者的M型超声图像，箭头指示偏心性的关闭线；B.肥厚型心肌病（HCM）患者，收缩中期的关闭示左心室流出道血流梗阻导致前向血流减少。随着左心室压力的上升，克服了动态梗阻障碍，主动脉瓣叶再次开放。主动脉瓣叶开放的持续时间与降低的前进行程容积有关；C.在主动脉瓣下异常隔膜患者，主动脉瓣叶迅速向上摆动，紧接着恢复到主动脉瓣叶关闭的中间位置，在下一个心动周期前不再开放（白色箭头）。D.急性主动脉瓣反流的患者，在主动脉瓣叶开放的早期（黑色箭头）的M型超声图像，由于左心室压力的提高，左心室和主动脉的压力更容易达到平衡，在第一次和第三次跳后，会跟随一个长的心动周期。这也就导致了主动脉瓣叶的提前开放。Ao.主动脉；LA.左心房

动脉瓣下狭窄的患者，主动脉瓣叶在收缩早期开放得很好，然后突然回到关闭的位置，并持续整个收缩期（图2.30C）。

主动脉瓣叶提前开放

急性主动脉瓣反流的患者，有一个时期左心室舒张压迅速上升，主动脉舒张压迅速下降。随着左心房收缩，左心房（和左心室）舒张压可能会高于主动脉舒张压，导致主动脉瓣叶在舒张末期提前关闭（图2.30D）。

肺动脉瓣

正常运动曲线

在多数情况下，当瓣叶运动正常时，只有肺动脉瓣前叶可以被 M 型超声心动图描记。肺动脉瓣叶在收缩期时向后移动。在舒张末期，随着右心房的收缩，右心室的压力接近右心房的压力，导致肺动脉瓣后移（A波）（图2.31A）。

重度肺动脉高压

重度肺动脉高压患者，肺动脉的舒张压远高于右心室的压力。在这种情况下，右心房的收缩对肺动脉瓣舒张期位置没有影响，尽管节律正常，但是看不见 A 波（图2.31B）。另外一个肺动脉高压的患者 M 型超声特点是在肺动脉收缩期开放时可以看到"飞舞的 W"征。

这个异常运动伴随着收缩中期关闭和收缩晚期开放，可能是因为增强的肺动脉瓣抵抗的原因。异常 A 波的存在以及这个"飞舞的 W"征都高度提示重度肺动脉高压。当无法检出三尖瓣反流以及肺动脉瓣反流，难以评估肺动脉压力时，可以应用这个方法来估测肺动脉压力。

心包积液

应用二维超声心动图比 M 型超声观察心包积液更有优势。然而，测定心脏压塞以及缩窄性心包炎异常运动的时间有助于理解其病理生理学（图2.32）。

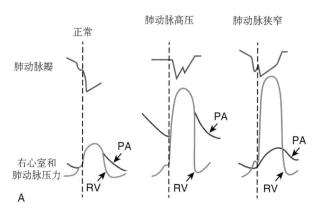

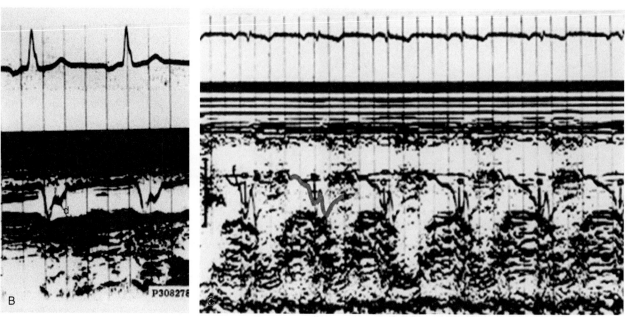

图 2.31　肺动脉瓣。A. 正常人、肺动脉高压及肺动脉狭窄患者的肺动脉瓣原理图，图的下方演示了在这三种情况下右心室和肺动脉的压力曲线；B. 重度肺动脉高压患者"飞舞的 W"征。PA. 肺动脉；RV. 右心室

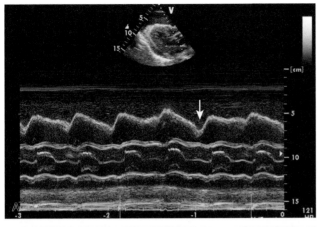

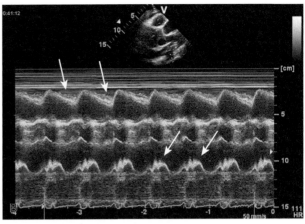

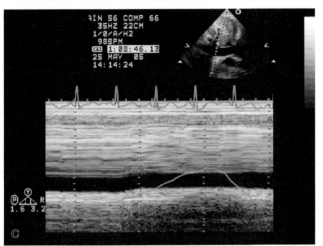

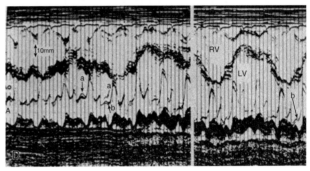

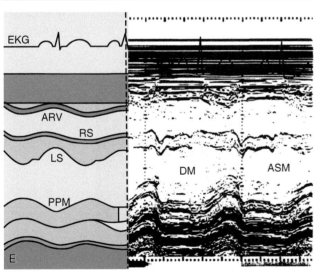

图 2.32　心包疾病。A.心脏压塞，大量的心包积液和右室壁舒张期塌陷（箭头）；B.周围型心包积液（上方向下的箭头）和左心房塌陷（下方向下的箭头）表明增加的心包腔压力导致心室舒张期和心房收缩期塌陷。当充盈压低时，这一系列表现称为低压力心脏压塞；C.心脏压塞的患者，下腔静脉是扩张的，没有塌陷现象；D.缩窄性心包炎；E.正常室间隔运动原理图（左侧）和一个缩窄性心包炎患者图像。室间隔舒张期向后移动（DM），以及间隔的二次摆动（ASM），这些和心房收缩相对应

心脏压塞

M 型超声可以观察到心包积液以及随着呼吸变化时心室大小和瓣叶活动情况。由于心室间的相互偶联，吸气会引起肺静脉回流减少及通过二尖瓣的血液减少，从而导致一过性左心室容积的减少。这个现象持续在整个吸气过程中。M 型超声心动图（可以同时记录呼吸曲线）显示室间隔在吸气过程向左心室侧偏移，这相当于超声心动图中的"奇脉"现象。

M 型超声心动图可以准确测量出右心室塌陷的时间（图 2.32A、B）。在一些肺动脉高压的患者或长期右心室负荷过重而导致右心室压力高的患者，右心房和右心室塌陷可能出现在左心房和左心室塌陷之前。这个现象也可以在低压腔内出现。在多数情况下，心脏压塞时可以看到右心房压升高，这可以通过 M 型超声在下腔静脉近右心房入口处追踪证实。当下腔静脉内径＞20mm，呼吸变异率＜50%，表明右心房压力至少超过 15mmHg（图 2.32C）。

缩窄性心包炎

临床诊断可以通过一系列 M 型超声检查来诊断。包括：①心包厚度；②下腔静脉扩张（参见前面的讨论）；③吸气时，室间隔向左室侧偏移［右心室内径在吸气时增加，呼气时减少，同时左心室也发生相对应

的变化。在呼气时，二尖瓣开放时间长于吸气时（图2.32D）］；④心房收缩时舒张期室间隔"弹跳"征（舒张早期切口特征）以及舒张期室间隔来回摆动（图2.32D、E）；⑤原来没有肺动脉高压患者，由于右心室舒张压力的增高和相对低的肺动脉瓣舒张压，肺动脉瓣提前开放。

第五节　多普勒超声心动图：正常的前向血流频谱

有四种多普勒超声心动图模式被广泛应用于临床：脉冲多普勒（PW）、连续多普勒（CW）、彩色血流显像、组织多普勒显像。每个模式都在整体评价心脏病患者中起到重要的作用。M 型和二维超声图像提供了结构和功能数据，组织多普勒对评价心肌功能是一个补充，包括舒张功能。多普勒超声心动图是一种无创评价心脏血流动力学的工具。这一节的目的就是应用 PW 和 CW 回顾一下心脏正常前向血流频谱。

基本概念

多普勒超声心动图是基于一个重要的概念：就是根据移动的血细胞速度和方向不同，其声波的背向散射频率可以比发送频率更高或者更低。速度根据以下这个公式计算：

$$\Delta F = \frac{V \times 2Fo \times \cos\theta}{C}$$

ΔF 代表为多普勒频移（发送频率和后向散射频率之间的差异），V 是细胞移动的速度，Fo 是发送频率，$\cos\theta$ 是入射角度的余弦，C 是软组织传播速度，包括心肌组织。在心脏方面的应用，在心肌中的传播速度约是 1540m/s，并且 $\cos\theta$ 是 1（因为入射角度不是 0°，就是 180°）。为了计算多普勒速度，这个公式可以被重新整理为：

$$V = \frac{\Delta F \times C}{2Fo \times \cos\theta}$$

所有的商用超声仪器都可以提供血流速度数值。

血流速度的量化通过 PW 和 CW 获得。PW 记录一个特定位置的血流速度值，CW 记录整个取样线上的速度值（图2.33）。前者用于量化一个特定位置的血流，

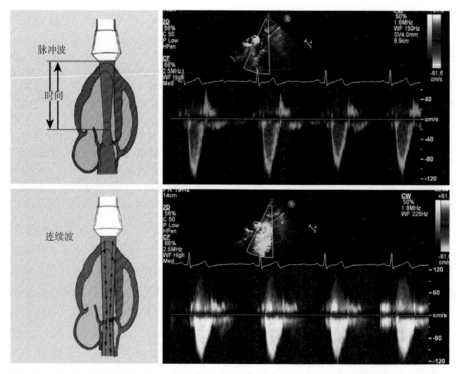

图2.33　脉冲多普勒（PW）和连续多普勒（CW）显像。高密度的 CW 是记录整个超声束上的血流信号。远离探头的血流显示在基线下方

但是只能测定有限范围内的血流速度。后者可以记录高速血流，但是不能确定位置，这是因为信号来源于CW所追踪的整个超声束。通常，朝向探头的血流显示在基线以上，远离探头的显示在基线以下。在心动图上，Y轴代表血流速度，X轴代表时间。

应用PW测量正常过瓣或血管内的血流速度来评估心脏功能。常用的指标包括每搏输出量（SV），心排血量（CO）及舒张功能的评估。相反，CW是用来计算高速血流，例如瓣叶狭窄或者瓣膜反流的血流速度。这些速度通过应用简化的Bernoulli公式来计算压力梯度：$\Delta P=4V^2$，ΔP表示压力梯度，V是血流速度。通常，临床应用主要包括跨瓣压差的评估和通过三尖瓣的反流来量化肺动脉收缩压。

优化多普勒的技术因素

1. 超声探头和血流方向保持平行。准确的血流测量依赖超声束和血流之间的角度。这是至关重要的，尤其是在测量高速血流时，比如主动脉瓣狭窄，一个小的角度偏移都可能导致明显的压力低估。这强调了计算血流速度时角度的重要性。如果角度低于20°，误差就在6%以内，因为入射角度（θ）在0°～20°时其余弦值为1～0.92。然而，任何＞20°的偏差都会导致血流速度及压力的低估。

2. 液体的流动可以分为层流或湍流。正常心脏和血管内的血流都是层流，这意味着所有的血细胞在一个有限的速度范围内同向运动。在一个严重狭窄或者瓣膜反流的情况下，血流就会变成湍流（细胞在不同方向以不同速度运动，图2.34）。通常情况下，大血管内的层流都比较平坦，然而小的弯曲血管内都有一个呈抛物线的湍流。这个概念涉及血流速度模型。即使是在层流当中，血流速度差异越大，越会产生宽大的血流信号。典型的速度时间积分（VTI）图像是圆滑的曲线，有一个

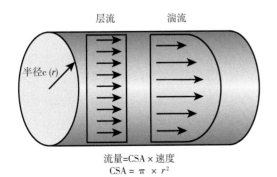

图2.34 血流速度模型。层流是所有细胞都在同一个方向且在有限速度范围内运动。湍流是细胞在不同方向且以不同速度来运动。血流可以用横截面积（CSA）乘以速度来估算

清晰的加速斜坡，达到峰值后，出现一个减速斜坡。血流是VTI乘以所测区域横截面积（CSA，比如左心室流出道）得到的。VTI是通过描绘边界最深密度的外缘（最大数量血细胞的血流速度）获得。血流单位是立方厘米（图2.35）。

3. 选用合适的频谱增益和滤波器。为了避免噪声干扰，仔细寻找最清晰的图像，有时应用造影剂可以描绘频谱的边界以避免对血流速度的低估。

4. 选用合适的速度范围来显示观测血流的速度频谱。

5. 信号混叠现象发生在超过尼奎斯特极限的情况下。当多普勒信号频率超过了尼奎斯特采样频率（一半的脉冲重复频率）时，混叠现象发生。一些方法可以用来避免混叠现象，包括调整基线，或者把PW转换为高频重复频率（HPRF）或CW。有效转换基线可以增加一个方向上（朝向探头或者远离探头）的最大血流速度的显示范围，而另一个方向的血流速度可能会显示不全。

6. CSA应该在多普勒取样线的取样点位置上测量。在测量内径时，应多次测量且取最大值。

7. 速度和CSA的测量应该取超过3个连续心动周期的平均值。对于心律不正常的患者（比如心房颤动患者），至少采集3个心动周期。

具体的血流描述

左心室流出道

记录左心室流出道的血流频谱时，多普勒取样容积应放置在靠近主动脉瓣的地方。通常在心尖五腔心切面（传统的心尖四腔心切面略向前调整角度）或者心尖长轴切面。将取样线放在正常的主动脉瓣膜的左心室流出道位置会产生和主动脉瓣处类似的频谱图像。但主动脉瓣处的血流速度更高，左心室流出道和主动脉瓣膜之间的正常生理性增加0.2～0.4m/s。为了测量准确，超声束应该平行于血流方向。典型的VTI图像是圆滑的曲线，有一个加速斜坡，达到峰值后，出现一个减速斜坡（图2.35）。正常情况下，左心室流出道血流速度是0.7～1.1m/s，主动脉瓣最大速度是1m/s。

正常情况下，用CW或者PW记录左心室流出道的峰值流速频谱是类似的。用CW记录，VTI曲线近乎填充，记录了整个超声束上的血流速度（图2.33）。用PW记录的VTI在速度曲线的边缘会有一个光谱暗带，这种现象称为光谱展宽。而且，主动脉瓣的开放和关闭都可以被CW所记录，而PW记录瓣膜的开放和关闭则是基于多普勒取样容积的位置（图2.35）。

测量每搏输出量（SV）是多普勒超声心动图的一

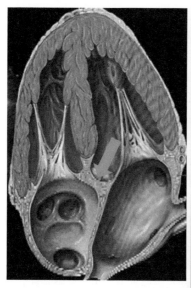
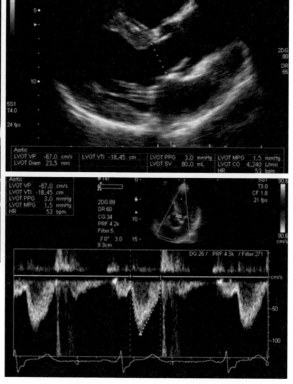

每搏输出量=横截面积（CSA）×
速度时间积分（VTI）

$\pi D^2/4 \times VTI = 0.785 D^2 \times VTI$

图2.35   典型的左心室流出道血流频谱。血流频谱的边界是一个圆滑的曲线，有一个加速斜坡，达到峰值后，出现一个减速斜坡。每搏输出量可以通过横截面积（CSA）乘以血流速度的积（即速度时间积分，VTI）来评估。主动脉关闭是在这个边界的末尾时期

个重要的应用。VTI可以用PW或者CW来测量，SV是CSA和VTI的乘积，可用以下公式计算：

$$SV\ (cm^3)\ =CSA\ (cm^2)\ \times VTI\ (cm)$$

CSA可以用以下这个公式来计算：$CSA=\pi r^2$，r表示半径。

以左心室流出道为例，假设流出道是一个圆形的孔道，$CSA=\pi \times (D/2)^2$，D是左心室流出道的直径，公式可以简化为：

$$CSA=D^2 \times 0.785$$

左心室流出道的直径可以在左心室流出道二维切面通过M型超声或部分用主动脉瓣短轴平面几何面积来测量。

尽管SV可以通过瓣膜、大血管内径及血流来量化（因为在左心室流出道测量SV和CO，在技术上是可行并且可重复性好），但是在左心室流出道内径的测量上一定要特别注意，因为就像在前面的公式中解释的那样，任何误差都将会被放大。因此如前所述为减少误差最好3次测量取平均值。此外，多普勒取样位置和直径的测量需要在同一水平上记录。

SV和CO可以无创评估左心室射血分数，并且可以监测经过介入治疗后的血流动力学的改变。其他应用包括测算瓣膜关闭不全的反流量，测定在心内分流时收缩期体肺血流的比率，这些应用都会在其他章节中提及。

右心室流出道

在一定程度上，右心室流出道的测量和左心室流出道类似，将多普勒取样线放置于靠近肺动脉瓣膜旁的位置，可将右心室流出道的血流量化。右心室流出道平面可以在短轴或者剑突下主动脉瓣水平获得。与左心室流出道血流速度相比，右心室流出道血流的特征是在一个较缓的加速后，在收缩中期达到高峰。右心室流出道血流频谱也有一个圆形的轮廓（图2.36）。这两组血流频谱不同的原因在于肺动脉瓣下的阻力低于左心室流出道的阻力。右心室流出道最大血流速度为0.8～1m/s。在测量肺动脉的血流频谱是为了获得肺动脉加速时间（PAAT）以评估肺动脉平均压。另一个肺动脉前向血流速度的应用是用来计算由左向右分流的患者（例如房间隔缺损患者）的Q_p/Q_s比值。

左心室流入道

脉冲多普勒记录舒张期二尖瓣口的血流是超声心动图评价心脏舒张功能和充盈压的基础。测量时取心尖四腔心或心尖长轴切面，并放置脉冲多普勒取样容积二尖瓣瓣尖水平上1～3mm。左心室流入道的血流始于二尖瓣开放处，由于左心房和左心室的压力梯度，左心

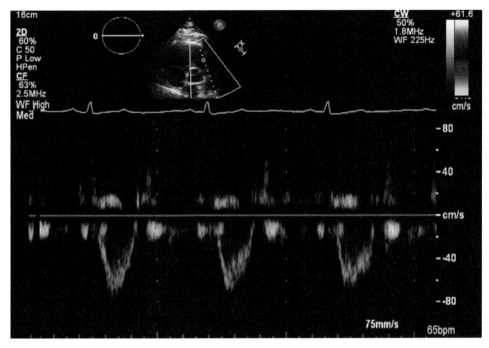

图2.36　与左心室流出道相比，右心室流出道的血流特征是在一个较缓的加速后，收缩中期达到峰值

房的血液迅速流入左心室。舒张早期最大血流峰值（E峰）后伴随着血流减速（减速时间）。有些患者由于心率、负荷条件，以及PR间期的变化，减速时间后会出现一个很小的血流（心休息期）。在舒张末期，由于心房收缩，左心房的压力超过左心室时，出现第二血流速度高峰（A峰）（图2.37）。

通常情况下，E峰会随着年龄的不同而变化很大。在小于50岁的人群中E峰约为0.72m/s，随着年龄增长而明显减小。相反，A峰随着年龄增长而变大。因此E/A也随着年龄增长而减小。而且，年龄的增长也会伴随着减速时间的延长。

虽然舒张功能的综合评价已经在其他章节提及，然而仍然值得注意的是，年龄并不是影响舒张功能的唯一因素。心率对心室充盈方面的影响也是一个重要的变量。心率增快可以出现A峰增高甚至会出现E/A的融合。

经二尖瓣血流多普勒速度可以用下面这个公式来评估SV：

$$SV\ (cm^3)\ =CSA\ (cm^2)\ \times VTI\ (cm)$$

计算CSA，二尖瓣瓣环的内径可以在心尖四腔心切面或者胸骨旁左心室长轴切面测得（假设几何模型是圆形或椭圆形）。与评估舒张功能不同的是，血流速应该在二尖瓣环水平测量并计算经二尖瓣环的VTI。如前所述，SV通常在左心室流出道水平评估，然而，在一些特殊情况下，例如计算主动脉瓣关闭不全而导致的反流量时，评价经二尖瓣口的SV就变得很

重要。

右心室流入道

右心室流入道的多普勒量化和血流模式与左心室流入道在本质上相同：取样容积要放在三尖瓣瓣尖水平。通常胸骨旁右心室流入道以及心尖四腔心切面较为适合。右心室流入道的E峰为0.3 ~ 0.7m/s，因为三尖瓣环比二尖瓣环大一些，所以比在左心室流入道测得的E峰数值小些。

肺静脉血流

肺静脉血流的脉冲多普勒测量是评估左心室舒张功能重要的一部分。常用切面是在四腔心切面的基础上略向前调整角度得到的。彩色血流图像可以帮助观察从右上肺静脉进入的血流。多普勒取样容积通常是2 ~ 3mm，并放置于距离肺静脉5mm左右的位置以获得最佳的测量数值。

左心房可以看作为肺静脉血流入左心室的容器。典型的肺静脉血液频谱包括两个充盈阶段：一个显著的心房充盈出现在心室收缩期（S峰），第二个心房充盈出现在心室舒张期（D峰）。因为心房在舒张末期的收缩，所以可以看到一个短暂的肺静脉回流血流频谱（Ar），见图2.38。其他参数包括记录S/D比值、充盈分数 $[S_{VTI}/\ (S_{VTI}+D_{VTI})]$、Ar持续时间、Ar与二尖瓣A峰的时间差，D峰减速时间。在PR间期长的个体，S可以分为两部分，S1和S2。

在正常个体，S/D通常大于1。值得一提的是，与其他所有舒张期参数一样，肺静脉血流速度会受年龄影

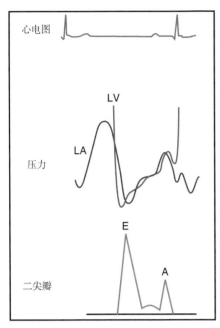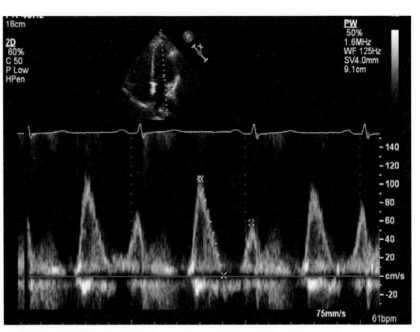

图2.37 左心室流入道血流从二尖瓣开放开始，血流由左心房迅速流入左心室。E峰出现于舒张早期，随后是一段血流减速（减速时间）。在减速时间之后是一段简短的低速血流。由于心房收缩，当左心房压力超过左心室压力时，出现第二血流速度峰值，为A峰。LA.左心房；LV.左心室

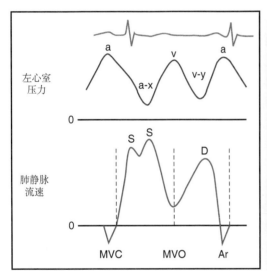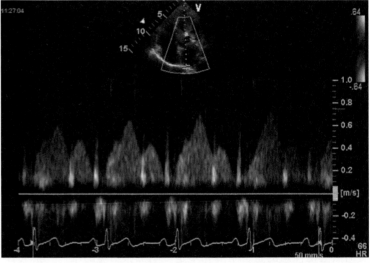

图2.38 典型的肺静脉血液频谱包括两个充盈期：一个显著的心房充盈出现在心室收缩（S峰），第二个心房充盈出现在心室舒张（D峰）。因为心房在舒张末期的收缩会导致出现一个短暂的肺静脉回流频谱（Ar）。MVC.二尖瓣关闭；MVO.二尖瓣开放

响。超过40岁D峰增加明显，随着年龄的增长，S/D比值会上升，Ar血流速度也会随着年龄增长而增加，但是很少超过35cm/s。

S峰的大小和左心房的压力息息相关，D峰会受左心室顺应性和充盈压影响。随着左心房压力的增大，由于S峰的减低和D峰的升高，致使S/D＜1。Ar速度的大小和持续时间也受左心房收缩、前负荷及左心室舒张末期压力影响。随着左心室舒张末期压力的增加，Ar血流速度和持续时间也增加。正常肺静脉流的各项数值请参见表2.1。

肝静脉血流

肝静脉血流（剑突下切面）和上腔静脉血流（胸骨上窝切面）都可以用来评估右心房充盈压。但从技术可行性的角度考虑，我们通常选用肝静脉血流。为了记录肝静脉血流，首先观察下腔静脉血流，然后观察肝静脉血流进入右心房，彩色血流显像这时就变得非常有价值。多普勒取样容积放置在肝静脉上来记录进入右心房的血流。如图2.39所示，典型的肝静脉血流频谱包括A波（右心房收缩而产生的少量反流）和一个紧随其后的S波（血流从肝静脉流入右心房）。收缩末期再次出现

表2.1　各年龄段血流速度正常值							
多普勒血流取样点		正常值（m/s）					
LVOT		0.7 ～ 1.1					
左心室流入道（年龄依赖）	20 ～ 29 岁	30 ～ 39 岁	40 ～ 49 岁	50 ～ 59 岁	60 ～ 69 岁	70 ～ 79 岁	＞ 80 岁
E峰流速	0.79±0.16	0.85±0.18	0.80±0.17	0.79±0.16	0.72±0.20	0.74±0.20	0.68±0.19
A峰流速	0.52±0.11	0.59±0.12	0.64±0.15	0.65±0.16	0.77±0.18	0.80±0.52	0.92±0.17
肺静脉血流（年龄依赖）	＜50 岁			≥50 岁			
收缩期	0.48±0.90			0.71±0.90			
舒张期	0.50±0.10			0.38±0.90			
逆流	0.19±0.40			0.23±0.14			
肝静脉血流							
收缩期	0.32 ～ 0.69						
舒张期	0.08 ～ 0.45						
RVOT		0.8 ～ 1.0					
右心室流入道		0.3 ～ 0.7					
降主动脉		1.0					
A.舒张晚期；E.舒张早期；LVOT.左心室流出道；RVOT.右心室流出道							

一个短暂的反流，紧随一个舒张期的充盈（D波），这时右心房可看作为一个从肝静脉血流进入右心室的通道。通常，收缩期波值略大于舒张期波值。右心房压力的增加导致肝静脉血流速度收缩期减小。评价肝静脉血流对于评估三尖瓣反流、肺静脉高压、心房颤动、限制型心肌病以及缩窄性心包炎是有用的。

降主动脉血流

PW或CW可以通过胸骨上窝切面来记录降主动脉血流。虽然从胸骨上窝采集的二维图像常常不清楚，但是调整超声束与降主动脉之间的角度，可以获得高质量的多普勒血流信号。典型的血流频谱包括收缩期血流、舒张期早期反向血流和舒张中期的低速血流（图2.40）。降主动脉正常的收缩期血流速度为1m/s。降主动脉血流频谱改变与主动脉缩窄、主动脉瓣反流和动脉导管未闭有关。

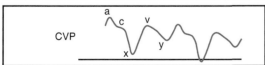

图2.39　典型的肝静脉血流包括一个小的反流（由于右心房收缩导致的A波）和一个巨大的S波（是血流从肝静脉流入右心房形成的）。一个短暂的收缩末期反流再次出现后紧随一个舒张期的充盈（D波），这时右心房作为一个肝静脉血流进入右心室的通道。需要注意的是，远离探头的血流是在基线下面的。也要注意肝静脉血流和中心静脉压（CVP）之间的相关性

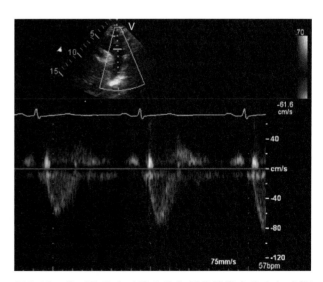

图2.40　典型的降主动脉血流包括收缩期血流和舒张期反向血流及一个舒张中期的低速血流

（王　晶　译）

第3章

经食管超声心动图

第一节　操作流程、探头放置及调节、风险及并发症

操作流程

经食管超声心动图（TEE）的基本操作流程如下。

1.采集患者病史并查体，评估TEE的适应证，并确定无禁忌证（表3.1）。

2.决定麻醉方法。

3.获取检查操作和麻醉的知情同意。

4.禁食6h以上，禁水4h以上（胃瘫的患者可能需要延长时间）。包括胃造瘘术和空肠造瘘术的胃管、鼻饲管和经口饲管。

5.患者需做好TEE前的准备，需准备监护仪并正确设置。基本设置包括血压监测每2～3分钟测量1次，呼吸及氧饱和度监测，吸痰管，建立给药及补液的静脉通道，美国麻醉学会（ASA）分级3级以上的患者需要进行遥测心电图。并应备有急救车及呼吸机、镇静药物及拮抗剂。

6.准备好经食管超声的仪器和探头，确保所有功能正常，探头完好。

7.每一次操作前都应由所有人员共同确认患者信息。

8.对于麻醉患者，应在操作前告知呼吸机操作人员和（或）重症监护人员，并要求后者给予100%氧气吸入，经鼻、口、胃管最好能够拔除，气管插管置于口腔的一侧。

9.取出义齿，给予足量的局部麻醉，在患者口内或探头上放置咬口器。

表3.1　经食管超声的禁忌证	
绝对禁忌证	**相对禁忌证**
食管相关：食管肿瘤、狭窄、瘘管或穿孔	Barrett食管
活动性上消化道出血	吞咽困难病史(首先需要进行消化道评估)
肠穿孔或肠梗阻	活动性食管炎
颈椎活动病变	高度食管静脉曲张
患者无法合作	活动性消化性溃疡疾病
	颈部不能活动（关节炎或其他）
	重度凝血障碍或血小板减少
	严重食管裂孔疝
	颈胸部放射治疗后未久
	消化道手术后未久
	食管憩室
	牙齿松动（需进行牙齿评估）

引自Hahn RT，Abraham T，Adams MS，et al. Guidelines for performing a comprehensive transesophageal echocardiographic examination: recommendations from the American Society of Echocardiography and the Society of Cardiovascular Anesthesiologists, J Am Soc Echocardiogr 26：921-964，2013.

10.给予麻醉药物，当患者麻醉充分后，插入TEE探头（本章后面将详细讲述）。

11.首先查看所有能帮助回答临床问题的切面，然后进行完整的检查，第二节中将具体讲述切面。

12.完成操作后，观察患者并排除并发症，包括口咽部的观察。

13.患者需要一定的麻醉恢复时间（包括医疗观察及护理），操作后1h患者仍应禁食水，检查后当天不应驾驶。

14.应与预约医师及患者/家属讨论检查结果。

局部麻醉

清醒患者，尤其是咽部反射比较强烈的患者，麻醉可以减轻患者不适并有利于探头插入，除非有禁忌证，一般均应给予局部麻醉。口咽部麻醉的方法有多种，多为应用各种配方的苯佐卡因、苯佐卡因/对氨基苯甲酸甲酯/丁卡因，或黏性利多卡因。咽部反射比较轻的患者使用15ml黏性利多卡因漱口30s，否则需要使用喷雾器将口咽麻醉药喷射到咽喉壁，然后让患者吞咽麻醉药。如果口咽麻醉充分，用压舌板放入患者口中，并触碰口腔后部，患者不应有不适感。对于特别敏感的患者，可用纱布蘸取麻醉剂，包裹在压舌板上，缓慢放置到口腔后部，麻醉效果更强。

口咽部麻醉的一个少见但是比较严重的并发症是高铁血红蛋白症（主要与苯佐卡因相关），可能的临床表现包括发绀、心动过速及低氧血症。如果疑似上述情况，应给予亚甲蓝1.5 ~ 2mg/kg静脉推注5 ~ 10min。服用选择性5-羟色胺抑制剂的患者应禁止使用甲基蓝，因可能出现5-羟色胺综合征。

镇静

一般情况平稳的清醒患者通常需要进行中度的镇静，但镇静的程度也需根据患者情况有所不同。在某些情况下，可在尽早充分局部麻醉的条件下进行TEE检查。已经接受机械通气的ICU患者，本身已有镇静治疗，需要在ICU或麻醉人员帮助调整适合的镇静药物。手术室中所有需要使用麻醉药物的操作均需要麻醉医师在场。

中度镇静最常使用一种麻醉剂联用苯二氮䓬。咪达唑仑以1 ~ 2mg递增，或芬太尼以25 ~ 50μg递增比较常用，因为二者均为短效作用。为了预防呼吸抑制或其他由镇静药引起的不良反应，同时需准备苯二氮䓬的拮抗剂氟马西尼（起始剂量0.2mg）、阿片类药物的拮抗剂纳洛酮（起始剂量0.04 ~ 0.1mg，每2 ~ 3分钟递增给药，直至呼吸恢复）。如果患者为ASA 3级或以上（表3.2），既往有麻醉困难史，或伴有气道问题，则需与麻醉医师讨论，以选择最为安全的镇静方法。

探头插入

探头插入前需在表面涂抹润滑剂，润滑剂的量应刚好足以易于探头滑动，过多的润滑剂则可能引起患者误吸。拔除经口或经鼻饲管可以避免图像干扰及预防食管损伤。

所有清醒患者均需放置咬口器，主要用以保护患者牙齿、TEE探头以及操作者手指。对于镇静及人工呼吸的患者，可以使用侧面咬口器，而对于全身麻醉患者则可以将咬口器置于探头上，探头插入后再放置入患者口腔。

探头的插入方法取决于患者是否处于机械通气状态。没有机械通气、进行浅麻醉时，患者左侧卧位最佳，超声技术员位于患者左侧。探头稍微前屈并插入患者口咽后部，必要时可要求患者伸舌头，探头通过舌头后可不必再保持前屈，以利于进入食管。有时可能需要将患者头部、下颌部稍向下转，以打开口咽后部，这个

表3.2　美国麻醉学会物理分类系统（ASA 分级）

ASA 分级	类别	举例
1	健康人群	没有已知疾病；无功能受限的个体
2	轻度系统性疾病	无功能受限，患有一个或多个可控疾病，如控制良好的糖尿病或高血压
3	重度系统性疾病	部分功能限制，可控性心力衰竭，稳定型心绞痛，高血压控制不佳、不稳定性心绞痛，进展性心力衰竭，严重的慢性阻塞性肺疾病
4	严重全身性疾病伴生命的持续威胁	
5	生命垂危；必须手术或进行干预	多脏器衰竭
6	脑死亡；准备进行器官捐献	

引自Fitz-Henry J. The ASA classification and peri-operative risk.Ann R Coil Surg Engl 93：185-187，2001；and Saklad M Grading of patients for surgical procedures，Anesthesiology 2.281-284；1941

可以由另外一名医生来操作。如果患者处于清醒状态，可要求患者进行吞咽或等待其自然吞咽时，轻轻向前推送探头进入食管。通常单手操作，即一手放在探头头部，另一只手放在探头控制部分；但如果这种方式不成功，也可以采用双手操作方式，将探头手柄放在检查床上，用一只手推送探头，另外一只手用一个手指放在口腔一侧导引探头进入。多数标准 TEE 探头插入时都需要使控制盘向下，这样保证探头在正确的前屈方向（顺着舌头的曲度）。出现探头插入困难的情况时，可以由麻醉医师配合，直视下放置探头。

人工呼吸并镇静的患者一般仰卧位，操作者需站在患者头侧，与气管插管的站位类似，或者空间允许的情况下，操作者也可以站在患者任意一侧，一只手插入探头，另外一只手将下颌向外上提拉。

插入探头时不应使用暴力，否则容易损伤口咽部，尤其是在气管插管、深度麻醉的患者，患者对于伤害性刺激无法正常反馈。插入探头的过程中严禁锁定探头。

如果插入探头后，患者有显著咳嗽且没有清晰的图像显示，则可能是探头插入气管。气管软骨会引起图像上显示的伪像，这也提示必须拔除探头。

探头操作

探头应处于解锁状态，可自由转动。TEE 探头的操作方法如图 3.1 所示，具体如下。

· 大盘主要控制探头的前屈和后伸。大盘旋转的方向根据探头型号有所不同。大盘中间位一般有一个刻痕，需要记住每个探头的这个位置（图 3.1A）。

· 插入、拔出主要在接近患者口部的探头头部操作，这个操作可以增加探头的接触并排除空气。探头上一般都设计有深度刻度，这样可以了解探头所在的位置（例如 50cm，一般是到胃部）（图 3.1B）。在插入拔出的过程中，探头需处于居中位置，以避免损伤食管。

· 多平面转动主要是改变超声声束的角度，从 0°～180°。许多探头具有双平面或三平面功能，可以同时获得相垂直的切面（图 3.1D）。

· 旋转是向患者右侧（顺时针方向）或左侧（逆时针方向）转动探头（图 3.1C）。

· 侧转探头时通过旋转小盘实现，不过这个操作一般不需要使用，因为对于大部分检查是不需要的。

探头操作的主要要点

· 检查床高度应调整至适合操作探头的高度。操作探头控制部分的手应置于身体一侧，否则如果一直长时间抬高容易使操作者手臂疲劳。

· 中度镇静的患者，最好用双手操作探头，否则患者激惹状态时容易造成探头脱出。

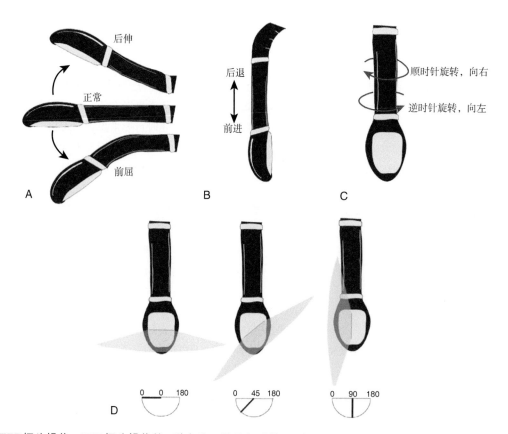

图 3.1　TEE 探头操作。TEE 探头操作的 4 种方法：前屈和后伸（A），插入和拔出（B），旋转（C）和多平向转动（D）

·接近患者口部的手控制探头插入、拔出，调整探头的合适位置。这只手不应旋转探头，否则容易造成TEE探头不必要的张力，可能造成一些不可预期的结果。在控制器端的手可以控制探头的旋转、前屈后伸和多平面角度。

·探头不应长时间过度前屈，这个位置容易造成探头和食管接触时间过长而损伤食管。

·探头处于前屈或后伸位置时不应插入或拔出探头，改变切面时，探头应处于中间位置，而后根据需要重新前屈后伸，以避免食管损伤的风险。

·TEE检查结束后应仔细检查探头（注意出血或损伤），应用手电检查患者口咽部，以判断是否有创伤发生。

风险和并发症

主要风险包括镇静相关的风险（呼吸抑制、低血压、误吸）以及探头插入及操作相关的风险。探头插入及操作相关的风险及发生率列于表3.3，这些均应取得患者知情同意。

表3.3	经食管超声心动图的并发症及风险
并发症	发生率
死亡	<0.01%～0.02%
严重出血	<0.01%
严重并发症	0.2%
食管穿孔	<0.01%
吞咽困难	1.8%
声嘶	12%
支气管痉挛	0.06%～0.07%
喉痉挛	0.14%
咽部出血	0.01%～0.2%
牙损伤	0.1%
唇部损伤	13%
心力衰竭	0.05%
心律失常	0.06%～0.3%

引自Hahn RT, Abraham T, Adams MS, et al. Guidelines for performing a comprehensive transesophageal echocardiographic examination:recommendations from the American Society of Echocardiography and the Society of Cardiovascular Anesthesiologists，J Am Soc Echocardiogr 26：921-964，2013.

第二节　经食管超声心动图切面

经食管超声心动图在很多临床环境下具有应用价值，包括手术室、ICU、介入手术室及门诊。因此，TEE对于心脏外科医生、麻醉科医生、心脏介入医生以及心脏临床医生都是一个重要的多学科影像工具。最近的"美国超声心动图学会（ASE）/美国心血管麻醉学会（ACA）的全面经食管超声心动图操作指南"详述了TEE培训和图像采集的所有细节，并且提供了全面TEE检查的最新定义。指南还描述了28个TEE切面，以提供多平面TEE检查的培训、报告、数据保存及检查质量保证的依据。前一版ASE/ACA指南还有8个术中TEE的附加切面，包括以下切面。

食管中段五腔切面；

食管中段三尖瓣两腔切面；

食管上段左右肺静脉切面；

食管中段左心耳切面；

经胃心尖短轴切面；

经胃长轴切面；

经胃右心室切面；

经胃右心室流入道-流出道切面。

加上这些附加切面后，临床诊断或术中监测提供完整的左右心室结构的TEE成像。

新的指南讲述了探头操作及图像采集所需的成像流程建议。但是，根据患者临床情况及检查的适应证不同，所采集图像的数量和顺序也会有所不同。此外，当需要一些特定结构成像时，全面检查流程的切面并不一定包括所需的所有切面。以下是28个推荐的切面，以及通过探头位置及微调角度可以得到的附加切面。扩大成像范围可能可以更全面评估特定的结构。本章节对于TEE的一些特殊适应证将不作讨论。常规成像流程中任何一个部分都可以增加三维（3D）超声心动图图像，根据所需成像的结构而定。由3D容积产生的方式（通常是在所采集容积中从前向后扫描）及其采集模式依赖性（及单心动周期或多心动周期采集，窄扇角或自选扇角大小）的特点，所成像结构的分辨率取决于初始成像平面。某些成像切面将会就此类问题进行讨论。

食管中段五腔切面

探头开始进入食管后，缓慢插入直至主动脉瓣（AV）及左心室流出道（LVOT）出现在屏幕上，通常此时探头深度在30cm左右。微微调整探头角度（10°）可能会更优化主动脉瓣和左心室流出道的显示。这个平面还可以显示左心房（LA）、右心房（RV）、左心室（LV）、右心室（RV）、二尖瓣（MV）和三尖瓣（TV），所以称为食管中段五腔切面。这个切面显示的是二尖瓣的A_2A_1和P_1P_2叶（由左向右）以及主动脉瓣三个瓣叶中的两个。彩色血流多普勒可以显示主动脉瓣、二尖瓣、三尖瓣的反流。由于这个切面不能显示心室的真正心尖，所以用来评估心室整体和阶段收缩功能有一定的局限性。

食管中段四腔切面

从食管中段五腔切面进一步缓慢深入探头至30～35cm深度，直至二尖瓣清楚显示。在此深度调整图像确保显示左心室心尖。此切面比食管中段五腔切面深，因此AV和LVOT不可见。进一步转动角度10°～20°，使AV和LVOT消失而使三尖瓣环显示最大。稍微前屈探头可以使二尖瓣和左心室心尖的位置位于一直线上。当四腔切面很好显示后，可以测量二尖瓣环的大小，以估测舒张期跨二尖瓣搏出量，将频谱多普勒取样容积放在瓣环处采集多普勒血流频谱以计算速度时间积分。TEE测量的侧壁二尖瓣环e'速度（低于10cm/s为异常）及E/e'比值（8或以下为正常）已经证实是对于舒张功能评价有预测价值的指标。该切面所显示的结构包括LA、RA、房间隔、LV、RV、室间隔、二尖瓣（A_3A_2和P_2P_1）及三尖瓣。三尖瓣隔瓣紧邻室间隔，位于图像扇角右侧，三尖瓣后叶邻近右心室游离壁，位于图像左侧。

食管中段四腔切面是评价心脏解剖和功能最为全面的切面之一。向左（逆时针）旋转探头可以显示左心结构，向右（顺时针）旋转探头可以显示右心结构。从这个切面可以得到二尖瓣、三尖瓣瓣膜功能，左右心室整体功能，左心室（后间隔和前侧壁）、右心室（侧壁）节段功能的诊断信息。彩色血流多普勒可以了解是否存在主动脉瓣、二尖瓣、三尖瓣反流。稍稍深入探头，可以显示冠状窦的长轴面，位于紧邻室间隔的三尖瓣隔叶之上。

多平面同步成像是矩阵探头的独特功能，可以用双显示屏同时实时显示两个不同的切面。初始平面为参考平面，第二个平面一般由两种方式产生。第一种，第二个平面与初始平面的角度可以调整（一般默认为90°）；第二种，第二个平面位于初始平面的侧面，一般可以调整（默认为扇角的中线位置）。90°垂直切面一般是从初始切面向前转动角度的切面，因此如果初始切面大于90°，那么垂直的双平面图像看起来就像与标准的单平面图像相反的图像，从食管中段四腔切面得

到的垂直同步双平面切面是食管中段两腔切面。左心室的三维全容积采集可以用来测量射血分数。

食管中段二尖瓣联合切面

从食管中段四腔切面旋转角度至50°～70°就得到食管中段二尖瓣联合切面。该切面所显示的二尖瓣亚区（从左向右）为P_3、A_2、P_1、A_3、A_1比较邻近，因此通常也会显示（$P_3A_3A_2A_1$-P_1）。从这个居中的切面向左（逆时针方向）旋转探头，就可以显示整个后叶（$P_3P_2P_1$），向右旋转就可以显示整个前叶（$A_3A_2A_1$），向极左或极右旋转探头可以显示二尖瓣瓣环（或人工瓣膜的成形环）。此外，前组和后组乳头肌及其相应的腱索也是食管中段二尖瓣联合切面显示的重要结构。该切面提供的诊断信息还包括左心室整体和节段功能（前壁、前侧壁、下壁、下侧壁）及二尖瓣功能。同步双平面成像所显示的切面为食管中段左室长轴切面（LAX）。向左（逆时针方向）旋转探头可以显示二尖瓣环后的区域（及冠状窦或回旋支）。彩色血流多普勒可以显示二尖瓣联合部位置的反流束。该切面的三维窄扇角的采集（有或没有彩色血流显示）可以评估二尖瓣瓣口；该切面的侧向平面可以显示二尖瓣的整个闭合线，为两个瓣叶闭合的正面观。

食管中段两腔切面

从食管中段二尖瓣联合切面旋转探头角度至80°～100°就得到食管中段两腔切面。这个平面可以观察到LA、左心耳、LV、MV（P_3-$A_3A_2A_1$）。可以得到的诊断信息包括左心室整体和节段功能（前壁和下壁）及二尖瓣功能。二尖瓣的彩色血流多普勒有助于判断瓣膜的病变（反流、狭窄或二者并存）。冠状窦显示为短轴，位于左心室下壁基底段的上方。同步双平面垂直切面显示食管中段四腔切面，但是显示为左心在图像的左侧（为0°切面镜面图像）。向右（顺时针方向）旋转探头可以得到双房面。向左旋转探头（逆时针方向）可以得到左心耳切面。

食管中段长轴切面

从食管中段两腔切面旋转探头角度至120°～140°就得到食管中段长轴（LAX）切面，这个切面与经胸的三腔心切面类似。可见的结构包括LA、LV、LVOT、AV、升主动脉近段、冠状窦及MV（P_2-A_2）。可以得到的诊断信息包括左心室整体和节段功能（下侧壁和前间隔）以及二尖瓣、主动脉瓣功能。还可以显示室间隔膜部及与右心室流出道相连的右心室游离壁。同步双平面垂直切面显示食管中段二尖瓣联合切面，但

是左心室前壁/前侧壁显示在图像左侧（为60°切面的镜面切面）。彩色血流多普勒可以用于判断主动脉瓣反流。

食管中段主动脉瓣长轴切面

从食管中段长轴切面微微回撤探头，并保持探头角度在120°～140°，就得到食管中段主动脉瓣长轴切面，有可能需要将探头略向右（顺时针方向）旋转。减少深度以突出显示左心室流出道、AV及升主动脉近段包括瓦氏窦及窦管结合部。这个切面可以用来评估AV功能及瓣环和窦管结合部的大小。位于前面（远场）的是右冠瓣，在此切面常常还可以看到右冠脉开口；位于后面（近场）的可能是无冠瓣或左冠瓣，根据窗口不同；当主动脉位于图像中央时，平面应刚好显示这两个瓣叶的联合部。双平面同步成像的垂直切面是食管中段AV短轴（SAX）切面（见后文），但此时左心位于图像左侧（与0°图像镜面相反）。彩色血流多普勒可以显示主动脉瓣反流以及右冠开口的血流。

食管中段AV长轴切面是用于经导管主动脉瓣置换术的主要切面之一，从这个切面可以进行瓣环及左心室流出道长轴面的测量。双平面同步成像可以用来测量瓣环的最大直径。从这个切面还可以选择性放大主动脉瓣的三维容积成像，从而测量主动脉瓣环的面积、周长和冠脉开口位置。三维彩色血流多普勒对于主动脉瓣反流的严重程度评价也有价值。

食管中段升主动脉长轴切面

从食管中段AV长轴切面回撤探头，角度回转至90°左右，就得到了食管中段升主动脉长轴切面。在这个切面可以评估升主动脉近段。这个切面上右肺动脉位于升主动脉后。虽然此切面上主动脉血流与声束垂直，彩色血流多普勒仍然可以用于发现某些病变。当右肺动脉短轴位于图像中央（近场）时，向左（逆时针方向）旋转探头，需要时还可以背伸探头，可以得到主肺动脉和肺动脉瓣的长轴图像。这个切面上声束与肺动脉血流平行，因此可以实现RVOT、PV及主肺动脉的频谱多普勒、连续多普勒及彩色多普勒的最佳测量。双平面同步成像的垂直切面是食管中段主动脉短轴切面（见后文），但是左心位于图像左侧（与0°图像镜面相反）。

食管中段升主动脉短轴切面

从食管中段AV和升主动脉切面，回转探头角度至0°～40°，就得到食管中段升主动脉短轴切面。这个切面除了能看见升主动脉短轴和上腔静脉，还能看见主肺动脉和右肺动脉。从中间位置向左（逆时针方向）旋转探头，就可以显示肺动脉分叉，向右（顺时针方向）旋转探头，就可以更大范围显示右肺动脉。因为左侧支气管的影响，左肺动脉比较难以显示。在部分患者，该切面上还可以显示肺动脉瓣（PV）。双平面同步成像的垂直切面为90°右肺静脉切面。肺动脉的频谱多普勒、连续多普勒和彩色血流多普勒也可以在此测量。缓慢深入探头可以显示冠状动脉左主干和前降支回旋支分叉。

食管中段右肺静脉切面

从食管中段升主动脉短轴切面（一般在0°），深入探头并向右（顺时针方向）旋转探头，就得到食管中段右肺静脉切面。下肺静脉汇入处的血流一般与声束垂直，但是上肺静脉汇入的血流一般与声束平行，所以可以在此采集多普勒血流。除了右肺静脉，此切面还可以显示上腔静脉和升主动脉（短轴）。双平面同步成像的垂直切面是食管中段升主动脉长轴切面。右肺静脉成像也可以通过从90°～110°的食管中段双房切面（见后文）上向右（顺时针方向）旋转探头得到。向左（逆时针方向）旋转探头可能得到左肺静脉图像。

食管中段AV短轴切面

从食管中段右肺静脉切面，调整探头［（向左）逆时针方向旋转］使主动脉位于屏幕中央（如同食管中段升主动脉短轴切面），然后深入探头并将角度转至25°～40°，就得到食管中段AV短轴切面。可能需要稍稍前屈探头。对于三叶主动脉瓣，左冠瓣位于图像的右后侧，无冠瓣邻近房间隔，右冠瓣位于前面、紧邻RVOT。此切面可以用于评估主动脉瓣的形态和功能。此外，略回撤探头，就可以显示左冠状动脉（发自左冠窦）和右冠状动脉（发自右冠窦）。除了主动脉瓣，左心房的上部、房间隔及右心房均可以在此切面显示。房间隔上部的显示很重要，因为这个部位可能显示卵圆孔未闭的分流。此切面的远场还可以显示RVOT和肺动脉瓣。可以应用彩色血流多普勒（可能的话频谱和连续多普勒）来评估所有显示的结构。双平面同步成像的垂直切面是食管中段AV长轴切面，该切面还可以尝试主动脉瓣的三维成像，主要用于测量冠状动脉开口的位置。

食管中段右心室流入道-流出道切面

从食管中段AV短轴切面稍微深入探头并将角度转至50°～70°，直至显示RVOT和右心室，就得到了食管中段右心室流入道-流出道切面。这个切面显示的结构包括 LA、RA、房间隔、TV、RV（位于图像左侧）、RVOT（位于图像右侧）、PV 及（主）肺动脉近段。在此切面上可以测量左心室大小、功能（包括 RVOT 直径），TV 形态和功能、PV 形态和功能。肺动脉的两个瓣叶（一般是左瓣或右瓣和前瓣）常常受到主动脉瓣及主动脉周围纤维组织的影响。深入探头并使 RVOT 显示为垂直于声束，可以更好地测量 RVOT 直径。显示主动脉瓣和肺动脉瓣的彩色血流多普勒及频谱多普勒图像。这个切面以及后面讲述的改良食管中段双房三尖瓣切面对于显示朝向房间隔的三尖瓣反流束非常有用。三尖瓣的双平面同步成像（140°～160°）可以更好地显示小的中心性反流。在此切面还可以进行 PV 和 TV 的三维成像。

改良食管中段双房三尖瓣切面

从食管中段右心室流入道 - 流出道切面，保持探头角度为 50°～70°，向右（顺时针方向）旋转探头直至三尖瓣位于图像中央，就得到了改良食管中段双房三尖瓣切面。此切面可以显示 LA、RA、房间隔、下腔静脉及三尖瓣。偶尔还可以显示右心房耳部和上腔静脉。由于三尖瓣隔瓣为短小的弧形瓣叶，三尖瓣反流多为偏心性且朝向房间隔。该切面三尖瓣隔瓣为正面观，而朝向房间隔的反流束与声束方向平行。此平面还应当采集彩色血流多普勒及频谱多普勒（尤其是连续多普勒）。

食管中段双房切面

从改良食管中段双房三尖瓣切面，探头角度转至 90°～110°，且向右（顺时针方向）旋转探头就得到食管中段双房切面。此切面可以清楚地显示 LA、RA、下腔静脉、上腔静脉。双平面同步成像的垂直切面为食管中段四腔切面，且可突出显示房间隔。进一步向右（顺时针方向）旋转且略回撤探头可以显示右肺静脉（与前文食管中段右肺静脉切面垂直）。

食管中段左右肺动脉切面

探头角度在 90°～110°，可以显示左肺动脉或右肺动脉。从食管中段双房切面，向右（顺时针方向）旋转探头，可以显示右肺动脉，右上肺静脉位于图像右侧。向左（逆时针方向）旋转探头，图像转至整个心脏的另外一侧（经过左心房后），显示为食管中段左肺静脉切面。左上肺静脉位于图像右侧，此时流入道与声束方向平行，此时进行频谱多普勒测量比较准确。

食管中段左心耳切面

从食管中段左肺静脉切面（探头角度为 90°～

110°），向右（顺时针方向）旋转探头，可能还需要稍微深入和（或）前屈探头，就能够展开显示左心耳（LAA），得到食管中段左心耳切面。左上肺静脉也可以在此显示。左心耳的结构比较复杂且变异性大，完整的左心耳结构评价常常需要多个平面。进行左心耳成像时，可将探头角度从 90°～110°回转至 0°和（或）采用多平面同步成像。彩色血流多普勒和频谱多普勒可以用于评估左心耳的收缩功能。三维超声心动图评价左心耳也已经被多数文献报道。多平面同步成像有助于排除血栓，并有助于在介入手术过程中放置导管。实时三维 TEE 有助于在术前或术中了解左心耳开口的解剖变异性及其与肺静脉的位置关系。

经胃短轴基底切面

从食管中段切面，保持探头角度为 0°，且探头为平直状态，将探头深入胃内。此时，图像会显示冠状窦汇入口，并经过下腔静脉和肝静脉，而后到达胃底。深入探头的过程中还可能会显示食管深部的三尖瓣和冠状窦切面。当探头进入胃腔内，前屈探头就得到经胃短轴基底切面。这就是胃底部位的一个典型的短轴切面，或二尖瓣的鱼口状图像，二尖瓣前叶位于图像左侧，后叶位于图像右侧。内联合位于近场，外联合位于远场。此切面可以用于评估二尖瓣形态、功能以及左心室大小、功能。双平面同步成像的垂直切面为左心室基底（包括二尖瓣）的两腔切面，可以用于评估二尖瓣的形态和功能。在此切面的二尖瓣彩色血流多普勒有助于了解反流口形态。

经胃短轴乳头肌中段切面

将前屈的探头稍微放松，但探头仍接触在胃壁上，就可以从经胃短轴基底切面过渡到经胃短轴乳头肌中段切面。或者将探头进一步深入到胃内，可能还需要调整探头深度和前屈程度达到合适的位置。探头角度一般保持在 0°。经胃短轴乳头肌中段切面可用于测量左心室大小、功能，从而提供重要的诊断信息。这个切面是术中监测的首选经胃切面，因为这个切面上所见的心肌，血供来自前降支、回旋支和右冠状动脉。双平面同步成像的垂直切面是经胃两腔切面，可用于确保短轴的同轴性。垂直切面与声束垂直，如果二尖瓣（位于图像右侧）高于心尖（更接近扇面的尖部），那么需要深入探头，如果二尖瓣深于心尖，则需要回撤探头。保证切面的同轴性方可以准确地评估室壁运动。

经胃短轴心尖切面

从经胃短轴乳头肌中段切面过渡到经胃短轴心尖切

面，需要将探头略深入且（或）背伸，同时保持探头与胃壁的接触。向右（顺时针方向）旋转探头，可以显示右心室心尖。此切面可以用于评价左心室、右心室的心尖节段。由于探头在胃腔内处于背伸位置，与胃壁的接触相对较差，因此这些成像相对困难。

经胃右心室基底切面

返回到经胃短轴基底切面（前屈探头并保持0°），并向右（顺时针方向）旋转探头，就得到经胃右心室基底切面。此切面上显示三尖瓣短轴面，RVOT为长轴面。三尖瓣双平面同步成像的垂直切面为经胃右心室流入道切面（见后文），RVOT双平面同步成像的垂直切面是经胃右心室流入道-流出道切面（见后文）。三尖瓣的彩色血流多普勒有助于了解反流口形态。

经胃右心室流入道-流出道切面

从经胃右心室基底切面（探头角度保持在0°），极度右屈探头就得到经胃右心室流入道-流出道切面。此切面上可显示三尖瓣的前叶和后叶及肺动脉瓣的左叶和右叶。可能需要深入探头才能使RVOT平行于声束。将探头伸直（不前屈或后伸），并向右（顺时针方向）旋转探头直至显示右心室，然后将角度调至90°～120°，就得到了前述经胃右心室基底切面的镜面切面。肺动脉瓣的多个经胃切面上，多普勒声束与跨肺动脉瓣血流平行。

胃底深部五腔切面

从经胃右心室流入道-流出道切面（探头角度为0°）继续深入探头至胃的深部，前屈且可能常常需要左屈探头，就得到胃底深部五腔切面。多普勒声束与LVOT、AV及主动脉根部平行，因此，可以采集LVOT和AV的频谱多普勒。二尖瓣也可在此切面上显示，因此也可以采集二尖瓣的完整的多普勒图像。

经胃两腔切面

从经胃短轴乳头肌中段切面，将探头角度调整为90°～110°，就得到经胃两腔切面。此切面可以显示左心室的前壁、下壁以及乳头肌、腱索和二尖瓣。这个切面上也可以显示左心房和左心耳，但是左心耳位于远场，因此不能准确评估左心耳的病变。

经胃右心室流入道切面

从经胃两腔切面（探头角度位于90°～110°），向右（顺时针方向）旋转探头，就得到经胃右心室流入道（或右心室两腔）切面。此切面可以显示右心室前壁、下壁，乳头肌，腱索和三尖瓣。RVOT近段常常也可以显示，略深入探头可能可以显示肺动脉瓣。

经胃长轴切面

从经胃右心室流入道切面，向左旋转探头回到经胃两腔切面，旋转角度至120°～150°，就得到经胃长轴切面。此切面可以显示下侧壁和前间隔、左心室流出道、主动脉瓣及近段主动脉，左心室流出道和主动脉瓣的显示可能需要略向右旋转探头。多普勒声束与LVOT、AV、主动脉根部平行，因此可以采集LVOT和AV的多普勒频谱。此切面与主动脉瓣的右侧胸骨旁切面基本等同，因此常常可以测量到最大跨瓣速度。

降主动脉短轴和长轴切面

TEE进行降主动脉成像比较容易，因为主动脉与胃和食管紧紧相邻。从经胃长轴切面，将探头角度调至0°，并向左（逆时针方向）旋转探头。此时膈肌下降主动脉首先显示（一般从腹腔动脉起始），但有时腹腔气体或主动脉位置异常会影响其显示；因此，需要回撤探头至膈肌上，以清楚显示胸主动脉降段。主动脉短轴在0°显示，而主动脉长轴则在90°采集。降低深度以放大主动脉显像，聚焦在近场。最后，还需要提高近场增益以优化图像。保持主动脉位于图像中心，然后深入、回撤探头，扫描降主动脉全程。降主动脉内部没有明显的解剖标志，因此，病变的定位比较困难。解决方法之一是根据病变与门齿的距离来判断，降主动脉位于食管左后方，因此，主动脉成像时，探头面向胸腔的左侧。而肋间动脉一般都是从主动脉发出后向屏幕右侧走行。胸主动脉成像时，远场可见半奇静脉（引流左后肺叶）。半奇静脉走行至中上肺叶后，与奇静脉（引流右后肺叶）汇合。这些静脉与主动脉及主动脉弓平行，最后汇入上腔静脉。由于二者静脉壁紧邻，因此可能会被误认为主动脉夹层的膜片。用彩色血流多普勒或频谱多普勒就可以区分静脉和动脉血流。

食管上段主动脉弓长轴切面

从降主动脉短轴切面（探头位于0°）回撤探头，主动脉被拉长，当显示左锁骨下动脉时，这是主动脉弓远段的标志。在此位置，主动脉位于食管前，因此向右（顺时针方向）旋转探头使之向前，才能最佳显示食管上段主动脉弓长轴切面。这个切面可以显示主动脉弓中段，除此之外，彩色多普勒血流还可以显示左无名静脉的血流。左主支气管从食管和主动脉之间穿过，因此，主动脉弓近段的一部分可能显示不清。

食管上段主动脉弓短轴切面

从食管上段主动脉弓长轴切面，探头角度调至 70°～90°，就得到食管上段主动脉弓短轴切面。主肺动脉和肺动脉瓣通常显示在远场，成像时可能需要调整探头深度、探头频率和聚焦范围。多普勒声束平行于肺动脉瓣和主肺动脉，因此可以在这里测量肺动脉瓣的多普勒频谱。由于主动脉是弯曲的，头臂干和左颈总动脉的起始部可能在长轴和短轴之间的切面显示。这两个动脉一般位于图像远场的右侧。

第三节 经食管超声心动图的临床应用

经食管超声心动图（TEE）已经被证实在心血管病诊疗中，无论对于诊断还是指导治疗都具有重要作用，因此，近年来TEE临床应用的指征逐渐增加。TEE在手术室、导管室和重症监护室都是指导治疗的非常有价值的诊断工具。尤其对于瓣膜病患者，TEE在导管室和杂交手术室的经导管治疗，以及在重症监护室都在扮演越来越重要的角色。

瓣膜性心脏病

主动脉瓣疾病

二维多普勒超声心动图是评估主动脉瓣狭窄（AS）和主动脉瓣关闭不全（AI）首选的诊断和定量影像手段。当经胸超声心动图（TTE）影像质量不佳时，或需要进一步了解主动脉瓣瓣环大小或解剖形态、主动脉瓣瓣叶及主动脉根部等结构时，TEE尤为重要。TEE对累及主动脉瓣的心内膜炎、主动脉夹层的患者特别有价值，此时经胸超声心动图评估瓣膜、主动脉根部病变比较困难（图3.2）。此外，TEE对于AS和AI的介入手术前评估，包括经导管主动脉瓣置换术（TAVR）（图3.3）也有很重要作用。TEE主要用于术中并发症的即刻评估，如瓣周漏、瓣环破裂和人工瓣血栓形成，也可以用于瓣环大小、形态的评估。最近，三维TEE可以提供主动脉瓣瓣环的动态三维图像，对测量瓣环大小、形态有一定价值（图3.4）。瓣环直径一般用CT来测量，但是TEE的主动脉根部成像可以帮助术中测量大小、瓣膜选择，并测量瓣叶长度、钙化程度和位置及冠状动脉开口的位置。

二尖瓣疾病

二尖瓣狭窄（MS）的首选诊断影像手段是超声心动图。MS的常规超声心动图测量不需要TEE，但是如果多普勒成像效果欠佳或怀疑左心耳血栓时，应考虑进行TEE。TEE在二尖瓣球囊扩张术的患者中，可以用于评价左心耳血栓以及确认球囊放置部位。非风湿性的二尖瓣疾病，TEE对于了解二尖瓣瓣的细微解剖结构非常重要，包括二尖瓣瓣叶、二尖瓣反流的病因学（图3.5）。二尖瓣钳夹术主要依赖造影和二维TEE的指导，但是实时三维TEE也越来越重要，因为它可以精确指导钳夹与二尖瓣的位置关系及钳夹的位置、方向。三维TEE还可以即时评估二尖瓣钳夹放置后的残余二尖瓣反

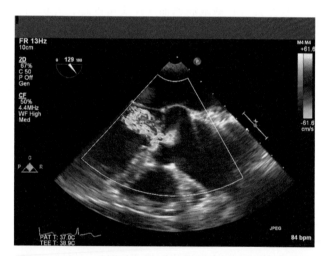

图3.2　彩色超声多普勒显示食管中段129°主动脉瓣切面，提示心内膜炎引起中－重度的主动脉瓣反流

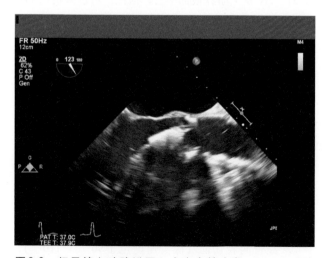

图3.3　经导管主动脉瓣置入术中食管中段123°主动脉瓣切面

流和医源性二尖瓣狭窄。

三尖瓣及肺动脉瓣疾病

三尖瓣反流通常是继发于右心室压力和（或）容量超负荷，继发性的三尖瓣反流较原发性的瓣膜解剖结构病变更为常见。在需要显示影响瓣膜闭合的一些细微病变，例如置入的起搏器电极、感染性心内膜炎或先天性异常等，需要使用TEE。TEE还可以用于三尖瓣环大小的测量，这对于考虑进行三尖瓣成形术的患者是一个很重要的测量。当怀疑心内膜炎和先天性异常时，也可考虑将TEE用于肺动脉瓣。

人工瓣疾病

TTE的一个主要的局限性就是难以评价左心房大小或观察人工机械瓣的左心房侧，尤其是二尖瓣人工瓣。由于TEE的位置靠后，以及其声束的角度，因此可以很好显示二尖瓣人工瓣的图像，而且也可以用于主动脉瓣人工瓣的成像。TEE对于检出血栓导致的人工瓣卡瓣，因此可以有助于决定哪些患者需要溶栓治疗（图3.6）。TEE的另外一个重要的角色是能够分辨瓣膜性和瓣周性的反流。最后，TEE还可以有效指导二尖瓣、主动脉瓣瓣周漏的封堵。

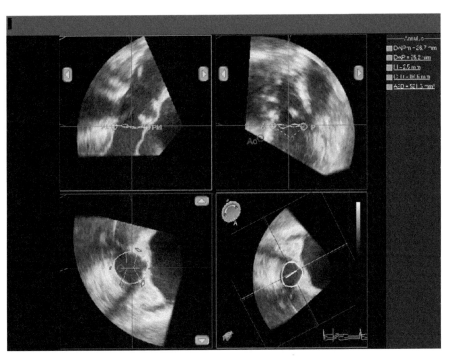

图3.4　经食管三维超声心动图测量经导管主动脉瓣置入术前的主动脉瓣环（直径和面积）

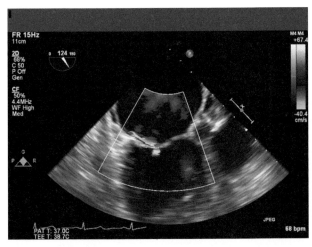

图3.5　收缩期食管中段二尖瓣切面124°，可见二尖瓣前叶轻-中度脱垂，导致射向后方的轻度二尖瓣反流

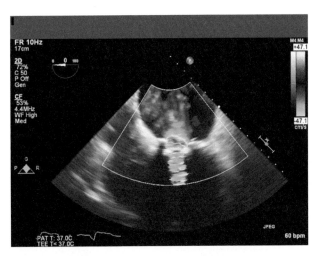

图3.6　食管中段0°切面，彩色多普勒超声提示生物二尖瓣出现混叠现象，提示二尖瓣生物瓣狭窄

介入手术成像

心房颤动消融术及左心耳封堵术

TEE 在心房颤动消融处理中的地位越来越重要，主要用于术前评估和术中监测及术后随访。术前评估主要是应用 TEE 评价肺静脉和左心耳的解剖。消融术中主要应用 TEE 指导房间隔穿刺、评价心房和相邻的解剖结构及监测并发症。消融术后随访主要应用 TEE 评价肺静脉异常，如肺静脉狭窄，或左心耳功能异常。此外，TEE 对左心耳封堵术也是一个重要的辅助工具，应用于患者的入选、手术指导和随访。

术前 TEE 主要用于明确左心耳所有分叶、测量其大小、评估是否有血栓存在、发现超声自显影，以及明确是否存在卵圆孔未闭（PFO）或房间隔缺损（ASD）等解剖异常。术中 TEE 主要指导房间隔穿刺，监测封堵器的传送、释放位置，并评价封堵术相关并发症（图 3.7）。

卵圆孔未闭和房间隔缺损／室间隔缺损封堵术

TEE 需要选择性用于 PFO 和 ASD 封堵术，用于术中指导和监测随访（图 3.8）。TEE 是检出 PFO 和 ASD 的最为敏感的诊断技术，并可以准确地了解其解剖位置和大小。TEE 还可以用于术后并发症的发现和评价。已有报道称，实时三维超声心动图对于多发 ASD 的经导管封堵有临床优势。先天性或心肌梗死继发的室间隔缺损（VSD），都可以应用 TEE 进行手术的计划和封堵术的术中指导。

经导管主动脉瓣、二尖瓣介入术

TEE 现在广泛应用于主动脉瓣和二尖瓣的手术操作。TAVR 越来越多应用于严重 AS 患者的治疗，TEE 也越来越多应用于指导这项操作。二尖瓣钳夹术可以用于部分 MR 患者，而 TEE 对于钳夹的放置则是一个非常重要的工具。三维 TEE 应用于 TAVR 和二尖瓣钳夹术可以降低二者的手术并发症发生率。

外科术中成像

瓣膜和主动脉外科手术和先天性心脏病矫治术

TEE 广泛用于外科手术的术前评估和手术计划，以及术后疗效评估。术中 TEE 对先天性心脏病手术也是重要的监测和诊断工具。

心脏血栓及栓塞评估

心房纤颤转复前评估和心源性栓塞

心房纤颤（AF）患者如果心腔内存在血栓，是电转复的禁忌证。TEE 能够清楚显示左心房和左心耳，检出存在的血栓。AF 患者存在心房血栓、心房内超声自显影或左心耳排空速度低，都被认为是继发血栓栓塞和增加心血管死亡率的预测因子。除了血栓栓塞风险的临床因素以外，这些 TEE 指标还可以为 AF 患者进一步提供判断预后的信息。TEE 不仅可以进一步了解栓塞的来源，例如瓣膜赘生物，还可以提供一些 TTE 不能显示的切面寻找可能的栓塞来源（例如左心耳血栓）。在体循环栓塞的患者，评估左心房及左心耳血栓非常重要。左心室栓子也是心源性栓塞的重要来源。瓣膜病变，例如营养不良性、细菌性或真菌性赘生物，都有可能是体循环栓塞的来源。心脏肿瘤比较少见，但如果存在心脏肿瘤，也可能成为栓塞的来源。

心内膜炎和心脏团块探查

TEE 对于疑似心内膜炎的患者非常有价值，尤其是在人工瓣膜或细菌培养阴性的患者，TEE 可以提高诊断

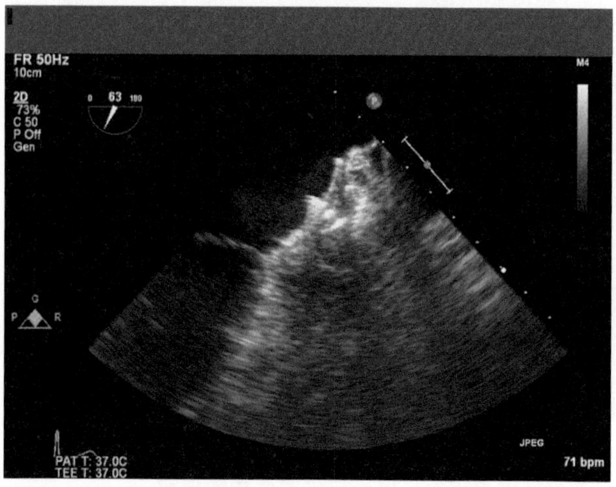

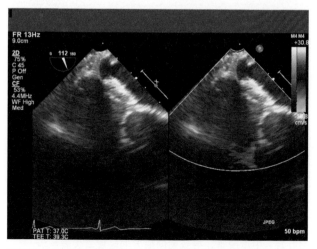

图 3.7 左心耳 Amplatzer 封堵器成功封堵后食管中段 63° 切面

图 3.8 使用 Amplatzer 封堵器成功封堵房间隔缺损后食管中段 112° 房间隔切面

的准确性。TEE是心内膜炎并发症诊断的首选方法，包括瓣膜穿孔及继发的严重反流，继发性反流束、联合处病变及瓣周脓肿和窦道（图3.9）。

TEE大大提高了超声心动图对瓣周脓肿及脓肿相关并发症的诊断效能。TEE对感染性心内膜炎患者的诊断和预后都有重要价值。TEE还可以探查赘生物的大小和活动度，因此，可以发现动脉栓塞的高危患者。此外，如果抗生素治疗过程中发现赘生物大小增长，则提示患者对治疗反应不良。TEE对于发现心内团块很有价值，包括血栓、异物或者肿瘤，这些可能导致系统性栓塞或阻塞性症状。TEE在心腔内团块的定性、定位也具有极为重要的价值，尤其是经胸超声心动图诊断不明确，例如较小的肿瘤或栓子、层状栓子、左心耳血栓或经胸图像欠佳时。实时三维TEE对心内团块也有进一步的诊断价值，因为它可以缩小心内团块鉴别诊断的范围，因为三维TEE对团块的边界、大小、形状附着点、均质性以及是否存在坏死区域等判别更有优势。

主动脉评估

主动脉夹层和主动脉壁间血肿的多模态影像诊断技术包括超声、CT、磁共振（MRI）及主动脉造影。一般来说TEE或CT用于初步诊断急性夹层（图3.10）。TEE诊断主动脉夹层的敏感度和特异度不足，因此仅作为筛查手段。相反，TEE操作的侵入性最低，且已有充分的安全性证据，它可以用于夹层的诊断、分型，真腔假腔的区分，破口的定位，AR的发现和分级以及胸腔和心包积液的检出。由于TEE是实时成像，因此在提供结构、功能信息方面具有独特的能力。

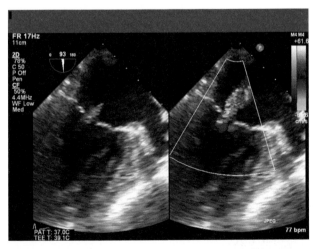

图3.9　二尖瓣食管中段93°切面，彩色多普勒提示二尖瓣口赘生物引起瓣口轻度中心性反流

重症患者

依据血压和血流测量进行血流动力学治疗常常不能完全解决重症患者常见的血流动力学问题。TEE可以直接测量心脏的容积和功能，因此广泛用于重症监护室内。新型的小型化的TEE（mTEE）探头可以快速、简单监测心脏功能。

总结

TEE的应用在近年来持续增加（框3.1）。三维TEE进一步增加了TEE的诊断价值。结构性心脏病的术中TEE成像持续扩展，新的经导管介入手术也越来越多依赖于TEE指导，外科手术中的TEE仍然是心脏外科医生的有力工具。

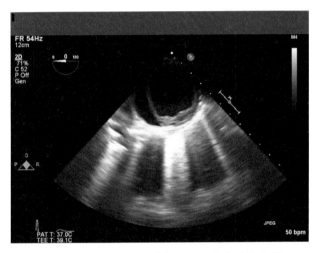

图3.10　食管下段0°主动脉切面显示胸主动脉夹层

框3.1　经食管超声心动图的主要应用
心脏瓣膜病 主动脉瓣、二尖瓣、三尖瓣、肺动脉瓣、人工瓣
介入影像 房颤射频消融术；左心耳/卵圆孔未闭/房间隔缺损或室间隔缺损封堵术；经导管主动脉瓣和二尖瓣手术
外科术中影像 心脏瓣膜和主动脉手术，先天性心脏病修补术
心脏血栓及栓子评估 心房颤动的复律前，血栓的心内来源
心内膜炎和心内肿物检查 赘生物，心内膜炎引起的瓣膜并发症，血栓，肿瘤
主动脉疾病 主动脉夹层，主动脉扩张，主动脉血肿
危重患者 重症监护病房患者的血流动力学管理

第四节　经食管超声心动图的误区和伪像

正确操作的经食管超声心动图（TEE）常常可以提供非常重要的诊断信息，帮助患者治疗。但与此同时，也必须具备认知 TEE 的误区和伪像的能力，因为后者提供了不准确或者错误的信息。误区通常是指一些解剖结构是正常的，但常常容易被误认为是病理性的，或者一些不确定会产生生理危害的检查所见。伪像主要是指由于技术原因引起的图像质量不良，或者一些可能出现的与正常人解剖结构相关的一些检查所见。

TEE 的误区

临床工作中最常见的 TEE 的误诊都是由于解剖结构变异而被误认为是异常所见，而其存在并不一定是病理情况，多数时候是良性的。

右心房界嵴

右心房界嵴是静脉窦与右心房顶部交界处的肌纤维嵴，它可以沿右心房壁的侧后方延伸。有时可以很明显，因此类似团块状肿瘤、血栓或者右心房赘生物。界嵴起源于静脉窦与右心房壁处退化的假隔（图 3.11）。界嵴的退化程度变异性比较大，因此成人界嵴的厚度变异性也比较大，通常为 3～6mm。界嵴是假性团块的一个常见的例子，可能被误诊为右心房病变。理解解剖结构并正确识别 TEE 右心房的生理结构，可以避免误诊和不必要的额外检查。该结构在食管中段双房面显示最为清楚。

欧氏瓣和希阿里网

欧氏瓣和希阿里网常常被误认为是心房内的病变

结构（图 3.12）。欧氏瓣是胚胎期右静脉瓣的残留结构，希阿里网的发病率约为 2%，是从欧氏瓣起源的网状纤维，连接至右心房各处。它主要是由于静脉窦的右瓣吸收不全而残存。这两个结构位于右心房和下腔静脉的交界处。在食管中段双房切面显示最为清楚，它们没有明显的病理意义，但过于粗大时看起来像右心房的病理性团块，或一些不正常的结构，如乳头状弹力纤维瘤或导丝缠绕在希阿里网里。

房间隔脂肪瘤样增厚

房间隔脂肪瘤样增厚（LAHS）是由于脂肪组织过多沉积在房间隔上而引起。通常是良性的，多为超声心动图偶然发现（图 3.13）。经典的表现为除卵圆窝以外

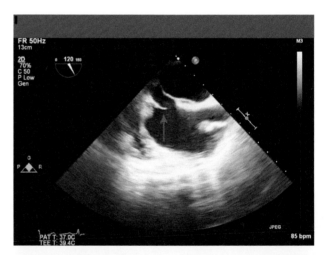

图 3.12　食管中段 122° 切面，被误诊为心房内病变的欧氏瓣（红色箭头）

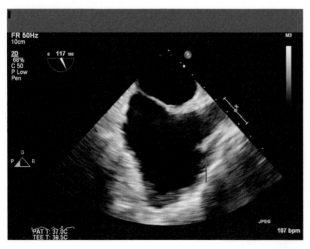

图 3.11　食管中段 117°，界嵴酷似右心房肿块（红色箭头）

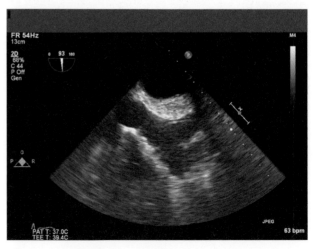

图 3.13　食管中段 93° 切面提示房间隔处脂肪瘤导致房间隔增厚

的房间隔均质性、分裂的外形。LAHS表现可以类似黏液瘤。在食管中段四腔切面和食管中段双房切面显示较为清楚。这是经胸超声心动图误诊为右心房团块的最常见的原因。

华法林嵴

在左心耳和左上肺静脉汇入左心房处之间形成了一个突出的肌性嵴（图3.14）。这个突出的结构称为华法林嵴，经常被误诊为心内团块，在食管中段两腔切面显示最为清楚。

调节束

调节束位于右心室的心尖部，连接前组乳头肌和室间隔（图3.15）。它看起来像突出的肌小梁，但是并不附着于心室的任何一侧，而是横跨在右心室腔较低的位置。调节束的作用是从右束支起源走行向游离壁的传导通路。调节束常常被误诊为心内团块，在食管中段四腔切面显示最为清楚。

兰伯赘生物

兰伯赘生物是一种纤细、高活动度的丝状结构，多数超声心动图文献认为是瓣膜的线。这种线样结构可以为单发、成排或者成串排列。兰伯赘生物多见于高龄患者，从主动脉瓣和（或）二尖瓣发出。兰伯赘生物的鉴别诊断包括弹力纤维瘤、黏液瘤、血栓、赘生物或心脏原发的肿瘤或转移性肿瘤。关于兰伯赘生物的临床意义的研究结论各不相同。根据患者具体情况，可能需要进行保守治疗。兰伯赘生物的TEE图像是误诊为瓣膜赘生物最为经典的例子（图3.16）。兰伯赘生物在食管中段三腔切面最为清楚，观察主动脉瓣时可将图像调整至显示瓣叶。

人工瓣膜结构

人工瓣膜缝线是纤细的较低回声的丝状结构，通常为几毫米长，其运动与瓣膜相独立。多位于人工瓣膜的流入道一侧，6% ～ 45%人工瓣的患者可发现这种细丝。它们可能由纤维蛋白或胶原蛋白构成。人工瓣缝合线为人工瓣缝合环外围的线样、纤细、明亮的多个结构。人工瓣膜线和人工瓣缝合线都容易被误诊为瓣膜的病变（图3.17）。食管中段二腔切面是评估二尖瓣人工瓣结构的最佳切面。

心包脂肪

心包脂肪组织一般表现为心包腔内胶状的结构，邻近脏层心包，常被误诊为心包团块。心包脂肪在经胃切面观察最为清楚，也可以在食管中段四腔切面观察。心包脂肪与心包血肿比较容易鉴别，后者常可在心包腔内自由流动，且不紧邻脏层心包。

胸腔积液

肺的低回声区可能会被误诊为胸腔积液，正常的肺实质在TEE上看起来近似胸腔积液。

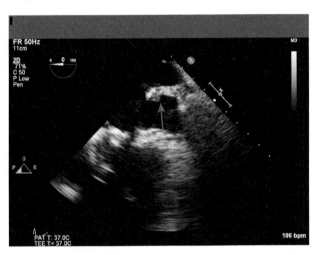

图3.14　食管中段0°切面，左心耳与左上肺静脉间的肌性嵴样凸起酷似心腔内病变

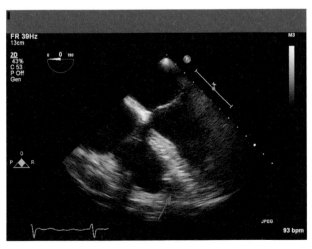

图3.15　食管中段0°切面显示位于右室心尖部的调节束（红色箭头）

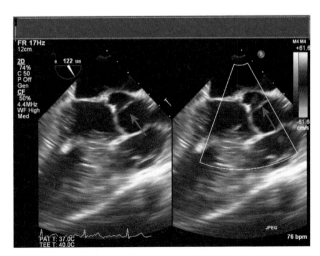

图3.16　食管中段122°的主动脉瓣兰伯赘疣（红色箭头）被误认为主动脉瓣赘生物

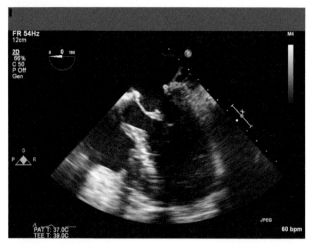

图3.17　食管中段二尖瓣环0°切面，二尖瓣环被误诊为瓣膜钙化

食管裂孔疝

食管裂孔疝在超声心动图常被疑为心外团块。TEE是检出心脏团块最常用的方法，但食管裂孔疝常常被误认为是心脏团块，因此，需要CT、磁共振等多种影像手段来判断团块的真正性质。食管裂孔疝在食管中段四腔切面显示最为清楚。

TEE伪像

伪像一般都是由超声成像技术的物理局限性，或超声和组织或医疗装置的相互作用形成。

成像质量不佳

TEE的一个重要问题就是由于成像质量欠佳而造成无法观察心脏结构。成像质量欠佳的原因可能是超声设置不当、患者解剖因素，或声学干涉。探头表面与组织之间的空气也可能图像质量下降。多数情况下，调整仪器设置并轻微调整探头位置，可以明显地提高成像质量。

声影

声影是声束遇见两个声阻差别较大结构的界面时产生。最常见的例子为高声阻的结构，如钙化的主动脉瓣或二尖瓣。这种情况声束的大量反射和散射，从而影响了声波向远处的穿透。相似的，机械人工瓣（图3.18）、生物人工瓣的瓣架及成形环，也都可以产生声影，所显示的图像表现为高回声结构，其远端则没有信号。这种效应在人工二尖瓣的患者比较重要，人工瓣造成左心室流出道部位的声影，导致主动脉瓣反流严重程度的评估比较困难。

旁瓣及声束宽度伪像

线性阵列探头的阵列元件之间的间隔在发出和接收声束的过程中会产生光栅和旁瓣伪像。旁瓣伪像是超声声束传播路径外侧的微弱伪像。虽然该伪像比较微弱，

但是当其遇到比较强回声的结构，如钙化的主动脉、二尖瓣成形环、人工瓣膜或导丝，所引起的反射信号足以被检测到。这些反射声波位于图像的错误位置，似乎是这些结构位于主要声束传播路径上一样。旁瓣伪像通常表现为很窄的曲面回声，贯穿声束宽度的全部。

声束宽度伪像的产生是由于超声波是一个圆锥形的三维结构，而不是二维的平面结构。成像平面的邻近结构，也位于成像的圆锥形里面，因此也会展现在成像平面内，看起来像一些结构、电极或血栓。

混响效应

混响效应是重要的潜在的超声心动图伪像，多为主动脉成像时出现，是由于组织-液体之间和组织-气体之间高反射性界面引起。超声波在两个高反射界面之间反复的回传和前传，从而引起了混响效应。升主动脉内的线性伪像类似血管内膜片，在很多患者中进行单平面或双平面TEE时均可看到。不同正常解剖结构的混响效应，可以产生类似团块或血栓的图像或重影。多平面的系统的TEE检查流程有利于正确评估心脏的解剖及识别伪像。

频谱和组织多普勒相关伪像

混叠

脉冲频谱多普勒可以测量某一准确位置的血流或心肌组织速度。准确定位测量某一点的速度，要求每个脉冲在下一脉冲发出之前就完成发射和接收。这也造成了每秒所能发射频率［脉冲重复频率（PRF）］的限制，从而产生了脉冲频谱多普勒根本的局限性——混叠。混叠是指采样频率不足而导致脉冲频谱或彩色血流图上产生的伪像。当PRF低于多普勒最大频移的2倍时（奈奎斯特极限），就产生混叠，此时不能准确表现红细胞高速运动的速度和方向。必须避免混叠才能呈现整个速

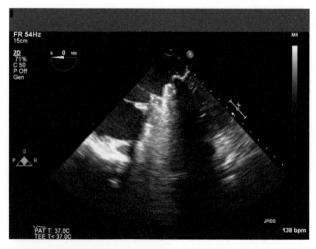

图3.18　食管中段0°切面显示二尖瓣机械瓣阻挡引起机械瓣远端扇面信号缺失

度谱。当存在混叠时，可以通过移动零速度基线、增加一个方向上的速度范围来呈现整个速度频谱。如果最大限度移动基线仍不能消除混叠，则需要提高PRF，此时应该应用连续多普勒（CW）。连续多普勒连续发射和接收超声波，因此不会发生混叠，且没有测量速度的限制（图3.19）。但是，连续多普勒不能定位声波反射速度的位置，当需要准确定位时，仍然需要应用脉冲多普勒。

声影

过强的镜面反射不但可以引起二维超声上的声影，在多普勒成像时也可以出现。这种伪像会被误认为是声影部位没有血流，多见于人工瓣和严重钙化的瓣膜。声衰减、声影及偏心性血流束使得人工瓣反流分级通常比较困难。

声束角度和宽度伪像

多普勒频移与声束、血流夹角的余弦成正比，因此当声束和血流方向不平行时，血流速度是低估的。彩色血流多普勒中此伪像多发生于血管走行与超声声束不平行时。这种技术问题会显著影响血管内血流测量的质量。由于声束越远离探头越宽，因此可能会检测到一些二维图像以外的结构和血流，从而引起伪像，降低成像

质量。

镜像伪像

镜像伪像出现在频谱显像时，为与实际血流信号对称、但方向相反的伪像。这种伪像与一种正交相位反调制的图像处理技术有关，该技术主要用于将多普勒频移信号从复杂的整体回波信号中分离出来。反调制处理是利用发出的信号产生的相位以外的微弱信号，系统增益过高引起这些微弱而没有完全消除的信号显示为真实血流信号的镜像图像。二尖瓣反流在彩色多普勒血流图像可能会镜像至左心室流出道，引起误诊。超声声束的镜像可因反射的重影不同而不同，探头与心脏之间的组织，例如胸膜、心包或肋软骨，都可以引起声束的反射而产生心脏结构的双重影像。

彩色血流的混响效应和增益相关伪像

混响效应是由于超声波被第二次反射而产生的二次反射伪像，多来自探头、高反射组织以及心腔内异物（如肺动脉导管）。二次反射产生了主要影像的重影，通常在真实结构两倍距离的位置。在多普勒混响效应，移动物体的反射信号较原信号更强，因此重影的血流信号强度较真实的血流信号更强。认识这种伪像很重要，可以帮助发现组织构成的线索，从而有助于诊断。

总结

成像伪像和诊断误区在TEE检查中非常常见。有些伪像主要由于扫查技术不当引起，因此是可以避免的。其他伪像主要由成像方法本身的物理局限性造成。TEE的主要伪像来自超声声束的物理性质、声波在物质中的传播及图像处理中的假设。TEE的主要误区可以通过增加对于心脏解剖、结构和功能特性的理解而避免。伪像是由超声声束本身的特性、多个超声传播路径、速度误差、衰减误差等引起。声束宽度、旁瓣、混响效应、彗星尾、振铃伪像、镜像伪像、速度偏移、折射、衰减、声影、穿透伪像等在实际临床工作中都比较常见。在TEE检查中，识别、纠正伪像，避免成像误区对于改善图像质量和优化患者治疗都至关重要。

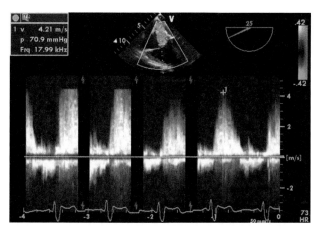

图3.19　食管中段25°切面，脉冲波切换为连续多普勒测量三尖瓣反流，适度调整测量刻度以正确测量流速峰值和峰值压差

（周　肖　王树水　译）

第4章

心腔内超声心动图

第一节 心腔内超声心动图的应用

随着介入导管在结构性心脏病和电生理方面的应用，要求介入超声的检测和引导要更安全、更方便、更能被患者耐受。最近20年非冠状动脉介入治疗的标准流程中经食管超声心动图（TEE）引导已经或者部分被二维心腔内超声心动图（ICE）所取代，最近的实时三维经食管超声心动图（TEE）被三维ICE所取代。ICE主要用于房间隔交通的封堵及电生理的消融治疗中。ICE作为备选的引导工具也可被用于其他介入治疗中，也被推荐用于儿科。ICE尤其适用于介入引导。相比TEE，ICE不需要全身麻醉，和麻醉监护有很好的兼容性甚至仅仅局部麻醉就足够了。ICE不干扰造影图像而且能提供清晰图像。在经导管主动脉瓣置换术（TAVR）、罕见左向右分流的介入封堵术及经主动脉的介入治疗中，ICE可替代二维或三维TEE。在二尖瓣钳夹术、左心耳封堵术及瓣周漏封堵术中，ICE仍是一个实验性成像工具。

房间隔交通器械封堵

房间隔交通（IAC）指卵圆孔未闭（PFO），房间隔缺损（ASD），及房间隔多发筛孔状缺损。PFO是胎儿时期卵圆孔的残留，呈活瓣状，会引起房间隔中部间断出现小缝隙。除了个别会引起持续性左向右分流，典型的PFO是间断的右向左分流，非常适合封堵治疗。相反，ASD则呈左向右分流的持续开放状态，部分会被呼吸引起短暂的右向左分流所打断。根据不同的位置和形态，ASD分为原发孔型、继发孔型、腔静脉型及冠状静脉窦型。继发孔型ASD是最普通的类型，也是唯一能用导管封堵治疗的ASD类型。

ICE能多切面显示IAC及周围的结构，特别是ASD的下缘边界。推荐应用相关方法学的文章从多个角度证明ICE优于二维TEE。经房间隔的两个标准切面：长轴切面及垂直短轴切面（图4.1）。这可以在患者充分清醒

状态下无限制应用。ICE可以用来确定导线的位置，帮助选择球囊大小，指导输送长鞘的放置，确定封堵器的左侧盘在左心房打开，右侧盘在右心房内打开。检测在两个标准切面进行"机械牵拉实验"。在短轴切面ICE应该能检测到封堵器包绕主动脉根部，以及输送鞘和封堵器的分离。当释放时，封堵器应紧贴着房间隔，达到最佳角度。释放后应该用ICE在两个标准切面确定封堵器位置以及封堵器盘是否把缺损的边缘完全闭合（图4.2）。

ICE可在术中持续监测，因此可提升安全性，尤其在极易发生并发症的复杂PFO及ASD的封堵操作中。也适用于左心室功能下降的ASD患者及多发缺损需要一次性或分步骤放置封堵装置的操作。与TEE相比，ICE可减轻患者术中的压力，射线暴露时间及手术耗时更短。因为很多IAC患者处于生育期或年龄更小，减少放射暴露也是重要优点。三维ICE更有助于ASD封堵与复杂IAC的操作。跟踪显影细导丝、导管及封堵装置，三维ICE比二维ICE更容易。

电生理射频消融术

ICE已能满足日益增加的实时监测患者结构、导管定位及操作并发症如心包积液或血栓形成的需求。ICE导管通常置于右心，应用环向旋转探头或相控阵探头，后者可更清晰显示左侧心腔结构。ICE可多切面成像并与电解剖图谱整合（可能包括实时数据未被采集或无法被采集的区域）。ICE也可与CT或磁共振图像整合。因此，ICE可整合于其他成像方法以增加空间分辨率，显示心脏结构及导管位置。

所需图像具有操作特异性。如心房颤动射频消融，图像用于确定导管放置位置，指导从右心房（RA）到左心房（LA）房间隔穿刺，评估导管介入过程发生的并发症（图4.3）。相关的参考结构包括右心房，卵圆

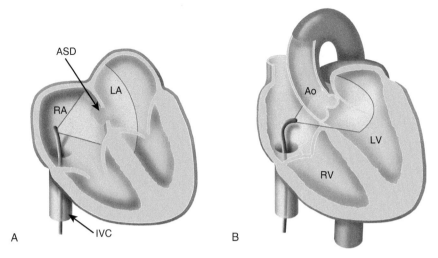

图4.1　房间隔交通器械封堵的交叉切面成像。A.长轴切面。B.短轴切面。Ao.升主动脉；ASD.继发孔型房间隔缺损；IVC.下腔静脉；LA.左心房；LV.左心室；RA.右心房；RV.右心室（引自Bartel T, Muller S, Biviano A, et al. Why is intracardiac echocardiography helpful? Benefits, costs, and how to learn. Eur Heart J, 2014, 35: 69-76.）

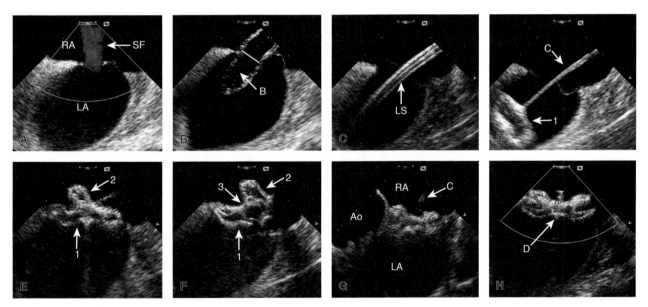

图4.2　房间隔交通器械封堵举例——房间隔缺损封堵。A.长轴切面显示左向右分流；B.球囊大小；C.包含导丝的长鞘；D.左心房内打开的左侧盘；E.右心房内释放的右侧盘；F.扭动操作；G.短轴切面；H.长轴切面可见房间隔封堵器。1.左侧盘；2.右侧盘；3.支架；Ao.主动脉；B.球囊；C.电极或导线；D.封堵装置；LA.左心房；LS.长鞘；RA.右心房；SF.分流

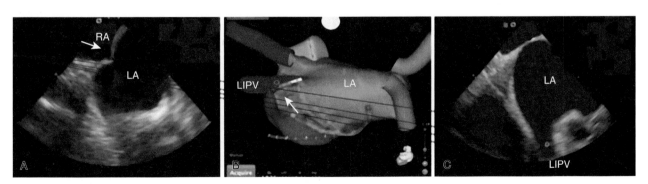

图4.3　心房颤动射频消融术中的ICE图像。A.心房颤动射频消融术的ICE图像，房间隔"帐篷"征，呈现此图像时房间隔穿刺针即可从右心房穿入左心房；B.左心房整合电解剖图像与ICE图像后面观，LIPV内可见消融导管头端；C.圆圈代表B图中的消融导管头端，确定ICE在LIPV的位置（A图箭）。LA.左心房；LIPV.左下肺静脉；RA.右心房

孔，左心房，主动脉，肺静脉，左心耳，食管及心包。室性心动过速射频消融的重要结构包括二尖瓣和主动脉瓣，左室乳头肌，心室瘢痕和室壁瘤，瓦氏窦，冠状动脉开口及心包。先天性心脏病的患者，ICE 可用于评估扩大的心腔，心内梗阻及分流，瘢痕面积或重度肥厚。

经导管主动脉瓣置换术

手术高风险或不适合行外科手术的有症状的重度主动脉瓣狭窄患者，经导管主动脉瓣置换术（TAVR）是外科手术的替代方式。TEE 已成为造影的重要辅助手段用以确定位置，并作为首选成像方法全面评估瓣膜置换术后并发症的情况。由于术中 TEE 通常需要全身麻醉状态，对于需行 TAVR 的患者并非理想方法。部分中心提出无须超声心动图指导的极简式手术流程。但目前指南没有推荐这种方法，而是继续提倡介入治疗中的超声心动图支持。ICE 是术中无法行 TEE 操作的易于接受的另一替代方法。ICE 的主要优点是术中监测仅需极少量造影剂，有利于保护肾功能并能降低急性肾损伤发生的风险。

从腔静脉心房结合处观察的长轴切面是 ICE 的基本切面（图 4.4），可持续显示升主动脉，主动脉自然瓣及主动脉人工瓣。瓣膜打开后，通过短轴切面可排除瓣环破裂并可检查是否发生瓣周漏。反流的严重程度可通过多种参数进行分级。ICE 可用于：①协助指引导丝穿过

自然瓣；②定位球囊进行预扩张并观察球囊扩张；③定位输送瓣膜的导管系统；④观察瓣膜释放并确定人工瓣膜功能；⑤排除心包内出血；⑥最后通过经心室切面检测左心室功能（图 4.5）。ICE 指导下的 TAVR 安全，有

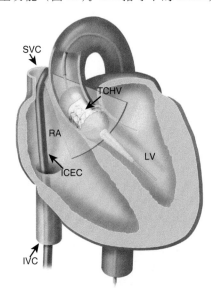

图 4.4 长轴交叉切面指导经导管主动脉瓣置换术。ICEC. 心腔内超声心动图导管；IVC. 下腔静脉；LV. 左心室；RA. 右心房；SVC. 上腔静脉；TCHV. 经导管心脏瓣膜（引自 Bartel T, Muller S, Biviano A, et al. Why is intracardiac echocardiography helpful? Benefits, costs, and how to learn. Eur Heart J, 2014, 35: 69-76.）

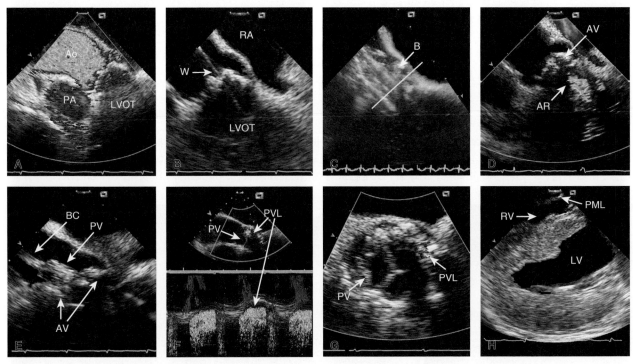

图 4.5 ICE 指导经导管主动脉瓣置换术的操作步骤。A. 主动脉自然瓣及狭窄血流模式；B. 跨瓣导丝；C. 预扩张（瓣环为黄线标记处）；D. 预扩张后的中度主动脉瓣反流；E. 安装在球囊上的已折叠人工瓣膜置入位置过高；F. 瓣膜释放后的中度瓣周漏；G. 短轴切面显示轻度瓣周漏；H. 经心室切面评估左心室功能并排除心包内出血。AR. 主动脉瓣反流；AV. 主动脉瓣；B. 球囊；BC. 球囊导管；ICE. 心腔内超声心动图；LV. 左心室；LVOT. 左心室流出道；PA. 肺动脉；PV. 人工瓣膜；PVL. 瓣周漏；PML. 起搏器电极；RA. 右心房；RV. 右心室；W. 导丝

效且与麻醉监测相容性好。第一次临床应用三维ICE指导TAVR的结果让人充满期待。尤其是这项技术可以在人工瓣膜释放前对携带瓣膜的球囊最后定位做出精确评估（图4.6）。早期的经验告诉我们，三维成像可使ICE优势在TAVR应用中增加。

特殊且值得深入开发的应用

已有研究成功应用ICE指导室间隔缺损封堵。通过经心房短轴切面，改良后的主视图可以提供室间隔膜周部的最佳观察切面。所有的操作过程应在造影及ICE的共同监测下进行（图4.7），如通过血管应用，则称为腔内相控阵成像（IPAI）更为适合。指导动脉导管未闭的介入封堵体现了另一应用优点。ICE导管置于降主动脉并指向动脉导管未闭（PDA）的通道，描记连续分流。这个位置也可用于所有介入操作的无阻挡监测（图4.8）。IAC介入封堵中应用ICE的优点包括减少放射暴露，缩短造影时间，这也可以体现在膜周室间隔缺损及PDA的介入封堵中。

IPAI可显示主动脉夹层，真腔和假腔包括入口及重要边支（肾动脉）。在经皮主动脉支架-桥血管置入术中，IPAI有助于减少并发症发生率。多普勒声速在真假腔之间、进入分支血流中与血流保持方向一致。此外，IPAI也可安全用于指导主动脉缩窄的支架置入及经皮主动脉内团块的活检，通常为可疑肿瘤。

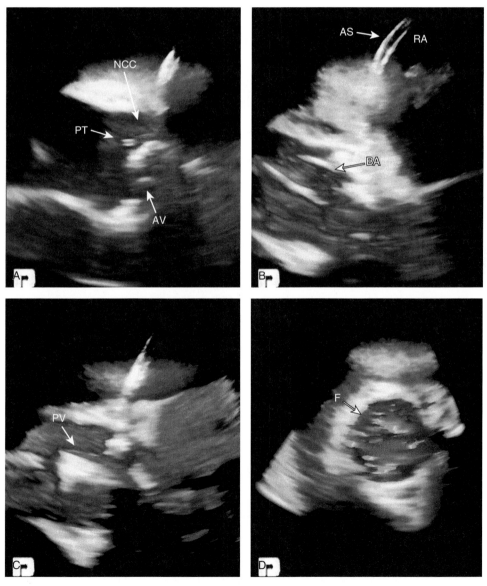

图4.6　3D ICE在经导管主动脉瓣置换术中的应用。A.自然瓣膜，猪尾导管置于无冠瓣；B.预扩张；C.人工瓣膜的最后定位；D.人工瓣膜释放后的收缩期血流。3D.三维；AS.右心房内指引鞘管内有起搏器电极；AV.主动脉瓣；BA.球囊；F.经人工瓣膜的收缩期血流；ICE.心腔内超声心动图；NCC.无冠瓣；PT.猪尾导管；PV.人工瓣膜；RA.右心房

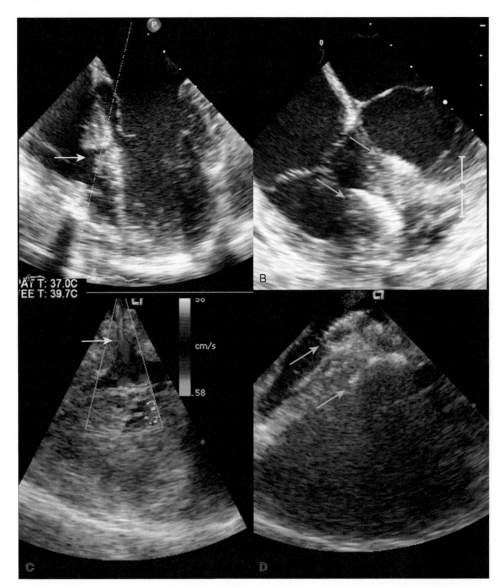

图 4.7　ICE 指导室间隔缺损封堵。A. 食管中段 TEE 四腔切面观察 VSD；B. 与图 A 相同切面观察置入的封堵器。C. 应用 ICE 从 RVOT 观察 VSD；D. 与图 C 相同切面观察置入的封堵器。ICE. 心腔内超声心动图；RVOT. 右心室流出道；TEE. 经食管超声心动图；VSD. 室间隔缺损；黄箭. 原发缺损；绿箭. 封堵器

　　二尖瓣钳夹治疗中，ICE 可用于房间隔穿刺，观察进展，引导二尖瓣夹传输系统及瓣叶钳夹。但三维 TEE 优于 ICE，是确定二尖瓣夹最佳位置，评估手术结果如最终的双孔面积，是二尖瓣残余反流严重程度的金标准。同二尖瓣术中成像类似，ICE 也可用于左心耳封堵术中的指导及排除血栓。右心房面观不足以观察左心耳的复杂解剖结构及尖端部位。此外，定位导管或封堵装置，应用彩色多普勒评估封堵器周边血流通常需要近场成像（图 4.9）。经左肺动脉行 ICE 成像是个不错的选择。

　　瓣周漏的封堵对影像有多方面需求。血流束的形态，能对缝合环的较大面积进行成像，图像的可重复性使得三维 TEE 成为监测最佳方法，对 ICE 探头来说是个挑战。ICE 在瓣周漏封堵成像的可行性及优点已有报道。TEE 成像时人工主动脉通常对缝合环前面形成声影，而这部分可应用 ICE 从右心室流出道进行观察，因其毗邻主动脉根部前面。

结论

　　10 余年 ICE 的研究应用体现的优点是独一无二的：无须麻醉，安全指导经皮介入治疗，减少放射暴露。这些会给患者带来最直接的获益。

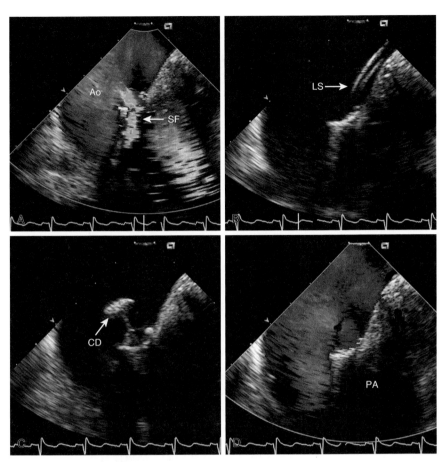

图4.8　ICE指导动脉导管未闭封堵。A.PDA伴分流；B.置入的长鞘；C.将部分释放的封堵器从主动脉撤出至PDA；D.PDA封堵后无残余分流。Ao.主动脉；CD.封堵器；ICE.心腔内超声心动图；LS.长鞘；PA.肺动脉；PDA.动脉导管未闭；SF.分流

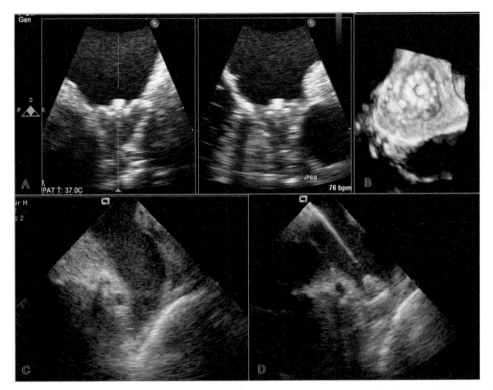

图4.9　左心耳封堵术中的ICE成像。A.食管中段TEE双平面成像；B. RT-3D TEE成像；C.无封堵器ICE经心房切面；D.封堵器释放。ICE.心腔内超声心动图；RT-3D.实时三维；TEE.经食管超声心动图

第二节　心腔内超声心动图的局限性

心腔内超声心动图（ICE）在术中指导方面的应用有一定的局限性。ICE并不用于诊断疾病。尽管ICE有许多优点，但关于ICE指导介入治疗可增加安全性及改善介入治疗结果的证据仍然不足。在将ICE作为一线无放射性成像方法纳入结构性心脏病的介入过程前，必须完成多中心研究比较准确性，可重复性及治疗结果，其中ICE作为指导，而非经食管超声心动图（TEE）。

技术局限性

当导管进入右心时有损伤静脉血管的风险，因此推荐应用长指引鞘管以避免静脉损伤。在操作ICE导管时也可导致短暂心律失常。ICE相关的整体风险较低。室壁或房壁的穿孔从未有过报道。但是，该系统没有应用指引导丝，所以当操作导管通过心脏及毗邻的大血管时需谨慎。

操作者依赖的局限性

ICE需要掌握特殊操作技术。但在经过简单的学习后，熟悉超声心动图的介入心血管医生可完全掌握ICE并应用，特别是熟悉术中TEE的医生。不了解超声心动图的介入心血管医生可通过团队合作应用ICE，需要在导管室有另一名操作ICE导管的医生在手术台的对侧。ICE操作系统的供应商提供教学课程，包括动物实验室的实践操作。术中由有经验的医生指导是另一种选择。开始应用ICE时，最好用于卵圆孔未闭的封堵，因其为相对简单的介入操作。然后增加难度，ICE用于房间隔缺损的封堵及射频消融术，随后指导经导管主动脉瓣置换术（TAVR）及其他结构性心脏病的介入治疗。

效价比

ICE导管的价格是另一项可能的局限性，尽管效价比取决于ICE用于何种介入操作及当地报销制度。从经济学观点出发，缩短操作时间，减少全身麻醉费用，减少并发症应加以评估来平衡ICE导管的费用。如介入操作者熟悉超声心动图及ICE，无须请另外的医生来做成像指导。在欧洲，医疗保险并不承担ICE导管的费用，因此，昂贵的价格限制了ICE的广泛应用。而有些国家则承担常规的血管内超声的费用。ICE导管重新消毒再次应用仅限于德国和东欧，这样可以降低费用。ICE的费用需以介入过程的总花费作为参考。TAVR术中，ICE导管的费用低于总费用的10%，但在房间隔交通的封堵治疗中则占用了30%～50%。

在美国，如介入医生进行图像操作，医院及医生对ICE及TEE的综合收费是相似的（\$34 861±\$3759 ICE和\$32 812±\$2656 TEE；$P=0.107$）。与TEE相比，应用ICE可大大缩短导管室使用时间 [（92±18）min和（50±12）min；$P < 0.001$]。由于应用局部麻醉而非全身麻醉带来的时间缩短也是ICE成像的附加价值。ICE也可显著缩短介入操作时间，但这一点的临床价值很少被提及。

三维心腔内超声心动图目前的局限性

三维ICE的应用经验仅限于个案报道及动物实验。目前仍无临床研究。尽管首次应用三维ICE在TAVR术中效果满意，但仍需进一步评估。10F导管携带的探头提供22°×90°的实时容积图像（图4.10），过小容积是主要的技术局限性，尤其在近场的应用。完整显示较大的封堵器，如ASD封堵器也是一项挑战。图像的质量取决于探头与目标区域之间的距离。没有连续多普勒及M型是另外一项缺点。三维ICE的反声伪像比二维ICE要强，导致难以观察封堵器后的结构。需额外的超声心动图操作者调整最佳解剖三维视角抵消了二维ICE的一项重要优点。需完成随机多中心试验以充分分析局限性及可能的获益。

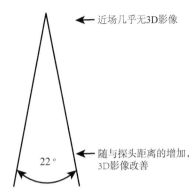

近场几乎无3D影像

- 3D ICE自身无优势
- 1cm深度时，容积宽度<4mm
- 探头-目标的距离应超过2cm以获得3D图像

22°

随与探头距离的增加，
3D影像改善

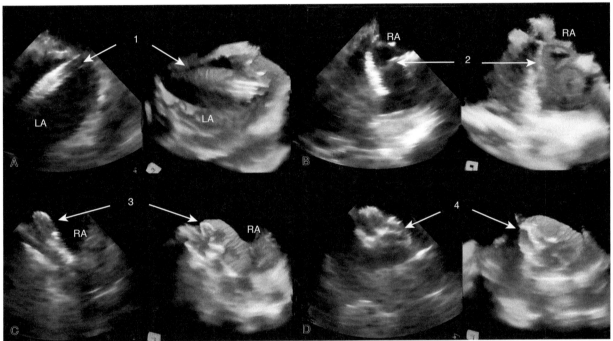

图4.10　3D ICE的技术局限性。图像容积显著小于3D TEE。2D ICE与3D ICE比较指引鞘管（A）及左侧盘打开的图像，3D ICE有更多封堵器反射。与3D TEE相比，封堵器图像（"扭动征"）（B）及完全打开（C，D），因其容积成像小3D ICE只显示部分封堵器。1.指引鞘管穿过卵圆孔；2.LA内未打开的左侧盘；3.RA内打开的右侧盘；4.完全打开的封堵器。2D.二维；3D ICE.三维心腔内超声心动图；LA.左心房；RA.右心房；TEE.经食管超声心动图

（侯海军　译）

第 5 章

血管内超声

第一节　血管内超声：仪器与技术

传统的血管造影技术仍然是当今的金标准，且是心血管疾病的诊断和量化运用最广泛的介入性方法。历经几十年在设备上精益求精的改善，血管造影技术，放射学影像及相关的操作质量都得到了极其卓越的发展。与此同时，血管造影技术却受到了其本身因素的限制，只能以二维的形式来展现三维血管的构造；不能完美地展现病变血管的形态与结构。到目前为止，血管内超声技术已历经40余年，能够敏感、准确地刻画出血管壁形态与内膜结构；目前已经作为一项重要的辅助手段运用于血管造影诊断和经皮腔内冠状动脉成形术。

血管内超声影像技术

血管内超声（IVUS）是使用声能的反射获得血管内结构的高分辨率断层影像。简单来说，这一过程是由IVUS导管上的压电晶体释放腔内超声信号完成的；当压电晶体收到电信号的刺激，压电晶体会震动并产生一个压力波。超声心动信号随之释放，前一个信号回弹并收到解剖结构的声学信号反馈。信号最终被放大，过滤，并被传感器以数字化的形式展现出来。IVUS传感器在血管中回撤所捕获的一系列影像，可被数字化重建为血管纵面图像。现代IVUS成像系统的探头频率为20～45MHz，明显优于非介入类探头；但仍需提高IVUS探头近场（IVUS探头头端附近的区域）的分辨率。IVUS影像可细分为轴向影像和横向影像。所谓轴向影像，一种随着超声光波的轴心（从导管到血管周边）区分邻近结构的能力；它是传感器频率的主要功能，并且对于20～40MHz的探头，其范围在100～150μm。横向影像，是随着超声光波做圆周形扫描所探知邻近结构的能力；它会受IVUS影像技术种类的影响（详见后文），介于200～250μm。

在目前所知的IVUS系统中，有两种基本的影像显示方式：机械式旋转单元素扫描和固态多元素扫描（图5.1）；单元素扫描有一个监视驱动电缆控制着远端超声换能器，固定在一根灵活的导管内，近端通过整合电动机械接口与IVUS主机相连。超声的影像是由单个不同的影像排列组合而成。这种IVUS技术会在捕捉微泡时因导管冲洗不充分或超声导管外导丝形成的声影（人工导丝影）而降低超声成像的质量。而且，不均匀旋转畸变（nonuniform rotational distortion, NURD）多发生在扭曲的血管内，因为导管与血管壁的摩擦使导管形变造成某一部分或四分之一象限影像的失真。但是在固态相控阵系列中，多重换能器放射状排列在导管远端并且按顺序逐个激活。目前20MHz相控阵排列的IVUS内有64个换能器元件。进行IVUS检查时，在固态（硬质）的导管内侧可能产生环形伪影，在采集感兴趣血管的图像前，必须对其进行减影或遮挡等相应处理。目前的冠脉IVUS导管直径是0.03556cm，约2.9F，可以兼容5～6F的指引导管。旋转系统是可由美国波科公司（纳蒂克）、火山公司（兰乔科尔多瓦）、Infraredx公司（柏林顿）生产。美国使用的冠脉IVUS是由火山公司生产的。超声导管的管径（0.04572cm，可兼容0.0889cm的指引导管）越大，图像的穿透力越好，可以用于外周血管或主动脉病变。

从IVUS导管获得的数据可输入至独立或整合的CPU操纵台，图像可以立即传送至屏幕（图5.2）。IVUS数据也可通过数字化处理存入硬盘或脱机的可移动硬盘。目前的IVUS系统拥有先进的后处理技术，包括分析不同的病理组织的特点，可以通过不同颜色区分动脉硬化斑块中的不同成分及管腔中不同组织的分界。虽然目前的IVUS系统会随着技术、分辨率及更细化的

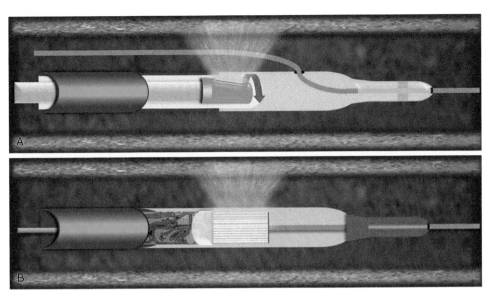

图 5.1　两种不同的 IVUS 导管。A. 机械旋转型，远端配有旋转探头；B. 相控阵型，其顶端有多组环形排列的单元素阵

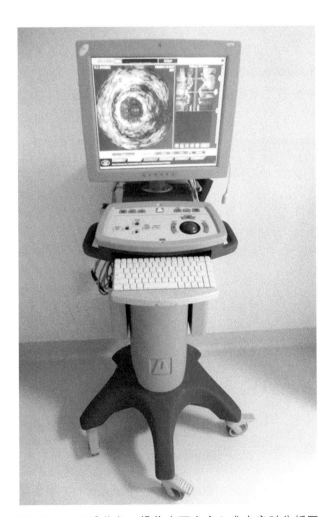

图 5.2　IVUS 成像仪，操作者可在介入术中实时分析图像，也可以储存以供后期处理

人工处理方式而改进，但图像的质量及易化的解释方式在未来的几代 IVUS 中更具挑战性。

IVUS 程序的性能

　　IVUS 拥有冠状动脉造影和经皮冠脉介入术（PCI）术后独立的分析诊断系统。在 PCI 中，它可以帮助选择器械、评估手术并发症或优化 PCI 结果。标准的介入操作是股动脉、肱动脉或桡动脉入路，通过 5 ～ 6F 导管到达靶血管。术中给予标准的抗凝药物，一般是根据患者的体重和肾功能情况应用普通肝素（ACT 250 ～ 300s）或比伐卢定。0.03556cm 的超声导管在冠脉内有很好的通过性，且可以较好地采集图像。在 IVUS 导管进入之前应给予 100 ～ 200μg 硝酸甘油缓解冠脉痉挛对影像的影响。IVUS 导管是光滑而连续的管路，在使用前必须由厂家校正，通过冠脉指引导管送入靶血管进行图像采集（图 5.3）。当然，任何在冠脉内的操作都应轻柔，避免损伤血管，形成血栓。IVUS 的图像采集有两种方式，一种是在 IVUS 探头位于靶血管中心时采集图像；另一种是后撤探头，连续采集一段血管的图像。后者可以手动操作，也可以由特定的设备帮助完成，速度在 0.5 ～ 1.0mm/s 为宜，图像的纵向分辨率由回撤的速度和医生选择的成像帧频共同确定。这种后撤式采集图像的优势在于其纵向分辨率固定，并能够精确测定病变节段的长度。另外，采用心电门控的采图方式，可以避免心脏搏动带来的伪影。采集图像时，应该在 X 线影像中留下导管起点和终点的影像学资料，以便后期分析 IVUS 图像时使用。最后，IVUS 图像会以数码的形式储存，可用于实时或远程分析。

IVUS成像的模式

IVUS有多种成像模式，其中最常用的一种是灰阶成像（图5.4），其原理是对反向回声信号进行实时处理，生成不同灰阶的二维横断图像。反射、吸收、散射等现象都会减弱回声信号的强度，而提高增益又会同时增加信号和噪声的强度。动态范围（相对分辨率）是衡量反映组织间细微差别能力的参数，动态范围低时，图像表现为较为均一的黑色或白色，中间的灰阶较少；而动态范围高时，灰阶的数量相应增多，不同组织结构间信号的细微差别也得以显示。影响灰阶分辨率的参数在之前的章节中已有详细介绍，在此不再叙述，而纵向分

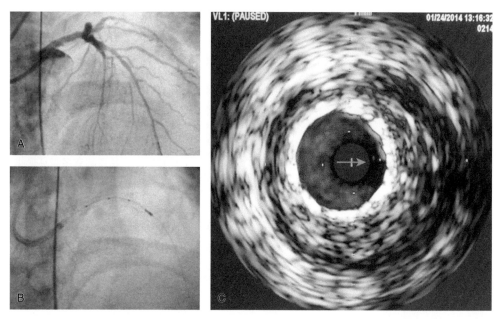

图5.3　前降支近段支架后的IVUS图像。A.支架释放后的造影图像；B.在回撤前，IVUS导管前段应位于支架远端；C.支架内IVUS影像，显示支架定位准确、尺寸适宜

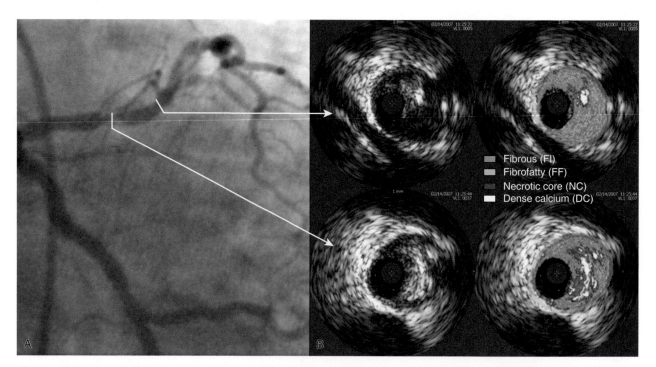

图5.4　前降支近中段狭窄的急性冠脉综合征患者的灰阶IVUS图像和VH-IVUS图像对比。造影图像显示的近端狭窄部分，在两种IVUS图像中均表现为管腔狭窄，存在斑块负荷。而在造影上未表现为明显狭窄的病变远端，IVUS依然提示该处存在较为严重的病变，注意VH-IVUS图像中呈现出的不同斑块成分，病变近端有明显的坏死核心（红色），而病变远端主要以纤维性（暗绿色）和纤维脂肪性（浅绿色）成分为主。FI.纤维性；FF.纤维脂肪性；NC.坏死核心；DC.致密钙化层

辨率则依赖于回撤导管的速度和帧频。

ChromaFlo成像（火山公司）是另一种与灰阶成像类似的成像模式，主要通过实时追踪管腔内的血流而成像，根据多普勒频移公式，按照频率的变化计算速度。该软件采集图像的帧频上限为30帧/秒，在理想状态下，该模式能够分辨流动的血液成分，并用红色加以表示。这种血流的分界有助于识别夹层、溃疡、穿孔以及边支，也能够帮助确定支架的贴壁情况和移位情况及鉴别软斑块和血栓。

其他处理技术，包括自回归建模、快速傅里叶变换、微波分析等都能够帮助分辨粥样硬化斑块中的不同成分。VH-IVUS（火山公司）通过自回归建模分析返回的声学信号，而iMAP-IVUS（波科公司）则研究出了另一种不同的算法，并据此规定了四种有代表性的组织类型，纤维组织、纤维脂肪组织、坏死组织、钙化组织（图5.4）。这种分类方法已经被多项临床研究所采用，PROSPECT研究就是采用了VH-IVUS技术评估急性冠脉综合征患者动脉粥样硬化斑块进展的风险。

目前尚在研究之中的IVUS技术包括高分辨率

IVUS（HD-IVUS）及前向IVUS（FL-IVUS）。HD-IVUS使用的探头，最高频率可达40～60MHz，穿透力大大加强，能够实现更好的近场分辨率，成像效果可与光学相干成像（OCT）相媲美。FL-IVUS结合了成像用的探头和放射相关的标记，可用于慢性闭塞性（CTO）病变的开通，与传统IVUS不同，FL-IVUS能够采集探头远端的影像，它的探头频率高达300MHz，发射出的螺旋形声束能够探及导管尖端以远5～10mm，夹角为60°的图像。此外，其探头前端的消融装置也能够保证腔内导管准确到位，为CTO病变的安全开通保驾护航。

结论

血管内超声是冠脉造影最有效的辅助手段之一。近年来，IVUS成像系统日益更新，成像导管越发细小，其他辅助技术也不断进步。目前，IVUS的临床应用包括评估血管解剖、精确辨别病变范围和严重程度、区分斑块类型、制订手术计划、评估手术效果等，正在研究中的应用还包括高分辨率IVUS技术，以及血管长轴成像等。

第二节　血管内超声：应用与局限

血管内超声（IVUS）最早出现于20世纪50年代，起初是用于显示心腔的内膜面，但经过近几十年的不断发展，IVUS业已成为冠脉腔内影像的重要组成部分之一。自1988年第一次用于人体以来，IVUS已经成为复杂冠脉介入术中不可或缺的重要辅助手段。正如前一节叙述的一样，即便图像质量极佳，冠脉造影也只能获得血管的二维形态，而现实往往事与愿违，在真实世界中，血管腔内的形态千变万化，极其复杂，造影剂滞留、心尖搏动产生的伪影、偏心病变、参考血管的扩张（或参考血管形态复杂，极难或根本无法确定其内径）、血管扭曲、重叠等多种因素都会影响冠脉造影诊断的精确性和重复性。IVUS在某种程度上可以弥补上述缺点，提供有一定可重复性的清晰腔内影像，明确冠脉造影不能发现和定量的病变特点，更好地辅助手术完成。

临床应用

IVUS的成像模式和图像判读原则

前文已经介绍，目前有多种IVUS成像模式应用于临床，每一种都能提供与病变血管相关的独特信息。灰阶成像是IVUS的基础成像模式，能够清晰显示血管壁

及其三层结构，因此，能精确评价血管内径及其重构情况。此外，灰阶成像模式还能帮助判断病变的严重程度和偏心性，提供病变是否存在钙化、钙化的严重程度、是否存在夹层等病变组分相关的信息。IVUS成像的基础是借由血管壁各层间独特的回声特点，对其加以区分。对于冠状动脉这类的肌性动脉，其血管壁通常分为三层结构。内膜最接近管腔，相对回声较强，中层为平滑肌层，表现为无回声区，外膜富含胶原纤维，表现为致密的超声结构，有特征性的"洋葱皮"样表现。斑块通常附着于血管内膜，而包绕血管的纤维结缔组织则与外膜的回声类似，也就是说，在实际情况中，很难找到两者之间（斑块与内膜之间/结缔组织与外膜之间）的明确界限（图5.5）。在此基础上，彩色多普勒能提供腔内血流相关的信息，这有助于进一步明确夹层和边支的存在，评估PCI的效果和支架贴壁情况。此外，血流模式还有助于鉴别软斑块、血栓以及其他组织结构（图5.6）。此外，VH-IVUS（火山公司）和iMAP-IVUS（波科公司）也能够明确斑块的成分，区分纤维组织、纤维脂肪组织、坏死组织、钙化组织四种不同病变（图5.4）。

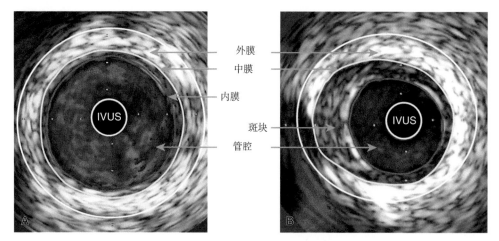

图5.5 A.灰阶 IVUS 显示正常冠状动脉；B.病变冠状动脉。图中已标识血管外膜、中膜、内膜、斑块和管腔。正常冠状动脉通常包含三层结构，内膜/内弹力层是最靠近 IVUS 导管的部分，表现为白色的层状结构，其外侧是中层的平滑肌，表现为黑色的无回声区，最外侧是白色的外膜，有特征性的"洋葱皮样"表现。外弹力膜是区分中膜和外膜的界限。在图 B 中，内膜可见粥样斑块生成（图中用红色和黄色圈出），使各层间的界限不明

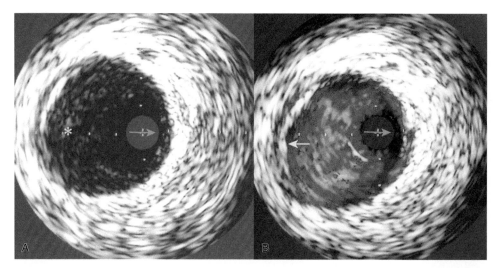

图5.6 管腔内的血液成分（A 中 *）。在高动态范围 IVUS 成像中很难与软斑块或血栓区分，彩色血流模式（B）有助于区分管腔边界（黄色箭头）

IVUS 用于评估病变严重程度

目前，IVUS 最广泛的用途就是评估冠状动脉病变的严重程度和累及范围，在 IVUS 的帮助下，冠脉造影显示的微小病变，其实际情况似乎并不是那么乐观。对人类的冠状动脉而言，斑块生长的初期阶段是正性重构，在这一阶段，血管的外弹力膜增厚，对血管壁造成一定的粥样硬化负荷，但管腔的直径和形态不受影响。随着疾病的进展，粥样斑块向管腔内延伸，血管直径减小，也就是所谓的负性重构。到了疾病的晚期阶段，管腔明显狭窄，通过冠脉造影等影像学手段即可检出此类病变，但需要特别指出的是，对狭窄程度在 40%～70% 的左主干/非左主干病变，观察者内和观察者间的变异性都很大。同时，IVUS 可以对造影显示的闭塞病变进行定量评价，且其精确度已经得到验证。

图5.8 详细描述了 IVUS 定量评价病变严重程度的流程。所有的 IVUS 系统都提供了实时测量的标尺和其他描记工具，且不需要标化，这一点与冠脉造影的测量不同。造影显示最狭窄截面测得的管腔横截面积［最小管腔面积（MLA）］与造影显示正常血管横截面积［参考管腔面积（RLA）］之间的比值是判断病变严重程度最适合的指标。虽然斑块负荷对估计预后有一定价值，但并不能替代狭窄率，此外，病变节段的正性重构在某种程度上也会高估病变的严重程度。在临床实践中，IVUS 另一项重要的应用是评估临界病变，决定介入策略。首先，在病变节段附近几乎不存在完全正常的血管可以作为参考，在对造影判定为正常的血管进行 IVUS 检查时，仅有不到 7% 的血管是真正正常的，实际情况是这些"正常"血管的平均斑块负荷高达 51%。此外，无论是最小管腔面积（MLA）还是面积狭窄率都与心肌缺血程度没有显著相关性，而 IVUS 填补了这一空

缺，其截点值包括：①非左主干病变，MLA < 4mm²；②有症状的左主干病变，MLA < 6mm²；③无症状的左主干病变，MLA < 7mm²。当然，有些情况下，MLA和其他反映缺血程度的指标［血流储备分数（FFR）或核素灌注显像］之间有一定的矛盾，这与病变过长、血管扭曲成角、分支过多等因素有关。最近研究表明，IVUS测得的血管直径与FFR证实的缺血程度之间存在中等强度的相关性，但MLA的截点值对参考血管的直径要求很高，后者稍有变化就会造成MLA的偏差。因此，对于临界病变，推荐采用生理学方法评估缺血程度，而采用IVUS评估病变的形态学特征，两者共同决定和优化PCI的具体策略。

IVUS 用于评估斑块特征

对斑块特征的评估不仅能够帮助确定手术策略，也能够识别易损斑块和破裂斑块，这一点对明确冠脉狭窄的病因尤为重要（图5.7）。在IVUS图像中，不同的斑块具有不同的声学特点，脂质成分的回声最弱，纤维组织的回声稍强，与外膜类似，而钙化病变的回声最强，且后方通常伴有声影。软斑块、血栓、血液成分的回声强度类似，不易在IVUS中鉴别，彩色血流则有助于分辨管腔和斑块之间的界限，但对软斑块和血栓依然难以鉴别（图5.6）。其他IVUS能辨别的解剖学特点还包括血管夹层（自发性和医源性）、溃疡、壁内血肿、血管瘤、假性动脉瘤、血管重构、心肌桥等。

IVUS 与 PCI 围术期评估

IVUS用于确定PCI手术策略及评估急诊PCI的效果是其主要应用范围。当支架释放状态不够理想时，即便冠脉造影显示可以接受，病变血管依然有远期发生再狭窄和（或）支架内血栓的风险。

IVUS指导支架置入的优越性已经在金属裸支架（BMS）中得到证实，Meta分析表明，靶血管的再狭窄率和再次血供重建率明显降低。而对于药物洗脱支架（DES），虽然目前还没有高级别的前瞻性研究，但根据现有的数据有理由推断，IVUS的效果依然显著，并且能

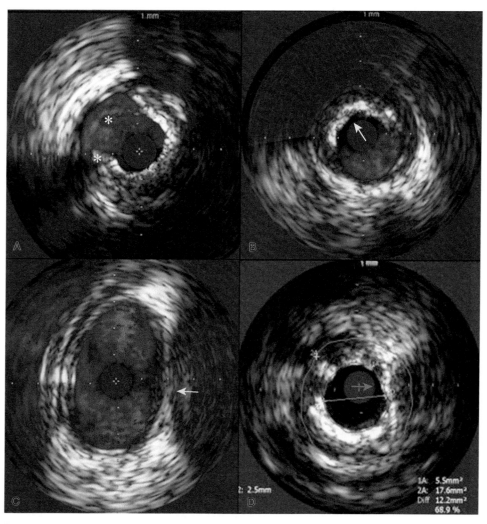

图5.7　IVUS鉴别造影狭窄血管的发病机制。A. 复杂混合型斑块伴内－中膜间夹层（ * ）；B. 偏心斑块，50%钙化，后方可见声影；C. 重度肺动脉高压患者，肺动脉压迫左主干；D. 前降支中段内3.0mm药物洗脱支架，定位准确，但尺寸偏小

够改善远期生存率，这一阳性结果的出现与IVUS指导复杂病变介入有很大关系。数据表明，IVUS主要影响PCI中后扩张策略的选择，包括选用更大的球囊和后扩压，而IVUS自身分辨率的提高也能够帮助术者选用更为适合的支架尺寸并减少支架异位的发生（图5.9），这都能降低并发症的发生率。最后，IVUS在复杂病变中发挥了重要的作用，比如无保护左主干病变、静脉桥血管病变、分叉病变等。ACC/AHA也发布了相关指南，详细指出了IVUS成像的应用范围和证据等级（表5.1）。

局限性

IVUS的局限性大致可分为两类，一类是技术本身的限制；二是图像自身的伪影限制了临床图像的判读。前面的章节中已经谈到，IVUS的轴向分辨率是由其探头频率决定的，高频探头（40 ~ 45MHz）的轴向分辨率更高，但损失了穿透力，对远场的成像效果欠佳，而低频探头（20MHz）则刚好相反。动态范围是另一个能够提升灰阶分辨率的指标。另外，IVUS对评价解剖及复杂病变的能力也是有限的，因为目前最先进的IVUS导管延展性并不足以媲美临床使用的支架和球囊。

伪像可能由导管自身产生，当使用机械旋转型探头扫查钙化病变或扭曲病变时，可能产生不均匀旋转伪像（NURD），影响图像的观察。这类伪影是由探头旋转过快产生的，通过松解恒压阀，减少张力可以避免此类伪像的产生。当使用相控阵探头时可能会产生光环样

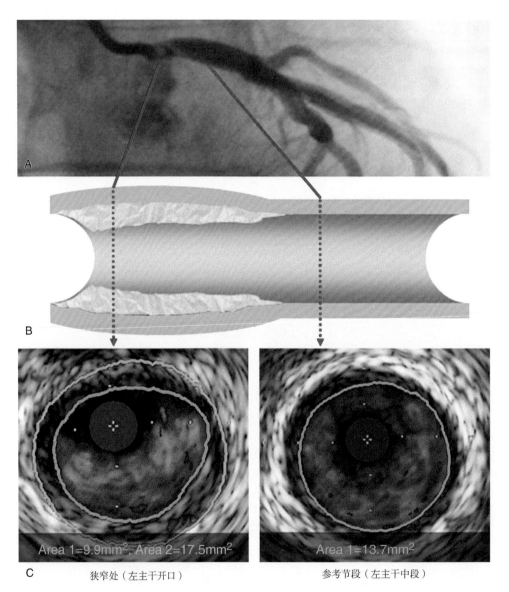

图5.8 IVUS对血管的测量。A. 造影显示左主干开口处狭窄；B. 示意图显示左主干病变处及远端正常的参考血管；C. 左主干近段IVUS图像，蓝圈示外弹力膜间的血管横截面积（Area 2），绿圈示最小管腔面积（Area 1, MLA），斑块面积 = Area 2－Area 1；D. 斑块负荷＝斑块面积/Area 1＝（17.5－9.9）/17.5＝43.4%，面积狭窄率＝（参考管腔面积－最小管腔面积）/参考管腔面积＝（13.7－9.9）/9.9＝27.7%

的环晕伪像，若病变部位恰好位于环晕内，必然会对图像判读产生影响。调整时间增益有助于减少此类伪像。当血流速度过慢时，可能产生血液回声伪像，影响对血流和管腔边界的准确判定，这种伪像多见于重度狭窄的血管，通过调整时间增益或冲刷导管可以避免，或者可以通过彩色多普勒成像帮助明确血流与管腔的边界。最后，当成像角度偏斜时，病变的几何形态可能会发生变化，影响对病变范围和严重程度的判断，减少导管的张力并保证其与血管的同轴性是避免此类伪像产生的重要

技巧。

结论

IVUS 是一项成熟的技术，其对冠脉造影的辅助价值已经得到充分证实。目前，IVUS 在临床中的应用包括评估冠脉临界病变的严重程度和范围、PCI 术前评估斑块的病变特点、PCI 术后评估手术的效果等。其未来的研究方向包括明确斑块成分、获取血管壁分层的图像而不是横切面及提供更高分辨率的图像。

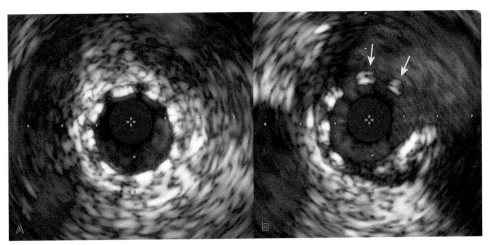

图 5.9　钝缘支内延伸至回旋支的支架。A. 大小合适、贴壁良好的支架；B. 支架近端异位，部分伸入回旋支开口（箭头）

表 5.1	血管内超声的应用推荐	
推荐级别	证据等级	推荐内容
Ⅱ a	B	对冠脉造影显示的左主干临界病变，采用 IVUS 评估是合理的
	B	心脏移植后 4 ～ 6 周和 1 年时，采用 IVUS 和冠脉造影评估供体心脏冠脉的通畅性、明确急性排异反应、提供预后信息是合理的
	C	IVUS 用于评价支架内再狭窄的病因是合理的
Ⅱ b	B	对于冠脉造影显示的非左主干临界病变（狭窄 50% ～ 70%），采用 IVUS 评估可能是合理的
	B	IVUS 可以用于指导冠脉支架植入，尤其是左主干病变
	C	IVUS 可以用于评价支架内血栓的病因
Ⅲ	C	仅当 PCI 或 CABG 作为再血管化的选择时，可以选用 IVUS 作为评估常规病变的手段

CABG. 冠状动脉旁路移植术

（赵　蓓　穆　洋　译）

第6章

掌上超声

第一节　掌上心脏超声：背景介绍，仪器说明及技术

背景介绍

尽管近30年以来，心脏超声技术为心脏疾病的诊断做出了巨大的贡献，但最近手持式心脏超声仪的发展开启了一个超声检查方式的新时代。这种微型超声仪可以快速并直观地提供临床资料及数据，不仅打破了心脏超声的传统标准模式而且为传统心脏超声影像技术的未来发展带来了实质性的改变。这种手持式心脏超声设备如同听诊器一样，能够为临床医师提供简洁明了的诊断信息，而不需要精细且烦琐地了解正常或异常的组织结构。这种重点观察某个临床问题的方式大大降低了心脏超声的检查时间和烦琐程度。这种重点心脏超声（FCU）模式与传统心脏超声模式有着本质的区别，美国超声心动图学会就此提出了专家共识（表6.1）。在重点观察模式中临床医师仅需关心和某个临床问题相关的异常超声诊断，而传统心脏超声检查中操作者需要关注任何一个主要的或次要的诊断信息。同时需要测量、报告、存图及记录种种数据，迷你超声诊断仪往往很难做到；但手持式得出的重点结论可以作为体格检查的一部分，以图表的形式简单明了列出阳性或者阴性结果。作为一种新技术，这种重点心脏超声的定义对于临床医生的能力、实践的领域、患者的期望及法医学的风险具有重要的含义。

仪器说明

手持式的外形完全为其便于携带、简便实用的特

表6.1　传统超声心动图检查和重点心脏超声检查		
	传统超声心动图检查	FCU
患者	任何成人患者	定义的范围
图像位置	任何位置	定义的范围
影像方案	完成任何切面的技能，但只需要选择切面	切面有限
机器设备	心电门控的全功能设备（M型、二维、彩色多普勒、频谱多普勒、TDI、对比超声）	二维超声
探头	多个	单个
测量	高级定量	无或线性测量
图像获取	专业超声人员或者Ⅱ、Ⅲ级超声心动图检查者	经过FCU培训的医师
图像解释	超声心动图检查者；图像中所有异常及正常的结构	经过FCU培训的医师；有限的范围
图像存储	DICOM形式，存档便于检索和审查	只适用于经过选择的适应证
报告文件	报告形式符合ICAEL标准	简短的报告或作为PE一部分，取决于适应证
账单	93308	无

DICOM.医学数字成像和通信；ICAEL.超声心动图实验室认证委员会；PE.体检；TDI.组织多普勒
引自 Spencer KT, Kimura BJ, Korcarz CE, et al. Focused cardiac ultrasound: recommendations from the American Society of Echocardiography, J Am Soc Echocardiogr 26:567-581, 2013.

定功能而设计。当前，一共有四种手持式超声仪器被美国食品药品监督管理局（FDA）认可（图6.1）。共同的外形特征包括可充电的电池、小巧的屏幕，智能的患者信息操作界面，以及为归档资料与电脑或者浏览软件连接的接口。目前，不同的生产商还增加了其他的附加功能，包括彩色多普勒或者多普勒频谱，可拆卸式探头，甚至可以和智能电话、外接键盘连接。同时具备可以快速启动的腹部、心脏及妇产科检查预设模式。彩色多普勒或者多普勒频谱功能至少可以使操作者区分无回声区域是囊肿还是血管，以及整体视觉上对静脉或者动脉血流加以区分。而对于更高级的用户，彩色多普勒可以发现瓣膜反流并大体估计反流的严重程度。脉冲频谱多普勒还可以用于评价舒张期血流充盈速度情况。电池能够支持1～2h的连续检查以及进一步的快速浏览，1～2d充电一次。进一步的开发可能涉及探头技术以及伴随手机发展而来的界面连接和资源利用的技术革新，包括触屏、语音控制及无线或者无绳连接。据报道，远程实时影像及电话咨询已经成为卫生保健及培训的可行且廉价的方式。总之，不像全功能的笔记本超声诊断仪那样，超声视诊仪只具备有限的测量能力，并不是为常规心脏超声研究而设计。

目前，医生随身携带的第一代手持式超声仪是最贵的设备，其价格在美国约为8000美元。现在尚没有明确的使用手持式超声仪器进行床旁检查的付费报销程序。然而，已经计划通过参照超声检查结果提高诊断效能、适当的分诊和会诊对卫生保健体系进行成本控制。以目前的价格而言，所有参与者、呼叫中心、医院科室或楼层及诊所通常会共用一台超声机器，如果医生个人购买这样的机器设备，其价格必须要下调才行。一项正在进行的关于超声仪器成本效益的研究将最终揭示传统超声和加入心脏超声的"心脏超声查体"的经济及预后价值。

技术

目前，尚没有应用这些超声设备最理想的技术方案的共识，而目前应用的技术设置通常分为以下两种模式：①基于不同诊断、症状或者基于特定临床适应证的影像设置模式；②作为体格检查补充的单一、简化的影像模式。对于前者，这一领域的蓬勃发展在实践中创造了最初的多样形式。例如，在急危重症文献中，就难以解释的低血压方面出现了15种以上独立的字母缩写和影像技术方案。而针对具体临床问题的每种影像方案也有其固有的困难：①便捷的检查和准确的诊断之间由于相反的需求导致的潜在矛盾；②疏忽了附带却重要的影像发现相关的责任归属问题。与既往的单一标准不同，目前出版的应用于标准超声心动图检查的影像草案，快速检查流程，或者重点影像检查草案也已经根据不同的亚专科中特殊的临床需求、患者的表现及疾病的流行趋势进行了调整。如果这种多样性持续存在，那么操作培训需要更多样化而医学教育中的标准课程会很难发展。互不相关的每个影像草案都具有各自具体的准确性和局限性，记忆多种多样的影像方案对于每个医生特定的临床实践和患者病情是必要的。

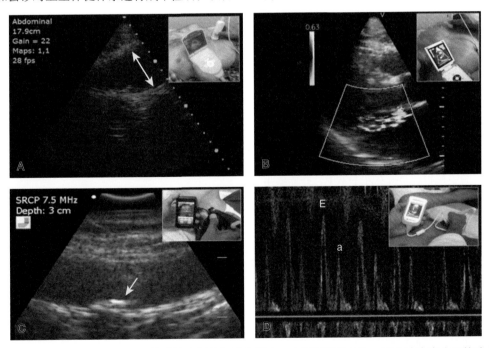

图6.1　当前口袋超声仪器和技术。A. 二维成像（长轴切面）筛查一个可触及的4.0cm腹主动脉瘤（双箭头）；B. 彩色多普勒功能可将杂音定位于特定的瓣膜病变，如严重二尖瓣关闭不全引起左心房扩大杂音；C. 高频探头检测亚临床动脉粥样硬化为颈动脉斑块（箭头）；D. 脉冲多普勒技术可用于评价左心室舒张充盈模式。a. 心房收缩波；E. 早期充盈波

另一种方式是利用床旁超声作为体格检查的补充，把超声作为对所有患者进行的一种整体体格检查的模式。体格检查中的阳性体征，例如持续的心尖部冲动、奔马律、湿啰音及颈静脉压升高，是确立已久的提示心脏生理状态及床旁诊断的知识基础。总之，多靶点的超声扫描可以提高左心室收缩功能不全、左心房扩大、肺水肿、胸腔积液和中心静脉压升高的检出率。每一项超声发现都具有诊断和预后的价值，并作为重要的病理生理学特征融入床旁诊断的定式思维中。在诊断过程中越早对这些基本超声阳性发现进行临床综合推理，就越容易形成准确的心肺疾病诊断。在明确或排除特定疾病诊断时，寻找一系列具有逻辑关系的超声征象较一系列无关的超声检查更容易学习和记忆。将来，可以设想两种超声影像模式共存的形式，一开始对所有医生进行基础超声物理检查的基本教学，而那些特殊的、基于某种特定诊断、重点的超声检查可以用于亚专科或更深入的应用。这种模式类似于我们目前进行体格检查的形式。种种和心血管病相关的超声征象可以通过超声视诊仪一目了然（框6.1）。支持该项检查的人认为改良的床旁超声检查可以减少不必要的实验室检测和提供更准确的诊断。反对者则提出质疑，目前临床实践中床旁诊断的敏感性主要基于病史和生物标志物检测，特异性主要基于体格检查，而这种床旁超声检查对诊断的价值是否能够抵消其本身的经济成本仍未可知。

不管影像模式如何，心脏超声检查已经应用于体格检查中（框6.2）。在大部分检查中，患者只需要脱去衣物以暴露前胸和腹部。理想的检查体位是像床旁体格检查一样，患者仰卧位同时检查者位于其右侧。掌上超声仪器作为患者的"现代化听诊器"，本质上阐明了"现代化的体格检查"的新概念，而其并非要达到传统超声检查那样的预期效果。当出现心脏影像证明仪器启动，并在屏幕右上角出现相应标记。检查开始前，先把一团凝胶耦合剂涂在患者的胸部或者腹部，这样检查时探头表面就能够浸泡并覆盖着耦合剂，这就像是画刷浸在画盘中一样。机器的主机很容易握在左手掌中，并能够用左手拇指进行增益和深度的调节操作（图6.1）。操作者可以右手戴上手套，手持探头寻找最佳的图像窗口，并通过与皮肤的接触固定探头位置，以防探头从最佳位置滑走。在检查过程中，整体的原则是尽力减少凝胶剂的用量，保持仪器设备的整洁，不要将其置于患者或者床上以免滑落、污染甚至丢失。医生不断地解释每一个视图影像，然后将探头从一个位置移到另一个位置，并可以根据需要从原来的凝胶剂里蘸些使用。图像或者视频的循环录制不是强制性的，而是取决于医生的判断力，但这些保存的图像或者视频对于前后检查对比、寻求外

界意见以及向患者展示检查所见是有用处的。之后，擦拭干净探头、导线以及患者身上的凝胶剂，并将仪器放回白大衣口袋以防遗漏或丢失。在医疗文书中记录检查所见及印象，可以作为医生体格检查的一部分而并非一个独立的检查结果。最后，任何存储的影像可以分别进行下载、浏览或者整合到医疗病历中，也可以将这些步骤延迟到一天工作结束后再完成。通常机器放在盒子里进行存储，需要的可以在晚上充电。

这种超声视诊仪面临的现实挑战在于规范其临床应用范围。之前的证据应当在临床实践中指导筛选出符合条件的心血管异常发现（经过短期培训便可以被快速发现的心血管异常）以进一步行超声检查。这种检查的过程应当很容易纳入体格检查中，而且阳性发现应当对预后有影响。由于超声视诊仪的检测能力有限且检查时间较短，因此，它应当用来筛查较大病变和（或）显而易见的病变。由超声或者其他方法发现的床旁异常随后应当通过正规的心脏超声检查或者会诊进而确诊。例如，左心房增大与超声心动图中的异常发现有关，可能提示左心房压力升高，可能存在显著的二尖瓣病变，亦或存在严重的心律失常，这些合理的推测有待于进一步的心脏会诊以及正式的超声心动图检查得以明确。将来，循证支持的正规化医师培训将最大限度地发挥超声视诊仪在医学实践中的应用。与此同时，仪器的不断升级很可能会提升其可购性、无线连接性能以及亚专科的调整。

框6.1　适用于超声视诊仪的心脏体检指标

左心室收缩功能障碍，左心室室壁瘤	心包积液
左心房扩大	单纯右心室扩大
重度左心室室壁增厚（>15mm）	下腔静脉大小与血
主动脉根部瘤样扩张	流动力学变化
主动脉瓣钙化	腹主动脉瘤
二尖瓣脱垂或狭窄	肾大小不对称
肺水肿	脂肪肝
胸腔积液，偏侧膈	颈动脉粥样斑块*
气胸	深静脉血栓形成*

*高频血管探头

框6.2　口袋超声设备独特的技术考虑

1. 患者仰卧位或半坐卧位
2. 医生在体检期间进行成像
3. 操作过程中需要向患者进行简短而具体的解释
4. 在有限切面进行简短（5min）图像成像
5. 减少凝胶的用量，最好只使用一块凝胶
6. 设备掉落、误放和污染风险
7. 在成像同时当场解读
8. 图像记录不是强制性的
9. 报告的主观所见，最好作为体格检查的一个组成部分
10. 每1～2天充电

第二节　重点心脏超声

超声心动图能够快速评价心脏大小、结构、功能及血流动力学变化。超声心动图检查在临床实践中的成功应用在于使用者接受过图像获取、分析及解释的专业培训，且对超声心动图在临床实践中的应用指南非常熟悉。许多专科医师已经对获得心脏超声在相关临床实践中的诊断价值非常感兴趣。这已经形成了重点心脏超声（FCU）的概念。这种模式的前提是，相比经过传统心脏超声培训的医师而言，一些在心脏超声图像获取、解释上受训较少的非传统超声医生，能够获取并利用心脏超声影像对体格检查进行重要的补充。FCU 是一种观察心血管系统中某个特定情况的重点超声检查模式，它由临床医生操作完成，作为体格检查的补充手段，可以发现某个具体超声异常征象并由此提出特定临床情况下可能的诊断项目。

应用

假设满足了培训的必须要求，同时维护能力和质量保障也符合要求，许多成人内科和外科专科可能会应用到 FCU。至关重要的是，使用 FCU 设备的医生要认识到其局限性，并对它获取和诠释心脏影像的能力有现实的期望。超出明确实践范畴而不恰当地使用 FCU，将会对患者产生不良的医疗后果。

显然，FCU 的图像获取及分析性能限制了其探测病变的能力。然而，已经证明许多心脏异常病变能够被临床医生通过 FCU 探测到（框 6.3）。FCU 能充分探测到的最常见的病变是左心室收缩功能减低，且已经显示出其敏感度是 73% ~ 100%，特异度是 64% ~ 96%。其次，较少证据证实的异常病变包括左心室扩大，左心室肥厚，左心房扩大，右心室扩大，心包积液以及下腔静脉内径。

尽管在床旁使用 FCU 检测异常病变的能力不如传统超声检查，但其对心脏异常病变的检测较体格检查更准确，因而成为体格检查的辅助手段。FCU 最大的价值是，其在患者就诊的早期阶段作为病史和体格检查的辅助手段以提供快速和适当的处置方案（框 6.4）。FCU 的异常发现一般是确定的，超声信息必须整合其他的床旁信息。一旦得出最初的诊断印象，操作者将根据他们的异常发现采取针对性的干预措施。由于 FCU 的使用直接影响患者的健康，临床医生必须在其适用范围内使用。医学上无根据、过度使用是一个严重的问题，因此，建立严格

的培训标准和规范的实践范畴是很有道理的。

局限

FCU 强调的是对一个或几个预定的感兴趣目标的主观解读，作为后续超声心动图检查的参照勾画和测量所有的异常，包括可能被 FCU 漏掉的偶然或者相关的异常结果。使用 FCU 的目的是利用预定义的具体影像方案快速分类和明确有无异常病变，而并非详细的定量分析。医生重点在于排除或者明确潜在的显著血流动力学或者结构性异常。这种方法允许在床旁对少量的循证目标进行快速检测并能为患者的心脏情况提供线索。由于 FCU 旨在聚焦某个病变。理解和认识到这种技术的局限性是有必要的（框 6.5）。操作者必须认识到 FCU 检查结果假阴性带来治疗延误的风险，以及假阳性导致不必要治疗的后果。

框 6.3　重点心脏超声检查的目标

1. 确定左心室收缩功能降低（优于传统床边评估）
2. 根据右心房压力判断血容量状态（比体检更可行和准确）
3. 识别显著的右心室增大
4. 确定明显心包积液

框 6.4　重点心脏超声检查的应用

1. 需要紧急进行临床评估而超声心动图不能立即进行
   a. 血流动力学不稳定或休克
   b. 胸部创伤
   c. 临床怀疑心脏压塞
   d. 心搏骤停
2. 重点心脏超声检查结果辅助体格检查，将允许更快速分诊并指导临床管理，而超声心动图不能立即进行
   a. 急性失代偿性心力衰竭的最初诊治阶段
   b. 原因不明的呼吸困难
   c. 原因不明的低血压

框 6.5　重点心脏超声检查的局限性

探头的品质和选择性
成像设备（屏幕太小，成像模式太少，图像处理太匮乏）
缺少心电门控
通常不能定量
影像结果来自有限的观察窗口
用户获取图像的经验有限
用户解释图像的经验有限

（张　璐　译）

第 7 章

对比增强超声心动图

第一节　对比增强超声心动图：简介

4年后，对比增强超声心动图将迎来它的50周年纪念。1968年，对比增强超声心动图首次由Gramiak和Shah提出，利用手振生理盐水用以检测心脏内分流并逐渐广泛使用。20世纪80年代早期，利用超声造影剂评估心肌灌注成为可能，随后通过肺循环的细小微泡开始了长达10年的发展。微泡目前已成功应用于静息和负荷状态下左心室心腔造影，多普勒信号的增强，以及心肌灌注。同样已经应用于心脏肿瘤性质、外周动脉疾病患者的骨骼肌灌注、斑块负荷的定量分析，斑块活动性的评估（后者通过判断滋养血管灌注的起源得以实现），以及肾血流的评估。并且，微泡已经用于评估移植皮肤活性和在动物模型中脑灌注的定量分析。此外，在分子成像领域也有令人兴奋的研究。

超声造影剂的主要发展出现在过去的20多年，随着第二代与第三代超声造影剂、检测组织内微泡的线上信号处理路径的到来、量化组织灌注的流程和运算法则的创造，以及表明造影剂的安全性的研究使得超声造影在临床中的应用逐渐增加。然而，对比增强超声心动图因为各种原因而未广泛应用。

在本章中，此领域的顶级学者讨论了超声造影最先进重要的元素。Thomas Porter教授提出了超声造影剂前沿的观点，Jonathan Lindner教授回顾了超声微泡相互作用的物理现象，Kevin Wei教授讨论了造影超声心动图目前的应用和局限性，Sharon Mulvaugh教授定义了在负荷检查中对比增强超声心动图的地位。最后，Steven Feinstein教授阐明了造影剂在颈动脉影像中的作用。由美国超声心动图学会赞助的白皮书将在超声造影剂未来研究方向和应用方面指导读者。

第二节　超声造影剂

美国目前可应用的超声造影剂有Optison（GE医疗中心，普林斯顿市，新泽西州）和Definity（Lantheus影像中心，北比尔里卡市，马塞诸塞州）。在欧洲和巴西，Sonovue（Bracco诊断中心，科莱雷托贾科萨市，意大利）是获批准的左心室心腔造影的造影剂（表7.1）。不久的将来欧洲批准的造影剂包括Imagify（Acusphere公司，列克星敦市，马塞诸塞州）。日本批准了Sonozoid（GE医疗中心，普林斯顿市，新泽西州）用于肿瘤影像，但是没有用于心脏。

美国目前获批准的造影剂仅用于左心室造影。欧洲已批准了SonoVue用于提高冠心病的检查和多普勒增强。Imagify正在寻求对于左心室心腔造影和心肌灌注共同增强的批准。然而，所有超声造影剂在飞利浦和西门子的系统平台上检测心肌血流已有10年的历史，如今在GE和东芝公司的平台上也得以实现。

超声造影剂的组成

静脉推注或滴注超声造影剂后左心室心腔造影得以增强与微泡外壳内高分子量气体紧密相关（表7.1）。高分子量气体（六氟化硫或全氟化碳）都具有较低的扩散率和较低的血液溶解度，从而延长了这些气体在血液中的时相。

技术要点与责任

成功的造影图像取决于优化增益，图像的时间增益补偿和机械指数（MI）。另外，必须控制造影剂滴注的速率或团注量的大小，从而在获取心肌造影增强图像的同时在左心室心腔内不会出现阴影。

医师的角色

医师要对全部过程的质量控制负责，确保全部工作人员（心脏专科人员、护士和超声医师）从一开始理解优化左心室心腔造影的概念，这对团注和持续滴注微泡造影剂是很有必要的。医师必须与超声医师负责人以及护理团队共同努力发展造影剂使用的标准操作过程。在实验室任职的医师使用超声造影剂必须完成超声心动图Ⅱ阶段和Ⅲ阶段的培训；培训还要包括在独立操作之前，在助手的协助下演示和解读至少50例造影检查。

超声医师和护士的角色

造影剂是用来提高影像质量，增强边界检测，并且在静息和功能性负荷超声心动图研究中提供有关心肌灌注的信息。超声造影剂需由注册护士和其他有资格的医疗人员给药。持续滴注和团注的Definity或Optison已经得以应用。在获取图像之前护士和超声技师应准备好造影剂溶液。通过在Vialmix中振动安瓿45s活化Definity

（图7.1）。Optison和SonoVue在玻璃安瓿瓶中溶解后准备使用。对于造影剂的团注，建议初始剂量应较低（0.1ml的Definity，0.2ml的Optison或SonoVue）并且在10s内冲入5 ～ 10ml生理盐水。如此可以避免远场过显影和产生阴影。对于造影剂的输注，将0.8ml的Definity稀释到29ml的普通生理盐水中，总共约30ml剂量；或者半瓶的Optison或SonoVue稀释到20ml的生理盐水中。一边计时一边手动推注，输注速率约为每分钟4 ml。其间需要间断反复混合溶剂使得造影剂不会沉淀到注射器底部。

超声造影剂的安全性

2007年10月，美国食品药品监督管理局（FDA）发布了一个关于Definity和Optison使用的黑框警告，这个警告声称在造影剂给药后30min内发生死亡事件。这些发现似乎与常规实践中所观察到的不一致。多个单中心和多中心的研究已经评估了超声造影剂的安全性（表7.2）。在所有的这些研究中，与没有接受造影剂的相同

表 7.1　第二代商用超声造影剂				
造影剂	制造商	外壳	气体	获批适应证
Optison	GE医疗中心	白蛋白	全氟丙烷	LVO，美国
Definity	Lantheus医学影像中心	脂质	全氟丙烷	LVO，美国
SonoVue	Bracco诊断中心	两性分子磷脂	六氟化硫	LVO和多普勒，欧洲/巴西
Imagify	Acusphere	聚合物	全氟丁烷	在欧洲寻求批准中
Sonozoid	GE医疗中心	脂质	全氟丁烷	非心脏，日本

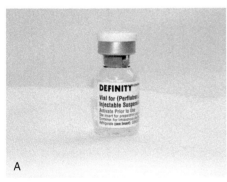
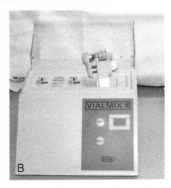
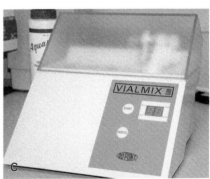
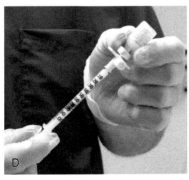
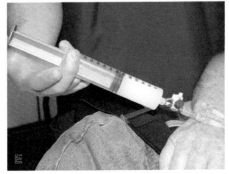
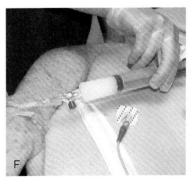

图7.1　准备输注Definity造影剂的重要组成部分

表 7.2　超声造影剂的安全性：自 FDA 黑框警告后合并和未合并肺动脉高压患者的已发表研究情况

作者	年份	造影剂	研究对象	患者总数	造影剂患者数	非造影剂患者数	造影剂		非造影剂	
							死亡	MI	死亡	MI
Wei et al	2012	Definity	PH	32	32	n/a	0 (%)	0 (0%)	n/a	n/a
Wever-Pinzon et al	2012	Definity	PH	1513	1513	n/a	1 (0.06%)	0 (0%)	n/a	n/a
Exuzides et al	2010	Optison	危重症患者	14 500	2900	11 600	38 (1.3%)	n/a	129 (1.1%)	n/a
Abdelmoneim et al	2010	Definity Optison	RVSP升高	16 434	6164	10 270	1 (0.016%)	3 (0.03%)	2 (0.03%)	5 (0.05%)
Abdelmoneim et al	2009	Definity Optison		26 774	10 792	15 982	1 (0.009%)	3(0.028%)	2 (0.013%)	7 (0.044%)
Dolan et al	2009	Definity Optison		48 308	42 408	5900	30min 0 (0%)；24h 2 (0.01%)	30min 0 (0%)；24h 8 (0.09%)	30min内 0 (0%) within；24h内, 仅静息超声心动图 1 (0.017%)	30min内 0 (0%)；24h内, 仅静息超声心动图 7 (0.01%)
Gaibazzi et al	2009	SonoVue		500	500	n/a	0 (0%)	0 (0%)	0 (0%)	2 (0.1%)

作者	年份	造影剂	研究对象	患者总数	造影剂患者数	非造影剂患者数	造影剂		非造影剂	
							死亡	MI	死亡	MI
Anantharam et al	2009	SonoVue Luminity		2775	689	2086	0 (0%)	0 (0%)	0 (0%)	2 (0.1%)
Main et al	2008	Definity	入院患者	4 300 966	58 254	4 242 712	6 1 (1.06%)	6 n/a	45 789 (1.08%)	n/a
Gabriel et al	2008	Definity Optison		9798	4786	5012	2 (0.04%)	n/a	3 (0.06%)	n/a
Wei et al	2008	Definity Optison		78 383	78 383	n/a	0 (0%)	n/a	n/a	n/a
Kusnetzky et al	2008	Definity	入院患者	18 671	6196	12 475	26 (0.42%)	n/a	46 (0.37%)	n/a
Shaikh et al	2008	Definity Optison		5069	2914	2155	0 (0%)	1 (0.03%)	0 (0%)	0 (0%)
Herzog	2008	Definity Optison		28 999	28 999	n/a	0 (0%)	0 (0%)	0 (0%)	n/a

MI. 心肌梗死；PH. 肺动脉高压；RVSP. 右心室收缩压

患者相比，并未观察到死亡率的增长。正如表 7.2 所示，在超过 10 万的应用造影剂患者中并没有相关风险的增加，包括在重症监护室的患者，拟行静息或负荷超声心动图的潜在急性冠脉综合征患者，或者伴有急性心肌梗死的患者。最近更多发表的研究关注了在入院后第一个 24h 内使用造影剂的情况，这些研究表明与未接受造影剂的患者相比，接受造影剂患者的死亡率更低，表明由于使用了造影剂提高了诊断的准确率可以更早地获得正确的诊断并且带来随后死亡率的降低。

Definity 极少发生过敏反应，估计发生概率为 0.006%。因此，使用 Definity 时所有的超声技师和护士应该遵循医院政策，包括对于这种罕见的反应及其治疗方法的明确认识（肾上腺素，可以维持气道的高级心脏生命支持方法和低血压 / 休克的治疗方法）。

尽管 FDA 一直以来对造影剂在肺动脉高压和右向左分流患者中的安全性和有效性有所顾虑，但超声造影剂在这些患者中的应用已被证实。甚至是肺动脉高压和右向左分流的高危患者中造影剂已经表现出了安全性。

第三节　微泡超声造影剂的物理性质

微泡造影剂

尽管种类繁多的声学活性超声造影剂得到了发展，但是已经被监管机构批准用于患者常规诊断的造影剂由胶囊微泡组成。引导这些造影剂研发主要考虑因素是安全性，可以经过肺循环并在体循环内无阻碍，且静脉注射后足以稳定到达左心室心腔和心肌内。为了符合这些条件，微泡必须小于肺和体毛细血管床有效直径（＜ 6 ~ 7μm），并且可以包含能够易被超声检测出的足量气体。活体内微泡稳定性可以通过两个策略实现。使用脂质表面活性剂或白蛋白封装微泡"外壳"包裹微泡用来减少外向扩散力和微泡表面张力。通过使用生物相容性高分子量气体，例如全氟化碳 [全氟丙烷（C_3F_8），十氟丁烷（C_4F_{10}）或六氟化硫（SF_6）]，微泡的稳定性将进一步得到增强。这些气体同时具有低溶解度（低 Ostwald 系数）和低扩散系数，根据自由气泡稳定性的 Epstein-Plesset 模型，可以显著增加微泡的使用寿命。部分已获批可以用在人体的微泡造影剂已在图 7.2 中列出。

当使用微泡作为灌注的示踪剂时，出于同时在安全性上的考虑和流变学上的重要性，商业化生产的微泡在微循环中的活动方式，或其流变学应具有良好特征。流变学研究依靠：①与标记的红细胞相比微泡在图像上的通过速率，②在活体显微镜下可以直接观察到微泡的通过。这些技术已明确表明微泡的移动方式类似于红细胞，它们可以无障碍地通过微循环，除了网状内皮器官（例如肝）作为部分微泡的正常清除途径而被大量摄取。

对于血管分隔内由气体填充的微泡的声学检测是基于它们的可压缩性（图 7.3A）。这些已用于微泡造影剂的气体比水和组织更具压缩性。因为这些气体比超声波波长小，在超声波脉冲的压力波峰和波谷下气体被压缩和扩张，产生容积振荡。当使用低声强成像时，信号的增强程度受震动的大小决定，也被称为稳定空化作用。机械指数（MI），定义为负峰值声压除以发射频率的平方根，对于大部分造影剂稳定空化作用在＜ 0.25 时发生。声压较高时（MI 一般＞ 0.5），过度的微泡振荡会破坏微泡，被称为惯性空化作用。这种激活通过不同的机制产生很强的宽带超声信号，最重要的是这些自由气体微泡可能从限制他们的外壳中突然释放出来，从而可以产生未经衰减的过度振荡。当实施定量灌注成像时，惯性空化现象对于造影信号的消除也很重要，这点将在其他章节讨论。

临床上用于相对于组织的微泡信号增强方案依赖于非线性振动产生的特定声信号的检测。非线性振动定义为微泡体积偏心变化且与应用的超声波压力呈非线性关系的多种微泡振动方式。振荡的幅度和非线性活动方式

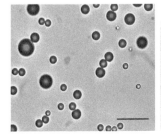

外壳	气体	大小	商品名
脂质	C_3F_8	1 ~ 3μm	Definity*
	C_4F_{10}	2μm	Sonazoid
	SF_6	2 ~ 3μm	Sonovue
	空气	2 ~ 3μm	Levovist
白蛋白	C_3F_8	2 ~ 4μm	Optison*

图 7.2　展示了显微镜下的脂质微泡（左）和表中列举了一些商用微泡剂（右）。*目前被 FDA 批准使用的微泡剂

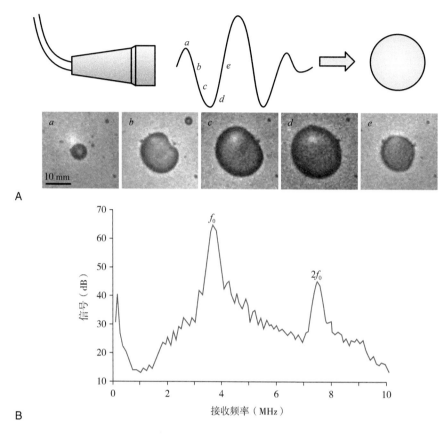

图7.3 A.图解阐明了在超声场内的振荡压力下单个微泡的稳定空化作用；B.由一被动空化探测器测量的微泡声学信号。f_0，基波频率；$2f_0$，二次谐波频率范围

反过来又取决于可压缩性和气体的密度，周围介质的黏度和密度，超声波的频率和功率及微泡的平衡半径。阻尼外壳的黏弹性是一项非常重要的问题，从而使得微泡有最优化的"柔性"外壳。关于频率，理想的共振频率会使径向振动的所有形式变得高效和过度。这种"共振频率"与微气泡的半径的平方呈负相关，并且也受外壳和气体的黏弹性和压缩性的影响。当给患者行造影超声心动图检查时，微泡共振的理想频率的选择一般不是主要的考虑因素，因为在临床实践中的频率范围一般与用获批造影剂的理想共振范围接近。对于应用在血管内和临床前的小动物成像的高频或超高频探头同样是没有必要的。

造影剂特殊成像技术

二维超声的基本成像原理是接受并滤过由组织反射的超声信号后产生一个划定解剖边界和结构的图像。对比增强超声心动图，无论是左室心腔造影还是心肌灌注，是基于各自不同的原理。其目的是最大限度地减少组织信号并且放大微泡信号，以更好地确定心内膜边界或测量在心肌微循环中聚集的微泡浓度。目前已经成功开发了部分特定脉冲方案，并被整合入超声心动图成像

系统中的造影成像模块之中。

应用高能量的超声成像以产生超强的信号使灌注成像和某些研究应用（分子成像，空化相关基因治疗，超声溶栓）已经得以实施。当成像微泡剂在高能量场时，惯性空化产生十分强大但是短暂的宽频信号，这种信号包括某些更高峰值的谐波频率，或者多倍数的发射频率（图7.3B）。除了微泡造影剂效应的不稳定性质，主要的局限性是组织信号过强，以至于很难将微泡信号从组织信号中区分出来。虽然滤过后接受信号是基波（发射）频率的2倍（二次谐波成像），提高了微泡的信号-组织比，但是组织仍在二次谐波频率下持续产生背向散射，主要是因为当超声束穿过组织时发生了扭曲。组织信号更加集中在基波和谐波的波峰，而微泡的惯性空化效应产生了范围更加广泛的信号反应，因此，不管是在基波和谐波频率之间，或是超过二次谐波（超高谐波成像技术）时关闭谐波成像已经成为增加较组织信号而言更为强大造影信号的重要手段。

在高能量成像时第二个可以增强微泡信号-噪声比的方法是应用在线信号处理方法，可以通过去相关成像技术进一步减少组织噪声。这种方法依赖射频去相关技

术或多普勒处理技术去测量一次序列发射的超声波脉冲信号中单个信号之间的差异程度（图7.4）。当序列脉冲到达组织时会产生微小的组织运动，当信号从组织中离开时也会产生同样的情况。因此，去相关的程度由图像的像素密度决定，并且在组织内较低，室壁滤过设定也会降低去相关的程度。造影时，组织内的微泡被迅速破坏，从而返回的序列信号变得不一致并且与由高像素密度表示的去相关程度增高。

当在低能量情况下实施造影成像，组织并不会产生大量的非线性信号来干扰微泡信号。然而，在低MI时由微泡产生的非线性信号幅度是相当小的。通过增加增益的方式来补偿的效果可谓微乎其微，因为这样也会增加已存在的组织噪声。因此，再一次消除组织信号从而获得最大程度上的微泡信号-噪声比就变得格外重要。一种名为脉冲反转或者时相反转的技术方法就依靠把连续的超声脉冲的时相进行反转（二者如同镜面图像关系）从而得以实现（图7.5A）。在低发射能量情况下，组织产生大量线性背向散射，所以超声波以基波频率反射回来。通过收集这两种返回的信号，组织信号可以被消除掉。然而，微泡产生的非线性信号不能被消除，并且随振幅大小显示出来。在低能量成像时，也可以通过在线改变声强而非时相的方法抑制组织信号，此种方法

通常称为振幅或者能量调制（图7.5B）。在低能量和极低能量（低能量脉冲的1/2振幅）之间各条线路的能量发生变化并发射出多个连续脉冲。从组织返回的线性信号在时相和频率上均是相似的。因此，通过加倍半振幅（极低）信号和剔除低能量信号，这种信号可以被消除。因为微泡会在低能量而非极低能量时产生非线性信号，所以加倍低能量线性信号不会完全消除掉这种信号。这种不被消除掉的信号会再一次根据振幅大小显示出来，并且因为在基波频率时不被消除掉的情况也会发生，所以会扩宽接受频带宽度，其中甚至包括相对于更强的基波频率。最后一种方法是应用线性调频脉冲技术，在一个长能量脉冲中频率逐渐增加，这样可以探测到更宽范围的微泡破碎。

临床展望

无论是出于安全性的考虑，还是理解并优化造影超声心动图的图像，都需要掌握微泡的物理特性和流变学特征，以及其在声场中的作用形式。尽管成像系统包括多种此章节中讨论的微泡信号检测方法，但是还有很多方面供医生调整（声能、动态范围、聚焦点、线性密度等），因此需要充分理解超声波和微泡造影剂之间的作用。

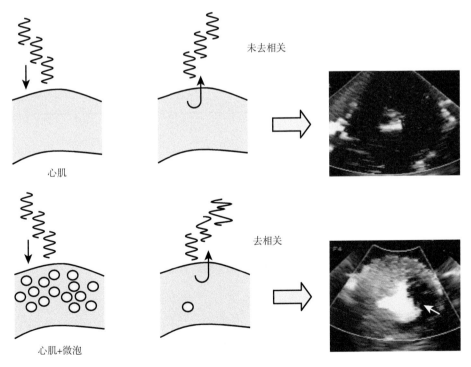

图7.4　高能量多脉冲去相关技术用以探测心肌内的微泡

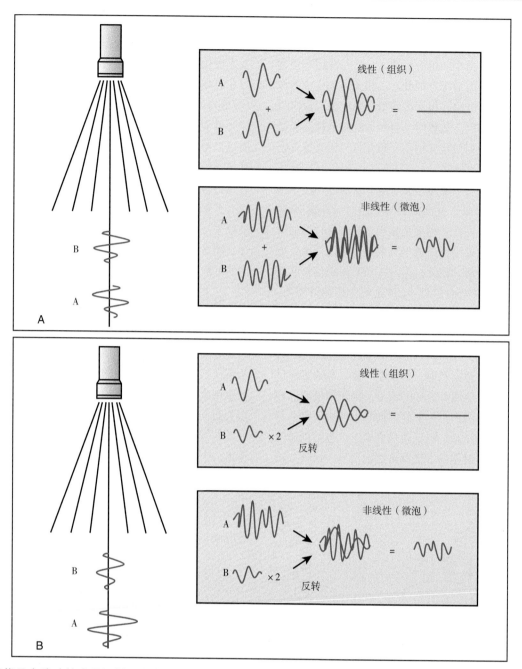

图 7.5 低能量多脉冲技术用以增强微泡的信号 – 噪声比，包括脉冲反转（A）和能量调制成像技术（B）。为了简化，在每个方法中只显示两个脉冲

第四节　超声造影剂的应用

超声心动图在患者的管理中扮演了重要角色，尤其是它能够评估左心室整体和局部功能。然而，超声心动图的临床应用会因图像质量而受到影响。在10%～15%的常规超声心动图检查和高达25%～30%重症监护室检查中，不能清晰确认心内膜边界。已有多项研究表明，超声造影剂能够增强心内膜边界的描绘，不仅可以提高左心室功能的定性和定量评估质量，而且还可以减低观察者间和观察者内的差异性。

目前市面上可用的超声造影剂已在表7.3中列出。多国监管机构批准这些造影剂用于左心室心腔造影，可以增加静息超声心动图中"技术性欠佳"的左心室心内膜边界的清晰度。造影剂也被批准用于增强多普勒信号。除了能够帮助提高左心室收缩功能的评估，超声造影剂已显示出其能够增强对于其他多种异常结构的探测

表 7.3　获批的超声心动图造影剂

造影剂	微泡大小 [均值（范围）(μm)]	气体	外壳成分	适应证
Levovist[1]	2～3（2～8）	空气	脂质（棕榈酸）	LVO 和多普勒显像
Optison[2]	4.7（1～10）	全氟丙烷	人血白蛋白	LVO 和多普勒显像
Definity[2]	1.5（1～10）	全氟丙烷	磷脂	LVO 和多普勒显像
Imagent[1]	5	氮化全氟丙烷	稳化表面活性物质	LVO
SonoVue[3]	2.5（1～10）	六氟化硫	磷脂	LVO 和多普勒显像

LVO，左心室心腔显影
1. 目前不可商用
2. 由美国食品药品监督管理局（FDA）批准（Optison 和 Definity 同样在加拿大获批，Definity 以 Luminity 的商品名在欧洲获批）
3. 在加拿大、欧洲和某些拉丁美洲和亚洲国家获批

能力和评估效果。在此章节中有很多常见的案例，不仅是在心脏功能上还是在病理情况中，超声造影剂的使用均可以带来更佳的清晰度。但在此章节范围内，未阐述完目前所有的临床应用情况，如果想知道更多细节，读者可以参考美国超声心动图学会最新发表的关于造影剂的专家共识。

临床应用

心脏功能的评估

对于左心室、右心室收缩功能的评价是超声心动图的基石，并且这是申请超声心动图检查的最常见的适应证之一。对于左心室功能而言，如果有两个或以上心内膜边界不能充分观察则定义为"技术性疑难"或者"图像欠佳"。然而，超声造影剂还可以用在技术性困难的检查中，尤其是要求定量评估左心室容积或射血分数，或是临床需要连续准确评价心脏功能。超声造影剂可以提高静息和运动负荷或者药物负荷下超声心动图检查对于左心室结构和功能定性和定量评估的可行性、准确性和可重复性。Kurt 团队连续评估了 632 名患者，均为静息超声心动图中存在技术性疑难或者未能阐明图像。这些患者由住院病房、内科和外科重症监护室和门诊检查室收录，研究表明超声造影剂用于左心室心腔内造影后未能阐明图像的病例数从 11.7% 降低至 0.3%，并且技术性充分的病例数从 1.6% 增长到 89.9%。超声造影剂的应用也显著提高了患者的管理质量，有 32.8% 的患者不必进行额外的诊断性检查，同时有 10.4% 药物治疗方案发生改变。

对于既往心肌梗死和充血性心力衰竭的患者，精准的左心室射血分数（LVEF）可以为这些患者提供重要的预后信息。超声心动图可以用来序列评估心脏功能，因为与其他影像技术相比，超声心动图无电离辐射并且容易获取、轻便且相对价格低廉。因此，超声心动图常

用来监测使用心脏毒性药物的患者和决定患者是否应该进行器械植入。与谐波成像技术相比，超声造影剂的应用可以提高定量评估 LVEF 的准确性，并且左心室容积和射血分数的测量与放射性核素、磁共振、计算机断层扫描等方法获得的数据具有良好的相关性。

药物负荷和运动负荷超声心动图二者均显示出在诊断冠状动脉疾病中较高的敏感度和特异度，但其主要依赖超声医生对室壁增厚的主观性评价。因此，负荷超声的准确性主要依赖于超声图像的质量。有信心的确定或者排除节段性室壁增厚异常需要完全观察到所有的左心室心内膜边界。由于心动过速、呼吸急促、体型和其他原因等引起在获取图像时的困难使得有高达 30% 的患者不能明确诊断。应用现有的造影剂和成像技术，95% 的患者可以在负荷峰值时获取到完整的心内膜显像。负荷超声联合左心室心腔显影可以提高判读信心和此项技术诊断冠心病的准确性，从而可以减少下一步医疗资源的浪费，获得更优的成本效率。

应用超声心动图评估节段性心脏功能可以对急性胸痛患者进行分层。新发的静息状态下节段性室壁运动障碍对于心脏缺血的检出具有较高的灵敏度。发生节段性室壁运动障碍的患者较未发生的患者有 6.1 倍的可能性出现心源性死亡、急性心肌梗死、不稳定性心绞痛、充血性心力衰竭或院内 48h 内再血管化治疗（$P < 0.0001$），并且异常的超声心动图结果相较于临床评估和心电图结果是一项独立且更加有效的预后预测因素。相反的，室壁运动正常的患者只有 0.4% 的重要事件发生率（非致死性急性心肌梗死或者全因死亡事件）。相比之下，经过一系列常规评估后从急诊科出院的患者中有 2.3% 可能会发生急性心肌梗死。

心脏内病理结构的描绘

超声造影剂对于确诊超声近场的病理性发现，例如左心室心尖部，具有独一无二的帮助作用。由于近场

噪声和近场缺少较好的谐波信号，心尖部的异常表现可能难以描绘清楚。造影剂可以降低确诊和评估心脏内肿物的困难，例如肿瘤和心尖部血栓、心尖肥厚型心肌病、孤立性左心室致密化不全和心尖部室壁瘤或假性室壁瘤。

图7.6中展示了1例心尖部带蒂血栓的造影图像（图7.6A），可见"充盈缺损"突入至左心室心腔内。典型的临床情况是患者患有心肌病或者合并心尖部室壁增厚异常。偶尔发现的无柄状或层状血栓则难与肿物或

肿瘤区分。在这种情况中，改变成像设置去评价心肌灌注有助于鉴别良性或者恶性肿瘤和血栓。血栓表现为完全无血管生长且无造影剂增强；比周围心肌组织亮度高（过强化）的肿物提示高血管化或者恶性肿瘤；而间质肿瘤（例如黏液瘤、淋巴瘤或者纤维瘤）则表现为乏血供和低强化征象。图7.7展示了1例患有嗜酸性粒细胞增多症和心内膜心肌纤维弹性瘤的患者，左心室心腔造影图像中可见该患者心尖部异常"增厚"（图7.7A）。在图7.7B中，该患者的心肌和左心室心腔均被造影剂

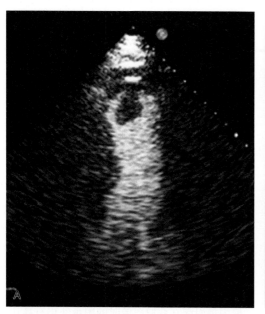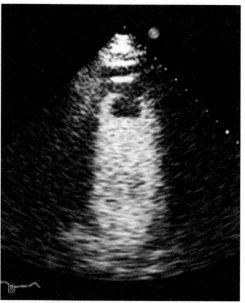

图7.6   A.造影增强的收缩期；B.舒张期图像可见一带蒂心尖部血栓。详见文中描述

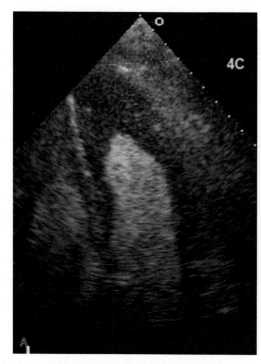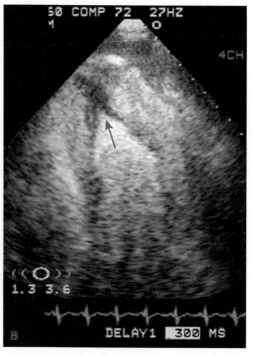

图7.7   1例患有心内膜弹力纤维增生症患者的造影左心室心腔显影图像（A），应用心肌灌注成像设定后可以增强心尖部血栓的显影（B，箭头）。详见文中描述

增强，可见闭塞性心尖血栓形成，表现为与造影增强的心肌和左心室心腔内相比显著的充盈缺损。

图7.8展示了1例非缺血性心肌病但诊断为心尖部血栓患者（图7.8A，箭头）并且接受了抗凝治疗，但是接下来的造影增强图像明确了正确诊断（同样也是患者左心室功能不全的原因）是孤立性左心室致密化不全（图7.8B）。超声造影剂的应用清晰显示了突出的肌小梁和肌小梁见深陷隐窝。

图7.9展示了1例心电图异常拟行超声心动图的患者；该患者心尖切面声窗欠佳并且发现有心尖肥厚型心肌病。超声造影剂也可以用于提高右心室图像质量和大血管，并且增强肺静脉体循环多普勒信号（例如肺静脉和主动脉的血流）。图7.10展示了1例广泛主动脉夹层

的患者，但是在剑突下切面漂浮的内膜片显示不清（图7.10A）。给予造影剂后，可见真腔（图7.10B）比假腔的造影增强信号更强。

总结

超声造影剂可以明显提高超声心动图评估心脏功能以及更加清晰描绘心脏内病理结构的能力。目前批准使用超声造影的适应证主要是技术性图像欠佳的病例。这个概念明显是模棱两可的。如果有任何怀疑心腔内或血管结构内存在病理改变并且未增强的二维或多普勒图像不能明确，或者需要精准和可重复的评价心腔容积或者射血分数，此时均可认为是未达最佳图像标准的情况，可使用超声造影剂。

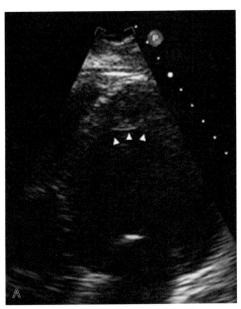
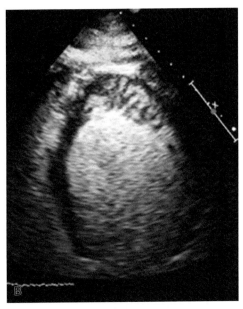

图7.8 心尖四腔切面给予造影剂之前（A）和之后（B）的图像。详见文中描述

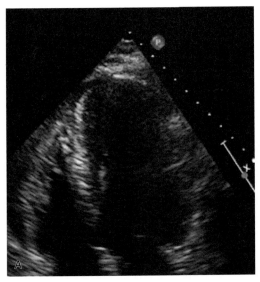
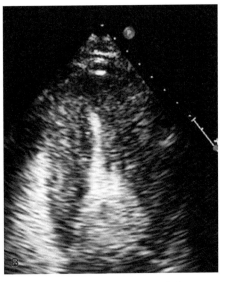

图7.9 心尖肥厚型心肌病给予造影剂之前（A）和之后（B）的图像。详见文中描述

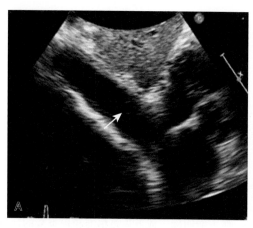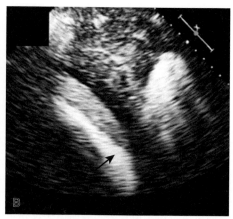

图7.10　腹主动脉给予造影剂之前（A，箭头）和之后（B）的图像。可见真腔造影增强信号（B，黑色箭头）与假腔相比显示更强

第五节　负荷超声心动图和造影剂

应用负荷超声心动图（SE）检测节段性收缩运动障碍，依赖能否充分观察到左心室心内膜边界并且高度依赖有丰富经验的医生目测（定性）评估。在"前造影剂时代"，高达30%的负荷超声心动图检查图像质量较差。超声造影剂的出现及应用于左心室心腔内显影（LVO），增强了心内膜边界清晰度（EBD）和评估心肌灌注，提高了负荷超声心动图的可行性、可重复性和准确性。2008年，美国超声心动图学会指南推荐超声造影剂，可用于在任意一个切面上不能充分观察到两个或以上心内膜节段，并导致图像质量不能达到最佳效果时，常见于行负荷超声心动图成像困难的患者。使用超声造影剂达到LVO目的的必要性已被其他学会所认可，包括学会间认可委员会（IAC）超声心动图分会和国际超声造影剂学会（ICUS）。美国食品药品监督管理局（FDA）已经批准两种超声造影剂的使用，二者均含有微量全氟化碳（PFC），适应证为不能达到最佳基线图像标准的患者，可用于EBD和LVO；于1998年获批的Optison（GE医疗中心，普林斯顿市，新泽西州）和于2001年获批的Definity（Lantheus影像中心，北比尔里卡市，马塞诸塞州）。一个超声心动图检查室如果要实施高质量造影负荷超声心动图（例如LVO以及可能进行的灌注成像）需要恰当培训和多名专业人员的合作并通常会组成一个团队，其中包括超声技师、护士和临床医师。为了提高节段性室壁运动的评价效果而使用造影剂以明确心内膜边界是当前所有的超声心动图检查室的重要手段。尽管心脏病学专科机构的相关研究和发展及支持已超过25年，但是对比增强超声心动图尚未成为评估心肌灌注的常规方法，而是作为一种辅助手段来

检测缺血和梗死心肌以及评估节段性室壁运动。有关此种的分析方法仍是未被批准的适应证。

造影负荷超声心动图：方法学和解释方法

方法学

选择负荷试验的最优方式需要根据患者每个人的特点进行个体化选择。每种负荷方法通过不同的作用机制产生负荷作用。运动负荷通过内皮依赖性和远端冠状动脉阻力血管血流介导的冠状动脉扩张增加血流。多巴酚丁胺通过增加心率从而引起心肌氧需求量增加产生负荷作用。血管扩张药物（腺苷或类伽腺苷）负荷则增加了冠状动脉血流。通过食管调搏的方法则增快了心率和收缩情况，因此增加了心肌氧需求量。不仅如此，超声造影剂和经优化后独一无二的超声脉冲发射和接受系统带来的共同进步和革新，使得现在的造影检查结果可靠、信号强劲并且时间持久。如今，应用LVO获取极好的图像已经成为可能，并且可以实时评估心肌灌注。通过调整超声仪器设置可以优化LVO或灌注检查的图像质量，包括恰当放置聚焦区域（通常位于二尖瓣水平，或移动至特定的感兴趣区），调整机械指数（MI）和控制造影剂给药速度。图7.11展示了1例图像经最优化调整后的关键点。一份极佳的参考文献目前已经出版，其详细阐述了当前对于LVO和灌注成像二者的最优化造影图像设定方法，通过将MI设定为0.2左右并且将超声造影剂以慢速团注和冲水技术（"手动注入法"），促进了超声造影时同时获取极佳效果的LVO和灌注信息的能力。

实时极低MI成像技术（<0.2）可以保证实时成像的帧频（20～30Hz），从而可以同时评估室壁运动

和灌注情况，尤其是当允许增强左心室腔和心肌内微泡的检测能力时。应用实时低机械指数心肌声学造影（MCE）评价灌注的基本观点主要依靠短暂（3～10帧）高MI"闪烁"产生的瞬时微泡破裂信号，然后定性或定量评价微泡逐渐再灌注至心肌微血管中的情况（再灌注过程大概观察10～15个心动周期）。心肌灌注异常通常由于冠状动脉血流储备受限所致并可能导致心肌收缩力降低。在框7.1中详尽阐述了LVO和灌注成像联合

不同SE推荐流程，也可参考现有指南中的推荐流程。

解释方法

数字化LVO联合SE的图像通常以四格分屏幕的模式进行观察；对于多巴酚丁胺SE而言，应以四格分屏幕的模式展示基线/静息、低剂量、峰值前剂量和峰值剂量的图像，4个心尖切面（四腔切面、两腔切面、长轴切面、短轴切面）的每一个切面也应观察到；对于运动SE而言，应以两格分屏幕的模式展示静息/静息和运动负荷后立即获取到的图像，4个心尖切面的每一个切面也应观察到。对于血管扩张剂SE而言，其图像也可以用四格分屏幕的模式来显示，并且按照预先设定的时间从给予负荷药物开始所有阶段均应采集图像 [例如，基线/静息，给予血管扩张剂后（团注类伽腺苷或滴注腺苷）0～2min，2～4min和4～6min]。食管调搏方式则不太常用，但是当实施时通常显示三个阶段且每个阶段持续2min的图像 [基线，70%，和85%年龄预测的最大心率（APMHR），包括4个心尖切面的每一个切面，其中一个分屏幕为空白]。

室壁运动，室壁运动积分（WMSI）和心肌声学造影的评估通常应用美国超声心动图学会左心室17节段模型划分标准与左心室各节段灌注对应的冠状动脉覆盖范围。正常静息状态下造影剂的心肌再灌注过程应该在4～5个心动周期内完成，然而在负荷成像时再灌注过程应该在2个心动周期内完成。目测造影增强信号的

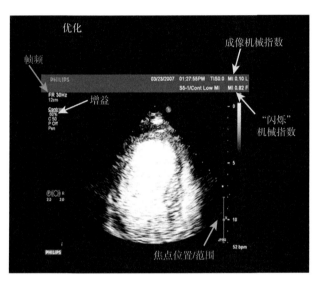

图7.11 展示了1例心肌声学造影（MCE）检查中调整最优化图像的关键点

框7.1 造影超声心动图联合不同负荷超声心动图（SE）的推荐流程

1. 评估造影剂的禁忌证，检查过敏等情况

2. 建立静脉通路

3. 准备需要输注造影剂，每份造影剂以经稀释后团注的方式输入（取1支10ml注射器将造影剂稀释至9ml生理盐水中，并且将输注速率调整至0.5～1.0ml/s，必要时用生理盐水缓慢冲管）或者应用输液泵持续输注造影剂（将造影剂稀释至50ml盐水中，并且将输注速率调整至150～200ml/h，必要时提高输注速率）

4. 优化造影剂特定成像模式，包括低机械指数（MI<0.2）；调整聚焦位置位于远场二尖瓣水平上；并且优化时间增益补偿（TGC）及增益

5. 获取静息状态下LVO图像后获取静息状态下灌注图像

6. 推荐的造影剂给药方式和负荷超声心动图联合LVO/灌注图像获取方式

· 跑步机运动负荷：当患者在跑步机上跑步时，在运动终止前20～30s输注造影剂（如果使用团注法）。将患者转移至检查床上，并且在峰负荷灌注闪烁成像后立即获取运动负荷后的图像（心尖切面，然后是胸骨旁切面）

· 踏车运动负荷：在达到峰负荷阶段时输注造影剂（如果该阶段为2min，则在开始时输注；如果该阶段为3min，则在1min后开始输注）如果应用滴注造影剂的方式则应持续滴注。持续蹬踏自行车并且在峰负荷灌注闪烁成像后立即获取运动负荷后的图像（心尖切面，然后是胸骨旁切面）

· 多巴酚丁胺药物负荷：起始以5μg/（kg·min）的速度输注，注射阿托品（≤2mg）后以3min为一个阶段将剂量增加至10μg、20μg、30μg和40μg。应用Y连接管和三通连接管时造影剂可经多巴酚丁胺通路注射，或者如果选择滴注造影剂，则应持续滴注。在峰负荷灌注闪烁成像后获取低剂量峰负荷前图像

· 腺苷：以140μg/（kg·min）的速率输注6min。造影剂可经三通连接管注射；或者如果选择滴注造影剂，则应持续滴注。输注腺苷3min后获取LVO和灌注闪烁图像

· 类伽腺苷：经静脉通路以团注式注射5ml（400μg）。造影剂可经三通连接管注射；或者选择滴注造影剂，则应持续滴注。团注类伽腺苷后0～2min、2～4min和4～6min时获取LVO和灌注闪烁图像

7. 对于恢复期图像，输注更多造影或者调整滴注速率以保持整个流程中造影图像的一致性

减弱，如果发生在基线/静息阶段闪烁消耗造影剂4s后和发生在负荷阶段闪烁消耗造影剂2s后，则定义为造影灌注成像缺损（异常灌注比正常灌注）。与心肌声学造影类似的是核素心肌灌注显像，通过对比静息和负荷状态下灌注的不同来确定缺损表现是"固定性"亦或

是"可逆性"。因此，异常灌注被分为可逆性缺损（灌注缺损情况在负荷状态下诱发出但在静息状态下未出现）；固定性缺损（灌注缺损在静息状态和负荷状态下均出现）；或混合性缺损（在不同区域，可逆性和固定性缺损同时出现）。图7.12和图7.13，展示了1例分别

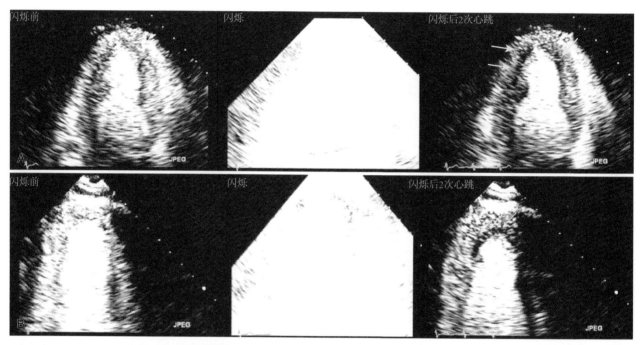

图7.12 69岁男性患者，应用血管扩张剂类伽腺苷进行负荷超声心动图检查。A.心尖四腔切面显示类伽腺苷峰负荷时超声造影剂闪烁消耗后2个心动周期后可观察到后间隔心尖段和侧壁（箭头）心内膜下灌注缺损；B.心尖两腔切面显示了心内膜下灌注缺损范围延伸至下壁心尖段（箭头），尽管由于声学阴影的阻挡清晰观察到前壁中间段至基底段。冠脉造影显示前降支存在70%的狭窄

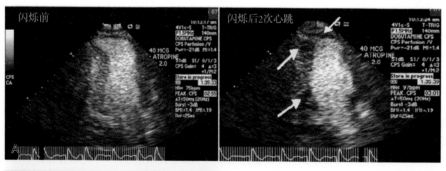

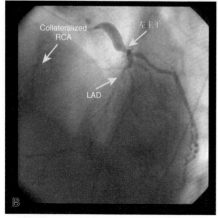

图7.13 57岁男性患者，因胸痛和气短行术前多巴酚丁胺负荷超声心动图。A.心尖两腔切面显示多巴酚丁胺峰负荷时超声造影剂闪烁消耗后2个心动周期后可观察到前壁和下壁灌注缺损（箭头）；B.第二天的冠脉造影显示重度多支血管CAD［左主干50%狭窄，左前降支（LAD）90%狭窄，并且右冠状动脉（RCA）近端100%狭窄；箭头所示］

由类伽腺苷和多巴酚丁胺负荷超声心动图检测出的灌注缺损。

MCE定量分析根据心肌血流量（MBF）理论并且可以间接但准确地依照时间-密度再灌注曲线计算，该曲线符合单指数函数表现，Y=A（1-e^{-βτ}），β代表造影信号密度增加速度（微泡速度），A代表动态图像中信号峰平台密度（心肌血流容积）。A×β的乘积代表心肌血流量（MBF）指数。可以在负荷/静息状态下获得血流储备的有价值信息。

左心室心腔声学造影负荷超声心动图

诊断效力

应用不同的全氟化碳造影剂均可以提高负荷超声心动图（SE）检测冠状动脉性疾病的可重复性、敏感性、特异性和准确性。表7.4中总结了有关在SE中应用造影剂行LVO检查与冠脉造影相比可以增加额外获益的已发表的关键文章。

预后价值

对于应用造影剂以增强SE预测总心脏事件的价值已做相关评价。在一项纳入了893名已知或怀疑CAD患者，观察平均随访15个月后，WMSI＞1.5分的SE阳性患者在随访中发生心脏事件的可能性查出2.5倍（HR 2.48；P＜0.001）。

成本效益比

在Kurt及其团体的一项研究中LVO的获益得到了独一无二的量化分析，该研究表明了在所有的患者中有10%改变了药物管理策略，并且防止了33%的患者进行额外的诊断性检查手段。对于重症监护室住院的患者应用造影剂具有极重要的作用，每名患者在此类患者中的成本获益分析显示可以显著节约$122。在一项纳入16 052名患者的大型队列研究中，23%的患者接受了造影检查，接受重复检查的校正概率比为0.38（95% CI：0.29～0.47）；未接受造影检查的患者（16%）在

21d内进行了额外检查。另一项研究评价了135名拟行冠脉造影的患者进行药物和（或）运动负荷超声心动图联合LVO检查的成本效益比，研究表明在14%的患者中LVO可以带来净获益并与静息状态的图像质量无关。负荷超声心动图的敏感性从80%提高至91%（P=0.03），然而并未观察到特异性有显著性提高（从72%～77%，P=0.25）。因此，我们不出所料的观察到在负荷超声心动图检查时应用LVO可以产生更佳的成本效益，并且对于具有相同临床适应证的患者可以更好地干预其临床实践流程，最终估计约能将节约的成本增加至$238。

有关心肌声学造影负荷超声心动图的超声造影剂用药说明

诊断效力

多项Meta分析评估了MCE对于定性和定量检测灌注异常的诊断准确性。对于MCE定性分析（目测）而言，报道称单光子发射计算机断层显像（SPECT）和多巴酚丁胺SE相比，不管是在静息还是运动与药物SE情况下，对于检测心肌灌注异常的敏感度和特异度均为非劣性效应。MCE除了可以确定患者是否患有CAD之外，与SPECT相比，通过逐个灌注区域分析、逐个节段分析或逐个患者分析，MCE还能对于灌注缺损进行定位。表7.5中总结了对比SE MCE和SPECT的代表性研究结果。另外，大量有关负荷MCE的研究通过使用冠脉造影作为金标准来评价CAD表现和严重程度（表7.6），敏感度在64%～97%，特异度在51%～100%。最后，对于3D MCE在SE中评估心肌灌注的可行性已在多项研究中予以证实。

对于MCE定量分析而言，一项Meta分析表明对于MBF储备速率（β）和MBF储备量（Aβ乘积）存在混合性敏感度和特异度［敏感度分别为81%（95%CI：76%～85）和77%（95%CI：73%～80%）；特异度

表7.4　造影负荷超声心动图的诊断准确性（左心室心腔造影）

研究名称	SE类型	冠脉造影截点	行声学造影的受试者数目	未行声学造影的受试者数目	敏感度（%）	特异度（%）
Dolan等，2001年	多巴酚丁胺	≥70%	117例图像质量差的患者接受声学造影检查	112例图像质量好的患者	78vs70	76vs82
Moir等，2004年	双嘧达莫+运动负荷	≥50%	85	85例同等条件患者	74vs86	81vs81
Plana等，2008年	多巴酚丁胺	≥70%	101	101例同等条件患者	80vs75	55vs51
Dolan等，2009年	多巴酚丁胺	＞50%	4011例图像质量差的患者	1923例图像最优化的患者	81vs73	NA

表 7.5	应用 FDA 批准的造影剂和低机械指数成像技术的心肌声学造影负荷超声心动图和单光子发射计算机断层显像技术对于检测疑患冠状动脉性疾病的冠状动脉明显狭窄患者的一致性

研究名称	患者总数	造影剂	SE 类型	一致性%（Kappa）		
				患者基础	灌注区域基础	节段基础
Shimoni 等，2001 年	101	Optison	跑步机	76（0.50）	76%～89%（NA）	92（0.32）
Olszowska 等，2003 年	44	Optison	多巴酚丁胺	NA	73%～91%（0.4～0.8）	89（0.81）
Xie 等，2007 年	40	Definity	腺苷	NA	88%（0.67）	NA
Tsutsui 等，2005 年	36	Definity	双嘧达莫	75%（0.50）	85%（0.610）	NA
Lipiec 等，2008 年	103	Optison	双嘧达莫	81.6%（0.482）	72.8%～89.3%（0.459～0.642）	NA
Oraby 等，2002 年	42	Optison	双嘧达莫	74.5%（0.51）	69%～91%（0.37～0.72）	80%（0.46）

表 7.6	已选出的临床研究证据（纳入人数＞50 例患者）有关使用 FDA 批准的造影剂评估负荷超声心动图时的心肌灌注

研究名称	SE 类型	病人总数	使用造影剂的受试者人数	参照截点	CAD 患病率	准确性	敏感度	特异度
Porter 等，2001 年	多巴酚丁胺	117（40 已行 CA）	Definity（19）Optison（98）	CA ＞50%（26%）	30	MCE 83% WM 72%	NA	NA
Elhendy 等，2004 年	多巴酚丁胺	1318（179 已行 CA）	Definity（30）Optison（140）	CA ≥50%（75%）	127	NA	MCE 91% WM 70%	MCE 51% WM 74%
Moir 等，2004 年	运动 - 双嘧达莫	85	Definity（85）	CA ≥50%（51%）	42	NA	WM 74% MCE 和 WM 91%	WM 81% MCE 和 WM 70%
Tsutsui 等，2005 年	多巴酚丁胺	2498（249 已行 CA）	Definity（35%）Optison（65%）	CA ＞50%（72%）	180	MCE 84% WM 66%	MCE 96% WM 64%	MCE 51% WM 72%
Elhendy 等，2005 年	多巴酚丁胺	128*	Definity（41）Optison（87）	CA ≥50%（79%）	101	MCE 81%	MCE 89%	MCE 52%
Moir 等，2005 年	运动 - 双嘧达莫	90	Definity（90）	CA ≥50%（53%）	48	NA	定性 MCE 93% 定量 MCE 88%	定性 MCE 65% 定量 MCE 52%
Elhendy 等，2006 年	多巴酚丁胺	64	Definity（26）Optison（38）	CA ≥70%（77%）	49	MCE** 77%	MCE** 74%	MCE* 79%
Abdelmoneim 等，2010 年	腺苷	91	Definity（91）	SPECT（46%）	42	NA	MCE 比 SPECT 88% WM 比 SPECT 62%	MCE 比 SPECT 85% WM 比 SPECT 96%

CA. 冠脉造影；CAD. 冠状动脉性疾病；MCE. 心肌声学造影；NA. 无效；SPECT. 单光子发射计算机断层显像；* 全部为糖尿病患者；** 全部为冠脉搭桥患者

分别为80%（95%CI：75% ～ 84%）和81%（95%CI：77% ～ 84%）]。然后，尚未有大规模多中心的研究实施以证明这些小规模单中心研究的重要发现。

预后作用

已有多项应用不同负荷药物（包括多巴酚丁胺和双嘧达莫）的研究证实，在SE中联合心肌灌注显像的预后价值。最近，腺苷SE联合定量MCE在左心室功能正常的确诊或疑诊CAD患者中作为独立于室壁运动和定性分析MCE的预后因素作用 [MBF储备量 HR=8.1（95%CI：3% ～ 21%；$P < 0.001$）和 β 储备量 HR=16.5（95%CI：5.5% ～ 49%；$P < 0.001$）]。

总结

根据现有发表的论著、综述和指南等数据，在负荷超声心动图不能达到最佳图像标准的患者中应用超声造影剂已被认可为标准的超声心动图临床实践中重要的组成部分，并且得到多家专业学会众多超声医师的支持。当具有行LVO的适应证时，造影增强效果能明显增加检查的可行性和操作性、解读图像的信心和成本效益比。对于超声造影剂使用说明的心肌灌注显像也具有相同的积极作用。此项技术与其他无创性影像学检查相比（或者优于），最大的优势在于已表明的安全性和造影SE带来的获益，无放射性暴露或额外花费。

第六节　颈动脉造影增强成像

颈动脉超声的临床应用

颈动脉超声是一项经过时间检验的成熟技术，无论是对有高危卒中风险，或是已经罹患短暂脑缺血发作或是卒中的患者，都有一定程度的评估作用。卒中是患者致残和致死的重要原因之一，并且大部分卒中患者为原发性缺血发作。多普勒超声显像技术可用于检测颈动脉粥样硬化并且可以评估狭窄程度。所获信息可以用于颈动脉内膜剥脱术患者的筛选。目前指南表明颈动脉内膜剥脱术对于既往非致残性缺血性卒中发作或短暂性脑缺血性症状发作中低危手术风险患者和同侧颈内动脉狭窄＞70%的中低危手术风险患者是明显获益的，对于高度狭窄的无症状性心血管疾病患者是可能获益的。对于50% ～ 69%狭窄的患者也存在获益，但是需要评估减小的获益风险比和个体化管理决策。颈动脉超声可以作为一种危险分层方法以区分颈动脉斑块稳定的患者和不稳定的患者；也可以作为颈动脉内膜剥脱术患者的进一步筛选手段。

另外，颈动脉超声也可以用于改善心血管危险分层。颈动脉作为浅表外周血管使得超声可以容易获取其影像资料。因为颈动脉粥样硬化与其他血管床（例如冠状动脉）的粥样硬化之间具有密不可分的关系，所以颈动脉超声可用于评估心血管事件的总危险程度。已有颈动脉斑块的患者也有较高风险发现冠状动脉斑块。

颈动脉造影增强超声的方法学

颈动脉造影增强超声（CEUS）作为颈动脉超声的一类高级检查手段，通过经静脉内给予微泡造影剂得以实现。通常来说，微泡造影剂表面为脂质或蛋白外壳并且内部充填惰性气体。表7.7列出了目前市面上已有的微泡造影剂。除了上述的造影剂之外，还有其他造影剂进行了活体外或活体内研究应用，但是这些试验性造影剂的探讨并未在此章节中涉及。微泡造影剂在患者知情同意后经静脉通路给药。微泡造影剂已获准注册用于评估组织灌注和心内膜边界增强显像。但是尚未有某种造影剂专门注册用于颈动脉成像。然而，欧洲医学和生物学学会联合会公布的指南推荐应用CEUS以鉴别颈动脉完全闭塞和颈动脉重度狭窄的残余血流、增强对于技术性难以评估的颈动脉的管腔勾画效果、并且可以观察颈动脉斑块内新生血管形成。一般来讲，超声成像系统应配有发射频率在3 ～ 9MHz的线阵探头。大多数临床使用超声系统拥有特殊的造影成像模式，可以产生低机械指数的超声波以防止破坏微泡造影剂。由于注射的微泡足够小（5 ～ 10μm）如同红细胞一样，所以可以通过心血管系统并且可以通过肺循环系统。血管腔内的微泡可以反射超声波并完全可以作为血管内示踪剂。不

表7.7　市面上可用的超声微泡造影剂

商品名	生产商	外壳	气体
Definity	Lantheus医学影像中心（北比尔里卡市，马塞诸塞州）	戊烷	全氟丙烷
Optison	GE医疗中心（小查尔芬特，英国）	白蛋白	全氟丙烷
Sonazoid	GE医疗中心	脂质	全氟化碳
SonoVue	Bracco（米兰，意大利）	脂质	六氟化硫

同于其他成像技术中的造影剂（例如计算机断层扫描和磁共振成像），微泡造影剂不会离开脉管系统或弥散到间质组织中。微泡的外壳经由体内网状内皮系统清除，而外壳内的惰性气体则呼出体外。微泡可以以团注方式给药，所以可以在几分钟内获取到高质量超声图像。此外，造影剂可以通过微量泵系统持续给药，从而产生更稳定的血管腔显影。多项Meta分析已表明经静脉注射微泡造影剂是安全的，并且大部分患者未见不良反应发生。这些研究均已表明不良反应的发生非常罕见，并且严重不良反应的发生更是极为罕见（例如过敏反应）。此外，颈动脉CEUS与其他成像方式相比在评估颈动脉粥样硬化上具有多项优势，现已总结在表7.8中。CEUS是一项相对低成本、可重复性强的技术，并且具有较高的空间和时间分辨率。CEUS的主要优势在于此项技术无电离辐射，因此可用于多次随访观察。

斑块的检测

颈动脉超声已作为一项广泛认可的方法用于评估心血管系统风险。其对于颈动脉内中膜厚度（CIMT）和颈动脉斑块的评估快速且重复性强。最近一项Meta分析表明CIMT可作为心血管终点事件的一个预测因子，包括卒中和心肌梗死。然而，超声测量的CIMT产生的预后价值增加是有限的，并且在传统风险预测模型中增加CIMT并不会在统计学上显著增加这些模型的预测作用。因此，目前来说在传统风险预测模型中增加CIMT并无多少临床价值。多项研究均表明由颈动脉斑块的出现产生的预后预测价值的确可以改变传统风险预测模型中的危险分层。最新数据表明颈动脉CEUS可以提高粥样硬化斑块的检出率，尤其是对于低回声斑块的检出作用尤为突出，因为微泡造影剂可以增强血管腔与血管壁边界之间的勾画效果。图7.14展示了1例应用CEUS增强颈动脉斑块的检出作用。

多普勒信号的增强

颈动脉CEUS技术也可以对于未达到最优化效果的颈动脉多普勒非造影增强检查中，增强患者的多普勒信号。先前，Droste和Ferrer各自团队的研究结果均已表明CEUS对于检测颈动脉闭塞和评估颈动脉狭窄程度作用显著。颈动脉CEUS的发现与数字减影血管造影术和手术的结果具有高度一致性，尤其是对于图像质量较差未行造影增强检查的患者。

表7.8	有关颈动脉易损斑块的多种影像学评估方法					
影像学方法	空间分辨率	时间分辨率	软组织对比效果	斑块形态	血管滋养血管成像效果	电离辐射
CEUS	μm	ms	++	++	+	−
CT	mm³	ms	+	+++	-	+
MRI	mm³	s	++	++	+	−

−：效果较差；+：效果尚可；++：效果较好；+++：效果极好；CEUS.造影增强超声；CT.计算机断层扫描；MRI.磁共振成像

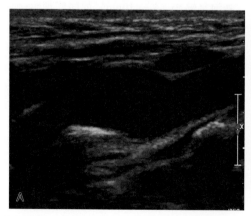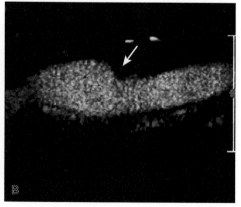

图7.14　应用造影增强超声检出粥样硬化斑块。停帧时右颈动脉的二维（A）和造影增强（B）超声图像。当造影增强成像停帧时可见一粥样硬化斑块，其位于颈动脉窦部和颈外动脉近端（白色箭头）

斑块易损性的评估

"易损性斑块"是指粥样硬化斑块具有较高的破裂风险，从而可能引起急性血管事件，例如短暂性脑缺血发作或卒中。组织病理学对于易损斑块的定义为斑块病变中含有坏死核心和薄层纤维帽，且包括巨噬细胞和淋巴细胞浸润等炎症反应征象。Hellings 及其团队的最近一项研究表明斑块内新生血管形成和斑块内出血是斑块易损性更为重要的预测因子，还是随访过程中不良血管事件的强预测因素。

颈动脉 CEUS 可以用于准确评估斑块表面溃疡和斑块内新生血管形成。从而可以提供颈动脉斑块易损性独一无二的信息和评估动脉粥样病变破裂的风险，这种易损斑块和破裂病变均可导致临床事件发生。

粥样硬化斑块的形态学特征是斑块易损性的重要标志之一。先前的研究已表明不规则或溃疡形成的斑块是易发生血管事件的高危险因素之一。Kate 及其团队的研究最近表明 CEUS 对于评估斑块表面不规则形态

或溃疡形成是一种较为适合的方法。此项研究将计算机断层扫描（CT）作为对照。CEUS 与彩色多普勒超声（CDUS）相比对于评估颈动脉斑块溃疡形成具有更高的敏感度和诊断准确性。CEUS 与 CDUS 相比对于评估颈动脉斑块溃疡形成可以减小观察者间和观察者内的差异性。图 7.15 中展示了 1 例应用标准超声、CEUS 和 CT 评估同一名患者的颈动脉斑块和其表面形成的小溃疡。

可用 CEUS 评估的斑块内新生血管形成的出现是有关斑块易损性的另一种预测因素。血管滋养血管是给大动脉和静脉管壁供血的微小血管。在低氧、炎症、毒物等多种刺激物的影响下，粥样硬化斑块逐渐形成，随后血管滋养血管开始向其内部浸润。这些斑块内微小血管通常脆性较大，故而可导致斑块内基质渗出或破裂，从而引起斑块内出血和斑块生长。CEUS 可用于活体内斑块内新生血管形成的动态评估。静脉给予微泡造影剂后，可以观察到微泡通过微血管进入到斑块内。由 CEUS 评估的斑块内新生血管形成可通过目测计算三点

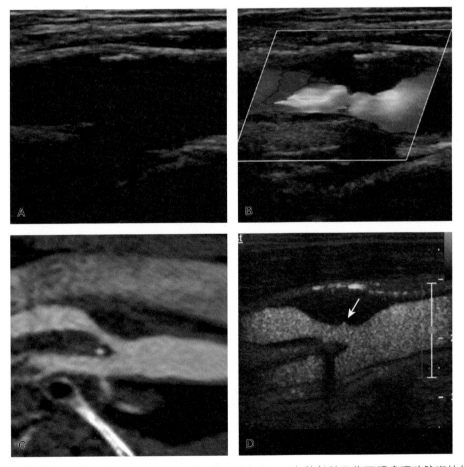

图 7.15　造影增强超声（CEUS）和计算机断层扫描血管造影术（CTA）的长轴图像可明确颈动脉斑块的溃疡形成。图 7.14 中在该切面上也展现了同样的成像技术。在颈动脉近场管壁上可见一低回声斑块，但是在二维超声模式下斑块的范围完全不能观察到（A）。彩色多普勒成像技术（B）增强了斑块大小的可视性，但是不能确定溃疡形成。CEUS（D）显示了一个在彩色多普勒或 CTA（C）成像时并未观察到的小溃疡（约 1mm×2mm）（箭头）

积分而得，但是研究中更倾向于进行定量评估斑块内新生血管形成（图7.16）。目前已有8项研究对于160名行颈动脉内膜剥脱术的患者术前颈动脉CEUS的结果与术中采集到的斑块内新生血管形成的组织病理学标本结果进行对比。这些研究结果已在表7.9中予以总结；所有研究均表明CEUS的发现结果与组织病理学评估的斑块内新生血管形成的结果之间呈正相关。

颈动脉造影增强超声的局限性

颈动脉CEUS的一个潜在局限性在于血管壁远端以下可能会出现假性增强现象。假性增强现象可能对于斑块内新生血管形成不恰当判读。因此，这种伪像的出现可能会导致假阳性结果。新研发的超声波脉冲序列可以防止此类伪像的出现。

未来展望

目前用于颈动脉CEUS的探头仅为二维成像，只能在单一平面进行颈动脉斑块、斑块形态学和斑块内新生血管的检测。因此可能会限制颈动脉CEUS的诊断准确性，所以可以通过进行短轴切面扫查优化结果。目前，超声仪器的各个生产商正进行三维矩阵超声探头的研发。

用于CEUS成像的微泡经过改良后可用于分子成像技术。分子成像技术的关键一步在于选取合适的分子靶

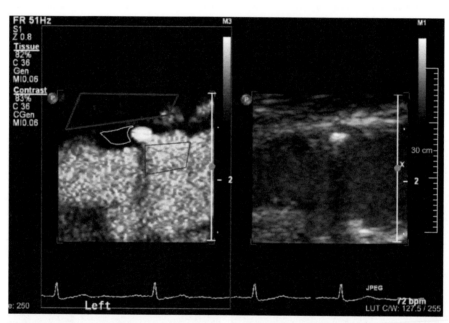

图7.16　某定制开发软件。首先，需要确定时帧间隔。其次，手动描绘三块感兴趣区域：①粥样硬化斑块；②管腔；③背景。最后需要进行动态补偿

表 7.9	颈动脉 CEUS 发现结果和斑块内新生血管形成的组织标本之间的关系		
年份	作者	含组织学结果的患者数	组织学发现结果
2007	Vicenzini 等	1	组织学证实CEUS发现结果
2007	Shah 等	17	CEUS与组织学之间Spearman秩相关系数为0.68
2008	Coli 等	17	CEUS与组织学之间相关程度较好
2009	Giannoni 等	9	组织学和CEUS的造影增强表现均证实在所有有症状性斑块中存在新生血管形成
2011	Shalhoub 等	29	晚期CEUS与免疫阳性的CD68之间具有显著的相关性（$r=0.466$；$P=0.011$）
2011	Hoogi 等	22	CEUS与组织病理学对于斑块内新生血管形成的发现具有良好的相关性（$r^2=0.09$；$P<0.01$）
2013	Vavunarakis 等	14	对于稳定性斑块CEUS显示的斑块内亮度增加与微小血管密度之间具有显著的相关性（$r=0.800$；$P=0.031$）
2013	Varetto 等	51	病变中如果有更多造影剂摄取则有更多新生毛细血管形成

标。分子造影剂常由配体和造影成分组合而成。配体常是某种分子组分，例如抗体、抗体片段、缩氨酸或低聚糖，配体通常具有和某种分子靶标结合的特殊能力。其功能是可以跟随造影成分到达感兴趣部位。造影成分除了可以同配体之间结合外，还可以由某种运载体运输，例如胶束、纳米粒或微泡。因为微泡造影剂严格意义上讲也是一种血管内药物，所以选取例如血管内皮源性生长因子（VEGF）作为分子靶标是合理的。最近，首次应用 VEGF 标记的微泡用于评价前列腺癌的人体研究已经发表。

微泡造影剂令人感兴趣的应用前景不仅可用于成像技术方面，甚至可以用于运输药物方面。先前多项试验性研究均表明微泡可以装载某些药物成分。装载后的微泡可以经静脉注射，并且到达靶器官时用超声仪器的强大声能可以实现微泡破裂。高机械指数的脉冲序列可以破坏掉微泡，从而药物能够运输到预期的靶器官内（多项动物实验表明组装并转运内含药物或 RNA 或 DNA 的微泡用于靶基因治疗方法是可行的）。

总结

颈动脉 CEUS 可以更好地描绘血管腔和血管壁边界，从而可以提高粥样硬化斑块的检出能力和更好地确定斑块表面不规则形态和溃疡形成。CEUS 可以用于斑块内新生血管形成的评估和定量分析。通过这种方式，颈动脉 CEUS 有助于进行患者的危险分层，也可帮助筛选拟行颈动脉手术的患者，尤其是对颈动脉中度狭窄患者作用尤为突出。

（刘博罕　译）

第8章

左心室收缩功能

第一节 左心室收缩功能：简介

左心室整体收缩功能的评估是大部分心血管疾病风险评估和管理的基石。最简单并且广泛应用的参数是左心室射血分数（EF）和局部室壁运动分析，但是在过去的十几年里，已开始应用应变等一些新的指标。

收缩功能评估的适应证

当怀疑患者有与心脏疾病相关的症状，尤其是心力衰竭（HF）症状时，超声心动图是一项常用的检查手段。尽管左心室功能不全的评估是临床决策风险评估的重要因素，但各项研究中射血分数的获取方法和截点值均不统一，且鲜有研究应用核心实验室数据（表8.1）。作为是否接受植入式心脏除颤器、心脏再同步化治疗以及反流性瓣膜病干预等治疗的重要参考依据，左心室射血分数的判定标准并未达到高度一致，所以采用EF作

表8.1	多中心研究心力衰竭患者不同射血分数的管理指导				
研究	干预	数字	技术	中心实验室	纳入标准
SOLVD，1991	依那普利	2569	超声心动图，RNV，LVgram	是	EF ≤ 35%
氢氯噻嗪，1991	依那普利 对比 氢氯噻嗪	804	超声心动图，RNV，LVgram	是	EF < 45%，LVEDD > 27mm/m² BSA
CIBIS，1994	比索洛尔	641	RNV，LVgram	否	EF ≤ 40%
US Carvedilol, 1996	卡维地洛	1094	超声心动图	是	EF ≤ 35%
MERIT-HF, 1999, 2000	大剂量美托洛尔	3991	不明确	否	EF ≤ 40%
CIBIS II, 1999	比索洛尔	2647	超声心动图，RNV，LVgram	否	EF ≤ 35%
Capricorn, 2001	卡维地洛	1959	超声心动图，RNV，LVgram	否	EF ≤ 40%, WMSI ≤ 1.3
卡维地洛，2001	卡维地洛	2289	不明确	否	EF<25%
BEST, 2001	布新洛尔	2708	RNV	否	EF<35%
MIRACLE-ICD, 2003	CRT/ICD	369	超声心动图	是	EF ≤ 35%
COMET, 2003	卡维地洛 对比 美托洛尔	1511	超声心动图，RNV	否	EF<35%
CHARM, 2003	坎地沙坦	2548	不明确	否	EF<40%
SCD-HeFT, 2005	ICD	3521	不明确	否	EF<35%
CARE-HF, 2005	CRT	813	超声心动图	是	EF ≤ 35%, LVEDD >30 mm/m 身高

BSA.体表面积；CRT.心脏再同步化治疗；EF.射血分数；ICD.置入式心脏除颤器；LVEDD.左心室舒张末内径；LVgram.左心室造影；RNV.放射性核素心室造影；WMSI.室壁运动积分指数

为确切的阈值似乎不太合理。

应用超声心动图检查没有症状的心力衰竭患者,可以发现 EF 的降低以及微小的心脏结构变化,从而将 A 期到 B 期心力衰竭的患者重新分类管理。处于亚临床阶段的心肌病患者,包括接受心脏毒性药物的化疗患者、携带阳性基因的心肌病患者、淀粉样变以及其他浸润性疾病,超声心动图不仅能够检出整体的功能障碍,还能够发现缺血性心脏病、结节病、心肌炎等亚临床疾病节段性的心功能不全。

最后,尽管实时分析左心室收缩功能对预后有重要的影响,但这种方法的临床应用仍不确定。对有心力衰竭症状、收缩功能不全合并左束支传导阻滞的患者进行心脏再同步化治疗前,无论患者心脏机械同步性如何,EF 的准确测定对患者的预后有重要意义,许多研究对心脏再同步化治疗患者反应性的预测真实性需要质疑。相反,临床中筛选植入式除颤器的患者比心脏再同步化治疗的患者更需要获得机械同步性参数,因为机械活动失同步的测量有利于我们更好地了解患者心律失常的风险。

射血分数的局限性

尽管 EF 这一指标广泛应用,但仍有很多不足(表 8.2)。比如,需要假定几何形态以及由于切向的断层平面所导致的错误等对左心室容积的准确测定产生更大影响。EF 是一个负荷依赖性指标,这就意味着,在不了解心脏前后负荷状态时,无法准确解读。反映收缩功能的理想指标应该包括以下特点:对收缩力变化非常灵敏、不受负荷状态、心脏大小和质量影响、操作简单安全,并且有临床证据支持,但目前缺乏这样完美的指标。在影像学研究中需要评价左心室收缩功能时,必须考虑到负荷因素的影响,这就要求在研究中必须同时测量血压(用于模拟中心压力)和下腔静脉的特征,方可在临床中评价收缩力。

射血分数同样也受心率的影响。心动过缓时,每搏量增加会导致 EF 值被高估。相反,心动过速时,每搏量下降会导致 EF 被低估。目前还没有方法弥补这一缺陷。因此解释 EF 这一指标时需考虑心率这一因素。

射血分数可反映左心室大小。在左心室肥厚的患者中,EF 并不能为临床医生提供可靠数据,因为它反映的是中层心肌的功能。此外,尽管 EF 值是反映左心室功能不全的指标,但检测中度心力衰竭的患者灵敏性稍差,可能是有一些证据显示 EF 值无法确定 EF45% 以上患者的风险分级。相对而言,应用整体长轴应变可以大大提高 EF > 35% 并且没有节段性室壁运动障碍的患者心功能评估的准确性。然而,由于 EF 的广泛应用,但获取参数的操作人员水平不一,这提示我们需要更加严格的质量控制,自动化及定量分析。

多模态时代左心室收缩功能评价工具的选择

目前有很多模型用于评价左心室收缩功能,了解每一种模型的基本特征可以帮助我们选择合适的方法(表 8.3)。这些特征包括空间、时间、对比分辨率;三维图像的获取与显示;重复性;观察者间与观察者内的差异。

超声心动图,心脏磁共振(CMR)和 CT 的空间分辨率为一至数毫米不等。此外,心脏核素显像的空间分辨率较差,近 1cm。空间分辨率较低的技术不适用于准确测量局部室壁运动障碍,室壁厚度和心腔内径。

超声心动图时间分辨率最高。通常,当评价心肌收缩率或者观察是否存在左心室机械运动失同步及程度时,时间分辨率这一因素尤为重要。这就成为应用较低空间分辨率的技术评价左心室同步性的基础,如三维超声心动图和单光子发射计算机断层摄影术。关于时间分辨率的另一方面往往被忽视,对于节律稳定患者,重复测量多个心动周期并取平均值非常重要,但超声心动图却无法实现,这是其劣势所在,也就是说超声仅能根据单个心动周期测量,这会造成采样误差的风险。

对比分辨率是准确区分左心室壁和心腔的能力。磁共振具有最好的对比分辨率。造影技术,如超声造影或心室造影可以提高基础技术的对比分辨率。这些技术可

表 8.2	射血分数的缺点	
问题	不准确的情况	解决方法
需要假设几何形态	左束支传导阻滞,广泛的室壁运动异常,偏心图像	三维超声心动图,不依赖几何形态的技术
负荷依赖性	后负荷急剧增加,二尖瓣反流	压力容积环,射血前指标
心率高或低	心内传导阻滞,心率过快(尤其房颤)	无
心内膜的缩短标志	左心室肥厚	心内膜中层缩短
细微变化不敏感	预后价值接近 EF50% 时	EF 不适于评估亚临床状态的心功能不全
专业性	EF 广泛使用	定量

表 8.3 选择正确的方法评估：各种检查方法的图像特点	技术	应用
高空间分辨率	CMR	左心室肥厚，浸润
高时间分辨率	组织多普勒，应变	左心室收缩同步性
高对比度分辨率	CMR，超声造影	左心室容积
高重复性	CMR，三维超声	连续的随访
细微变化敏感性高	应变	亚临床状态的心肌病

以准确测量左心室内径和容积。从对比分辨率和组织特点的角度出发，磁共振是最理想的技术。

超声心动图、CMR、CT 都可以获得三维图像。3D 图像最主要的优点是可以准确客观地依据左心室几何形态计算左心室容积，避免了将 3D 结构切割成二维图像时所产生的错误。在一般意义上讲，测量容积时，任何技术的 3D 图像是优于二维图像的，但对 EF 的准确度影响较小。后者准确因为通过比值获得 EF 时可以抵消容积测量误差。

重复性即准确性或者测试和（或）重测变异，指的是测量对象在不同检测间没有功能改变的情况下，能否重复获得相同的测量值。这一参数通常被忽视，但在患者随访中是十分重要的。很明显，重复性较低的技术不适用于患者随访，这就是二维图像所存在的问题，因为目前在切面中所提到的图像数据是在不同的时间内获得的。三维技术，如整体应变通常具有较好的重复性，因为该技术不依赖于容积因素。观察者间和观察者内的差异通常与图像质量有关。尽管通过适当的培训可以提高重复性，但经验不足的操作者仍青睐重复性较好的技术，从而获得高质量的图像。

获取左心室图像时综合考虑这几个图像技术方面的基本问题可以为获得较高质量图像提供一些方法。需要获得准确连续的图像时可选用三维图像，比如 CMR，三维超声心动图也是一个不错的选择。核素显像技术也可以达到此目的，但其对细小变化敏感性差。EF 不能反映轻微收缩功能受损。在这种情况下如长期接受细胞毒性药物化疗的患者，应变技术可以成为首选的检查方法。当需要精确测量 LV 容积或 EF，如决定心力衰竭患者是否行器械治疗，或者定量评估瓣膜病患者是否需要外科手术时，应该使用 3D 技术，比如 CMR 或三维超声心动图。明确是否有节段性室壁运动障碍时需要高分辨率技术，比如超声心动图或 CMR。无法清晰观察两个以上节段时应行造影超声心动图，然而图像不理想时应用超声造影的获益尚未证实，可能是有害的。

总结

尽管存在一些局限性，但量化 EF 值是心血管委员会所认可的。现代心脏病学的证据很大程度上基于这个简单的测量，因此它不太可能消失。目前在老龄化社会，心血管疾病无处不在，因此需要一项廉价的、广泛使用的检查方法，用于评估血流动力学。因此，超声心动图很可能依然是评价左心室功能的主要方法。

第二节　左心室收缩功能：基本原理

左心室功能解剖学

左心室是一个中空的肌性组织壳，在运动中，不到 100ms 的时间内，左心室既能在 200mmHg 的压力下射出 100ml 的血液，同时也能在不足 10mmHg 的压力下充盈等量的血液。更为奇妙的是，人们已经意识到，心肌细胞的基本收缩单位是肌节，后者仅能够缩短 13%，但实际上，心室在纵向和环向能够缩短近 20%，径向增厚更是超过 40%，使得心脏能够搏出舒张末期容积 60% 以上的血液。肌节如此小范围的收缩之所以能够转化成超过 60% 的射血分数，完全归功于心肌纤维自身极其特殊的排列方式——反织双螺旋。

在讨论实际解剖之前，首先考虑一种简单的替代模型，即心腔仅由环形肌纤维构成。已知肌节缩短率在 13% 左右的小范围内可产生最有效的收缩力，但如图 8.1 所示，如果想使心肌这种不可压缩的组织的横截面积缩小 60%，需要中层心肌纤维缩短约 15%（接近最佳肌节缩短长度）。但此时心外膜心肌仅缩短 7%，如此之小的缩短率并不能产生最大收缩力。同时在质量守恒的限制下，心内膜心肌纤维缩短率高达26%，这需要心肌纤维产生更多的无效皱褶，超出了肌节的缩短能力。因此，需要心肌纤维合理排列，使得每一个肌节产生最有效的收缩，才能在压力下完成射血过程。

实际上，如图8.2所示，左心室肌原纤维在心外膜呈左手螺旋排列，而心内膜呈右手螺旋排列，在中膜则为环形排列。这三层心肌之间并非是离散分布，而是从 +60° 到 –60° 的方向由心内膜到心外膜连续移行（相对于环形中层纤维）。尽管这样的结构有助于使肌节缩短更加标准化，但还需要其他更深层次的特征。心肌纤维必须按照肌束膜胶原纤维的走向离散排列，以便在收缩期可以内向倾斜，允许在更大的局部形变下，肌节仍能够保持最佳的缩短位置（图8.3）。

这种反织螺旋结构有助于心室扭转运动，并且在射血的同时将能量储存在间质和肌节的分子弹簧-Titin蛋白中。储存的能量可以在心室舒张期释放，有利于心脏

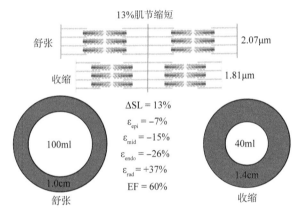

图8.1　图示射血60%时，肌节缩短（最佳缩短率约13%）以及径向和环向形变。肌纤维简单环形包绕会导致心外膜肌节的不完全缩短和心内膜心肌的缩短。△SL.肌节长度的改变；ε.心内膜、中间层、心外膜心肌的环向局部应变；rad.径向增厚；EF.射血分数

在低压状态下完成充盈。此外，左旋的心外膜纤维离左心室质心更远，与右旋的心内膜纤维相比更具有机械优势，能够使心尖部产生逆时针转位（标准短轴超声切面可观察），同时心底部产生顺时针转位，从而在静息时产生了13°～15°的扭转角。

左心室容积及其动态构型

左心室是一个复杂的椭球体结构，有一个长轴和两个短轴。尽管两个短轴长度相似，但并不完全相等；因为室间隔的曲率较低，间隔侧壁平面（水平）轴短于联合腱平面（垂直）轴。在收缩初期，心脏类似于球形，而收缩末期变为椭球形。收缩功能衰竭的心脏则更接近球形。右心室的病理状态同样影响左心室的几何形态；当右心室压力负荷过重时，室间隔至侧壁的内径将会缩短。根据Starling机制，扁平的室间隔对左心室局部收缩产生很大影响。

心动周期

心动周期本身就是最复杂的生理现象之一。它是指心脏电活动和机械活动之间相互作用，使各心腔序贯充盈和排空。如果以时间域的概念考虑，这种相互作用可视为连续的时间序列，如果以结构化的思维考虑，心动周期可视作单个心腔的压力-容积环。在本节中，我们仅将讨论范围限定于左心室的心动周期（图8.4）。

左心室收缩是由电脉冲引起的，正常的心动周期起始于室间隔基底部的除极波。一旦其到达"超高速公路"浦肯野纤维传导系统，可快速朝心尖方向除极，并在35ms内迅速扩散至整个心脏，最终到达左心室后壁基底部。已经除极的心肌也不是立即开始机械收缩，额外的10～15ms后，心肌纤维才开始缩短。因此，通常把舒张末期定义为Q波的最低点（R波起点），此时虽然大部分心肌已经处于电激活状态，但并未开始机械收

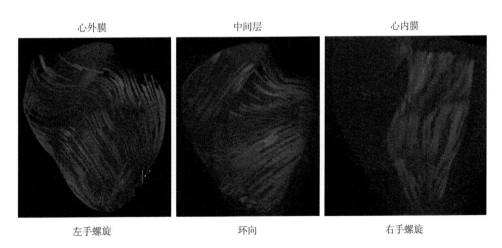

图8.2　心外膜、中间层、心内膜心肌肌原纤维的排列方向

缩。这一时间点通常先于二尖瓣关闭（通过多普勒、M 型超声心动图、心音描记可证实），然而，通过高时间分辨率超声观察，二尖瓣关闭实际上是一个过程而不是孤立的事件（时间点）。Q 波与二尖瓣瓣叶关闭之间的时间间隔称电-机械延迟。当出现宽 QRS 波时，Q 波波

峰或者 R 波起点先于收缩开始 > 100ms，此时将很难定义舒张末期。克服电-机械延迟的常用方法是将舒张末期定为二尖瓣关闭前的时间点。另一种定义舒张末期压力（与导管所测得压力相关性最大，同时也适用于超声心动图）的方法是左心室压力随时间变化（dP/dt）的导数达到前者最大值的 10%。但不管其定义如何，舒张末期总是对应左心室压力-容积（PV）环的右下角（图 8.5）。

虽然关于如何界定舒张末期的讨论可能过于学术，但评估左心室收缩功能时，无论是使用熟悉的左心室容积还是应变等新颖的参数，它都极为重要。随着二尖瓣（MV）的关闭，左心室压力开始升高并逐渐变为球形，最终主动脉瓣开放左心室射血。自二尖瓣关闭到主动脉瓣开放的间期称等容收缩期（IVCT），自心脏除极开始至主动脉瓣开放的间期称射血前时间（PEP），这段时间是电-机械延迟与射血前时间的总和。主动脉瓣开放期间发生了一些生理性事件：左心室逐渐变小并变回椭球形，同时压力上升速度变慢。LV dP/dt 几乎在主动脉瓣开放同时达到最大值（LV dP/dt max）。左心室射血时间（定义为主动脉瓣开放至关闭）分为典型的两部分，分别为快速射血期（早期）和减慢射血期（晚期）。在高后负荷和低收缩力的状态下，这两个时期的差别并不明显。有趣的是，大部分的血液射出时，LV 压力却

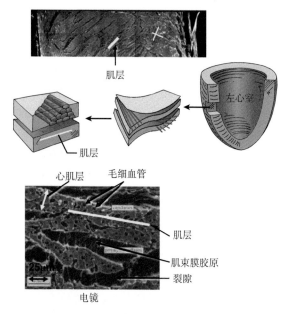

图 8.3　将心肌纤维进一步分层，在收缩期时各层纤维间存在相对滑动，使肌节缩短达到最佳效果

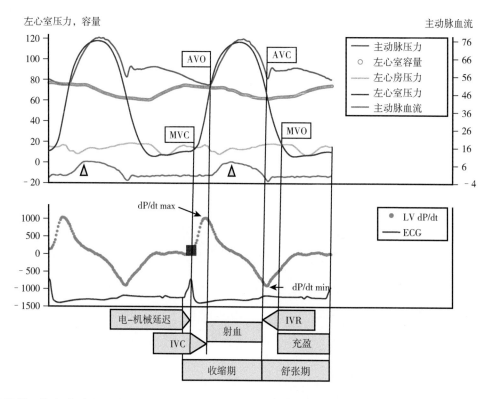

图 8.4　心动周期。从心动过速导致心肌病的狗中获得的血流动力学数据。详见正文。AVC（O）.主动脉关闭（开放）dP/dt.压力变化；IVC.等容收缩；IVR.等容舒张；MVC（O）.二尖瓣关闭（开放）。红线代表的是当 dP/dt 达到最大值的 10%。蓝箭头表示的是主动脉血流峰值是快速射血期（早期）和减慢射血期（晚期）的分界

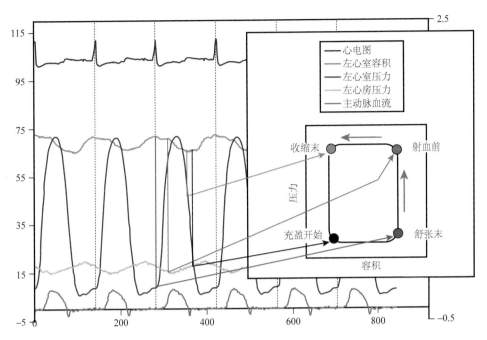

图8.5 该图描述了通过同时追踪压力和容积的变化，描记压力 - 容积环

相对恒定（图8.5）。在射血期接近结束时，压力才开始相对快速的下降。在压力 - 容积环中，左上角被定义为生理收缩末期（在数学概念中，这是最大的压力 - 容积比）。除了某些病理状态（例如二尖瓣反流）时，这一时间点通常先于主动脉瓣关闭 15 ~ 30ms，标志着主动松弛的开始。随着主动脉瓣关闭，压力下降速度迅速加快，导致 dP/dt 达到负峰值（dP/dt min），这是左心室主动松弛的标志（详见后文）。随后左心室压力进一步下降，但速度逐渐变缓，直至二尖瓣开放，标志着等容舒张期（IVRT）的结束。在IVRT，左心室压力下降趋势符合指数衰减曲线，以等容压力衰减时间常数为特征（详见后文）。随着二尖瓣的开放，持续松弛和早期左心室充盈相互作用，首先导致 LV 舒张压短期内迅速下降（伴随左心室容积增大以及瞬时的"负相"顺应性），左心室舒张压降到最低后，继之以一段较长时间的左心室压力连续增加，随后心房收缩，加强这一过程，随后二尖瓣关闭，左心室充盈期结束。

左心室做功的决定因素

LV 收缩功能的基础有两点，一是哈维提出的闭环系统内的血液连续循环原则，二是 Starling 机制，即心排血量由前负荷调节（如充盈量），使心脏作为一个电机工作。左心室做功的决定因素通常包括：前负荷、后负荷、收缩力（肌力）和舒张功能（松弛能力和腔室顺应性；见后文）。但是这些因素并不是完全独立的。

左心室前负荷是指肌节初长度，通过 Starling 机制影响左心室做功能力。因此，左心室前负荷的增加（到达心脏的血流量增加）可以导致肌节收缩力增加，进而使左心室压力升高、收缩力增强，做功增加。压力 - 容积环的面积可以定量每搏功。有两种方法可以使每搏功增加，其一是增加收缩压和舒张压之间的差值，其二是增加收缩和舒张容积的差值，这两种方法相互促进。因为我们无法测量肌节长度，所以常通过左心室舒张末容积来估计前负荷。也可以应用肺毛细血管楔压、左心房平均压、左心室舒张末压或者左心室平均舒张压作为替代，这些指标有很强的相关性但受不同的生理因素的影响。

左心室后负荷是指心脏射血时所遇到的阻力。后负荷在正常情况下是"有益的"，明白这一点非常重要，大部分的重要器官需要一定的血压来维持自身的自动调节血液供应系统。如果血压仅有 50mmHg，无论循环系统泵出多少升血液都不能为心、脑、肾脏等器官提供足够的氧气以维持其正常功能。感染性休克也可看作此种情况，即后负荷不足。但是，后负荷过高可以导致每搏量的减少，因为压力和血流量之间借由压力 - 容量环相互影响。后负荷可被分动态为静态两部分。静态部分是指毛细血管阻力，可以通过血管系统阻力方程获得，即平均收缩压和中心静脉压的差值与心排血量的比值。动态的部分反映了主动脉和大血管的弹性，是动脉压力和血流量之间的相互作用，只能通过复杂的计算获得。然而还有其他的方法可以在理论上代表这两部分的总和，即动脉弹性，计算公式是收缩末压与每搏量的比值。

我们已经知道左心室的压力、收缩力和做功能力由前负荷决定，前负荷增加时，上述能力增强。那么我们如何定义左心室收缩力？尽管有一些可行的方法，左心室收缩力潜在的最简单的定义是，前负荷如左心室舒张末容积每增加一单位，左心室力、能量或者做功增加的多少。实验已证实左心室做功参数与左心室舒张末期容积呈线性相关，其斜率代表了左心室收缩能力（图8.6）。当dP/dt最大值被用作感兴趣的参数时，其斜率称弹性导数（dE/dt）。当我们应用每搏功这一指标时，其全称应为前负荷补充每搏功。我们谈及左心室能量时，实际是指前负荷调整最大能量。理解这些复杂概念的另外一种方法是通过评价左心室收缩末压和容量之间的关系。简而言之，如果前负荷突然下降、血压肯定急剧下降，收缩末期容积减少，同时由于血压下降，后负荷也会突然降低。血压下降和收缩末期容积减少依然呈线性相关，其斜率代表了收缩弹性。值得注意的是，有其他几个密切相关的概念，如时间变化最大顺应性，我们将不会涉及，因为它们太过于复杂，即使在生理学领域也不经常使用。在Starling定律的范畴内，很难理解的"弹性"这一概念。有一种方式可以加深对这个概念的理解，可以把它理解为一种LV阻力的量度，随收缩压增加左心室大小也同时增加。也可以想象主动脉缩窄时会发生哪些情况。弹性好的心脏可能会保持最初的收缩末容量，然而弹性差的心脏左心室收缩末容积将会增加。

这就出现了评价左心室收缩功能的最终方法，即

室壁应力与射血分数（或者缩短分数）的关系。室壁应力是单位面积下力沿指定方向的作用，测量与心肌收缩（后负荷）相反的力。除了心腔内压力，还有另外两个因素影响室壁应力：左心室腔的大小和室壁厚度。在同样的压力下，心腔越大，力（应力）将会更高，因为心室表面积越大，作用在心腔内的压力也越大。相反，室壁增厚将会降低应力，因为增厚的室壁其实是将力沿线性方向进行了分散。最后的概念与左心室弹性相似：收缩力强的心脏，尽管室壁应力增大，其射血分数依然很高，但在心力衰竭的心肌中会出现相反的情况。在笛卡尔坐标系的X轴绘制壁应力，Y轴绘制射血分数，可以直接与先前确定的正常压力-射血分数比较，无须进一步手动改变前负荷（图8.7）。

请注意在临床心脏病学，很少使用计算中需要改变前负荷的参数。一个重要的原因是，我们需要了解一个参数 V_0，即能够引起心脏反应的最小左心室容积。虽然有几种方法估计 V_0，但都是粗略估算而非实际测量。射血分数-室壁应力关系也几乎从未在现代心脏学中明确用于成人患者，因为其对收缩力下降的患者往往表现出低灵敏度。然而，有一点是至关重要的：如果在检查过程中没有记录血压，超声心动图检查价值会降低。

对运动的反应

运动带来的交感神经激活和多种自动调节心脏机制可引起心血管系统复杂和强大的反应。肌肉运动减少静脉容量并增加前负荷。也就是说，肌肉收缩泵出肢体

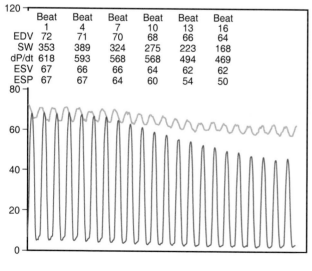
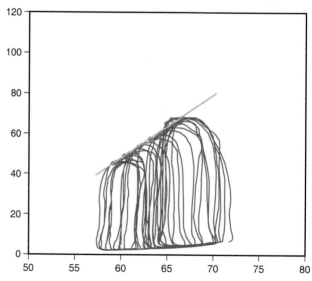

图8.6　左图示快速心律失常诱导心肌病犬夹闭腔静脉后左心室压力（蓝线）和容积（黄线）的变化曲线。图标上端的数字表示每3个心动周期测定的左心室功能参数。注意在腔静脉夹闭状态下，左心室舒张末容积（EDV）、收缩末容积（ESV）、每搏功（SW）、左心室最大dP/dt、收缩末压（ESP）的变化一致。通过精确匹配每个心动周期的左心室舒张末容积、每搏功和左心室最大dP/dt，可以计算出多个反映左心室收缩功能的参数。右图是依据左图数据绘制的压力-容积环，菱形点表示每次心搏对应的收缩末容积，直线是通过每个收缩末容积对应点的回归线，其斜率代表收缩末顺应性

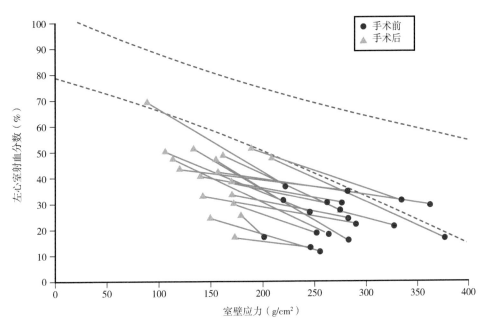

图8.7　非缺血性扩张性心肌病患者左心室部分切除术后收缩末期室壁应力与射血分数的关系。这项手术目前已经不再开展，但能够通过降低左心室收缩末期室壁应力提高射血分数。图示射血分数提高是由于后负荷（应力）降低引起

血管内的血液进入中心循环。反而导致反射性心动过速（Bainbridge 反射），通过 Bowditch 现象（力-频率）增加收缩力。同时肌肉小动脉血管扩张降低外周阻力，从而降低后负荷，增加心排血量。交感神经激活导致收缩力、心率和松弛率进一步增加。上述所有现象均是为保证心脏在血流动力学优化（负荷较少）环境中提供更高的心排血量。同时心率加快使血压适度升高，收缩末期容积减少（比舒张末容积减少更多），每搏量增加，最终使心排血量增加。心率加快并不是心排血量增加的必要机制，即使心率固定，心排血量也会增加。但如果心率不加快，心排血量的增加就会大打折扣。运动还可以使左心室充盈压轻度增加。此外有趣的是，即使 EF 和应变的变化非常小，但正向和负相向应变率的变化却非常明显。

第三节　左心室整体收缩功能

左心室（LV）收缩功能的评估应该是所有超声心动图检查必须包含的部分，本节讨论了多种定量评估 LV 整体收缩功能的传统和新兴方法。

超声心动图评价左心室整体收缩功能

M 型超声心动图

M 型超声心动图通过一维方式记录心脏结构的运动。将取样线置于胸骨旁长轴切面二尖瓣瓣尖水平可完成 LV 内径（LVDs）的线性测量。随后基于左心室形态的几何假设计算出缩短分数（FS）和射血分数（EF）。

二维超声心动图

二维超声心动图（2DE）仍然是评价左心室收缩功能的主要方法。目测法通过观察心内膜边界运动和室壁增厚度评价收缩功能。定量评估时，可利用二维双平面法（改良 Simpson 法），分别在舒张末期和收缩末期于心尖四腔心切面和两腔心切面描记左心室内膜测定左心室容积（图8.8）。其原理是将 LV 沿其长轴分成一系列高度相等的圆盘。每张圆盘的容积为高度×盘面积（假设圆盘是正圆）。LV 容积即为所有圆盘容积的总和。

三维超声心动图

三维超声心动图（3D）无须假设几何形态测定左心室容积。通常情况下，通过断层或表面渲染技术分析，可以从心尖切面获得左心室的全容积数据。通过断层技术，可以保证从三维数据中提取切面重建的左心室不缩短，从而使 Simpson 法测得的射血分数更为准确。此外，三维技术可以重建左心室表面的空腔铸型，从而根据体素叠加的方式计算左心室容积，同时追踪记录其随时间的变化，就可以计算出 EF 和每搏量（图8.9）。

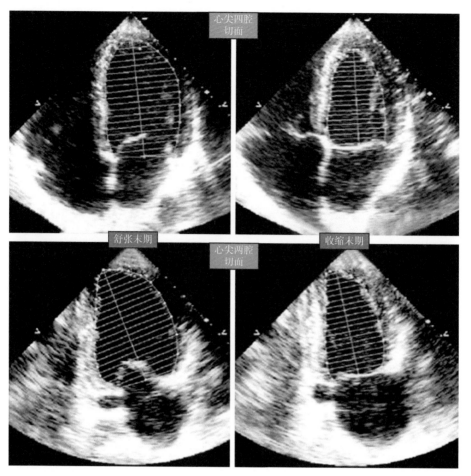

图 8.8 二维双平面法分别在舒张末期和收缩末期于心尖四腔心和两腔心切面测量左心室容积（改良 Simpson）。描记心腔时应除外乳头肌

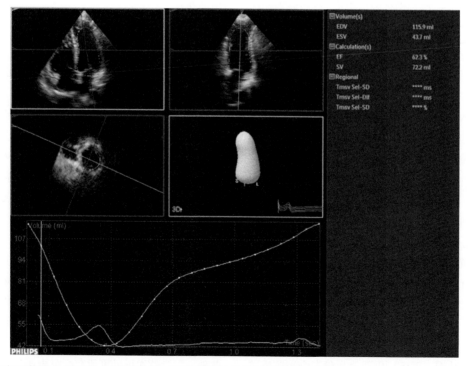

图 8.9 三维超声可获得左心室的全容积数据，这种方法从体素计数获得真正的左心室体积和射血分数，而不用假设左心室几何形态，可以展示左心室容积随心动周期的变化

目前已经明确证实,在左心室容积测定方面,三维超声心动图比二维超声心动图的准确性更高,可重复性更好,结果可与磁共振成像(MRI)媲美。

多普勒超声心动图

多普勒超声心动图可以提供血流动力学的信息。计算每搏量(SV)通常应用流量公式:SV=左心室流出道(LVOT)的速度时间积分 ×LVOT面积(假设LVOT为圆形)。如果没有主动脉瓣反流,SV可以反映每次心搏泵出的血量,是左心室收缩的血流动力学表现。

组织多普勒

组织多普勒(TDI)应用多普勒的原理测量组织运动速度。室壁滤波可以将来自运动组织的信号(高振幅,低流速)和血流信号(低振幅,高流度)区别开来。二尖瓣环的收缩速度S′与左心室射血分数和每搏量有较好的相关性,对预后有重要的预测价值。应变和应变率(主要是长轴应变)测量同样是基于TDI的原理。

斑点追踪技术

斑点追踪技术(STE)是评价心肌机械力学特征的新技术。二维灰阶看到的斑点来自比超声波波长更短的组织结构对超声波发生的散射。通过STE,斑点的内核可以通过模块匹配追踪每一帧图像,提供位移信息,从而得到应变和应变率。在健康成年人中,应变随心肌节段、年龄、性别,以及不同超声机器不同而变化。

左心室整体收缩功能参数

缩短分数和射血分数

缩短分数(FS)是由从M型或二维图像线性测量LVD所得:

$$FS=100\% \times (LVDd-LVDs) /LVDd$$

其中,LVDd和LVDs是左心室舒张末内径和收缩末内径。FS作为反映整体收缩功能的指标,当不同节段心肌功能有差别时,例如冠状动脉疾病,这一指标可能存在问题。LVEF是每搏量与左心室舒张末容积的比值:

$$EF=100\% \times (EDV-ESV) /EDV$$

LVEF是反映所有心脏疾病预后的临床指标,广泛应用于临床决策,包括是否需要植入转复式除颤器或者双腔起搏器。可以使用通过数学方法将线性测量转换成容积,从而计算LVEF,但美国超声心动图学会(ASE)颁布的腔室定量指南不推荐这种方法,因为假设左心室几何形态可能导致测量不准确。LVEF应该通过二维超声心动图或者三维超声心动图容积测量而获得。

射血加速时间

LVOT速度的收缩期加速度(LVOTacc)是峰值LVOT速度与LVOT速度达峰时间之比。这一指标与左心室收缩功能呈线性相关并不受负荷因素的影响。

dP/dt:dP/dt是反映左心室收缩功能的指标,是等容收缩期左心室压力增加速率,当左心房压力相对恒定时,二尖瓣反流速度的改变可以反映dP/dt。通过连续多普勒获得二尖瓣反流频谱,测量反流速度从1m/s至3m/s的时间间隔(dP=32mmHg,由Bernoulli方程计算),dP/dt=32mmHg/时间间隔(s)。

心肌做功指数

收缩功能不全可导致等容收缩期(IVCT)和等容舒张期(IVRT)的延长及射血期(ET)的缩短。Tei及其同事提议用心肌做功指数(MPI)评价左心室整体收缩功能:

$$MPI= (IVCT+IVRT) /ET$$

应变和应变率

应变是单个心肌节段长度的变化分数(无单位)。正值代表心肌伸长,应变率(SR)是应变的变化率(1/s)。应变和SR可从长轴,径向和环向3部分反映心肌的形变能力,与心肌的机械特征密切相关。旋转(Rotation)是指左心室心肌沿其长轴转动(用度表示)。扭曲(Twist)是指心尖部和心底部扭转角度(通常是不同方向)的绝对差异。而扭转(Torsion)是指心脏沿左心室长轴从基部到心尖旋转的程度(用°/cm表示)。TDI和STE都可以用来评估应变和SR,但后者不受角度影响,信噪比较高,相对具有优势。越来越多的证据表明,形变成像在临床条件中可以提供更多的信息。这一领域在未来有巨大的应用前景,包括心肌缺血和存活心肌的评估(图8.10)、亚临床心脏疾病的检出和不同心肌病的序贯评估。

局限性和技术思考

M型的线性测量经常离轴,不能代表扭转的左心室。二维超声心动图需假定左心室几何形态,并可能导致心腔缩致EF测量不准确。这些问题可以通过三维超声心动图解决,尽管三维超声心动图与MRI相比图像分辨率较低,容易低估容积,以及存在拼接伪像。TDI的主要缺点是角度依赖性,源自于TDI的应变和应变率噪声较多。因此,斑点追踪技术评价心肌形变应用越来越广泛,但是斑点追踪技术对图像质量要求较高,并且二维STE不能追踪平面的运动。STE也需要较高的时间分辨率,在负荷超声情况下心率较快时仍是个问题。目前STE最主要的临床应用局限是机器的不统一,因为不同的厂商所采用的标准不同。

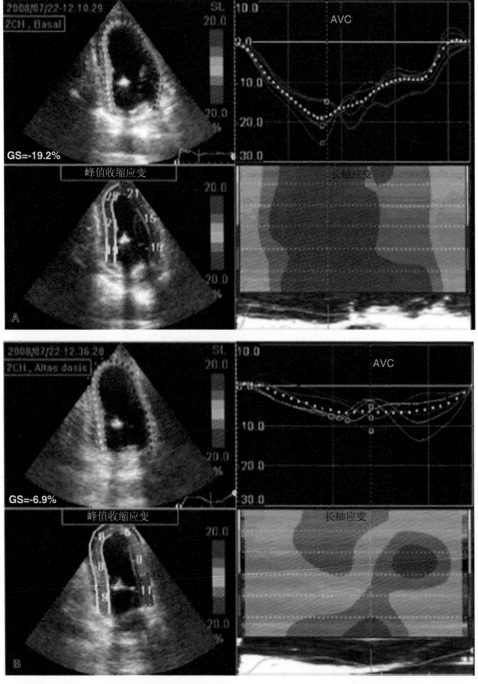

图 8.10 冠脉闭塞猪的心脏，其心尖切面静息状态下（A）和多巴酚丁胺峰值剂量状态下（B）的二维斑点追踪图像，显示整体长轴应变（GS）减低。整体应变所获得的速度和方向可以对心肌运动做整体描述

总结与推荐

评价左心室收缩功能的不同超声方法及其优点、局限、参考值总结在表 8.4。ASE 指南目前推荐应用 2D 双平面 Simpson 法。随着技术的不断进步，三维超声心动图很可能代替二维超声心动图作为日常测定 LV 容积和 EF 的方法。尽管应变和 SR 大多用于科研，一旦测量标准统一，诊断的准确性得到认可，它们将成为临床超声评价心肌机械运动中不可或缺的一部分。

表 8.4	评价左心室收缩功能的不同方法和参数		
方法 / 参数	优点	局限	正常参考值
M 型 　缩短分数	较高的时间分辨率 重复性好 数据完整	轴偏 不能包含整个左心室的扭转	女性：27% ～ 45% 男性：25% ～ 43%
2DE 　射血分数（双平面 Simpson）	包含左心室整体形变	心尖易缩短 几何形态假设	≥ 55%
3DE 　射血分数（体素数）	无须假定几何形态 无限平面切割对局部功 　能进行评价	在目前技术发展阶段图像分 　辨率低于 2DE	≥ 55%
多普勒 　每搏量 　射血加速度（LVOTacc） 　dP/dt 　心肌做功指数	概念简单 独特的血流动力学信息 不受负荷影响 无创	评价收缩功能并不准确 临床价值仍需证明 适用于存在 MR 的情况下 存在收缩不同步时值会下降 　（如 LBBB） 不能评价机械收缩功能不全	55 ～ 100ml （7.9±3.1）m/s^2 LV：0.39±0.05 RV：0.28±0.04
TDI 　二尖瓣环收缩速度（S′）	评价预后的参数	评价左心室长轴功能	> 6cm/s
STE 　应变和 SR	可以提供心肌机械收缩 心肌	国际厂商之间差异 临床价值仍需进一步证明	整体长轴应变：19%±5%

2DE. 二维超声心动图；3DE. 三维超声心动图；dP/dt. 等容收缩期左心室压上升比率；LBBB. 左束支传导阻滞；LV. 左心室；LVOTacc. 左心室流出道收缩加速度；MR. 二尖瓣反流；RV. 右心室；SR. 应变率；TDI. 组织多普勒

第四节　左心室节段收缩功能

冠心病是左心室节段收缩功能不全最常见的病因。节段收缩功能不全的分布可以预测狭窄在冠状动脉血管床中的具体位置。左心室节段收缩功能的评价是负荷超声中检测心肌缺血和存活的基础，同时也能够指导左心收缩功能不全患者的临床决策，以及对冠脉再血管化治疗后的患者进行随访评价。

左心室心肌节段

不论应用哪种技术，左心室节段收缩功能的评价都应用节段划分技术。为了统一标准，美国超声心动图学会于 1989 年推荐 16 节段划分法，但是为了与核素等其他影像作比较，后来又增加了第 17 节段 - 心尖帽（图8.11）。尽管两种方法都能用于超声心动图评价左心室节段收缩功能，但临床中依然沿用 16 节段划分法，因为正常情况下心尖帽并没有明显的收缩功能。

评价左心室局部收缩功能的方法

在过去的几十年里，我们应用过很多定性、半定量、定量的方法评价左心室局部收缩功能（表 8.5）。其中，两种方法在临床实践中最常应用：目测法和斑点追踪技术（STE）。

目测法评价左心室节段收缩功能

目测法评价节段性室壁运动是评价左心室节段收缩功能最常用的方法。仔细观察每一个心肌节段评估室壁增厚和运动幅度，并评定为正常，运动减弱，无运动和运动障碍。不同等级的室壁运动被赋予不同的分值（表8.6）。每一节段的分值相加，其总分与节段数之比即为室壁运动评分指数，可对左心室整体收缩功能做出半定量评价。室壁运动评分指数越高表明患者左心室收缩功能越差。

尽管这种方法在临床和科研广泛应用，但是主观性和定性评价的特点仍是一个巨大的挑战，同时也是该方法巨大的局限。第一，对节段室壁运动的评估高度取决于观察者的主观解读，并且易出现观察者间差异。需要专家评判才能保证解读的准确性和可操作性。第二，由于其定性分析的本质，仅凭目测难以发现节段收缩功能细微的变化，这一点在负荷超声中体现得尤为明显。

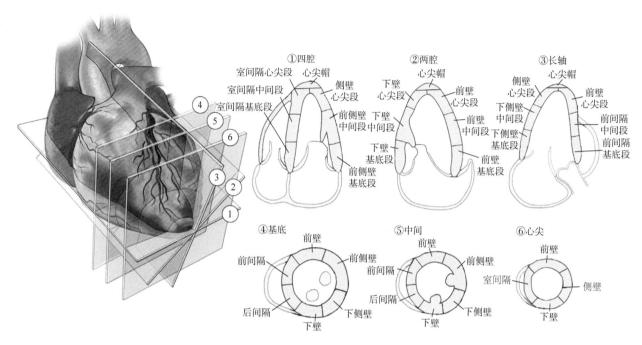

图8.11　美国超声心动图学会推荐用于评价左心室收缩功能的17节段模型（引自Lang RM，Bierig M，Devereux RB，et al.Recommendations for chamber quantification：a report from the American Society of Echocardiography's Guidelines and Standards Committee and the Chamber Quantification Writing Group, developed in conjunction with the European Association of Echocardiography, a branch of the European Society of Cardiology. J Am Soc Echocardiogr，2005，18：1440-1463.）

表8.5　评价左心室节段收缩功能的方法	
模式	方法
M型	局部室壁增厚
二维超声心动图	观察室壁运动
	径向缩短率
	节段面积减少比或者面积变化分数
	长轴缩短
	声学定量彩色室壁运动
三维超声心动图	节段容量改变
组织多普勒	组织速度
	节段位移
斑点追踪技术（二维或者三维）	节段应变及应变率
	每层心肌应变及应变率

表8.6　观察法半定量评价左室心肌节段收缩功能		
室壁运动类型	描述	室壁运动分值
正常	增厚正常（较舒张末增厚＞30%）	1
运动减低	增厚减低（较舒张末增厚10%～30%）	2*
无运动	明显减低或者不增厚（较舒张末增厚＜10%）	3
运动障碍	矛盾运动或者收缩期向外膨出	4
室壁瘤	舒张期向外膨出	5
*某些方案用1.5和2.5表示轻度运动减低和严重运动减低		

应用斑点追踪技术评价心肌收缩功能

斑点追踪超声心动图（STE）是一项基于灰阶图像的相对较新的技术，有望克服视觉目测法评估左心室收缩功能的固有局限。灰阶超声图像是由通过组织声学相互作用产生的多个声学斑点组成的（图8.12）。

STE软件能够识别斑点，自动追踪心动周期的每一帧图像得出速度、位移、应变、应变率的数据。应变反映心肌的形变并且以心肌节段长度变化百分比表示，应变率是心肌的形变速度，单位是1/s。由于应变测量的是心肌的形变而不是位移，因此它比其他以心肌运动为基础的指标更能准确反映心肌的收缩功能。此外，作为一个定量指标，应变可以检测到细微的心功能变化。然而，STE最大的优势是它可以分辨复杂多向的LV心肌形变运动。

左心室心肌是由多层心肌纤维反向螺旋组成的，除了变短和增厚，斜形心肌纤维还能彼此滑动，从而产生剪切形变。为了描述心肌3个方向的形变，也对应有3个主要的应变：纵向、径向和圆周，此外还有3个剪切应变（圆周-纵向，圆周-径向，纵向-径向）。发生在圆周-长轴平面上的剪切形变也称扭转形变。通常情况

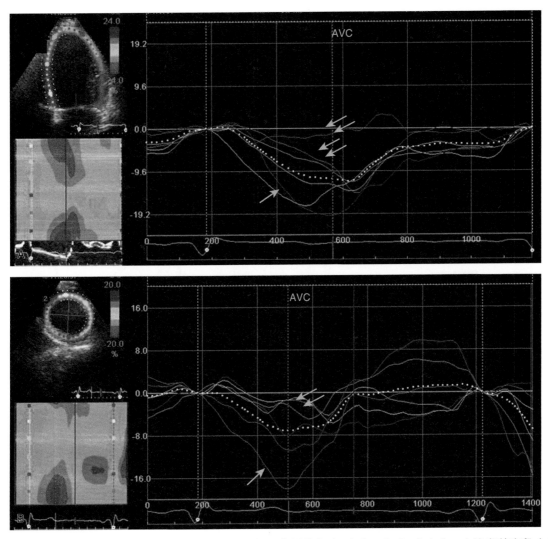

图8.12　斑点跟踪超声心动图分别于心尖四腔和两腔心切面获得纵向（A）和环向（B）应变。应注意基底段（单箭头）应变正常，但心尖段应变值（双箭头）显著减低，尤其是侧壁心尖

下，不同形式的剪切应变使心肌纤维层相互滑动，将内层心肌推向左心室腔，从而增加室壁增厚程度。

　　尽管STE在最初的应用中得到认可，但是仍面临着很多挑战。第一，STE是灰阶分析，因此高度依赖图像质量。第二，不同厂商仪器的STE分析平台完全不同，使得不同研究间的比较完全无法进行。第三，作为评价局部收缩功能相关性最好的指标，在节段水平测量应变的重复性仍不够理想。

其他技术

　　在过去，还有一些其他的定量评价左心室节段收缩功能的方法，包括径向缩短分数、面积变化分数、中线到达法、室壁运动声学彩色定量等。这些方法都依赖于通过手动或者超声波调节图像显示清晰的心内膜边界，然后计算心内膜位移分析得出节段收缩功能。但这些技术并没有在临床上广泛应用，因为：①需要高质量的灰阶图像；②很难区分心肌是主动收缩还是被动牵拉；

③与传统的室壁运动分析方法比较，这些技术获取的额外信息相对有限。

　　基于组织多普勒的速度和应变成像已经广泛地使用。然而，以多普勒成像（TDI）为基础方法的局限性在于其依赖声波作用角度，影响对扩张和变形心室测量的准确度。此外，由于角度依赖，TDI不能用于测量径向、环向应变和LV旋转、扭转。

　　三维超声心动图已成为精确测量左心室容积和整体收缩功能的方法，且具有一定的可重复性。也可以通过测量每一心肌节段容积变化分数测量心肌局部收缩功能，但是需要更多的临床实践。

与冠状动脉血供的关系

　　节段性室壁运动障碍（RWMA）的分布与冠状动脉的血液供应相一致。评价心肌局部收缩功能不仅能提供节段性室壁运动障碍的信息，还可以了解冠脉受累情况。即使冠状动脉分布有相当大的重叠，图8.13描述了

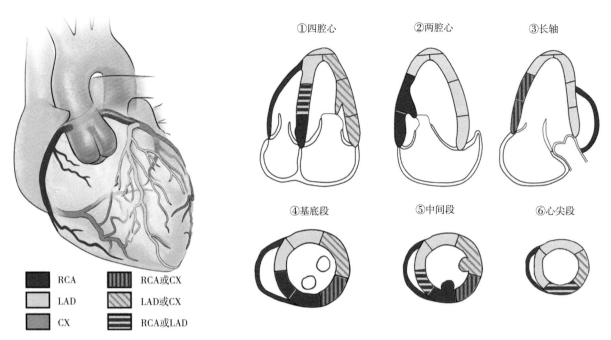

①四腔心　②两腔心　③长轴

④基底段　⑤中间段　⑥心尖段

■ RCA	▨ RCA或CX
▢ LAD	▧ LAD或CX
▨ CX	▤ RCA或LAD

图8.13　冠脉血供的典型分布图。CX.回旋支；LAD.左前降支；RCA.右冠状动脉（引自Lang RM，Bierig M，Devereux RB，et al.Recommendations for chamber quantification：a report from the American Society of Echocardiography's Guidelines and Standards Committee and the Chamber Quantification Writing Group，developed in conjunction with the European Association of Echocardiography，a branch of the European Society of Cardiology.J Am Soc Echocardiogr，2005，18：1440-1463.）

最常见的模式。

梗死范围的相关性

先前实验模型证实冠状动脉闭塞超过20min即可导致心肌坏死，并从心内膜下向心外膜扩展。只有20%的心肌受累时，部分节段开始呈现收缩期室壁不增厚，随着透壁性心肌梗死程度的增加，室壁逐渐变薄。传统M型和二维超声心动图显示心肌节段收缩期变薄说明梗死程度超过20%，但这不能用于区分更深程度的透壁性梗死。

理解心肌形变的不同成分是了解透壁性心肌梗死的程度的重要部分，在非透壁性心肌梗死中，各节段心肌主要应变显示不一。冠脉缺血导致心内膜功能不全引起长轴应变受损，而径向应变和圆周应变不受影响。心内膜下心肌梗死同样也导致长轴应变受损，而透壁性心肌梗死可引起三个方向应变均受损。

节段性收缩功能不全的非缺血性病因

大多数节段性收缩功能不全是指缺血性心肌病，在非缺血性心脏病中也会出现节段性室壁运动障碍（框8.1）。最常见的是左心室电活动异常，如左束支传导阻滞导致典型的室间隔收缩模式，即起初室间隔出现短暂的内向运动，而后出现外向运动。其他传导异常导致的节段性室壁运动障碍表现各异，主要与左心室心肌异常的除极顺序相关。室间隔的异常运动也可见于其他情

框8.1　非冠状动脉疾病导致的节段左心室收缩功能不全
疾病
电传导异常
传导系统异常如左束支传导阻滞
心室起搏
心室异位起搏
心室预激
心包切除术后
缩窄性心包炎
右心室压力和容量负荷过重
外源性压迫
非缺血性扩张性心肌病
应激性心肌病
全身多系统疾病如结节病和含铁血黄素沉着症
正常变异
生理异质性（侧壁和下后壁近端心肌收缩略微晚于室间
隔和前壁心肌；基底部室壁增厚率略高于心尖部）
提早松弛
收缩顿抑

况，如心包切除术后、缩窄性心包炎、右室压力负荷和容量负荷过重。

很多系统性疾病如结节病、含铁血黄素沉着症同样会引起节段性室壁运动障碍，虽然它们常导致左心室心肌整体受累。结节病不常累及侧壁基底段和室间隔，这与冠心病相似。同样的，非缺血性扩张型心肌病会出现

局部收缩功能不全伴有室间隔和下壁明显的功能受损，而前壁和侧壁功能常不受累。最后，一些正常变异也会出现节段性室壁运动障碍，包括生理异质性LV收缩，早松弛模式等。

有几个重要线索可以帮助区分究竟是真正的缺血原因还是上述非缺血性原因造成节段性室壁运动障碍。节段性室壁运动障碍的非典型分布不符合任何特定的血管分布区，心肌运动异常但可以正常增厚，室壁运动异常仅局限在心动周期的一个短暂的时期，通常提示非缺血病因。然而，应激性心肌病（心尖球形综合征或Takotsubo心肌病）是局部左心室收缩功能障碍的典型形式，与冠状动脉疾病几乎没有区别。患者的病史对确诊有一定帮助，还可通过冠状动脉造影确诊或左心室收缩自发性完全恢复加以鉴别。

第五节　左心室不同步的评价

电活动分离和机械收缩不同步

机械运动不同步被定义为不同心肌节段间的收缩时间存在差异。目前，机械不同步现象与心脏再同步化治疗（CRT）密切相关，后者也被称为"双心室起搏"，主要用于射血分数（EF）降低合并QRS波增宽的心力衰竭患者。很多随机临床试验已显示大多数心衰患者可从CRT中获益。但按照心电图的入选标准，仍有1/3的患者不能获益，这部分人群被称为无反应者。许多超声心动图研究显示，CRT术前不存在机械不同步患者从中获益不大。因此临床上多应用机械同步性作为标准来筛选CRT患者。最近的大型随机临床试验EchoCRT研究指出，QRS宽度正常但存在机械不同步的患者仍可在CRT治疗中获益。射血分数降低型心衰、QRS波时限小于130ms，但经超声组织多普勒（TDI）或者斑点追踪技术（STE）证实存在机械收缩不同步的患者被分成两组，一组接受CRT治疗，另一组不接受CRT治疗。结果显示，接受CRT治疗的患者没能从中获益，相反还可能有害（图8.14）。RethinQ研究是先前小规模的CRT研究，纳入了窄QRS波和机械收缩不同步的患者，同样得到了阴性结果。因此目前CRT入选标准包括QRS波增宽，但不包括左心室机械收缩不同步。本节主要基于现有数据，讨论失同步现象在当前的临床应用及进展。包括：①基线机械收缩不同步可作为CRT疗效的预测指标；②机械收缩不同步是CRT术后心律失常的预测指标；③定位机械收缩最为延迟的部位指导左心室电极的植入。

超声方法评价机械收缩同步性

超声心动图评价收缩不同步是指左心室各节段收缩的时间存在差异，称心室内收缩不同步。心室内收缩不同步的典型模式是左束支传导阻滞（LBBB），即室间隔提前收缩，部分与QRS波时相重合，牵扯游离壁，随后游离壁收缩，反向牵扯室间隔。当伴随电活动延迟时，这种机械力之间异常的相互作用能够引起不良的生物学效应，即失同步性心功能不全。尽管在过去的几年里，超声技术的发展使评价左心室机械收缩不同步成为可能，但具体的实施方案仍未达成共识。超声评价左心室同步性的方法有一定的难度，可重复性较差，需要经过培训和反复训练才能得到可靠结果。以下主要介绍重复性最好，且有较多证据支持的超声心动图技术。

心室间机械收缩延迟

左心室各节段收缩延迟的总和导致了心室内收缩不同步，并逐渐演变为左心室射血前延迟。在右室提前收缩的情况下，这种现象称心室间收缩延迟（IVMD）。应用IVMD作为不同步指标的主要优势是其简便性，无须特殊仪器，且可重复性好。IVMD可看作左右心室射血前时间的差值，由常规脉冲多普勒测定（图8.15）。左右心室的射血前时间分别为自QRS波起始至左右心室血流频谱的起始处的时间差。在胸骨旁短轴切面显示右心室流出道，将脉冲多普勒取样容积置于肺动脉瓣的

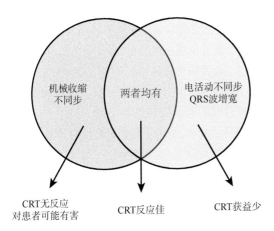

图8.14　示意图显示心脏再同步化治疗（CRT）术前观察左心室机械不同步和电活动不同步性即心电QRS波群增宽与CRT反应性的关系。数据支持CRT术前将机械同步性和电活动同步性相结合入选患者，CRT的反应性最佳

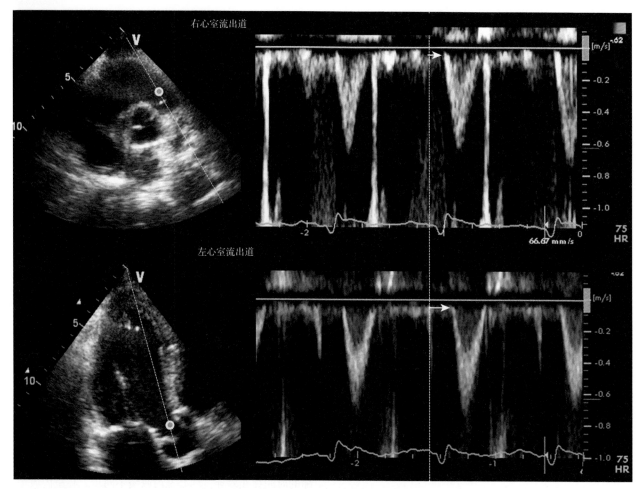

右心室流出道

左心室流出道

图 8.15 CRT 前患者的左右心室间延迟（IVMD）是 50ms。上图是短轴切面取样容积置于右心室流出道。下图是心尖五腔切面取样容积置于左心室流出道。箭头所示血流起始；IVMD. 左右心室射血前时间差

近端可获取右心室射血前时间。在心尖五腔或者心尖长轴切面，将取样容积置于主动脉瓣的近端可获取左心室射血前时间，两者之间的差值即为 IVMD。Cazeau 和其同事最早提出了基线 IVMD 的截点值，大于 40ms 时提示 CRT 有效。尽管这一指标有较高的可重复性，但敏感性较低，并且仅仅反映了不同步的一种形式。尽管如此，对于非 LBBB，如心电图表现为心室间机械收缩延迟或合并右束支传导阻滞（RBBB），IVMD 大于 40ms 的患者也可从 CRT 中获益。因为目前指南强烈推荐伴有 LBBB 的心力衰竭患者接受 CRT 治疗，IVMD 可对预测非 LBBB 的心力衰竭患者 CRT 治疗预后起一定的辅助作用。

组织多普勒

组织多普勒成像是评价机械同步性最基础的超声心动图方法，在科技文献中有详细的介绍。在心尖切面，彩色 TDI 可以评价左心室长轴的收缩速度和松弛速度，其优势在于可以脱机分析记录心动周期内心肌组织的速度。应用最广泛的 TDI 方法是测量 2 段相对室壁的运动延迟，即速度达峰时间差值。Yu 指数是指 12 节段速度达峰时间的标准差。在心尖切面，TDI 代表的是基底段和中间段长轴峰值速度，因为近场噪声和多普勒角的依赖性故舍弃了心尖段（图 8.16）。最佳的帧频应该保证在 100Hz 以上，同时需要一个较大的感兴趣区（7mm×15mm），保证所测节段的峰值速度的可重复性。

TDI 通过测定峰值速度分析不同步局限于脉冲多普勒测定左心室流出道速度的射血时间间隔。在心尖四腔心和两腔心心切或者长轴切面可测得相对室壁的延迟计算出 Yu 指数（共 12 节段）（图 8.17）。最初两相对室壁的运动延迟时间截点值建议为 65ms，满足该条件的患者接受 CRT 治疗可减少心力衰竭再住院率，最近的研究指出这一截点值将改为 80ms，可显著降低 CRT 植入术后死亡率。Yu 指数截点值是 33ms，可预测临床反应性和左心室重构的逆转情况。

斑点追踪技术

斑点追踪技术通过二维灰阶数字图像分析心肌镜面反射标记运动，研究心肌不同空间方向的运动评价心肌形变或应变（径向、环形、长轴、横向），优势是可以鉴

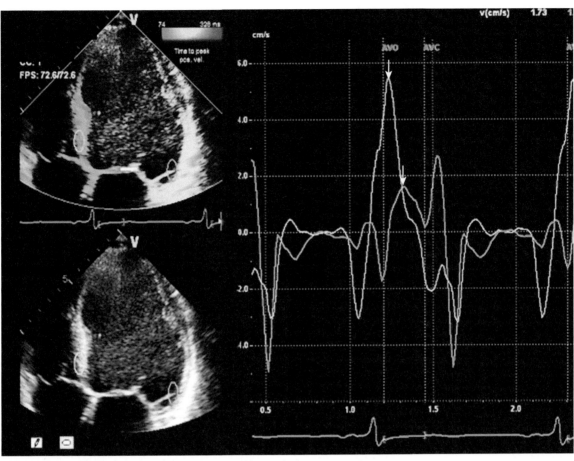

图 8.16　心尖四腔切面彩色编码组织多普勒成像显示CRT术前相对室壁运动延迟及明显失同步现象。彩色编码峰值速度绿色显示室间隔于早期收缩，而黄色显示侧壁于晚期收缩。彩色圆圈表示时间 – 速度曲线相关的感兴趣区。由曲线中的峰值速度差可知，在射血期 [主动脉瓣开放（AVO）到关闭（AVC）] 自室间隔到侧壁的相对室壁运动延迟为85ms

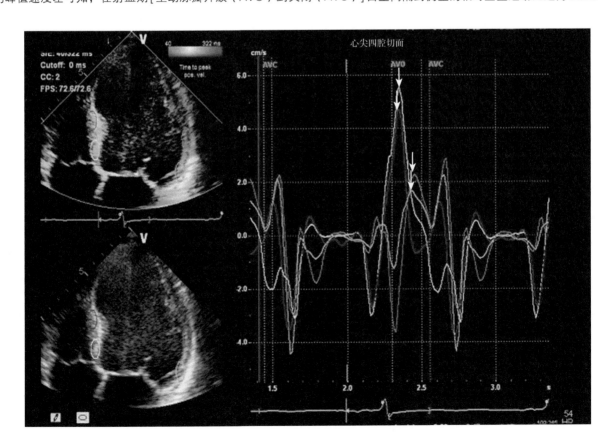

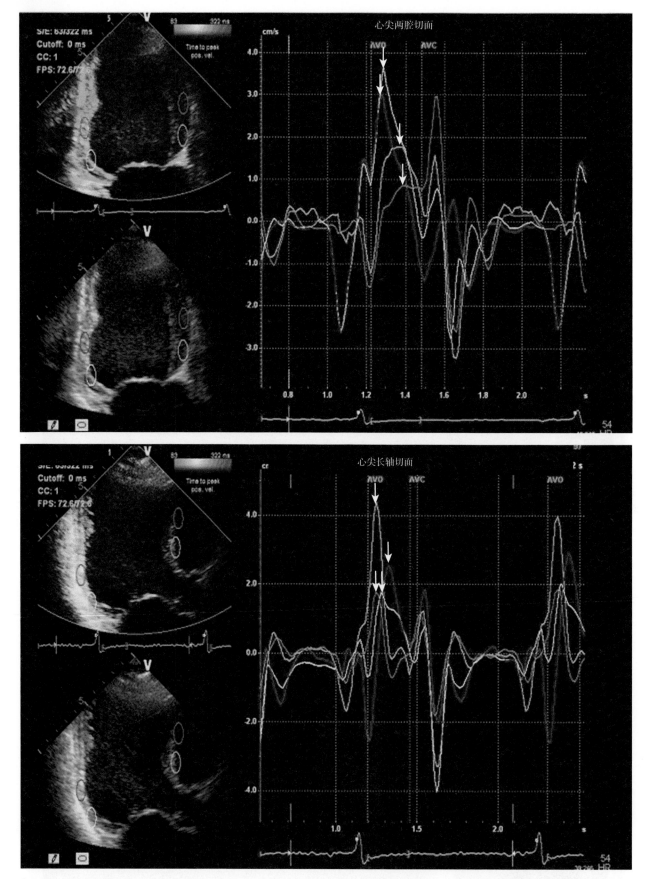

图8.17　彩色编码组织多普勒成像技术通过3个心尖标准切面获取明显收缩不同步患者CRT术前的Yu指数。在射血期[主动脉瓣开放（AVO）到关闭（AVC）]，左室基底和中间共12个节段的速度达峰时间标准差为38ms

别心肌是主动增厚还是被动牵拉运动。从应变曲线的幅度推导LV功能信息已被证明有一定的临床应用价值，如用于测量整体长轴应变。然而，对于斑点追踪方法评估不同节段同步性需要不同的专业方法。最常用的方法是从LV短轴评价径向应变，同时从标准心尖切面评价其长轴应变。建议获取帧频60～90Hz的高质量图像。对于径向应变，沿着心内膜边界（左心室腔内）和心外膜边界追踪感兴趣区，随时调整同心圆的宽度以便更好地追踪心肌运动。操作者通过视频回放可以重新追踪或调整感兴趣区域的宽度，以确保心内膜心肌追踪的完整性，并且评估生成节段性应变曲线的效果（图8.18）。径向应变不同步是早期室间隔增厚和晚期游离壁增厚之间的时间差。CRT植入术前径向应变中室间隔和后壁延迟时间大于130ms的患者术后出现左心室逆重构、EF提高、临床症状改善，最重要的是生存率提高。此外，径向应变不同步受缺血性心肌病中室壁运动异常的影响最小，而被动运动是一个重要的混淆因素。这一技术的缺点是需要高质量的图像，大型队列研究中，仅有85%～90%的心力衰竭患者可以获得斑点追踪径向应变。另外一个缺点先前描述过，反复追踪感兴趣区域要求专业培训和足够的操作经验，方可获得可重复的结果。

在3个常规的心尖切面可以评价心肌形变。Lim报道，心肌长轴应变延迟指数（SDI）可以作为心肌不同步的一个指标（图8.19）。SDI最大的优点是作为一个反映心肌同步性指标的同时，也可以评价心肌瘢痕带来的长轴应变受损。SDI计算的是16节段收缩末期（主动脉瓣关闭的时间）应变和峰值应变之间的差值总和。MUSIC研究作为一项前瞻性研究，纳入了235例心力衰竭患者，验证了SDI的应用价值，结果表明SDI 25%预测CRT术后左心室重构的灵敏度和特异度分别为95%和83%。

宽QRS波患者中失同步现象对预后的影响

尽管超声评价同步性并未纳入CRT的入选标准，但CRT前患者是否存在不同步对预后的影响是不容争议的。尤其对于宽QRS波患者，当其不存在失同步现象时，几乎完全对CRT没有反应且预后不良。出现这一现象的机制仍不清楚，有假说认为这可能与心脏的传导系统或者心肌基质存在瘢痕组织有关。在植入CRT之前，应用一种以上上述的超声方法仔细测量同步性，如果患者确实不存在失同步现象，就可以预测CRT的预后。在大量缺血性和非缺血性心肌病导致的心力衰竭患者中，如果不存在明显的失同步现象，则临床获益较少，依然会出现心力衰竭相关的再住院、心脏移植、需要左心室辅助装置，甚至死亡。

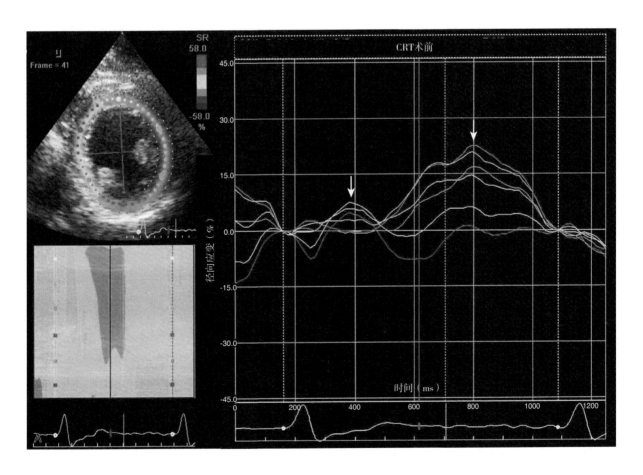

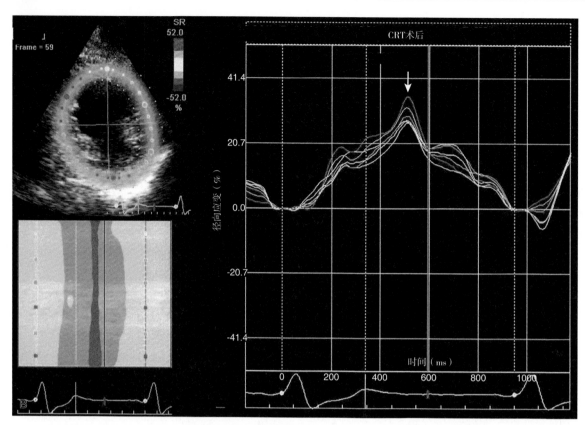

图8.18 A.斑点追踪径向应变列举了严重收缩不同步患者接受CRT之前的心室中间短轴切面的应变曲线，箭头所指的是室间隔早期增厚和后壁的增厚延迟，两者之间的差异是390ms；B.同1例患者接受CRT 6个月之后斑点追踪的径向应变曲线，该患者有较好的反应性。箭头所示各节段增厚时间一致

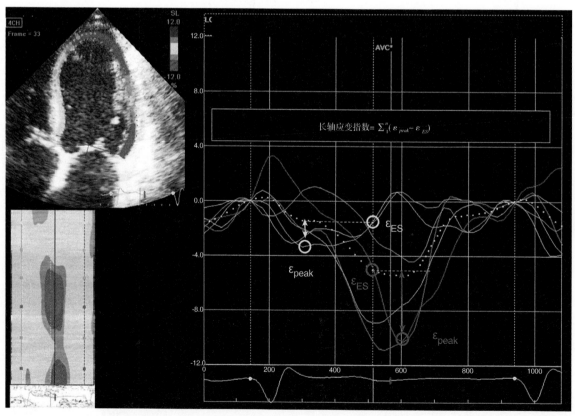

图8.19 该图示例了接受CRT治疗患者心尖四腔心切面长轴应变指数（SDI）。两个代表性的节段 [室间隔基底段（黄）和侧壁基底段（红）]，可通过长轴应变在收缩末期用 ε_{peak} 和 ε_{ES} 表示收缩末期通过应变曲线与主动脉瓣关闭（AVC）交点的确定。SDI指数通过所有节段相加获得

失同步现象提示心律失常

近年来一些实验和临床研究显示，心脏机械和电活动之间的相互作用（电-机械收缩偶联）可导致心力衰竭心脏发生心律失常。室内机械收缩不同步引起电活动不统一，进而导致心律失常风险增加。Haugaa 和其同事已证实通过斑点追踪技术得到机械分离（16 节段心肌从 R 波起始至长轴应变达峰时间标准差）是预测患者心律失常发生风险的独立因素，且无论患者是否存在缺血病因。机械分离的概念反映了与心室内传导和局部收缩异常相关的机械收缩异质性。机械分离是心律失常事件的独立预测因素 [每增加 10ms，风险比率（HR）：1.7；95% 置信区间（CI）：1.2 ~ 2.5；$P < 0.01$]。最近，Kutyifa 及其同事对来自 MADIT-CRT 研究中 809 名轻度心力衰竭合并左束支传导阻滞的患者进行了分析，结果发现室性心律失常与 CRT 术后持续失同步相关。心律失常事件定义为合理的放电或因 CRT 术后失同步引发的抗快速起搏，并通过斑点追踪技术测定左心室 12 节段心肌应变达峰时间的标准差计算长轴应变。因此对于射血分数减低心力衰竭患者而言，超声提示心脏失同步是室性心律失常的标志，CRT 术后出现机械不同步是心肌基质相关的严重室性心律失常事件的标志。

窄 QRS 波心肌病患者机械不同步

超声心动图的失同步现象与短 QRS 波心肌病患者的病程进展同样令研究者感兴趣。有 20% ~ 50% 的窄 QRS 波（< 120 ~ 130ms）射血分数减低心力衰竭患者可以出现机械不同步现象。

最近一项研究纳入了 201 例新发（不足 6 个月）非缺血性心肌病患者，满足 EF 小于 40% 及窄 QRS 波（98ms±21ms），并应用斑点追踪技术评价其同步性。随访 6 个月并记录左心室 EF 和左心室舒张功能的变化。超过一半的患者（54%）起初有严重的机械收缩不同步，舒张功能不全更加严重，E/E'为 15±8，而另一部分患者为 12±6（$P < 0.05$）。6 个月后，该组患者的平均射血分数（EF）从 23%±8% 提高到 40%±12%，E/E'从 14±7 提高到了 9±5（$P < 0.001$）。同时失同步的发病率减少到 12%（相对于基线 $P < 0.001$）。在大多数急性非缺血性心肌病患者中不同步的改善与左心室功能的改善密切相关。相关研究显示慢性心力衰竭伴有机械不同步和窄 QRS 波的患者预后更差，不良心脏事件更多、心力衰竭的程度更重，同时死亡率较高。因此，在接受 CRT 治疗的患者中，与其他心血管疾病相比，LV 不同步可能与心肌病患者的病程进展关系更大。

定位收缩最延迟的部位指导电极植入

应用同样的方法定性分析失同步现象可以指导左心室电极的植入，这对 CRT 的输送起到至关重要的作用。生物工程模型已经证实，非同步左心室中机械激活最延迟的部位负荷最重，将电极植入该部位可以达到最优的起搏效果。相关的工程学假说认为，如果左心室电极植入远离同步性最差的部位，将导致左心室同步性进一步恶化和不良的临床后果。因此通过超声心动图斑点追踪应变标测左心室的激动顺序可以提高 CRT 的反应率。最近两个独立的随机临床试验证实径向应变可以检测左心室激动最为延迟的部位。第一个临床试验是 TARGET 研究，共纳入 220 名 CRT 患者，第一组患者左心室电极放置于最延迟的部位，即径向应变增厚大于 10% 的部位（TARGET 组）。另一组患者用常规的放射定位法（对照组）。选择径向应变大于 10% 的部位是为避开心肌瘢痕。根据左心室电极植入部位与收缩最为延迟的部位的关系将患者进行分类：最优位置（最延迟部位），邻近位置（一个节段之内），远离位置（两个节段之外）。6 个月后研究者发现，TARGET 组中 CRT 有反应的患者更多（70% vs 55%，$P < 0.031$），且临床反应率更高（83% vs 65%，$P < 0.003$），同时死亡和心力衰竭再住院的复合终点事件率也更低（log-rank 检验，$P < 0.031$）。

第二个随机试验，斑点追踪技术指导 CRT 治疗电极植入位置研究（STARTER 研究），纳入了 187 名纽约心功能分级为 II 至 IV 级的心力衰竭患者，并将患者随机分为两组。一组 110 例通过超声指导 CRT 的植入，另一组 77 例用常规方法植入 CRT。在 CRT 植入之前用径向斑点追踪技术决定收缩最为延迟的部位（图 8.20）。CRT 植入术者被告知按照超声心动图定位的激动是最为延迟的部位，并据此指导电极植入。对照组不知道超声结果，按照常规的放射定位方法将电极植入左心室侧后壁。研究以死亡或者心力衰竭再住院作为主要终点事件，并采用意向性治疗分析。超声指导电极植入组与常规组比较，两年无事件生存率明显升高（77% vs 57%；HR 0.48；95% CI：0.28 ~ 0.82，$P=006$），最优位置和邻近位置组较远离位置组相比，两年无事件生存率有所提高（73% vs 46%；HR 0.40；95% CI：0.22 ~ 0.71，$P=002$）。这两个小型随机临床试验结果高度一致，提示用斑点追踪技术获得径向应变指导左心室电极植入在临床中可行，并可以提高 CRT 治疗效果。该技术的不足主要在于专业性要求较高，且超声心动图评估瘢痕组织的效果不佳。无论如何，在 CRT 植入前定位收缩最为延迟的部位明确存在临床获益。STARTER 研究

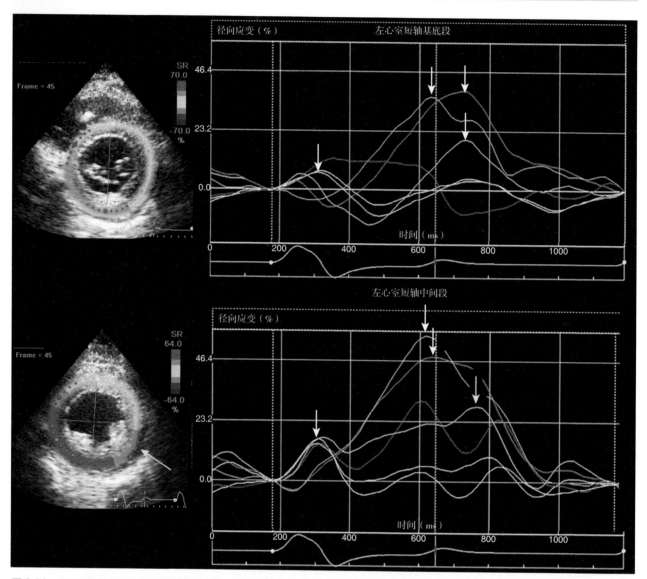

图8.20 CRT之前患者左心室短轴中间段和基底段的径向应变，可判断游离壁机械收缩最晚的节段（箭头）。较大的黄色箭头显示侧壁中间段在应变曲线（右）和二维图像（左）中是收缩最晚的节段

的亚组分析表明，当超声指导电极植入时，窄QRS波（120～149ms）的患者获益最大，且与其是否伴左束支传导阻滞无关。其原因可能为，当左束支传导阻滞患者QRS波增宽超过150ms时，电极植入的最佳位置范围较大，因此定位左心室电极的精确性并不关键，但未来仍需要更大规模的临床试验加以证实。

三维斑点追踪技术

心力衰竭患者心肌的三维空间运动极为复杂，这对超声评价同步性有一定影响。因此斑点追踪技术可以应用于屏气时获得的连续心动周期三维全容积数据。获得一个相对稳定的R-R间期和清晰的心内膜和心外膜边

界是十分重要的。这项技术可以产生左心室16节段的时间应变曲线。通过面积追踪可获得高质量的应变曲线（图8.21）。

三维不同步主要的定量指标是时间达峰应变中的室壁延迟峰值以及收缩不同步指数（SDI），后者通过测量16节段容积达峰时间的标准差获得。三维分析同样可以标测左心室的激动顺序。如前所述，三维标测也可以指导电极植入收缩最为延迟的部位。因为在缺血性心肌病患者中，瘢痕的定位和范围是一个非常重要的变量，三维技术可以依据应变幅度评估心肌瘢痕组织并辅助电极植入。三维斑点追踪应变成像对CRT患者的临床治疗有较大的影响和意义。

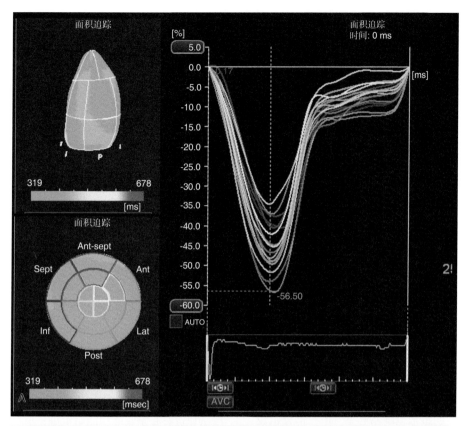

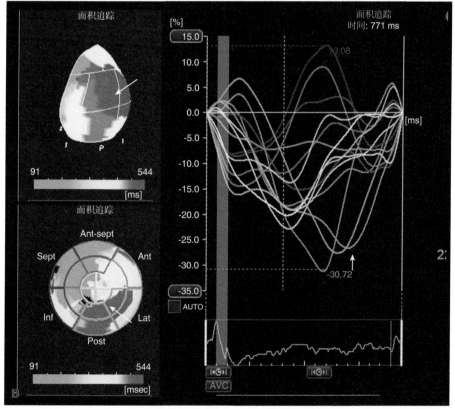

图8.21　A.图示利用三维超声心动图斑点追踪技术描记的正常人的心肌收缩同步性。左上方（三维显示）和左下方（极帽）显示早期收缩的一致性，用绿色表示，16节段应变曲线一致（右）；B.图示1例心力衰竭患者在CRT置入前的3D应变曲线。左上方（三维显示）和左下方（极帽）显示早期收缩，绿色代表收缩提前，红色代表收缩延迟。箭头显示最迟激动部位（红）。右侧是16节段不同步的时间应变曲线

（吕文青　译）

第9章

右心室

第一节 右心室解剖

历史上，尽管很多资料显示右心室对疾病的临床预后有较大的影响，但超声心动图对右心室的评价滞后于左心室。在正常人中右心室几何形态复杂，在疾病状态下则更为复杂，这就使得二维超声心动图技术很难准确评价右心室结构和功能。右心室壁较薄，在心外膜下有环形排列的肌束，心内膜是纵行排列的肌束（图9.1）。右心室呈尖端向下的锥形包绕左心室。由三部分组成：①三尖瓣、腱索、乳头肌组成的流入道部分；②心尖小梁部；③漏斗部，位于肺动脉瓣下包绕着光滑的右心室流出道（图9.2）。

右心室冠状动脉血供

右心室形态对分析冠状动脉血供尤为重要（图9.3）。右心室的血供是独特的，发生在收缩期和舒张期。右冠状动脉是主要的血供来源，通过锐缘支供给右心室侧壁，通过后降支供给后壁和后间隔。右心室前壁是由右冠状动脉分出的圆锥支和左前降支分支供给。

超声心动图评价右心室几何形态

与左心室相似，将右心室划分为节段非常有用。右心室节段包括前壁、下壁、侧壁和流出道（图9.4）。节段法评价右心室收缩功能始于每一个经胸二维切面。在胸骨旁长轴切面（图9.5A）可显示右心室流出道。在胸骨旁短轴切面（图9.5B），可显示右心室前壁、侧壁、下壁。在右心室流入道切面（图9.5C），可显示右心室前壁和下壁。在标准四腔心切面（图9.5D），可显示侧壁和右心室心尖部。在剑下四腔心切面（图9.5E）可显示下壁和右心室膈面。需要强调的是心尖四腔心切面可以较好显示左心室（图9.6A）。为了较好显示右心室，探头需要向侧面移动（图9.6B）。这样可以防止漏掉右心室侧壁和右心室心尖部。

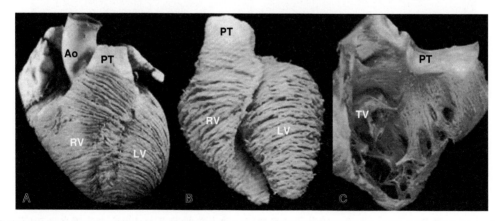

图9.1 右心室解剖标本显示环形排列的心外膜下心肌（A，B）以及纵行排列的心内膜心肌（C）。Ao.主动脉；LV.左心室；PT.肺动脉干；RV.右心室；TV.三尖瓣 [引自Ho SY, Nihoyannoupoulos P.Anatomy, echocardiography and normal right ventricular dimensions. Heart, 2006, 92 (Suppl1) : i2–i13.]

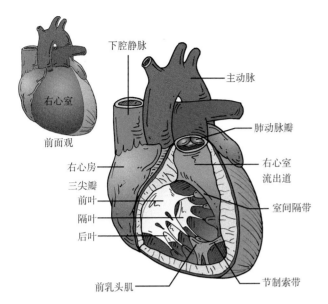

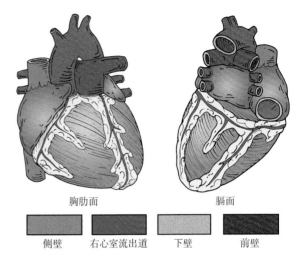

图9.4　右心室是由胸肋面和膈面组成，又被分为前壁（紫色），下壁（黄色），侧壁（绿色），右心室流出道（蓝色）（右心室流出道图9.5）（引自Mangion JR.Right ventricular imaging by two-dimensional and three-dimensional echocardiography.Curr Opin Cardiol，2010，22：423-429.）

图9.2　右心室解剖。右心室有3部分：流入道包括三尖瓣、腱索、乳头肌；心尖部小梁包括心尖部心肌；漏斗部包括光滑的右心室流出道至肺动脉瓣下（引自Bulwer BE, Solomon SD, Janardhanan R.Echocardiographic assessment of ventricular systolic function in essential echocardiography.In Solomon SD, editor：Essential echocardiography, Totowa, NJ, 2007, Humana Press, p 111.）

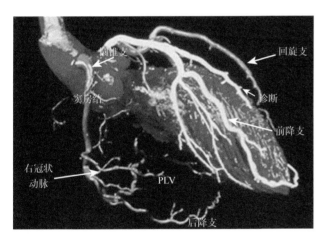

图9.3　右冠状动脉供应右室。右心室血供主要来自右冠状动脉。右冠状动脉的分支圆锥支和左前降支分支供给右室前壁，锐缘支供给右室侧壁，后降支供给右室后壁和后室间隔（引自Mangion JR.Right ventricular imaging by two-dimensional and three-dimensional echocardiography.Curr Opin Cardiol, 2010, 22：423-429.）

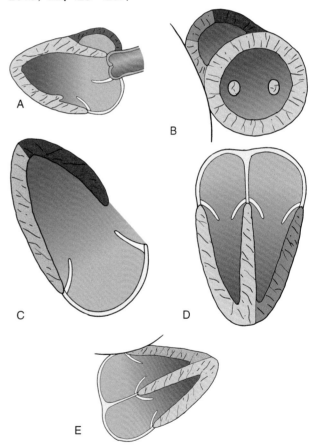

图9.5　二维经胸超声心动图，胸骨旁长轴切面（A），可显示右心室流出道（RVOT），B，胸骨旁短轴切面可显示右心室前壁，侧壁和下壁。右心室流入道切面（C），可显示右心室前壁和下壁，在心尖四腔心切面（D）可显示可显示右心室侧壁，剑下四腔心切面（E）可显示右心室下壁或者右心室膈面（引自Mangion JR.Right ventricular imaging by two-dimensiona and three-dimensional echocardiography.Curr Opin Cardiol, 2010, 22：423-429.）

　　右心室局部运动异常与相对应的冠状动脉闭塞有关。Gemayel和其同事研究25例超声心动图和冠脉造影显示右心室心肌梗死的患者。图9.7为一下壁心肌梗死的72岁老年男性超声心动图提示右心室流出道、右心室前壁、下壁和侧壁的室壁运动障碍。患者冠脉造影显示右冠状动脉近端闭塞，这一病例显示右冠状动脉闭塞

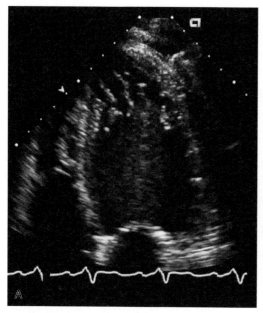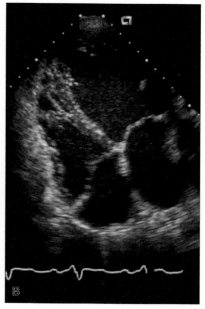

图9.6　标准的四腔心切面（A）可充分显示左心室。为了充分显示右心室可以将探头移向侧面如图B所示

和广泛的右心室壁梗死。和另一位急性下壁心肌梗死患者相比，这例患者的心尖四腔心切面右心室侧壁收缩正常，但是在剑下四腔心切面可见下壁室壁运动减弱。这位患者是右冠状动脉远端闭塞（图9.8）。这一病例可以看出，当怀疑右室梗死时剑下四腔心切面的重要性。如果漏掉剑下四腔心切面，右冠状动脉远端闭塞导致的右心室梗死将被忽略。

静脉注射造影剂可以显示左心室腔并显示心内膜，这是十分重要的，但在二维经胸超声心动图中不经常使用。尽管这种方法可以提高超声评价心脏结构和功能的准确性和可重复性，但很少用这种方法确定右心室心内膜边界。静脉注射生理盐水是一种显示右心室的经济适用的方法，但是这种方法的效应仅存在几秒钟，超声造影剂可持续存在几分钟。心室超声造影时需缓慢注射造影剂来防止声衰减所造成的伪像。右心室超声造影需要将探头调整至右室显示最佳的位置（图9.9）。注射造影剂时和左心室造影的机器设置条件相同。

图9.7　显示右冠状动脉近端闭塞，越靠近近端，右心室梗死面积越大

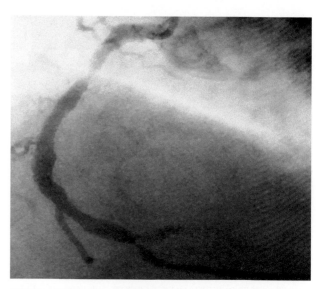

图9.8　与图9.7比较这例患者右冠状动脉闭塞在远端，这显示了右心室远端闭塞时剑突下切面的重要性

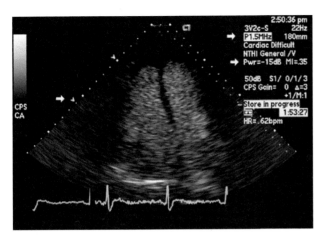

图9.9　心尖四腔心切面超声造影剂下显示右心室和左心室。造影剂需缓慢注射来防止声衰减伪像（引自Mangion JR.Right ventricular imaging by two-dimensional and three-dimensional echocardiography.Curr Opin Cardiol，2010，22：423-429.）

右心室结构的参考值

美国超声心动图学会出版了关于成年人右心室的超声评价指南，包括右室结构的参考值（图9.10）。这些值是依据大量人群或来自于其他研究数据并没有校正人体面积和性别。参考数值并没有按照轻中重度进行分类。目前大量文献指出性别和体表面积在右心室正常值范围中起到非常重要作用。此后发布的右心室指南中将包括正常范围的上限和下限值，并通过体表面积和性别进行校正。

心腔定量分析

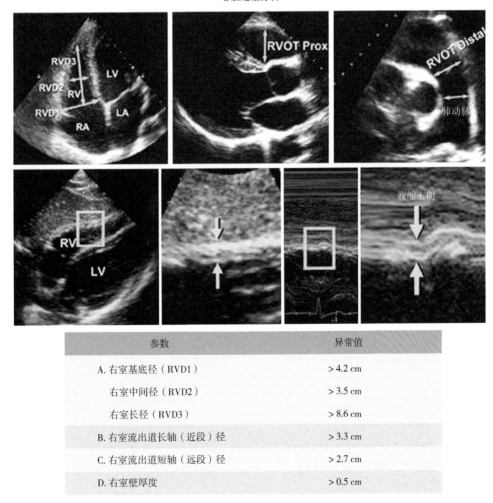

参数	异常值
A. 右室基底径（RVD1）	>4.2 cm
右室中间径（RVD2）	>3.5 cm
右室长径（RVD3）	>8.6 cm
B. 右室流出道长轴（近段）径	>3.3 cm
C. 右室流出道短轴（远段）径	>2.7 cm
D. 右室壁厚度	>0.5 cm

图9.10　右心腔定量分析常用指标及正常值

第二节　右心室超声心动图的生理基础

右心室曾是被遗忘的心室，但现在认为在心脏功能中起到非常重要的作用。其生理、形态、功能和冠状动脉血供非常复杂，非侵入性的图像很难清晰显示。本节回顾右心室的生理并描述与超声心动图相关的结构和功能。

1616年，哈维认为右心室仅仅为输送血液的管道，他承认右心室仅负责运输血液到肺，并不为肺提供营养，接下来的几个世纪研究重点放在了左心室而忽略了右心室。直到20世纪70年代人们认为右心室在心血管事件中起到关键作用，例如在心力衰竭、肺动脉高压中。20世纪末，标准的经胸二维超声心动图可以评价右心室。最近一些先进的技术如三维超声心动图可以检测右心室的病理生理状态。

超声心动图评价右心室依赖其解剖、生理，包括室壁的厚度、形态、大小，局部和整体的收缩功能。一个完整的评价包括定量和定性的参数：右心室大小，右心房大小，右心室收缩功能和肺动脉的血流动力学。

右室结构和解剖

右心室是胸部最前心脏结构，位于超声束的近场，从而限制了最佳的超声心动图显像的声窗和分辨率（图9.11）。左右心室的解剖特点不同（表9.1），包括：①三尖瓣较二尖瓣更靠近心尖部；②心尖部粗大的肌小梁；③三个以上的乳头肌；④三尖瓣膜与隔叶乳头肌相连。

从解剖上讲，右心室被划分为3部分：①右心室流入道由三尖瓣、腱索和乳头肌组成；②右心室体部，主要由心尖部小梁组成；③光滑的右心室流出道（即漏斗部）。右心室体部位于最右侧，右心室流出道位于最左侧。因此，单个二维超声心动图切面并不能包括整个心室。右心室前壁和其他较薄的室壁需要高频探头，保证足够的穿透性。通常情况下，使用高频探头可以清晰显示右心室，但不能清晰显示左心室。因此，右心室分辨率往往稍差。

右心室血流进入处为右室流入道，可以看到三尖瓣平面，用于确认是否存在累及三尖瓣及瓣环的先天性疾病，包括三尖瓣脱垂、赘生物、三尖瓣下移畸形。在大多数二维经胸超声心动图中，只能看到三尖瓣的两个瓣叶，需要多个切面观察右心室心腔形态。心尖四腔心切面可以观察到前叶和隔叶的形态特点。

二维超声心动图可以完整显示右心室体部。从某一节段切面看，需要把右心室腔划分出各自的解剖结构

表 9.1	正常左右心室参数比较	
	右心室[*]	左心室[*]
结构	室壁薄，肌束多	室壁厚，致密
形状	新月形	圆锥形
舒张末容积质量（g/m²）	75±13（49～101）	66±12（44～89）
质量（g/m²）	26±5（17～34）	87±12（64～109）
室壁厚度（mm）	2～5	7～11
心室压力（mm）		
收缩期	25（15～30）	130（90～140）
舒张期	4（1～7）	8（5～12）
RVEF（%）	>40～45	>50
心室弹性（Emax）（mmHg）	1.30±0.84	5.48±1.23
后负荷阻力（WU）	0.88（0.25～1.63）	13.75（8.75～20）
每搏做功指数（g/m²）	8±2	50±20
主要的收缩方向	纵向	环向和纵向

*括号中的数值表示值的范围：RVEF.右心室射血分数

改编自 Haddad F，Hunt SA，Rosenthal DN，Murphy DJ. Right ventricular function in cardiovascular disease，part I: Anatomy，physiology，aging，and functional assessment of the right ventricle. Circulation，2008，117：1436-1448.

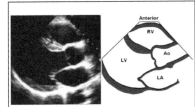右心室前壁的胸骨旁长轴切面	可与此切面通过二维法，测量右室大小，室壁厚度及RVOT内径。切面图像变异很大，与探头的角度及放于肋间隙的位置相关。故而在评估RVOT大小时不能仅以此切面为证据
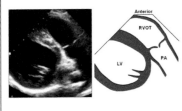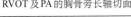RVOT及PA的胸骨旁长轴切面	显示漏斗部的长轴切面，可显示RVOT前部。在此切面中，亦可观察肺动脉及肺动脉瓣 可用于检测肺动脉瓣环直径，进而评估肺动脉瓣情况
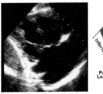右心室流入道的胸骨旁长轴切面	可作为评估右室前壁/下壁，三尖瓣前叶/后叶的重要切面 亦可观察前后乳头肌，腱索，下腔静脉入口、下腔静脉瓣等。有时在该切面可能观察到冠状静脉窦（未显示） 在本切面，将超声声束置于与三尖瓣反流平行的方向，则可检测三尖瓣反流的相关参数
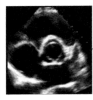右心室基底段的胸骨旁短轴切面	显示右心室前壁基底段，RVOT，三尖瓣，肺动脉瓣及右房 通常用于舒张期测量RVOT内径 在此切面，将超声声束置于与三尖瓣反流平行的方向，可检测三尖瓣反流的相关参数 用于评估房间隔分流（尤其对主动脉根部后方卵圆孔未闭的血流评估更为关键）
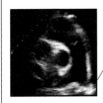肺动脉分叉处的胸骨旁短轴切面	用于评估肺动脉瓣，肺动脉及其分支 用于评估肺动脉瓣环直径与肺动脉大小，以及漏斗部、肺动脉瓣及肺动脉的多普勒测量 可见RVOT近端及远端部分

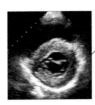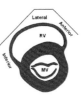右心室胸骨旁短轴二尖瓣水平切面	显示右心室前壁、后壁及侧壁的基底段水平在此切面，可清晰显示新月形的右心室 对于右心室容量负荷或压力负荷过高时，观察室间隔收缩期及舒张期变化的最佳切面 可对右心室大小进行初始评估，但由于右心室收缩的不对称性，故而无法评估右室的收缩功能
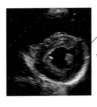右心室胸骨旁短轴乳头肌水平切面	显示右心室前壁、后壁及侧壁的中间段水平 在此切面，可清晰显示新月形的右室 对于右心室容量负荷或压力负荷过高时，观察室间隔收缩期及舒张期变化的最佳切面 可对右心室大小进行初始评估，但由于右心室收缩的不对称性，故而无法评估右心室收缩功能
心尖四腔切面	评估右心室/右心房大小，形状及功能的重要切面 常在此切面测量右室基底段及中间段长径、短径，评估右室面积及面积变化分数，右心房长径与短径，右心房面积与体积 常在此切面以多普勒法评估右室流入血流及反流，通过M型法评估三尖瓣环移动度，通过组织多普勒评估右室应变 在此切面将超声声束置于与三尖瓣反流
聚焦于右心室的心尖四腔心切面	作为推荐切面，可替代心尖四腔切面用于测量右心室基底段短径 右心室游离壁在此切面得到强化显示，故而可作为评估右心室/右心房大小，形状及功能的有效切面 在此切面，将超声声束置于与三尖瓣反流平行的方向，可检测三尖瓣反流相关参数

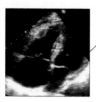 改良心尖四腔心切面	改良四腔切面提供了部分右心室侧壁及右房斜切面的有效信息 因右心房被缩短并斜切，故而不可在此切面进行右房定量评估，同时也不能用于测量右心室内径 当三尖瓣反流速度与超声声束平行时，可检测右心室流入血流及三尖瓣反流参数 可通过二维法及多普勒法评估 ASD 及 PFO 血流
 右心室心尖五腔切面	此切面可显示右心室前侧壁 此切面为观察调节束的最佳切面 在此切面，将超声声束置于与三尖瓣反流平行的方向，可检测三尖瓣反流相关参数
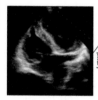 冠状窦心尖切面	此切面可显示右心室后侧壁 此切面为观察冠状静脉窦的最佳切面 在此切面，将超声声束置于与三尖瓣反流平行的方向，可检测三尖瓣反流相关参数

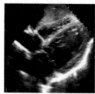 右心室剑下四腔切面	测量右心室壁厚度的最佳切面 用于评估右心室/右心房的反向运动/塌陷，以诊断具有心脏压塞的患者 可作为通过二维法及多普勒法评估 ASD 及 PFO 血流的最佳切面 虽可见 RV/RA，但因斜切角度及腔室缩小，不可定量评估右室/右房大小 在此切面将超声声束置于与三尖瓣反流平行的方向，可检测三尖瓣反流相关参数
 右心室基底段剑下短轴切面	可见右心室基底段室壁，右心室流入道、流出道，肺动脉瓣，肺动脉及其分支 可在此切面测量测量 RVOT 内径 可在此切面进行漏斗部，肺动脉瓣及肺动脉的多普勒测量

图 9.11 图像展示了综合评估右心的各个切面。每个切面的用途，优点及某些特殊切面所存在的限制。Ao. 主动脉；ASD. 房间隔缺损；CS. 冠状静脉窦；EV. 下腔静脉瓣；LA. 左心房；LV. 左心室；MV. 二尖瓣；PA. 肺动脉；PFO. 卵圆孔；RA. 右心房；RV. 右心室；RVOT. 右室流出道；Anterior. 前侧；Lateral. 外侧；Inferior. 下侧；Post Leaflet. 后叶；Ant Leaflet. 前叶；Septal Leaflet. 隔叶

（前壁、侧壁、下壁、基底中间段和心尖段）。这种定位分型可以判断右心室的病变节段，比如右冠状动脉闭塞可以定位右心室梗死部位（图 9.12）。室壁变薄是怀疑心肌缺血和心肌梗死的另外一个线索。在标准的四腔心切面，可以显示右心室体部，基底段和右心室侧壁（通常也叫游离壁）和心尖段。而右心室流入道切面可以显示右心室下壁和三尖瓣前叶和后叶。胸骨旁长轴切面可显示右心室流出道及肺动脉瓣的前叶和后叶。

同室壁划分相似，小梁部同样被划分为 3 个不同的区域：室壁、隔带、节制索。室上嵴是由室上嵴壁带、室上嵴漏斗部、室上嵴隔带组成的，隔带与节制索相延续（图 9.13）。室上嵴是一个重要的右室解剖结构，并且有多种功能，包括收缩期使三尖瓣环缩小。在一些罕见的病例中，如果隔缘肉柱的动脉圆锥部增厚可出现收缩期血流动力学梗阻，导致右室双腔心。在超声心动图

中可以看到右心室流出道中部收缩期的高速喷射血流，肺动脉瓣结构正常，通过三尖瓣血流束可估测右心室收缩压升高。右心室双腔是由动力学的梗阻造成的，在右心室流出道处可造成显著的压力阶差。这种情况室间隔缺损自发性闭合可保护肺动脉防止肺动脉高压。节制索通常包含右冠状动脉的分支。

与左心室二尖瓣和主动脉瓣之间有纤维组织相连不同，三尖瓣和肺动脉瓣在解剖结构上是由室间隔漏斗部分开的，形成了一个螺旋形的边界，这有很重要的生理学意义。例如，出现心内膜感染时，可从二尖瓣感染到主动脉瓣，但是这种情况由于右心室漏斗部的存在在右心室就不常见。节制索结构非常复杂，可出现右心室发育不良。

右心室的几何形态同样复杂，与椭圆形的左心室不同，右心室从侧面看是一个三角形，横切面是新月

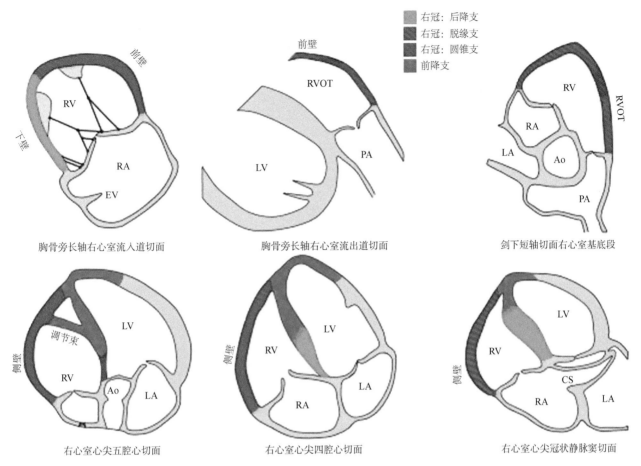

图9.12　右心室壁的分段以及所对应的冠状动脉血供。Ao.主动脉；CS.冠状静脉窦；EV.下腔静脉瓣；LA.左心房；LV.左心室；PA.肺动脉；RA.右房；RV.右心室；RVOT.右心室流出道

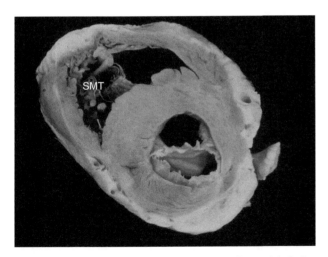

图9.13　在二尖瓣水平心室短轴切面可见新月形右心室，左心室呈椭圆形室壁较厚（表9.1）可看到隔缘肉柱从节制索带一直延伸到右心室流出道至室上嵴（Courtesy of Nelson B. Schiller. ）

形（表9.1）。超声心动图很难将复杂的三维结构显示清楚来评价右心室大小和功能。尽管有一些缺陷，有些方法可以估测右心室的整体功能，包括右心室射血分数，四腔心切面测得的面积变化分数和三尖瓣瓣环收缩期位

移（图9.14A），以及三尖瓣反流的加速时间变化dP/dt。此外，组织多普勒（图9.14B）三尖瓣收缩期速度或收缩期三尖瓣瓣环位移是另外一个可反映右心室功能的指标。

左心室是椭圆形，可根据收缩和舒张末容积变化测得左心室射血分数，但由于右心室结构复杂，获取右心室射血分数有一定的挑战。与左心室相比，从心底部到心尖部的收缩有利于右心室的排空（表9.1）。在心尖四腔心切面测得收缩期和舒张期右心室体部面积的变化分数或者面积-长度容积变化分数来估测右心室体部的容积和射血分数。重要的是，致密心肌层应该包含在该测量方法中，不应该包括肌小梁层。因为漏斗部占右心室容积的25% ～ 30%，在分析右心室体部容积时应考虑这部分。在应用二维经胸超声心动图分析右心室复杂的几何形态时，在判断右心室扩大时应需要多个切面进行观察（图9.15）。在四腔心切面右心室体部通常出现一个囊袋，这是尖锐的心脏边缘，是右心室正常的结构。美国超声图学会指出在四腔心切面右心室基底部内径正常值为2.0 ～ 2.8cm，中间段右心室内径是2.7 ～ 3.3cm，从基底段到中间段长为7.1 ～ 7.9cm。右

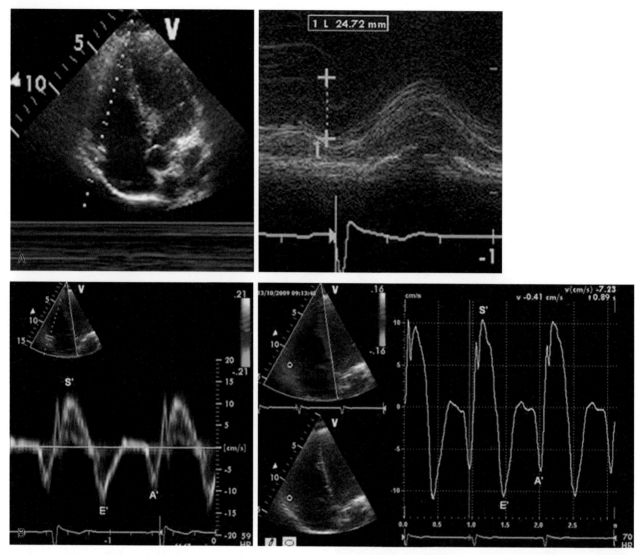

图9.14　A.测量三尖瓣环收缩期位移；B.右室收缩功能正常的患者三尖瓣组织多普勒图像：脉冲（左）和脱机分析（右）。（引自Rudski LG，Lai WW，Afilalo J，et al：Guidelines for the echocardiographic assessment of the right heart in adults：a report from the American Society of Echocardiography，J Am Soc Echocardiogr 23：685–713；quiz 786–688，2010.）

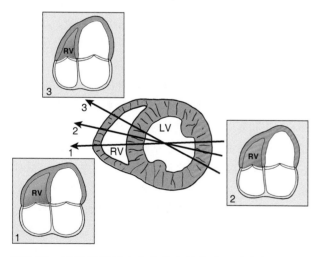

图9.15　该图显示以右心室为主的心尖四腔心切面，尽管左心室的形态和大小相似，右心室大小随角度的变化而变化（2，3）。四腔心平面的切线（1，2，3）和中间左侧心室短轴切面在上方，与之相对的四腔心切面在下方

心室扩大的标准是基底段内径大于3.9cm，中间段大于4.2cm，长度大于9.2cm，右心室流出道内径正常值应为2.5～2.9cm，当超过3.6cm时应考虑严重扩张。美国超声心动图学会出版的指南中指出心尖四腔心切面右心室舒张和收缩时的面积是11～28cm^{2}和7.5～16cm^2。利用二维和三维超声心动图所测得的右心室大小男性和女性中是不同的。在一项研究中，研究者发现应用三维超声心动图所测得右心室舒张末容积在男性和女性中是存在差异的［（129±25）ml 比（102±33）ml，$P < 0.01$］。

除了右心室的功能和内径，测量右心室质量也是一项很大的挑战。右心室的质量是左心室的1/6，但容积比较大，质量是不均匀的。右心室壁的厚度在舒张期可从剑下四腔心切面或者胸骨旁长轴切面测得（可利用M型或者二维经胸超声）。手振生理盐水和造影剂可以帮助鉴别右心室致密层心肌和肌小梁。标准切面下，右心室游离壁厚度超过5mm定义为右心室肥厚，但是二维超声心动图并不能精确测量右心室整体质量。在正常负荷状态下，右心室是新月形。但在压力负荷和容量负荷状态下，由于心室间的相互作用，右心室可出现肥厚，呈圆形或者椭圆形，而左心室可能变成新月形。这种几何形态的改变可能导致EF值测量不准确。此时在心尖双平面法测得容积和功能是准确的。

右心室射血分数和功能

了解右心室壁心肌的排列方式有利于探讨右心室的功能和血流动力学。右心室心肌分为两层（表层和内层）通过复杂的交叠模式形成三维立体结构。表层心肌与房室沟和右冠状动脉平行。但内层心肌是从心底部到心尖部呈纵向排列。表层心肌与左室相连续，可使左右心室收缩相协调，心室间相互作用，左心室的收缩引起右心室游离壁的运动。

尽管正常的右心室压低于左室，但左右心室相连续，其每搏输出量相同。主要与以下因素有关，包括心包（所谓的第五腔室），房室间隔，大血管和肺静脉，对于超声医师而言，房间隔位置和运动随呼吸的变化是微小心房压力/容积持续调节心输出量的典型例证。

右心室的收缩遵循一定的顺序，起自肌小梁，终止于圆锥，整个过程持续25～50ms。右心室收缩时，游离壁向内收缩，随后左心室长轴缩短，心底部向心尖移位。由于内层的纵向纤维，右心室纵向缩短比水平缩短更加显著，这一点与左心室不同。由于右心室表面积与容积比值更高，因此和左心室相同的射血容积时，右心室内向运动更少。

右心室肌束的排列方向使得收缩时长轴速度尤为重要。通过实时图像可以看到收缩时右心室基底部下移（通常所说的三尖瓣环向心尖部运动）。在心尖部和剑下切面能更明显地观察到这种运动。基底部的下移可作为评价右心室收缩功能的指标为三尖瓣环收缩期位移。三尖瓣环收缩期位移是通过M型将取样线置于三尖瓣环侧壁获得的。右心室收缩功能正常时，三尖瓣环收缩期位移大于1.6cm。若出现右侧心力衰竭，如肺心病终末期、严重的肺动脉高压，三尖瓣环收缩期位移通常小于1.0cm。尽管三尖瓣环收缩期位移仅代表了右心室长轴收缩，但其与反映右心室整体功能的指标具有较好的相关性，如右心室射血分数。

右心室血流动力学

与左心室一样，右心室功能基于前负荷、收缩力、

后负荷，每一部分将在下面的章节讲到。

右心室前负荷

右心室壁薄，并且充盈压低，因此对前负荷的改变比较敏感。生理学上讲，在深呼吸或心包缩窄时这种变化比较明显。基于这个原因，在没有肺动脉高压时，若出现心脏压塞右心室游离壁将会塌陷。塌陷程度与心包腔内的压力成正比。这又由胸泵的呼吸循环决定，因为它克服了或顺从于流入升高心包内压力。左心室壁较厚，心腔内压力较高，在心脏压塞的早期可以抵抗心包腔内的压力。但是随着跨壁压力的增高左心房可出现塌陷。

右心室收缩

评估右心室收缩功能的第一个步骤是实时二维超声心动图检查。由于右心室壁薄，可能需要调整增益和探头设置，以准确观察检测右心室收缩向内运动或室壁增厚。另外，右心室对前负荷极其敏感。例如，高的肺血管阻力（负荷）可影响右心室远远超过它对左心室射血分数和收缩功能的影响。在没有分流的情况下，左右心室的每搏输出量相同，右心室每搏输出量的减少将导致左心室前负荷的下降（表9.2），因此减少其容积或处于病理状态，心排血量将会减少。因此，要注意全面右心室血流动力学对完整的超声心动图的评估是非常重要的。

压力容积环可以帮助了解右心室血流动力学的复杂的相互作用，因为它们对右心室功能研究贡献极大。收缩末期压力-体积关系的斜率被定义为顺应性。顺应性不受负荷状态的影响，可以较准确地反映右心室收缩功能。左心室的收缩末容积指数是反映顺应性的一个指标，相对不受压力和容量负荷的影响，可独立预测心血管事件的不良后果，如冠心病患者的死亡率和心力衰竭的发生率。但是受形态的限制，右心室舒张末容积指数不易获得，反映右心室顺应的非侵入性数据不可靠。希望将来有研究尤其是三维超声心动图的应用将会提供可靠的临床信息（图9.16）。

结合右心室的压力和容积做功，右心室每搏做功指

表 9.2	超声心动图测量正常对照组和肺源性心脏病患者长期负荷压力下右心室和左心室内径比值的逆转	
	对照组	肺心病
右心室/左心室	0.6±0.7	1.1±0.6
右心房/左心房	0.8±0.3	1.3±0.7

改编自 Himelman RB, Struve SN, Brown JK, et al. Improved recognition of cor pulmonale in patients with severe chronic obstructive pulmonary disease. Am J Med，1988, 84:891-898.

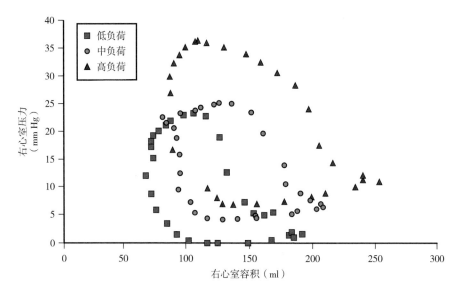

图9.16　右心室压力－容积环显示了心室从低负荷（硝普钠）状态到中负荷状态到高负荷（去氧肾上腺素）状态下的平移。正常右心室压力－容积环对去氧肾上腺素有良好的反应性。随着压力的增加收缩末容积保持不变，因此收缩性不受负荷的影响。但是在高压力状态下，压力－容积环显示了右心室的扩张，右心室扩张通常在肺栓塞的情况下出现

数是一个非常有用的指标。可以通过肺动脉平均压减去右房压再乘以每搏量指数获得。由于左右心室的结构和收缩特性不同，它们的做功指数也不相同，右心室做功指数仅是左心室做功指数的15%。

右心室收缩和舒张期容积（减去右心室流出道容积）由面积长度算法计算获得，跟踪描记收缩和舒张期心尖四腔内膜得到的值。右心室射血分数：右心室射血分数＝（右心室舒张末容积－右心室收缩末容积）/右心室舒张末容积。该面积长度法与放射性核素血池成像获得的EF相关性好。一项研究发现通过心尖切面的面积容积和剑下切面面积容积之和可定量分析右心室容积的造影。测量右心室收缩功能的另一个方法是在心尖四腔心切面的面积变化分数。正常右心室面积变化分数是32%～60%，25%～31%是轻度减低，18%～24%是中度减低，＜17%是重度减低。随着技术的不断发展，三维超声心动图可作为评估右心室射血分数的方法，但是该技术仍需要进一步优化。

右心室后负荷

右心室对后负荷较敏感的原因是：①易受冠脉血流的影响，压力增高可导致右心室缺血（见右心室灌注）；②室壁薄，通过Laplace定律右心室壁应力（与室壁厚的2倍成反比）增加较左心室快。正常静息情况下由右心室获得肺动脉收缩压的峰值通常＜30mmHg，但该值会随着年龄和心排血量的变化而变化。在运动状态下，健康个体肺动脉压力可上升至40mmHg，在运动员或年龄大于65岁的人群中可上升至55mmHg。其特点是，随着运动水平的增加，正常的肺动脉收缩压随心排血量缓慢的增加。病理状态下，肺动脉收缩压升高更多。因此，

健康的右心室具有相当大的储备能力，只要压力负荷缓慢增加，不会引起肺毛细血管阻力增加。右心室壁薄不能耐受肺动脉压力突然地增加，因为室壁应力的快速增加。如急性肺栓塞和心脏移植时，受体肺毛细血管阻力较大时会导致右心室扩张。在这种情况下右心室功能的下降通常伴有右心室的扩张和收缩功能下降。肺动脉栓塞时导致右心室功能的受损的一个特点是右心室中间部室壁收缩功能的丧失。我们假设是肺动脉收缩压的升高和右心室血供需求量的增加，导致右心室壁中间部心肌缺血，因为右冠状动脉血流时相是收缩期供血，这一点与左心室不同。右心室壁应力急剧增加导致右冠状动脉血流的减少，尤其是中间心肌血流的减少。急性肺栓塞时，肌钙蛋白的增加和局部的室壁运动可解释这一病理生理变化。

超声心动图通常应用组织多普勒测定肺动脉收缩压。第一步是在心尖四腔心切面通过彩色多普勒显示三尖瓣反流（图9.17）。第二步是用连续多普勒测定三尖瓣反流速度，用伯努利方程计算出放时间的压差：峰值压差（mmHg）＝4×峰值速度^2。假设没有肺动脉狭窄，这一压差加上右心房压记为肺动脉收缩压。右心房压可通过下腔静脉的宽度及随呼吸的变化率估测。美国超声心动图学会出版的右心房压估测方法如下所示。下腔静脉宽度＜2.1cm，并且呼吸变化率＞50%，右心房压正常为3mmHg，下腔静脉宽度＞2.1cm，并且呼吸变化率＜50%，右心房压增高为15mmHg，在下腔静脉直径和塌陷指数不适合这种模式情况下，右心房压增高为8mmHg。通过肝静脉血流频谱可以获得左心房压。肝静脉以舒张期为主时，右心房压（＜5mmHg）正常。

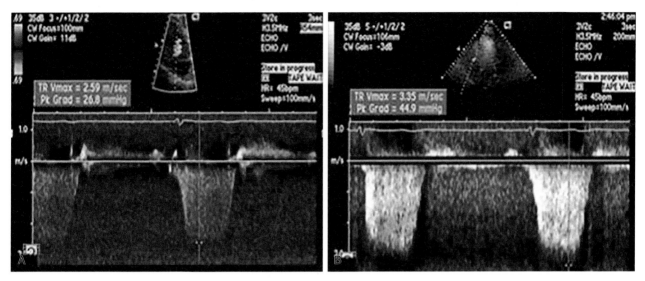

图9.17　A.三尖瓣反流信号并没有被增强，通常需要测量峰值速度；B.通过造影剂增强之后，边界受到噪声的影响，读者就不能正确地测量三尖瓣的峰值速度。这一病例表明测量速度时需要清晰的频谱

若肝静脉血流频谱是连续的，右心房压（2mmHg 或负值）减低。如果下腔静脉显示不清，有经验的操作者可获得上腔静脉和血流频谱，其形态与肝静脉血流频谱形态一致。另一种判断右心房压的方法是观察房间隔的弯曲度和呼吸对其的影响，当右心房压力过高时，房间隔是弯曲的，若房间隔是双向说明双房压力低。

除了峰值收缩压，肺动脉舒张压也十分重要，肺动脉舒张期的反流压差加上右房压获得（与左心室的舒张末压间接相关）。不加右房压时，所测得的压力阶差＞5mmHg 说明血流动力学异常。有 3 种方法可以估测肺动脉平均压。第一，肺动脉瓣反流的峰值压差加右房压；第二，三尖瓣反流的平均压差加右房压约等于肺动脉平均压；第三，如果可以测得肺动脉瓣舒张末压，则肺动脉平均压 = 收缩压 +（2× 舒张压）/3。肺动脉阻力可以通常可以通过三尖瓣反流速度和肺动脉瓣速度时间积分获得。[这种方法可将容量型肺动脉压力升高和阻力型压力升高相鉴别。右心室血流动力学的核心是理解肺动脉速度时间积分，或者每搏输出量的距离（是心排血量的指标）。患者血流速度较快，如有镰刀红细胞症，肝脏疾病的终末阶段，每搏距离增加同时伴有肺动脉压的升高提示肺动脉阻力正常。相反，当肺动脉压轻度升高时而每搏距离较低，标志着肺动脉阻力增高]。

右心室的冠状动脉血流

在绝大多数患者中（约80%）冠状动脉3个分支是右冠优势（定义为后降支），右冠状动脉供给大部分右心室壁。侧壁是由右冠分支锐缘支供给，后壁由后降支供给。前壁和前间隔包括右心室心尖部是由左前降支供给。因此，在右心室梗死和急性肺动脉栓塞时通常不累及右心室心尖部（所谓的McConnell征）。相反，左前降支梗死或者前壁梗死时通常会累及右心室心尖部。约有30%的个体，其右心室流出道是由单独起源的动脉圆锥分支供血。

右心室壁较薄和较低的右心室充盈压，右冠状动脉供血主要在收缩期。但是左心室充盈压较高，血供主要在舒张期或者在舒张期和收缩期。右冠状动脉近端血流在舒张期和收缩期，而锐缘支之后的血流主要以舒张期为主。但是这种情况也是相对而言，因为右心室容易受到负荷的影响，并且一些较薄的右心室壁在室壁应力增加的情况下容易出现室壁运动障碍或出现心肌缺血。例如，在急性肺动脉栓塞，或者有肺动脉高压病史的患者进行心脏移植手术之后，由于右心室后负荷的增加（右心室充盈压的增高），导致收缩期右冠状动脉灌注压的降低。因此，会导致右心室心尖部室壁运动障碍，因为该处是右心室壁最薄的部分。

边缘支是右冠状动脉非常有趣的一个特点。右冠状动脉的分支穿过节制索（或隔缘肉柱）起源于右心室壁中间和左前降支平行。由于这一分支的存在，当左前降支闭塞而右冠状动脉没有闭塞时室间隔中间部仍有小部分室壁运动正常。

导致右心室壁节段性室壁运动障碍最主要的原因是右心室梗死。临床上很多下壁心肌梗死的患者往往合并右心室梗死。右心室梗死时M型超声上可见右心室腔的扩大。在二维经胸超声中，右心室扩张，右心室前壁中间和下壁可能会出现室壁运动障碍甚至是室壁瘤；（连接处显示梗死部分右心室基底部的下移也会受损。）右心室梗死的第一个线索是短轴切面，相邻的右心室壁、后间隔和下后壁出现节段性室壁运动障碍。在心尖四腔心切面将会看到右心室扩张，以及中间段运动障碍和重塑。

严重的心肌梗死引起血流动力学的改变，右心室扩张同时有下腔静脉的增宽（图9.18）。在临床上怀疑右心室梗死时，超声心动图是一个诊断方法并同时看到血流动力学的改变。

心室间相互作用

心室间相互作用是指一个心室大小、收缩压、舒张压的改变将会影响另一个心室的大小、形态和功能。心室间可通过室间隔的弯曲的形态和方向或者间接通过心包相互作用，一个心室压力的增高传递给另一心室或者通过心房传递，房间隔的摆动可反映压力的传递（图9.19和图9.20）。这种病理状态包括影响血流动力学的心脏压塞和心包缩窄，如缩窄性心包炎。生理状态下Valsalva动作可以改变心室间的关系。病理状态下，心包疾病、肺动脉压升高，急性肺栓塞或者右心室梗死可通过心室间的相互作用和前负荷的减低改变左心室的几何形态。

右心室舒张功能

与右心室收缩功能相似，右心室舒张功能很难通过标准的二维经胸图像获得。但是，一些生理或病理状态会导致右心室舒张功能不全。与左心室相似随着年龄的增加，尤其是存在肺动脉高压或引起右心室后负荷增加的其他慢性疾病都会导致右心室舒张功能减低。在二维经胸超声心动图中通过三尖瓣脉冲多普勒和室间隔和侧壁组织多普勒可以大致估测右心室舒张功能（图9.14B）。相似的，也可以测量等容舒张时间和减速时间。

右心室起源的心律失常

致心律失常型右心室心肌病是心肌组织被脂肪组织所代替先天遗传性心脏病。一些研究试图确定这一疾病的超声诊断标准包括三尖瓣环收缩期位移减低，组织多普勒异常和腔室的扩大。最近，应变可为超声诊断这一

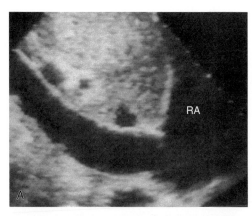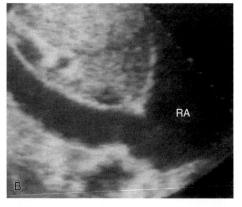

图9.18   二维长轴剑突下切面显示下腔静脉和右心房呼气末（A）和吸气末（B）。下腔静脉随呼吸变化较小

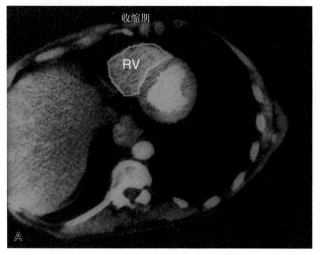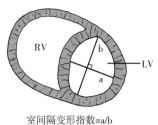

室间隔变形指数=a/b

图9.19   A.右心室增大时，CT显示了右心室室间隔平坦和左右心室的独立；B.室间隔形变指数（a/b）可以定量的测量在右心室扩大情况下的室间隔平坦程度

疾病提供信息。

右心室图像的新技术

应变是在心动周期中反映心肌形变能力的一种方法。数字分析（灰阶或三维）可应用到各个腔室。斑点追踪或组织多普勒图像与应变结果相似。应变可以分析局部或整体和径向、环向、长轴心肌的形变。但是这一技术的重复性有待进一步提高，但目前这方面的研究越来越多。研究左心室较多，对右心室和心房的研究较

少。一些研究主要集中在先天性心脏病、肺动脉高压、肺栓塞和右心室心肌病方面。在冠心病中，应变可以在早期发现心肌缺血。

结论

尽管右心室对急剧改变的前负荷、收缩功能、后负荷变化很敏感，但右心室的顺应性强，可以充当体循环心室的角色。超声心动图可以评估右心室独特的结构和生理特点，这是对心室评估最常见的方法。

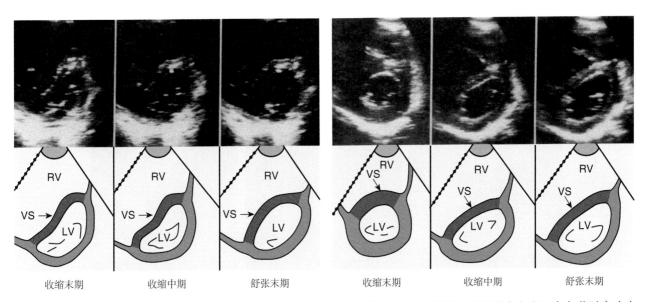

图9.20　一系列的高分辨率左心室短轴二尖瓣腱索水平图像，由于肺动脉压的增高，可看到右心室压力负荷过高（右侧）。由于三尖瓣的重度反流导致的右心室容量负荷过高的图像（左侧）。虽然在正常个体当中整个心动周期左心室仍呈圆形，但在右心室压力负荷过重时在整个心动周期出现了室间隔的左移，尤其是在收缩末期。在右心室容量负荷过重的患者室间隔的左移和室间隔变平坦主要出现在舒张的中晚期。RV.右心室；LV.左心室；VS.室间隔

第三节　评价右心室收缩和舒张功能

引言

右心室功能决定着很多疾病状态的预后。如慢性心力衰竭、急性心肌梗死、肺栓塞、肺动脉高压，先天性心脏病患者的死亡率也与右心室功能相关。但是最近几年才开始应用超声心动图评价右心室。本节主要讲解如何利用一些新的超声心动图技术评价右心室功能。

解剖和生理

右心主要收集来自上下腔静脉的静脉血，右心房起到了通道和泵的功效，通过三尖瓣将血液输送到右心室。右心室通过收缩将血液经过肺动脉瓣输送到肺动

脉。在没有左向右分流的情况下，右心室的每搏输出量与左心室相同。右心室和左心室在解剖和生理上有不同之处。假定左心室是椭圆形，右心室可以比喻成金字塔包绕着左心室，并且被分成3部分：流入道、右室体部、流出道。右心室收缩主要依靠纵向排列的心内膜心肌产生心底部向心尖部运动，外层环形排列的心肌则产生内向收缩。最近的右心室三维图像显示，这种内向运动的重要性尤胜于前。右心室与左心室相比缺少最外层螺旋排列的心肌。右心室舒张末容积略高于左心室，因此射血分数低于左心室，右心室的质量是左心室的1/5。因此，右心室是一个容量泵，当压力急剧增加时易出现右心室衰竭。在长期慢性的容量负荷增加时，比如严重三尖瓣或者肺动脉瓣反流或存在左向

右分流时，右心室会出现扩张。当长期慢性压力负荷增加时，比如肺动脉高压或肺动脉瓣狭窄，右心室壁增厚，室壁应力增加。最终，严重肺动脉高压右心室失代偿时，由于收缩期冠脉血流量减少，心肌供血将减少。

由于右心室复杂的几何形态和生理特点，超声心动图评价右心室结构和功能时有一定的挑战。现在已经有很多描述右心室的大小和功能的方法，但是没有一个可以提供准确的图像信息。最近三维超声技术的发展和对评价心肌收缩功能的一些新的理解给我们带来了一些新的视角和标准。

超声心动图定量评价右心室大小

二维超声心动图

定量评价右心室大小是非常重要的。右心室结构复杂，通过二维超声心动图测量右心室大小是非常困难的，因为右心室缺乏一些特定的解剖标志作为参考。在传统的四腔心切面，（如主要观察左心室）右心室是如何投射的有很大的变异，因此，将探头置于同一位置在同一个患者身上右心室的大小和面积也会存在很大的差异（图9.21，图9.11，图9.12）。右心室内径测量时应选择以显示右心室为主的四腔心切面，参考值是＜42mm。左心室心尖部应出现在扇面的中央，同时显示右心室基底部的最大内径防止心脏缩短。其他的内径值是心室中间段（＜35mm），长径（＜83mm，但是临床意义较小）和右心室流出道。右心室流出道近端的内径值有助于诊断致心律失常型右心室心肌病，当存在左向右分流时右心室流出道远端的内径值可帮助计算肺循环和体循环的流量比值（Qp：Qs）。

最近一些研究表示在一些情况下右心室大小与体表

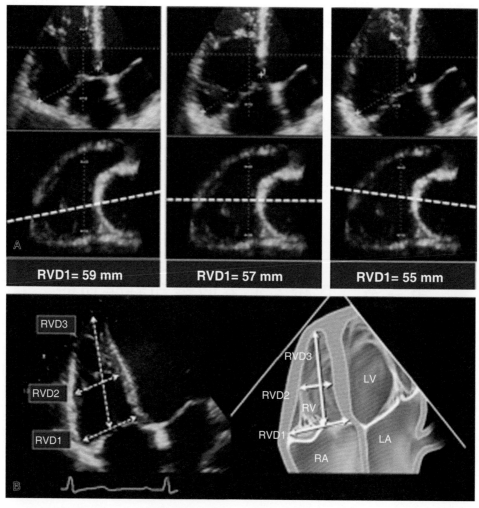

图9.21　A.由于没有固定的测量点右心室测定具有变异性，根据不同的右心室切面，右心室测量不同；B.在以右心室为主的切面，右心室的3个测量点，是从标准的心尖四腔心切面通过改进充分显示右心室图像。在这些充分显示右心室的切面进行测量［改编自Rudski LG，Lai WW，Afilalo J，et al. Guidelines for the echocardiographic assessment of the right heart in adults：a report from the American Society of Echocardiography endorsed by the European Association of Echocardiography，a registered branch of the European Society of Cardiology，and the Canadian Society of Echocardiography. J Am Soc Echocardiogr，2010，23（7）：685-713.］

面积相关，但是在这些研究中使用的测量缺乏右心室为主的切面的参考点和经常使用的右心室面积，而右心室内径。比如，在一些极端的体表面时才会用到指数。

右心室容积

右心室几何形态复杂，只有三维超声心动图测定的容积才能提供准确的信息。与二维超声心动图不同的是，三维超声心动图不依赖于图像的切面且不需要假设右心室的几何形态。如果图像清晰，心律规则，三维超声心动图所测得右心室容积与磁共振测得的数据有很好的相关性。此外，三维超声所测得数据较二维超声心动图有较好的重复性。最近研究显示年龄、性别、身体大小与右心室容积具有相关性。因此，通过三维超声心动图诊断右心室扩大时，应采用异速生长方程确定的个体化正常范围加以校对。男性右心室舒张末容积87ml/m^2，女性是74ml/m^2，男性右心室收缩末容积44ml/m^2，女性是36ml/m^2，这些值是正常范围的高限值。

右心室收缩功能

面积变化分数

面积变化分数可以反映右心室整体收缩功能，并与核磁所测得的右心室射血分数有较好的相关性。计算面积变化分数时，选取心尖四腔心切面，分别在收缩末期和舒张末期勾画左心室心内膜边界（分别是心腔最大和最小时），FAC=［(舒张末面积–收缩末面积)/舒张末面积］×100（正常值是大于35%）。该方法通常的缺点是将乳头肌和节制索包含进去（图9.23和图9.14）。

三尖瓣环收缩期位移及速度

三尖瓣环收缩期位移和速度测定是心肌长轴的功能，反映右心室内层心肌的收缩功能，与右心室射血分数有良好相关性。将取样线置于右室侧壁三尖瓣环处，

应用M型可测得三尖瓣环的位移（正常值是＞1.6cm）。组织多普勒可测的三尖瓣环的收缩期运动速度S'（正常值＞10cm/s）。S'的缺点是取样线不能与测量点平行会低估了组织运动速度（图9.22）。

与三维超声测量的右心室射血分数这一金标准不同，二维超声心动图不能反映右心室整体心肌的收缩功能。面积变化分数忽略了右心室流出道的收缩功能，而三尖瓣环收缩期位移和S'忽略了室间隔和游离壁的收缩功能。在这里提及两种情况，做过心脏外科手术的患者，TARSE和S'会显著降低，但是室间隔代偿性运动会使测得的FAC正常或接近正常。相反，肺动脉高压的患者，TARSE和S'正常，但是FAC可能会降低。

右心室心肌做功指数

右心室心肌做功指数RIMP不具有容量依赖性，可反映右心室心肌的整体收缩功能。RIMP是等容收缩期和等容舒张期时间与心室射血分数的比值。

$$RIMP=(IVCT+IVRT)/ET$$

IVCT=等容收缩期时间；IVRT=等容舒张期时间；ET=射血时间。

RIMP是时间间隔比值，没有右心室几何形态依赖性。

通过标准的超声多普勒技术可以获得RIMP（图9.25）当应用血流多普勒信号测量RIMP时，需要选择两个分开的心动周期，并且确保RR间期一致。严格意义上讲，当存在三尖瓣反流时，等容收缩期和等容舒张期是不存在的。在三尖瓣血流结束到肺动脉射血期开始以及肺动脉射血结束到三尖瓣血流起始这段时间有更多的术语。当应用多谱勒血流信号测量RIMP时，上限参考值是0.4，当应用组织多普勒测量时上限值是0.55。

理解RIMP是随压力和容量状态不同而改变的，并

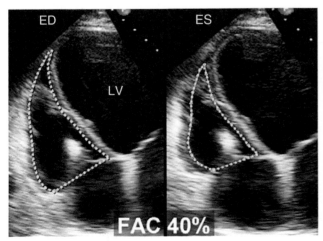
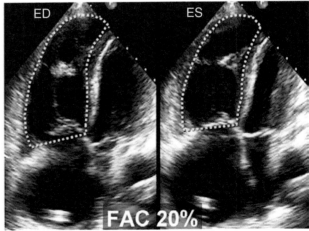

图9.22 正常人和右心室收缩功能不全的患者面积变化分数（舒张末面积–收缩末面积）/舒张末面积。见图9.14 在右心室游离壁瓣环侧TARSE和E'和A'。ED.舒张末；ES.收缩末；LV.左心室

没有反映右心室心肌真实的收缩功能特性（图9.24）。在临床当中理解心房压和血压的变化对RIMP值的影响是十分重要的。

三维超声心动图测量右心室射血分数

三维右心室射血分数（3D RVEF）反映真正的右心室收缩功能，因为其包括了右心室长轴和纵向收缩以及包括了右心室流出道到整体心肌的功能。对于做过心脏外科手术的患者期临床意义十分重要，右心室长轴的收缩功能（TAPSE S′）减低时，并不代表右心室整体收缩功能的减低。在各种心脏疾病状态下3D RVEF与CMR有较好的相关性，因此熟练掌握该技术，也是测量右心

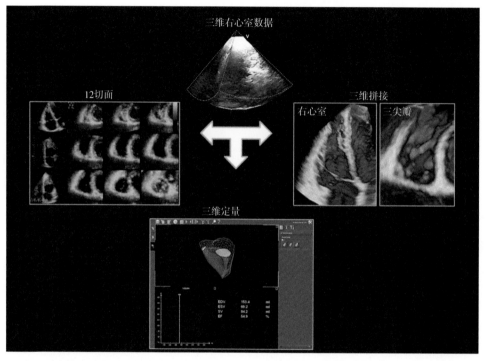

图9.23　三维超声心动图通过全容积成像可以全面分析右心室形态和功能（最上图）多个纵向和横向切面同时显示的三维数据快速检查和评估右心室的区域运动（左图）。右心室和三尖瓣的解剖（右图）和右心室内膜边界重建分析右心室容积和射血分数（最下图）

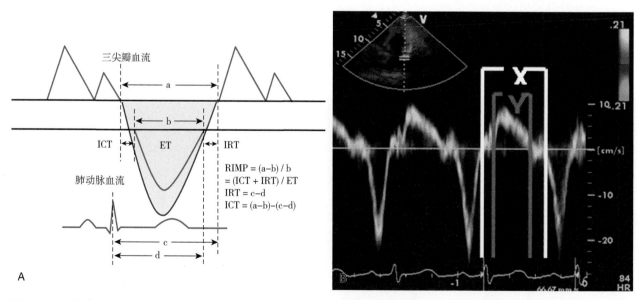

图9.24　A.计算右心室心肌做功指数应用多普勒血流速度频谱；B.组织多普勒频谱。在图A测量三尖瓣A波的结尾到E波的开始或者测量三尖瓣的反流时间。在右心室流出道应用组织多普勒测量射血时间（ET）。在图B将取样线置于右心室游离壁的瓣环处，测量几毫秒的时间间隔。RIMP由右心室瓣环的组织多普勒测得（图像将右心室置于右侧）。RIMP=（X−Y）/Y。ICT.等容收缩时间；ET.射血时间；IRT.等容舒张时间

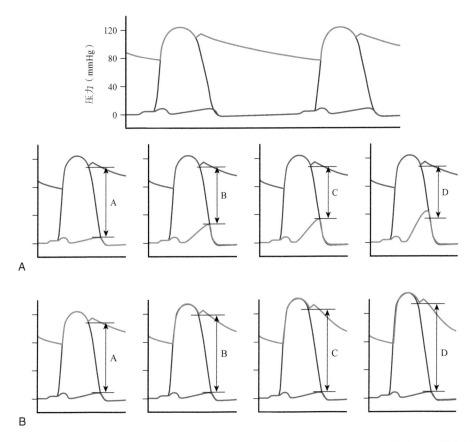

图9.25　A.如果血压和心室松弛率是恒定不变的，心房压是减低的（D-C-B-A），那么等容舒张期会延长。RIMP的分子会增加，那么RIMP会增大，更多的血流动力学形态；B.在血压和心室松弛率是恒定不变的情况下，增高的左心房压（A-B-C-D）会导致等容舒张期延长，RIMP会增大

室收缩功能的方法。在显示右心室为主的心尖四腔心切面，3D RVEF需要4～6个心动周期心脏全容积成像（每秒大于20～25个容积），在相应的软件进行脱机分析获得右心室容积和右心室射血分数（图9.22）。在多个切面检查RV图像是必要的，以验证存放之前包含了整个RV数据，也可以被用来评估室壁运动。大致上，RVEF＜45%时说明右心室收缩功能不全。3D RVEF同样也会受年龄、性别的影响。老年人3D RVEF较年轻人高，女性高于男性。RVEF反映了收缩功能和负荷之间的相互作用，在前负荷显著减低时RVEF很可能被高估，在后负荷显著增加时，RVEF很可能被低估。（如严重的三尖瓣反流、肺动脉高压）。此外，对于做过心脏外科手术的患者来说RVEF并不能反映真实的右心室收缩功能，在这种情况下，间隔运动不能与右心室同步。一些技术因素（如声窗差，心律不规则，右心室严重扩张，患者不能配合屏气）可影响RVEF测量的准确性和可操作性。

右心室应变

　　有越来越多的证据显示，在病理状态下评估的RV长轴应变（RVLS）可获得更多的信息。RVLS被认为是有用的反映RV收缩的临床无创性指标，因为它较少受到心脏运动和形态变化及负荷的影响，优于比传统的RV功能指标或3D RVEF。RVLS在右心室为主的四腔心切面或者通过组织多普勒成像（DTI）或斑点追踪超声心动图（STE）进行评估（图9.26）。RVLS的优势就是将右心室收缩幅度和时间及区域分布结合起来。不协调的右心室收缩可以看作是右心室功能不全的早期信号，比单独出现右心室收缩功能障碍对右心室收缩功能的影响更大（图9.27）。

　　STE没有角度依赖性，比DTI更实用且可重复，但STE应变高度依赖于是否具有足够时间分辨率（40～80帧/秒）质量良好的图像。STE有不同软件工具，包括不同的算法计算应变，甚至分析不同心肌层（心内膜、中层或外膜）。因此，不同的设备可能无法在相同的受试者产生等效应变值。目前缺乏RVLS的参考值。一些研究指出（重点研究整个室壁的应变）表明右心室整体游离壁RVLS＞20%为异常。RVLS的分析受右心室流入道的限制，计算RVLS时是否要包括右心室间隔部位是有争议的，但

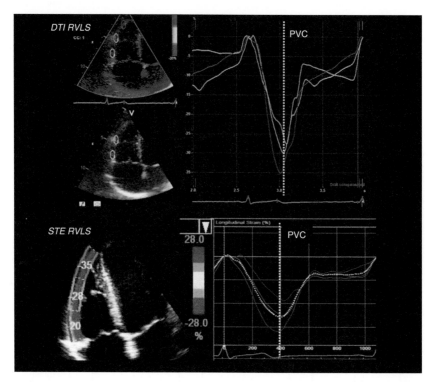

图9.26 健康个体通过组织多普勒（DTI RVLS，最上图）和斑点追踪（STE RVLS，下图）测量其右心室游离壁的应变，这两个方法都显示了右心室游离壁3个节段的收缩同步性（收缩末，以肺动脉瓣关闭时间为标志），以及心底部到心尖部运动形变的压差，心尖部形变最大

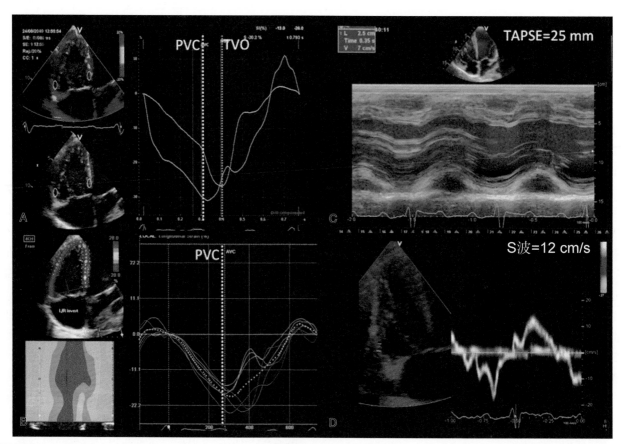

图9.27 A.肺动脉高压伴有右心室收缩功能不全的患者组织多普勒长轴应变；B.斑点追踪（CMR射血分数是37%）感兴趣的区域是从室间隔到右心室游离壁，尽管右心室游离壁的峰值应变正常，但舒张期是延迟的并且舒张不全；C.三尖瓣环收缩期位移（TAPSE）；D. S波在正常范围，但仅仅反映的是右心室游离壁基底段的速度和位移（不包含与其他节段的同步性）。PVC.肺动脉瓣关闭；TVO.三尖瓣开放

有利于分析右心室的同步性（图9.27）。在一些情况下（心力衰竭、肺动脉高压、急性心肌梗死、淀粉样变性），右心室游离壁RVLS对预测患者的预后有一定价值。

右心室舒张功能

导致右心室舒张功能不全的疾病有肺动脉高压、肺栓塞、心肌缺血和先天性心脏病。其他原因包括原发性肺部疾病、低氧血症、心肌病和其他的系统性疾病。RV的舒张功能障碍与心功能分级关联，是致命慢性心力衰竭，肺动脉高压和先天性心脏疾病的独立预测因子。右心室舒张功能障碍已被提出作为硬皮病患者亚临床右心室功能不全的早期征兆，用于评价右心室舒张功能的超声心动图参数在本节进行了综述。

一些间接征象均提示右心室舒张功能障碍，包括右心室肥大（RVH），右心房（RA）扩大和RA压力升高，下腔静脉（IVC）扩张，不随呼吸变化或房间隔凸起朝向左心房。然而，右心室舒张功能的标志，依赖于三尖瓣血流的脉冲多普勒和三尖瓣环或RV游离壁基底段TDI。

三尖瓣血流

应用脉冲多普勒将取样容积置于三尖瓣瓣尖在呼气末可测得早期被动充盈速度（E），减速时间（DT）和晚期主动充盈速度（A）。与左心室舒张功能的评估相似，E/A比率降低表明受损松弛，而E/A的增加比值表明限制性充盈。三尖瓣多普勒的实际效用受到限制，因为许多因素会影响其可靠性，尤其是呼吸。E/A比值随着年龄增长每10年降低0.1。

肝静脉血流

正常肝静脉血流模式的特点是以收缩期为主（收缩压波速比舒张期波速度较大）。当RA压力上升，肝静脉血流模式是相反的（收缩期波速度低于舒张期波速度）。因此，肝静脉的脉冲多普勒以舒张期为主时是RA压力标志。

组织多普勒和应变

侧壁三尖瓣环速度

早期的被动心肌运动速度（e′），晚期主动心肌速度（a′）可以使用组织多普勒在三尖瓣环处测得。组织多普勒波束对准应该是平行于RV环平面收缩方向；e′和a′都不受负荷的影响。

三尖瓣E/e′

因为对E波速反映心肌松弛和RA-RV压力梯度，e′反映心肌松弛速度，E/E′单独反映RA-RV压力梯度。比值升高时，说明右心房压增高。已有研究证实，E/e′可以应用于机械通气患者，但在接受心脏外科手术和心功能不全的患者中的相关性较差。

舒张功能分级

舒张功能等级分为松弛受损（轻度舒张功能障碍），假性充盈（中度舒张功能障碍）和限制性充盈（严重的舒张功能不全）。E/A低于0.8或e′/a′比值＜0.5提示松弛障碍。E/A比值在0.8～1.2或者e′/a′在0.5～1.9是假性正常化。E/e′比值＞6或肝静脉血流以舒张期为主时也是假性正常化。E/A比值＞2.1或e′/a′＞1.9，并且减速时间＜120ms，或出现肺动脉舒张晚期血流提示限制性充盈。

右心室大小和功能对临床预后的影响

如前所述右心室每搏输出量与左心室一致。在循环系统中两个腔室是不连接的。右侧心力衰竭通常出现颈静脉怒张和外周水肿。更严重的功能障碍可能导致肝淤血和功能障碍和肝肾综合征。但是右侧心力衰竭可能会有与左心室衰竭有关的症状；最引人注意的是呼吸困难，这是心排血量减少的结果。虽然超声心动图参数涉及最新提到的研究结果，但右心室功能和预后显著关联。在左侧心力衰竭的患者，心肌做功指数（MPI），S′，TAPSE和面积变化分数（FAC%）都已经证明有较高的预测价值。法洛四联症修补的患者，超声心动图测得的右心室功能参数与预后和生活质量相关。急性PE的患者，RV扩大与不良预后相关联，并且它决定了管理患者的方法，是否需要抗凝治疗。最后，PAH患者，最近2D斑点跟踪超声心动图检测右心室收缩功能可以协助预测患者的预后。

总结和推荐

右心评估是超声心动图研究的重要组成部分。右心室大小与收缩功能评价具有一定挑战性，因为RV具有复杂的几何形状，许多评估方法提供的结果并不一致。尽管如此，RV大小和功能的定量评估提供了重要的诊断和预后信息。对右心室的评估包括测量右心室大小和容积，根据最新指南中推荐的方法评价右心室收缩功能，估测肺动脉收缩压。对右心室超声心动图评价标准可参考美国超声心动图学会和欧洲心血管影像协会指南。

第四节　右心室血流动力学

超声心动图是目前临床无创评价右心室血流动力学参数的主要方法，是初步评估、诊断、纵向的患者随访和预测右心功能异常不可或缺的工具。欧姆定律描述电流、电压和电阻之间的关系电路，其中两个点之间的电势（压力梯度）等于电流（血流）和电阻的乘积；$\Delta P = Q \times R$。欧姆定律应用到循环系统中，是在对右心完整的血流动力学评价的基础上，解决的流量，压力和阻力这些参数的相互关系。

血流

多普勒超声心动图能够通过其评估血流速度的能力来量化血流量。物理学家多普勒最早描述了频移和速度之间的关系，其中频移是指发射频率和接收频率之间的差值，而速度则特指目标（红细胞）相对声源（探头）的速度。多普勒超声心动图能够记录整个心动周期中任意的瞬时速度。流量（cm^3/s）可由血流速度（cm/s）乘以其通过的横截面积（cm^2）推导，即：流量＝面积×速度。由于心血管系统内的血流是脉冲式的，因此必须在射血期进行采样和整合来计算流量。所有这些单个速度的总和被称为速度-时间积分（VTI），等同于多普勒血流频谱的曲线下面积。VTI表示直线距离，也就是每次心跳时红细胞前进的平均距离。每搏输出量（cm^3）则等于VTI（cm）与其通过的横截面积（cm^2）的乘积（图9.28）。

压力

多普勒使我们能够了解血流速度。丹尼尔伯努利讲

述了血液流速和压力梯度之间的关系。伯努利方程是建立在能量守恒的原理之上。虽然能量可能改变其形式，但其封闭系统内的能量总额必须保持恒定。

伯努利方程：

$$\Delta P = 1/2 \, \rho \, (V_2^2 - V_1^2) \qquad \text{（对流加速度）}$$
$$+ \rho \int^2 (dv/dt) \times ds \qquad \text{（血流加速度）}$$
$$+ R(\mu) \qquad \text{（黏性摩擦）}$$

ΔP＝压力阶差，ρ＝血液密度，

V_1 和 V_2＝分别是近端和远端速度，R＝黏滞力，μ＝黏性

在大多数生理条件，后两部分（流动加速和黏滞摩擦）是可忽略的，V_2 比 V_1 大得多，所以 V_1 可以忽略。因此，大多数的生理条件下，一个简化的伯努利方程可以应用于导出峰值瞬时梯度的峰值速度。

简化伯努利方程：$\Delta P = 4 \, (V_2)^2$

应用多普勒技术应该注意，首先确保超声波束平行定向到血流的轴线。此外，如果显示不清楚，可应用振荡的生理盐水或空气血液-盐水来增强频谱多普勒信号；成像数据应该从多个切面获取，以确保真正的（最高）速度信号被捕获。

阻力

血管阻力是静态阻力，是血液流动通过循环系统必须克服的。血管阻力计算为驱动压力（压力梯度）与整个循环流量的比值。

$$R = \Delta P / Q$$

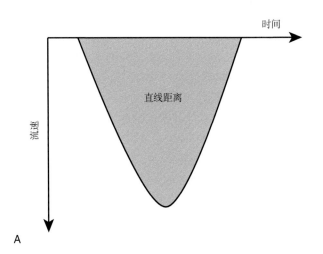

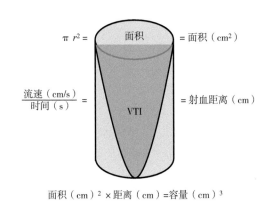

图9.28　A.该图描述了射血期多普勒速度形态的瞬时速度时间积分（VIT）；B.该图描述了射血量。气缸的体积是切面积与长度的乘积，长度是VIT（直线距离）

其中，ΔP=压差 Q=血流

盒子里的肺动脉导管

超声心动图可以评价完整的血流动力学，它可以被看作是一个"盒子里的肺动脉（PA）导管"。

右心房压

上下腔静脉和肝静脉，汇集血流到右心房（RA），但与 RA 的压力相关。用下腔静脉（IVC）宽度和其随呼吸的变化对 RA 压力进行评价。在仰卧位通常从长轴和剑下切面获得下腔静脉图像，应该注意到 IVC 宽度受患者体位的影响，在右侧卧位是最大的，仰卧位时在中间，左侧卧位时最小。下腔静脉直径测量应在呼气末，刚好接近肝静脉。下腔静脉随呼吸变化，于吸气末最小。然后获得腔静脉呼吸指数（在吸气时下腔静脉宽度减少）。下腔静脉宽度小于 2.1cm 与吸气时塌陷大于50% 表明 RA 压力正常 3mmHg（为 0 ~ 5 mmHg），而下腔静脉直径＞2.1cm，吸气时塌陷＜50%，RA 压力增高为 15mmHg（为 10 ~ 20 mmHg）。临床中有多种右心房压力超过 20mmHg 的情况，这也是腔静脉呼吸法估测右心房压力不准确的局限性之一。

IVC 大小和随呼吸的变化需要患者的配合。此外，年轻患者和运动员可能存在腔静脉扩张。突出的咽鼓管阀也可能迫使下腔静脉的开放，尽管全身静脉压力正常也会导致下腔静脉扩张。正因为如此，临床上估测 RA 压力时根据下腔静脉的宽度而不再应用塌陷指数。在这种不确定的情况下，RA 的压力为 8 mmHg(范围为 5 ~ 10 mmHg)。应用 RA 压力的其他指标进行评估，以进一步分层估计 RA 压力，因此，如果这些指标证实 RA 压力正常，所报告的值可以被降低到 3mmHg。

右心房压的替代指标

1.肝静脉流速形态 肝静脉收缩期充盈分数［如肝静脉收缩波的 VTI 与收缩和舒张肝静脉波的 VTI 的（不含心房逆流）之和的比］已经显示出可预测 RA 压力，肝静脉收缩期充盈分数＜55％说明 RA 压力＞8mmHg。

2.右心室 E/e′ 由于右心房压力升高，舒张早期三尖瓣流入速度（E）将增加，右心室游离壁舒张早期环形速度（e′）将减少。因此，在一般情况下，右心房压力增加，E/e′会增加。E/e′比值＞6，预测右心房压力＞10 mmHg。

3.右心房大小 右心房增大或整个心动周期内房间

隔弯向左侧（向左侧一内部房间隔心房），或者两者都存在，是 RA 压力增加的标志。

右心室收缩压

右心室收缩压（RVSP）可通过测得峰值三尖瓣反流速度，并通过简化伯努利方程计算出压差加上右心房压力得出。

肺动脉压（图 9.29A、B）

1.肺动脉收缩压（PASP） 右心室和肺动脉之间没有梗阻时，PASP 等于右心室压。当有梗阻时，PASP 被估计为 RVSP 减去跨越右心室流出道（RVOT）和（或）肺动脉瓣的压力梯度。

2.肺动脉舒张压（PADP） 应用简化的伯努利方程，舒张末期肺动脉反流速度压差和 RA 压力之和，可估测 PADP。

3.平均肺动脉压（mPAP） 可用于许多超声心动图的方法来推导肺动脉压力：①适用简易伯努利方程峰值肺动脉反流速度，加上 RA 压力的估计值；②计算的 mPAP 作为 [PASP+（2 PADP）] /3；通过跟踪三尖瓣反流速度曲线获得 VTI，加上 RA 压力的估计；③获得平均 RV-RA 梯度；④测量肺动脉加速时间（AT）并计算 mPAP 为 79−（0.45×AT）。如果 AT 是 120ms 或更小，可用等式 90−（0.62×AT）。

肺血管阻力

肺血管阻力（PVR）是血流进出肺循环的压差与肺循环血流量的比值，我们使用三尖瓣反流峰值速度（TRV）代表压差，右心室流出道 VTI（RVOT$_{VTI}$）代表血流量，就可以利用 TRV/RVOT$_{VTI}$ 估测 PVR。当比值＞0.175 时，提示 PVR 升高，超过 2wood 单位。如果比值在 0.175 ~ 0.275，可以利用 TRV/RVOT$_{VTI}$×10 估测 PVR。然而，由于速度和压力梯度之间是平方关系，若患者 TRV/RVOT$_{VTI}$＞0.275，提示 PVR 显著升高，此时应用 TRV^2/RVOT$_{VTI}$×5 来估算 PVR（图 9.29C）。

总结

超声心动图能够评价流量、压力、阻力等信息，同时具有简便、无创的优势，已经成为评价右心系统血流动力学的主要工具。通过整合使用多模态定量分析技术，可以避免任何单一技术带来的弊端。这种多元化的分析方式能够确保更准确的评估右心系统血流动力学。

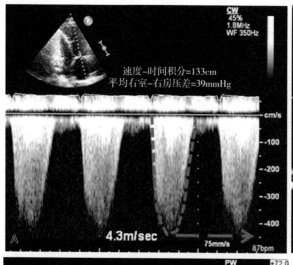

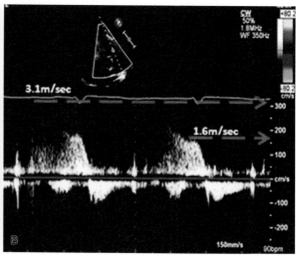

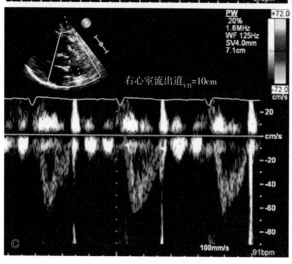

图9.29　A.三尖瓣反流的连续多普勒频谱。三尖瓣反流的峰值速度是4.3m/s。右心室收缩压等于$4×4.3^2$加上右心房的压力，或者是74mmHg加上右心房压力。肺动脉的平均压等于右心室和右心房压力的平均（39mmHg）加上右心房压；B.肺动脉反流的连续多普勒频谱。肺动脉反流的峰值速度是3.1m/s，平均的肺动脉压力为$4×3.1^2$加上右心房压，或者38mmHg加上右心房压，肺动脉舒张压等于$4×1.6^2$加上右心房压；C.右心室流出道的时间速度积分等于4.3/10=0.43，该值＞0.275，该方程计算肺动脉阻力是$TRV^2/RVOT_{VTI}×5=9.4$Wood单位

第五节　右　心　房

引言

右心房（RA）很少受到关注，但它仍然是心脏功能的一个重要组成部分，越来越被认为是心脏状况的晴雨表。它位于心脏的最外侧区域。接受来自上腔静脉（SVC）、下腔静脉（IVC）和冠状窦的静脉血，因此，有效地接收身体的缺氧血回流。除了它的贮存功能，心室舒张期三尖瓣开放时，RA首先作为一个管道，然后作为一个泵，因为在心房收缩期间它使血液进入右心室（RV）。目前认为，右心房具有复杂的解剖学、生理学、电生理学和形态学特征，是动态变化的组织结构，也是心脏整体中不可或缺的重要组成部分，而非单纯的储血槽。

解剖

解剖学上，右心房被分为两部分：薄壁的静脉窦位于后方，右心耳位于前方。静脉窦内侧为左心房，后外侧为界嵴，由静脉部（上腔静脉及下腔静脉）、前庭和房间隔组成。梳状的右心耳自界嵴后外侧融合并向外延伸，覆盖主动脉根部。

解剖标志

上腔静脉开口位于上后外侧壁，而下腔静脉开口位于下后外侧壁。界嵴是一个光滑的肌性结构，呈新月形，由上腔静脉向下腔静脉延伸。三尖瓣是右心室和右心房的分界，其后侧通常与冠状窦开口的上缘延续。有时在冠状静脉窦的开口还可以看到膜性的冠状窦瓣。

左右心房之间是卵圆窝，在右心房后壁的中间，在室间隔的下部，下腔静脉的左上方。"卵圆窝缘"是指卵圆孔周边明显突出的圆形边界。欧氏瓣（下腔静脉瓣）是一个新月形组织，从下腔静脉的前边缘而产生的，具有广泛的可变长度和形状。在胎儿期下腔静脉瓣引流下腔静脉的血液通过卵圆孔和进入左心房。Chiari网是先天性残余静脉窦的右瓣。比下腔静脉瓣更长（从中应有所区别），

与右心房连接区域更广泛（图9.30）。

生理特点

右心房作为容器，接收自上腔静脉和下腔静脉引流回心的全身体循环血液，同时接收由冠状静脉窦回流的冠脉血液。其充盈模式可被分为3个阶段：主动收缩期、舒张期及心房收缩期，此时会有少量血从右心房逆流入全身静脉。在心脏舒张期三尖瓣开放，血液从右心房流向右心室，可分为2个阶段，即舒张早期和晚期充盈。第一阶段是被动的，由压力梯度驱动，而第二阶段是心房主动收缩。右心房压力随呼吸周期变化显著，通常为3～8mmHg。

长时间的压力和容量负荷增加会导致右心房内径和容积的扩大（分别如肺动脉高压和三尖瓣严重关闭不全），或两者兼而有之。慢性心房颤动也会导致右心房的扩大。RA内径和体积的增加，对评估右心室（和左心室）心脏疾病预后有一定价值。

超声心动图切面

评估RA可采用多个切面，包括胸骨旁长轴（PLAX），胸骨旁短轴（PSAX），心尖四腔和剑下切面。经食管超声心动图（TEE），可完整的显示右心房、房间隔及上下腔静脉入口、右心耳和冠状窦口。TEE对于除外心脏外科术后血栓导致的右心房受压尤为重要（图9.31）。

解剖变异

下腔静脉瓣是胎儿期的残余结构，在此期间，它引

流血液直接通过卵圆孔进入左心房。在成人心脏，下腔静脉瓣是从下腔静脉延伸的条状结构，其长度和形状变化很大。最好是经胸超声心动图（TTE）RV流入道切面观察，但在其他切面通常也可以看到（图9.32）。罕见（先天性心脏疾病的1%）下腔静脉瓣将右心房分为两部分，被称为三房心。这一结构不应该与嵴或者TEE时房间隔相混淆，因为在TTE心尖四腔心切面经常看到（图9.32）。

Chiari网是静脉窦（图9.32）先天残存的右瓣，可在1.3%～4%的尸检样本中发现这一结构，但是临床意义较小。当有卵圆孔未闭存在时，通常伴有此结构的存在，通过手振生理盐水右心室造影可以发现卵圆孔未闭左向右的分流。在右房的一些切面中，可以看到Chiari网的存在。

框9.1列出了一些在二维超声心动图上可看到的一些结构（不同个体解剖存在变异）。

右心房的大小测量

二维超声心动图测量右心房内径和容积大小

单平面测量右心房容积和大小时有一些缺陷。但是目前测量右心房大小和容积时通常采用的是心尖四腔心切面。右心房的最大长径是从三尖瓣环平面的中点到右心房上壁的中点，与房间隔平行。右心房横径的最小距离是从右心房游离壁的中间到室间隔与长轴垂直（图9.33）。

右心房的面积是在心室收缩末期通过描记右心房内膜，从三尖瓣环外侧到室间隔，不包括三尖瓣环和三尖

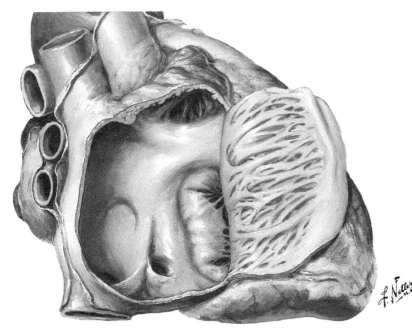

图9.30　右心房的解剖

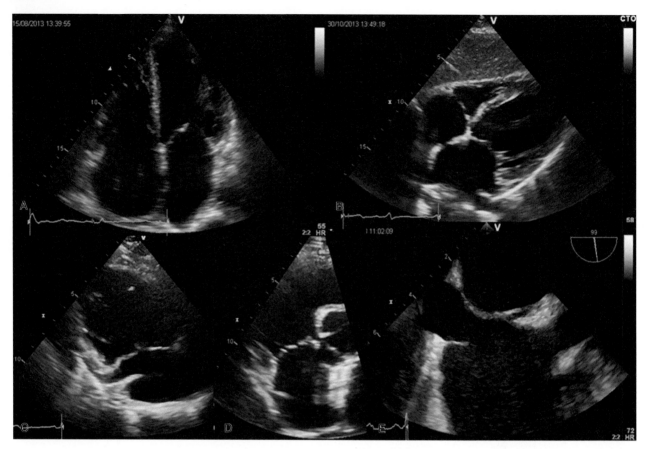

图9.31　标准的右心房二维切面。A.心尖四腔心切面；B.剑下切面；C.右心室流入道；D.胸骨旁短轴切面；E.经食管超声两腔切面

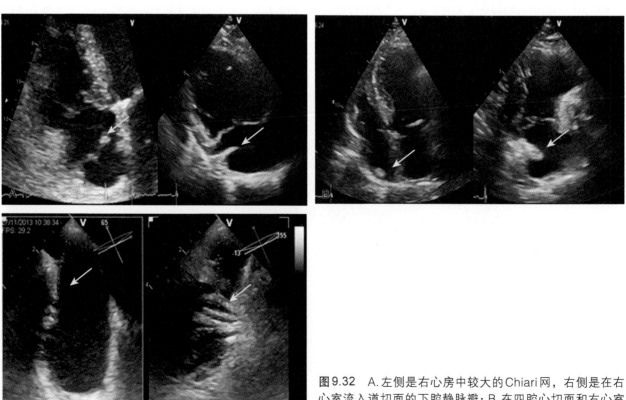

图9.32　A.左侧是右心房中较大的Chiari网，右侧是在右心室流入道切面的下腔静脉瓣；B.在四腔心切面和右心室流入道前面巨大的右心房嵴；C.在食管超声心动图的双平面可看到右心房壁的巨大嵴

框9.1　右心房内重要的标志性结构
正常变异
下腔静脉瓣
Chiari网
下腔静脉嵴
界嵴
房间隔脂肪过度增生
三尖瓣环脂肪浸润
异常结构
起搏器电极线上的血栓
心内膜炎/赘生物
黏液瘤
外源性血栓压迫右房
外来结构
起搏器除颤器电极线
中央静脉置管包括透析管
体外膜肺氧合导管
房缺封堵器

瓣以及上下腔静脉和右心耳。目前，美国超声心动图指南对右心房面积的评价方法中指出，右心房面积的上限是18cm²，没有性别差异。但是，D'Oronzio和其同事在一些研究当中指出男性的右心房面积比女性的右心房面积大。

在心尖四腔心切面，有3种方法可以测量右心房容积。单平面的内径长度法、单平面的面积长度法与基于Simpson法的面积环切法。这3种方法的缺陷是需要假设右房容积。最近的文献根据单平面的面积长度法测定，其中指出女性的右心房容积上限是33ml/m²，男性是40ml/m²。

三维超声测定右心房容积

最近许多研究证实，三维超声心动图在评价右心房容积和内径时比二维超声心动图更加精确，重复性更好。三维超声心动图通过环切法可以测量右心房容积（图9.34）。一项纳入166名健康人研究得出右心房容积

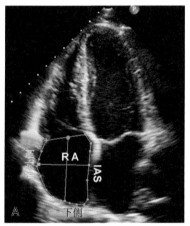
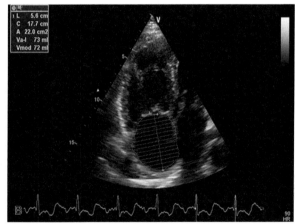

图9.33　A.在最小值和最大值时描记右房的方法；B.通过单平面的面积长度法获得右心房容积。IAS.房间隔

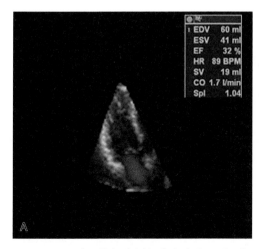
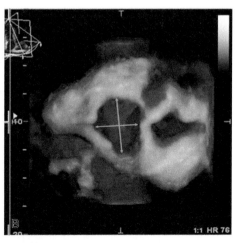

图9.34　通过三维超声测得右心房容积（A）；右心房偏心指数的测量方法（B）

指数的正常值为20~47ml/m²。在最近的一些研究当中指出经三维超声测量的右心房容积值比经二维超声心动图测量的右心房容积小（此外二维超声和三维超声测量值的相关性较差）。

三维超声可测量右心房的球形指数。在收缩期末，通过与三尖瓣环垂直的长轴切面与三尖瓣环平行的短轴可获得这一指数。

右心房扩大的临床意义

右心房扩大通常与很多疾病有关，左心功能不全引起的左心室射血分数减低的患者，右心房的大小与右心室和左心室的功能相关，右心房容积的增大对患者的死亡、心脏移植及再住院有一定的预测价值。下腔静脉扩张同时合并右心房容积小于35ml/m²时说明右心房压大于10mmHg，这说明患者存在右心功能不全。在肺动脉高压的患者中右心房扩大时说明患者预后较差，因为右心房扩大可反映出患者有右心功能不全。同时，在肺动脉高压的患者中右心房的扩大也提示三尖瓣存在重度反流。

通过对肺动脉高压一年的随访研究指出，通过三维超声测得的右心房容积指数可预测患者的临床预后，其灵敏度是67%，特异度是90%（曲线下面积是0.97），界值是0.24。严重肺动脉高压的患者切除右心房峡部可以提高患者的临床预后。

右心房压力和功能的测定

通过二维超声心动图测量右心房的压力

通常在二维超声心动图的剑下切面测定下腔静脉宽度以及随呼吸的塌陷指数来测定右心房压力。下腔静脉宽度在吸气末测量距离右心房入口0.5~3.0cm处测量。

ASE指南简化了测定方法。下腔静脉的宽度小于2.1cm，随呼吸塌陷大于50%表明右心房压力正常，

3mmHg（0~5mmHg）。

而下腔静脉宽度大于2.1cm吸气时塌陷小于50%说明右心房压增高，为15mmHg（10~20mmHg）。下腔静脉宽度和塌陷指数不符合上述条件者可取中间值8mmHg（5~10mmHg）。

当右心房压力显著增加时，这一方法将会低估右心房压。超声技术员必须保证IVC的显著塌陷并非由于采集图像平面的变化所导致。通过短轴切面测量下腔静脉可以避免这一问题。

利用呼吸机正压通气的患者下腔静脉的塌陷指数不能够可靠反映右心房的压力，可以利用中央线的传导测定右心房压力。在这些患者中，下腔静脉内径为12mm时可以准确地估测出右心房压小于10mmHg。在同样的患者当中下腔静脉的塌陷指数较小说明患者存在低氧血症。在年轻运动员中下腔静脉可能会扩张，这并不能反映右心房压的增高。患者左侧卧位时重复测定下腔静脉可恢复其弹性。

总结

右心房的评价是二维超声心动图检查中的一个重要部分。虽然通常被忽视，但是右心房仍然在心脏评估中起到重要作用。目前，先进的技术可以帮助我们评价右心房的解剖结构和生理特点。三维超声可以更加准确地评估心腔的容积和右心房的内径。我们需要强调的是右心房容积在男女当中是存在差异的。将来一些新的技术可以评价右心房的功能，例如应变可以给我们一个新的视角去评估右心房，它能够检测出一些亚临床状态的异常。

在肺动脉高压和右心衰竭的患者中，评价右心房的内径可以预测患者的预后。因此，超声心动图检查应该加入右心房参数。很明显右心房的功能不仅仅是储存血液。

第六节　肺　栓　塞

引言

肺栓塞是常见的致死性疾病，在美国每年有25万余人诊断为肺栓塞，每年有6万人死于该疾病。但是肺栓塞是临床上最易被忽视的致死性疾病。尽管肺栓塞患者3个月的死亡率是15%，如果不能及时诊断，死亡率将接近30%。及时的治疗可以降低死亡率，因此及时准确的诊断该疾病是非常重要的。但是，该疾病的临床特点和症状（如呼吸困难、胸痛、心动过速和低氧血症）

并不具有特异性，通常被误认为急性冠脉综合征。此外，患有该疾病的患者通常合并心肺功能失调，而往往漏诊。

诊断

X线胸片和心电图对该疾病的诊断有一定的局限性，因为在肺栓塞患者当中这些检查可能是正常的。Westermark征很少在胸片中看到。一些其他的征象，如Hampton Hump（膈肌上面的楔形密度影）和Palla

征（右下肺动脉凸出）是不常见的。心电图检查在
80%～90%的患者当中是异常的，但是通常不具有特
异性，没有诊断的价值。

经典的肺动脉造影是诊断肺栓塞的金标准，但是其
费用比较高并且是有创操作，在紧急情况下很难及时应
用。由于这些缺陷，肺动脉造影通常在其他无创操作无
法诊断时应用。通常不被作为首选的检查，一部分是由
于CT分辨率的提高和广泛应用。

肺通气血流比值（V/Q）曾经是诊断肺栓塞的首选
方法，因为经济、安全，在临床中易操作。但是，有
35%～40%的肺核素扫描仍不能确诊该疾病，仍需要
进一步的检查。

因此，螺旋CT肺动脉造影（CTPA）是最常见的非
侵入性检查方法。它可以检测胸部其他的病理变化，解
释患者的临床表现。与肺动脉造影相比，CTPA创伤小、
易操作、经济适用，可以高度准确地检测肺动脉及其主
要分支的血栓。CTPA的灵敏度45%～100%，特异度
70%～100%。单探头的螺旋CT扫描的缺陷是：它并
不能够检测肺动脉亚节段（超过三级分支）的血栓。新
的多探头螺旋CT可以评估六阶段的肺血管分支，在肺
的主要分支和亚节段分支可以提高肺栓塞的检出率。一
些证据表明多探头的螺旋CT灵敏度更高，可以检测出
更小的肺栓塞，这些肺栓塞可能不会引起临床症状（图
9.35）。螺旋CT的辐射量很大，尤其是在一些没有减少
造影剂的一些检查中。这有可能增加癌症的患病率。但
是在低危的患者当中，比如年轻、急诊患者辐射的危险
要高于诊断检查当中的获益。

经胸超声心动图检查

超声心动图对肺栓塞的诊断和评价的作用可见表9.3。

超声心动图对肺栓塞是间接的，因为右心室和主肺动脉的
血栓栓塞是不常见的。但是，在一小部分患者当中仍然可
以看到右心腔的血栓，这些血栓可经过循环进入肺动脉，
在二维超声心动图中显示是可以移动的长条样回声信号
（图9.36）。右心血栓的发生率较低（1%～2%）。但是，
在国际肺栓塞注册联合组织（ICOPER）中，心腔内血栓
的发生率是45/1135（4%）。

尽管右心腔和肺动脉内的血栓不常见，但是有一些
征象可以显示右心室压力过高，这些征象可见表9.4。

肺栓塞可造成不同程度的肺动脉堵塞。血栓较大
时肺动脉栓塞可导致典型的肺动脉压增高。与左心室不

表9.3	超声心动图评价肺栓塞或可疑肺栓塞的作用
1.诊断	
2.评价血流动力学	
3.评价治疗反应	
4.治疗	
5.排除其他类似肺栓塞疾病	

表9.4	急性肺栓塞超声心动图表现
1.在右心腔或肺动脉中可见血栓的直接征象	
2.右心室扩张	
3.右心室功能不全	
a.整体	
b.局部	
4.左心室功能正常或高动力状态	
5.室间隔变平或者是矛盾运动	
6.肺动脉扩张	
7.严重的肺动脉瓣或三尖瓣反流	
8.肺动脉压增加	

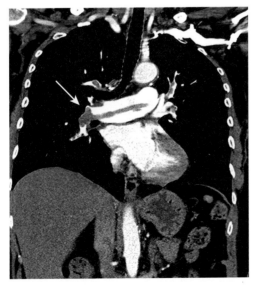
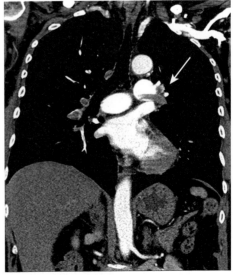

图 9.35　胸部血管CT造影显示累及双侧肺动脉的广泛肺栓塞（箭头）

同，正常的右心室可承受一定范围内后负荷的急剧增加。后负荷急剧增加时，右心室壁的张力增加导致心室的扩张，但并不会引起右心室舒张末压的增高。右心室扩张是因为右心室的顺应性较高，在扩张的右心室受到心包的限制之前，右心室舒张末压仍较低。右心室收缩功能主要依据右心室的后负荷，因此右心室扩张时通常会出现右心室壁的运动减低。

尽管右心室扩张和功能不全（图9.37和图9.38）提示肺栓塞，但是这些表现并不具有特异性，其他的一些心肺疾病也可有同样的表现（比如慢性阻塞性肺疾病和急性呼吸窘迫综合征），其他导致右心室扩张的疾病包括充血性心力衰竭、右心室心肌梗死、慢性三尖瓣反流、肺动脉狭窄和房间隔缺损。

与右心室功能不全相反的是，在肺动脉栓塞中左心室功能可能正常甚至出现高动力状态。肺动脉的栓塞可使左心室前负荷减低，在超声心动图中可显示未充盈的左心室。此外，交感神经的兴奋和一些神经内分泌激素的变化可导致心跳加快以及左心室收缩功能的增加。右心室扩张和收缩功能不全同时伴有左心室功能正常或高动力状态，应该高度怀疑肺栓塞，还需排除其他导致右心室扩张和功能不全的疾病。

经胸超声心动图诊断急性肺栓塞的灵敏度和特异度很难评估。研究报道灵敏度在60%～90%，特异度在80%～95%。作者提出这些报道的灵敏度和特异度都往往被夸大，因为大多数研究中，如果超声心动图图像质量差或者患者具有心血管或肺部疾病时，这些患者将会被排除在外。此外，大部分研究样本量相对较低，只有一小部分患者被纳入进来，或者肺栓塞的排除主要依据是肺动脉造影。此外，大多数研究当中肺栓塞患者的血栓是巨大血栓。因此，超声心动图对一些较小

肺栓塞诊断的准确性不明确，但是通常情况下准确性是很低的。最后，大多数研究仅仅纳入的是肺栓塞的患者，因此，不能评估超声心动图诊断急性肺栓塞的特异度。

其他的一些指标是McConnell征，60/60征，右心室流出道收缩中期切迹。McConnell征是右心室游离壁的心尖节段运动正常或运动幅度增加，但右心室游离壁的剩余节段运动减低或无运动（图9.39）。60/60征是指右心

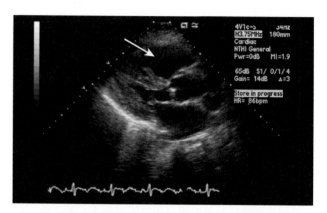

图9.37　胸骨旁长轴切面显示右心室扩张（箭头）

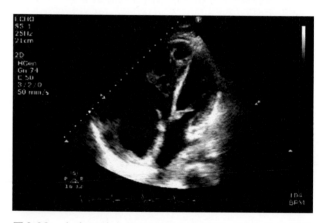

图9.38　心尖四腔心切面可见右室扩张，除心尖外整体运动减低，并伴有McConnell征象

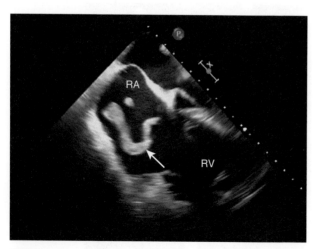

图9.36　经食管超声四腔心切面显示（以显示右心为主）在右心房内移动的未附着的团块回声（箭头）提示肺动脉栓塞。RV. 右心室

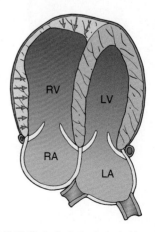

图9.39　显示扩张的右心室和右心室的局部运动功能减低，但心尖运动正常（3个箭头）出现McConnell征象

室射血加速时间小于等于60ms，同时三尖瓣的反流压差小于60mmHg（图9.40）。

　　Kurzyna及其同事在前瞻性研究中纳入了100名可疑肺栓塞的患者，研究结果显示McConnell征的灵敏度和特异度分别为19%和100%，60/60征的灵敏度和特异度分别是25%和94%。尽管McConnell和60/60征的灵敏度和特异度较低，当不能直接看到肺动脉血栓时，将这两个指标相结合，对肺栓塞的诊断是非常可靠的。McConnell和60/60征象的另一个优点是对于有心肺系统疾病的患者来说，这两个征象的特异度是不会改变的。相反，在典型的右心室负荷增加的标准（右心室扩张，收缩期室间隔平坦，右心腔内血栓和三尖瓣反流压差增加但不合并右室肥厚）在有心肺系统疾病的患者里并不适用，如慢性阻塞性肺疾病（COPD），这一标准的特异度会降低至21%（图9.41）。

　　经胸超声心动图可以通过排除其他原因引起的血流动力学损害和临床症状相似的患者来帮助诊断可疑肺栓塞。例如，右心功能不全、急性心肌梗死、心脏压塞、主动脉夹层可通过超声心动图排除。尤其在心源性休克的患者当中，超声心动图中不会出现右心室压力负荷过重或扩张这一表现，因此可以排除肺栓塞而导致的休克。

　　因此，经胸超声心动图在评估肺栓塞引起的血流动力学改变时具有非常重要的意义，可以排除其他与肺栓塞相似临床表现的急症。但是，经胸超声心动图只会提供一些间接的征象。因此，一个正常的超声心动图检查结果仍不能排除肺栓塞。

经食管超声心动图

　　经食管超声心动图与经胸超声心动图相比，优势是可以更清楚地观察到肺动脉近端。从心尖四腔心切面（食管中段）到食管上段可以看到肺动脉主干的长轴。将探头调至0°，在长轴切面可以看到右侧肺动脉。通常可以看到右侧肺动脉较长一部分至少到达肺叶的分支动脉。左侧肺动脉不能较好显示，因为左侧肺动脉通常在TEE切面的盲区，左支气管在左肺动脉和食管之间。将探头慢慢旋转至90°，由于肺动脉的远端与胸主动脉相对，因此TEE可以看到左肺动脉的远端。鉴别左右肺动脉时可注入振荡的生理盐水加以区分。

　　超声心动图中血栓的特点是与周围组织有明显的界线，与血液和血管壁有不同的回声，突入心房嵴，多普勒可改变血流方向在不同的切面均可以显示。这些特点可以将血栓和伪像相鉴别，避免误诊。

　　在观察肺动脉时同时也可观察是否存在卵圆孔未闭以及心耳血栓，也要同时显示上下腔静脉。当心内导管置入时，上下腔静脉的检查十分重要，因为导管上可能会存在血栓。

　　早期研究表明，经食管超声心动图检测肺动脉主干和右肺动脉血栓具有较高的灵敏度，但是正如之前所提到的经TEE检测肺远端血管或左肺动脉血栓栓塞十分有限。经TEE观察到血栓可确诊肺动脉栓塞，但当出现阴性结果时必须通过其他的检查方法协助诊断，比如螺旋CT扫描、肺动脉核磁显像或肺动脉造影。

　　尽管TEE在一些情况下可以诊断肺栓塞，但对于高度怀疑肺栓塞的患者来说TEE不是首选的检测方法。对于严重的肺栓塞患者，TEE检查有较高的准确性。对于怀疑肺栓塞的患者，TEE可作为检测肺动脉主干栓塞的替代检查方法，尤其是在那些ICU的患者和接受机械通气治疗的患者，因为这些患者行其他检查十分困难。

预后

　　一些研究表明，经超声心动图显示的右心室功能不全的程度可以预测患者的死亡率。有研究已报道肺栓塞患者的临床预后与右心室功能有较高的相关性，合

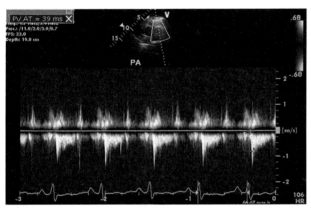

图9.40　经肺动脉瓣的多普勒超声显示，血流加速时间显著减低（＜60ms）同时合并三尖瓣反流的峰值压差小于60mmHg，这些征象显示60/60征阳性

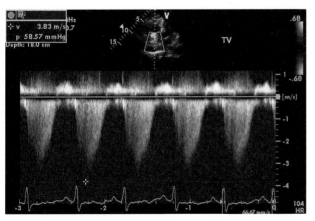

图9.41　三尖瓣反流峰值压差59mmHg，右心室收缩压65～70mmHg表示重度肺高压

并右心室功能不全的肺栓塞患者临床预后差，死亡率高。有些研究已证明这类患者可通过积极治疗获益，治疗方法包括溶栓治疗（图9.42）。但是在一些前瞻性研究中这些方法并没有得到证实。此外，这些患者中大多数都有低氧血症。因此，右心室功能不全对肺动脉栓塞患者的临床预后价值和正常的血压并不存在相关性。因为肺栓塞的患者中有一部分存在右心室功能不全但血压正常。溶栓治疗对这种患者是十分有益的。此外，对于诊断低危患者超声心动图检查研究数据非常有限。

总结

肺栓塞是临床急症，严重威胁患者的生命，一些诊断方法可以协助排除诊断。尽管超声心动图不是诊断肺栓塞的金标准，但是也是一个重要工具。超声心动图可以直接观测到右心腔和肺动脉的血栓之外，经胸超声心动图还可以评价右心室整体和局部功能。但是在一部分可疑肺栓塞患者当中TEE的诊断价值十分有限，因为其漏诊率约为50%。经胸超声心动图的灵敏度较差，因此不能列为可疑肺栓塞的常规检查项目。

超声心动图可以提供患者的诊断和预后信息，存在右心室扩张和右心室功能不全的患者有较高的死亡率。因此超声心动图可以确诊患者是否从治疗中获益，治疗方法包括：溶栓或者是血栓抽吸。目前，经食管超声心动图技术的发展可以提高肺栓塞诊断的灵敏度，但是在可疑肺栓塞患者中观察到血栓的概率仍不十分清楚，在20% ～ 30%。尽管TEE诊断肺栓塞的准确性有限，但一旦可观察到血栓，即可确诊。TEE可以简化诊断流程，同时可以将PE与其他疾病相鉴别，对接受机械通气的患者有诊断价值。

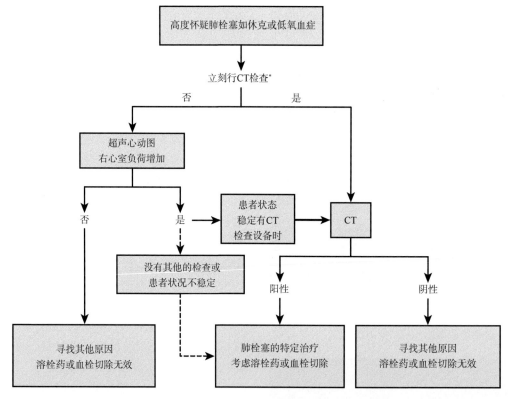

图9.42　高度怀疑肺栓塞的诊断流程，这些患者可能存在休克或低氧血症的临床表现。不能立刻行CT检查时（＊），如果患者状态允许行超声心动图检查。经食管超声心动图可检测肺动脉的血栓以及右心室的超负荷状态。螺旋CT可最终确诊肺动脉栓塞。应用静脉血管超声检测深静脉血栓可帮助进一步确诊

（吕文青　译）

第 10 章

舒张功能

第一节　舒张功能的生理学

左心室舒张起始于左心室压力下降导致的主动脉瓣关闭，后者与二尖瓣开放的间期被定义为定容舒张期（isovolumic relaxtion time，IVRT），在这段时间内，左心室压力下降而容量保持不变（患者不存在二尖瓣/主动脉瓣反流）。随后，左心室压力进一步下降，当低于左心房压力时，二尖瓣开放，等容舒张期至此结束，进入充盈早期。在这一时相内，左心室松弛（relaxation）使得左心室舒张早期压力下降，在房室之间形成压力阶差，并引起血液向左心室的充盈。随着这一过程的持续进行，左心房压下降，左心室压上升，房室之间的压力阶差逐渐减小，充盈速度也随之减慢。目前认为，舒张早期充盈压下降的速率与左心室僵硬度（顺应性）有关，左心室僵硬度越高，充盈压下降的速率更快。在舒张晚期，左心房的主动收缩可导致第二次房室之间的压力阶差，反映为A峰（图10.1）。

左心室松弛

左心室松弛功能受多种因素的影响，包括负荷状态、心肌失活（inactivation）、同步性等。左心室后负荷（收缩末期室壁张力）增加会延迟并减慢松弛过程。此外，失同步对左心室松弛影响在动物模型中已有验证，在主动脉瓣狭窄、高血压、肥厚型梗阻性心肌病的患者中也有类似研究，文献指出，当这些患者的失同步得到改善后，左心室松弛功能也有相应恢复。还需要特别说明的是，由于负荷状态在某种程度上可以诱发并加重患者的失同步性，因此负荷这一因素还能间接影响左心室的松弛。而"失活"这一术语则是指肌动蛋白-肌球蛋白失耦联及其引发的肌浆网内钙离子浓度降低。

松弛功能正常时，左心室的最小压力在一个较低的水平，而当其受损时，这一数值将升高。心室松弛的速

度和强度都会影响左心室舒张压，当弛缓功能受损时，表现为左心室充盈减慢（可用影像学手段证实）以及舒张末压升高，这一特点在心率增快时更为明显。左心室收缩时间则是另一个影响充盈压的重要指标，对于任一程度的松弛功能受损而言，左心室收缩时间的延长都会引起充盈压的升高。

左心室松弛可以通过无创测量时间常数tau（τ）来评价，同时，左心室压和时间的关系也可以通过不同的数学模型模拟，包括单指数衰减到零渐近线、单指数衰减到非零渐近线、混合Logistic回归模型以及dP/dt。此外，压力下降的半衰期（$T_{1/2}$）在某种程度上也可以对左心室松弛进行评价。在所有上述方法中，单指数衰减到零渐近线最为常用，一般认为经过3.5τ之后，左心室弛缓完全结束。其方程可表示为：$P(t) = P_0 e^{-t/\tau}$（P_0表示dP/dt最小时左心室的压力），等式两边同时取自然对数，$\ln P(t) = \ln P_0^{-t/\tau}$，或$t/\tau = \ln P_0 - \ln P_t$，$\tau = t/(\ln P_0 - \ln P_t)$。在二尖瓣开放时，t=IVRT，$\tau$可以表示为IVRT/$(\ln P_0 - \ln P_{LAP})$。因此，完全通过无创的方式获取左心房压、左心室收缩末压以及t（IVRT）是完全可行的，虽然有一定的局限性，但与有创的方式相比，还是具有一定的可行性。

在细胞水平上，有许多影响松弛功能的因素，包括钙转运（SERCA 2a）、胞外因素（肌膜上的钙泵及钠-钙交换体）、线粒体、能量代谢水平（ADP/ATP、无机磷）、肌凝蛋白I（TnI）的磷酸化状态（反映收缩蛋白对钙离子的敏感性）以及球蛋白重链突变等，这些因素会受到包括自主神经系统、循环儿茶酚胺水平、房钠肽、脑钠肽、肾素-血管紧张素-醛固酮系统及iNO等在内的多层水平的调节。需要特别提出的是，在心力衰竭患者中，SERCA 2a介导的钙离子再摄取会受到一定影响，而SERCA 2a的活性又受到受磷蛋白的调控，后

155

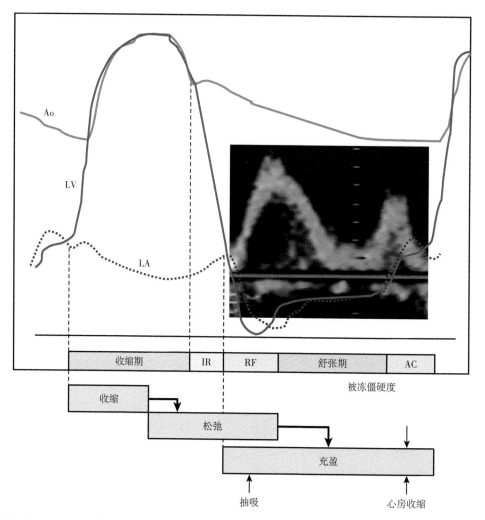

图 10.1　主动脉、左心室、左心房压力与二尖瓣血流的关系。AC.心房收缩；IR.等容舒张期；RF.快速充盈期

者的磷酸化会激活 SERCA 2a 的抑制蛋白，从而下调其功能。

左心室僵硬度

左心室僵硬度是评价舒张期容量与压力关系的指标，在手术室中，可以利用压力容积导管对心室的容积和压力进行连续测定，从而推导出室壁僵硬度（dP/dV）。能够影响左心室僵硬度的指标可包括左心室几何形态、心肌僵硬度及其他左心室外的因素，如心包、右心室和心室间的同步性等。此外特别要指出的是，在容量不变的情况下，心室弛缓不充分也可以导致左心室舒张末压升高。从分子水平考虑，影响左心室僵硬度的指标包括肌小节蛋白、微管和细胞外基质的成分等。

心脏舒张时的压力-容量关系同样可以借由多种数学模型加以模拟，包括指数模型、立方模型、幂模型，其中最常用的是指数模型，表示为：$P=b\ e^{kV}$，两边求导数可得：$dP/dV=k\ (b\ e^{kV})$ 或 $dP/dV=k\ P$，其中 k 为心室

僵硬度常数。对于任一给定的容量而言，心室僵硬度越高，左心室舒张末压越高。对于常数 k 的测定，我们可以在下腔静脉放置一球囊，通过调整其充气状态改变左心室前负荷，在不同的负荷状态下获取一系列相互匹配的舒张末期压力和容量的数值，从而完成对 k 的测定。也有研究者在单个心动周期内获取容量和压力的数据来测定 k 值，这种方法有一定的局限性，主要是获取的数据有限，也不能对心室僵硬度进行动态评估。

前文所述及的评价方法可以对不同患者的心室僵硬度做出比较，但对于同一患者而言，在不同的负荷状态下，其心室僵硬度也有所不同，当容量增加时，左心室舒张末压也会相应升高。在压力-容积曲线上，我们能够更加直观地发现这一现象，对僵硬度高的患者而言，在曲线的平台期，左心室压力较低，而当容量增加时，左心室压力迅速升高（图 10.2）。

在细胞水平，心肌的张力主要由 titin 蛋白（TTN）决定，TTN 有多种亚型，它们之间的比值决定了心室的被动张力和僵硬度，同时，动物模型和人体研究也发

现，TTN磷酸化的水平也与心肌僵硬度有关。在正常心脏中，肌小节处于初长度时，胶原对心室张力并无影响，然而，在心力衰竭患者中，Ⅰ型胶原的比例增加以及胶原关联度的增加都与其心室僵硬度增加有关。还有研究称，基质金属蛋白酶合成和降解的异常也与心室僵硬度相关。

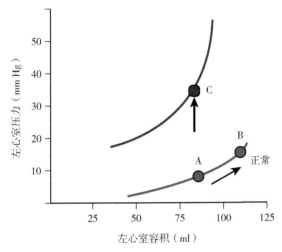

图 10.2　左心室舒张末期压力 – 容积曲线，A示正常心脏，C示高僵硬度心脏。注意即使僵硬度常数k正常，当容量增加（A到B）时，正常心脏的舒张末压依然升高

心室 – 心房耦联

动脉弹性（arterial elastance，Ea）被定义为收缩压和每搏输出量的比值，其中左心室收缩末压可以近似按0.9×收缩压计算，研究表明其与舒张性心力衰竭（diastolic heart failure，DHF）加重有关。在此基础上，Ea与左心室僵硬度的比值（Ees）可以用于评估心室 - 心房耦联。随着年龄的增长，Ea和Ees都会升高，也有研究称在DHF患者中，Ea/Ees升高，而其他患者则没有此种表现。

舒张性心力衰竭的诊断

舒张性心力衰竭的诊断必须建立在患者存在心力衰竭的症状和体征之上，通常左心室舒张末期容量指数 $< 97 \mathrm{ml/m^2}$，射血分数 $> 50\%$。同时必须存在有创或无创检查（详见后续章节）明确的左心室舒张功能不全的证据。其中有创的检测指标包括：肺动脉楔压 $> 12 \mathrm{mmHg}$、左心室舒张末压 $> 16 \mathrm{mmHg}$、$\tau > 48 \mathrm{ms}$ 或左心室僵硬度常数 $k > 0.27$。对于舒张性心力衰竭的诊断，我们必须慎重，因为有多种原因可能引起老年患者的呼吸困难，而舒张性心力衰竭则是其中病死率较高的一种，这就要求我们在诊断上更加谨慎，以免给患者带来负担。

第二节　舒张功能的评价方法

随着射血分数保留心力衰竭患病率的升高，以及各大医院对病患收容率的重视，舒张功能评估在心脏功能检测中的地位日趋重要。舒张过程是一个主动耗能过程，起始于主动脉瓣关闭时，也有学者认为在收缩末期，左心室负荷减轻时即开始心室舒张的准备。完整的舒张过程可分为4个时相：等容舒张期、快速充盈期、慢速充盈期和心房收缩。等容舒张期为主动脉瓣关闭至二尖瓣开放之前，左心室压力下降而容积不变的时段，持续70～90ms，通常反映左心室顺应性。当左心室压低于左心房压时，在负压的作用下二尖瓣开放，进入快速充盈期，并产生E峰。随着血液进入左心室，左心室压力开始回升，当与左心房压持平时，血流进入相对停滞状态，即慢速充盈期，前负荷、心室几何形态、左心室僵硬度、顺应性等因素均可影响这一时相。心房收缩期是舒张过程的终末阶段，左心房压力再次高于左心室压，并产生A峰，影响这一时相的因素包括左心室顺应性和左心房收缩功能。在收缩之后，左心房开始舒张，其压力低于左心室压力水平，二尖瓣关闭，心室进入收缩期。

舒张功能的有创评价

舒张功能的有创评价主要依靠左心导管检查完成，一般有以下3个指标可以参考。一是等容舒张，定义为自主动脉关闭到二尖瓣开放时左心室压力的变化值，这一指标对负荷状态有很强的依赖性，也受其他共存疾病的影响，比如肥厚型心肌病的患者，其收缩中期的梗阻就会对压力的下降造成影响。二是左心室舒张末压，定义为主动脉瓣开放之前，心室容量最大时的压力。三是左心室顺应性/僵硬度，可以通过dP/dt测定。

舒张功能的无创评价

二维超声心动图能够评估左心房室的形态、大小、功能和左心室肥厚程度，同时多普勒超声心动图则可以通过二尖瓣和肺静脉跨瓣血流，以及组织多普勒技术来评价舒张功能。ASE2009年指南推荐，使用二尖瓣血流频谱评价舒张功能时，应取心尖四腔切面，并将取样容积置于二尖瓣瓣尖水平，其大小以 1 ~ 3mm 为宜。同时应采用彩色多普勒以保证取样线与声束的平行，必要时利用连续波多普勒记录最大流速。在某些情况下，调整扫描速度至 100mm/s 及合适的室壁滤波模式有助于图像的优化。

通过描记二尖瓣前向血流，我们可以获取许多评价舒张功能的参数。包括舒张早 / 晚期血流速度（E 峰、A 峰，E/A）等容舒张时间以及 E 峰减速时间（DT）。其中 E 峰反映了舒张早期房室之间的压力阶差，受前负荷及左心室松弛能力的影响，而 A 峰则反映舒张晚期的压力阶差，主要受心室顺应性和收缩力的影响。E 峰、A 峰及其比值联合 DT 可以对舒张功能做出评价（图 10.3，图 10.4）。

组织多普勒成像（Tissue Doppler Imaging，TDI）可以获取室间隔和侧壁二尖瓣瓣环处的组织运动速度，结合 E 峰（E/e'）就可以评估左心室舒张末压和左心室弛缓对二尖瓣前向血流的影响（图 10.5）。此时的取样容积应置于室间隔 / 侧壁二尖瓣瓣环组织的 1cm 内，扫描速度为 50 ~ 100mm/s，并在呼气末进行测量，两者的正常值分别为 > 8cm/s 和 > 10cm/s，当两者同时可得时，应取其平均数。需要说明的是，组织多普勒测定的是二尖瓣瓣环组织向心尖方向的运动速度，因此，对二尖瓣瓣环钙化、人工瓣置换和缩窄性心包炎的患者，其

诊断价值还有待商榷。

除了上述指标之外，还有其他的指标可以帮助确定舒张功能不全的分级。首先是肺静脉血流频谱，在测量时，我们需要将取样容积置于右上肺静脉内约 5mm 处，同时调低室壁滤波，以获取清晰的心房逆向波形。通常情况下，心室收缩时频谱上表现为正向的 S 波，而舒张早期时，二尖瓣开放的前向血流形成 E 峰，相应的在肺静脉频谱上表现为 D 峰。在舒张晚期，心房的收缩形成 A 峰，在肺静脉血流频谱上则为逆向的 Ar 波（图 10.6）。随着舒张功能不全的进展，左心房压逐渐升高，心房的排空也更多地依赖于自身的收缩，此时频谱上表现为高大的 D 波。Ar 波持续时间和 A 峰持续时间的差值也是评价舒张功能的指标之一，> 30ms 时提示左心室舒张末压升高。Valsalva 动作能够降低前负荷 / 左心房压，在假性正常化的患者中，这一动作能够使舒张功能变为 I 级，而对表现为舒张功能 III 级（限制性充盈）的患者，如果这一动作仍然不能降低其分级，则可以将其舒张功能不全的程度判定为 IV 级（固定限制性充盈）（图 10.7）。

彩色 M 型血流传播速度是另一项评估舒张功能的技术（图 10.8），在心尖四腔切面采集通过二尖瓣血流和心尖部的 M 型曲线，取样线置于心室腔内 4cm 处，Nyquist 极限调整至彩色中心的颜色恰好为蓝色，此时沿着彩色边缘的斜率即为血流传播速度（Vp），通常情

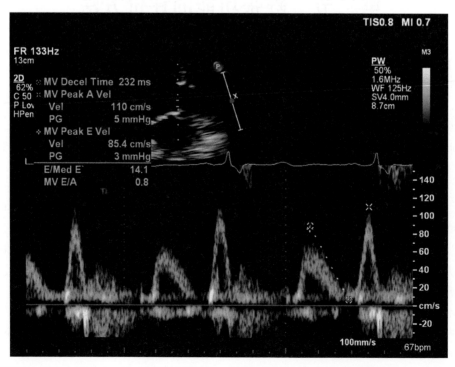

图 10.3　在 I 级舒张功能不全患者中，心室松弛功能收缩，僵硬度增加，舒张早期血流减慢，E 峰降低，减速时间延长超过 200ms，等容舒张时间超过 90ms。在舒张晚期，左心房残余血液被压入左心室，产生 A 峰，E/A < 0.8。这种血流模式在 75 岁以上的老年人中也被认为是正常的，更多的情况下还是见于高血压、缺血性心脏病、肥胖以及代偿期心力衰竭所诱发的舒张功能不全

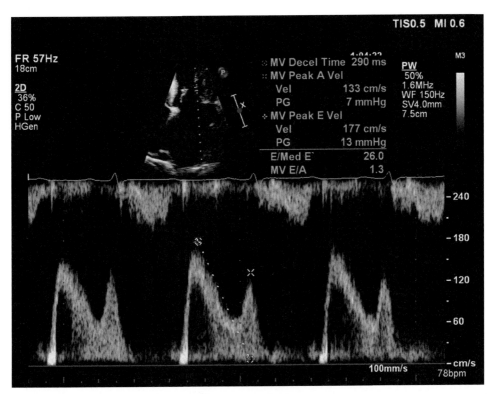

图10.4　在Ⅱ级舒张功能不全（假性正常化）患者中，E/A通常表现为正常，舒张早期速度加快，但此时E峰的升高主要是因为左心房容量的增加，由于心室顺应性的下降，其减速时间依然同Ⅰ级时类似，表现为延长超过200ms。同理，由于左心房压升高导致二尖瓣提前开放，等容舒张时间也相应缩短

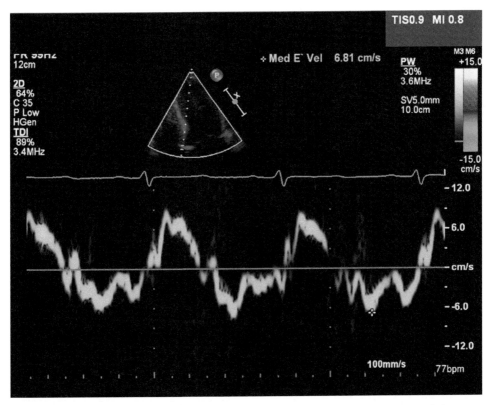

图10.5　组织多普勒成像，与E峰联合可评估左心室舒张末压。图示室间隔e′＜8cm/s，结合图10.4中的E峰，E/e′=26，提示充盈压明显升高（超过15mmHg）

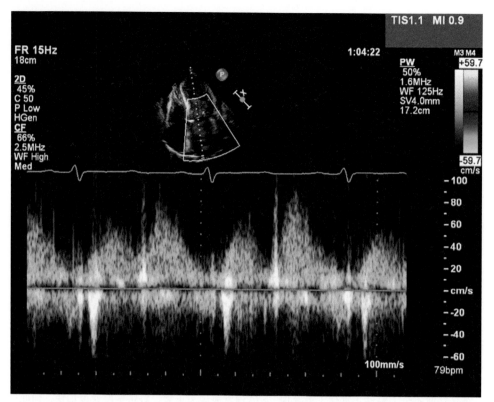

图 10.6   肺静脉血流频谱可协助 TDI 和二尖瓣前向血流以鉴别 II 级舒张功能不全。图示患者 D 波高于 S 波，提示左心房压升高。同时其 Ar 波持续时间为 5ms，图 10.4 中等容舒张时间为 37ms，两者的差值 32ms 同样提示左心房压力明显升高

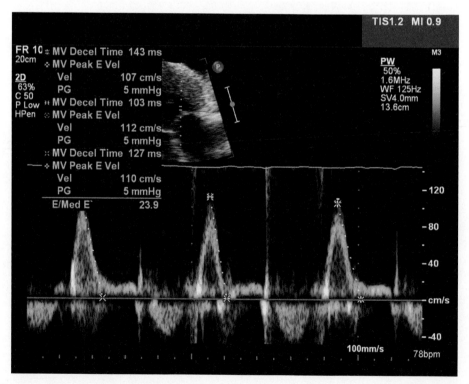

图 10.7   在 III 级舒张功能不全的患者中，左心房压和左心室充盈压明显升高，左心室顺应性也相应受损。左心房压的慢性升高导致二尖瓣提前开放，等容舒张时间缩短（＜90ms），同时左心室充盈压升高，导致早期心室快速充盈，房室间压力很快达到平衡，减速时间＜150ms。在舒张晚期，无力的心房收缩形成一个较小的 A 波，使 E/A ＞ 2，组织多普勒 e′速度同时下降，使 E/e′ ≥ 15，反映左心室舒张末压升高

况下＞0.5m/s，由于采用斜率的方法，Vp是所有指标中变异最小的一个，而且与 τ 指数呈负相关，联合E峰（E/Vp）即可对舒张功能和左心房压进行半定量评估，E/Vp≥2.5可预测左心室舒张末压大于15mmHg。

在上述诸多评价舒张功能的指标中，ASE推荐采用二尖瓣前向血流E/A和e′来评估左心室充盈压，而减速时间DT则是评价舒张功能不全是否存在和分级最有价值的指标。

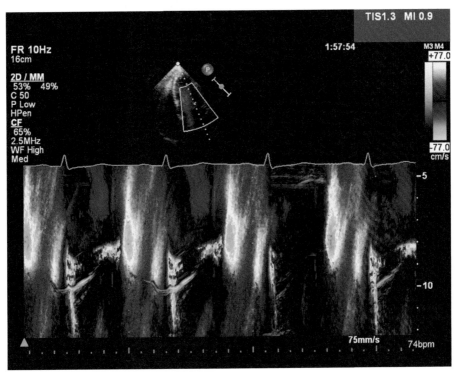

图10.8　彩色M型血流传播速度是另一个评价舒张功能的方法，反映舒张早期血流从左心房流向左心室的速度。着彩色边缘的斜率即为血流传播速度（Vp），通常情况下＞0.5m/s。联合E峰（E/Vp）即可对舒张功能和左心房压进行半定量评估，E/Vp≥2.5可预测左心室舒张末压大于15mmHg

第三节　多普勒超声心动图对舒张功能的评价

舒张性心力衰竭（射血分数保留心力衰竭）是目前临床常见的综合征，与将近50%的心功能不全有关，和收缩性心力衰竭一样拥有较高的致死率和致残率。心室舒张是一个复杂的动态过程，受年龄、负荷状态、心率、外周血管张力等多种因素影响，ASE和EACVI均推荐把舒张功能的评价列入常规的超声心动图检查范围之内。本节即详细地描述临床中常用于评价舒张功能的多普勒超声心动图参数及其预后价值。

二尖瓣前向血流

二尖瓣血流的多普勒检查可以提供二尖瓣口处血液向左心室的流速，这一速度由实时的跨瓣压差所决定，并遵循能量守恒定律，进一步来说，这一速度反映了左心房与左心室之间压差的动态演变以及心室的充盈特性。采集图像时应选取心尖四腔切面，取样容积置

于二尖瓣瓣尖最窄处，宽度1～2mm，在呼气末采集图像，同时应尽可能调低增益与滤波，保持扫描速度为50～100mm/s，基线位于屏幕中下1/3处。需要测量的参数包括舒张早期峰值血流速度（E峰）、舒张晚期峰值血流速度（A峰）、二尖瓣减速时间（DT）等容舒张时间（IVRT）、A峰持续时间（Adur，此时取样容积应置于二尖瓣瓣环水平）和心房收缩前E峰（E at A）。

在健康的年轻个体中，血液快速的从左心房流向左心室，E峰速度在0.6～0.8m/s，这一过程通常在二尖瓣开放后90～110ms即可完成，E峰也随房室之间压差最大时而产生，并受到血流状态、左心室弛缓和心房心室的顺应性等因素的影响。正常的E峰频谱表现为快速的上升和下降形态，其减速时的斜率通常为4.3～6.7m/s²。减速时间DT是指自E峰顶点开始至曲线下降至基线的时间，通常为150～240ms。在弛缓受损的患者中，由

于需要花费更长的时间使房室之间的压力达到平衡，因此DT通常会延长。在某些年轻个体中，由于心室主动弛缓过强并产生弹性回缩，有时会出现DT偏短的现象。而对于DT明显缩短（＜150ms）者，则通常提示左心室顺应性减低或左心房压升高，是严重舒张功能不全的表现。快速充盈期结束后，心室进入慢速充盈期，这一时段的变化性非常大，主要受到心率的影响，当心率变慢时慢速充盈期延长，而心率过快时则可能完全消失。慢速充盈期结束后，心房收缩将剩余血液射入左室，同时产生A峰，这一时期主要受心室顺应性和心房收缩力的影响（图10.9）。A峰通常明显低于E峰，其正常值在0.19～0.35m/s，因此E/A通常＞1。窦性心动过速、房性期前收缩、一度房室传导阻滞等状态都会导致E峰与A峰的融合，与慢心率时E峰在心房收缩前有

充分的减速时间不同，此时心房收缩起始于E峰速度＞20cm/s处，使A峰偏高，相应的E/A则会偏低，这就要求我们在对这类患者进行评价时，不应完全依赖二尖瓣血流频谱，而需更多的关注其他参数。

随着年龄增长，心室收缩压和左心室重量升高，使得左心室弛缓耗时延长，心室充盈更多地依靠晚期心房收缩完成。对于六七十岁的老年人，E/A开始接近1，DT和IVRT也逐渐延长，心房收缩在舒张期搏出量中所占的比例也上升至35%～40%（年轻时仅占10%～15%）。

随着舒张功能不全的进展，二尖瓣血流频谱也开始出现相应的变化。Ⅰ级舒张功能不全（松弛受损）时，E峰降低，A峰升高，E/A＜1，DT延长至240ms以上，IVRT延长至90ms以上。Ⅱ级舒张功能不全（假性正常化）时，二尖瓣频谱表现为"正常"，E/A在1.0～1.5之间，DT为150～200ms，IVRT超过90ms。当舒张功能不全进展到Ⅲ级（限制性充盈）时，E峰极高而A峰极低，E/A＞2，DT明显缩短至＜150ms，IVRT超过70ms。近年来又根据患者对Valsalva动作等能够减轻前负荷的措施有无反应，对Ⅲ级舒张功能不全做了细化的分类，将无反应者定义为Ⅳ级，即固定的限制性充盈。多普勒对舒张功能不全的分级方法详见表10.1。

Valsalva动作

由于舒张功能受到前负荷的影响，Valsalva动作作为一种能改变心脏负荷状态的测试方法，在通过二尖瓣血流评价舒张功能时有着重要的作用。测试时，嘱被试者紧闭口鼻并用力呼气，使胸内压升高至40mmHg，在整个过程中，机体的血流动力学发生了极其复杂的变化，涉及4个时相，由于前负荷（左心房平均压）的减轻，E峰下降至少20%，A峰也出现一定程度的下降。对假性正常化的患者，前负荷的减轻降低了已经升高的

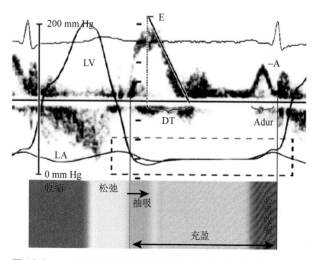

图10.9   二尖瓣血流频谱与房室间压差的关系：左室充盈期（松弛、抽吸、心房收缩）对应的有创压力曲线和多普勒超声图像。A.心房收缩时二尖瓣的血流；Adur. A峰持续时间；DT.二尖瓣减速时间；E.舒张早期二尖瓣血流；LA.左心房压力曲线；LV.左心室压力曲线

表 10.1 正常和舒张功能不全人群多普勒参数的对比						
指标	正常青年	正常成人	松弛受损（Ⅰ级）	假性正常（Ⅱ级）	可逆限制（Ⅲ级）	不可逆限制（Ⅳ级）
E/A	1～2	1～2	＜1.0	1～1.5（Valsalva动作可逆）	＞1.5	1.5～2.0（Valsalva动作不可逆）
减速时间（ms）	＜240	150～240	≥240	150～200	＜150	＜150
等容舒张时间（ms）	70～90	70～90	＞90	＜90	＜70	＜70
肺静脉 S/D	＜1	≥1	≥1	＜1	＜1	＜1
肺静脉 Ar-A（ms）	≥30	≤0	≤0 或≥30	≥30	≥30	≥30
AR波速度（cm/s）	＜35	＜35	＜35	≥35	≥35	≥35
血流传播速度（cm/s）	＞55	＞55	＞45	＜45	＜45	＜45
E'速度（cm/s）	＞10	＞8	＜8	＜8	＜8	＜8

左心房压，患者仅表现为弛缓受损的图形，即 E/A＜1。对于限制性充盈的患者，对前负荷状态敏感的个体会逆转为假性正常化甚至弛缓受损的模式，而依旧无反应者则被认为是固定的限制性充盈。Valsalva动作的限制主要在于难以获取满意的图像以供测量，此前有报道指出，仅有61%的患者进行Valsalva动作时可取得满意的多普勒图像。此外，并非所有的患者都能充分地完成该动作，且测量过程中曲线容积的位置也需时常变化。

肺静脉血流频谱

有85%～90%的患者可以在心尖四腔切面取得完整的肺静脉血流频谱，其中右上肺静脉是最常用的血管。采集图像时，应将取样线置于肺静脉内1～2cm处，取样容积3～4mm，壁滤波200Hz，扫描速度50～100mm/s。

肺静脉向左心房的血流可分为3个时相：收缩期正向波（S波）、舒张期正向波（D波）以及心房逆向波（Ar波），正常的频谱形态表现为三个或四个波峰。通常情况下，70%的个体都很难分辨出S波的两个成分，仅在充盈压较低时，收缩期的前向血流才分为两个时相，整体的频谱呈现出4个波峰。第一个向上的波（PVs1）出现于收缩早期，产生于左房松弛引起的肺静脉血流增加；第二个向上的波（PVs2）出现于收缩中晚期，因右心系统肺动脉压力传导而导致的肺静脉压力升高而产生，体现了左心房的容器作用。随后进入舒张早期（PVd），这一时相主要对应心室的弛缓过程，受左心室充盈的影响，与E峰有一定的相关性，反映了左心房的通道功能。最后是因心房收缩引起的逆向波（PVa或PV AR），出现在舒张晚期，受到左心室舒张末压、前负荷和左心房收缩力的影响，反映了左心房的泵功能（图10.10）。PVa的速度和持续时间也与心房前负荷与收缩力相关。

S/D

通常情况下，PVs2（S）波通常高于PVd（D）波，S/D＞1。对40岁以下的成年人，由于心肌弛缓功能良好，心室快速抽吸和充盈使舒张期的D波比较高大。随着年龄的增长，左心房压和左心室充盈压的升高使S波峰值下降，S/D逐渐缩小至1以下。这里我们引入肺静脉收缩分数（PV systolic fraction）这一参数来评估左心房压，前者可以用S波的速度-时间积分与S波+D波的速度-时间积分之和的比值来计算，即肺静脉收缩分数=S_{VTI}/（S_{VTI}+D_{VTI}）。这一数值＜55%预测肺毛细血管楔压＜15mmHg的敏感性可达91%，特异度为87%。而在收缩功能不全的患者中，该分数小于40%则提示左心房顺应性降低和左心房平均压的升高。需要特别注意的是，这一指标在收缩功能正常、心房颤动、明显二尖瓣反流和肥厚型心肌病患者中的准确性有限，需要谨慎选用。

心房逆向收缩波

在正常情况下，心房收缩产生的Ar波峰值也随年龄增长而升高，但一般不超过35cm/s，一旦超过则提示左心室舒张末压升高。Ar波与A峰之间的时间差值（Ar-A）延长也能反映左心室舒张末压升高，并有助于鉴别弛缓功能异常而充盈压正常与左心室舒张末压升高但左心房压正常的病患。Ar-A超过20ms预测左心室舒张末压超过20mmHg具有82%的敏感度和92%的特异度。此外，无论射血分数是否正常，Ar-A还是唯一能够评价左心室A波压力的指标，但心房颤动可能导致S波低钝以及Ar波的缺如。

彩色M型血流传播速度

等容舒张期时，左心室压力下降而容量不变，左心室压力下降的时间常数τ是反映心室弛缓能力的指标，

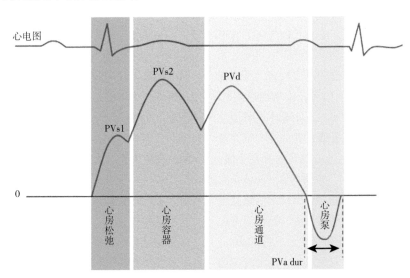

图 10.10　肺静脉血流频谱及相相应的左心房功能。PVs1.收缩早期肺静脉血流；PVs2.收缩晚期肺静脉血流；PVd.舒张期肺静脉血流；PVa dur.心房收缩致肺静脉逆流持续时间（图片来自Luke J. Burchill）

但会受心率和前负荷的影响。目前已经证实,舒张早期心室内部确实存在从二尖瓣向心尖方向的压力阶差,且正是这一压差介导了心室的抽吸过程。彩色 M 型血流传播速度(Vp)作为一个无创测量血流加速的参数,能够反映这一心室内的压力阶差,并与 τ 成反比,即心室弛缓越快,血流在心室内的传播也越快。彩色 M 型多普勒技术属于脉冲多普勒的一种,这种技术的特点是将速度用彩色编码,并且以横轴表示时间的流逝,纵轴表示位移,从而产生了血液流速在时间和空间的分布图像。图像采集时应选取心尖四腔切面,深度以能包含二尖瓣和左心室心尖为宜,采用彩色多普勒模式,取样框应尽量窄,将 M 型取样线置于二尖瓣向心尖血流的正中,扫描速度设定为 100mm/s,调整 Nyquist 极限至 E 峰的 75% 左右,此时血流出现红/黄混叠,而图像正中的高速血流恰好为蓝色。选择呼气末测量从二尖瓣水平到左心室腔内舒张早期 4cm 处混叠区(颜色由红变蓝)的血流斜率即为 Vp,Vp < 50cm/s 提示舒张功能不全。但在实际工作中,我们更常使用 E/Vp 来评估舒张功能,其正常值在不同人群中有所差异,通常认为超过 1.5 对预测左心室舒张末压超过 12mmHg 有较高价值(敏感度 79%,特异度 89%,阳性预测值 93%,阴性预测值 70%)。此外,这一指标还可用于心房颤动患者 LVEDP 的评估,但应用是需取不少于 3 个心动周期的平均值,平均 E/Vp > 1.4 提示肺毛细血管楔压超过 15mmHg(敏感度 72%,特异度 100%)。应用 Vp 评价舒张功能也有一些局限之处。首先,许多情况下,等速界面并非是一直线,这就造成了测定的不准确;其次,E/Vp 不适用于收缩功能正常,尤其是左心室容量正常的个体,因为异常的充盈压可能使 Vp 被误认为正常;最后,也有报道称前负荷可能对 Vp 存在影响。

组织多普勒成像

二尖瓣环的运动速度反映了左心室长轴方向上的形变,在收缩期,二尖瓣向心尖运动,而舒张期则刚好相反,并表现为两个波峰,快速充盈和心房收缩,反映在组织多普勒图形上就是如下三个信号:收缩期速度 s′,舒张早期速度 e′ 和舒张晚期速度 a′。二尖瓣环组织运动速度的测定是评价舒张功能不全分级、评估左心室充盈压以及鉴别缩窄性心包炎和限制性心肌病的重要手段。采集图像时应采用心尖四腔切面,取样容积 5 ~ 6mm,取样线位于室间隔或侧壁的二尖瓣环组织,尽量完整包括收缩期和舒张期瓣环的纵向移动范围。扫描速度设定为 50 ~ 100mm/s,量程应保证在基线上下各 20cm/s,声束与心室运动方向尽量平行,避免成角。测量时应选择呼气末,并取连续三个心动周期的平均值。

舒张早期二尖瓣环运动速度 e′ 与 τ 指数有一定的

相关性,但并不完全决定于心肌弛缓功能。在心脏病患者中,e′ 能够反映其弛缓功能,且不受前负荷影响,但在收缩功能正常人群,这一指标却呈现出于负荷状态的相关性。在健康的年轻个体中,室间隔 e′ > 10cm/s,侧壁 e′ > 12cm/s,且随着运动加剧和抽吸功能的增强,这一数值还可能上升。随着年龄的增长,心肌弛缓功能受损,e′ 逐渐降低,E/e′ 升高,在舒张功能不全的患者中,e′ 下降的幅度会超过年龄所致的影响,并在各级舒张功能不全中均表现为降低。通常情况下,室间隔的 e′ 低于侧壁,E/e′ < 8 提示肺毛细血管楔压正常,> 15 则提示升高,在 8 ~ 15 时应结合其他指标具体分析。如果能够同时测量侧壁的 E/e′,这一比值超过 12 则提示充盈压升高,同时在射血分数正常的患者中,侧壁的 E/e′ 对充盈压的评估更为可靠。ASE 对于舒张功能评估的指南则推荐采用平均 E/e′ > 13 来提示左心室充盈压升高。然而,在少数情况下,E/e′ 也不能精确评估肺毛细血管楔压,这包括:正常状态下,e′ 会受负荷状态的影响、缩窄性心包炎时,由于二尖瓣环矛盾运动,即使 PCWP 升高,e′ 也没有明显变化、二尖瓣自身疾病(瓣环钙化、二尖瓣狭窄、重度反流)以及瓣膜成形或置换手术,都会影响 e′ 的测量。此外,目前有研究置疑 E/e′ 对急性失代偿期收缩性心力衰竭,尤其是已经出现左心室扩大的患者、心排血量严重不足、接受心脏再同步化治疗及有症状的肥厚型心肌病患者中的应用价值。

也有研究者利用 E 峰和 e′ 之间的时间差值作为评估左心室充盈压的指标,Diwan 使用 IVRT 与上述差值的比值评价原发二尖瓣疾病患者的左心室充盈压。在预后评价方面,e′/a′(可通过除以 s′ 校正收缩功能的影响)下降是正常人群死亡率的预测因子。

心肌做功指数

心肌做功指数(Tei 指数)是基于多普勒技术测量时间间期来同时评估收缩和舒张功能的指标,Tei 及其同事仅用常规的脉冲多普勒或组织多普勒就推导出了这一指标(图 10.11),其中参数 a 为自二尖瓣关闭至下次开放之间的间期,包括等容收缩期、射血期和等容舒张期,而参数 b 则代表主动脉瓣自开放到关闭的射血时间。在成人中,Tei 指数的正常值为 0.39 ± 0.05,在实际工作中,我们通常采用 0.4 作为正常与否的分界线,即小于 0.4 认为是正常的。Tei 指数增高几乎与所有的心功能不全均有关系,在收缩功能不全时,等容收缩和舒张时间均延长,而射血时间缩短,在舒张功能不全时,主要表现为 IVRT 延长。

Tei 指数的优势在于其无创性、简便性和可重复性。此外,大量研究表明,Tei 指数不依赖于体位、动脉压、心率、房室瓣反流、前后负荷及心室的几何形态等因素，而且对包括扩张型心肌病、肺动脉高压、心肌淀粉样变性和心肌梗死等疾病的预后也具有推断价值。

和其他参数类似，Tei 指数也有其局限性，主要体现在：①心房颤动、频发室性/室上性期前收缩、心室内传导阻滞、心室起搏以及房性心动过速等心律失常时，二尖瓣的两个波峰融合，此时无法测量 Tei 指数；

②虽然和其他指标相比，Tei 指数对前负荷的依赖较小，但并非完全不存在依赖性；③对于收缩功能正常的限制性心肌病患者，Tei 指数可能出现假性正常化。

多普勒参数对舒张功能的综合评估

目前关于舒张充盈模式已有详细的分类，并对其分级有明确的规定，可参考图 10.12。需要注意的是，应

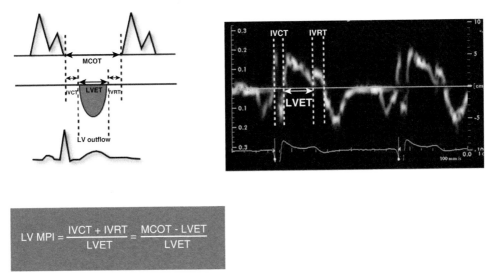

$$LV \ MPI = \frac{IVCT + IVRT}{LVET} = \frac{MCOT - LVET}{LVET}$$

图 10.11 心肌做功指数（Tei 指数），表示为等容舒张期（IVRT）+等容收缩期（IVCT）与射血时间（LVET）的商。MCOT.二尖瓣关闭至开放的时间

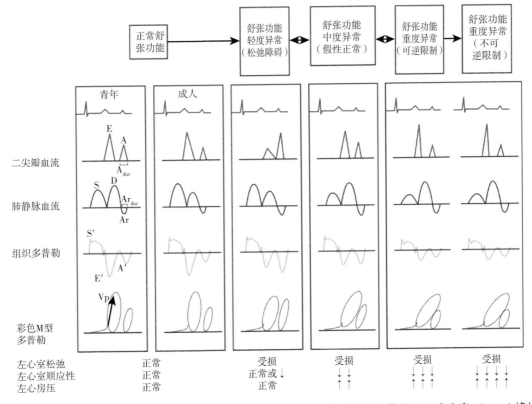

图 10.12 舒张功能不全的分级。A.心房收缩时二尖瓣血流；A′.组织多普勒舒张晚期瓣环运动速度；A_dur. A峰持续时间；Ar.心房收缩致肺静脉逆流波；D.舒张期肺静脉血流，二尖瓣减速时间；E.舒张早期二尖瓣血流；E′.组织多普勒舒张早期瓣环运动速度；S.收缩期肺静脉血流；S′.组织多普勒收缩期瓣环运动速度；Vp.彩色M型血流传播速度

该时刻考虑负荷状态改变对舒张功能的影响，究竟是改善，还是恶化，需要我们加以鉴别。

结论

综合运用多普勒参数可以有效地评估大多数患者的舒张功能，有助于明确心功能不全患者的诊断，准确评估其充盈压并给予合理的治疗方案以及对预后的估计。虽然更多新兴超声技术的出现使我们能够能精确地评价舒张功能，但多普勒技术在舒张功能评价中基础地位依然不可撼动。

第四节　左心室充盈压的评估

对于左心室舒张功能的评价已经成为常规超声心动图检查的一部分，并且是对收缩功能评价的重要补充。而且，在报告中必须体现对患者静息充盈压的描述，这有助于临床医生判断呼吸困难的症状是与心力衰竭、冠心病还是其他结构性心脏病相关。在这一节中，我们基于前面三节的内容以及 ASE《超声心动图评估左心室舒张功能的推荐》一文的基本概念，提出了初步的临床路径，用于评估充盈压是否正常。需要说明的是，目前出版的文献中，对于充盈压的评估均有很大的误差范围，而在实际工作中明确充盈压是正常（左心房平均压 < 12mmHg）、轻度、中度或是重度升高又非常重要，因此，这一路径确实具有一定的意义。

舒张期左心室压力的升高是心室松弛、前负荷和心室僵硬度等诸多因素相互作用的结果，在舒张早期，这一压力的升高与左心房压和左心室舒张末压的升高有关（图 10.13），主要是因为左心室松弛受损（在极端情况下，在舒张末期时，松弛尚未完成）和僵硬度增加。然而，左心房压正常时，由于舒张晚期僵硬度的提高和过强的左心房收缩也会引起左心室舒张末压的升高（图 10.14）。相比于左心室舒张末压，心源性呼吸困难主要与左心房压升高有关，所幸，本文后面所讨论的指标在评估左心房压上都略胜一筹。

图 10.15 描述了评估左心房压是否升高的临床路径，基本要素同 Magueh 等描绘的图 10.14 和图 10.15 相同，但在此基础上有所简化。这里提到的 E/e' 是室间隔和侧壁的平均值。从定义上说，正常的舒张功能是指松弛功能、僵硬度和充盈压均处在正常范围。框 10.1 列出了舒张功能正常时超声心动图的测量值，包括正常的左心室结构和功能、正常的左心房大小（除外二尖瓣狭窄和反流、高动力状态、明显的心动过缓、缩窄性心包炎、心

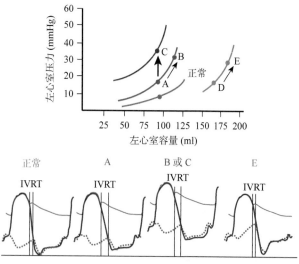

图 10.13　左心室压力 - 容积曲线。橘色为正常心脏；轻度舒张功能不全（蓝色）时，曲线向左上移动；重度舒张功能不全（红色）时，曲线上移更加明显；当心室扩大且僵硬时，曲线右移（绿色）。当存在舒张功能不全时，心室对于容积的变化非常敏感（A-B，A-C，D-E），表现为压力 - 容积曲线的陡峭部分。各点相对应的左房及左室压力曲线如图中下半部分所示。IVRT. 等容舒张时间

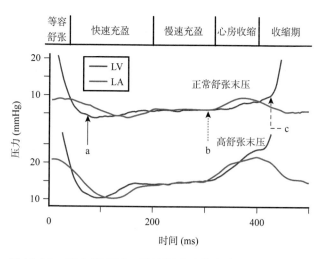

图 10.14　高分辨率测压导管测量狗的心房及心室压力曲线，以说明舒张过程的 4 个时相。箭头 a 指左室舒张压最低点，箭头 b 为心房收缩开始，而箭头 c 指舒张期结束。过高的容量负荷使左室舒张末压高达 24mmHg（下图），此时虽然舒张末期心房收缩，但依然不及升高的左室压。LV. 左心室；LA. 左心房（Courtesy T. C. Gillebert and A. F. Leite-Moreira.）

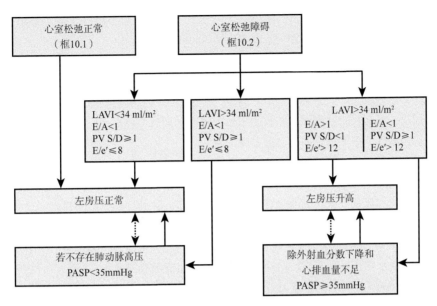

图 10.15　估测左房平均压的简化流程。LAVI.体表面积校正后的左房容积指数；PV S/D.肺静脉血流频谱 S/D；PASP.肺动脉收缩压

房颤动、运动员心脏）以及经年龄校正后的e′速度。同时，舒张功能不全则包含了不同程度的松弛功能受损和僵硬度增加。而左心房压的升高与否则决定于舒张功能不全的严重程度、前向血流的多少（前负荷）以及左心房收缩能力的强弱（图10.13，图10.14）。

松弛功能异常是多数左心系统疾病常见的表现，也可以是急性缺血事件或后负荷突然增加时的应激反应。当患者出现框10.2中所列的1条或以上表现时，应高

框 10.1　左心室松弛功能正常时的相关表现*

1.左心室大小和射血分数正常

2.室壁运动正常

3.左心房容积正常

4.e′速度在该年龄段正常范围内

5.没有缩窄性心包炎的证据

*以上所有条件缺一不可，但应除外以下情况：①患有二尖瓣病变（狭窄或关闭不全）、运动员、高心排血量状态、缩窄性心包炎、明显心动过缓、心房颤动时，左心房可能扩大；②运动员、明显心动过缓、高心排状态、慢性代偿性主动脉瓣/二尖瓣反流时，左心室可能扩大

框 10.2　左心室松弛功能受损时的相关表现*

1.射血分数降低（＜45%）

2.室壁运动异常

3.左心室向心性肥厚

4.e′速度减低

5.高龄（超过85岁）#

6.超过50岁的呼吸困难患者，可闻及第三或第四心音

*出现以上任意一条，都提示左心室松弛功能受损

#这一年龄段人群可能因衰老而出现松弛功能受损

度怀疑其松弛功能受损。此外，对于85岁以上的老人，由于年龄原因，e′会表现为松弛功能受损，同理，对50岁以上有呼吸困难症状的患者而言，第三和第四心音的出现也提示松弛功能受损。

一旦确定患者存在松弛功能受损，按照流程，下一步即是评估患者的左心房大小，绝大多数情况下，左心房扩大都是因收缩功能不全或舒张功能不全或二者皆有所导致的左心房压慢性升高。左心房是否增大是通过测量经体表面积校正后的左心房容积来确定的，通常来说，左心房大小正常时，其压力一般不高，反之亦然，增大的左心房也可能有正常的左心房压，此时可能存在其他导致左心房扩大的原因。

再下一步就是整合二尖瓣血流、肺静脉血流和瓣环运动速度等信息，并确认患者处于窦性心律、除外二尖瓣狭窄、瓣环轻度以上钙化、人工瓣等影响二尖瓣前向血流的因素。前面章节中，我们明确了这些指标的变化与左心房平均压之间的关系，因此在这一节中，我们将重点讨论它们的临床应用。

对于松弛功能受损的患者而言，左心房增大和E/A＞1，高度提示左心房压平均升高，当E/A＞2且DT＜150ms时，基本可以确定左心房平均压升高，此时IVRT也通常＜70ms（图10.13）。如果同时伴有肺静脉血流S/D＜1且E/e′＞12，则判断更为准确。另一方面，若一患者左心房容积正常、E/A＜1、S/D正常、e′/e′＜8，则高度提示其静息左心房平均压处于正常范围，此时e′＜50cm/s则说服力更强。当E/A＜1且左心房扩大时，单独依靠S/D判断左心房压有一定困难，此时应依据E/e′来进行判定，9～12时有70%的可能性左心房压

升高，而＞12时，这一概率将上升到90%。

如果能够结合三尖瓣反流评估肺动脉收缩压，对左心房压的估计将更为准确，在心排血量正常的情况下，如果左心房平均压＜15mmHg，肺动脉收缩压通常＜35mmHg，反之亦然。如果未能记录到三尖瓣反流，通过肺动脉反流（压差超过15mmHg）估测肺动脉收缩末压也能推测左心房压已经升高。但要注意的是，通过肺动脉压估测左心房压时，应首先排除其他能导致肺动脉压升高的肺血管疾病。在多数情况下，综合左心房扩大、松弛功能受损及其他能够反映舒张功能的多普勒参数就可以鉴别肺动脉压力升高究竟是由肺血管疾病还是舒张功能不全引起。然而，可能会出现这样一种情况，即多普勒参数仅提示左心房平均压轻度升高，而肺动脉收缩压明显升高（超过60mmHg），此时应考虑舒张功能不全是否合并了其他可能导致肺动脉压升高的肺血管疾病，可通过有创的右心导管检查加以明确。表10.2列出了某些多普勒指标对估计左心房平均压的数值。

前面谈到，左心房平均压的升高通常伴随左心室舒张末压升高，但反之则不成立，很多情况下左心室舒张末压升高患者的左心房压依然正常。此时升高的左心室

压对抗舒张晚期心房的收缩，使Ar-A时间差值延长至30ms以上。

图10.15所示的流程对结构性瓣膜病如中度以上二尖瓣反流，且左心室收缩功能正常的患者并不适用，另一方面，当二尖瓣反流源自于左心室功能不全时，这一流程的准确性较高。

复杂病例

本章所提出的流程可以对85%的患者进行左心室充盈压的评估，在实际操作时，这一流程较为依赖不同多普勒参数之间的一致性，但经常会出现各参数之间矛盾的情况，也会因二尖瓣狭窄、重度心动过缓、非窦性心律（起搏心律或E、A融合）、心房颤动、心房扑动等情况使多普勒参数的可靠性下降。在这种情况下，综合考虑左心房容积、肺动脉收缩压可能有所帮助，当这两者均正常时，左心房压通常不高，反之亦然（需除外肺血管疾病）。此外，还可以参考等容舒张时间IVRT（延长时提示松弛功能障碍），当一名患者松弛功能受损，且IVRT＜70ms，则应高度怀疑左心房压已经升高（图10.13）。

表 10.2 预测左心房压升高的分级*			
多普勒参数	左心房压轻度升高 （13 ～ 19 mmHg）	左心房压中度升高 （20 ～ 24 mmHg）	左心房压重度升高 （≥ 25 mmHg）
E/A	0.8 ～ 1.0	1.2 ～ 1.5	＞2
减速时间（ms）	na	na	＜150
平均E/e'	9 ～ 12	13 ～ 18	＞20
估测肺动脉收缩压（mmHg）	35 ～ 40	45 ～ 55	＞60
*3 ～ 4项标准同时符合时，预测的准确率更高，给出范围值的目的在于提高特异性			

第五节   超声心动图室对舒张功能评价的临床推荐

在临床工作中，许多患者是因呼吸困难而接受超声心动图检查，其射血分数正常与否均有可能，因此，就患者是否存在心源性疾病，需要超声医师给出明确意见，以明确治疗决策，如是否使用利尿药及利尿药的剂量等。同时，收缩功能不全患者的呼吸困难症状也可能由其他心脏以外的病因引起，在检查时应予以重视。

完整的超声心动图检查是明确诊断的重要手段，正如前面章节所提到的，应该通过二维超声和多普勒超声，获取二尖瓣前向血流、肺静脉血流、肺动脉瓣和三尖瓣反流及二尖瓣瓣环组织运动速度等信息。对能够完成Valsalva动作的患者，应该关注这一动作给二尖瓣血

流频谱带来的变化，并推测左心室充盈压是否升高。此外，血流传播速度（Vp）、形变、解旋等参数测定有助于理解舒张功能不全的机制。

射血分数降低患者左心室充盈压的评估

ASE和EAE联合发表了对左心室舒张功能评估的建议，评估的开始就是需要确定患者左心室射血分数是否正常。对射血分数降低的患者，应从二尖瓣血流入手（图10.16），若其左心房压不高，E/A通常小于1，假性正常和限制充盈模式的出现都提示左心房压已经升高。E/A＜0.8或＞2即可明确充盈压正常或升高。如果

单靠二尖瓣血流不能明确诊断，则应借助其他指标，如肺静脉收缩期VTI（速度-时间积分）/舒张期VTI＜1、Ar-A时间差＞30ms、估测肺动脉收缩压＞35mmHg、平均E/e'＞15、E/Vp＞2.5等综合判断。

射血分数正常患者左心室充盈压的评估

对射血分数正常的患者，应从测定E/e'入手（图10.17），无论室间隔、侧壁或平均值，当小于8时提示左心室充盈压正常，而室间隔超过15或侧壁超过12或平均值超过13时则提示左心室充盈压升高。需要指出的是，侧壁的E/e'对充盈压和僵硬度的评估更为可靠，也更能够明确射血分数保留心力衰竭/舒张性心力衰竭的诊断。当E/e'不足以诊断时，应该结合其他指标，如Ar-A时间差＞30ms、估测肺动脉收缩压＞35mmHg、左心房容积指数＞34ml/m²进行判断。

舒张功能不全的分级

评估的第一步是确定是否存在舒张功能不全，在进行超声心动图检查之前，应该对患者的临床资料进行充分复习，随后应明确，瓣环运动速度e'是在该患者年龄段正常范围内还是减低、小心的测定左心房容积以免低估。在舒张功能不全的早期（Ⅰ级），左心室松弛功能障碍而左心房大小及压力依然正常。随着病情的进展，出现假性正常模式（Ⅱ级），此时通常合并左心室充盈压升高的证据，比如E/e'升高、肺动脉收缩压等。终末期舒张功能不全（Ⅲ级）常表现为限制性充盈模式，此时左心室充盈压超过25mmHg（图10.18）。需要注意的是，对某一患者，其多普勒参数提供的信息并不完全统一，这就需要诊断医师仔细甄别每一参数所代表的临床意义和限制因素，做出综合判断。

心房颤动患者左心室充盈压的评估

虽然不常见，心房颤动患者也需要评价心功能以及左心室充盈压的评估。和窦性心律者类似，在射血分数降低的患者中，二尖瓣血流和充盈压的相关性较好，DT＜150ms也有较好的预测价值。当射血分数正常时，应考虑其他参数。室间隔E/e'大于11、IVRT＜65ms、E峰加速度＞1900cm/s²、E/Vp＞1.4、肺静脉D波减速时间＜220ms、估测肺动脉收缩压＞35mmHg等都提示左心室充盈压升高。在此基础上，仔细评价每一次心跳之间的变异性对评价左心室充盈压有一定价值。当左心房压升高时，虽然每个心动周期长短不一，但多普勒参数（E峰速度、减速时间、加速度等）变化不大，当左心房压正常时，随R-R间期的不同，多普勒参数之间的变异度则较大。作为筛查的方式，这些参数不需定量测量，但推荐检查时保持较慢的扫描速度（25～50mm/s）。

二尖瓣反流患者左心室充盈压的评估

中度及以上的二尖瓣反流会对左心室充盈造成影响，这一作用与舒张功能无关，因此，评价这类患者的

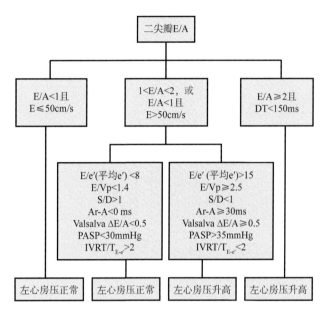

图10.16 射血分数降低患者左心室充盈压的评估流程。DT.减速时间；IVRT.等容舒张时间；PASP.肺动脉收缩压（引自 Nagueh SF, Appleton CP, Gillebert TC, et al. Recommendations for the evaluation of left ventricular diastolic function by echocardiography. J Am Soc Echocardiogr, 2009, 22：107-133.）

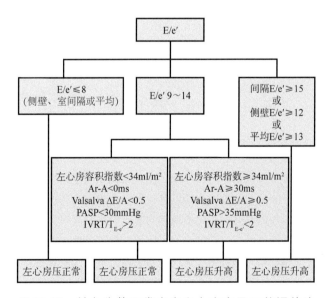

图10.17 射血分数正常患者左心室充盈压的评估流程。IVRT.等容舒张时间；PASP.肺动脉收缩压（引自 Nagueh SF, Appleton CP, Gillebert TC, et al. Recommendations for the evaluation of left ventricular diastolic function by echocardiography. J Am Soc Echocardiogr, 2009, 22：107-133.）

舒张功能有一定难度。和前面的流程类似，我们首先需要判定这类患者的射血分数是否正常，对射血分数低者，DT缩短和E/e'升高结合临床表现即提示充盈压升高。而对射血分数正常者则需要其他参数的辅助，包括肺静脉Ar波持续时间、$T_{E-e'}$（松弛障碍者e'延迟）等。在此基础上，如果此类患者肺动脉收缩压升高，也多提示左心房压升高，然而，单纯的二尖瓣重度反流也可以引起肺动脉收缩压升高，此时就需要结合肺静脉Ar波的峰值和$T_{E-e'}$加以判断，这两者是确定左心室舒张末压升高、左心室松弛功能障碍和舒张功能不全的特异性指标。

ASE/EACVI舒张功能不全分级的预后价值

舒张功能不全分级是重要的预后推测指标，这在许多研究中已经得到证明。两项研究分别证实，左心室舒张功能的变化是心功能不全和全因死亡率的独立预测因素。因此，在超声报告中体现舒张功能分级和左心室充盈压的相关信息是非常重要的。

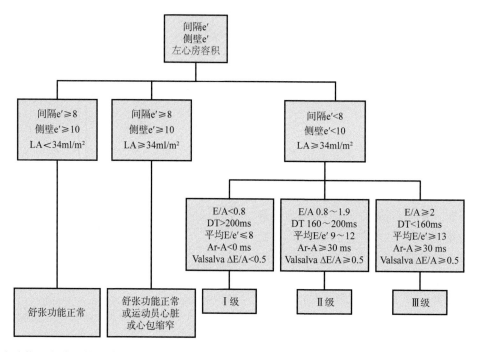

图10.18　舒张功能不全分级的评估流程。DT.减速时间；LA.左心房（引自 Nagueh SF, Appleton CP, Gillebert TC, et al. Recommendations for the evaluation of left ventricular diastolic function by echocardiography. J Am Soc Echocardiogr, 2009, 22: 107-133.）

第六节　评价舒张功能的新方法

目前，超声心动图对于左心室舒张功能的评估需要通过多个参数综合评判，ASE/EACVI的指南也同时建议采用诊断流程的方式对能够反映舒张功能不全严重程度的指标加以整合，并做出最终判断。但这一流程的可重复性和精确性有一定的局限，因此，学界依然在不断地研究各种新兴指标用于评价舒张功能。本节主要介绍这些与舒张功能评价相关的心肌机械力学与流体力学参数。

心肌机械力学

心肌的形变/应变是指某一局部组织的相对位移，可用公式 $St=(L-L_0)/L_0$ 表示。负性或正性应变则分别表示某节段组织长度L相比其初长度L_0是缩短（被压缩）或延长（被拉伸）。我们通常采用心尖四腔切面测量长轴应变（LS），在短轴切面测量环向应变（CS），而轴向应变（RS）则可以通过测量心肌的增厚率获得，此时两个切面均可选用。扭转（Torsion, T）则属于剪切应变，是由基底到心尖的旋转角度 θ 决定的，并通过心尖到基底部的长度d来进行标化，可表示为：$T=(\theta_{apex}-\theta_{base})/d$，测量应变的准确性主要依赖于二维图像质量的好坏，具体来说，就是所采集图像的时间和空间分辨率。一般来说，轴向应变的测量有一定困难，这是由于心内膜和心外膜之间的距离较小，当测量侧壁时，由于分辨率的衰减，心外膜几乎不可见，测量的难度更大。对于扭转，其测量的重复性有一定难度，主要是由于横切面很难保证一致，因此，会有角度测量的偏差。

心肌应变可以提供与舒张功能相关的重要信息，舒张功能不全和射血分数保留心力衰竭的患者，其长轴应变均降低，说明舒张功能不全的患者存在心肌收缩力的障碍。而轴向和环向应变与射血分数有一定关系，射血分数正常时，这两个参数也通常在正常范围内。

仅限于舒张期的应变参数包括收缩后的应变，可以定量评估射血后心肌的缩短，另一个参数就是舒张早期应变率的恢复，可以用于评价舒张期心肌的僵硬度，且与 τ 指数有一定的相关性。和舒张期应变恢复类似，舒张期解旋的时间演变也能评价舒张功能，舒张期解旋开始于等容舒张期，二尖瓣开放时结束，作用于舒张早期的抽吸过程从而影响舒张功能。理论上说，左心室解旋的延迟，特别是舒张期抽吸作用的减弱是舒张功能不全的重要特点。

左心室解旋和应变的恢复都是舒张抽吸作用强弱和心室顺应性的重要特征，能够影响充盈期心室内压力阶差的产生，从而完成收缩到舒张的衔接。

三维应变

心肌是一个三维厚壳结构，其内部纤维呈两层反向螺旋状排列，因此从理论上讲，如果应用三维应变成像分析心肌形变，结果可能更准确。利用三维应变进行形变分析能够克服传统二维成像对跨平面运动分析的盲区，但其图像质量不及二维超声，且由于分辨率较低，我们很难克服这一困难。不难推断，三维应变的诊断价值不如二维，这是由其时间和空间分辨率决定的。

从物理学的角度讲，形变可以用一个张量来描述，即1个3×3的坐标系，由沿3个方向（径向、轴向、环向）的3个应变和3个方向两两之间的剪切（例如，扭转就是环向的运动在径向方向上的剪切）组成，这6个值组成了所谓的形变张量。在应用方面，三维应变主要用于主应变分析，这是一种在工程学中常用的分析方法，可以确定主要应变方向和次要应变方向，以及这两个方向上应变的具体数值。这一方法的主要特点在于简化了剪切的影响，其主要流程可参考图10.19。主应变分析非常适用于有确定纤维结构的生物学组织研究，同时对于有明确几何形态的左心室而言，这种分析方法也能够明确其形变的特点。

主应变分析首先见于心肌核磁共振研究，随后才被引入三维超声之中，目前可用于长轴应变和环向应变。对30名正常个体的初步研究结果表明，通过形变模拟的功能型纤维排列方式与实际的解剖排列形式有一定的相似度（图10.20）。整体主要应变（global primary strain，GPS）和整体次要应变（global secondary strain，GSS）表明，在GPS方向上，收缩的各向异性较高，而在其垂直方向上则明显偏低。GPS在收缩期开始时迅速升高直到晚期达峰，其时间曲线与左心室容积曲线形态类似，而GSS在收缩早期表现为牵张，继之以一个较弱的收缩，进入舒张期后迅速回弹，并持续几乎整个舒张期。这些前期研究的结果提示收缩末期GSS偏低可能与早期舒张功能不全有关。

流体力学

在心脏内，血液会自动形成涡流，使从二尖瓣口流入的血液正确的流向流出道。涡流的形成有助于高弹

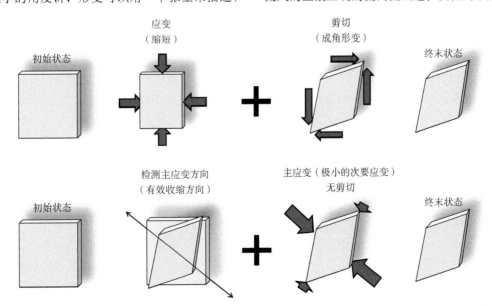

图10.19　某节段的自初始规则状态到终末不规则状态的形变过程。可以分解为沿径向和环向的应变加定容的成角剪切（上半部分），另一种分解方式（下半部分）则可以理解为沿主应变方向的应变加上与其垂直方向的极小的次要应变，简化了剪切的作用

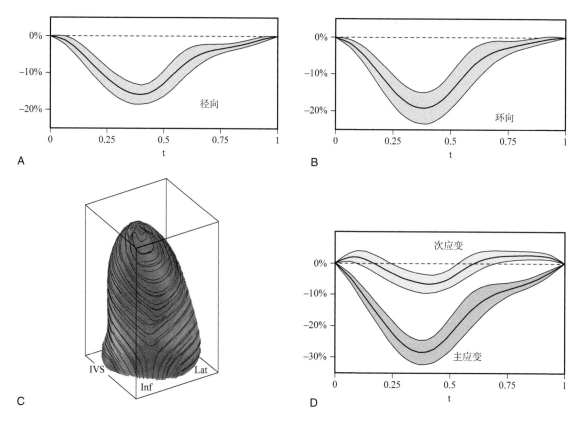

图10.20   30例健康个体的三维应变数据特点。图A和图B分别表示径向和环向应变随时间的变化曲线，实线代表应变的平均值，阴影部分为正负标准差的区间。可以发现两者均在收缩早期缓慢下降，而舒张期快速恢复；图C是主应变分析的彩色重建，其表面的应变线规律分布，其排列方式在某种程度上反映了心肌纤维的排列情况；图D是主应变和次应变随时间的变化曲线，实线代表应变的平均值，阴影部分为正负标准差的区间。可见两者截然不同，这与其物理学意义不同有关

性的心肌组织与心室内压力和剪切应力之间保持动态平衡。在流体力学中，涡流是已知的关键因素，因为它不仅蕴含了流体的能量，其内在的不稳定是形成湍流和其他剧烈动力效应的基础。当外周心血管功能轻微变化时，心内的流体力学状态随即发生相应的变化，使其能够被我们利用而诊断出极轻微的心脏病变。

目前最新的超声技术已经可以检测出左心室内涡流的瞬时变化，使其能够辅助核磁共振成像，对左心室内流体力学做出更详细的评估。这一技术同样是由二维成像衍生而来，并逐渐推广至三维应用（图10.21）。

当需要对心室内流体的动力和能量特点进行评价时，我们关注的重点应该从如何成像转移到如何定量。这需要应用到一些复杂的物理定律，而我们只介绍一些相关的参数。首先，涡流的强度和形态可以用来评价舒张期涡流的产生过程。涡流会阻止血液的流动并延长其在左心室内的停留时间。其次，在评估涡流的能量特点时，我们引入了流体动能（kinetic Energy，KE）这一概念，用于描述流体运动的效能。在直管中，液体的流动方向一致，KE与每搏量成正比，而对于更复杂的涡流，流入的液体沿着各自不同的方向，具有不同的速度，但它们都遵循同一原则，即在KE不变的前提下，

如果要保证每搏输出量不变，则需要心室做更多的功。心室内心尖到心底部压力阶差的存在决定了血液的加速或减速，因此通过它来评估心室抽吸作用和顺应性是可行的。

有报道称，舒张功能不全和扩张型心肌病患者心室内的血流动力学存在异常。舒张期产生的涡流与血流向流出道的重新定向有关。这一现象与左心室的机械做功相关，并能推断心力衰竭患者的预后如何。最新的研究指出，当关闭CRT时，左心室舒张期涡流形成的时间在几个心动周期之内就会发生变化。此外，还有文献称，瓣膜置换术可能会改变左心室舒张期涡流的形态，这可能与人工瓣的类型、位置、方向和左心室形态有关，提示我们在进行外科手术前，也许应该对其流体力学参数进行评估。

结论

总的来说，多种针对左心室心肌和流体力学参数的出现为评估左心室舒张功能提供了新的思路，这些参数的出现也需要相关的测量和分析软件加以辅助，更需要大样本量的数据进行验证，才能提高超声心动图检查的效率和准确性，更快的做出正确的临床决策。

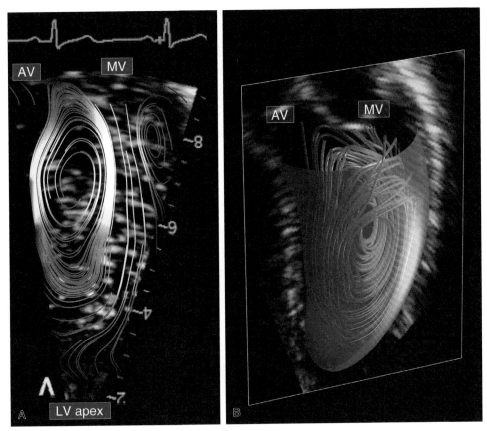

图 10.21　超声心动图描计的左室内血液流线，彩色量程（color scale）反映其动能。A，舒张晚期横切面血液流线图；B，单心动周期三维血流重建（引自 Pedrizzetti G, Sengupta P, Narula J: Cover picture in Nature Reviews Cardiology 2013）

第七节　舒张功能不全的病因

舒张功能不全是一种超声心动图的诊断，反映在临床上即舒张性心力衰竭（射血分数保留心力衰竭），即心脏不能在正常的压力下完成充盈过程，患者常出现心功能不全的症状和体征，如肺水肿。

定义

舒张功能不全的主要机制为心室主动松弛障碍和被动僵硬度的增加（顺应性减低），心室松弛是一系列连续的耗能过程，起始于肌凝蛋白 C 释放钙离子，终止于肌小节恢复期初始长度。整个过程分为两个时相：等容松弛期（左心室压下降而容量不变）和紧张松弛期（左心室充盈时收缩以容纳增加的容量负荷）。左心室舒张压和容量的关系可以用僵硬度（$\Delta P/\Delta V$）或顺应性（$\Delta V/\Delta P$）表示。细胞内和细胞外结构的变化都会对僵硬度造成影响，包括左心室重量、重量-容量比及心肌自身的僵硬程度。

超声心动图对于舒张功能的评价主要依赖二维超声、二尖瓣前向血流、肺静脉血流、二尖瓣环组织多普勒以及应变成像等技术，在前面的章节中已经有详细介绍。

常见病中舒张功能不全的发病率

舒张性心力衰竭的发病率较高，其具体数字随年龄增长而上升，但对任何一个年龄段而言，女性患者更为常见，约为男性的 2 倍。此外，其并发症也很多，且都会影响心源性或全因死亡率。在大型横断面研究中，超声心动图检查已经被证明可以提供舒张功能不全的线索（表 10.3）。例如，Redfield 等对明尼苏达州 Olmstead 郡的 2042 名 45 岁以上的患者进行了调查，发现舒张功能不全的患者有如下合并症：79.5% 合并射血分数 < 50%；64.5% 患心肌梗死；57.7% 患冠心病；53.9% 超过 65 岁；47.6% 患糖尿病；47.3% 患高血压；32% 肥胖（体重指数超过 30kg/m²）。在整个研究人群中，舒张功能不全的患病率为 28.1%，而收缩功能不全仅占 6.0%。既往有充

表10.3	流行病学研究提示的射血分数保留心力衰竭患者特点					
	Tribouilloy 等，2008	Buris 等，2006	Owan 等，2006	Bhatia 等，2006	Masoudi 等，2003	Lenzen 等，2004
国家	法国	美国[a]	美国[a]	加拿大	美国	欧洲[b]
射血分数保留的定义						
患者数量	368	308	2167	880	6754	3148
年龄（岁）	76	77	74	75	80	71
男性（%）	47	43	44	34	29	45
射血分数（%）	63	—	61	62	—	56
合并症（%）						
高血压	74	86	63	55	69	59
糖尿病	26	36	33	32	37	26
心肌梗死	9	36	—	17	21	—
冠心病或心肌缺血	28	—	53	36	46	59
卒中/TIA	5	—	—	15	17	16
心房颤动	36	31	41	32	36	25

TIA. 一过性脑缺血发作

[a]Olmsted 郡；[b]24 个国家

引自 Zile MR，Brutsaert，DL. New concepts in diastolic dysfunction and diastolic heart failure: part Ⅱ: causal mechanisms and treatment. Circulation，2002，105（12）: 1503-1508.

血性心力衰竭病史的45人（2.2%），其中20人（44%）射血分数在50%以上。这说明，有40%～50%的心力衰竭患者，其射血分数处于正常范围，和其他大规模研究的结果类似，在 Redfield 的研究中，射血分数正常患者中，有5.6%舒张功能不全的级别在中度或以上。对新发现的舒张功能不全（既往没有心力衰竭诊断），有20.6%的患者为轻度，6.8%的患者为中至重度。在高危人群（年龄在65岁以上，合并高血压或冠心病）中，新发现的舒张功能不全比例明显升高，轻度者占47.6%，中度以上者占16.5%。表10.4列出了可能导致舒张功能不全的各种情况及其可能机制。

高血压

对射血分数保留心力衰竭患者而言，高血压是其舒张功能不全最常见的病因，占55%～86%。一般来说，对高血压患者而言，超声心动图发现舒张功能不全要早于其他任何心力衰竭症状的出现。慢性压力负荷的存在会诱发心肌细胞的肥厚并促进胶原的沉积，以及微血管密度下降导致的心肌缺血。随着时间的进展，左心室肥厚加重、耗氧量增加最终导致收缩期和舒张期的僵硬度的增加及松弛障碍。肾也参与了这一病理过程，随着小动脉僵硬度和脉压增加，肾小球滤过降低并导致肾衰竭，使高血压病情恶化。随着年龄的增长，血管硬度逐渐增高，也会加重舒张功能不全的发病率，但也有研究称，心肌收缩期和舒张期僵硬度的增加与血管压力负荷

表10.4	不同疾病导致舒张功能不全的机制推测	
疾病名称	主要机制	舒张功能不全的严重程度
高血压	后负荷增加 心肌纤维化	+ ～ +++
冠心病	缺血 心肌纤维化	+ ～ +++
糖尿病	高血压 共患的高血压、冠心病	+ ～ +++
肥厚型心肌病	心肌纤维重排 纤维化 后负荷	++ ～ +++++
限制型心肌病	纤维化 细胞直接损伤 浸润	+++ ～ +++++

并无明显关系（图10.22）。

冠心病

目前已经公认，急性缺血会诱发舒张功能不全。但对稳定性心绞痛和运动诱发的心肌缺血患者而言，反复发作的一过性缺血同样会引起局部心内膜下心肌纤维化。运动导致的缺血节段功能障碍对非缺血节段而言是一种慢性负荷，长此以往还会引发非缺血节段的结构改变（心肌细胞肥大和纤维化），且这种慢性缺血所导致

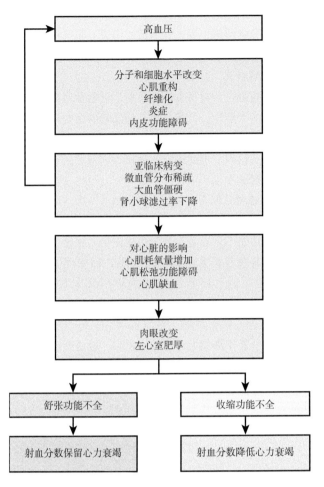

图 10.22 高血压导致心力衰竭的演变过程 [引自 Volpe M, McKelvie R, Drexler H. Hypertension as an underlying factor in heart failure with preserved ejection fraction. J Clin Hypertens, 2010, 12 (4): 277-283.]

的结构改变与长期压力负荷引发的结构改变非常类似。对这部分患者而言，静息状态下即可发现缺血节段的舒张功能不全，其严重程度与冠脉造影提示的缺血严重程度一致。

糖尿病

除了糖尿病相关的冠状动脉疾病之外，糖尿病还会诱发心肌病，即糖尿病性心肌病，后者可能是糖尿病患者心源性死亡的潜在病因。1972年，Rubler及其同事首先报道了糖尿病心肌病，并将其定义为在排除了高血压、瓣膜病、冠心病之后的心肌功能异常。但由于这些疾病通常共存，单纯糖尿病心肌病的患病率在30% ~ 60%。其发病机制尚在研究之中，目前认为与慢性高血糖、胰岛素抵抗、脂代谢异常、脂肪变性、心肌自主节律功能异常、微血管病变以及肾素 - 血管紧张素系统病变相关。

高血糖可以通过多种直接和间接途径对心室功能造成影响。过度的糖代谢使线粒体产生了大量的氧自

由基 (reactive oxygen spieces, ROS), 后者能够破坏DNA并造成心肌细胞的凋亡和心肌纤维化。同时，糖尿病患者体内大量的糖基化终产物 (advanced glycation end products, AGEs) 促进了细胞内外胶原和弹性蛋白的交联，导致心肌僵硬度增加和松弛功能障碍。当上调特定受体时，AGEs还能够激活转录因子（如核转录因子NF- κ B）和前炎性细胞因子（如肿瘤坏死因子TNF- α），造成后续反应。

Chevali 及其同事认为，糖尿病心肌病的心脏重构分为3个阶段：起初是无症状期，仅在分子水平能发现与左心室肥厚合并舒张功能不全患者类似的改变，结构上的改变极不明显，仅有应变成像、应变率、组织多普勒等敏感度较高的检查才能发现异常；随后，心肌细胞的肥大和纤维化加重了舒张功能不全的进展，甚至出现收缩功能异常，此时通过常规超声技术即可完成评价；到了疾病的终末期，患者常有失代偿期心力衰竭的表现，并合并有冠心病、高血压、心脏自主神经症等疾病。

肥胖

相比收缩功能不全，舒张功能不全的人群中肥胖者更为常见，主要是因为肥胖给心脏带来了更大的血流动力学负担，此外还有如下间接作用：肥胖是一种慢性炎症状态，可以使多种前炎性细胞因子升高，诱发舒张功能不全；此外肥胖者多合并高血压、糖尿病、冠心病等诱发舒张功能不全的独立危险因素；最后，肥胖患者可能患有睡眠呼吸暂停，这也被认为与舒张功能不全的进展有关，甚至造成心力衰竭。

肥厚型心肌病

肥厚型心肌病 (hypertrophic cardiomyopathy, HCM) 在全球的发病率约为1 : 500，是舒张功能不全常见的病因之一。作为最常见的遗传性心肌病，约有11个基因，1400多个编码肌小节蛋白基因的突变与其发病相关，发病年龄和疾病进展的速度都因人而异，这些在其他章节已有详细介绍。舒张功能不全是HCM的代表性特征之一，与多种因素有关，包括后负荷增加、心肌纤维化、心肌肥厚等。Ollivotto及其同事按照疾病表型和机制的不同将其分为了4级：①非肥厚型（Ⅰ级）；②经典型（Ⅱ级）；③负性重构型（Ⅲ级）；④显著衰竭型（Ⅳ级）。对基因突变阳性的患者而言，即使没有表现出心肌肥厚，其肌小节的功能在某些程度上已经有所改变，主要体现为胞内钙离子和能量代谢稳态的异常，以及超声心动图上表现出的左心房扩大、松弛功能障碍等现象。随着疾病的进展，这些异常将更加显著，并伴有左心室射血分数的降低。Ⅱ级患者会表现

出心室肥厚，一方面是由于肌小节能量代谢紊乱（ATP需求量增加）；另一方面胞质内钙离子浓度偏低，使正常收缩过程终止而引起的松弛障碍。在Ⅲ级和Ⅳ级时，上述情况持续恶化，能量代谢的衰竭使心肌细胞的数量因凋亡而逐渐减少，并同时伴有间质纤维化。而心肌肥厚本身又能导致微血管的缺血病变，使病情更加雪上加霜。Coppini 及其同事最新的研究发现，HCM患者心肌细胞晚期钠通道电流也会干扰钙离子的转运，且与基因突变无关，这将导致心肌细胞动作电位时间延长，舒张期内钙离子浓度减低，但这一过程是可逆的，雷诺嗪（Ranolazine）作为一种钠通道抑制药，可以加速收缩-松弛循环，并在一定程度上改善舒张功能。

限制型心肌病患者的舒张功能

限制型心肌病（restrictive cardiomyopathy，RCM）是以舒张功能不全为最主要病理生理改变的一类疾病，虽然病因众多，组织病理学特征也完全不同，但临床上都表现为明显的舒张功能不全。

淀粉样变性

淀粉样变性是最常见的一类限制型心肌病，细胞外蛋白的异常沉积最先开始于心内膜下，随后蔓延至心肌细胞间质。肌纤维本身并不受累，也没有肥大等改变。左右心室室壁都明显增厚僵硬，在原发性和轻链型淀粉样变性中，约90%的病例都有心脏受累。

含铁血黄素沉着症

遗传性血色素沉着症患者血清铁含量异常升高，转铁蛋白转运铁的能力超过正常负荷或者常规输血造成的红细胞过度分解都会造成机体的铁过载。通常情况下，网状内皮巨噬细胞能够回收这些铁离子，但当其过饱和时，多余的铁将在间充质细胞和其他器官沉积，引起组织损伤和纤维化，当累及心肌时，可表现为限制型舒张功能不全或扩张型心肌病。

心脏结节病

结节病是一种遗传和环境致病因素兼有的全身系统性疾病，主要表现为 CD4[+]T 细胞介导的肉芽肿形成（巨噬细胞、巨细胞、内皮细胞、T细胞等），伴或不伴有纤维化。仅有5%的该病患者会累及心脏，但在尸检中，心脏肉芽肿的发现率可达25%，其位置常见于左心室游离壁和室间隔的基底部。发现是否存在纤维化最敏感的检查和磁共振，超声检查则缺乏特异性。

嗜酸性粒细胞增多症

嗜酸性粒细胞增多症是一种累及多脏器的系统性疾病，通常因恶性肿瘤、血管炎或寄生虫感染引起，也有

特发性病例的报道（Loeffler心内膜炎）。损伤主要由毒性颗粒的异常溶解引发，并导致心内膜心肌纤维化，常伴有血栓形成和心内膜心肌损伤。

系统性硬化

硬皮病是一种自身免疫性疾病，可累及包括脉管系统在内的多个器官，纤维化是其最显著的病变特征。针对多种自身抗原产生的抗体是血管损害，特别是小动脉损害的主要病因，由此引发的高血压则是舒张功能不全的诱导因素。

对生存率的影响

研究表明，矫正了年龄、性别、射血分数等因素后，舒张功能不全患者与舒张功能正常人相比全因死亡率提高，轻度受损者的HR值为8.31，而中度以上受损者的HR值则高达10.17。其他如OPTIMIZE-HF等大型注册研究也表明，舒张性心力衰竭和收缩性心力衰竭的生存率和再入院率类似。然而实际情况是，舒张性心力衰竭的患者年龄偏大，合并症较多，极易死于其他非心源性疾病，这也和DIG和I-PRESERVE研究的结果一致。另有研究称，舒张功能不全患者较少死于冠状动脉疾病，而多与心力衰竭相关（表10.5）。

可能的机制

舒张功能不全与多种常见病相关，再结合当下最新的分子和组织学的研究进展，我们发现，舒张功能不全不单单是长期后负荷升高的结果，也是由于潜在的炎性反应引起的全身系统性病变的一部分，表现为心肌的重构和信号转导的异常。Paulus 及其同事模拟了射血分数保留心力衰竭的进展过程，在他的描述中，绝大多数的合并症（高血压、糖尿病、肥胖、睡眠呼吸障碍等）都与全身炎症反应相关，其中，血管内皮细胞的炎症反应会释放IL-6和TNF-α等炎性细胞因子，下调邻近心肌细胞中一氧化氮NO、cGMP和蛋白激酶G（PKG）的水平，而足够的PKG水平是Titin蛋白磷酸化的重要前提条件，而后者是确保心肌细胞弹性最重要的蛋白，因此，PKG能够抑制心肌肥厚。相反，PKG水平降低则

表 10.5 舒张性心力衰竭：年龄对患病率和预后的影响			
预后	年龄（岁）		
	< 50	50 ~ 70	> 70
患病率（%）	15	33	50
死亡率（%）	15	33	50
发病率（%）	25	50	50

引自 Volpe M，McKelvie R，Drexler H. Hypertension as an underlying factor in heart failure with preserved ejection fraction. J Clin Hypertens，2010，12（4）：277-283.

会抑制titin蛋白的磷酸化，引起心肌细胞的肥大和静息张力的升高（图10.23）。最终因为心肌细胞僵硬度增加和间质纤维化而发展为心力衰竭。在CHS研究的一个亚组中，老年舒张性/收缩性心力衰竭患者的血清纤维化标志物（Ⅰ型胶原和Ⅲ型前胶原的肽段）水平均比同年龄段正常人升高，但在收缩性和舒张性心力衰竭患者之间并无明显差异。在舒张性心力衰竭组中，超声心动图指标的变化和纤维化标志物的水平高低显著相关，其中联系最紧密的是射血分数和舒张期室间隔增厚率。

舒张功能不全向终末期心力衰竭的演变

对收缩性心力衰竭和舒张性心力衰竭而言，促进病情发展的诱因区别不大，主要包括无节制饮食（水钠摄取过量）、房性心动过速、心肌缺血、不遵医嘱擅自服药、高血压控制不理想、使用非甾体抗炎药、贫血及肾功能不全导致的容量负荷过重等。

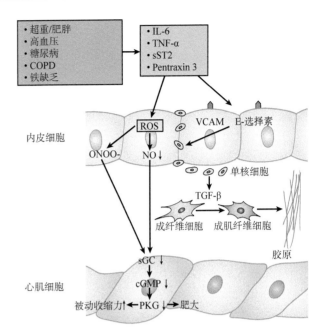

图10.23 并发症在射血分数保留心力衰竭中的心肌重构中的重要意义。Pentraxin-3.穿透素-3；cGMP.环鸟苷酸合酶；COPD.慢性阻塞性肺疾病；IL-6.白细胞介素-6；NO.一氧化氮；ONOO-.过氧亚硝酸盐；ROS.氧自由基；sST2.生长抑素受体-2；TGF-β.转化生长因子-β；TNF-α.肿瘤坏死因子-α；VCAM.血管细胞黏附分子

（穆 洋 译）

第 11 章

左心房

第一节 左心房大小的评估

左心房重构：超声心动图诊断

左心房扩大是超声心动图最常见的发现之一，具有非常复杂的临床意义，既能帮助我们了解现有疾病的病程，也能对其发展和转归做出合理的预测。通常意义上，一般的检查手段无法对左心房的大小做出判断，而超声心动图能够比较容易的测量左心房大小，并具有一定的可重复性。本章重点介绍如何对左心房内径进行测量及其临床意义，关于左心房的生理功能，我们将在其他章节详细说明。由于没有放射性，也不需要造影剂增强，超声心动图是对左心房大小测量和随访的最佳方法，对于患者而言，也是一种安全、舒适、易于接受的方式，同时由于价格适中，适合在各级中心开展，也被广泛用于大样本的筛查研究。

左心房重构的定义

左心房重构是指在外源性因素刺激下机体做出的一系列复杂的病理生理改变，左心房扩大是其最常见的表现，主要由压力或容量负荷诱发。舒张功能不全、心动过速、缺血、二尖瓣/主动脉瓣狭窄等瓣膜病均可引起左心房扩大，从细胞分子水平考虑，这与心肌细胞肥大、凋亡、坏死、细胞外基质成分的改变、细胞能量平衡的改变和神经激素调节紊乱等机制相关。为了代偿左室僵硬度的增加和顺应性的下降，左心房压会相应升高，这种心房壁张力的增加会诱发心房的扩大。从功能学角度而言，左心房重构主要表现为泵功能的衰减，而从电生理的角度考虑，重构则表现为 L 型 Ca^{2+} 通道电流的减少和动作电位时程的缩短。

舒张功能不全与左心房大小

舒张功能不全的发病率在美国极高，随着舒张功能

不全的进展，充盈压持续升高，从而使左心房扩大。在除外二尖瓣疾病、心房颤动和高动力状态（如运动员）时，舒张功能不全的程度和左心房容积之间相关性极好。一旦左心房扩大，随之而来的后果即是不断进展的间质纤维化和心房功能的衰退，这与心房颤动、卒中、心力衰竭的发生密切相关。在某些情况下，左心房扩大可能与舒张功能不全没有明显关系，主要见于二尖瓣反流、动静脉瘘、运动员心脏等，这部分患者的左心房扩大与舒张功能不全引发的病理性心房扩大不同，运动员心脏的舒张功能一般正常，目前尚没有针对这部分人群的大规模临床试验，但运动员人群中，心房颤动的发病率较高，这可能与其左房重构有关。

左心房扩大对转归的预测

超声心动图在高血压心脏病早期即可发现左心房扩大这一现象，这对提示初发/复发心房颤动、心房颤动能否成功转复，以及心房颤动消融术后窦性心律的维持都有重要的价值。在多种心肌病中，左心房扩大也是提示预后的指标之一，在扩张性心肌病患者中，左心房最大容积是死亡率和是否需接受心脏移植的预测因子，而对肥厚型心肌病，左房容积的上升和心房快速扩张（速度＞3ml/年）是提示预后不良的两个现象，主要表现为猝死、需接受心脏移植或需要有创疗法治疗左心室流出道梗阻。

在其他方面，左心房容积还与卒中、冠脉事件及新生儿死亡率相关，无论是心血管病患者或普通人群，左心房扩大都与死亡率增加有着明显的相关性。

超声心动图对左心房大小的评价方法

通过二维超声心动图和 M 型超声，我们可以很容易对左心房大小做出评价，既往的工作中，我们曾经使

用 M 型超声测得的内径或二维超声测得的左心房面积作为其大小的定量指标，但随着研究的进展，通过内径评估心房大小的时代已经过去，目前的评价标准已经转向二维 / 三维超声对其容积的测量，与面积和内径相比，容积测量对预后的评估更加敏感，包括初发心房颤动、心力衰竭、卒中、一过性脑缺血发作、心肌梗死、冠脉再血管化和心血管死亡相关（图 11.1）。2005 年，ASE 正式将容积指标作为左心房大小的判断标准，圆盘法和双平面面积 - 长度法均可使用。

研究表明，超声测得的容积指标和包括 CT 和 MRI 在内的多种影像学研究具有良好的相关性，但容积的绝对值存在差异，超声通常小于 CT 和 MRI，因此，不同影像学检查对左心房容积的标准参考值也有不同，在对某一个体进行诊断时，必须考虑所选用的检查方式和测量方法。如果某一中心选用双平面面积 - 长度法对左心房容积进行测定，判断的标准就必须依据相同方法的参考值，选用核磁双平面面积 - 长度法或超声单平面面积 - 长度法的标准值都是不可靠的。

体型也是左心房大小的影响因素之一，因此左心房容积必须参照体表面积进行标准化，从某种程度上来说，左心房容积的性别差异很大一部分应该归因于体型的差异，此外，左心房的大小与年龄没有明显相关性，但高龄人群的心血管危险因素增加，这可能与左心房扩大有一定关系。

ASE 推荐使用二维面积 - 长度法（图 11.2）或 Simpson 双平面法（图 11.3）对左心房容积进行测定，其正常值为 22ml/m^2，通常情况下，左心房容积超过平均值 1 个标准差，即 28ml/m^2 时可考虑其左心房扩大，

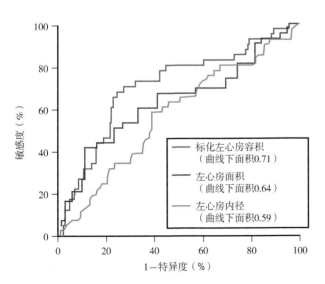

图 11.1 与内径和面积相比，左心房容积在预测患者临床事件（新发心房颤动、心力衰竭、卒中、一过性脑缺血发作、心肌梗死、冠脉再血管化、心源性死亡等）上有更高的价值

但大多数的超声指标都把超过平均值 2 个标准差作为异常值的判定标准，根据 2005 年的指南，左心房轻度、中度、重度扩大的参考值分别为 29ml/m^2、34ml/m^2、40ml/m^2，这一标准的确定主要基于既往的研究结果，而非标准差本身，如果严格按照标准差作为分级依据，左心房是否扩大的参考值应为 34ml/m^2。需要指出的是，左心房容积是一个连续变量，左心房越大，患者发生心脏事件的风险也越大，实际上，在 ASE 对舒张功能和充盈压的评价标准中，也将 34ml/m^2 作为左心房是否扩大的标准，这一数字在评价舒张功能时，具有较高的特异性，但敏感度不够理想。

左心房容积测定的误区

由于左心房自身形态本就不规则，在疾病影响下，其形态的改变也必然是不规则的，因此，我们推荐使用多平面法测定左心房容积，这一举措已经使测量精度得到了保证，基于两个正交平面的双平面面积 - 长度法或 Simpson 双平面圆盘法所测得的左心房容积已经和其他方法（CT、MRI、心腔造影、三维超声等）测定的参考值非常接近。可想而知，三维容积测量（图 11.4）由于克服了二维方法对心房几何形态的假设和算法的模拟，更接近于心房的真实形态，是目前最为推荐采用的测量方法。但二维超声仍然是目前各大中心最广泛采用的方法。

在二维测量中，我们从心尖切面获取心房长轴两个正交平面用于测定其容积，并应充分显示心房，避免短缩。在面积 - 长度法中，我们基于如下公式计算心房容积：

$$左心房容积 = 0.85 \times \frac{A_4ch \times A_2ch}{L}$$

其中长度（L）是二尖瓣瓣环连线中点到心房顶部的距离，在两个心尖正交平面中，这一距离近乎相等，有时会因体位和成像角度的原因略有差异，但超过 5mm 时应警惕是否存在测量错误或图像短缩的情况。在两个切面测得的两个长度 L 及其平均值都曾被用于心房容积的测定。在实际计算中，较大者算出的心房容积较小，反之较小者则对应较大的心房容积。对此，ASE 推荐采用较小者进行左心房容积的计算，因为这样可以在某种程度上避免超声和 CT 及 MRI 相比对容积的低估。在实际工作中，我们首先获取最满意的两个心尖正交平面，避免图像短缩，并分别测量两个长度 L，且差异不超过 5mm。笔者既往曾采用两者的平均值计算心房容积，因为这样可以分摊每个切面的测量误差，这一方法算出的左心房容积和采用最小值的测量值之间的误差不应超过 5%。

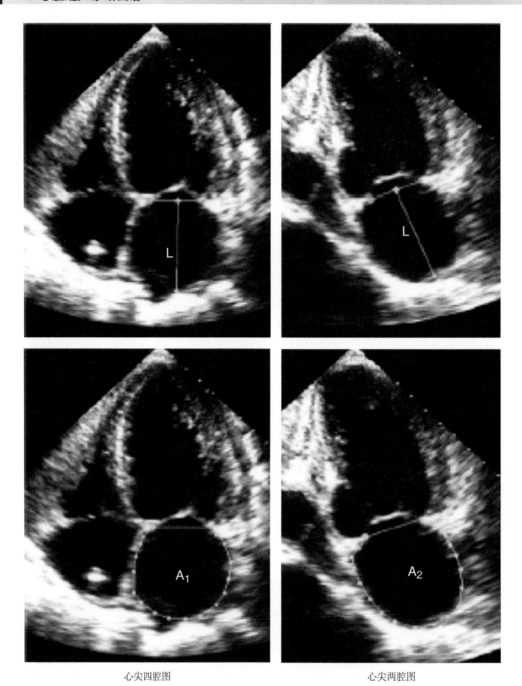

心尖四腔图　　　　　　　　　　　　　　　　　　心尖两腔图

图 11.2　双平面面积–长度法计算左心房容积。左心房容积 = （0.85 × A_1 × A_2）/L，L 代表心尖四腔和两腔切面测得心房上下径中的最小值，也有学者认为应该取二者的平均值。但二者之间测量值的差异不得超过 5mm。A_1. 心尖四腔切面测定的左心房面积；A_2. 心尖二腔切面测得的左心房面积

测定左心房容积的超声新方法

基于对左心房固有几何形态的假设，传统二维超声心动图目前仍是应用最广泛的左心房容积测量手段，近来有研究表明，实时三维超声心动图具有更好的、精确的和可重复性，且与磁共振这一"金标准"结果相近。一项随访了 45 个月的研究指出，三维超声测得的左心房最小容积与死亡、心肌梗死、卒中等有一定关系，此外，三维超声还能提供左房最大容积、左心室容积、左

心室重量、左心室射血分数等信息。

左心房重构的逆转

需要指出的是，左心房的重构确实能够被逆转，并已有学者对其和预后改善的关系进行了研究。一项双盲随机对照试验表明，喹那普利能够使孤立性舒张功能不全且左心房容积 > 32ml/m^2 的左房容积缩小，1 年随访结果表明，治疗组的左房容积缩小了约 4.2ml/m^2，而对照组则增大了 5.5ml/m^2，且与血压高低无关，这一结果

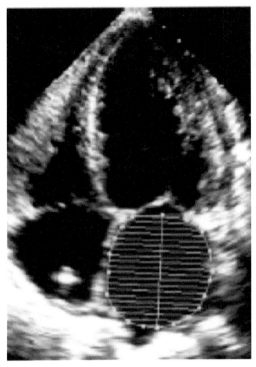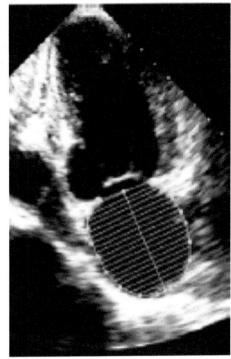

心尖四腔图　　　　　　　　　　　　心尖两腔图

图 11.3　Simpson 法测定左心房容积

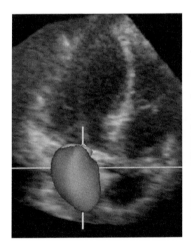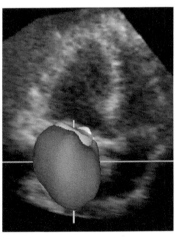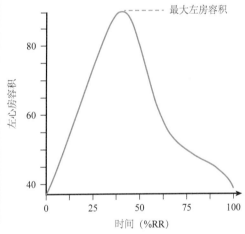

图 11.4　三维超声心动图测定左心房容积

表明，左心房重构可以被药物治疗所逆转。LIFE研究入选了心电图证实为左心室肥厚的患者，并使用氯沙坦和阿替洛尔做头对头的比较研究，结果表明，基线时的左心房内径能够预测心血管事件的发生，且左心房缩小越明显，左心室肥厚改善越多，且新发心房颤动和二尖瓣反流的发生率也在下降。这些研究都表明，左心房大小可以作为治疗的靶点和心房重构是否逆转的标志。

未来的发展方向

左心房重构能够预测不良心血管事件，左心房容积和功能的测定也应该被纳入临床实践中心血管病风险分层模型。此外，左心房重构是可以被逆转的，至少在病程早期是可以实现的，超声心动图是监测其进展和疗效的最佳方式。未来的研究应该关注于寻找逆转左心房重构的最佳药物治疗方案，以及这种重构和心血管事件发生率之间的关系。

第二节 左心房功能的测定

近来，学界对左心房功能的研究愈发热烈，我们对其在心血管系统中的作用也认识的更为深刻，其中无创检测技术的发展功不可没。超声心动图因其安全、实用、实时等特点成为检测左心房功能的一线手段，且具有一定的时间和空间分辨率，同时，心血管CT和MRI在某些情况下也起到了不可或缺的作用。心脏核磁能够对瘢痕进行定量分析并预测消融术后心房颤动的复发，心脏CT也能起到同样的作用。然而，由于左心房自身几何形态和纤维结构的复杂性，我们研究其功能时依然存在不小的困难，而心房与心室之间的相互作用则更增添了研究的难度。

左心房的功能

左心房最主要的作用是协调左心室的充盈和心脏做功，通过以下3个过程实现：收缩期时作为容器容纳肺静脉的回流；舒张早期作为通道引导肺静脉的回流；舒张晚期作为泵协助左心室的充盈。熟悉整个心动周期中心房与心室之间的相互作用是我们正确理解心房功能的关键。具体来说，左心房的容器作用主要由收缩期时心房的顺应性决定，但其收容能力也受心房收缩力、松弛性、左心室收缩末容积和收缩期左心室基底部倾斜角度影响。通道功能与容器功能类似，主要受心房顺应性影响，但因此时二尖瓣处于开放状态，左心室的顺应性和松弛能力对其影响更为明显。泵功能反映了左心房收缩的强弱和时限，它决定于静脉回流量的多少（心房前负荷）、左心室舒张末压（心房后负荷）及左心室收缩储备。

目前，超声心动图评价左心房功能主要有如下方式（图11.5，表11.1）：左心房容量分析、二尖瓣口多普勒血流频谱、肺静脉及左心耳血流、左心房壁的组织多普勒和形变分析（应变、应变率成像）。虽然目前通过无创或半无创方式可以获得患者的压力-容量环，但这些方式非常复杂，不仅耗时，而且难以操作。此外，心脏CT和MRI也可以评价左心房的部分功能。

容积学方法

容积学方法评价左心房的容器、通道和泵功能主要通过以下参数实现：最大左心房容积（收缩末期、二尖瓣开放前）、最小左心房容积（舒张末期、二尖瓣关闭前）及心房收缩前容积（心电图P波前）。通过这些参数，我们可以计算出整体/被动/主动心房排空分数和射血分数，用来反映心房的容器、泵和通道功能（图

11.5，表11.1）。左心房扩张指数使用左心房最小容积对其排空容量进行标化，相比于左心房射血分数，更能反映心房的容器功能。另一方面，左心房功能指数（LA functional index，LAFI）则反映了心房的泵功能，其计算公式如下：

$$LAFI = (LAEF \times LVOTvti) / LAVi$$

其中LAEF为左心房射血分数，LVOTvti是左心室流出道的速度-时间积分，LAVi是经体表面积标化的左心房最大容积。而对于通道功能，我们常用心房被动射血分数进行评价，通道容量是指流经左心房的血液体积，与容器和泵功能没有明显关系，要测量这一部分容量，必须同时测定左心房和左心室容积，按照通道容量＝每搏输出量－（左房最大容积－最小容积）。

多普勒超声

肺静脉（左心房充盈）和二尖瓣（左心房排空）的多普勒血流频谱都可用于心房功能的评价（图11.6）。这些参数都非常容易获取，且临床意义十分容易理解，二尖瓣早/晚期峰值血流速度比（E/A）及其速度-时间积分、左心房充盈分数 [Evti/（Evti+Avti）] 可以评估左心房泵功能，而肺静脉血流S/D则可以评估通道功能。心房收缩期肺静脉逆流时间（PVa）可以明确心房收缩力和左心室舒张压。此外，通过有效二尖瓣口面积和A峰速度的平方可以计算左心房射血力。左心房做功可以通过左心房动能（LA kinetic energy，LAKE）来表示，后者由左心房每搏量和二尖瓣血流速度进行计算。经食管超声心动图测得的左心耳血流速度则体现了心耳

表 11.1	左心房功能的容积参数	
左心房功能	**左心房容积分数**	**公式**
整体功能；容器	左心房排空分数（整体排空分数）	(LAmax–LAmin) / LAmax
容器功能	扩张指数	[(LAmax–LAmin) / LAmin]
通道功能	被动排空分数	[(LAmax–LApre-A) / LAmax]
泵功能	主动排空分数	[(LApre-A–LAmin) / LApre-A]

LAmax.最大左心房容积；LAmin.最小左心房容积；LApre-A.心房收缩前左心房容积

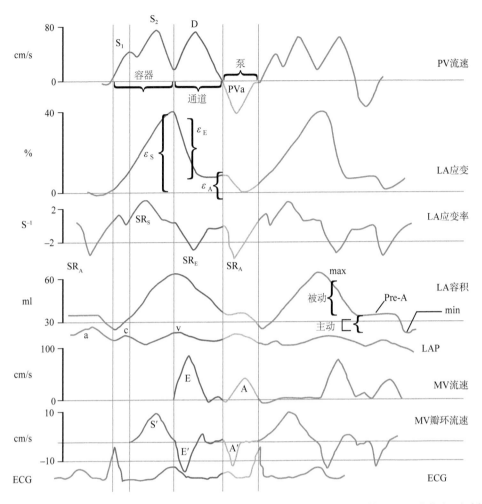

图 11.5　左心房功能及其与心动周期的关系（红色：容器功能；蓝色：通道功能；黄色：泵功能）。包括肺静脉血流、左心房应变、左心房应变率、左心房容量和压力、二尖瓣血流和组织多普勒之间的关系。a和 A. 舒张晚期；A′. 心室收缩；D. 心室舒张期；E 和 E′. 舒张早期；ε. 应变；PVa. 肺静脉逆流速度；S′. 心室收缩期；SR_A. 舒张晚期应变率；SR_E. 舒张早期应变率；SR_S. 心室舒张应变率

的收缩功能。多普勒超声的难点在于肺静脉血流频谱的获取，且当伴有快速心律失常、传导系统疾病、心房颤动时，其结论很难判断。此外，由于受到左心室舒张功能不全、二尖瓣疾病、负荷状态和血流动力学等因素的影响，多普勒超声的特异度较低。

组织多普勒成像

　　心房收缩时产生的脉冲和彩色多普勒图像可以在某种程度上反映心房局部的收缩功能，若能取得多个不同位置的数据，其平均值就具有了一定的整体意义。如果认真关注操作中的每个细节，其结果有一定的可重复性，变异性也在可接受的范围之内。一项研究表明，自左心房瓣环处向房顶方向连续记录多个不同房壁的组织多普勒波形，其数据体现出递减的趋势，表明心房收缩力逐渐减弱。左心房在心室收缩期和舒张早期的速度 S′和 E′则分别反映了其容器和通道功能（表11.2）。然而，组织多普勒成像有一定的角度依赖性，特别是在不停运

表 11.2　左心房功能的形变参数和组织多普勒参数

左心房功能	组织运动速度	应变	应变率
容器功能	S′	ε s，ε total	SR-S
通道功能	E′	ε e，ε pos	SR-E
泵功能	A′	ε a，ε neg	SR-A

′：组织运动速度；ε. 应变；neg. 负向；pos. 正向；E. 舒张早期；A. 舒张晚期；S. 收缩期；SR-S. 收缩期应变率；SR-E. 舒张早期应变率；SR-A. 舒张晚期应变率

动的心脏中，这一缺点尤为明显，现在已逐渐为形变分析（deformation analysis）所取代。

形变分析（应变、应变率成像）

　　应变和应变率反映了心肌发生形变的程度和速率，可以通过组织多普勒和二维斑点追踪两种方式进行测量（图11.6，图11.7，表11.3），二者都能完成对左心房局部和整体功能的测定。一般来说，组织多普勒的时间分

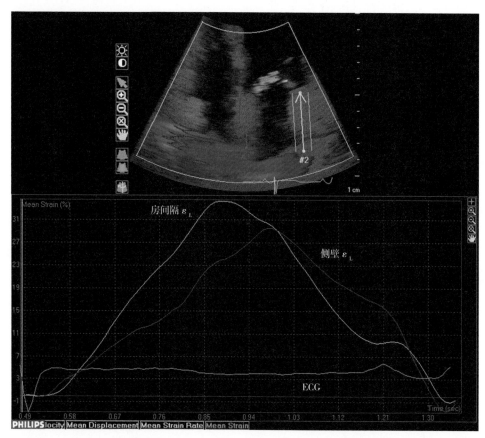

图 11.6　组织多普勒成像评价左心房应变，房间隔（紫色）和侧壁（黄色）长轴应变曲线

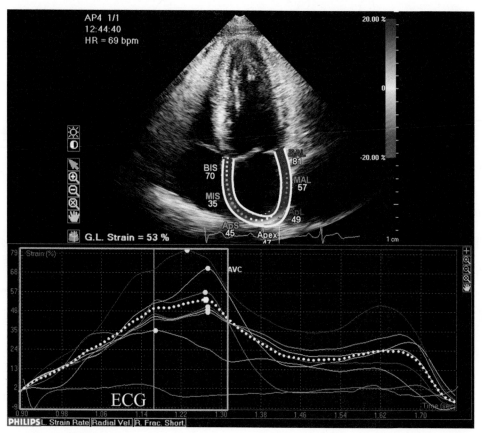

图 11.7　斑点追踪成像评价左心房应变，各节段应变以彩色线条表示，整体应变以白色点线表示，每条曲线上的闭合原点表示峰值应变。AVC. 主动脉瓣关闭

辨率较好，对图像质量的要求相对较低，但角度依赖性是其不可忽视的弊端，而二维斑点追踪则基于操作者给定区域内自然声学标记（斑点）的运动，逐帧分析回声和心肌组织间的相互运动，克服了角度依赖性，但需要保持 50 ~ 70 帧频以避免斑点的混叠，且更为优质的图像才有利于精确的追踪每一个斑点的运动轨迹。因此，相比左心室，利用应变成像分析左心房更有挑战，也相对困难和耗时。

确定心房应变和应变率成像的参考零线较为复杂（图 11.8），如果以心室周期为参考，心室的舒张末期（QRS 波群）就是参考零点，此时的正向峰值长轴应变（ε s）对应左心房的容器功能，而舒张早期（ε e）和晚期（ε a）则分别对应左心房的通道和泵功能。如果以心房周期作为参考，心房的舒张末期（P 波起点）则为参考零点。此时曲线中第一个负向的峰（ε neg）反映心房的泵功能，而正向的峰（ε pos）反映心房的通道功能，两者的总和（ε total）则反映了容器功能。心室收缩期、舒张早期、舒张晚期的应变率（SR-S、SR-E、SR-A）也分别反映了心房的容器、通道和泵功能。

虽然应变/应变率成像克服了评价心肌运动过程中的主观性和变异性，但依然忽略了心肌实际运动中的三维几何形态，三维斑点追踪是一项简便且有一定重复性的形变分析方法，有部分数据提示，这一技术能够避免二维成像中无法计算斑点跨平面运动的情况，可以用于分析心房的长轴应变和环向应变，甚至是左心房内膜的面积应变（ε area）。

左心房功能测定的挑战

目前已有充分证据表明，左心房功能对我们理解绝大多数心血管系统疾病的病理生理变化有极大的帮助，并且能够预测健康人以及心房颤动、心肌病、缺血性心脏病和瓣膜性心脏病患者的心血管事件。但目前用于临床检测左心房功能的技术手段仍然存在局限性，其原因主要由于左心房功能其他同时相参数之间的相关性不强，同时不同的血流动力学状态也对其造成了非常大的影响。但必须了解的是，左心房功能不全可能由其自身功能受损、机体负荷状态改变甚至某些代偿性因素诱发，在疾病的不同时期的表现也不尽相同。虽然应变/应变率成像等新兴技术手段层出不穷，但因左心房本身处于图像的远场、信噪比低、房壁薄、受左心耳和肺静脉影响等，对其功能的评价依然有相当的挑战。此外，形变分析需要更有经验的操作者来实施，数据获取更为复杂和耗时，不确定的参考值、不同的斑点追踪序列、快速更新的分析软件等都是制约应变成像发展的因素。最重要的是，目前大部分的参考值仅是来自于小部分人群的数据，变异性极大，且不能排除年龄、性别、心房节段、甚至是超声仪器型号的差异。

表 11.3	左心房功能的多普勒参数		
左心房功能	二尖瓣血流	肺静脉血流	
整体功能			LAFI
容器功能		Svel 或 Svti	
通道功能	Evel 或 Evti E/A	Dvel 或 Dvti	
泵功能	Avel 或 Avti E/A AFF 心房充盈分数 LAAvel 左心耳血流速度	PVa	LAKE

A. 舒张晚期血流速度；AFF. 左心房充盈分数；D. 心室舒张期；LAFI. 左心房功能指数；S. 心室收缩期；E 和 e. 舒张早期；LAKE. 左心房动能；PVa. 肺静脉逆流速度；vel. 速度；vti. 速度 - 时间积分

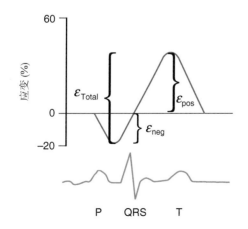
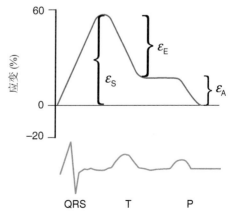

图 11.8　不同标准对零点的选择，左图采用 P 波做基准，右图采用 QRS 波群做基准。A. 舒张晚期；E. 舒张早期；S. 收缩期；ε. 应变；ε neg. 负向应变；ε pos. 正向应变；ε total. 整体应变

（穆　洋　译）

第 12 章

缺血性心脏病

第一节　缺血性心脏病：简介

超声心动图在缺血性心脏病（IHD）的诊断与评估中是应用最广泛的，主要是因为：①IHD的临床发病率较高；②超声心动图能够对IHD的许多临床表现进行完整的评估；③在日常临床工作中，超声心动图能够对危重症患者进行快速床旁评估，同时又能很方便地应用于门诊患者中。尽管静息经胸超声心动图无法对诱导型心肌缺血（见第8章关于负荷超声心动图部分）进行检测，也无法提供关于冠脉解剖的详细信息，但它可以对并不明确是由缺血引起的胸痛症状患者提供有价值的诊断信息，如心包疾病、夹层及肺动脉高压等。在急性心肌缺血中，超声心动图可明确是否有室壁运动异常及其严重性，而且对继发的区域或节段性心肌梗死、整体心室收缩及舒张功能、瓣膜功能进行评估。同时，超声心动图能够快速识别与急性心肌梗死相关的危及生命的并发症，如室间隔穿孔、心脏破裂或者乳头肌断裂等。静息经胸二维或三维超声心动图也能精确评价急性心肌缺血后的一些长远效应，如病理性的左心室扩张与重塑、舒张功能障碍、右心功能障碍、肺动脉高压及过度代偿等。该项检查价格适中，而且几乎无并发症及电离辐射。

一些更新的技术可用来提高其在缺血性心脏病上的实用性及精确性。三维超声心动图不仅在评估整体左心室容积方面更加精确，而且在评价梗死后左心室非对称性（保证整体心内膜的可视性是基本要求）上尤具独特价值。它也能提供关于心脏形态及复杂心脏结构之间相互关系的详细信息，而这些对于全面理解重塑，显现及测量右心室大小、形态及功能都是至关重要的。负荷超声心动图在缺血性心脏病中也有其重要的应用价值，从检测细微的区域功能障碍到优化各种心脏装置，包括心脏再同步化治疗及心室辅助装置。

事实上，尽管超声心动图在评估IHD上很有用而且无处不在，但是临床医生也要注意切勿进行一些不必要的超声心动图检查。超声心动图很少应用于明确的ST段抬高型心肌梗死患者的即刻诊断，除非有血流动力学不稳定或出现新的心脏杂音，因为这会延误主要的再血管化治疗时机。同样地，对于那些已知的IHD患者进行的常规重复的评估，如果患者没有症状或体征或预期治疗策略的改变也没有必要进行超声检查，甚至对那些陈旧性心肌梗死或晚期心肌病患者同样如此。

第二节　缺血性心脏病：基本原则

心肌缺血的急性期效应

有意义的冠脉狭窄会导致冠脉血流障碍及心肌氧供减少。当心肌氧耗大于氧供时就会出现心肌缺血。另外，当冠脉完全闭塞时，可发生心肌坏死。低氧的后果就是心肌从有氧氧化磷酸化向无氧代谢转化。脂肪酸和糖类的氧化率就会降低，ATP产出受损，糖酵解加速，这就需要从心脏摄取更多的葡糖糖。缺血心肌所摄取的糖并不容易在线粒体内被氧化，而是转变成乳酸，从而导致细胞内pH下降及心肌收缩力的降低。可逆性损伤心肌的成功再灌注与缺血心肌细胞代谢状态的部分或完全恢复及氧化磷酸化的恢复息息相关。

心肌缺血和梗死的超声心动图检测

心肌缺血的超声心动图检测依赖于收缩期心内膜活动度及心肌增厚率减低。在血流受限的冠脉病变处，通常随生理压力增加的心肌血流会削减，从而导致局部室壁收缩期增厚率减低，即运动障碍。与此类似，若完全结扎或阻塞冠脉，则该血管所供血区域的心肌收缩会立即消失，随之而来就是这部分心肌收缩期向外膨出。慢性冠脉闭塞或梗死同样也会出现心肌收缩期变薄。这样一来，节段左心室壁运动异常就成为冠心病的一大特征，而且能够在超声心动图上表现出来。进行性冠脉狭窄的动物模型研究显示局部室壁运动（超音微测法）与内膜下血流几乎呈线性关系，意味着节段室壁运动异常（WMA）是急性缺血事件的一个敏感标志。有研究证实冠脉闭塞后，局部室壁运动障碍较传统心电图改变出现要早。其他研究显示节段收缩力下降超过10%是该节段血流不足的可靠标志，反映了心内膜下灌注不足。基于犬模型实验及人PTCA术，假设出了缺血级联图（图12.1）。从图上我们可以看出由超声心动图检测出来的WMAs早于心电图改变和临床症状的出现。

逐级冠脉结扎诱导心内膜下缺血的实验表明，除缺血区域功能障碍以外，毗邻缺血区域的小区域也会立即出现轻微功能低下，而之外的区域会出现功能亢进。研究发现急性心肌梗死时二维超声心动图检测出的WMAs往往大于实际病理梗死范围，而在陈旧性心肌梗死时恰

恰相反。这可能反映了边界区灌注不足，出现小范围梗死灶或与异常段毗邻的正常段出现了牵拉。当坏死包含1%～20%的室壁厚度时，二维超声心动图即可检测出室壁增厚异常。而超过20%时，室壁增厚异常的程度就不会随着梗死厚度的增加而恶化。因此，除了机械牵拉作用外，梗死边界区室壁运动异常可能反映了小范围的坏死。

早期实验数据显示只有当冠脉狭窄程度超过90%时，才会出现静息冠脉血流的下降。冠脉狭窄达50%～60%时，生理压力下即可观察到收缩功能异常与WMAs；而当冠脉血流减少超过80%时，即可出现室壁运动缺失。

通过超声心动图对左心室壁活动度的主观评估需要综合整个收缩期心内膜活动度与室壁增厚率。尽管评估室壁活动度可能相对较容易，但它并不能区分缺血区域与梗死区域，室壁增厚率同样如此。室壁增厚率与肌纤维的功能密切相关，然而心内膜活动度是肌纤维短缩的最终结果。超声心动图所观察到的室壁运动也有可能是平移（translation）或其他心外运动所引起的。

通过超声心动图评估WMAs（无论是静息还是负荷状态下）最大的局限性在于其主观性。为克服这一局限性，一些量化心肌功能、心内膜活动度及心肌力学的技术已经应用于超声心动图。到目前为止，这些参数化技术还没有应用于临床中。

基于冠脉相关的缺血模型

二维超声心动图的临床研究证实WMAs的定位与范围与梗死的病理范围密切相关。尽管为不同左心室区域供血的冠脉分支模型有所变异，但室壁运动与相关动脉之间的联系是可重复的。由前降支缺血或梗死所引起的WMAs通常见于前壁基底段、前间隔基底段、前壁中间段、前间隔中间段及心尖大部或全部。由右冠状动脉缺血或梗死所引起的WMAs通常见于下壁、下间隔的基底段和中间段。由回旋支缺血或梗死所引起的WMAs通常见于侧壁基底段和侧壁中间段。下侧壁由右冠供血还是由回旋支供血将决定冠脉的优势型。同理，前侧壁也可能由前降支或者回旋支供血。

通过负荷超声心动图检测孤立性回旋支缺血较前降支或右冠困难。通过超声心动图检出压力诱导型WMAs的灵敏度会随着病变血管数的增加而提高。

超声心动图"伪"缺血征象

超声心动图上的WMAs并不都是由心肌缺血或梗死引起的。其他原因包括间隔WMAs，由左束支阻滞、右心室起搏、传导异常、术后改变及右心室容量负荷过

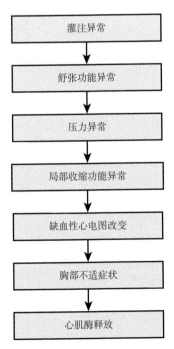

图12.1 缺血级联流程图显示：超声心动图所示室壁运动异常提示的左心室收缩功能异常较心电图改变及胸痛症状出现较早

重等。但是以上这些情况其室壁增厚率将不变，尽管所需时间与正常情况相比不尽相同。心肌病和显著性高血压可能是引起 WMAs 的其他非缺血性病因，这两种原因的室壁增厚率将会下降。心肌病中的室壁运动能够反映出正常肌细胞的溶解破坏或大量心肌纤维化。尽管显著性高血压可能不伴有明显的冠心病，但是在负荷超声心动图检查中，其有时会影响室壁运动过度的发生，甚至引起整体室壁运动下降。这是因为心肌氧需求量突然增加而氧供却由于左心室腔高压传导至心内膜不能随之增加。若在下壁基底段或下间隔基底段观察到

"伪" WMAs，可能是由于图像轴偏移、心内膜图像呈现不佳或左心室结构局部形变引起。"伪" WMAs 还可能出现在心肌比较薄的区域，系该处的室壁运动功能下降所致。在负荷超声心动图检查中，单纯基底部 WMA 一般不太可能是由冠心病引起，除非既往有心脏外科手术史或中间段及远段出现高动力。

在过去的 80 年里，心肌缺血和梗死对左心室的影响已经得到了很好的描述。由于其完美的时空分辨率，超声心动图已经成为评估心肌缺血和梗死时左心室运动与室壁增厚异常的理想手段。

第三节　急性胸痛症状：鉴别诊断

当患者出现胸痛症状时，临床医生应当提高警惕，并努力寻找病因。患者的特征及详细病史可以为了解可能的病因提供最初的信息。其他辅助床旁评估包括体格检查、胸部 X 线片和心电图等可以进一步缩小鉴别诊断范围。然而，也经常会用到一些先进的检查工具。根据临床表现的特点不同，选择的检查手段也会不同，从心肌标志物（例如肌钙蛋白 Tn、CK、BNP、D- 二聚体等）到各种心脏影像学检查，如心脏 CT、MRI、负荷试验、经胸超声心动图（TTE）或经食管超声心动图（TEE）。尽管明确胸痛（慢性或急性胸痛症状）是否是由冠心病引起非常重要，但是临床医生仍然不能忽视其他重要的鉴别诊断（表 12.1）。

在美国甚至全球范围内，急性胸痛患者在急诊患者中占了很大比例，这给卫生保健系统造成了沉重的负担。超声心动图由于其安全性高且容易实施，成为处理这些鉴别诊断的一个非常有用的工具，尤其在发现一些潜在生命危险的疾病上。因此，仔细评估左心室局部和整体功能对于检测 ACS 有很大裨益。然而，对其他结构（如右心室、主动脉、心包等）的评估有助于提示这些临床表现的其他病因。

左心室

左心室功能及形态、节段室壁运动与增厚的评估对检测 ACS 或心肌病起着至关重要的作用。

表 12.1　胸痛的鉴别诊断及其相应的超声心动图表现

急性胸痛	心源性	ACS	符合冠脉分布的 WMA
		心包炎	心包积液
		心肌炎	不符合冠脉分布的 WMA
		应激性心肌病	心尖部隆起或其他非冠脉 WMA
	非心源性	肺动脉栓塞	右心室张力增加，McConnell 征，血栓影
		主动脉夹层，急性主动脉综合征	主动脉瘤，抖动，AI，心包积液
		气胸，肋软骨炎	无
		骨骼肌系统	无
		胃食管疾病	无
慢性胸痛	心源性	稳定性冠心病	呈冠脉分布的 WMA
		心包炎	心包积液
		瓣膜病	主动脉瓣狭窄，二尖瓣脱垂
		心脏肿瘤	左心房黏液瘤
	非心源性	胃食管疾病	无
		骨骼肌系统	无

ACS. 急性冠脉综合征；AI. 主动脉瓣关闭不全；WMA. 室壁运动异常

左心室功能与急性冠脉综合征

急性冠脉事件发生时，通过血管的冠脉血流就会受损，从而导致心肌缺血。超声心动图并不能清晰地显示冠状动脉，因此重点在于对心肌的成像。ACS在超声心动图上的典型表现为节段性室壁运动异常（运动减低）伴有受损心肌的增厚率减低。最近，在静息超声心动图中，微泡造影剂可用于心肌灌注，这也有利于缺血心肌的检测。由于冠心病会区域性的影响心肌，因此这种异常的分布就代表了冠脉的区域分布。但是，应该引起我们注意的是，冠脉分布因人而异，其结果仅供参考。

尽管急诊就诊的胸痛患者中肌肉骨骼痛占的比例最大，但是ACS的检出至关重要，因为抗心肌缺血的医疗处理（包括再血管化）必须充分及时。一旦心电图出现ST段抬高，应立即启动心脏导管室行介入治疗，在手术结束之前应推迟超声心动图检查，以免延误介入操作。但是，如果怀疑非ST段抬高型ACS，在急诊行超声检查将在检测心肌梗死及预测心脏不良事件方面有非常大的价值。尽管心肌标志物（尤其是肌钙蛋白和肌红蛋白）在检测心肌梗死时非常敏感，但其结果在胸痛出现后的最初几个小时内可能为阴性。另外，若在胸痛后很短时间内行超声检查，几乎90%的患者都会发现WMA。若将两者结合起来，检出非ST段抬高型ACS的精确性就会很高，其灵敏度和特异度将达90%以上。

如果胸痛患者伴有左束支传导阻滞，那么就会出现一定程度的挑战，因为异常的心电图表现会掩饰ST段抬高。尽管以前出现这种情况提示需要行急诊介入干预，但是现在这种概念已经受到了挑战，现在更加提倡将心肌标志物与超声相结合来鉴别急性心肌梗死：如果前壁有节段性WMA（除心肌移位外缺少正常的心肌增厚）的证据，而没有既往心肌梗死病史（室壁变薄，心室扩大），那么提示应该行急诊介入干预。

在急诊室中行心脏超声造影在识别心肌灌注缺陷方面的作用已经在几项研究中得了证实，而且在最新的美国超声心动图协会（ASE）指南中进行了系统回顾。缺血的典型表现为心内膜下心肌的造影剂摄取较差（图12.2）。对心肌局部功能的评价增加心肌超声造影检查可提高急诊胸痛不伴有心电图ST抬高患者的诊断及预后价值，而且它被证实是一种效价比很高的干预手段，那些灌注正常的患者可以安排提前出院。尽管超声造影潜力非常可观，但是造影剂用于心肌灌注成像还没有通过美国食品药品监督管理局的批准。

左心室功能与心肌病

除缺血性心肌病以外，还有其他两种心肌疾病会导致急性胸痛的发生，即心肌炎与应激性心肌病（心尖球囊样综合征）。心肌炎的表现形式多种多样，从小范围的WMA到整体功能下降都有可能，而且可以伴有心包积液。最具代表性的是这些异常并不按冠脉分布，而且通常情况下这些室壁运动模式很难与其他形式的扩张型心肌病相鉴别。

应激性心肌病主要表现为左心室功能的一过性异常，其最具特征性的表现为心尖球囊样扩张：左心室靠近心尖部的一半运动消失或运动减低或两者兼有，而靠近基底段的一半运动正常或亢进（图12.3）。好发于绝经后女性，多由情绪激动或过度劳累引起。尽管整个过

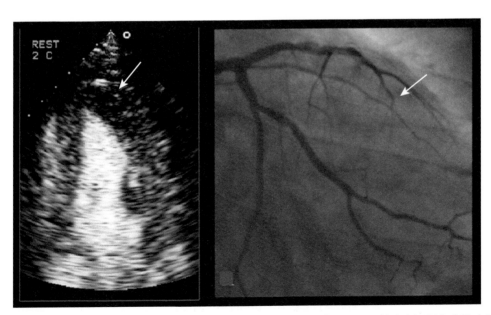

图12.2　心肌超声声学造影。患者有胸痛的症状及前降支闭塞。左图是两腔切面显示前壁中间到心尖段（箭头）灌注缺损（微泡摄取最少）；右图显示冠脉弥漫病变伴前降支中段（箭头）闭塞

程呈良性发展，通常在数周内可恢复正常，但其并发症并不少见，包括心源性休克、室性心动过速（尖端扭转型）、房室传导阻滞、心尖部血栓形成、心室破裂、二尖瓣前向运动引起的左心室流出道梗阻（图12.3）及二尖瓣反流等。最近，不典型的应激性心肌病也被相继报道，即压力触发下的其他形式的一过性WMA。最重要的是，心尖部膨出很难与前壁心肌梗死相鉴别，这时就需要进行心脏介入干预来评估前降支的情况。

右心室

　　肺动脉栓塞是急性胸痛的一个重要的鉴别诊断，需要紧急特殊治疗。在极少数情况下，肺动脉栓塞可以通过TTE诊断，可以在右心见到血栓或在大动脉短轴切面的主肺动脉见到鞍状血栓影（图12.4）。但是，大多数情况下，可以在超声心动图上看到PE的间接征象包括右心室应变增高，如右心室扩张或功能障碍。这些超声表现在检测大面积栓塞上特异性并不高，但很敏感。McConnell等描述了一个征象（右心室游离壁运动功能障碍但心尖部不受累）在急性右心室功能障碍时特异性较高，在急性PE或者右心室心肌梗死时偶尔会碰到。由于右心室心肌梗死时往往存在下壁心肌梗死，因此，如果无左心室WMAs，McConnell征阳性对于PE的诊断特

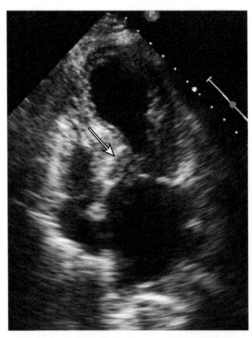
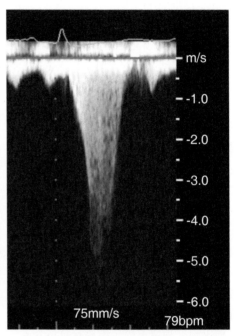

图12.3　应激性心肌病（心尖球囊样膨出）。62岁男性在应激情境下出现胸痛症状，表现为心前区导联ST段压低及冠脉正常。左图显示的是心尖五腔切面在收缩期表现为典型的心尖球囊样膨出，这是由于左心室心尖段运动缺如或运动障碍而基底段收缩正常所致。箭头为二尖瓣前向叶收缩期前向运动，反映了左心室流出道（LVOT）梗阻。右图是在同一个切面通过LVOT的连续多普勒超声，特征性的表现为"匕首样"光谱记录，反映了随着收缩期梗阻程度的进展出现压差迅速升高

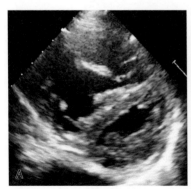
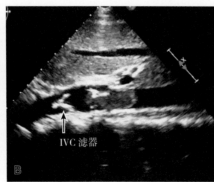
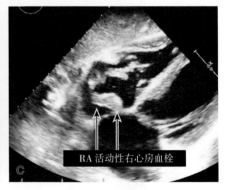

图12.4　55岁的女性患者有深静脉血栓和肺栓塞病史并在下腔静脉（IVC）置入滤器，出现了胸痛、呼吸衰竭和低血压的表现。经胸超声心动图（TTE）显示右心室严重扩张和功能障碍、右心室压力和容量超负荷。A.胸骨旁短轴切面可见收缩期室间隔变平；B.在下腔静脉可见一大血栓影，位于IVC滤器与右心房之间（RA；在右侧）；C.剑突下TTE可见右心房血栓影，这是另外1例患者表现为呼吸困难和胸痛的症状

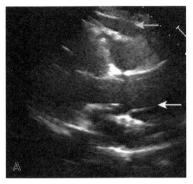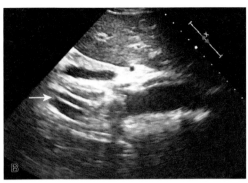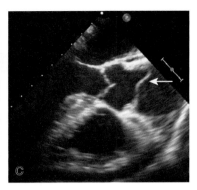

图 12.5　主动脉夹层。43 岁的女性患者突然出现撕裂样胸痛，疼痛一开始即达最高分（10/10）。A.经胸超声心动图的胸骨旁长轴切面可见升主动脉夹层内膜片（白色箭头）和心包积液（蓝色箭头）；B.剑突下腹主动脉长轴可见夹层内膜片（箭头）向远端延展；C.经食管超声心动图能够提供更加详细的信息；箭头为夹层撕裂内膜近端延至窦管交界处，未累及主动脉根部和冠脉开口。另外，升主动脉可见一主动脉破裂点

异性就很高了。

主动脉

急性主动脉综合征（主动脉夹层，壁间血肿，糜烂斑块等）也表现为急性胸痛而且需医疗急救。因此，尽管其并不常见，但存在临床疑问时，其检查就显得尤为重要。由于 TTE 很难清晰显影整个血管，因此，其检测主动脉夹层的敏感性较低，但对于发生在升主动脉近端的夹层敏感性较高。当对急性胸痛患者进行超声检查时，以下发现可提示主动脉夹层的可能：①胸骨旁长轴切面看到主动脉根部或升主动脉扩张（可能需要将探头的位置调高以对提升的部分进行适当显影）；②主动脉弓或腹主动脉扩张（分别在胸骨上切迹或剑突下切迹）（图 12.5）。从任何角度我们都可能看到夹层内膜片，但是如果没看到也不能绝对排除主动脉夹层的可能。相比较而言，夹层并发症的检测更容易些，如急性主动脉反流或心包积液。无论何时怀疑主动脉夹层，都需要做进一步的影像学检查，如 TEE、胸部 CT 或 MRI。这些检查的精确性同样很高，具体的选择应根据每个中心的具体条件和专家意见来定。

TEE 有其独特优势，当患者血流动力学不稳定时可以进行床旁检查或在手术室做患者的术前检查。另外，TEE 无电离辐射，也不需要造影剂，这一点尤其重要，因为临床情况可能会因休克或肾缺血导致的急性肾损伤而变得非常复杂。尽管上面提到的 3 种检查方式检测夹层的精确性相似，但夹层并发症的特征能通过 TEE 诊断出来。包括心包积液及其血流动力学影响（急迫的或明显的心脏压塞），主动脉瓣反流及其相关机制（这对决定是否需要行主动脉瓣置换术非常重要），以及主动脉破裂。

心包

急性心包炎的诊断应当依靠临床特征来诊断，如胸痛的性质（胸膜炎性痛，仰卧位时加重），典型的心电图表现（弥漫性 ST 段弓背向下抬高无镜像 ST 段压低；PR 段压低）及听诊可闻及心包摩擦音。但是这些特征通常情况下并不明显。据报道，约 60% 的急性心包炎的患者可通过 TTE 发现心包积液（图 12.6）。尽管积液量通常较小，仍然会有将近 5% 的患者出现心脏压塞。因此，无论积液量的多少，都要对心脏各腔室的收缩、通过脉冲多普勒测得的二尖瓣、三尖瓣流入道血流随呼吸的变异、下腔静脉的管径及心脏塌陷进行仔细检查。

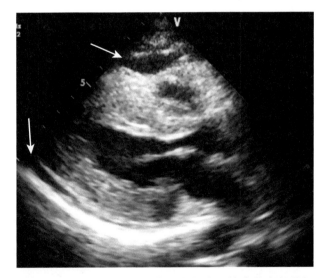

图 12.6　心肌心包炎。经胸超声心动图的胸骨旁长轴切面，42 岁女性患者上呼吸道病毒性感染后出现 2 周的胸痛。ECG 显示 ST 段抬高，实验室检查肌钙蛋白 I 轻度升高，心脏导管检查未见冠脉阻塞。TTE 可见轻 – 中度心包积液（箭头），射血分数 30% 伴中度弥漫性室壁运动障碍，经布洛芬和秋水仙碱治疗 2 周后射血分数升至 50%

第四节　超声心动图在急性心肌梗死中的应用

当患者发生急性心肌梗死时都有可能出现一系列潜在并发症,有些甚至是威胁生命的。这些并发症可以是由大部分心肌坏死导致的心源性休克,也可以是各种机械并发症,如左心室血栓形成,室间隔或心室游离壁破裂,乳头肌断裂,动力性左心室流出道梗阻及右心室梗死。超声心动图无论在快速评估结构性和血流动力学因素方面,还是在识别急性心肌梗死的并发症方面都是一种非常有价值的、无创的影像学检查工具。

左心室血栓

既往研究表明1.5% ~ 3.6%的急性心肌梗死患者合并有全身系统栓塞,来源最多的就是左心室壁血栓。形成左心室血栓的危险因素与心肌梗死的部位和大小有关。GISSI-3回顾的数据显示,5.1%接受纤溶药物治疗的心肌梗死患者出院前通过TTE检查出左心室血栓。前壁心肌梗死患者出现左心室血栓的风险较其他部位要高(11.5%比2.3%)。同样地,接受PCI与双联抗血小板治疗的患者,其术后1周与3个月通过超声心动图诊断为左心室血栓的发生率分别为10%和15%。

急性心肌梗死后左心室血栓的典型好发部位为左心室心尖部,该部位因梗死缺乏室壁运动。二维经胸超声心动图是检测左心室血栓最常用的成像方式;心尖切面是最常用的显示心尖部血栓的切面(图12.7A)。心尖部血栓在超声心动图上表现为声学密度不均一的、与下方无运动或运动减弱的左心室心尖分界明显的区域。这种特征性的表现可能有利于将左心室血栓与腱索或伪影

区分开。左心室血栓呈突出物表现并呈游离运动,是系统栓塞的预测因素。心脏超声声学造影对于声窗不理想或左心室心尖部肌束或肌小梁增厚(容易混淆血栓的识别)的患者特别有用(图12.7B)。多项研究表明,心脏超声声学造影在检测左心室血栓上的灵敏度和精确度均高于未进行心脏超声声学造影的病例。例如,一项在检测造影剂在非诊断性超声心动图中发现左心室血栓的作用的研究显示,90%的观察对象在应用造影剂后明确了左心室血栓的存在。若患者急性心肌梗死后诊断有左心室血栓形成,建议系统抗凝治疗以期降低栓塞发生的危险。

心肌梗死后室间隔破裂

急性心肌梗死后出现室间隔破裂是相当少见的,在心肌梗死总体中的发生率小于1%。但如果伴有心源性休克,其发生率将会升高(2% ~ 5%),在SHOCK注册研究和随机SHOCK试验中,发生率为3.9%。典型的临床表现为新发的全收缩期杂音和心前区震颤,伴有骤然或进行性血流动力学恶化。前壁和非前壁心肌梗死都会发生室间隔破裂穿孔。心尖部室间隔穿孔多与前壁心肌梗死相关,而与下壁心肌梗死相关的室间隔穿孔多见于室间隔的后基底段。因此,超声心动图必须对室间隔的这些区域进行全面彻底评估(图12.8)。尽管用超声目测评价室间隔运动比较困难,但是如果室间隔远端出现严重的室壁运动异常,应高度怀疑梗死后室间隔穿孔。彩色多普勒成像的典型表现为左心室向右心室的分流。

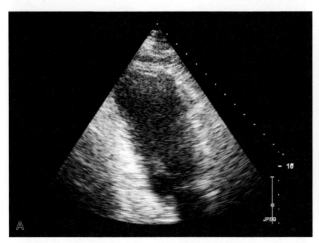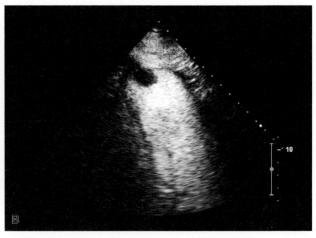

图12.7　A.无超声声学造影;B.超声声学造影的心尖切面。显示前壁心尖部节段性室壁运动异常,声学造影后可见左心室心尖部1.5cm×2.3cm大小充盈缺损,这与左心室心尖部血栓相符

通过连续多普勒校准的跨破裂处血流峰值速度反映了左心室和右心室之间的压力梯度，也可以用来评估右心室的压力（右心室压力＝收缩期血压－左右心室之间的压力梯度；无左心室流出道或主动脉瓣梗阻，收缩期血压等于左心室压力）。另外，连续多普勒评估可显示除舒张早期外的跨室间隔穿孔处的连续分流。脉冲与连续多普勒共同校准对梗死后室间隔穿孔的定位极其敏感。这种舒张期左向右的分流继发于急性或近期心肌梗死后左心室舒张压的升高。另外，需要引起重视的是，左向右分流量的大小及收缩期杂音的强度与梗死范围的大小成反比关系，且与残存的左心室收缩功能直接相关。

左心室游离壁破裂

急性心肌梗死患者中，左心室游离壁破裂是仅次于心源性休克的第二大死亡原因。估计其发病率为6%（在SHOCK注册研究中数值为2.7%），但占急性心肌梗

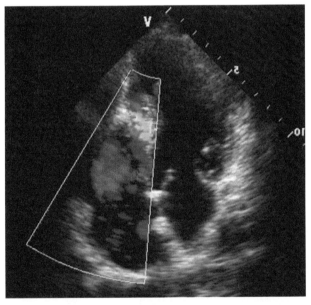

图12.8　经胸超声心动图证实心肌梗死后一强收缩期杂音病因：室间隔破裂引起的左向右分流

死后院内死亡的15%。左心室游离壁破裂通常表现为灾难性的临床事件，即由于心脏压塞引起的电-机械分离。然而，在有些患者发生游离室壁破裂时，其过程更加坎坷。在这些患者中，及时诊断与外科干预非常必要。无论何时怀疑有游离壁破裂，明确诊断的首选影像学检查方法就是超声心动图。急性心肌梗死后出现心脏压塞伴有血流动力学改变，应当想到该诊断。心脏压塞伴有声影结构（血栓）是其特征性表现，若再合并有血流动力学不稳，诊断左心室游离壁破裂的特异性高达98%以上。超声心动图也被用来对破裂点进行定位，典型的位于正常心肌与坏死心肌的交界处。心肌瘢痕形成以及心肌变薄可能会继发左心室心尖部室壁瘤，紧接着就会出现左心室扩张（图12.9A）。然而，有些患者可能因为破裂时间较长或穿孔不完全等而发展成为左心室假性室壁瘤。假性室壁瘤在某种程度上局限于心包的某一段，通常发生于下壁基底段或下后壁。跟其他急性心肌梗死后机械并发症一样，假性室壁瘤也可以通过超声心动图来识别，其典型表现为一个假性室壁瘤腔与左心室通过非常狭窄的瓶颈（直径小于假性室壁瘤最大直径的1/2）相连，里面经常含有血栓（图12.9B）。多普勒或彩色血流图可以检测通过破裂处的典型的往返血流。

急性二尖瓣关闭不全和乳头肌断裂

二尖瓣关闭不全在急性心肌梗死的患者中很常见，其发生率可高达50%，意味着其短期和长期预后不佳。急性心肌梗死合并急性二尖瓣关闭不全可能继发于以下病理生理机制：①继发于左心室扩张的二尖瓣瓣环扩张；②由于乳头肌附着于梗死的心肌而出现乳头肌异位或功能紊乱；③乳头肌或腱索断裂。

尽管大多数二尖瓣关闭不全都是一过性的和无症状性的，但是乳头肌断裂却是急性心肌梗死少见且有生命危险的机械并发症。既往研究报道，乳头肌断裂在急

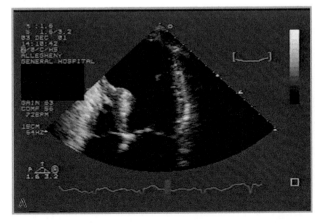
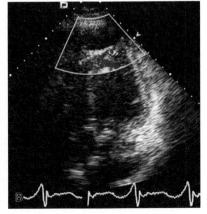

图12.9　超声心动图在区分左心室室壁瘤（宽入口）和左心室假性室壁瘤（窄入口）方面非常有用

性心肌梗死中的发生率为 1% ～ 3%，但若仅靠药物非手术治疗其死亡率可高达 80%。乳头肌断裂的典型表现为急性心肌梗死后 3 ～ 5d 发生的肺水肿和心源性休克。体检时可能出现新的全收缩期杂音，但必须引起注意的是收缩期杂音的强度与二尖瓣关闭不全的严重程度并不一定相关。比如，严重二尖瓣关闭不全的患者，左心室和左心房的压力会迅速达到平衡，从而减少了收缩期杂音的时限和强度。

对于那些伴有与急性心肌梗死相关的有意义的二尖瓣关闭不全的患者，我们必须提高警惕，超声心动图在区分其潜在机制、排除引起新的收缩期杂音的其他病因方面有着关键作用。乳头肌断裂的二维超声心动图特征通常表现为伴有断裂的腱索或乳头肌的连枷样二尖瓣叶在左心室内自由运动（图 12.10）。乳头肌完全断裂相对少见，但乳头肌顶端（tip）断裂比较常见。由于冠脉供血差异，后中部乳头肌（单支冠脉供血）断裂的发生率是前侧壁乳头肌（双重冠脉供血）的 6 ～ 10 倍。左心室功能由于后负荷的急剧下降而呈高动力型，室壁运动异常可能比较轻微，不容易被识别。彩色多普勒表现为典型的偏心性二尖瓣反流，这可能低估二尖瓣反流的程度。乳头肌断裂的患者通常伴有明显的症状和血流动力学不稳，这可能导致经胸超声图像不理想，因此，可能

需要经食管超声心动图来确诊及明确二尖瓣反流的严重程度。减轻后负荷并行急诊外科治疗是处理这些患者的主要手段。

左心室流出道梗阻

动力性左心室流出道（LVOT）梗阻在传统意义上被认为是肥厚梗阻型心肌病的标志，它是由于不对称性室间隔肥厚及收缩期二尖瓣叶前向运动所引起的。近年来，动力性 LVOT 梗阻能够使前壁心肌梗死恶化越来越多被人们认识。发生急性 LVOT 梗阻的潜在机制为前壁心尖部心肌梗死和左心室心尖部运动丧失导致下侧壁基底段和下壁基底段出现代偿性高动力性收缩。基底段运动增强会导致 LVOT 横截面积下降，通过 LVOT 血流加速，收缩期二尖瓣前向运动，最终导致 LVOT 梗阻。这些典型患者患有前壁心肌梗死，以及血流动力学不稳定，体检时出现新的收缩期杂音。继发于二尖瓣前向运动的明显后向的二尖瓣反流可能会导致急性肺水肿发生。急性心肌梗死后动力性 LVOT 梗阻的发生率还未得知，但一般认为其好发于女性及年老患者，多伴有 LVOT 面积较小或因慢性高血压引起的间隔基底段增厚。据报道，1/3 的应激性心肌病或心尖球囊样综合征患者伴有 LVOT 梗阻。

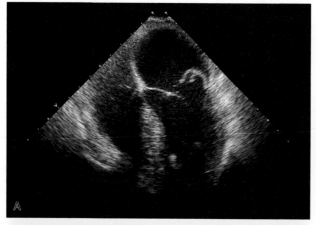

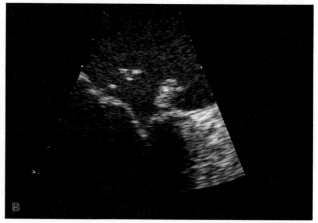

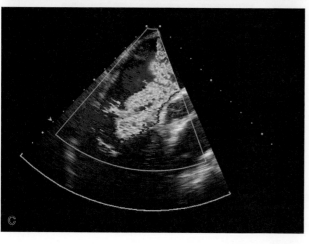

图 12.10　A. 经食管超声心动图显示一连枷样二尖瓣后叶；B. 伴有撕裂的乳头肌尖端附着在上面；C. 彩色多普勒评估可见严重的前向二尖瓣反流

急性心肌梗死的患者若出现新的收缩期杂音及血流动力学不稳定，应急诊行超声心动图检查。评估 LVOT 梗阻的首选诊断方法为经胸超声心动图，当声窗不理想时，可选择经食管超声心动图。通常二维超声心动图的特征包括前壁心尖段室壁运动异常，心室基底段运动增强及二尖瓣收缩期前向运动（图 12.11）。当出现动力性 LVOT 梗阻时，彩色多普勒表现为跨 LVOT 湍流，也可能出现二尖瓣后向反流。心尖切面对 LVOT 行连续多普勒检查可发现峰值后移（匕首征）的多普勒信号，峰值速度与梗阻程度相关。近期心肌梗死后出现新的杂音及血流动力学受损的其他鉴别诊断，如 VSR、乳头肌断裂也可以通过超声心动图排除。超声心动图在区分以上提到的潜在机制中起着至关重要的作用，正确的超声心动图诊断对这些患者的治疗起着重要的作用。比如，LVOT 梗阻患者的最佳治疗策略包括增加静脉液体灌注，停用舒张血管或增强心肌收缩力的药物，给予 β 受体阻滞药或肾上腺素能 α 受体激动药或两者同时应用。相反，心肌梗死后出现 VSR 或乳头肌断裂的患者推荐急诊外科修复。

右心室梗死

将近 50% 的下壁心肌梗死患者因右心室梗死变得

复杂化，但是明显的血流动力受损相对少见，长期预后一般较好。然而，SHOCK 注册研究表明右心室心肌梗死引起的心源性休克其死亡率与左心室心肌梗死相似。

超声心动图对评价有症状的急性下壁心肌梗死与血流动力学受损的患者非常有用。目前，仅有少数研究对右心室梗死的超声心动图特点进行总结，其中包括右心室腔扩张，不同程度的右心室游离壁运动异常，收缩期室间隔矛盾运动，下腔静脉淤血，右心室射血分数降低，受损的三尖瓣环收缩期位移（TAPSE）。侧壁三尖瓣环多普勒收缩期速度不仅是评价下壁心肌梗死时右心室受损的敏感度和特异度指标，也是心血管预后的独立预测因子。值得注意的是，如果患者伴有其他引起右心室增大或功能障碍的疾病如肺动脉高压或肺动脉栓塞时，以上提到的这些的指标的特异性就会下降。

如果下壁心梗患者出现血氧下降时，应该想到右心室心肌梗死及通过卵圆孔的有临床意义的右向左分流。这是由于右心室心肌梗死时右心室顺应性下降，右心压力升高引起的。彩色经胸多普勒超声心动图或注入生理盐水（继右心房出现浑浊后左心房出现造影微泡）有助于诊断右心室梗死。若患者声窗不理想时也可选择经食管超声心动图（图 12.12）。

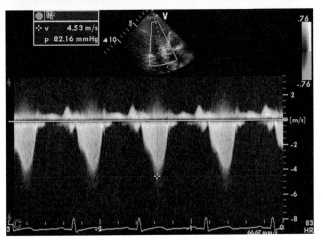

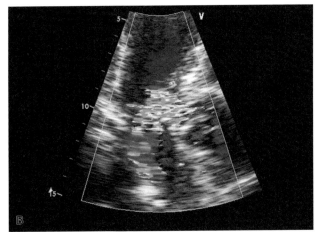

图 12.11　A. 经胸超声心动图的心尖长轴切面显示左心室心尖部室壁运动丧失及收缩期二尖瓣叶前向运动；B. 彩色多普勒显示经 LVOT 明显的湍流及后向二尖瓣反流；C. 峰值后移的连续多普勒超声信号与动力性 LVOT 梗阻相吻合

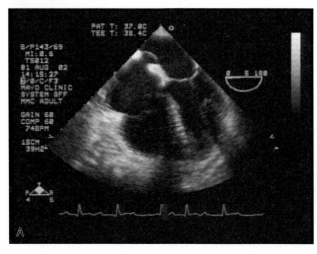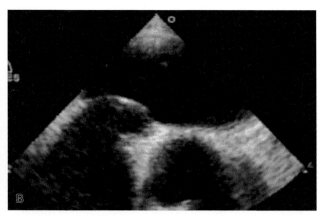

图12.12 A.经食管超声心动图显示右心室明显扩大及收缩期功能障碍；B.整个心动周期中房间隔都偏向左侧提示右心房压力升高；经房间隔彩色多普勒检查可见通过未闭卵圆孔的右向左的分流

第五节 超声心动图在稳定性冠心病中的应用

诊断

节段性室壁运动异常可以通过超声心动图检出，常提示冠心病（CAD）。即使患者没有确诊CAD，但如果超声提示室壁运动异常，其发生心脏事件的危险性将提高2.4～3.4倍。利用ASE1989年提出的方法对室壁运动进行分析，尤其要关注心内膜增厚率。如果心内膜不好定义，应该静脉使用造影剂。研究证实在对区域性室壁运动进行评估时，造影剂的使用可以改善精确性及观察者之间的变异性。ASE提出来的17节段模型可用于室壁运动异常的定位。

超声心动图也能精确测量左心室射血分数，是对CAD患者非常重要的一项预后指标。左心室射血分数的精确测量也需要对心内膜进行精确定义，否则也需要加入造影剂以改善观察者之间的变异及测量的精确性。

负荷超声心动图

负荷超声心动图对CAD的诊断及预后是一种非常重要的检查方式。与其他方式相比有其优势，即不需要放射源，而且与核技术相比更廉价，成像时间更短。而且从静息图像也能获得其他重要信息如右心室大小及功能、主动脉根部、心包及瓣膜结构。在一项对将近1223例患者进行负荷超声心动图检查的研究发现，5%的患者在负荷超声心动图检查前通过多普勒检查发现有中度二尖瓣反流。这是非常重要却被忽视的辅助临床信息。

负荷超声心动图依赖的原则是当心肌氧需求量增加时，冠脉病变会限制其血流，从而在相应区域出现室壁运动异常。在检测CAD上，负荷超声心动图比负荷心电图更精确，因为在缺血级联中，室壁运动异常出现更早。一项对运动负荷超声心动图及核素负荷试验的荟萃分析显示两者在检测CAD方面有相似的敏感性（负荷超声心动图85%与核素负荷试验87%），但负荷超声心动图的特异性更高（负荷超声心动图77%比核素负荷试验64%）。在多支血管病变的患者检出CAD的敏感性较单支病变的患者高。回旋支分布的区域检出CAD的敏感性最差，因为其供血的心肌面积较小。平板运动负荷超声心动图较踏车负荷超声心动图能产生更大的活动量。仰卧位踏车运动超声心动图能够在整个运动过程中对心脏进行成像，而不仅仅是在运动量达到峰值的状态下。笔者所在的中心采用平板负荷超声心动图来诊断CAD，踏车超声心动图来评估瓣膜性心脏病。由于缺血性室壁运动异常可能呈一过性表现，因此，在运动后60s内获取心脏图像非常重要。首先，应该进行心尖切面的检查，因为从基底段到心尖的整个心室壁是从心尖两腔切面和四腔切面获得的。造影剂的使用是非常有帮助的，可以将一项非诊断性检查转变成诊断性检查。对于活动不便的患者，可采用多巴酚丁胺负荷超声心动图（DSE）检查。多巴酚丁胺以10μg/（kg·min）的量逐渐增加直至达到目标心率，出现症状或发生终点事件（明显的心律失常，低血压或患者不能耐受）。如果多巴酚丁胺注入3min后剂量已达40μg/（kg·min）仍未达到目标心率，若没有阿托品禁忌证，可静脉给予0.5mg阿托品，必要时重复给药一次以达到目标心率。

图像解读

根据以下规则对左心室各段在静息及负荷下的室壁运动进行积分：1=正常；2=运动减弱；3=无运动；4=运动障碍（图12.13）。根据以上规则可以推算出当负荷达到峰值时的室壁运动积分指数。正常的室壁运动积分指数为1。一项对疑似或已知CAD的5798例患者（图12.14）进行运动负荷超声心动图检查的研究表明，室壁运动积分指数的升高与死亡率及非致死性心肌梗死的发生率有关。一项纳入80例行多巴酚丁胺负荷超声心动图检查的患者也得出了相同的结论。在左主干病变中，运动负荷超声心动图（80%）较DSE（12%）更能证实左心室扩张的存在。同时也要监测右心室，因为在负荷状态下右心室壁运动异常有独立于左心室缺血的预后价值。

负荷超声心动图的预后价值

负荷超声心动图被证实是一项对心脏事件非常有用的预后指标。对于无CAD患者，正常的运动负荷超声心动图其预后非常好，每年的心脏不良事件发生率为0.9%。对于已知或疑似CAD但运动耐量正常的患者，运动后左心室出现严重室壁运动异常的百分率是心脏事件的预测指标。

试验证据显示CAD患者心肌缺血反复发作可引起慢性收缩功能不全或心肌冬眠。缺血纠正后逻辑上会引起较好的结果。冬眠的心肌会重新恢复功能，冠脉血流储备也会恢复。30年前的一项观察性研究表明，外科血供重建能够改善收缩功能重度减低患者的心肌收缩功能及状态。但是收缩功能下降的患者行血供重建的危险性会增加，因此，在进行高危血供重建术之前评估心肌活性非常重要。

多巴酚丁胺负荷超声心动图在存活心肌评估中的作用

DSE是一种非常有用的评估存活心肌的检查方法。通过低、高剂量的多巴酚丁胺注入使冬眠的心肌产生双相反应。收缩受损的心肌段在低剂量时室壁运动得到改善，高剂量时恶化。这种反应是心肌再血管化后复苏的最有力的预测指标。如果静息时超声心动图图像提示室壁变薄（通常较亮），舒张晚期室壁厚度小于6mm，心肌复苏几乎不可能。

存活心肌的重要性

通过DSE对存活心肌进行检测对决定是否进行冠脉血供重建有着重要的临床意义。一项对318例确诊CAD而且射血分数小于35%的患者的研究表明，通过DSE被证实有存活心肌的患者再血管化治疗较药物保守治疗更能提高生存率。通过DSE检查证实的存活心肌段的数量也很重要，它与心肌再血管化治疗后左心室射血分数的改善呈正相关，见图12.15。

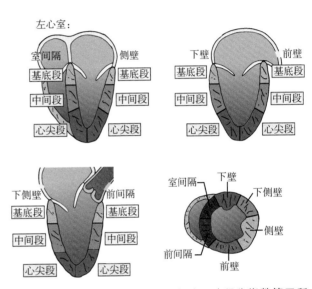

图12.13 室壁运动积分图解。室壁运动积分指数等于所有节段的总积分除以被分析的节段数。正常情况下为1.0

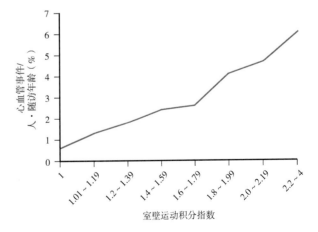

图12.14 室壁运动积分指数与心脏事件发生率的关系（改编自Arruda-Olson AM, JuracanEM, MahoneyDW, et al. Prognostic value of exercise echocardiography in 5，798 patients：is there a gender difference? J Am Coll Cardiol，2002，39：625-631.）

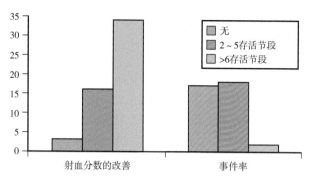

图 12.15 通过多巴酚丁胺负荷超声心动图检测的具有存活心肌的节段数与再血管化术后射血分数的改善及心脏事件减少之间的关系（改编自 Meluzin J, Cerny J, Frelich M, et al. Prognostic value of the amount of dysfunctional but viable myocardium in revascularized patients with coronary artery disease and left ventricular dysfunction.Investigators of this multicenter study. J Am Coll Cardiol, 1998, 32: 912-920. ）

结论

超声心动图在稳定性 CAD 的治疗中起着关键作用，是评价左心室室壁运动及收缩功能应用最广泛的技术。负荷超声心动图是非常有效的诊断 CAD 的工具，因为它与核素技术有类似的准确度，其花费最少而且无需辐射暴露。DSE 能够识别左心室收缩功能低下的 CAD 患者存活心肌的有无与多少，决定这些复杂心血管疾病患者是否行冠脉再血管化治疗提供了至关重要的信息。

第六节　陈旧性心肌梗死

心肌梗死（MI）的特点是心肌细胞死亡，巨噬细胞、单核细胞和中性粒细胞的炎症浸润；细胞外基质产生胶原蛋白，最终形成一个不连续的纤维瘢痕。这时无收缩运动的心肌被紧邻和远处的正常收缩的心肌牵拉，导致左心室（LV）扩张和存活心肌内的室壁压力增加。室壁压力增加导致心肌肥大和间质纤维化增加，将改变远处的心肌成分。心肌梗死与进行性的不良重塑有关，这发生在致左心室扩张（如室壁应力增加）的力与细胞外间质的黏弹性胶原支架的抑制力不平衡时。这种重构的特点是心室扩张，心室形变，收缩和舒张功能减低，常合并缺血性二尖瓣反流。在心肌梗死后第一个 24h，梗死区域的超声表现是缺乏收缩（表现为局部室壁运动异常）和局部心肌声阻抗的改变。随着时间的推移，透壁的梗死部位变薄，收缩减弱及超声回声增强。图 12.16 分别展示了陈旧性前间壁心肌梗死和陈旧性后外侧壁心肌梗死 2 位不同的患者。识别存活心肌是最关键的，因为慢性缺血患者的血管重建可改善其临床结果。此外，缺血性二尖瓣反流（MR）增加短期死亡率、长期死亡率及发展为充血性心力衰竭的风险。无论有无多巴酚丁胺负荷试验，二维和三维超声心动图在评估陈旧性心肌梗死患者方面发挥了重要作用。

慢性重塑

左心室大小及功能

心肌梗死后数小时内开始心肌重塑，如果没有干预可能会继续发展至心力衰竭（HF）。评估左心室重构的

影像学参数包括 LV 舒张末内径，收缩末内径，舒张末容积（EDV）、收缩末容积（ESV）、射血分数（LVEF）和左心室心肌质量、构型及舒张功能。图 12.17 比较了前间壁透壁心肌梗死后 1 周和 3 个月的左心室不良重构。

改良的左心室心尖双平面 Simpson 法是应用二维超声心动图测定左心室容积的首选方法。三维超声心动图不需要形状假设，可以直接测量左心室容积，相比于二维超声心动图可以提供更准确的左心室大小和功能的测量值，与公认的金标准心脏磁共振（CMR）之间的联系更相关。然而，三维超声心动图因图像采集和脱机分析的局限性目前还没有广泛使用。左心室舒张末容积（EDV）、收缩末容积（ESV）和射血分数（LVEF）的改变经常应用在大的临床随机试验，并用作慢性重塑的替代测量值和评估干预措施的效果。左心室重构的定义是在 6 个月的随访里舒张末容积、收缩末容积增加 20%。射血分数对慢性缺血性疾病患者全因死亡率具有较强的预测价值。射血分数不足 25% 的患者死亡率大幅增加，射血分数为 10% 的患者每年全因死亡率高达 29%。治疗中射血分数的提高提示良好的预后。关于急性心肌梗死的大型研究已证明，相较于舒张末容积和射血分数，左心室收缩末容积具有更大的生存预测价值。

重塑的其他表现

在心肌梗死后 1 年，由于最初的左心室扩张，左心室整体室壁压力可能继续增加，只有相对较晚的代偿性左心室肥大可减少透壁心肌梗死患者的室壁压力。相较于左心室舒张末容积和收缩末容积分别增加 3 倍和 5 倍，

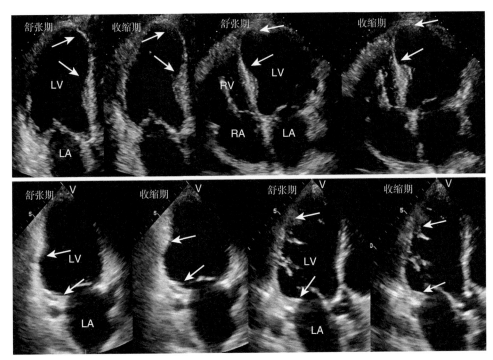

图 12.16　陈旧性前间壁心肌梗死和陈旧性后侧壁心肌梗死。上图示陈旧性前间壁心肌梗死在心尖三腔切面（左）和心尖四腔切面（右）舒张期和收缩期超声心动图表现。箭头示梗死部位室壁薄弱、活动障碍。下图示陈旧性后侧壁心肌梗死在心尖两腔切面（左）和心尖四腔切面（右）舒张期和收缩期超声心动图表现。箭头示梗死部位室壁薄弱、活动障碍及回声增强（LA.左心房；LV.左心室；RV.右心室；RA.右心房）

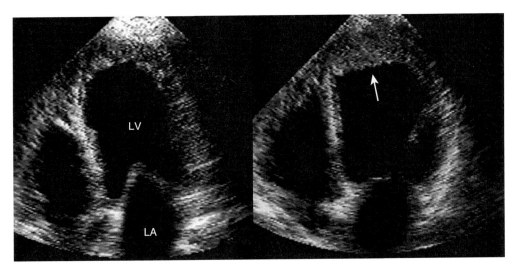

图 12.17　前间壁透壁心肌梗死 1 周或 3 个月后应用二维超声心动图评估左心室重塑情况。广泛前壁心尖部室壁运动障碍和变薄（＜0.6cm）。左心室进行性扩大、功能障碍、球形指数增加。左心室心尖部血栓（箭头）显示脑栓塞风险增加（LA.左心房；LV.左心室）[引自 Sutton MG, Sharpe N. Left ventricular remodeling after myocardial infarction: pathophysiology and therapy. Circulation, 2000, 101（25）: 2981-2988.]

左心室质量改变程度较轻，可能会增加 2 倍。

慢性缺血性心脏病患者心肌梗死后，伴随着容积增加，左心室会逐渐变成球形，即左心室球形指数增加。球形指数最初的定义是血管造影左心室体积和相同周长的球体体积之间的比率。三维球形指数被定义为左心室最大舒张末容积除以相同周长的球体体积。球体的直径即左心室舒张末期长轴直径。心肌梗死后左心室形状的形变对临床不良心血管事件的发生具有增加和独立的预测价值。

左心室血栓是伴有节段性室壁运动消失、运动障碍及室壁瘤形成的陈旧性心肌梗死的并发症之一。在 27% 急性心肌梗死后的患者中可以检出左心室血栓，而 39% 的未进行再灌注治疗的陈旧性前壁心肌梗死的患者被检出左心室血栓。因为急性心肌梗死主要的冠状动脉介入治疗，左心室血栓形成的发病率总体上减少 4%，对于急性前壁心肌梗死减少 11%。左心室血栓的检出非常重要，因为伴有左心室血栓的急性心肌梗死患者有18%的风险会发生全身性血管栓塞，而无左心室血栓的患者的发生风险仅为2%。在慢性左心室室壁瘤的患者，全身性栓塞的发病率要更低，每年1%～4%；严重的整体左心室功能障碍的患者发病率更高。经胸超声心动图（TTE）和经食管超声心动图（TEE）都常用于识别和随访左心室血栓。左心室重建术后的患者左心室血栓形成的发病率更高，一项关于超过300名心室重建术后患者的研究显示，其中约29%患者发生左心室血栓形成，其中有71%的血栓位于心尖部。左心室室壁瘤的患者77%会合并心尖部血栓，90%有其他血栓。造影剂只是偶尔使用，使用声学造影时经胸超声心动图的敏感度为27%，特异度为96%，而经食管超声心动图的敏感度为39%，特异度为97%。在另一个大型研究中经胸超声心动图与延迟增强的磁共振成像（MRI）具有类似的敏感度和特异度分别为33%和91%。心脏超声声学造影大大提高了二维经胸超声心动图检出血栓的敏感度，达61%。

慢性重塑的危险因素

一项纵向研究分别使用封闭的单光子发射计算机断层扫描（SPECT）和左心室造影测量患者第一次心肌梗死后4d、4周、6个月、1年半和3年的心脏容积，这项研究表明，大部分患者如果不发展为左心室扩张，就会仅出现有限的左心室扩张以恢复心脏指数和每搏指数。左心室有限扩张的患者会发生适应性重构。然而，约20%的患者会出现进行性左心室扩张（不适应），这在4周的时候就很明显了，之后的3年继续扩张，而这种进行性左心室扩张与严重的左心室整体功能障碍有关。大面积的梗死灶（约20%，无左心室扩张者仅7%）和陈旧性梗死是进行性扩张的两个重要因素。进行性左心室扩张的患者与有限左心室扩张的患者在室壁瘤、陈旧性梗死的位置、梗死的大小方面均无显著差异，而梗死相关动脉的TIMI血流分级具有明显差异。在未接受溶栓治疗的患者中也有类似的发现。即预测心肌梗死1个月后左

心室扩大，梗死相关动脉的开通比梗死面积的大小更重要。在另一个二维经胸超声心动图研究中，第一次急性心肌梗死后的患者，一些接受溶栓治疗，而另一些未接受，溶栓治疗决定了最初的左心室容积和射血分数，在6周的随访期间，血管开通情况决定后来的左心室容积和射血分数的改变。另一项研究表明，ST段抬高型心肌梗死时，发生心肌重塑的患者其心肌梗死的透壁程度和微血管阻塞程度（无复流现象）增加。总之，大面积梗死、梗死的透壁程度（即心肌酶，室壁运动异常程度和缺血持续时间）和梗死相关血管的开通是慢性左心室重塑最重要的预测因素。图12.18经胸超声心动图显示了大面积的透壁心肌梗死，下壁、下侧壁及前侧壁变薄和回声增强，MRI显示相应的透壁纤维化改变。心室严重扩张合并严重的功能障碍。

不良重构的治疗和预防

现代的药物治疗，血管紧张素转换酶（ACE）抑制剂是心力衰竭治疗的基石。如二维经胸超声心动图的定量数据所示，早期使用（心肌梗死后48小时内）血管紧张素转换酶抑制剂可以减弱左心室不良重塑。在过去几十年里，阻止左心室扩张在降低死亡率方面具有显著的获益。β受体阻滞药治疗可以减小心肌梗死后心力衰竭的左心室舒张末容积和收缩末容积，并增加射血分数，给予对抗左心室不良的重塑保护。盐皮质激素受体拮抗剂也能减少心室容量、改善射血分数，具有改善心室重构的作用。

大量的研究已经证明，心肌再灌注治疗可减少梗死面积和改善局部左心室收缩功能。然而，接受直接冠状动脉成形术和最佳药物治疗后，仍有24%～34%的患者在随后的6个月～1年里会发生不良重构。在冠脉血运重建的时候，对机械运动不同步的患者行心脏再同步化治疗和缺血性二尖瓣反流行缩环瓣膜成形术（restrictive annuloplasty），可有效逆转左心室重构。相反，在冠状动脉搭桥术的同时行外科左心室成形术已被证明可减少左心室舒张末容积，但不能改善症状、减少

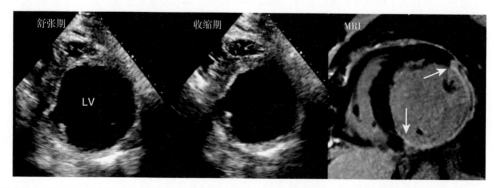

图12.18　大面积透壁下壁、下侧壁和前侧壁心肌梗死的患者。左侧两个图像显示舒张期和收缩期在左心室短轴切面上经胸超声心动图。梗死部位室壁薄弱、活动障碍及回声增强。右侧图像是相同透壁梗死部位的心脏MRI延迟增强显像（箭头示梗死边缘）。左心室舒张末容积是371ml，收缩末容积是271ml，左心室射血分数为27%（LV.左心室）

住院率和死亡率。

不良重构的早期发现

围心肌梗死期的许多超声心动图参数被用来预测不良重塑。心肌梗死后的大型研究发现，心肌梗死后室壁壁运动异常，左心室扩大，限制性二尖瓣减速时间都能有效预测左心室不良重构。在急性心肌梗死患者中，组织多普勒成像和二维斑点追踪成像（STE）评估梗死区的纵向应变是左心室不良重塑的独立预测指标。在左心室功能障碍（EF ≤ 35%）、心力衰竭的临床表现或两者都有的患者中，一项队列研究提示，胸骨旁短轴的二维斑点追踪成像环向应变率与左心室不良重塑密切相关。如图 12.19 所示，急性心肌梗死后通过斑点追踪成像评估的左心室不同步性与左心室扩大的程度存在显著的相关性。急性心肌梗死后的患者中的一项小型研究，心肌梗死后三维超声球形指数与心肌梗死后 6 个月～ 1 年的左心室不良重塑相关性最密切。

存活心肌

Rahimtoola 在 1985 年首次提出冬眠心肌的概念，冬眠心肌是慢性灌注缺损区的有活性的心肌，其收缩功能持续性受损。冬眠心肌的血流量减少可 > 70%。多巴酚丁胺超声心动图负荷试验评估存活心肌，可预测左心室功能的恢复，无论患者有无糖尿病，均可改善其预后。血管重建后心肌存活、左心室功能改善的患者的预后是最好的。

低剂量和高剂量多巴酚丁胺超声心动图与阿托品检测存活心肌已被证明在大多数患者是安全的。试验方法即从低剂量 5μg/（kg·min）多巴酚丁胺注入，5min 后剂量增加至 10μg/（kg·min），随后每 3 分钟增加 10μg/（kg·min）至 40μg/（kg·min），并维持 40μg/（kg·min）6min。如果缺血症状未发生，且没有达到目标心率，

维持最大剂量多巴酚丁胺的同时，可加用阿托品并以 0.25mg 的增量最多至 2mg。心肌存活一个典型的双向反应 [多巴酚丁胺由 5μg/（kg·min）增至到 10μg/（kg·min）时室壁运动改善，而高剂量时室壁运动减低]，或在低剂量和高剂量多巴酚丁胺时持续改善或恶化时，认为存在存活心肌。血管重建后，大量的存活心肌（即 4 个或更多心肌节段）提示良好的预后。在多巴酚丁胺峰值负荷状态下，2 个或 2 个以上节段无运动心肌出现运动障碍的患者在血管重建时及随访时，都是恶性心血管事件（包括死亡、心肌梗死及心力衰竭等）的高危人群。

心肌声学造影（MCE）提供心肌灌注的信息，可以预测存活心肌的范围。心肌声学造影是心脏死亡或急性心肌梗死的独立预测指标。通过评估造影剂微泡破坏后各心肌节段造影剂密度计算造影剂缺损指数。分级包括 1 ～ 3 级，1 级为回声均匀性增强，2 级为回声不均匀，3 级为回声低淡或缺损见图 12.20。

应变多普勒超声心动图已被用来识别急性前壁心肌梗死心肌再灌注治疗后的心肌存活情况，并以 MRI 作为心肌梗死后 1 年评估心肌瘢痕的金标准。正如预期的，在瘢痕厚度小于 50% 的患者中收缩峰值应变降低，而瘢痕形成超过 50% 的患者将进一步降低。笔者发现，确定心肌活性（瘢痕小于心肌厚度的 50%）最具鉴别力的参数为收缩期延长时间（运动障碍的时间）大于 67.3%，其敏感度和特异度分别为 90% 和 94%。

在缺血性心肌病患者（大多数为慢性稳定性心绞痛）的外科治疗缺血性心力衰竭（STICH）研究中，使用门控心肌断层显像或多巴酚丁胺负荷超声心动图进行存活心肌评估，未能证实冠状动脉旁路移植术的血运重建比用药物治疗患者生存获益更多。然而，存活心肌的检测仍是可供选择的，且相当多的患者进行了手术。大

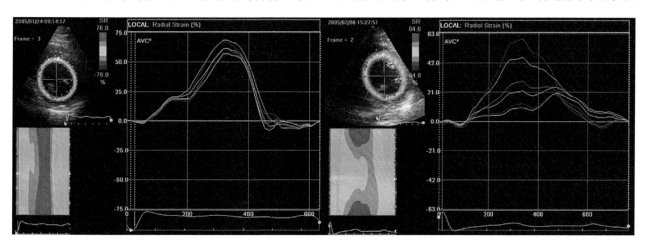

图 12.19 超声环向二维斑点追踪显像证明在急性心肌梗死后心肌重塑的患者（右）较无心肌重塑的患者（左）的左心室不协调运动的程度更大 [引自 Mollema SA, Liem SS, Suffoletto MS, et al. Left ventricular dyssynchrony acutely after myocardial infarction predicts left ventricular remodeling. J Am Coll Cardiol, 2007, 50（16）：1532–1540.]

量的观察性和随机对照的评估存活心肌检测有效性的研究中，仍支持在慢性缺血性心肌病患者治疗中进行存活心肌检测。

缺血性二尖瓣反流

缺血性二尖瓣反流是陈旧性心肌梗死的一个复杂重要的并发症，涉及所有二尖瓣装置的组成部分，包括二尖瓣瓣叶牵拉、二尖瓣瓣叶发育不足以代偿左心室重构所致的牵拉、二尖瓣环扩张和反常运动、乳头状肌梗死和功能不全，室壁功能异常和心室扩张。

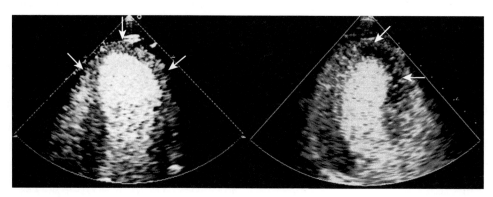

图12.20　低机械指数的心肌声学造影在收缩末期显示均匀显影（左）和无显影（右）箭头示感兴趣区域［引自 Janardhanan R, Swinburn JM, Greaves K, et al. Usefulness of myocardial contrast echocardiography using low-power continuous imaging early after acute myocardial infarction to predict late functional left ventricular recovery. Am J Cardiol, 2003, 92（5）：493-497.］

第七节　冠心病所致的终末期心肌病

终末期冠心病（CAD）通常表现为扩张型心肌病，一般称为缺血性心肌病（ICM）。缺血性心肌病是指已知冠心病患者具有显著的收缩功能障碍、射血分数（EF）为35%或更少的一种临床状态。临床上，患者可能表现在多个方面。最常见表现是患者既往有大面积心肌梗死病史或多发梗死事件，现在表现为显著的左心室（LV）收缩功能障碍。在某些情况下（约占7%），没有心肌梗死或已知冠脉疾病的病史。冠状动脉造影显示这些患者通常有严重弥漫性冠脉疾病。

缺血性心肌病的病理生理学是心肌缺血性损伤的结果。左心室大面积损伤引发神经内分泌系统激活，开始左心室重构。心脏为了维持输出和压力开始肥大。最初梗死所致的瘢痕可能扩大、延伸、变薄，导致增加心室的容积。在更极端的情况下，室壁瘤可能形成。因为这些结构性变化，不受初始心肌梗死影响的正常心肌细胞被迫在不利负荷条件下运动，这些细胞肥大伸长，使心脏进一步扩大。如果心肌肥大不适当，这些非梗死区域细胞的收缩运动将会减低，如此，在一个恶性循环中继续刺激重构发生，最终导致症状性心力衰竭（HF）。

缺血性心肌病的关键分化过程是确定所有的因永久性瘢痕所致的重构改变是否都是不可逆转的；或者因收缩性机械性丧失所致的部分功能障碍的心肌细胞是否存活。在冬眠心肌存在的情况下，血管重建后机械功能障碍可能会改善，这可以通过多巴酚丁胺负荷超声心动图评估。

心室功能障碍的病因学

在扩张性心肌病的心力衰竭患者中，只靠室壁运动分析来确定潜在的病因几乎是不可能的。偶尔，在大面积室壁瘤或节段性室壁明显变薄的患者中，冠脉疾病可以是已知的潜在的病因。然而，在大多数情况下，若没有证明既往梗死或冠状动脉疾病存在的病史资料，一个明确的病因学诊断是不可能的。当存在严重功能障碍和冠脉疾病高危风险时，心力衰竭指南建议行冠脉造影以明确诊断。

左心室大小和功能的特征

所有的患者都应当测量左心室短轴内径，最好从胸骨旁长轴面的二维基线测量。应注意尽可能垂直于探头进行左心室定位，以确定最佳的室壁厚度和心室内径。为了获得连续的图像，保持同样的相对位置测量是很重要的，因为对治疗的反应可能决定后续的治疗方案。附加的测量可能是有价值的，如相对室壁厚度和偏心指数。影响较严重的缺血性心肌病有一个较大的球形。

最重要的测量是心脏射血分数的计算。通常射血分数是由视觉分析决定的，观察者内部变异性较观察者之间的变异性更好。当同一个人回顾一系列图像时射血分数的重复性是很好的（5%～10%）。因为检验治疗效果的变化至关重要，因此在得出关于左心室大小和功能变化的结论之前，回顾以往的研究是必不可少的。应该通过半定量地评估心肌17节段每个节段功能障碍的严重程度进行积分来报告局部的室壁功能。这对评估药物治疗和再灌注介入治疗的效果很重要。

左心室容积和射血分数的定量测量是简单易行的。首选的测量技术是圆盘（disks）法，从两个正交垂直的心尖切面计算。注意必须获得左心室大小的完整边界，尤其是正确的心脏长轴。心尖图像常发生垂直形变，从而导致对左心室大小的低估和对心室功能评估的不够准确。观察者之间的变异性仍然很高（10%～15%），但可以通过使用造影剂得到改善。对于系列研究，为达到检测体积和功能变化的最大准确性，获得相同的切面是非常重要的。为了克服二维定量的一些局限性，三维技术被引进并极具应用前景。与磁共振成像（MRI）的对照研究显示三维定量优于二维定量。

目前已提出评估左心室的大小和功能的替代方法。最有应用前景的是应变分析。应变，特别是当使用斑点追踪技术时，没有角度依赖性，可以用多种方式计算（纵向、环向、径向）。虽然可以计算节段应变，目前，基于多个二维平面或新的三维技术计算的整体应变显示出应用前景，它可以提供独立的预后信息，可能影响缺血性心肌病患者的治疗目标（图12.21）。

右心室

缺血性心肌病患者右心室大小和功能的变异性很大。右心室功能更好地保留通常是与更好运动能力和长期预后的改善相关。对右心室的评估不易定量化。多数针对心力衰竭患者临床研究中描述：右心室大小的轻度，中度或重度增加，但功能的减低相似。但是，这是非常主观的评价。通过追踪在四腔心切面上收缩末期和舒张末期的右心室心内膜面积，可以测量右心室面积变化分数。比值不足20%与不良预后的增加相关。短轴与长轴的比值大于0.6也与较差预后相关。三尖瓣环收缩位移（TAPSE）也被用于右心室整体收缩功能的评价。位移小于7.5mm与右心室功能的恶化相关。应用三尖瓣反流血流估测右心室压和估计中央静脉压在评估右心血流动力学方面很有价值，应常规测量。缺血性心肌病和严重右心室功能障碍和扩大的患者长期预后不佳，合并右心室收缩功能障碍和显著肺动脉高压的患者同样预后不佳。

舒张功能

对于心力衰竭患者，左心室舒张功能的评价和左心室充盈压的估算是重要的。几乎所有缺血性心肌病患者

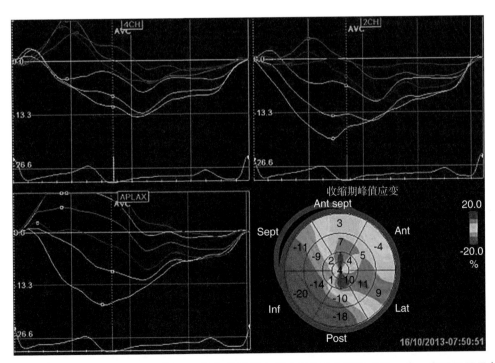

图12.21 从3个心尖切面计算纵向应变的例子，每条曲线代表每个切面6个节段中的一个。牛眼图显示每个节段的峰值应变。全部节段平均值是最可靠的应变测量（Ant. 前壁；Ant sept. 前间壁；Inf. 下壁；Lat. 侧壁；Post. 后壁；Sept. 室间隔）

有一定程度的舒张功能减低。因此，主要问题是确定其严重程度。评估左心室舒张功能需测量多个参数：二尖瓣多普勒血流信号，特别是左心室舒张早-晚期充盈速度比值（E/A）和舒张早期减速时间，组织多普勒测量的二尖瓣环运动（e′）和二尖瓣舒张早期血流速度（E）的比值（E/e′），肺静脉流入道多普勒血流频谱；左心房容积，估计的肺动脉压和中心静脉压。美国超声心动图学会（ASE）的指南指出，明确左心室舒张功能不全的严重程度和评估左心室充盈压增高程度可以衡量患者对治疗的反应和长期预后。持续性加重的舒张功能不全合并限制性充盈模式的患者与那些初始治疗后舒张功能不全的严重程度明显减低并恢复到1型舒张功能障碍（参见舒张功能的X部分）的患者相比，预后更差。事实上，1型充盈异常是大多数缺血性心肌病患者能达到的最好状态。

二尖瓣反流

明确二尖瓣反流的严重程度对诊断缺血性心肌病很重要。不同患者二尖瓣反流差异很大，从几乎无二尖瓣反流到重度反流。大多数患者合并不同程度的二尖瓣反流，二尖瓣反流可在已有左心室功能不全的基础上进一步加重心力衰竭症状，降低心排血量。通常瓣膜在解剖学上是正常的，左心室重构会引起二尖瓣功能障碍。瓣膜开放的有效性与前后瓣叶之间组织的重叠程度密切相关。继发于左心房、左心室扩大的二尖瓣器的扩张可导致瓣叶拉长使前后瓣叶相互远离。左心室长轴的牵拉使二尖瓣瓣叶朝向心尖，而球型扩张会导致乳头肌错位，限制瓣叶活动，促使二尖瓣接合点向左心室深入。因为缺血性损伤位置多变，所以乳头肌收缩性减低是不对称的，这会进一步限制瓣膜活动，增加反流的严重程度。

室壁瘤形成

左心室多个部位的大面积心肌梗死可能会形成室壁瘤。尽管通常认为室壁瘤与心尖形状改变有关，但严重的室壁瘤可发生于下壁和下侧壁心肌梗死。在大多数情况下始于下壁或下侧壁基底部的室壁瘤引起形状改变。室壁瘤的特点是与整个心腔内膜表面相延续的广泛开放空间，给量化左心室容积，特别是左心室功能造成困难。对于心室功能日益恶化和收缩功能进行性减低的患者，量化室壁瘤的特征和确定血栓的存在很重要。如果需要手术修复的话，离轴切面可能有助于充分显示室壁瘤的形状特征。

系列评估

缺血性心肌病所致的心力衰竭是一种存在多个可能干预措施的慢性疾病。超声心动图对于评估缺血性心肌病作用重大。一致性和高质量的超声图像与患者体位、探头位置、增益设置和血流动力学特征将提供大多数准确的早期诊断和随时间变化特征。

第八节　冠状动脉畸形

先天性冠状动脉畸形存在很多不同的病理学特征，包括冠状动脉解剖和模式的良性变异，易诱发心源性猝死。总体上先天性冠脉畸形包括：①冠脉起源异常；②走行或分布异常；③终止异常（瘘）。此节重点阐述超声心动图评价冠脉起源异常，特别是冠状动脉异常起源于对侧的主动脉窦（ACAOS）。

ACAOS具有很重要的临床意义，其与无症状的健康年轻人的心源性猝死相关。特别是冠状动脉近端走行于主动脉和肺动脉之间（动脉间走行）。ACAOS在动脉间走行的发病率尚不清楚，不同的报道变化很大（0.17% ～ 1%），这取决于研究人群和使用的显像模式。心源性猝死的其他危险因素包括异常起源的冠状动脉开口狭窄（裂隙状）、壁内走行和冠脉动态性受压。

经胸超声心动图对ACAOS进行准确诊断是可能的，但这依赖于合适的声窗、可视化冠脉解剖的最佳方案和技术高超的超声检查工作者。在儿童和消瘦的成人中，通过2D经胸彩色多普勒超声心动图发现2个独立的冠脉开口的诊断率近接90%，因此，排除可最重要的冠脉异常。很少有假阴性的研究先于心源性猝死。在被选择的患者中，当经胸超声心动图不足以识别冠脉开口时，经食管超声心动图可进一步鉴别。同时，心脏CT和MRI也越来越多应用于冠脉诊断。

冠状动脉畸形的分类

尽管冠状动脉畸形（CAA）的定义仍存在争议，但Angelini提出的分类法将CAA定义为一种在人群中发病率不足1%的解剖变异。框12.1提到了冠状动脉畸形的很多分型，但其中只有很少的分型具有重要的临床意义。多种CAA类型列于框12.1中，仅少数有临床意义，大多数CAA没有临床意义，甚至未被发现，因此，发病率尚不能确定。这种不确定性主要是因为冠状动脉畸形的定义未标准化、研究人群的差异和显像模式不同，如超声心动图、血管造影、心脏CT和MRI。对一项纳入了1950名冠脉造影的患者的前瞻性系列报道中，Angelini等发现，约5.64%的患者存在CAA。大多数属于良性，但约1.1%为ACAOS。其他的研究者应用不同的显像模式在不同的人群中发现ACAOS的发病率要更低，Yamanaka和Hobbes是其中具有代表性的，他

框12.1　人类冠脉畸形分类

A.起源和走行异常
  1. 左主干缺如（前降支和回旋支分别开口）
  2. 冠脉起源位置异常（包括起源于主动脉根部或分别起源于相邻的主动脉窦）
    a.高位
    b.低位
    c.接合处
  3. 冠脉异常起源于正常冠脉窦外
    a. 右后位主动脉窦
    b. 升主动脉
    c. 左心室
    d. 右心室
    e. 肺动脉
      （1）左冠状动脉起源于后侧窦
      （2）回旋支起源于后侧窦
      （3）前降支起源于后侧窦
      （4）右冠脉起源于右前侧窦
      （5）冠脉异位起源于肺动脉
        （a）左冠窦
        （b）肺动脉干
        （c）肺动脉分支
    f. 主动脉弓
    g. 无名动脉
    h. 右侧颈总动脉
    i. 内乳动脉
    j. 支气管动脉
    k. 锁骨下动脉
    l. 胸降主动脉
  4.冠脉异常起源于错误的冠脉窦（包括共同开口或独立开口于同一冠脉窦）
    a.右冠脉起源于左冠窦合并走行异常
      （1）后房室沟或后壁
      （2）心后壁
      （3）主动脉和肺动脉之间（壁内）
      （4）间隔内
      （5）肺动脉流出道前方
      （6）后室间沟（环绕）
    b. 前降支开口于右冠窦合并走行异常
      （1）主动脉和肺动脉之间（壁内）
      （2）间隔内
      （3）肺动脉流出道前方

      （4）后室间沟（环绕）
    c. 回旋支起源于右冠窦合并走行异常
      （1）后房室沟
      （2）主动脉后壁
    d. 左冠脉起源于右冠窦合并走行异常
      （1）后房室沟
      （2）主动脉后壁
      （3）主动脉和肺动脉之间
      （4）间隔内
      （5）肺动脉流出道前方
      （6）后室间沟（环绕）
  5. 单根冠状动脉（见A4）
B. 冠脉解剖结构异常
  1. 先天性冠脉开口狭窄或闭锁（LCA、LAD、RCA、Cx）
  2. 冠脉开口凹陷
  3. 冠脉扩张或冠状动脉瘤
  4. 冠脉缺失
  5. 冠脉发育不全
  6. 壁内冠状动脉（心肌桥）
  7. 心内膜下冠脉段
  8. 冠脉交叉
  9. 后降支异常起源于前降支和穿隔支
  10. 右冠脉分叉
    a.后降支近端和远端均起源于右冠脉
    b.后降支近端起源于右冠脉，远端起源于前降支
    c.2个平行的后降支（起源于右冠脉、回旋支）或共同开口
  11. 前降支分叉
    a.前降支和第一间隔支
    b.2个平行的前降支
  12. 第一间隔支起源异常
    a. 右冠脉
    b. 右冠窦
    c. 对角支
    d. 侧支
    e. 回旋支
C. 冠脉终止异常
  1.微动脉/毛细血管分支不足
  2.右冠脉、左冠脉或圆锥动脉瘘至
    a. 右心室
    b. 右心房
    c. 冠脉窦
    d. 上腔静脉
    e. 肺动脉
    f.肺静脉
    g.左心房
    h.左心室
    i.左心室+右心室
D. 吻合口异常

Cx.回旋支；LAD.前降支；LCA.左冠脉；PD.后降支；RCA.右冠脉（引自Angelini P. Coronary artery anomalies: an entity in search of an identity. Circulation，2007，115：1296-1305.）

们通过心导管检查发现ACAOS的发病率约为1.1%。尽管Angelini承认这项研究结果具有局限性，但它确实表明了ACAOS的发病率相对较高，而ACAOS被争议性认为与心源性猝死关系密切。

ACAOS是最常见的冠脉畸形，与青年运动员心源性猝死相关。尽管ACAOS中已有右冠状动脉和左冠状动脉畸形被描述，但左冠状动脉异常起源于右冠窦与青年运动员的心源性猝死相关的风险更高（图12.22和图12.23）。ACAOS致运动员心源性猝死的机制尚不清楚。心源性猝死似乎只限于动脉间走行的冠状动脉畸形的患者，而那些存在壁内冠状动脉的患者似乎是心源性猝死的高危患者。因此，据推测血管压迫和因此产生的心肌缺血可能导致年轻人的心源性猝死。在剧烈体力消耗的运动员中，以锐角发出的壁内冠状动脉与心肌间歇性缺血发作有关。实际上，以下仍存在争议：①冠状动脉走行于主动脉和肺动脉之间；②壁内冠状动脉，尤其是其长度；③以锐角发出时的角度。在一篇关于年轻竞技运动员猝死的回顾性研究中，尸检时发现27例死于ACAOS，且这27例均死于剧烈体力活动的当时或之后。同时其中12例（45%）数天或数月前存在前驱症状包括晕厥或胸痛，最终发展为心源性猝死。更重要的是，运动平板负荷试验均未提示心肌缺血的证据。这项研究强调，在有劳力性心绞痛而心脏检查和心电图阴性的竞技类运动员中，考虑可能存在ACAOS是很重要的，同时指出负荷试验辅助诊断的局限性。早期诊断可以使这些运动员避免从事竞技类运动从而降低心源性猝死的风险，直到ACAOS被治愈。

另一种冠状动脉起源异常的CAA是左冠状动脉或右冠状动脉异常起源于肺动脉（ALCAPA或ARCAPA）（图12.24、图12.25、图12.26和图12.27）。左冠状动脉

异常起源于肺动脉典型表现为婴儿期心力衰竭。由主动脉根部正常发出的冠状动脉常是扩张的。这种冠状动脉畸形常合并逆行性侧支灌注和肺动脉供血。其中左冠状动脉异常起源于肺动脉（Bland-White-Garland，布-怀-加综合征）是最常见的分型，可引起灌注压减低和血供氧合减少，导致慢性心肌缺血。侧支循环也可产生左向右分流引起冠状动脉窃血。在少数患者中，丰富的侧支循环提供充分的心肌血供，可使症状延迟到青少年期或成人期出现。这些患者可能表现为室性心律失常、缺血性二尖瓣反流或左心室慢性心内膜下缺血致心源性猝死。右冠状动脉异常起源于肺动脉的预后通常较好。

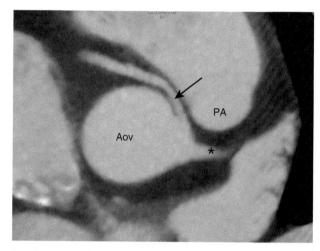

图12.23　冠脉CT示右冠脉异常起源于左冠窦，合并动脉内走行。箭头示异常右冠脉，星号是左冠状动脉（Aov，主动脉瓣；PA，肺动脉）

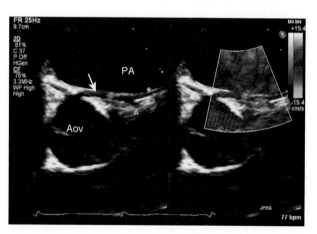

图12.22　胸骨旁短轴切面上主动脉瓣水平，顺钟向。左冠状动脉（指针）异常起源于右冠窦，合并动脉内走行。星号示前降支，箭头示回旋支（Aov，主动脉瓣；PA，肺动脉）

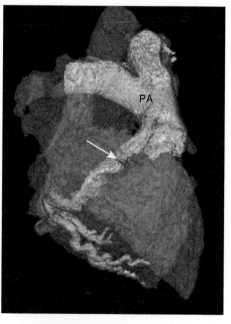

图12.24　CT容积重建示右冠脉异常扩张，并起源于肺动脉（ARCAPA；箭头）（PA，肺动脉）

冠状动脉畸形的影像学诊断

多种影像技术可用于已知的大部分冠脉畸形的诊断、描述和预后判断。有或无血管内超声引导的冠脉造影是主要的诊断依据，有助于对有临床症状或心源性猝死预兆的患者的明确诊断，但冠脉造影是一项昂贵的有创性检查，较其他方法的风险更高，并不能作为一项可接受的筛查方法。冠脉 CTA 具有高空间分辨率，但在年轻患者中存在电离辐射和差异。心脏核磁共振成像

（CMR）没有辐射因此值得关注。尽管 CMR 的费用、时间要求、噪音等级和诱发幽闭恐惧症呈下降趋势，其评估侧支血管、冠状动脉瘘或冠脉异常起源于心室或肺动脉的能力是有限的，但 CMR 对于解剖定义仍是最佳选择。经胸超声心动图，以及在较小程度上的经食管超声心动图具有很重要的研究历史，对于诊断冠脉畸形具有很好的临床应用价值。经胸超声心动图尤其适用于筛查，同时能够更详细地明确冠脉走行。经胸及经食管超声心动图均是有利的，因为没有辐射，且应用广泛。同

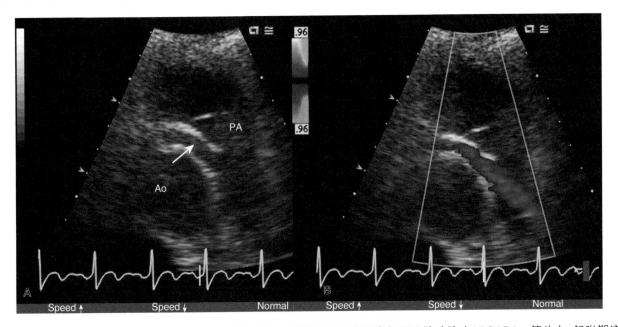

图 12.25 二维和彩色多普勒超声心动图，在肺动脉水平显示右冠脉异常起源于肺动脉（ARCAPA；箭头）。舒张期流入肺动脉的蓝色血流信号示，右冠脉异常起源于肺动脉存在来自左冠脉的侧支逆行性灌注，并流入肺动脉（Ao.主动脉；PA.肺动脉）

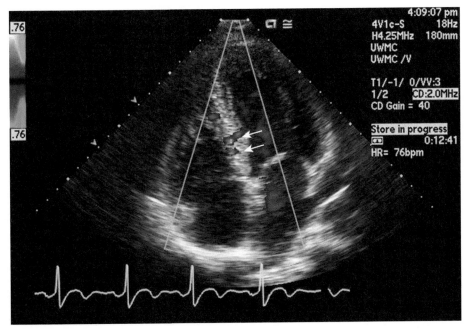

图 12.26 彩色多普勒在心尖四腔切面显示右冠脉异常起源于肺动脉（ARCAPA）。箭头示舒张期来自扩张冠脉侧支的彩色血流穿过室间隔，可以通过低速的舒张期血流与室间隔缺损相鉴别

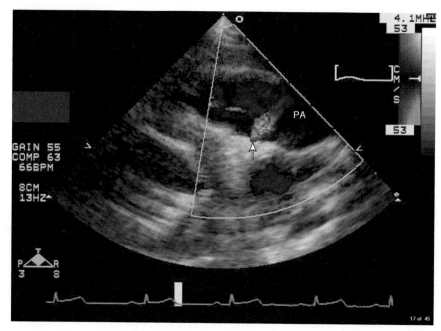

图12.27 在胸骨旁长轴切面显示左冠脉异常起源于肺动脉（ALCAPA），导致逆行性血流，冠脉血流（箭头）和橘黄色血流。PA.肺动脉

时经胸超声心动图是无创的（图12.28和图12.29）。

经胸超声心动图的影像分析

经胸冠状动脉成像的目标是使冠状动脉主要分支的近端显像，同时显示冠脉的前向性血流。超声心动图诊断的第一步是了解冠脉畸形的低发生率，在合并先天性心脏疾病的基础上应考虑为解剖变异或畸形。冠脉畸形与二叶式主动脉瓣和法洛四联征有关。在这些情况下，超声科医师和临床医师应记录2个冠脉开口的起源。

经胸超声心动图的基本设备应包括最低程度的数字压缩和谐波成像。通过扫描胸骨旁短轴心底切面可以在大多数成年人和所有儿童中显示左主干和右冠状动脉的开口，特别是主动脉窦切面。左主干近端在4点钟方向是可显示。从短轴方向轻微的顺时针转向可显示前降支和回旋支的分叉。滑向窦管交界处的头侧并指向10点钟方向通常可显示右冠状动脉开口。右冠状动脉和左冠状动脉常可以通过胸骨旁长轴切面鉴别，探头向左侧弯曲能够显示左冠状动脉的分叉。彩色多普勒超声能显示血液流入冠状动脉起源。为了记录低流速舒张血流，设定多普勒速度范围应降低（约15cm/s）。如果冠状动脉的2个开口起源于适当的解剖学部位，那么存在严重冠脉畸形的可能性低。然而，一些冠脉畸形如心肌桥和冠状动脉瘘仍可能存在。因此，需要进一步影像学检查。如果存在只能定位一个冠脉开口，冠脉起始段扩张或冠脉近端异常均应考虑冠脉畸形。冠脉扩张可能是由冠状动脉瘘的血流过量，较少的是左冠状动脉或右冠状动脉异常起源于肺动脉引起的。彩超显示的位于室间隔或

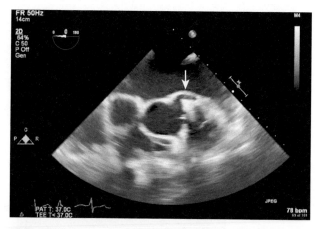

图12.28 二维经食管超声心动图示左冠脉起源于左冠窦（箭头）

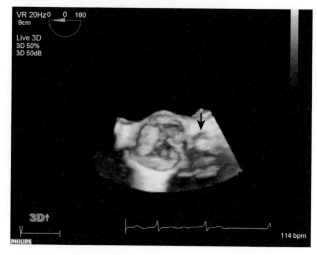

图12.29 三维经食管超声心动图示左冠脉起源于左冠窦和左冠脉分叉（箭头）

左心室壁的过量血流常见于左冠状动脉或右冠状动脉异常起源于肺动脉、冠状动脉瘘，因此，可能提示冠脉畸形。能显示所有冠脉节段的影像技术在这节的开始已被详细描述过。冠脉畸形的不同影像学诊断方法之间的敏感度及特异度尚待研究。

超声心动图诊断冠脉畸形的发病率

最大的一项对冠脉畸形的超声心动图的前瞻性研究纳入了2388例无症状的儿童和成年人（年龄0～21岁），随访时间长达3年。经胸超声心动图的诊断应采用标准化的经胸图像及彩色多普勒成像。其中4名儿童（0.17%，2.5～18岁）存在冠状动脉异常起源于主动脉，且均通过冠脉造影证实。相较于年轻运动员的尸检结果，超声诊断ACAOS的发病率更高，可能是因为超声心动图在儿童患者中的选择偏倚造成。经胸超声心动图的敏感度和假阴性率尚不清楚，是因为超声结果正常患者没有进行进一步的检查。这项研究中，一名患者通过超声心动图诊断冠脉起源正常，但在随访中发生了心源性猝死，通过尸检发现冠脉畸形，这证明超声心动图诊断ACAOS的敏感性不高，即便是儿童也是如此。

Yang和Nanda研究了左冠状动脉异常起源于肺动脉（ALCAPA）的超声特点。他们回顾性地研究了8例经冠脉造影证实的左冠状动脉异常起源于肺动脉。其中2例是婴儿型，穿过室间隔的血流信号显示只有极少量右向左冠脉侧支形成。婴儿型显示乳头肌回声增强，左心室变薄、扩张，而右冠状动脉开口未见明显扩张。不同的是，余下的病例中室间隔可见大量红色血流信号，显示丰富的右向左侧支形成，故称为成人型。该分型的患者通常无左心室扩大，但右冠状动脉的直径是扩张的。上述研究中左冠状动脉异常起源肺动脉的2个分型的共同特点是肺动脉内可见低流速、显著的舒张期血流。笔者提出在4例患者中出现了同一个误区：由主动脉发出的平行透声区被误认为是左冠状动脉，而实际上是心包横窦插入主动脉。

Nanda和他的同事最先在4名成人患者中应用三维经食管超声心动图描绘冠脉的异常走行。经冠脉造影证实二维和三维经食管超声心动图在4名患者中诊断冠脉畸形是敏感的，但不能明确实际的走行，特别是当走行于主动脉与肺动脉之间时。通过应用二维经食管超声心动图和门控的三维重建，包括三维彩色多普勒，Nanda团队能够在上述患者中显示肺动脉和主动脉之间走行的冠脉节段。其中2名患者，多平面的二维和三维经食管超声心动图均能显示冠状动脉壁内段，而壁内冠状动脉可以不依赖冠脉造影诊断。在这些患者中超声检查是必须的，甚至是心导管检查之后。笔者认为三维图像提高了冠脉走行的可靠性，特别是在壁内冠状动脉的患者中。自从三维实时经食管超声心动图的应用，很少有相关的出版物出版。

经食管超声心动图

如果已经通过其他影像学检查如冠脉CTA或心脏MRI明确诊断，那么实时三维经食管超声心动图可以用于外科手术中的解剖定位或在手术修复前后进行围术期监护，以确保预后良好，避免残余分流。Jin等发表的病例报道提到，1例68岁女性通过冠脉CTA诊断为冠状动脉异常起源肺动脉，而在此之前，其经胸超声心动图提示右冠状动脉扩张，左心室扩大。因为存在冠脉窃血及所导致的左心室功能障碍，所以这名患者有相应的临床表现，因此为其进行了静脉旁路移植手术，且在左冠状动脉肺动脉开口处，二维彩色多普勒能显示异常的连续舒张期血流信号。然而，通过实时三维经食管彩色超声心动图只能定位左冠状动脉的开口。外科手术修补后超声提示分流消失。Ilgenli等也报道了一个病例，在合并艾森曼格综合征的患者中，应用三维经食管超声心动图的二维超声和彩色血流能够协助识别左冠状动脉的开口。二维经食管超声心动图不能识别冠脉起源。这项研究显示三维超声心动图能帮助医师准确识别冠脉开口，而且在主肺动脉窗上能识别13年前外科手术造成的缺陷。

结论

冠脉畸形的发病率虽然极低，却是致命的，因为容易引起心源性猝死，特别是青年运动员。冠状动脉异常起源于肺动脉在儿童中有很好的描述，青少年和成人仍很少见。因此，在诊断过程中，应该考虑到冠状动脉异常起源于肺动脉，但是临床意义不大，特别是在年轻运动员中。超声心动图可以显示冠脉的起源和初始段。而这是冠状动脉畸形中最重要的部分，因为大多数阵发性心肌缺血和猝死的原因都与起源异常相关，起源于对侧窦或由锐角发出。

到目前为止，二维经胸超声心动图彩色多普勒成像是诊断冠脉畸形最常用的诊断方法。近年发展起来的三维经胸超声心动图能显著提高图像断层扫描的能力。这种穿透冠脉的能力使三维经胸超声心动图比二维经胸超声心动图能更远地追踪冠脉走行。然而，现在仍然缺少大型前瞻性试验评估三维超声心动图诊断冠脉畸形及其自然病程。

（吴晓霞　译）

第 13 章

负荷超声心动图

第一节　负荷超声心动图：简介

1979 年首次描述了在踏车运动中应用交叉切面超声心动图检测可逆性节段运动障碍，尽管其应用有局限性，但这标志着负荷超声心动图的诞生：二维超声心动图用于识别运动负荷诱发的狭窄冠状动脉供血区域的节段心肌缺血。随着技术的不断成熟，负荷超声心动图得到普遍认可，在检测心肌缺血、存活心肌、预后评估及诊断其他心脏疾病方面具有独特优势。

20 世纪 80 年代，科技的重大创新为负荷超声心动图的发展提供了平台。数字化超声心动图可以采集电影回放图像，这样就可以对心内膜运动观察最佳的心动周期进行采集、保存并同步重复播放在静息状态及负荷状态下不同的动态影像。这也促进了负荷超声心动图图像的存储、演示及读取。组织谐波成像技术及其他超声影像技术的不断创新发展，美国食品药品监督管理局批准超声造影剂应用于一个及以上节段心肌显示欠清晰的患者进行左心室内膜边界的识别，大大提升了负荷超声心动图的可行性。负荷超声心动图有多种负荷试验方案，其中包括平板运动负荷，直立或仰卧踏车运动负荷及针对无法完成运动负荷患者的其他负荷方法，这些非运动负荷方法包括药物负荷，常用药物有多巴酚丁胺，双嘧达莫，腺苷，合用或不合用阿托品或握拳动作。插入经食管调搏导管可以提高心率，已安装永久起搏器的患者可以设置调高心率。对于静息状态下存在节段运动障碍或左心室整体收缩功能障碍的患者，存活心肌的检测可以应用多巴酚丁胺或运动阶梯负荷超声心动图，图像按不同的负荷阶段进行存储。

负荷超声心动图的确认研究开始于 20 世纪 90 年代，验证了平板运动负荷、踏车运动负荷及药物负荷超声心动图检测冠状动脉主要分支或粗大边支结构性狭窄的敏感度和特异度。尽管结果并不完美，但已优于同时期的运动心电图，与更为广泛应用的核医学检测技术单光子

发射计算机断层成像术（SPECT）相比，负荷超声心动图的特异性更高。基于上述证据支持，美国超声心动图学会（ASE）认为负荷超声心动图作为确诊检测方法应用于已知或可疑冠心病患者已足够资格写入指南。1998 年，相关指南发布，这份指南回顾了负荷超声心动图的确认研究及其操作方法，包括必需设备及人员，负荷方案及分析方法，也推荐对负荷超声心动图的操作及报告出具必须进行培训。按照要求进行培训后，节段室壁运动结果的评估也获得了较高的可重复性。

负荷超声心动图获得认可的下一个必需步骤是阐述其评估预后的价值。根据负荷超声心动图结果及特有的负荷试验特点识别发生心血管事件及死亡的低危患者和高危患者的大规模研究业已完成，多家具备负荷超声心动图操作经验的机构参与并完成了患者连续入组。运动负荷及药物负荷超声心动图对已确诊或可疑冠心病的患者，包括有各种临床表现，左心室功能障碍，左束支阻滞及曾接受冠脉再血管化治疗的患者，有判断预后的价值，并且与负荷核素灌注显像评估预后的价值相当。大量的临床试验证据支持使 ASE 在 2007 年发布了负荷超声心动图的新指南。

负荷超声心动图已成为许多大型医学研究机构进行负荷试验的选择之一，但在 2009 年，由于 SPECT 检查中应用的放射性同位素暴露出未知问题，这促进了负荷超声心动图更广泛的应用，也获得了更多关注。同时 SPECT 检查较为昂贵，申请 SPECT 预授权的条件不断增加，这也从另一方面促进了负荷超声心动图应用的增长。近来，越来越多的医生和大众意识到心肌灌注检查中存在放射暴露的问题，同样促使负荷超声心动图成为最佳的另一种可选择方法。

与其他几种负荷试验的影像学检查相比，负荷超声心动图有多种优点，首先其多功能的特点就是无可比

拟的一大优点。在负荷试验开始时要进行静息状态下图像的存储，这部分图像可以使我们快速识别症状相关疾病，比如心脏瓣膜病，肥厚型心肌病，主动脉夹层，舒张功能障碍，肺动脉高压和心包积液。基于基线图像得到的意外信息，如高血压患者发现左心室肥厚，常会影响疾病的诊断及治疗方案的制订。而且，对于有心脏相关症状的患者来说，负荷超声心动图不仅仅限于检测心肌缺血，舒张功能、瓣膜病变、室内压力阶差及肺动脉压力均可在静息状态及负荷状态下进行评估，并可以观察负荷状态下患者症状的变化。

负荷超声心动图的另一大优点是其安全性。运动及多巴酚丁胺负荷超声心动图需在专业护士监护下进行，其安全性已得到充分的验证及阐述。检查过程中不需要给予放射性同位素及含碘成分造影剂，负荷试验的禁忌证如急性主动脉夹层、心脏压塞及重度心脏瓣膜病均可在基线图像获取时进行快速识别，这几点就使负荷超声心动图在安全性方面优于其他检查。此外，药物负荷试验及仰卧踏车负荷试验还可以按负荷程度分阶段进行，便于观察心肌缺血首次发生时的心率水平，这是其特有的优点，具有广阔的应用前景。

超声新技术与负荷超声心动图的升级包括心肌声学造影观察灌注，三维负荷超声心动图及应变率成像将会大大提高负荷超声心动图的实用性，可行性及准确性。

从最初用于踏车运动试验检测缺血性心脏病，负荷超声心动图已走过了30多年，如今，负荷超声心动图已发展为能够满足临床多种需要的检查手段。在检测心肌缺血和存活心肌、预后评估及治疗效果评价方面，负荷超声心动图的重要作用已得到验证并被广泛接受。"2011超声心动图适用条件"中列举了30个负荷超声心动图临床适用条件。负荷超声心动图在其他心脏疾病包括肺动脉高压、心肌病、舒张功能障碍及心脏瓣膜病中的应用及价值仍需进一步验证。负荷超声心动图检查费用最低且不需要应用放射性同位素，使负荷超声心动图成为具有独特吸引力的选择。如今，降低成本，减少过度检查尤为重要，负荷超声心动图的多功能性及全面性特点，适用范围广及安全性高的优点使其独领风骚。后续章节将对负荷超声心动图的最新进展进行阐述。本领域知名专家执笔的章节将会使读者更好地理解负荷超声心动图的应用。

第二节　运动负荷、药物负荷与调搏对心血管系统的作用

心血管系统对负荷的反应因负荷方式不同而反应不一。尽管检查室常规应用一种或两种负荷方法，仍需要熟悉更多的负荷方式，因为没有一项检查可以适用于所有的患者及所有的临床情况。

血流动力学作用

平板运动或踏车运动的血流动力学作用包括增加心率（主要由于交感神经激活，部分由于副交感神经抑制）；正性肌力作用；提高收缩压；降低体循环阻力，促进静脉回流（交感神经对大静脉的收缩血管作用及骨骼肌泵血作用），通过 Frank-Starling 机制增加心搏出量。运动过程中血压的升高主要是由于心搏出量的增加幅度超过了外周阻力的降低。后负荷及前负荷的相应变化请见等长（握力）运动（表13.1）。

多巴酚丁胺的主要作用由 β_1-肾上腺素受体调节。低剂量时主要反应为心肌收缩力增加，无心率加快。当剂量增加超过 $20\mu g/(kg\cdot min)$ 时，可出现收缩压的升高，可达170mmHg（升高30～40mmHg），心率可加

表 13.1　不同负荷方式的生理效应					
	肌力	心率	血压	体循环血管阻力	静脉回流
等长运动（握拳动作）	↑～↑↑	↑～↑↑	↑↑↑	↑	↓*
仰卧踏车运动	↑↑	↑↑↑	↑↑↑	↓	↑↑↑
直立踏车运动	↑↑	↑↑↑	↑↑↑	↓	↑
多巴酚丁胺	↑↑↑	↑↑	↑～↑↑	↓↓	↓
血管扩张剂	↑	↑	↓	↓↓↓	↓↓
调搏（心房）	0	↑↑↑	0	0	0
*Valsalva动作后					

速至 120 次 / 分（增加 40 ～ 50 次 / 分）。在高剂量时可出现血压下降，主要是由于多巴酚丁胺激活 β_2 肾上腺素受体而导致血管扩张。偶可出现心动过缓，这是血压升高或心肌收缩力增强激活机械感受器，或两者同时作用导致的反射作用。

最常用的冠脉血管扩张剂（双嘧达莫，腺苷和瑞加德松）通过同样的作用途径，或增加内源性腺苷水平（双嘧达莫）或直接作用于血管（外源性腺苷或瑞加德松，是腺苷 A_{2A} 受体兴奋剂）。上述药物可使血压轻度降低，心率适度加快，心脏收缩功能轻度增加。

调搏是通过诱导心动过速而增加心脏做功的一种方法，通常可使心率上升至 160 次 / 分。心房调搏更为常用（经静脉或经食管），因心室起搏会出现节段心肌收缩失同步，使结果难以解释。调搏诱导的心动过速不会影响血压水平及负荷状态，与其他负荷方式相比，这种方法可以更平稳地控制血流动力学变化，这也是它最主要的优点。缺点是由于没有血压水平的相应变化易引起心率压力乘积轻度升高。

麦角新碱试验被公认为诊断冠状动脉痉挛的金标准，麦角新碱是 β 肾上腺素能，多巴胺及 5- 羟色胺受体的激动剂，通过上述受体可以诱发冠脉血管收缩。这项试验敏感性极高，即使患者只有单支血管痉挛也可被发现，因为血管痉挛造成的透壁性缺血会引起严重的室壁运动障碍。

缺血机制

运动，多巴酚丁胺和调搏均可通过增加心脏做功来诱发心肌缺血，当心脏做功增加时，需氧量随之增加，但冠脉狭窄严重时，血供减少，无法满足供氧需求，从而导致缺血缺氧。共同参与的机制还包括在负荷过程中心肌组织腺苷堆积，使冠脉血流重新分布，导致心内膜下缺血，以及多巴酚丁胺的耗氧效应。

血管活性负荷方式的作用机制之一是灌注程度的不均一性。狭窄冠脉供血区域充血受限，而其他区域充分的血管扩张就导致了灌注不均一性的发生。更令人争议的是，有研究者认为冠脉窃血引发了心肌缺血，即正常冠脉供血区域的过度灌注是以狭窄冠脉供血区域灌注不足为代价的（也称为反向的 Robin Hood 效应）。横向窃血是正常冠脉微血管床扩张使供应狭窄冠脉供血区的侧支循环灌注压降低引起的，纵向窃血则是血管扩张直接使狭窄冠脉供血区域微循环的灌注压下降引起的。心内膜下血管外压力较高，当灌注压降低时，血流重新分布至心外膜下，直接导致了心内膜下灌注不足。血管扩张剂的另一作用机制是，血压下降引起的反射性心动过速增加氧耗，或应用了阿托品。

左心室的负荷效应

变力负荷下的正常反应包括心内膜收缩运动增强，收缩期室壁厚度增加，收缩速度加快。应用多巴酚丁胺后的典型表现为舒张末期与收缩末期容积减少，心排血量增加，这更多是源于心率的增加而非心搏量。正性肌力作用与负荷显著降低共同作用会出现左心室腔缩小甚至闭塞，室壁负荷下降及可能出现运动障碍的节段面积变得更小，可能会导致假阴性结果的出现。

缺血的特征性表现为静息状态下节段心肌功能的下降，功能变化表现为心内膜收缩和室壁增厚的幅度，在收缩性最初的增强之后出现。心肌功能的短暂增强对识别无运动或运动障碍节段是否存在缺血尤其重要，尽管其功能状态很差，但仍有存在缺血心肌或存活心肌的可能。功能持续恶化，不伴有前期的功能改善，则代表负荷增加而非缺血。

负荷中出现左心室室腔扩大或射血分数下降均提示多支血管病变或左主干病变。运动负荷比药物负荷更容易发生上述表现，可能与负荷减少有关。部分研究认为，多巴酚丁胺负荷中舒张末容积减少低于 15% 提示严重冠脉病变。

静息状态下表现为功能障碍的心肌在小剂量多巴酚丁胺 [低于 20μg/（kg·min）] 或双嘧达莫（0.28 ～ 0.56mg/kg）作用下出现功能改善，提示其为存活心肌。多巴酚丁胺负荷的作用机制很明确，其肾上腺素能效应导致了收缩增强，但双嘧达莫的作用机制并未明确，可能与其交感神经激活作用有关，或血管扩张作用引发"局部 Frank-Starling 效应"，心肌血容量增加刺激肌原纤维张力增高。

梗死相关血管开通后，即使做功负荷及需氧量增强，心肌功能仍持续改善，通常会被理解为有顿抑心肌的存在，但非透壁梗死也会有这样的"单相"反应，因此，这并不是功能恢复的特异性表现。心率较慢时心肌功能改善，随着心率加快，诱发缺血，节段心肌功能随即减弱，这是狭窄冠脉血管供应的存活心肌的典型表现，即冬眠心肌。但是当供应血管狭窄程度严重时，心肌功能改善的表现不会出现，因为在极早期缺血就会发生。这种双相反应是再血管治疗后心肌功能的恢复强力预测因素，这也是负荷试验需在可耐受范围内应用到最大负荷量的支持证据之一（表 13.2）。但需要强调的是，重度左心室功能障碍及多支血管病变的患者需谨慎对待，并可提前终止试验。

负荷方式的对比

变力性负荷方式对血流动力学的影响不同，与多巴

表 13.2　多巴酚丁胺或血管扩张药负荷作用下的左心室效应

诊断	静息	小剂量	大剂量
正常	正常	正常	收缩增强（应用血管扩张药，收缩轻度增强）
缺血	正常	正常（重度CAD除外）	比静息状态时减弱 比其他节段减弱 收缩延迟
存活心肌，IRA开通（顿抑心肌）	运动减弱/无运动	改善	持续改善
存活心肌，IRA狭窄（冬眠心肌）	运动减弱/无运动	改善	与小剂量时相比，运动减弱
梗死	无运动/矛盾运动	无变化	无变化

CAD. 冠心病；IRA. 梗死相关血管

酚丁胺负荷相比，运动负荷的做功负荷更大，也就会更诱发广泛缺血。运动负荷的心率压力乘积（＞25 000）高于多巴酚丁胺（约20 000）或调搏（＜20 000）。运动负荷或多巴酚丁胺负荷诱发心肌缺血的效能（即诊断敏感性）依赖于目标心率是否达到，与亚极量负荷相比，最大负荷量获得的结果可信度更高。β 受体阻滞药可抵消多巴酚丁胺的变时效应，并可使心率压力乘积减至约14 000，应用阿托品可消除其影响。多巴酚丁胺与阿托品联合应用还可预防迷走神经的激活及心率下降，是血压升高或心脏机械感受器感受刺激的结果。血管扩张剂负荷加用阿托品，可提高心率及心肌需氧量，从而提高试验诊断敏感性。

负荷对高血压的影响

收缩压急剧升高达200mmHg并不少见，尤其对于高血压患者。更高的做功负荷及增高的室壁负荷带来的更高的缺血负荷更易检测出冠心病。但是，这会影响其特异性，因为后负荷增加可能会带来整体或节段（尤其心尖部）性干扰。

非冠脉病变指标

二尖瓣反流

运动负荷超声心动图有助于判定二尖瓣反流患者是否适合外科治疗。超声心动图结果出现反流程度增加，肺动脉压力明显升高，收缩功能储备缺失，则提示需要接受干预。尤其对于缺血性二尖瓣反流，随负荷条件及肌力水平变化出现动态改变。

仰卧踏车运动负荷似乎是最适合评估二尖瓣反流的负荷方式。其血流动力学特点是大量静脉回流，体循环血管阻力中度下降，可以真实反映二尖瓣反流的严重程度。与运动负荷相比，多巴酚丁胺负荷并不会使二尖瓣反流量增加，因为其主要的正性肌力作用会缩小反流口面积，增加后负荷，降低前负荷，因此，并不推荐用于二尖瓣反流

的评估。等长运动可增加体循环阻力，但也会因 Valsalva 效应会降低前负荷。直立运动可中度减少静脉回流，在确定二尖瓣反流严重程度方面诊断价值居中。

主动脉瓣狭窄

应用小剂量多巴酚丁胺负荷超声心动图有助于鉴别主动脉瓣真严重狭窄（血流量低，压力阶差低）与伴有重度左心室收缩功能减低的假严重狭窄（平均压力阶差低于40mmHg，瓣口面积小于1cm²），一种情况是主动脉瓣严重狭窄，同时收缩功能"差"的左心室无法产生足够的推动力以形成较高的压力阶差，另一种情况则是无主动脉严重狭窄，但是由于左心室腔内无法形成足够高的压力阶差推动主动脉瓣充分打开，故仍可表现为瓣口面积变小。如多巴酚丁胺可增加跨瓣压力阶差，瓣口面积不变，则提示其为主动脉瓣真严重狭窄；如瓣口面积增加而主动脉瓣跨瓣压差无显著增加则为主动脉瓣假严重狭窄。多巴酚丁胺负荷超声心动图的另一优点是可以评估收缩储备，即心搏出量增加高于20%，此为评估预后相关信息。

舒张功能不全

任何一种负荷方式均可诱发缺血导致的舒张异常，但低心率水平时可行性更高，如双嘧达莫或调搏（负荷终止后）。负荷过程中出现的舒张功能变化并非缺血特异表现，左心室肥厚或纤维化，或两者同时存在也可出现。运动导致左心室充盈压升高是呼吸困难的主要原因之一，运动后测定E/e′比值高于13即可诊断，但药物负荷中尚无类似评价方法。

结论

负荷超声心动图所用的负荷方式可引起一系列的生理学效应，需根据临床情况选择合适的负荷方式，不同的成像技术也不仅仅局限于室壁运动，血流动力学，心肌功能，冠脉血流及灌注与负荷超声心动图的结合将会开辟新的领域。

第三节　诊断标准与准确性

正常冠脉血管通过血管扩张，增加血流满足负荷状态下需氧量的增加（冠脉储备）。当冠脉狭窄，血流受限，冠脉储备受损，会引发被称为"缺血瀑布"这一系列事件的发生（图13.1）。通过运动负荷（平板运动或踏车）或药物负荷（多巴酚丁胺、双嘧达莫或腺苷）诱发缺血，负荷超声心动图可识别由缺血导致新的可逆性节段室壁运动障碍。在缺血瀑布序列中，室壁运动障碍的发生早于心电图及血流动力学变化，因此，在检测可导致血流受限的冠脉狭窄方面，与血流动力学改变、心电图变化及临床表现相比，应用负荷超声心动图识别新发生的室壁运动障碍的敏感度及特异度更高。

诊断标准

根据美国超声心动图学会（ASE）推荐，左心室（LV）分为17节段，在静息状态，峰值负荷及恢复阶段

每一节段的运动评分为1~5分（表13.3）。负荷状态下的正常反应为17个节段各节段的室壁厚度与内膜运动幅度增加，左心室收缩末期容积减少。

根据左心室各节段的反应不同，可分为正常心肌，缺血心肌，存活心肌（顿抑心肌或冬眠心肌），梗死心肌及心肌瘢痕，见图13.2。运动后正常心肌反应为室壁增厚，心内膜运动增加，左心室腔几乎闭塞。异常（缺血）反应为左心室节段心肌的室壁增厚及内膜运动幅度减弱（室壁运动评分至少增加1分）。如患者静息状态下即存在室壁运动异常，在小剂量多巴酚丁胺负荷下节段运动改善（存活心肌），峰值负荷下运动减弱（双相反应）则为缺血表现。

左心室室壁运动半定量评价方法—室壁运动积分指数

室壁运动积分指数（WMSI）由17节段运动评分

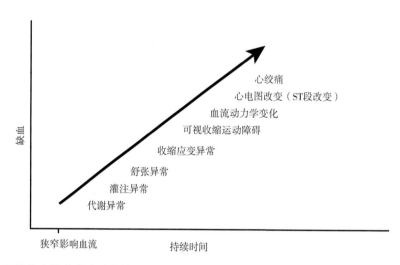

图13.1 缺血瀑布，冠脉狭窄影响血流诱发缺血发生的系列事件。血流减少首先引起代谢异常，随后为灌注异常，可通过正电子发射断层成像术（PET）或单光子发射计算机断层成像术（SPECT）检测。继之为舒张功能及收缩功能障碍，可通过负荷超声心动图检测，最终导致心电图出现缺血性改变及心绞痛临床表现

表 13.3	心脏室壁运动评分		
评分	室壁运动	心内膜运动*	室壁增厚*
1	正常	正常内向运动	正常（＞30%）
2	减弱	内向运动减弱（＜5mm）	减弱（＜30%）
3	无运动	无（＜2mm）可因邻近节段拖拽减弱	无（＜10%）
4	矛盾运动	外向运动	变薄
5	室壁瘤	外向运动，伴有舒张期形变	无或变薄

*收缩期

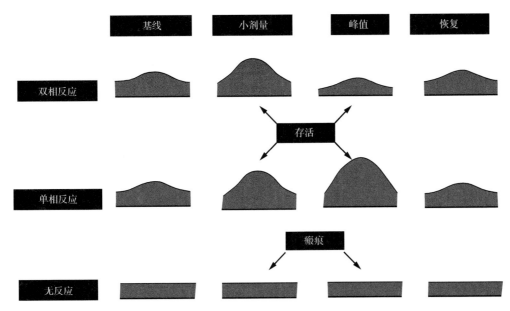

图13.2 17节段在负荷超声心动图中的不同反应。运动负荷中，观察对比静息、峰值负荷及恢复期的室壁增厚及心内膜移动幅度。多巴酚丁胺负荷观察对比静息、小剂量负荷、峰值负荷及恢复期的室壁增厚及心内膜移动幅度。行1：运动负荷及多巴酚丁胺负荷均可诱发缺血，表现为双相反应；行2：运动负荷或多巴酚丁胺负荷下的正常反应，为单相反应，反映肌力的收缩储备；行3：无反应提示瘢痕形成或无存活心肌存在

（分值：正常节段=1；运动减弱=2；无运动=3；矛盾运动=4；室壁瘤=5）的总和除以节段数得出。患者负荷超声心动图试验结果正常（峰值WMSI=1.0），其心血管事件发生率低，为低危患者（非致死性心肌梗死或心源性死亡年发生率低于1%），在峰值负荷状态下发生轻至中度缺血（峰值WMSI=1.1～1.7）为中危患者（年心血管事件发生率达2.6%）。如患者发生严重缺血（峰值WMSI>1.7），则为高危患者（年心血管事件发生率为5.5%）。

低心率状态下的室壁运动异常

如新出现的室壁运动异常发生在低心率或非最大（<85%）年龄预期心率状态下，则提示可能存在多支冠脉血管病变（CAD）且预后较差异。

左心房大小

如患者未合并严重二尖瓣病变，收缩性心力衰竭或心律失常，左心房的大小是评估左心室舒张功能严重程度和持续时间的指标，并有助于患者的危险分层。负荷超声心动图检查正常，且左心房内径正常提示预后良好（年心血管事件发生率低于1%），如左心房增大，无论其负荷超声心动图结果是否正常，均提示预后较差。因此，左心房内径是独立于传统危险因素如左心室射血分数、超声显示心肌缺血之外的独立预测因素。

右心室功能

右心室可以在静息及负荷状态下，在胸骨旁长轴切面，胸骨旁短轴切面，心尖四腔切面及剑下切面进行观察分析。右心室室壁运动分3段进行评分：基底段，中间段，心尖段，评分规则与左心室室壁运动评分相似，

为1～5分。右心室峰值室壁运动积分指数由3节段运动评分总和除以节段数得出（正常RV WMSI=1.0）。负荷超声心动图检查中，约4%的患者出现右心室功能异常（室壁运动异常，或新"缺血"或旧"梗死"），有助于进一步危险分层并对其判断预后有增值价值。峰值RV WMSI从1.0升高到大于2.0时，其心血管事件发生风险呈指数级增长，可从1.3%的年发生率升高至11.4%，提示累及右心室增加事件风险。

短暂缺血性扩张

短暂缺血性扩张（TID）是指在负荷状态下出现的左心室舒张末容积的异常升高（负荷状态/静息状态左心室容量比值>1.17），这与左心室整体收缩功能减低共同提示多支冠脉病变及较差的预后，心血管事件年发生率高达19.7%。而且当负荷终止后，负荷诱发的异常室壁运动恢复至正常基线状态所需时间越长，罪犯血管的狭窄程度就越重。

诊断准确性

与无创负荷试验的准确性相比，冠脉造影被认为是检测导致血流受限狭窄冠脉的金标准。但冠脉造影是管腔成像，有其自身的局限性，因其评价的是冠脉解剖性狭窄而非冠脉血流受限造成的生理变化及微循环血流动力学，可导致假阳性及假阴性结果的出现。已有研究发现冠脉狭窄的严重程度与其对血流的影响存在差异性。

在冠脉造影这一金标准中，定量评价狭窄程度大

于 50% 及目测估计狭窄程度大于 70% 则被认为有临床意义。可能引起假阳性或假阴性结果的原因列于表 13.4 中。负荷超声心动图的敏感度为 75%～85%，特异度为 80%～90%。表 13.5 列出了各种负荷方式在不同研究队列中的敏感度，特异度及诊断准确率，各种负荷方式（运动，多巴酚丁胺，血管扩张药等）的诊断敏感度及

特异度在性别差异无统计学意义。当负荷心率达到高于 85% 年龄预期最大目标心率时，负荷试验的敏感度随之升高。

当患者冠脉造影发现冠脉狭窄程度高于 50% 时，负荷超声心动图检测单支，双支或 3 支冠脉病变的敏感度分别由 58% 升高至 86% 及 95%。

表 13.4	检测狭窄冠状动脉引发血流动力学障碍方面，与冠脉造影比较，影响负荷超声心动图准确性的因素
假阳性（特异性降低）	**假阴性（敏感性降低）**
微循环病变（糖尿病，LVH，HCM，X 综合征等）	亚极量负荷（＜85% 最大预期心率）
负荷状态下的高血压反应	负荷后图像获取延迟
心肌病：局部心肌炎，takotsubo，特发性心肌病	图像质量差
间隔矛盾运动（心外科手术术后，左束支传导阻滞，右心室容量负荷过重，右心室起搏等）	极轻度缺血，左旋支冠脉狭窄，分支或远端狭窄
冠脉痉挛，内皮功能障碍	冠脉储备丰富（侧支循环），潜在的内皮功能
局限性下壁基底段运动障碍，节段牵扯运动	负荷试验期间抗心绞痛药物的应用（钙离子拮抗剂，β-受体阻断药，硝酸酯类）
工作人员经验欠缺，解读图像偏倚	工作人员经验欠缺

LVH. 左心室肥厚；HCM. 肥厚型心肌病

表 13.5	与冠脉造影比较，观察平板运动、多巴酚丁胺、血管扩张药负荷超声心动图诊断准确性的临床研究[*]			
临床研究	研究规模	敏感度（%）	特异度（%）	准确率（%）
Jang 等（2011）[†]	1287 名患者接受平板运动负荷 SE（韩国人群）	68	83	72
Peteiro 等（2012）	116 名患者			
	极限负荷直立踏车运动 SE	84	63	77
	极限负荷平板运动 SE	75	80	77
	平板运动后 SE	60	78	66
Aggeli 等（2011）	60 名患者接受多巴酚丁胺 SE			
	二维图像	80	82	
	实时三维图像伴灌注显像	82	64	
Meta 分析				
Geleijnse 等（2009）	62 项研究（6881 名患者）			
	伴有既往 MI	83	81	
	不伴有既往 MI	74	85	
	伴有 RWMA	82	81	
	不伴有 RWMA	76	88	
Fleischmann 等（1998）	24 项研究（2637 名患者），运动负荷 SE	85	77	
Gargiulo 等（2011）	11 项研究（701 名高血压患者）	77	89	
De Albuquerque Fonseca 等（2001）	8 项研究（533 名患者）			
	双嘧达莫	72	82	77
	平板运动	79	92	80
Picano 等（2008）	5 项研究（435 名患者）			
	双嘧达莫	85	89	87
	多巴酚丁胺	86	86	84

MI. 心肌梗死；RWMA. 静息室壁运动异常；SE. 负荷超声心动图

[*] 冠脉造影提示大于 50% 的冠脉狭窄

[†] 阴性预测值，61%；阳性预测值，83%

图像质量较差的患者可应用超声造影剂改善内膜边界的识别及室壁运动的观察，尤其是前壁与侧壁。这也可以提高组间及组内的诊断一致性，并在不影响特异度的前提下提高诊断敏感度，从而使不满意图像变为满意图像。对有丰富分析负荷超声心动图结果经验的专家而言，在冠心病的诊断、危险分层与预后评估方面，负荷超声心动图是安全、高性价比，具有可信性及可重复性的一项检查方式。

第四节　负荷超声心动图方法

负荷超声心动图不仅可以在运动或负荷状态下观察心血管形态学的适应性变化，还可以观察生理学的适应性变化，这是其独特优势，因此，负荷超声心动图已发展成为评估已知或可疑心血管疾病主要的检查工具。已知或可疑冠脉堵塞的患者，显著冠脉狭窄导致的功能性变化即为新出现的左心室室壁运动异常，负荷超声心动图的主要功能即为识别这些运动异常的节段，本节将总结目前最常用的负荷超声心动图临床方案，以明确已知或可疑冠心病患者的诊断并进行危险分层。

运动超声心动图

可观察与心率及血压变化相应的心脏功能储备，这一特点使运动负荷优于药物负荷而更受欢迎，可无明显困难完成日常活动的患者即可接受运动负荷试验。运动负荷超声心动图可以根据患者自身条件及需要得到的信息来选择平板运动或踏车运动。

基线图像包括心尖四腔、三腔及二腔切面，胸骨旁长轴切面，胸骨旁短轴切面。有时在心尖切面会显示心腔缩短或心尖暴露不充分，因此除了标准切面，心尖部的短轴切面也需保存以保证心尖运动的观察。当患者胸骨旁声窗欠佳时，可应用剑下切面。当2个或2个以上节段显示不清时可静脉应用造影剂，患者在试验前3小时禁进食水。

多功能性及全面性是负荷超声心动图优于其他检查方式（核素负荷试验）的特点，为了将这一优点充分利用，基线超声心动图的观察应包括以下几方面。

1. 瓣膜形态与功能的观察。
2. 主动脉根部与升主动脉的结构性观察。
3. 左心房大小的测量，需进行容积测量。
4. 右心室收缩压的测定。
5. 脉冲多普勒（PW Doppler）测定二尖瓣流入血流速度。
6. 脉冲多普勒测量二尖瓣间隔和（或）侧壁瓣环舒张早期速度（e′）。

运动方案

平板运动

平板运动是美国最常用的一种运动负荷方式，与踏车运动相比，更容易掌握，对患者配合度的依赖降低。平板运动试验需要在医疗专业人员监护下进行，注册护士可以满足这一要求，包括持续监测心电图（ECG）和定期测量血压。

最常用的平板运动方案是多阶段Bruce方案，这是已被验证的方案。第1阶段以1.7 mph（英里/小时）的速度开始，伴10%的倾斜。每一阶段持续3min，速度与倾斜角度逐渐增加（图13.3），第4阶段开始慢跑或跑步。改良的Bruce方案和Naughton方案运动强度较低，适用于老年患者或活动能力受限的患者。Cornell方案中速度与倾斜度的增加幅度较Bruce方案平缓。患者在试验过程中会被周期性询问感觉用力程度，并按照Borg感觉用力评分表评分，分值范围为6～20（表13.6），当患者Borg感觉用力评分达18分以上则认为患者达到最大运动量。运动试验应根据患者症状调整，但在某些特殊条件下可提前终止（表13.7）。

试验终止后立即指导患者左侧卧位以方便超声技师在达到峰值心率后尽快采集图像，这一过程并不容易，需要在技师指导下，患者配合屏住呼吸，以防止肺或活动伪影。运动后图像的存取与前面提到的静息状态下图像的存取一样（心尖四腔，三腔和两腔切面及胸骨旁切面）。图像采集应在运动后1min内完成以保证诊断准确性，因为节段室壁运动异常在运动终止后会快速恢复正常。未能在1min内获取图像是造成假阴性结果的重要原因。四格图像共同展示静息及负荷状态下各切面，包括静息状态图像，然后分别为运动后每个切面3个单心动周期影像，这样我们每次检查均会获得至少5套静息—负荷图像，观察者有机会在每一个切面看到一张以上的负荷后图像。

踏车测力法

踏车运动超声心动图可以采用直立踏车，半卧位踏车及卧位踏车方式。自行车被校以千克力或瓦特，可以转

Bruce方案

阶段	速度 (MPH)	倾斜度 (%)	持续时间	METS
R & R	1.2	0.00	0:00	1.9
1	1.7	10.00	3:00	4.6
2	2.5	12.00	3:00	7.0
3	3.4	14.00	3:00	10.1
4	4.2	16.00	3:00	12.9
5	5	18.00	3:00	15.0
6	5.5	20.00	3:00	16.9
7	6.0	22.00	3:00	19.1

Naughton方案

阶段	速度 (MPH)	倾斜度 (%)	持续时间	METS
R & R	1.0	0	----	1.8
1	1.0	0	2:00	1.8
2	2.0	0	2:00	2.5
3	2.0	3.5	2:00	3.4
4	2.0	7	2:00	4.4
5	2.0	10.5	2:00	5.3
6	2.0	14	2:00	6.3
7	2.0	17.5	2:00	7.3

Cornell (ST/HR倾斜)方案

阶段	速度 (MPH)	倾斜度 (%)	持续时间	METS
R & R	1.7	0	----	2.3
1	1.7	0	2:00	2.3
2	1.7	5	2:00	3.5
3	1.7	10	2:00	4.6
4	2.1	11	2:00	5.8
5	2.5	12	2:00	7.0
6	3.0	13	2:00	8.6
7	3.4	14	2:00	10.1
8	3.8	15	2:00	11.6
9	4.2	16	2:00	12.9
10	4.6	17	2:00	14.0
11	5.0	18	2:00	15.0

改良的Bruce方案

阶段	速度 (MPH)	倾斜度 (%)	持续时间	METS
R & R	1.2	0	----	1.9
1	1.7	0	3:00	2.3
2	1.7	5	3:00	3.5
3	1.7	10	3:00	4.6
4	2.5	12	3:00	7.0
5	3.4	14	3:00	10.1
6	4.2	16	3:00	12.9
7	5.0	18	3:00	15.0
8	5.5	20	3:00	16.9
9	6.0	22	3:00	19.1

图 13.3 负荷超声心动图运动方案。METS.运动当量；MPH.英里/小时；ST/HR.节段/心率

换为运动当量（METs）。踏车测力法的一项优点为可以在运动过程中进行采图，因此，有利于评估瓣膜病、肺动脉高压时获取需要的多普勒信息。此外，踏车试验所占空间比平板运动小，价格也更为低廉。当患者感觉乏力时容易使踏车速度减慢，随踏车速度变化而改变阻力改善了对做功输出的控制。踏车测力法的常规方案是以25W负荷量开始，每2～3分钟增加25W。与平板运动一样，踏车测力法也应该根据症状调整。分别在基线状态，25W，峰值运动及恢复期采图。踏车测力法的主要缺点为卧位自行车对患者造成的不舒适感及股四头肌的疲劳感，这会使试验在达到最大氧摄取前终止。对于不适应踏车运动的患者，他们的最大氧摄取量会比平板运动少10%～20%。

药物负荷方案

多巴酚丁胺

对于无法进行运动的患者，药物负荷超声心动图是另一个临床选择。应用最广泛的负荷药物为多巴酚丁胺。多巴酚丁胺是合成的儿茶酚胺类药物，在小剂量时［<10μg/（kg·min）］通过对心肌 β_1 肾上腺素能受体的激活发挥正性肌力作用。因此在小剂量时，心肌收缩力增强。多巴酚丁胺血浆半衰期很短，不足2min，因此需要持续输注。多巴酚丁胺同样也作用于 β_2 肾上腺素能受体及 α_1 肾上腺素能受体，平衡对外周血管的影响。但是随着剂量的增加，β_2 肾上腺素能受体作用更强会导致外周血管扩张，血压下降。标准药物负荷方案为5μg/（kg·min）剂量起始，持续输注3min，然后增加剂量直至达到最大剂量40μg/（kg·min）。我们检查室是以5μg/（kg·min）开始，随后每3分钟加量1次，剂量分别增至10μg/（kg·min），20μg/（kg·min），30μg/（kg·min）及40μg/（kg·min）。患者心电图持续监测，在每一剂量水平测量1次血压，如心率未能达标，可静脉应用阿托品0.25mg，每分钟注射1次，累

表 13.6	Borg 感觉用力评分
评分级别	感觉用力程度
6	
7	非常, 非常轻松
8	
9	非常轻松
10	
11	轻松
12	
13	轻度费力
14	
15	费力
16	
17	非常费力
18	
19	非常, 非常费力
20	

表 13.7	终止运动试验指征	
	绝对指征	相对指征
	·ST 段 抬 高 ≥1mm,无 Q 波 ·室性心动过速 ·与基线相比, 收缩压下降 >10mmHg, 并伴有其他缺血表现 ·出现中重度心绞痛 ·神经系统症状 ·灌注不良表现 (发绀, 苍白) ·技术上难以监测 ECG 或血压 ·患者提出终止要求	·除室性心动过速外其他心律失常 ·ST 段或 QRS 变化包括 ST 段水平或下斜型压低 >2mm ·出现束支传导阻滞或室内传导延迟, 难以与室性心动过速鉴别 ·胸痛加重 ·与基线相比, 收缩压下降 >10mmHg 不伴有其他缺血表现 ·乏力, 气短, 喘息, 腿部肌肉痉挛, 跛行 ·高血压 [收缩压 >250mmHg 和 (或) 舒张压 >115mmHg]
修改自 Gibbons et al		

积最大应用剂量为 2 mg。我们会在以下情况应用阿托品: 在 20 μg/ (kg·min) 剂量应用 3min 时心率仍低于 90 次/分, 在 30 μg/ (kg·min) 剂量应用 3min 时心率低于最大预期心率的 70%, 在 40 μg/ (kg·min) 剂量应用 3min 时心率低于最大预期心率的 85%, 阿托品发挥其阻断迷走神经作用增加心率, 半衰期为 3.5h。握拳动作也可用于提升心率 (见后)。

多巴酚丁胺负荷超声心动图在以下情况即可以终止: 患者心率达到 85% 最大年龄预期心率, 出现新的室壁运动异常或室壁运动异常加重, 出现心律失常, 低血压 (低于基线血压 20mmHg 以上), 严重高血压 (收缩压高于 240mmHg 或舒张压高于 120mmHg), 症状难以耐受。多巴酚丁胺常见副作用为头痛, 震颤, 恶心, 心悸, 心律失常, 心绞痛, 低血压。禁忌证为重度有症状主动脉瓣狭窄, 难以控制的高血压, 难以控制的心律失常, 急性肺栓塞, 急性主动脉夹层, 急性心肌梗死发生 2d 内及急性心肌炎。β 受体阻滞剂如静脉应用艾司洛尔有助于改善副作用, 艾司洛尔是一种短效的静脉应用的 β 受体阻滞剂, 应用剂量为 0.5 mg/kg。如患者出现心绞痛, 也可给予舌下含服硝酸甘油。经胸超声获得的左心室图像包括心尖四腔, 三腔及两腔切面, 胸骨旁长轴及短轴切面, 分别在基线, 小剂量, 峰值剂量及恢复期进行采图。四格图像共同展示静息, 小剂量, 峰值剂量前, 峰值剂量状态下各切面, 恢复期图像单独展示。我们会在恢复期继续对患者进行监测直至患者心率恢复至基线心率 ±20 次/分, 室壁运动异常恢复至基线状态, 症状消失。

安装了永久起搏器的患者, 可以采用以下多巴酚丁胺负荷方案。以 5μg/ (kg·min) 输入速度开始持续 3min, 随后为 10μg/ (kg·min), 持续 3min, 20μg/ (kg·min) 持续 3min。如患者为起搏心率, 继续给予 20μg/ (kg·min) 持续 3min, 同时调搏心率达到 70% 最大预期心率 (MPHR)。如患者非起搏心率, 继续给予 20μg/ (kg·min) 并将心率调至基线心率以上水平, 持续 3min, 然后调搏使心率增加至 85% 最大预期心率, 继续给予 20μg/ (kg·min) 持续 3min, 随后为恢复期。

血管扩张剂负荷超声心动图

另一类药物负荷试验应用药物包括双嘧达莫和腺苷。狭窄血管内血流量低于无狭窄血管, 通过 "窃血" 现象导致局部缺血发生。可以通过超声心动图发现节段室壁运动异常。但是, 当缺血被定义为结果异常时, 基于诱发左心室节段室壁运动异常的机制, 血管扩张剂负荷试验的敏感性低于多巴酚丁胺负荷试验, 因此, 多巴酚丁胺负荷试验更为适用。因为这一点, 很多研究机构将阿托品在双嘧达莫负荷超声心动图检查中常规应用。

其他方式

握拳动作

握拳动作可单独应用以提升心率及血压, 也可作为辅助手段应用于运动负荷及药物负荷中。要求患者以 30% 最大力量握住网球, 并持续 30s。可以在药物负荷试验或运动试验的最后 30s 应用。如患者缺血严重, 单独应用握拳动作足以诱发室壁运动异常。单独应用握拳动作仅能轻微增加心率与血压，因此，在负荷试验中并不常规单独应用。

舒张负荷试验

负荷超声心动图不仅仅应用于评估负荷诱发的左心室室壁运动异常，其临床应用范围不断扩大。患者出现呼吸困难或运动耐量下降的症状，且静息状态下超声心动图结果提示左心室充盈压正常，那么在运动后应加测肺动脉收缩压及左心室充盈压。如前所述，在运动结束后的第一时间进行采图，以观察左心室射血分数，收缩

末容积或节段室壁运动的变化。如存在三尖瓣反流，肺动脉收缩压可根据简化的伯努利方程，以三尖瓣反流峰值速度来计算。最后测量二尖瓣流入道血流E峰及二尖瓣间隔瓣环速度（e′）并计算E/e′比值。负荷诱发的E与e′速度改变至恢复期二尖瓣口血流E峰A峰不再融合持续几分钟时间，这期间可以观察分析左心室节段及整体功能，肺动脉收缩压，直到负荷后E与e′独立显示。舒张负荷试验可以在运动负荷或多巴酚丁胺负荷用进行。

第五节　负荷超声心动图：图像采集

负荷超声心动图的准确性与可重复性取决于恰当的图像采集。尽管大部分检查目的为评估冠心病，但操作技师与医生在检查开始前也应仔细确认有其他特殊检查目的的图像采集方案，包括瓣膜反流，瓣膜狭窄，肺动脉高压及舒张功能参数的评估。

美国超声心动图学会负荷超声心动图指南及操作要求对如何采集图像有详细说明。超声仪器应设置为心电触发图像存储。超声心动图工作站应可用二分屏或四分

屏方式展示图像，以便于在负荷方案不同阶段存储的图像可以同时播放并进行比较。这对于发现各节段室壁运动的微小异常是非常重要的（图13.4和图13.5）。组织谐波成像可增强对心内膜的识别并可减少近场伪影，应在负荷超声心动图的检查中常规应用。

完整的基线影像必须包括左心室的所有节段，用于生理负荷或药物负荷后的影像比较。如果可能，基线采图还应该包括对可能有同样临床症状的其他结构状态

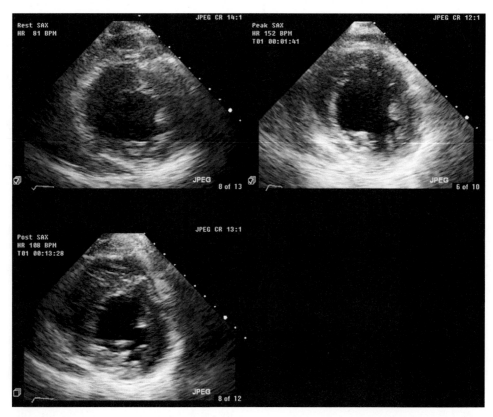

图13.4　卧位自行车负荷超声心动图同时显示静息状态（左上），峰值负荷（右上）和运动后（左下）的左心室切面。静息状态，下后壁与后壁无收缩运动，侧壁运动减弱。运动10min后，室间隔中段及前壁出现新的室壁运动异常，同时侧壁运动减弱更为显著。冠脉造影提示左前降支近端90%狭窄，回旋支75%狭窄

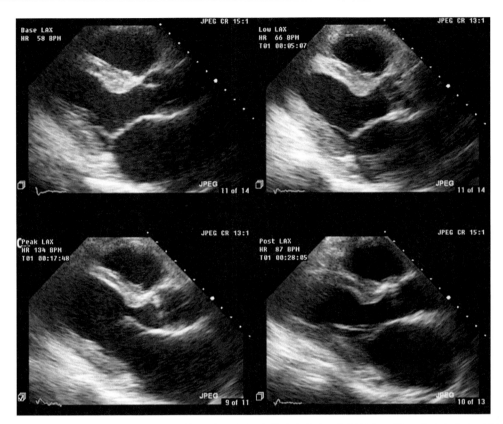

图 13.5　多巴酚丁胺负荷超声心动图同时显示多巴酚丁胺用药前（左上），小剂量多巴酚丁胺（右上），峰值多巴酚丁胺（左下）和多巴酚丁胺停用后（右下）。试验结果为阳性，前壁与间隔可诱发异常室壁运动，以上为胸骨旁长轴切面，峰值负荷下可诱发前间隔室壁运动异常。冠脉造影示左前降支中段95%局限性狭窄

进行快速评估（后续章节详述）。用于缺血评估时，最基本的基线采图应包括胸骨旁长轴，胸骨旁短轴乳头肌平面，心尖四腔和两腔切面。如胸骨旁长轴切面不能显示，应以心尖长轴代替。更理想的话，短轴切面应包括二尖瓣水平，心室中段及心尖水平。目前的负荷超声心动图图像展示软件可以对任意切面进行多个负荷阶段的图像采集与比较，但通常只有一个短轴切面即心室中段（乳头肌水平）被显示，因为三支冠脉血管的供血区域均处于这一切面。但另外两个水平的切面（基底水平与心尖水平）也可以保存以供更加仔细的比较。剑下短轴切面可以在胸骨旁声窗无法清晰显示时进行替代，但这一切面更依赖于患者体位的配合，当负荷达峰值时，重新调整患者体位以获得最佳声窗的时间非常有限。只有心尖切面可以显示左心室心尖部，因此一定要避免左心室腔缩短的现象，还有重要的一点是无论舒张期还是收缩期均应显示4个心腔（可以看到二尖瓣和三尖瓣），而非左心室流出道，这会遗漏对室间隔基底段的观察。至少有2个连续节段心内膜显示欠佳时，在基线状态及峰值负荷状态均应给予造影剂。由于血流的增加，峰值负荷状态的造影剂用量可低于基线状态。

如患者近期未曾接受经胸超声心动图检查，那么基线的图像采集要注意加以筛查，以鉴别可引发同样症状，需行负荷超声心动图诊断的其他疾病。可通过主动脉瓣瓣叶开放，三尖瓣反流连续多普勒测定，二尖瓣彩色多普勒，心包积液对主动脉瓣狭窄，肺动脉高压，二尖瓣反流及心包病变进行快速评估。如静息图像观察到室间隔非对称性肥厚或二尖瓣瓣叶收缩期前移，需应用连续多普勒测定左心室流出道流速，以避免对未发现的肥厚型梗阻性心肌病患者，尤其是静息状态下流出道收缩压差达到50mmHg的患者行负荷试验。负荷前发现严重主动脉病变，重度左心室收缩功能减低或左心室血栓需撤回负荷超声心动图的申请。

平板运动负荷超声心动图方案中，患者必须在跑步后迅速躺到检查床上以保证在室壁运动异常恢复前采集到图像：需要在达到运动峰值心率的1min内完成图像采集。踏车运动负荷中，在达到峰值负荷时，踏车的同时进行图像采集，按运动方案获取，用于分析的图像包括：基线静息图像，峰值运动负荷后即刻（平板运动）或峰值负荷（踏车）及恢复期（图13.4）。多巴酚丁胺负荷方案，每一切面的4个阶段都要进行图像采集与比较：基线状态，小剂量负荷，峰值负荷与恢复期（图13.5）。

为了便于与静息状态图像比较并提高发现异常室壁运动的准确性，操作者需在峰值负荷时应用与静息状态下相同的水平与深度，但在患者运动后呼吸动度加大，这一点完成难度很大。由于峰值心率持续时间有限，采图的速度是必须要求的。需指导患者配合，在吸气中段或呼气中段屏住呼吸以维持声窗的稳定。平板运动后的图像采集，第一步应采集心尖切面。有些标志有助于确定负荷状态与静息状态下观察到的心肌属同一区域，包括增粗的瓣叶腱索，某一特定节段内高回声区。如短轴切面并非与左心室长轴垂直，而是斜的，可能会导致室壁运动观察的误判。在任何可能的情况下，室壁运动异常需要至少另一切面的观察以确认。图像采集的最后步骤是快速浏览存取的图像以保证最佳图像出现在展示界面。技师需检查所有图像均标注正确的声窗名称［如心尖四腔心（A4C）］，所有图像的心电图一致（如技师应去除在室性期前收缩时采集到的图像）。

不同检查目的负荷超声心动图有不同的图像采集方案，如评估亚临床舒张功能障碍，瓣膜病，或肺动脉高压。例如，行负荷超声心动图进行舒张功能的评估，就应采集静息状态下及负荷状态下经二尖瓣瓣口血流及二尖瓣瓣环的脉冲多普勒。由于异常室壁运动的恢复比多普勒频谱更快，因此，应在峰值负荷或负荷后即刻首先进行左心室心肌图像的采集。如应用负荷超声心动图对低左心室射血分数，低压力阶差下主动脉瓣狭窄的严重程度进行评估，需采集静息状态下的左心室流出道位置脉冲多普勒与经主动脉瓣连续多普勒，在20μg/

（kg·min）剂量多巴酚丁胺负荷下即可诱发典型表现。评估瓣膜病时，静息状态下需确定测量峰值压差的声窗，因为在峰值运动负荷中并不是任何一个切面的图像均可获得。举例说明，测量主动脉瓣压差，踏车运动峰值负荷时患者左侧卧位，右胸骨旁声窗就不可获得。如二尖瓣狭窄症状不典型或无症状时，或者劳力性呼吸困难症状严重程度与静息超声心动图测量的二尖瓣狭窄严重程度不成比例，负荷超声心动图也可用来明确是否有二尖瓣跨瓣压差的升高或右心室收缩压的显著升高（图13.6）。这个病例中，二尖瓣及三尖瓣口血流的连续多普勒分别在静息状态及峰值负荷状态（或平板运动后即刻）下进行测量。负荷超声心动图也可用于无症状的重度二尖瓣或主动脉瓣反流，观察是否存在运动性射血分数下降，左心室腔内径增加，有效反流口面积变化，或右心室收缩压升高。在这种临床情况下，除左心室标准图像外，特殊的血流多普勒也应在静息状态及峰值负荷时进行测定。

负荷超声心动图的结果非常依赖于准确的图像采集与演示（图13.7）。每一家有资质的超声心动图室均应主动实施质量控制。尤其是图像采集，操作负荷超声心动图检查的技师，每年需有5～10例完成的检查参与同行评议以保证图像采集严格按方案执行。

致谢

感谢 Eleanor Morris，RDMS 和 Judith Mertsch，RN，RDCS 的审阅与对本章做出的有帮助的评语。

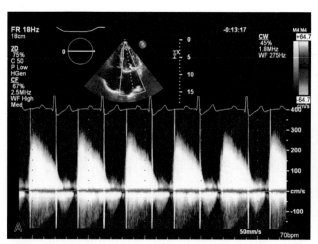
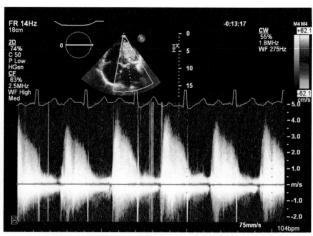

图13.6　患者40岁，13年前行二尖瓣生物瓣置换术，现出现劳力性呼吸困难，临床怀疑人工瓣膜狭窄，行踏车负荷超声心动图评估。运动进行9min时（达到61%最大预期心率），出现呼吸困难症状，平均跨瓣压差由静息心率70次/分状态下的18mmHg（A）升高至峰值负荷心率104次/分状态下的38 mmHg（B）。右心室收缩压由静息状态下的51 mmHg升高至峰值运动负荷时80 mmHg

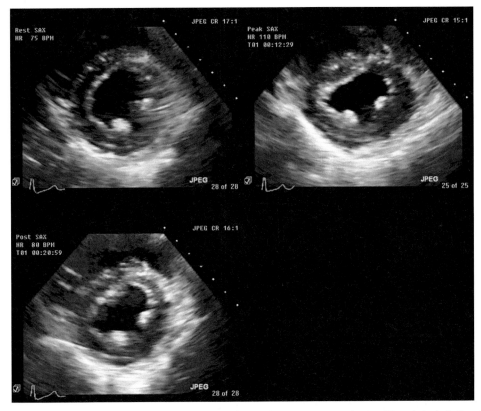

图13.7　图13.6所示病例，可见峰值运动负荷时收缩期室间隔受压、变平，提示右心室收缩压过高

第六节　预　　后

1979年首次应用的负荷超声心动图，代表着心血管负荷试验与二维超声心动图的结合。尽管设计这项检查的初衷是检测冠心病（CAD），但其应用范围不断扩大，目前已常规用于提供预后信息，预测不同观察人群发生主要心血管事件的可能性。应用人群包括且并不限于慢性冠心病患者；心肌梗死患者；非冠心病外科手术术前危险分层；症状表现为胸痛或呼吸困难；试验前可能诊断CAD的患者；老年人；男性和女性；传导异常；静息状态存在左心室功能障碍；曾接受冠脉再血管化治疗；基础病为糖尿病的患者。负荷超声心动图用于预后评估以便不良事件高危人群可以尽早开始有效干预。多项负荷超声心动图的观察指标用于危险分层及预后评估。框13.1列出了部分与不良事件相关的参数，我们将在本章详细讨论。

室壁运动异常范围与严重程度的危险分层与预后

负荷超声心动图可为已知或可疑缺血性心脏病患者提供用于危险分层的预后信息。一项纳入1500例患者的

研究中，负荷超声心动图试验结果正常［峰值室壁运动积分指数（pWMSI）=1］的患者预后良好（心脏事件发生率0.9%/年），而pWMSI［相对危险（RR）］，2.1；95%可信区

框13.1　不良事件相关参数

· 基线状态LVF下降（WMSI或EF）
· 可诱发缺血
　· 范围大
　· 阈值低
　· LAD冠状动脉供血区
　· 室壁运动异常持续时间长
· EF反应差
· 无收缩末容积减小或短暂的左心室室腔扩大
· 右心室壁运动异常
· 左心室肥厚
· 基线状态下左房扩大
· HRR下降

EF.射血分数；HRR.心率储备；LAD.左前降支；LV.左心室；LVF.左心衰竭；WMSI.室壁运动积分指数；EF.射血分数；HRR.心率储备；LAD.左前降支；LV.左心室；LVF.左心衰竭；WMSI.室壁运动积分指数

间 [(CI)，1.0 ～ 4.4；$P=0.04$] 及左心室射血分数 (LVEF) [RR，1；95% 可信区间 (CI)，0.9 ～ 1.0；$P=0.01$] 均为发生不良心脏事件的预测因子。基于 pWMSI，可进一步将人群分为低危组 (pWMSI，1；心脏事件发生率 0.9%/年)，中危组 (pWMSI，1 ～ 1.7；心脏事件发生率 3.1%/年)，和高危组 (pWMSI，1 ～ 1.7；心脏事件发生率 5.2%/年)。用于危险分层的 LVEF 阈值为 45% 可将人群分为低危组和高危组，每一组可根据 pWMSI 再分为低危，中危和高危组。结合 pWMSI 分析，LVEF 高于 45% 的患者，不良心脏事件发生率为 0.8%/年，(pWMSI，1)，2%/年，(pWMSI，1.1 ～ 1.7)，2.3%/年 (pWMSI > 1.7)。同样，LVEF 等于 45% 或低于 45%，心脏事件发生率高，结合 pWMSI，可将其再分为低危 (pWMSI，1；不良心脏事件发生率 =5.1%/年)，和高危组 (pWMSI，1.1 ～ 1.7；不良心脏事件发生率 6.2%/年；pWMSI > 1.7，不良心脏事件发生率 5.6%/年)。

此外，缺血的范围 (左心室室壁出现新的运动异常的节段数) 及缺血严重程度 (新出现的室壁运动异常的最大程度) 可预测不良心脏事件发生率。一项纳入 1500 例患者的研究，缺血范围 ($\chi^2=48.7$；$P < 0.0001$) 最大严重程度 ($\chi^2=52$；$P < 0.0001$) 与事件发生率的增加呈指数相关。当缺血范围与严重程度均整合入三维模型，预测不良心脏事件发生率范围低至无任何室壁运动异常患者的 0.9%/年，高至有广泛且严重室壁运动异常患者的 6.7% (图 13.8)。

单支血管及多支血管冠心病

当患者行冠脉造影明确诊断冠心病，负荷超声心

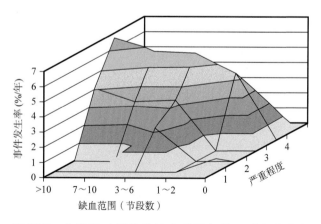

图 13.8 室壁运动异常的缺血范围与最严重程度 (濒危心肌) 对事件年发生率产生的叠加效应。事件率随缺血范围与严重程度合成的功能曲线而增加 (改自 Yao SS, Qureshi E, Syed A, et al. Novel stress echocardiographic model incorporating the extent and severity of wall motion abnormality for risk stratification and prognosis. Am J Cardiol, 2004, 94: 715-719.)

动图可在冠脉造影的数据之外提供更多具有更高预测价值的信息。一项纳入 260 例患者的研究，冠脉造影示明确冠心病 (心外膜下大血管或分支狭窄程度在 70% 以上)，其中 45% 为单支病变，55% 为多支病变 [危险率 (HR)，2.53；95% CI，1.16 ～ 5.51；$P=0.02$]，缺血节段数 (HR，4.31；95% CI，1.29 ～ 14.38；$P=0.01$) 也是不良心脏事件的预测因子。另外，Cox 危险比例模型中，负荷超声心动图超越了临床表现，心电图 (ECG) 和冠脉造影的数据，具有小而明确的增值价值，在预测不良心脏事件方面整体卡方值最高。

预测心肌梗死 VS 心源性死亡

负荷超声心动图可用于分别预测结局——特定终点事件心源性死亡与非致死性心肌梗死 (MI)。尽管一项纳入 3259 例患者的研究得出低射血分数是心源性死亡的强预测因素 ($\chi^2=37.3$；$P < 0.0001$)，非致死性心肌梗死的最强预测因素是缺血范围 ($\chi^2=12.3$；$P < 0.0001$)。射血分数下降 1%，心源性死亡风险增加 5%，而每增加一个缺血节段，非致死性心肌梗死的风险增加 15%。

包括心率储备在内的功能参数有重要的预后价值

无法达到 85% 年龄相关最大预期心率 (MPHR) 作为预后预测因素广泛应用，但根据年龄及静息心率得出的低变时性指标心率储备 (HRR)，在运动负荷试验中的预测价值优于 85%MPHR。这项研究中有 1323 例患者入选，HRR 定义为 [(峰值心率 – 静息心率) /220– 年龄 – 静息心率] ×100，HRR 低于 70% 即为低 HRR。笔者认为低 HRR 是独立于缺血之外的心脏事件预测因素 (RR，2.15；95% CI，1.23 ～ 4.01；$P=0.013$)。低 HRR 情况下，负荷超声心动图结果正常，其预后也会稍差，如负荷超声心动图结果异常，则预后更差。负荷超声心动图结果正常的患者如无法达到 85%MPHR，定义为中危人群，心脏事件发生率较高，为 2.9%/年。如 Bruce 方案运动 9 分钟并达到至少 10 个代谢当量 (METS)，则预示心脏事件发生率较低，为 0.4%/年。

室壁运动异常发生时的心率

负荷超声心动图结果正常，但心率为亚极限 MPHR 的患者，心血管事件发生的风险高于在检查中心率达到极限心率的患者。一项荟萃分析将亚极限 MPHR 的患者与极限心率的患者进行比较，发现亚极限 MPHR 的患者硬终点事件发生风险较高 (心源性死亡和心肌梗死；RR，1.7；95% CI，1.25 ～ 2.31；$P=0.0008$)，全心脏事件发生率也较高 (RR，2.27；95% CI，1.54 ～ 3.31；

$P < 0.0001$）。如只考虑亚极限 MPHR 进行分析，负荷试验阳性（负荷试验中短暂出现室壁运动异常加重或双相反应等）的患者与负荷试验正常的患者相比，不良心脏事件发生的风险显著升高（RR，3.78；95% CI，$2.81 \sim 5.08$；$P < 0.0001$）。因此，负荷超声心动图结果正常的患者，亚极限 MPHR 这一指标可用于更准确的危险分层与预后评估。

负荷超声心动图与负荷心电图对预后的预测价值

负荷心电图出现 ST 段压低常与心血管预后不良相关，但与之同时获得的超声心动图结果可能会出现与之一致，也可能会与之不一致。有研究表明，即使负荷 ECG 出现缺血变化，但负荷超声心动图结果正常，仍预示预后良好（心脏事件率，1.1%/ 年）。负荷 ECG 结果异常对预后危险分层的价值有限，除非伴有运动耐量差或同时出现异常负荷超声心动图结果。在所有试验前可疑患病亚组中，负荷诱发心肌缺血在病史，临床及负荷 ECG 参数之外，可提供额外预测价值。负荷超声心动图超越其他参数的最佳增值价值体现在试验前中度疾病可能亚组。

室壁运动异常持续时间

通过观察可逆性室壁运动异常恢复至正常的时间长短，多巴酚丁胺负荷试验还可提供与心肌缺血范围相关的其他信息。一项 65 例患者参与的研究发现节段室壁运动异常在 25min 内完全恢复正常的为多支病变的患者，20min 内完全恢复正常的为双支病变的患者，15 分钟内完全恢复正常的为单支病变的患者（$P < 0.001$）。峰值负荷时室壁运动积分越高，节段室壁运动异常恢复正常所需时间越长（$P < 0.01$）。此外，恢复期患者症状、心电图变化、心率与心率血压乘积恢复正常后，节段室壁运动异常仍需持续一段时间。

右心室室壁运动的地位

负荷超声心动图检查过程中出现右心室异常，缺血或梗死，是事件发生的独立预测因素（HR，2.69；95% CI，$1.22 \sim 5.92$；$P=0.014$）。右心室异常可更进一步危险分层，并在静息和传统负荷超声心动图变量之外，为预后预测提供增值价值。

短暂缺血性左心室腔扩大

负荷超声心动图检查过程中出现左心室腔的短暂缺血性扩大（TID）表明严重缺血，与不良心脏事件极高发生率（心脏事件率，19.7%/ 年）相关，且与负荷试验正常的患者相比有极高的不良心脏事件相对风险（RR，6.17；95% CI，$1.1 \sim 33.3$；$P < 0.0001$）。TID 不只是冠脉病变严重且广泛的敏感指标，也是可能存在多支冠脉病变冠心病的指标。

左心房大小

左心房大小对行负荷超声心动图检查的患者预后有独立及增值预测价值。一组无二尖瓣显著病变，且左心室射血分数相对正常的患者，左心房扩大，定义为单位体表面积的左心房体积指数至少为 $2.4cm/m^2$，与左心房正常的患者相比，其心血管硬终点事件发生率高（RR，1.84；95% CI，$1.19 \sim 2.85$；$P=0.006$）。左心房扩大也可用于负荷试验正常与负荷试验异常组的进一步危险分层。

正常负荷超声心动图的有效时间

负荷超声心动图结果正常的患者事件发生率低已被明确，但其"有效时间"并不明确。在一组早期曾发生心肌梗死患者（心梗发生在至少 6 周前）中，负荷超声心动图有效地对患者进行危险分层，分为正常亚组与异常亚组（事件发生率 0.8%/ 年比 4.2%/ 年；$P=0.01$；RR，5.6；95% CI，$1.3 \sim 24.7$）。负荷超声心动图正常的患者 6 个月，12 个月，18 个月末的事件发生率均低于 1%/ 年。18 个月后，事件发生率则显著升高，超过 1%/ 年。

在当前节约医疗资源的经济条件下，负荷超声心动图不只在检测潜在 CAD 方面发挥重要作用，在诱发缺血的表现、范围及严重程度的评估上也同样意义重大。对预后预测提供的有用信息适用于很多患者。负荷超声心动图提供的信息远远超过了常规的临床及人群变量，在危险分层及预后评估中起到重要的辅助作用，也可能会在稀缺的医疗资源的份额中占有一席之地。

第七节　存活心肌

心力衰竭是致死致残的主要原因，5年致死率高达50%。同时也是65岁以上老年人住院的首要病因。冠心病是导致心力衰竭发生的主要原因，左心室（LV）收缩功能是一项重要的预后指标，大量研究证明LV收缩功能减低是具有潜在逆转可能的，与心肌顿抑、冬眠心肌或以上两种机制的结合有关。急性缺血导致的无功能节段心肌，即使恢复正常血流灌注，功能也无法恢复即称为顿抑心肌（短暂缺血后心肌功能障碍）（图13.9），心肌顿抑源于冠脉血流与心肌功能的不匹配，经过一段时间后，这部分心肌可能自动恢复功能（表13.8）。另一方面，冬眠心肌是指继发于慢性低灌注，表现为功能障碍的心肌（图13.10）。冬眠心肌作为慢性缺血的结果，表现为心肌功能代偿性下降。顿抑心肌与冬眠心肌都具有功能改善的潜能，统称为存活心肌。一些研究认为冬眠与顿抑可能为同一条件下不同阶段，某些情况下，多次缺血导致的反复顿抑会转变为冬眠。

缺血心肌病的患者，在血供重建后仅有40%的患者射血分数（EF）提高，大部分患者无改善。缺血性心肌病冠脉搭桥术围术期死亡率波动于5%～30%以上。而且，无存活心肌进行血供重建对降低死亡率或改善左心室整体功能均无获益。一项关于24项存活心肌研究的荟萃分析表明，无存活心肌的患者进行血供重建与单独应用药物治疗相比，年死亡率会趋于升高

（7.7%比6.2%，P=0.23）。相反，与药物治疗相比，有存活心肌进行血供重建，则与EF改善，充血性心力衰竭症状减轻及升高存活率相关。有存活心肌未行血供重建的患者，其年死亡率为有存活心肌且行血供重建患者的5倍。存活心肌血供重建的生存获益随LV功能减低及存活心肌节段数的增加而增加。但是，上述数据源于一项对回顾性研究的荟萃分析，入选标准与排除标准不同，患者有无存活心肌的定义不同，在选择接受血供重建患者时存在内在偏倚。

虽然观察性研究得出的经验告诉我们，有存活心肌的缺血性心肌病患者可以通过再血管化治疗获益，LV功能及预后改善，但随机试验数据并不完全支持。在缺血性心力衰竭的外科治疗（STICH）试验中，应用单光子发射计算体层摄影（SPECT），DSE或两者联合检测存活心肌，发现缺血性心脏病患者行冠脉搭桥治疗获得

表 13.8	心脏功能恢复的决定性因素：供血与代谢活动		
诊断	冠脉血流	心肌细胞代谢	预后
顿抑心肌	正常	降低	在一段时间内自行恢复心肌功能
冬眠心肌	减少	降低	再血管化治疗后功能改善

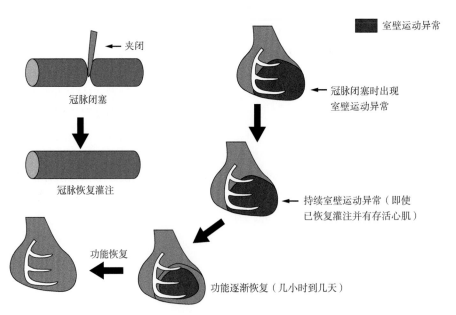

图13.9　心肌顿抑病理生理学机制。心肌顿抑时，室壁运动异常即使在冠脉血流恢复后仍会持续存在 [Kloner RA et al. Am J Med，1989，186（suppl 1A）：14-22.]

的存活获益并未优于仅行药物治疗。尽管有存活心肌的患者死亡率与心血管住院率比无存活心肌的患者显著降低，但将患者基线指标校正后，这种获益的统计学意义不再显著。在公布结果之前，我们有必要认识到STICH存活心肌亚组研究的局限性。这项研究中，存活心肌的评估不是随机进行的，这就导致了有存活心肌组与无存活心肌组在基线水平上的差异，此外，只有50%的患者接受了存活心肌检测，而且检测方法为两种不同的影像学检测方法。有存活心肌组与无存活心肌组的患者明显不同，接受存活心肌检测的患者伴有心肌梗死，心力衰竭，LV舒张末容积增加及低EF情况的更多。此外，大部分接受检测的患者检测出存活心肌，仅小部分患者少量存活心肌，这样使比较的检验效力降低。在STICH试验中无存活心肌区域是否进行了血供重建也不明确。因其为多中心研究，存活心肌的定义，图像采集的质量控制及方案均成为被质疑的方面。最后，死亡率之间无差异是否由冠脉搭桥无获益导致还是现代优化医疗的极大进步导致的也尚不明确。

存活心肌可通过多种技术检出（表13.9）。目前用于检测心肌存活性的方法包括小剂量多巴酚丁胺负荷试验（DSE），观察功能障碍节段的收缩储备（CR），^{201}TL-SPECT观察细胞膜的完整性（负荷-再分布-再次注射，负荷-再次注射24h影像，或静息-再分布影像），^{18}F脱氧葡萄糖正电子发射断层成像术（FDG-PET）观察心肌细胞代谢活动。其他正在研发应用的还包括心肌声学造影（MCE）和造影剂增强磁共振成像。

多巴酚丁胺负荷试验

基本原理

多巴酚丁胺是一种儿茶酚胺合成剂，主要通过$β_1$肾上腺素能受体介导，具有正性变力变时作用。DSE的原理是检测出在多巴酚丁胺作用下，功能障碍但存活心

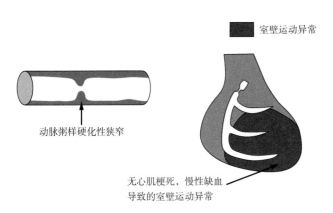

室壁运动异常

动脉粥样硬化性狭窄

无心肌梗死，慢性缺血导致的室壁运动异常

图13.10　冬眠心肌的病理生理学机制。冬眠心肌是血供长期减少导致的室壁运动异常，代表心肌细胞对灌注减少的生理性适应［Kloner RA et al. Am J Med，1989，186（suppl 1A）：14–22.］

表13.9	检测心肌存活性的影像技术		
影像技术	存活心肌定义	测量	缺点
FDG-PET	节段心肌灌注水平降低但代谢活动正常	明确心肌细胞代谢活动 测量范围： 心内膜 心肌 心外膜	可能高估存活心肌 需放射性示踪剂及设备 分辨率低 无法观察室壁运动或EF 检查时间长 检查费用高
^{201}TI-SPECT	节段心肌灌注水平降低伴摄取延迟	明确细胞膜完整性 测量范围： 心内膜 心肌 心外膜	可能高估存活心肌 需放射性示踪剂 分辨率低 检查费用高
DSE	静息状态下室壁运动异常，小剂量多巴酚丁胺负荷下室壁运动改善	明确收缩储备 测量范围： 心内膜 内层心肌	可能低估存活心肌 主观干扰 因声窗差受限
MRI	延迟增强（5～20min）提示纤维化或瘢痕	明确顿抑心肌	检查费用高 不便携

DSE.多巴酚丁胺负荷试验；FDG-PET.^{18}F脱氧葡萄糖正电子发射断层成像术；MRI.磁共振成像；^{201}Ti-SPECT，铊-201-单光子发射计算体层摄影

肌的变力性收缩储备。在小剂量 [4 ~ 8μg/（kg·min）] 下，多巴酚丁胺主要为正性变力作用，但剂量增加至超过10μg/（kg·min）时，在正性变力作用之外还具有正性变时作用。评估存活心肌，只需小剂量多巴酚丁胺即可达到效果。在大剂量时，正性变时作用增加的心率将增加心肌耗氧量，诱发缺血，而这并不是本试验的检查目的。因此，小剂量多巴酚丁胺是评估存活心肌的标准方案，但是，大剂量多巴酚丁胺负荷下的双相反应对评估存活心肌的阳性预测价值更高。

试验方案

评估存活心肌的试验方案各有不同，但最常用方案为静脉给予多巴酚丁胺，起始剂量为2.5 ~ 5.0μg/（kg·min），随后每3 ~ 5分钟增加5 ~ 10μg/（kg·min）直至最大剂量40μg/（kg·min），或观察到试验终点即可终止。试验终点包括新出现的节段室壁运动障碍，达到85%年龄相关最大预期心率，或多巴酚丁胺副作用明显。5个超声心动图标准切面需采集：胸骨旁长轴，胸骨旁短轴，心尖四腔，心尖三腔，心尖两腔切面。在基线水平，负荷的每个阶段及恢复期均需采集图像。整个试验过程中需进行心脏节律的监测，在基线状态，每一个负荷阶段末及恢复期需完成12导联心电图及血压的测量。

多巴酚丁胺注射状态下功能障碍的节段心肌会有如下4种典型表现（图13.2）。

1. 单相（持续）反应：小剂量时运动改善并且持续或在大剂量时改善更加明显。表示心肌存活，且供应功能障碍节段的冠脉无狭窄。

2. 双相反应：小剂量时功能改善，但随即在大剂量时功能恶化，表示有存活心肌，但供血冠脉狭窄，且导致了血流受限。

3. 缺血反应：功能变差，无收缩储备（CR）。表示有负荷诱发缺血的心肌，其供血冠脉狭窄，且导致了血流受限。

4. 无反应：没有变化。表示心肌瘢痕，无存活心肌。

根据心肌活检结果，在多巴酚丁胺作用下出现收缩反应需要某一节段内存活心肌细胞至少达到50%，且收缩反应与组织纤维化范围呈负相关。评估缺血可以联合应用阿托品以提高诊断价值。与新近应用的技术如心肌声学造影，组织多普勒应变率成像相结合，DSE的诊断价值会更高。此外，硝酸甘油作为辅助药物的应用有助于提高检测冬眠心肌的准确性。

预后价值

小剂量DSE检测存活心肌对缺血性心肌病患者的预后有重要意义。Chaudhry及其团队以冠心病且伴有左心室（LV）功能障碍（EF≤40%）的患者为研究对象，观察心肌CR对预后的影响。在药物治疗组，有CR（经小剂量DSE验证）功能的患者在随访之初，存活率优于无CR功能的患者，但在3年后，这种获益不再存在。在再血管化治疗组，有CR功能的患者存活率优于无CR功能的患者（图13.11）但多变量分析，具备CR的功能障碍节段数是患者预后的最强预测因子。因此，小剂量DSE检测存活心肌是伴有LV功能障碍的CAD患者存活预后的预测因子，无论其接受药物治疗或再血管化治疗，也不受症状、基线LV功能或冠脉解剖的影响（图13.11）。

其他几项研究验证了小剂量DSE预测再血管化治疗后节段收缩功能改善的有用性。Cusick及其同事以重度LV功能障碍患者为观察对象，得到了类似的结果（图13.12）。综合分析，小剂量DSE预测再血管化治疗后节段及整体LV功能改善有很高的敏感度（81%）和特异度（80%）。还有不错的阳性预测值（77%），及非常高的阴性预测值（85%）（图13.13和图13.14）。

既往评估存活心肌的研究只考虑两种状态，但Afridi及其助手对多巴酚丁胺注射后出现的不同反应状态（单相反应，双相反应，缺血，无反应）的预测价值均进行了评估。双相反应的预测值最高（72%）随后为缺血（35%），最低的预测值为无反应（13%）或单相反应（15%）。将双相反应与缺血联合，则敏感度达74%，特异度达73%（图13.15）。多巴酚丁胺使节段心肌出现反应的剂量为5μg/（kg·min）或7.5μg/（kg·min），当剂量超过20μg/（kg·min）时，通常可以观察到运动变差，但也会有患者在早期剂量低于7.5μg/（kg·min）时出现。上述数据均未强调多巴酚丁胺自身复杂的药物效应，但在临床检测图像分析中需要将其纳入考虑。多巴酚丁胺应以小剂量起始然后慢慢增加剂量以达到最佳效果。但是，检测存活心肌不应在小剂量多

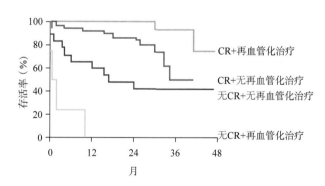

图13.11　存活心肌与治疗效果。伴有左心室功能障碍的冠心病患者，有收缩储备且接受再血管化治疗的患者预后最好。CR.收缩储备（引自Chaudhry FA，Tauke JT，Alessandrini RS，et al. Prognostic implications of myocardial contractile reserve in patients with coronary artery disease and left ventricular dysfunction. J Am Coll Cardiol，1999，34：730-738.）

巴酚丁胺应用后就终止试验，如安全，可继续试验至比较高的剂量，因为收缩储备与可诱发缺血（双相反应）发生在同一节段是该节段可以从再血管化治疗中获益的有力证据。

有研究将存活心肌的"量"作为预测指标。Meluzin及其同事的研究认为，平均随访时长20个月，与有中等数量存活心肌（2 ~ 5个节段）的患者或无存活心肌的患者相比，有大量存活心肌（至少6个节段）的患者，其EF增长更明显，心脏事件发生率更低（图13.16）。

与其他检测方法的比较

与其他方法比较，在预测再血管化治疗后功能恢复方面，小剂量多巴酚丁胺负荷试验有相似敏感度与极好的特异度（图13.13和图13.14）。在一项综合分析中，Bax与其同事的研究表明，FDG-PET的敏感性最高，核素影像技术次之，DSE的敏感性最低。但DSE的特异性最高，之后为FDG-PET和核素SPECT；特异性最低

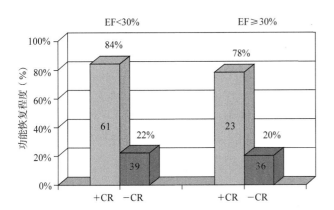

图13.12　伴有严重左心室功能障碍的患者评估存活心肌。无论患者伴有或不伴有严重的左心室功能障碍，多巴酚丁胺预测再血管化治疗后功能恢复的准确性一致。CR.收缩储备；EF.射血分数（引自Cusick DA, Castillo R, Quigg RJ, et al. Predictive accuracy of dobutamine stress echocardiography for identification of viable myocardium in patients with severely reduced left ventricular ejection fraction. J Heart Lung Transplant, 1997, 15：186S. ）

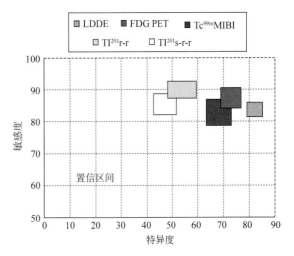

图13.14　不同影像技术预测再血管化治疗后功能恢复的敏感性与特异性。FDG，氟－18脱氧葡萄糖；LDDE.小剂量多巴酚丁胺负荷试验；MIBI.甲氧基异腈注射液；PET.正电子发射断层成像术；r-r.R波至R波；SPECT.单光子发射计算体层摄影；s-r-r.最短r-r 期间；Tc.锝；Tl.铊（引自Bax JJ, Wijns W, Cornel JH, et al. Accuracy of currently available techniques for prediction of functional recovery after revascularization in patients with left ventricular dysfunction due to chronic coronary artery disease：comparison of pooled data. J Am Coll Cardiol, 1997, 30：1451–1460. ）

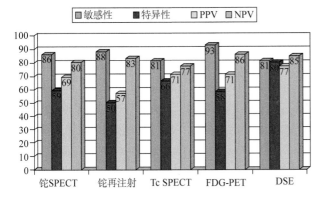

图13.13　不同影像技术预测再血管化治疗后功能恢复的敏感性，特异性，阳性预测值及阴性预测值。多巴酚丁胺负荷试验特异性与阳性预测值最高。DSE.多巴酚丁胺负荷试验；FDG.氟－18脱氧葡萄糖；NPV.阴性预测值；PET.正电子发射断层成像术；PPV.阳性预测值；SPECT.单光子发射计算体层摄影；Tc.锝（引自Bax JJ, Poldermans D, Elhendy A, et al. Sensitivity, specificity, and predictive accuracies of various noninvasive techniques for detecting hibernating myocardium. Curr Probl Cardiol, 2001, 26：147–186. ）

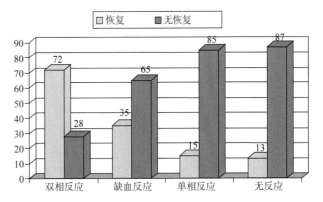

图13.15　多巴酚丁胺不同反应预测再血管化治疗后左心室功能恢复。有双相反应的患者（既有缺血又有存活心肌）在再血管化治疗后功能恢复最好，提示评估存活心肌时，有必要注射多巴酚丁胺持续至达到试验终点（改编自Cornel JH et al. J Am Coll Cardiol, 1998, 31：1002–1010. ）

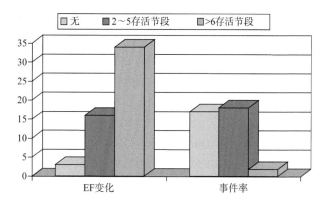

图 13.16　存活心肌的数量在预测射血分数改善及心血管事件中的重要性。射血分数增加的幅度随存活节段的数量增加而增加，并与心脏事件发生率的降低相关（引自 Meluzin J, Cerny J, Frelich M, et al. Prognostic value of the amount of dysfunctional but viable myocardium in revascularized patients with coronary artery disease and left ventricular dysfunction. Investigators of this Multicenter Study. J Am Coll Cardiol, 1998, 32: 912–920.）

的是铊 -201 再次注射。FDG-PET 的阴性预测值最高，DSE 次之，然后是核素影像技术，观察节段室壁运动异常恢复阳性预测值最高的为 DSE，之后为 FDG-PET，铊 -201 与静息再分布。最低的阳性预测值为铊 -201 再次注射（图 13.13）。

铊闪烁扫描术

Arnese 及其同事评估 38 例重度左心室功能障碍的患者进行负荷后再次注射铊 SPECT 成像与 DSE 的预测价值。无运动节段或运动重度减弱的节段在冠脉搭桥治疗后 3 个月内功能改善，表现为超声心动图观察到节段室壁增厚。铊闪烁扫描法检测到的存活心肌节段数是小剂量 DSE 的 3 倍（分别为 103 段和 33 段），且检测节段功能改善的敏感度较高（铊 SPECT 为 89%，超声心动图为 74%）。但是，与铊再次注射成像相比（分别为 48% 和 33%），小剂量 DSE 的特异度与阳性预测值更高（分别为 95% 和 85%）。

多项研究的综合分析表明，DSE 有更高的特异度，阳性预测值比铊 SPECT 高 14%。但是，铊 SPECT 的敏感度比较高，阴性预测值比 DSE 高 9%。这表明仍保留基本收缩功能的部分心肌可以摄取铊，但是在多巴酚丁胺负荷试验中无收缩储备，这会导致核素 SPECT 高估存活心肌的存在（表 13.9）。

¹⁸F 脱氧葡萄糖正电子发射断层成像术

Pierard 及其团队应用小剂量 DSE 与 FDG-PET 成像对 17 例接受溶栓治疗的急性心肌梗死患者进行检查，（9±7）个月后复查以评估这两种方法预测节段功能恢复的能力。FDG-PET 和 DSE 在 78 个节段中识别存活心肌 62 段（79%）是一致的。但是，在两种检查方法结果不一致的节段中，7 段（16%）DSE 检测出存活心肌的节段，FDG-PET 未检测出无存活心肌，而 DSE 未检测出存活心肌的节段中，FDG-PET 检测出 9 段（26%）有存活心肌。随访复查结果表明，PET 与 DSE 均判定为存活心肌的节段功能改善，两种方法均判定无存活心肌的节段功能障碍持续无改善。但是，仅 FDG-PET 检测出存活心肌而无收缩储备的 9 段并未出现功能改善，其中 6 段在随访检查中的代谢反应提示坏死。7 段 DSE 检测出存活心肌而 FDG-PET 未检测出的节段，有 5 段功能改善并在随访复查中显示代谢活动正常。因此，尽管 PET 和 DSE 在大部分节段的判定上结果一致，FDG-PET 可能高估了存活心肌的存在与范围，关于溶栓治疗后的功能恢复，与 FDG-PET 相比，DSE 至少有相似的阴性预测值，而其阳性预测值则高于 FDG-PET。

磁共振成像

心血管磁共振（CMR）成像是评估存活心肌一项独特工具，可提供多项临床指标。造影剂增强 CMR（CE-CMR）用于心肌纤维化显像，多巴酚丁胺 CMR 目前用于评估 CR。一般情况下，与其他检测 CR 的影像技术如多巴酚丁胺 MRI（敏感度 73%；特异度 83%）与 DSE 相比，CE-CMR 检测存活心肌的敏感性较高而特异度较低（敏感度 95%，特异度 45%）。

不同检查方法评估存活心肌结果不一致的原因

描述性研究表明，PET 及核素影像判定功能障碍心肌节段中存活心肌的数量高于超声心动图，表明这样的区域有代谢活动，细胞膜完整，或者两者均存在，但是缺乏收缩储备。容易导致两种检查结果出现争议的区域通常为静息状态下血流减少的节段及冬眠心肌。

DSE 与 SPECT 或 PET 结果出现分歧反映了细胞代谢，膜完整性及细胞功能之间的交织状态。血流与血流储备可以降低到一定水平，失去 CR 功能但细胞膜泵功能得以保留。这可以通过铊或镓直接成像检测到或通过检测可以产生足够能量保持膜完整性的基本代谢功能。在这种情况下，存活心肌可通过 PET 或 SPECT 检出，却不能被 DSE 检出。

另一方面，有研究数据表明节段血流示踪剂的活动程度反映了存活心肌体积的大小，这与收缩功能密切相关。一些检查方式如静息 - 再分布铊闪烁扫描术或 FDG-PET 成像，可能过高估计存活心肌的存在是因为它们检测到的存活心肌范围太小，不足以改善节段或左心室整体收缩功能。存活心肌的分布也同样重要，尤其对于心室功能的恢复。如坏死细胞与存活细胞混杂存在，那么即使检测到了部分细胞的代谢活动，仍无法获得收缩功能的改善。虽然心功能无法逆转，但是存活心肌的存在与维持对长期预后是有重要意义的，可能与其预防梗死扩展，心室重构及心力衰竭有关。

新技术展望

硝酸甘油增强多巴酚丁胺负荷超声心动图

Ling 及其团队对接受了再血管化治疗的慢性缺血性 LV 功能障碍患者进行观察，应用硝酸甘油 DSE（NTG-DSE）、冠脉内 MCE 与静息 - 再分布铊 -201SPECT 检查方法观察患者心肌功能恢复。舌下喷硝酸甘油 0.4mg 后 5 分钟开始行超声心动图检查，随即给予多巴酚丁胺静脉注射按标准 DSE 检查方案执行。单独应用硝酸甘油可以使有存活心肌的无运动节段室壁增厚 20%。在这些检测存活心肌的方法中，NTG-DSE 的特异性最高，硝酸甘油可能是多巴酚丁胺的有效辅助药物。硝酸甘油可以使有存活心肌的运动不协调节段收缩功能增强（通过心室造影观察），放射性核素的摄取增强，磁共振成像发现可以使收缩末室壁厚度的增加。

依诺西酮负荷超声心动图

Lu 及其同事观察了依诺西酮对接受再血管化治疗的慢性缺血性 LV 功能障碍患者功能恢复的预测作用。依诺西酮是一种磷酸二酯酶抑制剂，具有正性肌力作用但对血流动力学的影响较多巴酚丁胺弱。与多巴酚丁胺相比，依诺西酮超声心动图预测功能恢复的敏感度较高（依诺西酮，88%；多巴酚丁胺，79%），阴性预测值较高（依诺西酮 90%；多巴酚丁胺 84%），特异度相似（依诺西酮 89%；多巴酚丁胺 90%），阳性预测值相似（均为 87%）。如患者的存活心肌所在节段由重度狭窄冠脉供血，即使小剂量多巴酚丁胺即可诱发缺血，因其继发于心率加快，收缩压升高。依诺西酮并不会导致心率的加快及血压的升高，因此，可以用于重度狭窄冠脉供血区（供需平衡处于微妙的状态）的存活心肌且不诱发缺血。

应变率测量

Hoffmann 及其同事评估 LV 功能障碍患者存活心肌时应用了 DSE 结合应变率测量。收缩峰值组织多普勒及收缩峰值心肌应变率需在基线及小剂量多巴酚丁胺负荷状态下在心尖四腔切面测量。比较存活心肌的标准为 FDG-PET 判定的结果。与小剂量多巴酚丁胺负荷相比，应变率测量使检测存活心肌的敏感度（75% ~ 83%）及特异度（63% ~ 84%）均有所增加。应变率测量可能是定量测量存活心肌的一种重要的辅助手段，尤其是在明确收缩储备有微小改善的时候。

心肌声学造影

MCE 可用于评估微循环完整性。Senior 及其团队评估了心肌声学造影预测急性心肌梗死后功能恢复在 DSE 之外的增值价值。在标准 DSE 方案基础上联合 MCE 使预测多巴酚丁胺无反应节段收缩功能改善的敏感性升高（59% ~ 79%）。因此，心肌声学造影可能是提升 DSE 敏感度的重要辅助手段。但值得一提的是，尽管研究了 20 多年，MCE 仍未能在临床领域获得重要地位。

结论

缺血性左心室功能障碍患者，室壁运动异常可能会逆转（存活心肌），影像学检查明确有存活心肌的 LV 节段可能会在再血管化治疗后功能改善。DSE 是评估存活心肌的重要检测方法，即使是重度 LV 功能障碍的患者，以功能恢复为金标准，DSE 仍有高敏感度及极佳的特异度。在检测存活心肌方面有极佳的阳性预测值及高阴性预测值。小剂量多巴酚丁胺是检测存活心肌的标准方案，但考虑到双相反应的预后价值更高，多巴酚丁胺的注射应尽可能持续至终点剂量。再血管化治疗后收缩功能改善的可能性依赖于节段心肌对多巴酚丁胺的反应（双相反应心肌的恢复可能性最高）及存活心肌的量。DSE 应在缺血性心肌病患者的危险分层、预后及治疗中常规应用。既往的回顾性研究分析了存活心肌与药物或再血管化治疗之间的关系对预后的影响，与那些研究结果相反，STICH 试验近来发现再血管化治疗获益与存活心肌无关，这对存活心肌检测在缺血性心肌病患者中应用的地位提出了质疑。

第八节　造影剂增强负荷超声心动图

负荷超声心动图超声造影剂的应用

目前美国应用的超声造影剂（UCAs）有 Optison（GE 医疗，Princeton，NJ）和 Definity（Lantheus，North Billerica，MA）。欧洲和巴西应用的是 SonoVue（Bracco，

Colleretto Giacosa，Italy）。UCAs 在美国目前只批准用于左心室造影（LVO）。两段相邻节段内膜辨识不清是应用造影剂的指征。负荷图像通常比静息图像更难观察，当静息状态下只有一个节段显示欠清时也可以考虑应用造影剂。检测冠心病方面，在静息图像质量欠佳时

表 13.10 负荷超声心动图应用造影剂进行 LVO 及低机械指数 RTPE 的最佳参数配置及临床应用一览表

	RTPE	LVO
帧频	20 ～ 25Hz	＞ 30 Hz
MI	＜ 0.2（极低）	＜ 0.3（低）
可应用系统	Philips，Siemens，GE 医疗，* Toshiba	所有系统
评估心肌灌注	是	否
全层室壁运动	非常好	好
心内膜下室壁增厚	是	不可行
平板运动与踏车负荷中应用	非常好（90%）但操作有难度	非常好（90%）
血管扩张药负荷检测CAD	非常好（90%）	敏感度降低（＜70%）
多巴酚丁胺负荷检测CAD	非常好（90%）	好（80%）
室壁运动与灌注同时分析	是	否

CAD. 冠心病；LVO. 左心室造影；MI. 机械指数；RTPE. 实时灌注成像超声心动图. *刚刚发布

应用造影剂可以使其获得与图像质量好的超声心动图一样的敏感度与特异度。

通过灌注成像技术（Philips，Siemens，Toshiba 及 General Electric 的超声仪配备），UCAs 也可用于观察心肌灌注。在多巴酚丁胺或血管扩张剂药物负荷试验中，灌注成像对静息室壁运动评估有额外作用，对负荷室壁运动评估的预测值有额外作用。多巴酚丁胺或运动负荷超声心动图应用灌注成像，可在室壁运动异常之前发现异常，并可显示出在全层室壁增厚看上去正常的情况下诱发出的心内膜下室壁增厚异常（表13.10）。实时灌注成像超声心动图（RTPE）与其他灌注成像技术相比，有相同的分辨率，但费用更低，风险更小（表13.11）。

表 13.11 灌注成像技术

	MCE	MRI	SPECT/PET
分辨率	＜ 2mm	＜ 2mm	10 ～ 15mm
检测心内膜下灌注缺损	是	是	否
费用	低	高	高
便携	是	不可能	受限
实时灌注	是	否	否
适用条件	宽泛	非常有限	有限
FDA批准灌注成像药品	未批准	未批准	批准
放射暴露	无	无	＞ 10mSv*

MCE. 心肌声学造影；MRI. 磁共振成像；PET. 正电子发射断层成像术；SPECT. 单光子发射计算机断层成像术
*铊示踪剂成像的放射暴露高于锝示踪剂成像；有报道称 D-SPECT 成像剂量更低

负荷超声心动图中获得最佳造影效果的方法

静息或负荷超声心动图过程中应用组织谐波成像（THI）或购买实时灌注软件均可获得最佳LVO影像。机械指数需设至低于0.3，时间增益补偿调整至与造影剂相同（表13.12）。瓣膜与心肌的组织信号最小化（图13.17）RTPE是极低MI成像技术，可以实时观察在小剂量（0.1 ～ 0.2 ml）弹丸注射或连续注射超声造影剂后心肌造影剂的增强效果。RTPE需要厂家独有的软件才能完成（表13.12）。注射微泡过程中，给予高MI脉冲消除毛细血管中所有的微泡，心肌造影剂重新充盈的速度与峰值强度可进行目测或定量测量（图13.18）。在给予高MI脉冲后应用RTPE进行LVO及室壁运动分析也有非常好的效果。

应用超声造影剂检测心肌灌注的生理学基础

在给予高MI脉冲后心肌造影剂再次充盈的过程可用于分析心肌血流的变化，这个概念由Wei及其团队提出，并在图13.19中展示。造影剂再次充盈的速度（反映心肌红细胞流速）与峰值强度（反映毛细血管横截面积）的乘积与心肌血流量相关。将峰值强度与相邻左心室腔强度进行标准化后，可以计算出绝对心肌血流量。

大多数临床应用分析心肌灌注均为目测。正常心肌造影剂再充盈应在5s内开始，而充血条件下（运动，多巴酚丁胺，血管扩张剂负荷），在高MI脉冲后2s内即开始再充盈过程。

技术考虑与要点

应用造影剂成功进行RTPE与LVO主要取决于增益，时间增益补偿，机械指数的最优化设置。必须恰

表 13.12 LVO 及 RTPE 的成像条件及预设		
	RTPE 预设	LVO 预设
深度	140mm	140mm
焦点	二尖瓣水平后	二尖瓣水平后
造影选择	Gen（1.5MHz）	LVO（造影剂）
	CPS（造影剂成像序列）	
	Toshiba Aplio	
	General Electric：尚未发布	
增益/压缩	心肌造影剂信号一致并在高MI脉冲后心肌信号无显示	心肌与瓣膜背景信号最小化（室腔亮度高且均一；心肌亮度低）
高MI脉冲帧数	静息2～5帧；负荷5～20帧	N/A
存储周期	时间（10s）：应有足够的时长以分析高MI脉冲后再充盈过程	一个心动周期
高MI设定	高MI脉冲时＞1.0	所有图像MI均＜0.3
帧频	20～25Hz	＞30Hz
TGC设定	中等；有的系统中近场设置稍高	中等，远场稍高
	Philips的 X5-1近场不需要增高	

LVO.左心室造影；MI.机械指数；N/A.不需要；RTPE.实时灌注超声心动图；TGC.时间增益补偿

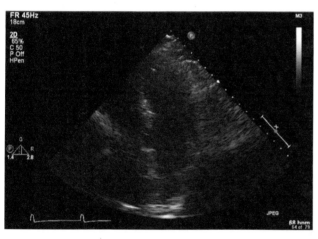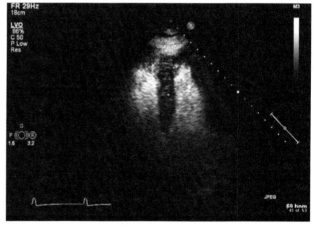

图 13.17　典型案例（心尖四腔切面），应用低机械指数（MI）组织谐波成像与超声造影剂改善左心室成像质量。注意在造影剂注射前或注射过程中，心肌与瓣膜的信号最小化。MI设为0.27并保持在低于0.3以避免心尖涡流

当控制造影剂的输注速度，既可获得心肌造影增强的效果，又不会有左心室腔内声影形成。

医生的角色

医生负责整个检查过程的质量控制，首先确定所有工作人员（心内科住院医师，护士与超声技师）对LVO或应用连续输注微泡造影剂评估心肌灌注的概念充分理解熟悉。医生应与超声技师组长、护理团队共同制订关于造影剂用于灌注评估的标准流程。尽管在负荷试验中进行RTPE的流程与无造影剂应用的标准负荷方案相似，分配到超声室的医生仍需完成超声心动图的Ⅲ级培训，完成至少50例RTPE检查且出具报告才能独立操作。

超声技师与护士的角色

造影剂用于图像增强，优化内膜边界识别，显示静息状态与负荷状态下心肌灌注情况。通常造影剂的输注应由注册护士或具备专业资格的医疗人员完成。连续输注或小剂量（Definity 0.1ml，Optison 0.2ml，SonoVue 0.5ml）弹丸注射可用于静息、运动、血管扩张剂及多巴酚丁胺负荷超声心动图检查中，负荷状态下因心排血量增加，造影剂所用剂量更小。

Definity需在药瓶中振荡45s激活，连续输注时，0.8ml Definity需加入29ml生理盐水配制成30ml溶液。半瓶Optison需20ml生理盐水稀释，溶液需要注射前配制。负荷超声心动图需准备2支注射器，一支用于静息

静息状态　　　　　　　　　　　　　　　　　　峰值负荷

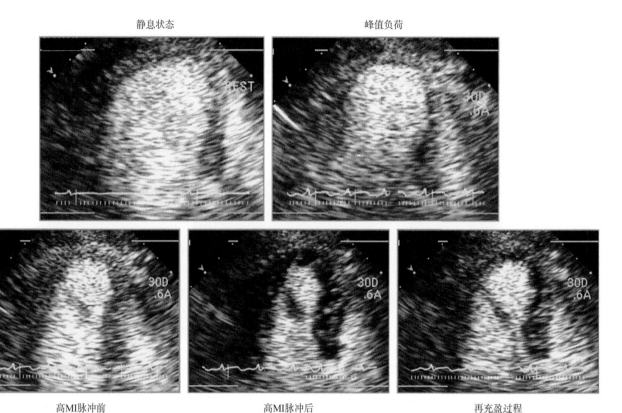

高MI脉冲前　　　　　　　　　　　高MI脉冲后　　　　　　　　　　　再充盈过程

图 13.18　应用实时灌注超声心动图进行极低机械指数（MI）实时成像。注意 MI 均低于 0.2，在高 MI 脉冲后组织信号调至最小甚至无信号，高脉冲后再充盈过程中心肌内可观察到造影剂微泡

状态下超声心动图，注射速度约为 4ml/min，根据时钟手动注射。溶液需被节律性的前后振荡以防止造影剂沉淀在注射器底部。当超声技师准备采集图像时开始注射造影剂，护士负责开始注射，技师开始采集图像。注射超始速度为 4ml/min，可按图像成像需要加速或减速。技师会根据需要告诉护士加速或减速。一支注射器的造影剂足以完成静息状态下超声心动图观察灌注、左心室功能、室壁运动异常及整体射血分数的需要。第二个半支造影剂将在运动和药物负荷超声心动图检查时需要。此外，注射器内完成静息超声心动图后剩余的溶液可用于负荷状态下成像。Definity 在完成静息超声心动图后剩余的溶液为 0 ～ 20ml，要根据静息图像采集过程是否顺利。

　　第二支注射器用于负荷成像。因心排血量增加，注射速度可减慢（2 ～ 4ml/min），整个过程需保持匀速，除非技师有其他要求。当技师已准备好在多巴酚丁胺负荷过程中采集图像及运动负荷后即刻采集图像时才可进行造影剂配置。造影剂小剂量弹丸注射后需给予 5 ～ 10 ml 生理盐水或 5% 葡萄糖缓慢推注，持续 10s 以上。

与其他技术相比，RTPE 的优点与缺点

　　超声成像的空间分辨率高于任何一种核素成像技术（SPECT 或 PET），而且时间分辨率也很高（表 13.11），

这就使我们能够同时进行实时心肌灌注检测与节段室壁功能评估。即使如此，SPECT 与 PET 仍是美国食品药品管理局唯一批准用于检测心肌灌注的技术。心肌灌注也可应用磁共振成像（MRI）进行观察，虽然 MRI 的空间分辨率与超声相仿，但是它并不能用于测量心肌血流量及血流量变化，而这可以通过心肌声学造影完成（表 13.11）。应用 RTPE 进行心肌灌注成像可用于评估 CAD 的功能性狭窄，而冠脉 CT（CTA）则用于评估解剖性狭窄及斑块性质。

RTPE 图像采集

　　需要控制输液速度或小剂量弹丸注射伴以慢速冲击，在给予高 MI 脉冲及分析造影剂再充盈前达到心肌充盈均匀的状态。时间补偿增益（TGC）在近场需设置稍高以弥补近场自动衰减。但是 Philips X5-1 探头（Philips 医疗，Bothell，WA；图 13.20），并不需要这种近场设置调整。正确设置后，快速高 MI 脉冲（MI 高于 0.8）将会清除所有心肌内信号。图 13.21 显示了如何设置 TGC 以达到充盈均匀的状态。图 13.22 显示少数情况下近场 TGC 需稍向后调整以保证高 MI 脉冲足以清除心尖部节段的超声信号（为观察再充盈做好准备）。框 13.2 总结了优化分析灌注成像的重要参数设置。

　　造影剂输注速度需调整到高 MI 脉冲只清除心肌造

影剂却不会过多破坏左心室腔内造影剂。否则会使进入冠脉循环的造影剂减少而难以分析心肌造影剂的再次充盈。小剂量弹丸注射及冲击也是一样，使高MI脉冲只清除所有心肌节段内超声信号。一旦左心室腔内造影剂出现浓度降低，需给予再次弹丸注射。表13.10列出了推荐用于RTPE与LVO的超声条件设置与参数预设。

框13.2　优化灌注分析关键的参数

采集灌注图像时关键点
1. 优化近场增益
2. 调整造影剂输注速度使心肌内造影剂充盈均匀，无声影出现
3. 调整高机械指数脉冲持续时间使心腔内微泡破坏程度最小化
4. 有目的缩短图像以分析基底节段灌注

特殊负荷方案

运动负荷 RTPE 图像采集

采用二阶段Bruce方案，静息状态及运动后即刻图像需要采集。正确的仪器设置（表13.12），心肌造影成像或LVO方案均可选择。护士给予小剂量弹丸或开始推注造影剂。静息图像与负荷后即刻图像在再次给予小剂量弹丸注射后采集，如连续输注造影剂，则在静息给药速度为4ml/min，负荷给药速度为2ml/min时进行录像。在平板运动终止前30s应开始造影剂的注射或推注。在高MI脉冲后心肌应呈现黑色，而左心室腔应保持亮度。如左心室腔呈现黑色，输注速度应加快或高MI脉冲持续时间应调整（表13.13）。静息状态下心肌

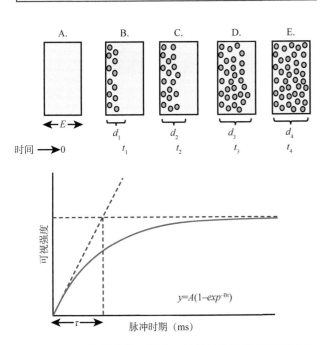

图13.19　1-指数曲线图描述了连续注射声学造影剂条件下，在高机械指数脉冲后造影剂重新充盈（A）的过程。再充盈束的升高（d_1到d_4，B到E）取决于微泡速度

$$y=A(1-exp^{-Bt})$$

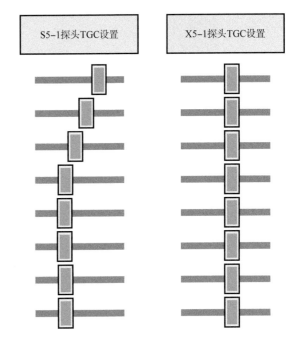

图13.20　时间增益补偿（TCG）的常规设置，大部分探头需按常规设置以保证在实时灌注成像时心肌内造影剂均匀分布。应用X5-1探头（Philips 医疗，Bothell，WA）时，TGC设置可保持在垂直位置（右）

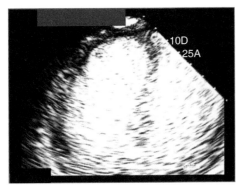
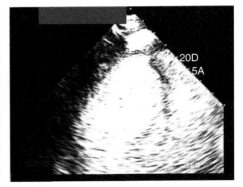

图13.21　近场时间补偿增益（TGC）过低，心尖部出现伪灌注缺损影像。近场TGC设置可略调高，以避免产生伪像。在负荷试验前的静息成像中，大部分探头均进行上述调整。X5-1探头（Philips 医疗，Bothell，WA）无需调整

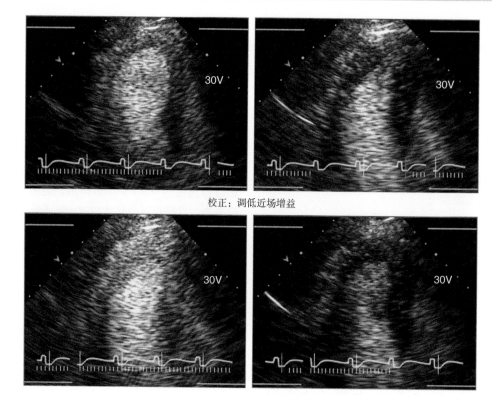

校正：调低近场增益

图13.22　相反，时间增益补偿（TGC）在近场设置过高（上排图像）会在给予高机械指数（MI）脉冲后即刻图像的心尖部位置上残留并不需要的组织信号（上排右图），这会干扰心尖部心肌造影剂再充盈过程的分析。校正后的图像为下排图像，近场TGC设置略调低，心肌信号消除效果一致，可保证再充盈过程的正确分析。注意，近场与远场的TGC均需调整设置以达到心肌灌注一致，且在给予高MI脉冲后心肌信号完全消除的效果

表13.13 RTPE 与 LVO 系统设置要点

	系统设置要点
焦点	声束面积最小，超声强度最高
	灌注成像时应置于最远端
	使左心室整体分辨率更高
	LVO检查时快速调至近场有助于减少心尖部"涡流"伪像形成
增益（整体）动态范围	整体增益放大接收到的超声信号强度，并且使超声信号共同增加或减少。在部分实时灌注成像系统中，增益应在近场设置稍高
	动态范围可增强对造影剂微小回声的识别
	增益与动态范围都不会影响微泡破坏
机械指数	MI设置过高会导致微泡大量破坏
	实时灌注成像应设置在 0.1 ～ 0.2
	LVO应设置在 0.2 ～ 0.3
	快速破坏脉冲用于清除心肌内造影剂时应 > 0.7 ～ 0.8
帧频	FR决定了微泡接收脉冲的重复频率
	扇扫面积、宽度及图像深度影响FR
	FR过高会使微泡破裂；在低MI灌注成像时应为20 ～ 25Hz，当心率加快时可增至25 ～ 30Hz（运动或多巴酚丁胺负荷）
	LVO检查时，FR应为30 ～ 40Hz；低FR可减少心尖部涡流破坏

FR.帧频；LV.左心室；LVO.左心室造影；MI.机械指数；RTPE.实时灌注成像超声心动图

再充盈应在 1 ～ 4 个心搏内开始并由黑变亮；在负荷状态下，2s 内即开始再充盈过程。

　　静息状态下高 MI 脉冲持续时间应设定在约 5 帧并根据需要进行调整，取决于微泡破裂程度。如左心室腔内大部分微泡被破坏，高 MI 脉冲持续时间应缩短。负荷状态下心排血量增加，心脏运动增强，高 MI 脉冲持续时间应延长最高至 12 ～ 15 帧（或在西门子系统中的 1 ～ 2 个心动周期）。如应用 Philips iE33，采集静息图像开始前应使用 "iScan" 键。所有应用系统中，RTPE 帧频设置为 22 ～ 25Hz（可以在心率加快时设置稍高）。MI 应设置在 0.18 并不超过 0.2。如应用造影剂行 LVO 检查，帧频设置可高于 30Hz，MI 通常 0.2 ～ 0.3 为最佳范围（表 13.12）。

　　运动负荷 RTPE，应选择全选功能，即按下图像保存键后的每一个心动周期均得以采集。护士应在患者完成平板运动前 30s 开始注射造影剂或给予小剂量弹丸以便在运动结束后即刻采集图像。在采图过程中，如超声心动图的背景信号过高，需调低整体增益以确保在高 MI 脉冲后心肌信号得以完全消除。LVO 检查时，心肌只需有极低的背景信号以使腔内造影剂得到最佳显示。

图像分析

　　行 RTPE 检查时，灌注与室壁运动可同时分析。如某段心肌在运动结束并给予高 MI 脉冲后 2 ～ 3 个心搏内无微泡充盈（灌注缺损），提示可能存在血管狭窄。图 13.23 示由于左主干狭窄，在室间隔、心尖及侧壁节段诱发出灌注缺损。部分节段可能因肋骨或肺影干扰而出现衰减，如前壁基底段至中间段，侧壁节段，所以部

分节段需在较短切面上观察以减少衰减或声影干扰（表 13.13）。灌注缺损通常是心内膜下的，而衰减则包括全层心肌范围并超越节段边界。

多巴酚丁胺负荷超声心动图实时灌注成像及左心室造影方案

图像采集

　　进行 RTPE 及 LVO，可采用四阶段方案，分别于静息状态，小剂量负荷（如静息状态下有室壁运动异常），中等剂量负荷及峰值负荷状态采集图像，只需要四腔、两腔及三腔切面。护士按之前描述的方法开始注射 Definity，Optison 或 SonoVue。RTPE 与 LVO 的 MI 设置与运动负荷超声心动图一致。心肌造影剂充盈均匀时（调整增益设置及输注速度）即可按下图像存储键。之后，给予快速高 MI 脉冲，心肌会呈现黑色；但是左心室腔仍保持亮度。如左心室腔变暗，输注速度（或弹丸剂量）应增加或高 MI 脉冲时间应缩短。静息状态下，心肌再充盈应发生在 5s 内，一旦心肌再次充盈完毕，即给予再次高 MI 脉冲，同时再次按下图像存储键以结束图像采集。同样的过程在小剂量、中等剂量（70% 预期最大心率）及峰值剂量（高于 85% 预期最大心率）状态下重复进行。当静息状态下有室壁运动异常时，小剂量多巴酚丁胺负荷下的图像必需采集，既可观察室壁运动是否恢复，又可观察对多巴酚丁胺无反应节段的造影剂再充盈情况。

　　同运动负荷一样，高 MI 持续时间在静息状态下应设置为 5 帧左右并根据需要进行调整，主要取决于微泡破裂的情况。如左心室腔内大量微泡被破坏，则需缩短

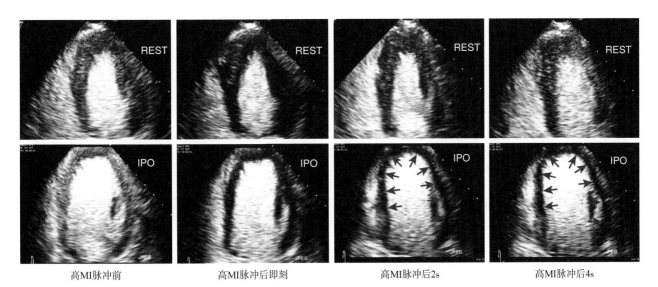

高 MI 脉冲前　　　　　　　高 MI 脉冲后即刻　　　　　　高 MI 脉冲后 2s　　　　　　高 MI 脉冲后 4s

图 13.23　运动负荷超声心动图实时心肌灌注成像。上排为静息状态收缩末期图像，显示室壁厚度与灌注均正常（高 MI 脉冲后 4s 内心肌造影剂充盈）。下排为负荷状态下图像，高 MI 脉冲后 2s 图像显示与诱发缺血节段相应的全层心肌灌注缺损，包括室间隔中段，心尖部及侧壁。该患者为左主干重度狭窄。REST. 静息；IPO. 负荷

高MI持续时间。这种情况可能发生于射血分数较低的患者。当心率达峰时需延长高MI持续时间，因为心排血量及血容量均有所增加。

护士与技师或医生之间的沟通对于获得满意结果非常重要。输注速度需调整至心肌内微泡刚好全部被破坏的状态。最合适的速度因人而异，在静息状态与多巴酚丁胺负荷峰值状态也不尽相同。在高MI脉冲后心肌内微泡全部消除非常重要，只有这样才能对灌注缺损进行准确评估。图13.24为静息状态及多巴酚丁胺负荷下采集的灌注图像序列。

图像分析

四阶段图像采集完毕后医生进行图像分析。注意，如果静息状态下有室壁运动异常及灌注缺损，用于比较的负荷图像通常为小剂量多巴酚丁胺图像 [5μg/(kg·min)]，运动负荷超声心动图中应用的再充盈速度同样适用于多巴酚丁胺负荷超声心动图。心内膜下灌注缺损通常在高MI脉冲后1～2s内出现，每个冠脉供血区域均需进行观察。总之，与仅仅观察室壁运动相比，RTPE比LVO或常规负荷超声心动图在检测冠脉狭窄方面敏感度更高，而且RTPE可提供更好的预后数据。

血管扩张剂负荷试验灌注成像

图像采集

二阶段方案用于血管扩张剂负荷心肌灌注成像，分别在静息状态及血管扩张药用药结束时进行图像采集。应用的血管扩张药列于表13.14。只需要RTPE图像而非LVO，因LVO只能用于观察室壁运动，在血管扩张药负荷中降低了检测冠脉狭窄的敏感性。需选择正确的仪器设置及心肌造影方案，护士给予稀释后的Definity或Optison，以3～5 ml/min速度推注或小剂量弹丸注射，或弹丸注射SonoVue 0.5 ml。腺苷注射过程中，双嘧达莫注射过程中及注射后以瑞加德松400μg弹丸注射后即刻采集图像。

可增加或减少造影剂输注速度或弹丸剂量及冲管剂量以获得心肌内微泡充分被破坏的效果，这因人而异。心内微泡充分被破坏对于准确观察灌注缺损很重要。灌注缺损可以是短暂出现的，只出现在高MI脉冲第一个心动周期内。如某段心肌在高MI脉冲后2～3个心动周期时仍无微泡再充盈（灌注缺损）提示存在冠脉狭窄（图13.25）。

分析

血管扩张药负荷中，即使存在生理性相对狭窄，通

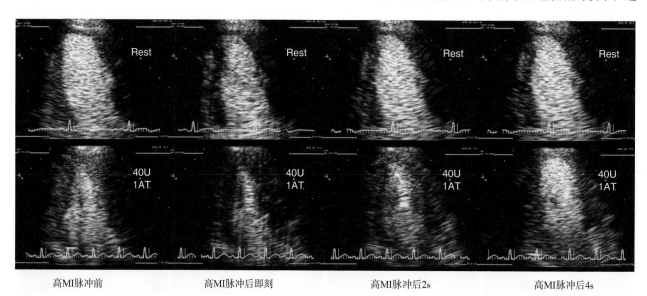

高MI脉冲前　　　　　　高MI脉冲后即刻　　　　　　高MI脉冲后2s　　　　　　高MI脉冲后4s

图 13.24　多巴酚丁胺负荷超声心动图实时心肌灌注成像显示可诱发的下壁心肌灌注缺损（下排图像）。冠脉造影示右冠大于70%的狭窄。MI.机械指数

表 13.14 用于 RTPE 药物负荷的血管扩张药负荷药物		
药品	输注速度	图像采集时间
瑞加德松（Astellas Pharma，Northbrook，IL）	400μg×1	注射后即刻
腺苷	140μg/（kg·min）持续6min	注射开始后2～4min
双嘧达莫	0.56～0.84mg/kg持续4～6min以上	注射开始后3～7min
RTPE.实时灌注成像超声心动图		

常情况下也不能诱发出室壁运动异常。因此，分析的重点主要为灌注。再次说明，典型的灌注缺损为心内膜下缺损，在高 MI 脉冲后 2s 内心肌造影剂再充盈时发生。仔细与静息状态下再充盈过程比较，以确保负荷中发现的缺损在静息状态下并不存在。

RTPE 负荷图像采集的缺点与临床小提示

将前壁或侧壁移至扇面中心可以减少对室壁灌注观察的遗漏。有目的将心尖切面缩短，可以观察基底至中间节段的微泡再充盈及造影剂增强的平稳状态。如左心室腔造影剂充盈不足，注射速度需加快（或重复弹丸注射）。相反，如室腔内造影剂过多及声衰减明显，造影剂用量需减少，过一段时间衰减会消失。弹丸注射时必

需要等待声衰减消失。

心尖部灌注观察缺失最常见的原因是静息图像采集时 TGC 设置欠佳。除了近场接收增益不足，MI 设置过高导致近场破坏或焦点放置位置不当也会导致。重新将焦点置入近场附近，可降低扫描密度，有助于获得更好的心尖部灌注图像。更重要的是，心尖部微泡造影剂缺失也可由低灌注导致，这也是为什么我们一定要在采集负荷图像前将基线设置最优化的原因。

如在高 MI 脉冲后心肌黑色程度不够，整体增益需要调低或增加高 MI 帧频数。嘱患者吸气并屏住呼吸可减少心肌移动出观察平面，有助于在同一位置进行观察。图 13.26 总结了所有负荷方案造影剂输注及弹丸注射时间和图像采集的执行步骤。

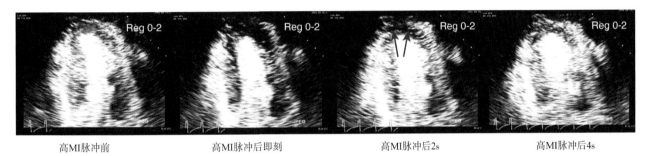

| 高MI脉冲前 | 高MI脉冲后即刻 | 高MI脉冲后2s | 高MI脉冲后4s |

图 13.25　400 µg 瑞德加松弹丸注射的血管扩张剂负荷试验。上排图像为静息状态下两腔切面，显示造影剂再充盈正常，高 MI 脉冲后 4s 内完成。瑞德加松弹丸注射后（弹丸注射后 1 ~ 3min），高 MI 脉冲后两前壁与心尖部出现灌注缺损。冠脉造影示左前降支侧支闭塞

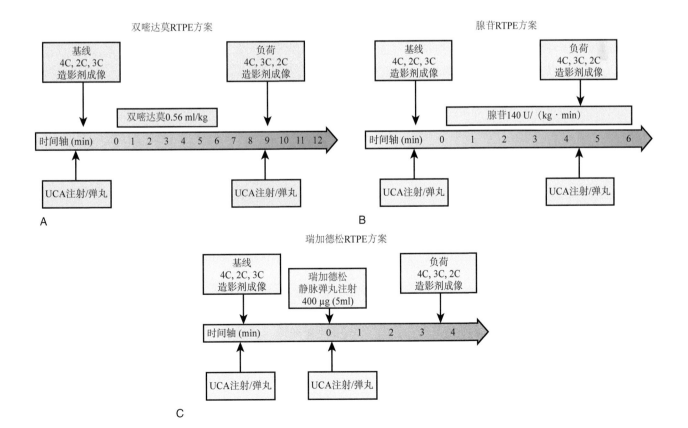

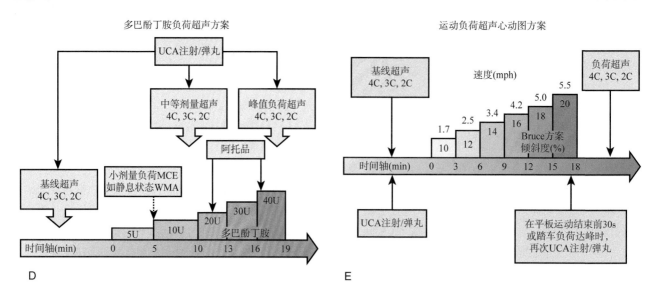

图13.26　平板运动，多巴酚丁胺或血管扩张剂负荷试验实时灌注成像超声心动图（RTPE）操作步骤。MCE.心肌声学造影；RTPE.实时灌注成像超声心动图；UCA.超声造影剂；WMA.室壁运动异常

第九节　三维负荷超声心动图

引言

对于已知或可疑CAD患者来说，二维负荷超声心动图（2DSE）是检测冠脉是否存在狭窄及狭窄严重程度的有效手段。负荷超声心动图（SE）结果解读的准确性与可重复性取决于图像质量（尤其是内膜边界识别）与负荷中或负荷后即刻图像采集的即时性。应用二维技术获得三维结构需获得多层次图像及极短的时间，尽管2DSE是目前应用的标准检测方法，但仍有局限性影响其准确性和可重复性，部分局限性列于框13.3。三维负荷超声心动图（3DSE）在理论上的优势是用更短的时间、更全面的观察左心室（LV）。但早期的三维技术是不方便的，需要脱机重建，因此，不适用于负荷超声心动图，实时3DSE（RT3DSE）目前可以在一个心搏，一个声窗内取图，因此适用于SE。

3D负荷超声心动图模式

实时成像

近来RT3D超声心动图的发展可以克服2DSE的主要问题。三维超声心动图可以获得比二维超声心动图更接近真实心脏解剖的信息，在评估LV容量及射血分数（EF）方面已与心脏磁共振（CMR）进行过比较。因此，可认为RT3D超声心动图在这些方面优于二维超声心动图。3DSE获得容积数据使真正的量化三维室壁运动成为可能。LV任何一种选择切面在理论上均可实现，与目前的标准二维成像切面相比，我们可以对室壁运动的分析更细致。

RT三维超声心动图的主要优势是在负荷的各个阶段标准化与可重复性均有所提高。三维超声心动图可获得全容积LV图像，因此，可以切割生成最佳二维交叉切面进行回顾性分析。因为全容积LV是同时成像的，所以图像采集大量简化并且可能耗时更短。此外，左心室心尖部的观察更清晰，优于切面缩短，如前所述，这是二维切面成像常会遇到的问题。应用全容积LV生成三维数据，二维成像中应用的几何假设也不再需要了。3DSE的相对优缺点总结列于框13.4。

实时三维全容积数据采集

RT3DSE中，将探头置于心尖部，整个左心室纳入到容积框内即可获得全容积三维数据。4～7个与连续采集的心动周期相同数量的亚容积成像合并生成金字塔样三维数据。全容积数据可以对整体LV室壁进行合并分析，而不仅仅是双切面或三切面成像获得的2～3个

框13.3　二维负荷超声心动图的潜在局限性

1. 探头位置错误（并非真正心尖部）可能会造成真正心尖部的显像不全及切面缩短
2. 在标准切面未能显示的节段室壁运动异常可能被遗漏
3. 负荷成像平面可能与基线采图平面不同，导致图像解读失误
4. 峰值负荷时，需要在极短的时间里采集图像以检测是否存在缺血，这是二维超声心动图的一大技术难点

固定切面。

多切面成像（三维双平面，三平面及全容积）促进了数据的快速采集，极大地缩短了整体扫查时间，减少了检查耗时，优化了工作流程。此外，当快速图像采集是重点时，如运动负荷后，峰值负荷图像采集可在恢复期心率减慢前完成。早期的多巴酚丁胺负荷试验（DSE）研究结果显示三维成像比二维成像采图时间更短。如RT3D与全容积模式图像采集平均需时比二维超声心动图缩短了20 ~ 40s。

时间分辨率

负荷超声心动图时，因心率较快，时间分辨率比空间分辨率更为重要。在三维数据中，时间分辨率通常表现为每个心动周期可获得的容积，通过缩小容积取样框，降低线密度，和（或）增加亚容积数目可以提高时间分辨率。在负荷方案中这些非常重要，因为随着心率的加快，每个心动周期可获得的容积减少，由于时间分辨率的降低可导致分析数据采集不足。但是，任何一种提高时间分辨率的方法均可能降低空间分辨率，相反亦然。例如，将亚容积数目从4增加至7会提高时间分辨率，但也使最终三维数据中出现拼接伪像的风险增加。同样，降低线密度增加容积率同时会降低空间分辨率。

二维条件下低帧频采图对于负荷图像的分析与目测并不是最好的方法。低帧频还会带来的一个特殊问题是成像缓慢（左心室壁局部区域收缩延迟）。此外，当负荷状态下心率加快时每个心动周期内帧频数目减少，时间分辨率会不可避免的降低。

对移动的图像增加帧频观察可以获得更多信息，因此，在高帧频情况下更易于观察收缩功能的微小变化。国家标准化委员会推荐2DSE的最小帧频为20帧/秒。

但是，当负荷心率超过140次/分时，帧频应设置更高。基本原理相同，此标准同样适用于三维负荷。

3D容积数据采集

如前所述，LV全容积图像由连续心动周期内采集的若干亚容积图像合成。如因呼吸、不规则的R-R间期或心律失常导致心脏与探头的相对位置发生变化，亚容积图像的重建后图像会出现"误差线"。这一点在峰值负荷后尤为明显，因运动，主要是呼吸频率的增加，产生了最终图像的拼接伪像。这些伪像不仅影响图像质量，还会影响分析。理想状态下，应有提示功能以确保采集到的图像无伪影。一旦患者心率开始回落，就再没有第二次机会去采集图像。很显然，人为的维持目标心率以采集最佳三维容积是不明智的。另一种方法是在峰值负荷时采集一个序列的三维数据。所有数据均留存，然后选择最佳三维容积数据，其余的不予以保留。

LV节段的显影

很多研究比较了在二维及三维超声心动图负荷试验时显示LV节段的成功率。3个应用平板运动负荷方案的研究发现，三维超声心动图可行但其接受程度不及2D超声心动图。其中的2项研究中，7% ~ 8%的患者由于3D图像质量不佳被排除。运动负荷方案中，过度通气及心脏移位造成的拼接伪像在三维超声心动图图像采集中更容易出现。

但是，在DSE方案的研究中，LV节段的显影成功率与2DSE相近（＞90%）。Varnero及其同事进行的另一项研究中，一个小组的患者接受了双嘧达莫负荷试验，二维与三维超声心动图LV节段显影节段数相近，但笔者指出，二维图像质量更好。为了更好地显示LV节段，很多研究者都在2DSE中应用了造影剂。

左心室造影剂显影

目前应用的超声造影剂均为含气微泡的混悬液，微泡直径与红细胞类似，通常为血管内的显踪剂，在室腔及心肌微循环内显影。因心肌内血容量较小（约占心肌组织的7%），所以心肌组织显影密度比室腔低很多，这样就可以清晰显示内膜。如前所述，三维超声心动图扫描模式整合了造影剂成像模式。

在负荷超声心动图中，心肌增厚与心内膜运动的评估主要依赖所有心肌节段的显像，这一点通过组织谐波成像已有很大改善。但是，如前所述，另一项未达最佳设置的谐波3DSE研究中，已证明静脉给予造影剂可以改善心内膜识别，其改善程度已接近造影剂增强2DSE的水平。

对于高难度患者，造影剂增强的三维数据有可能提高图像采集与分析的成功率。Pulerwitz 及其团队的研究结果显示 3DSE 应用造影剂，可显影节段数与二维无造影剂成像相似甚至更多。但是，不好的一点是三维负荷应用造影剂会导致时间分辨率的降低。造影剂成像预设中应用多项技术以选择性增强微泡散射效果，但这些技术会降低容积率。这一点在运动峰值时表现明显，当心率处于高位时，每个心动周期内获得的三维容积数会低到无法提供诊断信息的水平。相应的，三维造影可以改善心肌显影，有利于半定量评估，但由于时间分辨率的降低，应用三维容积分析进行进一步定量测量就会受限。

工作流程与图像展示

3DSE 分析的工作流程包括修剪三维数据以生成与标准二维成像平面相同的多平面重建图像。但是，这需要处理时间，尽管初始图像为三维图像，用于生成基本解剖切面的时间也会影响负荷超声心动简报临床工作流程。目前有商业版 3DSE 软件包可以在处理三维负荷图像时优化工作流程（图 13.27）。

2DSE 图像通常以四分屏幕格式展示，临床医生可以观察每一个切面从静息状态到峰值负荷状态的变化。很显然，评估工作负荷增加情况下的心肌运动及增厚，尤其是室壁运动及增厚变化很小时，这样的展示界面是有优势的。目前，三维负荷图像的处理首先要人工调整使 LV 朝向真正的心尖部，然后修剪每一个图像以生成与 2DSE 看到一样的四个标准成像切面。切面并列显示是 3DSE 的优点，因其与之前提到的 2DSE 图像排列相似，临床医生比较熟悉。用于基线三维数据的图像处理参数可当作模板用于之后的数据处理（负荷）。软件可以从不同负荷阶段获得的三维数据中生成一系列重建的二维切面（图 13.28）。

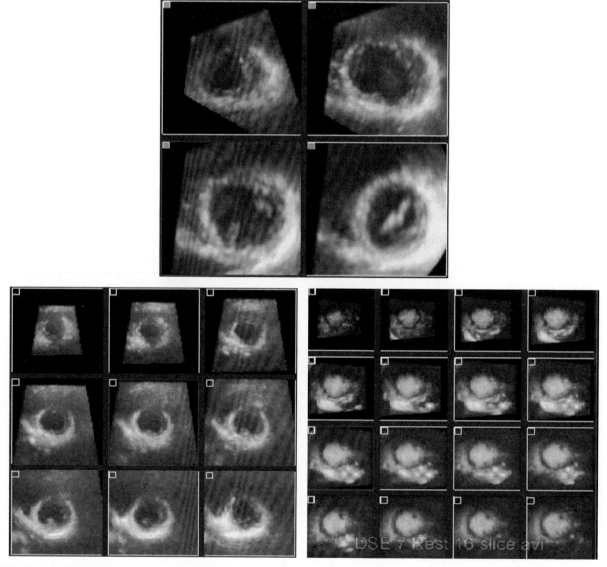

图 13.27　多数报告系统中的 3DSE 脱机像显示格式。上图示三维全容积数据中 LV 从心尖到心底的四个短轴切面。短轴切面的层面可以调整，以获得 9 层面 LV 短轴节段（左下）及 16 层面短轴节段，如右下角 LV 造影图像

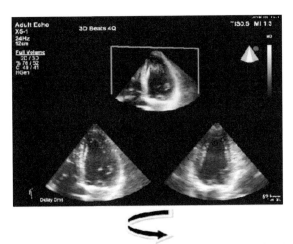

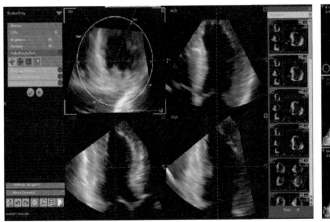
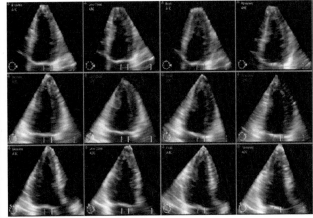

图 13.28　三维负荷超声心动图图像自动处理分析改善工作流程。从三维左心室图像（上图）转换成心尖两腔、三腔及四腔切面（左下）并生成各自基线、小剂量、中等剂量及峰值阶段的负荷超声心动图（右下）

生成的二维图像可以在四分屏中移动展示以便于目测分析。但是，改善 3DSE 工作流程的关键在于图像处理及重建过程的自动化与 LV 室壁运动及增厚的定量分析。三维负荷分析软件的附加好处是可以对图像进行多轴向的翻转，旋转，切割。生成的非标准切面可以发现可能在二维成像中遗漏的局限性缺血，这会使 3DSE 的敏感性提高（图 13.29 和图 13.30）。其他的观察模式也可能是 4，9 甚至 16 分屏成像。

分析

尽管负荷超声心动图很依赖操作者的培训与经验，但它仍是目前性价比最高的无创检测可逆性缺血与存活心肌的方法。图像分析解读需要有丰富经验并且接受过培训的医生完成。临床工作中，医生应用其专业知识，通过分析至少一个心动周期内获得的多个循环动态影像而做出诊断。在分析的客观性与准确性上已取得很大进步，但分析 3DSE 的专业软件是核心。如前所述，三维造影超声心动图的分析需要更进一步的发展，技术上改善图像质量和时空分辨率，优化临床工作流程。

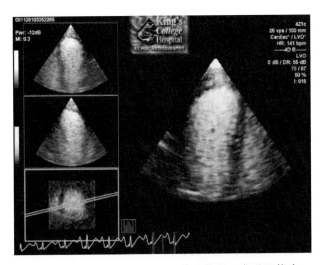

图 13.29　三维左心室（LV）翻转功能用于发现可能在二维成像中遗漏的局限性缺血。导向工具（上图 LV 造影图像中可以看到）可以围绕 3D LV 容积成像进行节段翻转及旋转

2DSE 需要较长的图像采集时间，而 RT3DSE 则在分析图像方面需要更多时间。目前 3D LV 的评估模式是基于之前介绍过的分割、合成的标准 2D LV 切面。同样用于心脏核磁的 LV 短轴从心底到心尖进行多层面切割

观察，见图 13.27，可对缺血分析提供更多信息。仍需要进一步的研究以明确短轴 LV（分屏）哪一种是最佳设置，及其与传统的 LV 长轴切面相比敏感性如何。由于时间受限，大部分的分析均应是自动处理的，而且无论是否脱机均可进行。

标准的静息超声心动图，3D LV 容积与 EF 是可以得到准确测量的，同样的方法也可用于三维静息与峰值负荷图像的比较中。负荷的正常反应是收缩末期容积减少，EF 增加。在运动负荷超声心动图中诱发缺血可发现负荷诱发的 EF 降低和（或）收缩末期左心室腔扩大（图 13.31）。

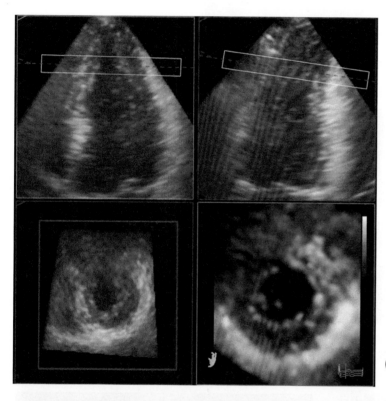

图 13.30　全面评价 LV 室壁的功能可增加心肌缺血检测的敏感性。左图中所示的控制功能（矩形，上排）可以帮助用户放大 LV 容积成像中任一特定节段（相应图像显示在下排）

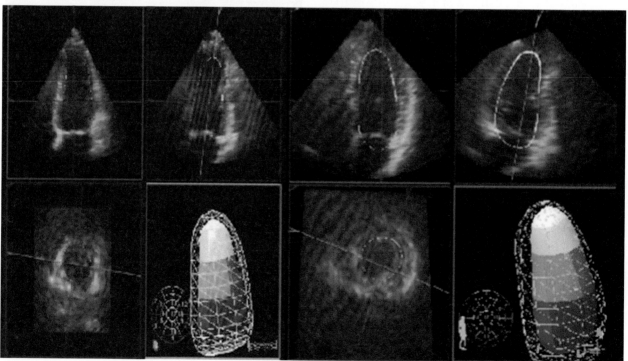

图 13.31　峰值前与峰值状态下左心室容积与射血分数（EF）的比较，在负荷超声心动图评估可诱发缺血的一种简单且相对容易的方法。正常的负荷反应是收缩末容积的减少与 EF% 的增加

3D负荷分析与展示的其他方法

组织多普勒成像（TDI）与斑点追踪（应变）成像也用于2DSE并获得认可。有部分厂家可提供三维斑点追踪技术，但尚未应用于负荷超声心动图。三维斑点追踪技术对图像质量的要求较高，因此，在负荷超声心动图中尚不足以使用。

收缩前映射（CFM）是一种动态三维成像技术，将LV内膜表面设置700个点，并测量每一个点向室腔中心内向移动到最大幅度所需的时间，都会显示在坐标图上，心尖部在中心，基底段在外周。当每一点达到最大内向移动度，图标颜色出现从蓝到红的演变。以这种方式可以动态演示心肌前向收缩波。正常收缩模式是左心室整体颜色从蓝到红的演变几乎是同时的。但是如果有区域收缩延迟，颜色的延迟变化也会显现。这种分析可以应用在静息与负荷状态下的3D LV数据并进行比较；很多研究者选用了这种方法用于药物及运动负荷超声心动图。

总结

在过去的几年中，2DSE已成为评估稳定CAD患者广泛应用且最具性价比的技术之一。但是，如本章所强调的，2DSE有许多局限性，而三维超声心动图具有克服这些局限性的可能。目前，3DSE与2DSE有相似的敏感度与特异度（表13.15）。技术的进步（尤其是时间分辨率与空间分辨率的提高）有可能使实时3DSE成为负荷超声心动图成像技术的选择之一。

表 13.15 三维与二维负荷超声心动图检测CAD敏感度与特异度的比较

笔者	年份	No.	负荷方法	参考标准	2DSens (%)	2DSpec (%)	3DSens (%)	3DSpec (%)
Ahmad	2001	58	DSE	Coron angio	79	81	88	88
Matsumura	2005	56	DSE	铊SPECT	86	83	86	80
Eroglu	2006	36	DSE	Coron angio	93	75	93	75
Takeuchi	2006	78	DSE	2D echo	—	—	58	75
Aggeli	2007	56	DSE	Coron angio	73	93	78	89
Peteiro	2007	84	平板运动	Coron angio	84	76	78	73
Yoshitani	2009	71	DSE	Coron angio	—	—	72	72
Jenkins	2009	90	平板运动	Coron angio	83	65	40	84
Badano	2010	107	Dipyrid	无	78	91	80	87

3D.三维；2D.二维；CAD.冠心病；Coron angio.冠脉造影；DSE.多巴酚丁胺负荷超声心动图；Dipyrid.双嘧达莫；echo.超声心动图；No..数量；Sens.敏感度；Spec.特异度；SPECT.单光子发射计算机断层成像术

第十节　负荷超声心动图在瓣膜病中的应用：主动脉瓣反流与二尖瓣狭窄

引言

与冠心病及二尖瓣反流相比，并没有充分的证据在主动脉瓣反流（AR）与二尖瓣狭窄（MS）评估中应用负荷超声心动图。从临床的观点出发，对于症状不典型的患者及个体化危险分层方面这种检查方法非常具有应用价值。不论AR或MS，运动超声心动图均是影像检查方法的选择之一。

负荷超声心动图方案

图像采集可以在运动中或运动后（平板运动或直立踏车）即刻进行。检查需在有经验技师的监督下进行。踏车试验中，起始负荷为25W，持续2min，随后每2分钟增加25W。血压、心率、12导联心电图及超声心动图与瓣膜及左心室（LV）相关的参数均需在基线、低、中、高及峰值负荷的运动状态下进行记录。血流动力学变化（如肺动脉压力和三尖瓣反流束速度）也需要进行测量。常用的成像模式如下：①二维灰阶成像（帧频高于50/s ～ 70/s），LV四腔、二腔及三腔切面；②二尖瓣环组织多普勒（95 ～ 105次/分，在e'波与a'波融合前）；③二尖瓣流入速度（邻近e'）；④三尖瓣连续多普勒测量跨瓣压差。检查过程中出现的症状也需要定期记录。

主动脉瓣反流

指征

重度 AR 会逐渐导致 LV 功能障碍，心力衰竭及不断增加的猝死风险。此外，量化的 AR 严重程度与生存率或无事件生存率的降低存在等级相关。中度 AR 并不是良性的表现，其 10 年心血管事件发生率可达 34%±6%。重度 AR 反流且症状不明显的患者应用运动负荷试验可以对其功能状态及症状进行评估（ACC/AHA，Ⅱa 级）。但是，仅有少数研究在小部分患者的运动超声心动图中评估了 AR。检查中需注意运动中的 LV 射血分数，收缩储备的缺失，通常定义为运动中 LV 射血分数降低 5%，是外科手术后 LV 失代偿的预测因素。彩色组织多普勒成像测量二尖瓣瓣环收缩速度可作为长轴亚临床 LV 功能障碍的替代指标。负荷试验中出现症状的重度 AR 患者建议外科治疗。

左心室收缩储备的预后预测价值

负荷超声心动图对 AR 患者预后的预测价值相关数据极少。运动中收缩储备的缺失，即试验中 LV 射血分数无升高，有可能是预测药物治疗条件下 LV 功能障碍

进展的有用且可信的指标（图 13.32）。具有收缩储备能力则为主动脉瓣置换后 LV 功能改善的预测指标。测量收缩储备功能可用于监测无症状 AR 患者早期的心肌功能障碍，尤其是对于那些 LV 射血分数接近正常低值（50% ~ 55%）或收缩末直径达到正常高值（约 50mm 或 25mm/m²）的患者，有助于选择最佳外科手术时机。但是，运动数据是否对静息状态下 LV 直径与 EF 有增值价值目前并不明确。有症状，伴有 EF 减低的重度 AR 患者没有行负荷超声心动图检查的指征或必要性，无需此项检查即应推荐外科手术治疗。无症状的重度 AR 患者，无收缩储备功能，可能适合外科手术治疗。

二尖瓣狭窄

概述

MS 患者症状隐匿，发展缓慢，其严重程度与患者生存率强相关，与静息状态下瓣口面积仅呈弱相关。负荷超声心动图可用于评估功能性 MS 的严重程度，尤其在临床表现与静息超声心动图数据不一致的情况下。框 13.5 列出了 MS 患者行运动试验的潜在指征。肺动脉压力（PAP）水平及平均压是 MS 血流动力学负荷的指标，对生存率有重要影响。可以测量 PAP 对运动的反应也是

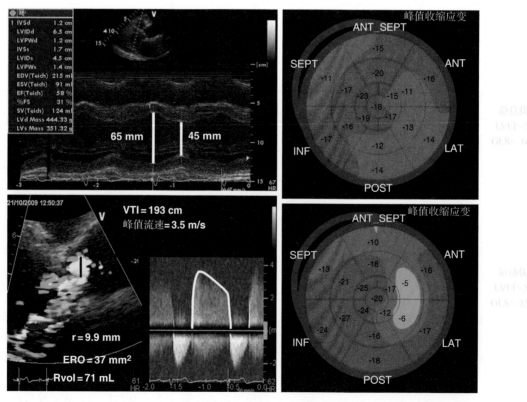

图 13.32 无症状重度 AR 患者进行左心室射血分数（LVEF）及整体长轴应变（LGS）测量显示无收缩储备。ANT. 前壁；ERO. 有效反流口面积；INF. 下壁；LAT. 侧壁；POST. 后壁；r. 会聚面积半径；Rvol. 反流体积；SEPT. 间隔；VTI. 速度时间积分

负荷超声心动图用于MS患者最重要的一个方面。运动负荷超声心动图是优先选择的,但当存在某些限制条件时,多巴酚丁胺负荷试验也可以选用。

二尖瓣跨瓣压差及肺动脉收缩压变化的预后价值

运动超声心动图与MS患者预后的相关性并没有深入广泛的研究。框13.6中列出的推荐的切点值源于ACC/AHA专家共识而无结果证据支持。运动超声心动图中,推荐的切点值基于专家共识指南:运动试验中平均跨瓣压差>15mmHg或PASP>60mmHg是MS狭窄引起血流动力学变化的指征,这种情况需要干预。唯一一项有预后结果的研究应用的是多巴酚丁胺负荷试验(图13.33和图13.34)。多巴酚丁胺注射过程中平均跨瓣压差>18mmHg预示临床预后不良,需要外科手术治疗。

对临床决策的影响

无症状但有明显狭窄的MS患者(二尖瓣瓣口面积小于1.5cm^2),在负荷试验中表现出运动耐力差或收缩压高于60mmHg具备行经皮二尖瓣成形术的指征,条件是二尖瓣形态符合要求(ACC/AHA Ⅰ 级)。

有症状且狭窄程度为轻中度的MS患者(二尖瓣瓣口面积大于1.5cm^2),负荷试验中平均跨瓣压差高于15mmHg或PASP高于60mmHg,可以考虑行经皮二尖瓣成形术(ACC/AHA Ⅱ b级)(图13.35)

近来,Brochet及其助手观察了无症状中重度MS患者运动诱发肺动脉收缩压的变化情况。79%的患者在运动峰值出现了肺动脉高压(PASP高于60mmHg),但与运动中症状的出现无明显相关性。相反,他们还发

现运动中出现呼吸困难的决定性因素是肺动脉收缩压早期快速的升高。实际上,在达到60W负荷量或之前即达到90%最大PASP的患者更易在运动中出现呼吸困难,在随访中发现这些患者发展到了具备行经皮二尖瓣成形术的指征。上述结果提示,同心力衰竭患者的报道中一样,在危险分层与MS患者治疗中,运动中PAP的动态变化及变化模式是比运动峰值PASP更有用的指标。

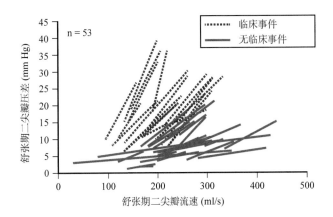

图13.33　53例风湿性二尖瓣狭窄患者二尖瓣(MV)平均压差(MG)与MV血流的相关性。MG快速升高(红色虚线)的患者比MG升高缓慢且处于低值(蓝色实线)的患者临床事件发生显著。数据于多巴酚丁胺负荷超声心动图静息状态及峰值负荷状态下采集(改编自 Reis G, Motta MS, Barbosa MM, et al. Dobutamine stress echocardiography for noninvasive assessment and risk stratification of patients with rheumatic mitral stenosis. J Am Coll Cardiol, 2004, 43: 393-401.)

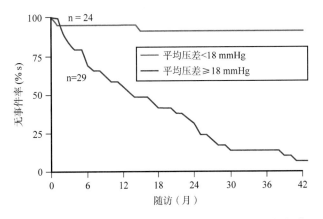

图13.34　二尖瓣狭窄患者事件率的卡布兰—梅尔曲线。根据随访中有无临床事件发生,获得的切点值为(18mmHg)(改编自 Reis G, Motta MS, Barbosa MM, et al. Dobutamine stress echocardiography for noninvasive assessment and risk stratification of patients with rheumatic mitral stenosis. J Am Coll Cardiol, 2004, 43: 393-401.)

框13.5	MS患者负荷试验的指征
1.客观评估症状	
2.明确功能范围	
3.评估血流动力学反应	
a.肺动脉压(TR测定)	
b.平均压差	
4.症状与MS狭窄程度不一致的判断	
a.患者无症状,静息状态下二尖瓣重度狭窄	
b.患者症状明显,静息状态下二尖瓣轻度狭窄	

MS.二尖瓣狭窄;TR.三尖瓣反流

框13.6	负荷试验提示需干预措施的二尖瓣狭窄切点值
· PASP > 60mmHg	
· 平均跨瓣压差 > 15mmHg	

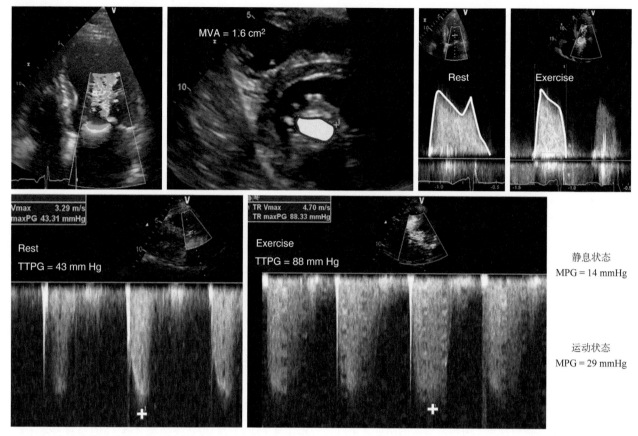

图 13.35　无症状二尖瓣狭窄患者在运动时出现平均跨瓣压差（MPG）的明显升高，三尖瓣跨瓣压差（TTPG）也同样升高。MVA. 二尖瓣瓣口面积

第十一节　负荷超声心动图的适用条件

什么是负荷超声心动图的适用条件？

负荷超声心动图（SE）的适用条件（AUC）由美国心脏病学会基金（ACCF）联合美国超声心动图学会（ASE）及其他亚专科学会发布，用以指导 SE 的恰当应用。SE 的 AUC 最早于 2008 年发布，2011 年修订，涵盖了所有超声心动图操作。此外，包括 SE 在内的检测冠心病及危险分层的多种检查方法的 AUC 也即将发布。

与其他心脏操作及成像方法的 AUC 一样，SE 的 AUC 使可以满足特定指征的检查方法得到广泛接受。目前 SE 的 AUC 列出了 87 项 SE 适用条件并根据其在临床医疗中的适用程度进行评分，范围从 1～9 分。1～3 分定义为不适用，4～6 分为不确定是否适用，7～9 分为适用。近来，为了更好地反映临床情况，这种定义有所变更，1～3 分的适用条件定义为极不适用，4～6 分为可能适用，而 7～9 分仍为适用。

SE 的 AUC 共分为 9 个表格，涵盖了 SE 所有可能的适用条件，包括对有症状的患者检测 CAD 并进行危险分层，对无症状的患者检测 CAD 并进行危险分层，对无症状但伴有明确并发疾病的患者检测 CAD 并进行危险分层，对既往曾诊断过缺血的患者的评估，非心脏外科手术前的围术期评估，急性冠脉综合征 3 个月内的风险评估，冠脉介入治疗或冠脉搭桥术后风险评估，存活心肌的评估，以及负荷多普勒超声心动图评估血流动力学变化及瓣膜病。虽然在大型实质脏器移植项目的医疗中心报道了比较高的 SE 非常规应用率，但最近的临床执行调查显示 2011AUC 涵盖了几乎所有 SE 的常见适用条件（97%～99%）。

目前负荷超声心动图的临床应用合理吗？

总体来说，尽管与其他超声心动图技术（经胸超声心动图，经食管超声心动图）相比，SE 的极不适用率（曾用名为不适用）较高，但目前临床工作中大多数的 SE 应用是合理的。除外，接受实质脏器移植项目的患者，59%～69% 的 SE 是适用的，22%～28% 是极不适用的。结果，SE 与其他负荷成像技术均成为政府与个人付费的关注焦点以限制心脏影像检查的非必需性应用。

AUC 有很多主题可以指导 SE 的合理应用。根据 AUC 的描述，有症状的患者（胸痛或其他缺血表现），有中高度发生 CAD 堵塞可能的患者，其他检查结果提示患有心脏病（如 LV 功能障碍，室性心律失常，平板运动负荷试验结果异常）的患者均适合行 SE。相反，无症状患者，无既往试验或检查结果提示患有心脏病可能，从来不适合行 SE。无症状患者及有症状但 CAD 可能性较低的患者是临床中极不适合 SE 的。其他临床中极不适合 SE 却经常执行的包括已知患 CAD 但症状无改变患者的多次重复检查，有功能储备 [超过 4 个代谢当量（METS）] 或无临床危险因素患者的术前风险评估。临床工作中 SE 的最常见适用条件与极不适用条件分别列于框 13-7 和框 13-8。

负荷超声心动图的适用条件用于诊断及预后分层吗？

SE 用于检测血管闭塞 CAD 及预后分层的价值是明确的。由于期望 AUC 能将高质量医疗最优化，因此，希望能筛选出可能从 SE 中获得最有价值诊断及预后信息的患者。诊断血管闭塞 CAD，多项研究已明确 AUC 可对 SE 筛选出可诱发缺血的可能性进行分层。3 项近期关于人群不同危险因素的调查显示，行 SE 检查发现可诱发缺血的占满足 SE 适用条件的 15%～46%，占满足 SE "极不适用" 条件的 3%～13%，差异均具有统计学意义。同样，两项新近完成的调查结果证实了 SE 的 AUC 对可疑 CAD 患者有预后分层的作用。满足 SE 适用条件的患者心脏事件率（死亡或非致死性心肌梗死）明显低于满足 SE 极不适用条件的患者，而且，与满足 SE 极不适用条件的患者相比，满足 SE 适用条件患者 SE 的阳性结果预示更高的心脏事件发生率。

除了检测及评估 CAD 风险，AUC 也对 SE 用于瓣膜病的评估进行了规范。近来，SE 的 AUC 对瓣膜病的诊断及预后价值不断有报道。为了评估二尖瓣或主动脉瓣病变行 SE 检查，根据瓣膜损害标准定义得出的阳性结

果更可能出现在满足 SE 适用条件的患者中，而非满足 SE 极不适用条件的患者。满足 SE 适用条件的患者无事件生存率（心力衰竭住院或死亡）比满足 SE 极不适用条件的患者大大降低。

框 13-7 2011 负荷超声心动图在临床中的应用 AUC 中最常见的适应条件

- 适应条件 116：缺血评估（非急性缺血），CAD 中等可能，ECG 可解释，可运动（AUC 评分 =7）
- 适应条件 117：缺血评估（非急性缺血），CAD 中等可能，ECG 不可解释或不可运动（AUC 评分 =9）
- 适应条件 118：缺血评估（非急性缺血），CAD 高度可能，无论 ECG 是否可解释及是否能运动（AUC 评分 =7）
- 适应条件 161：瓣膜病外科手术的围术期评估，至少 1 项临床危险因素，功能储备差或不明确（低于 4METS）（AUC 评分 =7）
- 适应条件 169：血运重建术后无症状患者的评估（AUC 评分 =8）

AUC. 适用条件；CAD. 冠心病；ECG. 心电图；METS. 代谢当量

框 13-8 2011 负荷超声心动图在临床中的应用 AUC 中最常见的不适用（现定义为 "极不适用"）条件

- 适应条件 114：胸痛 / 缺血评估（非急性缺血），CAD 可能性低，ECG 可解释，可运动（AUC 评分 =3）
- 适应条件 124：无症状患者伴有低 CAD 风险（AUC 评分 =1）
- 适应条件 146：行冠脉造影已明确 CAD 或既往（2 年内）负荷试验结果异常，无症状或症状稳定（AUC 评分 =3）
- 适应条件 155：中度风险外科手术的围术期评估，无心脏病活动性表现，功能储备差中等至良好（AUC 评分 =3）
- 适应条件 156：中度风险外科手术的围术期评估，无心脏病活动性表现，无临床危险因素（AUC 评分 =2）
- 适应条件 173：无症状患者血运重建治疗后评估，PCI 术后 2 年内（AUC 评分 =2）

AUC. 适用条件；CAD. 冠心病；ECG. 心电图；PCI. 经皮冠脉介入

第十二节 多种影像技术之间比较

目前有多种影像技术用于冠心病（CAD）的诊断，危险分层及预后评估。这使医生可以根据每一位患者的需要选择最适合他们的检查。选择哪一项技术要综合考

虑专业性、准确性、费用、可用性、放射暴露及是否方便患者。本章将在检测导致血流减少的冠脉狭窄方面对负荷超声心动图与其他影像技术进行比较，需要强调每

一种影像技术均需在有专业经验的中心进行。

运动心电图负荷试验与负荷超声心动图

运动心电图（ECG）负荷试验是应用已久，最成熟的负荷方式，目前仍是ACC/AHA指南对心电图可解释的低危患者的第一步筛查推荐。一项纳入约12 000例患者的荟萃分析中，运动ECG负荷试验平均敏感度为67%，平均特异度为72%（图13.36）。但对于无法进行运动的患者，药物ECG负荷试验的结果无法接受，因此，不给予推荐。在女性患者、高血压患者、左心室肥厚患者及左束支传导阻滞患者中，ECG负荷试验的可信度最低。在诊断血流受限冠脉狭窄方面，负荷超声心动图优于负荷ECG，这并不奇怪，因为在缺血瀑布序列中室壁运动异常先于ECG改变。很多研究也证明，负荷超声心动图比负荷ECG提供更多预后评估信息。与运动负荷超声心动图一样，运动负荷ECG也不需要建立静脉通路，对大多数患者来说易行、便捷、耐受性良好。两种方法均无放射暴露（表13.16）。与运动ECG负荷试验相比，运动超声心动图有更长的生命预期（0～2年），且所需额外诊断操作的费用较低。参考2013年医疗＆医疗服务中心费用，与负荷ECG（相对值单位 [RVU] =2.3；$80@34.02/RVU）相比，负荷超声心动图费用（RVU=6.9；$234）至少是其2倍；冠脉CT（CCTA）（RVU=13.6；$463）是其5.8倍；心肌灌注成像（SPECT）（RVU=17.1；$582）是其6.3倍，心脏磁共振成像（CMR）（RVU=19.3；$658）是其7.3倍，有创冠脉造影（RVU=31.7；$1078）是其13.7倍。但是，仅"检查"费用并不等同于性价比，因它并不能说明生活质量的改善。

核素负荷试验

头对头研究及荟萃分析均表明，SPECT心肌灌注成像（MPI）在检测CAD方面与负荷超声心动图准确率相似（88%比79%），而负荷超声心动图的特异度更高（73%比87%）（表13.17及图13.36）。在女性患者中负荷超声心动图的准确性更高，在左心室肥厚及左束支传导阻滞患者中，负荷超声心动图的特异性更高，而在血管扩张药物负荷试验中，左束支传导阻滞患者并没有表现出此优势（表13.18）。SPECT的另一项重要临床缺点是对CAD的低估及"平衡缺血"，尤其是在血管扩张剂成像中。在一个中心中其发生率约为5%，根据预期可能性不同而波动。一项研究中，检测出多支血管灌注缺损的患者中仅25%经血管造影证实存在多支血管病变。事实上，12%的患者负荷试验完全正常。另一项观察左主干病变的系列研究，约40%的患者为正常或低危患者，扫描缺血范围低于10%。PET的心肌血流储备功能克服了这一缺陷。未来发展方向的动态SPECT可能也具备计算血流储备的功能。另一方面，SPECT在

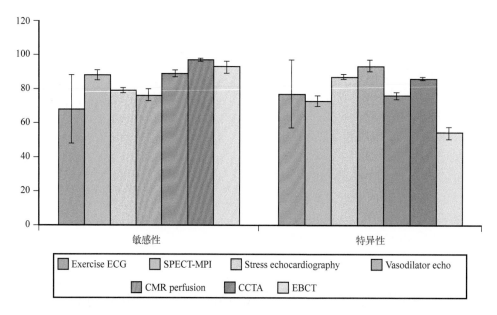

图13.36 不同检测方式对检出冠心病的敏感度及特异度的比较。冠脉钙化积分（CAC）为400～1000例患者的检测特异度最低，为51%。Exercise ECG.运动心电图；Vasodilator echo.血管扩张剂超声心动图；CCTA.冠状动脉CT血管造影；CMR perfusion.心脏磁共振灌注成像；EBCT.电子束计算机断层摄影术；SPECT-MIP.单光子发射计算机断层成像术-心肌灌注成像，运动与药物负荷SPECT的复合结果；Stress echocardiography.运动、多巴酚丁胺、腺苷及双嘧达莫负荷超声心动图的复合结果（由于选择偏倚与发表偏倚，与其他检测方式相比，SPECT与负荷超声心动图的准确性是被相对低估）

表 13.16 不同负荷技术的优点与缺点

负荷技术	诊断准确性		预后	放射	便携性	费用	未来方向
	敏感度	特异度					
负荷 ECG	++	++	++	—	++++	+	ECG 负荷 +CAC
核素负荷 PET	++++	+++	++++	+++	—	++++	仅负荷，小剂量，CT 校正 ±CAC 评分，心肌血流
负荷超声心动图	+++	++++	+++	—	++++	++	3D 单心动周期采图，灌注，应变成像
CCTA	++++	+++	+++	++	—	++++	CT 灌注，血流储备分数
心脏 MRI 灌注	++++	+++	++	—	—	++++	冠状动脉及斑块成像

CAC. 冠脉钙化；CCTA. 冠脉 CT；CT. 计算机断层扫描成像；ECG. 心电图；MRI. 磁共振成像；PET. 正电子发射型计算机断层显像；3D. 三维

表 13.17 负荷超声心动图与核素 SPECT 成像准确性的比较

研究	样本	超声心动图		SPECT	
		敏感度	特异度	敏感度	特异度
荟萃分析					
Imran，2003	10 项研究（651 例患者）	79	90	88	67
Fleischmann，1998	EXSE：24 项研究（2637 例患者）	85	77	87	64
	EXSPECT：27 项研究（3237 例患者）				
O'Keefe，1995	SE：12 项研究（913 例患者）	81	89	90	72
	SPECT：12 项研究（2626 例患者）				
	药物负荷 SE：14 项研究（1049 例患者）	81	83	87[1]	75[*]
	药物负荷 SPECT：14 项研究			89[2]	83[†]
总计（Heijenbrok-Kal 等，2007）	351 个患者系列	79	87	88	73

EXSE. 运动负荷超声心动图；EXSPECT. 运动 SPECT；SPECT. 单光子发射计算机断层成像术；SE. 负荷超声心动图

[*] 双嘧达莫负荷超声心动图 vs SPECT

[†] 腺苷 SPECT

表 13.18 负荷超声心动图与其他试验方法比较的优点与缺点

优点	缺点
诊断 CAD 及存活心肌特异性高于 SPECT	敏感性较低，尤其是病变较轻的患者，非极量负荷及接受抗心绞痛治疗的患者
女性患者，LVH 及 LBBB 患者中准确性更高	检测缺血敏感性较低，接近于检测静息状态下室壁运动异常
评估存活心肌特异度更高	评估存活心肌敏感性较低
长期预后预测价值与 SPECT 相似	肺部疾病患者操作存在技术难度（如肺气肿）
在造影剂的应用下可用于病态性肥胖的患者，不会低估多支冠脉病变 CAD 且在多支病变或左主干病变中无"平衡缺血"现象	在亚极量运动平板后需快速识别微小室壁运动异常（不可应用于仰卧踏车及药物负荷）
无放射暴露，费用较低	高度依赖于读片者的专业经验
方便，可即刻读图，高容量信息	
提供心脏结构与功能信息（如瓣膜病，舒张性病变，肺动脉压力）	

CAD. 冠心病；LBBB. 左束支传导阻滞；LVH. 左心室肥厚；SPECT. 单光子发射计算机断层成像术

检测单支血管病变方面及接受抗心绞痛治疗的患者中敏感度更高，因为灌注成像检测是灌注的不均一性，这可能代表缺血也可能不代表缺血。正常运动成像负荷试验的不良事件发生率低于1%，与负荷超声心动图及SPECT一样。所有上述方法在长期随访不良事件发生率方面具有同样好的阴性预测值。负荷试验结果异常的患者主要不良冠脉事件的预测相似，所有检测方法均预测不良事件的发生随着病变范围及严重程度的增加而增加。与SPECT相比，小剂量多巴酚丁胺负荷超声心动图（DSE）的敏感度与之相近，而在预测再血管化治疗后功能恢复方面特异度更高（图13.37）。

放射暴露是负荷试验需要关注的焦点之一，尤其是对于年轻的患者。在心脏影像技术中，CCTA与核素灌注成像的累计放射暴露量高。SPECT，CCTA及CMR的其他缺点包括需要建立静脉通路，肥胖患者所需的追踪剂剂量较高，难以调整检查床以适应病态性肥胖的患者。

SPECT与负荷超声心动图在高危患者中的性价比相似。

心脏磁共振灌注成像

CMR灌注成像在诊断CAD方面是比较新的技术。心脏灌注MRI敏感度为89%（95% CI，88% ~ 91%），特异度为76%（95% CI，73% ~ 78%）。虽然患者相对较少，随访时间相对较短，但CMR仍表现出相似的事件预测值。多巴酚丁胺负荷CMR及延迟钆增强在检测

存活心肌方面既有敏感度又有特异度。造影剂及应变率结合DSE提升了其在检测存活心肌方面的敏感度。同负荷超声心动图相似，CMR无放射暴露及远期癌变的风险。幽闭恐惧症，在检查中静卧，且SPECT及CMR检查时间较长，可能使部分患者感到不适。CMR不能用于置入起搏器，置入式心律转复除颤器的患者，对置入金属血管夹或置入物的患者为相对禁忌。与便携的超声仪器相比，MRI仪器体积巨大且价格昂贵。尽管数据有限，仍有证据证明CMR可以优化患者的治疗。在一项3351例CMR病例研究中，45%的患者免于行有创性血管造影检查，而核素成像使18%的患者免于行有创性血管造影检查。在CMR与负荷超声心动图之间尚无性价比的直接比较。

冠脉CT血管成像

与其他成像技术相比，CCTA是完全不同的，因为它提供的解剖信息与有创性冠脉造影相似，并不是对狭窄程度的功能性评估。在一项超过5000例患者的荟萃分析中，CCTA的敏感度为97%（95% CI，95% ~ 98%），特异度为86%（95% CI，85% ~ 88%）。但是，冠脉钙化积分为400 ~ 1000例患者特异性低至51%。与其他成像技术相似，CCTA可提供预后信息，但是以放射暴露为代价的。Einstein与其同事从他们的刺激模型中得出预测结果，64排CT的应用与癌变风险有着不可忽视的相关性。尽管如此，仍无研究发现接受多种心脏SPECT及CCTA检查直接导致患癌风险的增

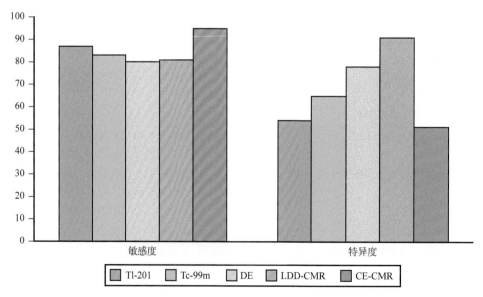

图13.37　不同成像技术对检出存活心肌的敏感度及特异度的比较。CE-CMR.造影剂延迟增强心脏磁共振成像（11项研究，331例患者）；DE.小剂量或大剂量多巴酚丁胺负荷超声心动图（41项研究，1421例患者）；LDD-CMR.小剂量多巴酚丁胺负荷心脏磁共振成像（9项研究，247例患者）；Tc-99m.锝-99m（25项研究，721例患者）；司他比锝（19项研究，515例患者），替曲膦（6项研究，206例患者）；TI-201.铊-201成像（40项研究，1119例患者）

加。顾问委员会选用"尽可能减少应用"（ALARA）原则，表明不牺牲医疗质量的前提下，尽一切可能减少放射暴露。因此，对于担忧累计高放射剂量的患者如担忧影响生殖健康，既往有乳腺癌病史，或既往有多次放射暴露，负荷超声心动图就成为最佳选择。负荷超声心动图与CCTA的检查时间均较SPECT短，但患有慢性肾病及对造影剂过敏的患者无法行CCTA检查。CCTA的独特优势在于它可以用于检测亚临床及管腔外斑块并对心脏整体形态结构进行评估。

CCTA与其他技术之间性价比的比较并未显示以CCTA作为第一项检查方法的患者更有可能需要额外的有创性冠脉造影检查。单独行CCTA或与功能性检测相结合可使心脏事件最小化，生活质量改善最大化，具有良好的性价比。总之，所有成像技术检测CAD的性价比是具有可比性。

负荷超声心动图相比其他成像技术的优点

胸痛及呼吸困难可能由其他心脏疾病引起，如主动脉夹层，肺动脉栓塞，心包疾病，肿瘤或占位，瓣膜狭窄或反流。而且，负荷超声心动图可评估负荷状态下的血流动力学变化包括动力性左心室流出道梗阻，肺动脉高压（图13.38），运动诱发舒张功能障碍。血流动力学评估有助于有心脏症状患者的治疗。

总之，所有成像技术的准确性均高于ECG负荷试验。所有成像技术中，负荷超声心动图的敏感度与其他技术具有可比性，但特异度更高。有数据支持所有成像技术均可提供可比的预后数据。但是，SPECT与负荷超声心动图的证据更多。此外，CCTA与CMR不能够用于评估症状，运动耐量，心率及血压反应，而这些均可提供更多的预后信息。除了诊断与预后预测准确性，负荷超声心动图具有更高的性价比及易于接受性，且无放射暴露。

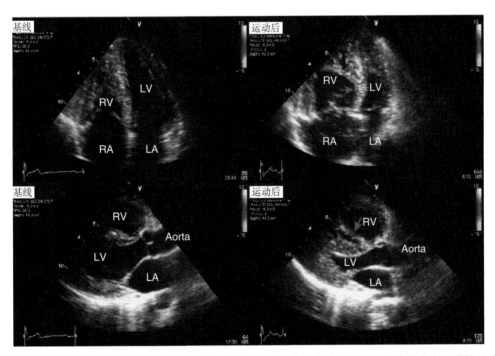

图13.38 非缺血性平板运动超声心动图显示动力性肺动脉高压。静息状态（左）显示正常的右心室内径及功能。运动后图像（右）显示右心室扩大，左心室腔受压，室间隔矛盾运动。室间隔异常运动是由于右心室压力超负荷而非缺血，这是在运动中出现动力性肺动脉高压的典型案例。LA.左心房；LV.左心室；RA.右心房；RV.右心室

（王　晶　译）

第14章

心肌病

第一节　心肌病：简介

心肌病的定义

从广义上讲，心肌病包含所有累及心肌的疾病，虽然有些分类方法将继发于高血压、缺血性心脏病及瓣膜病的心肌损害也归于心肌病的范畴，但主流的分类方法通常是将这些有明确继发因素的心肌损害排除在心肌病的诊断之外，因此，本书中所谈到的心肌病，都是指特发性或由遗传因素导致的心肌病，由此可见，心肌病的诊断理应排除大量如炎症、代谢异常、中毒等明确致病因素导致的一系列心肌结构和功能的异常，才能做出诊断。在临床表现上，心肌病通常表现为心功能受累，主要包括机械功能（收缩功能或舒张功能）异常和致命性心律失常等电生理异常（图14.1）。

超声心动图的作用

超声心动图在心肌病表型的初步确定和鉴别上起了不可或缺的作用，遗传学和影像学信息的结合更是可以为预防发病、减缓疾病进展提供更为有效的监控手段，对于遗传学检查没有发现基因突变的个体，超声心动图依然可以作为对其家族成员进行筛查的主要手段。如果遗传学检测确定某个体为致病突变携带者，超声心动图

则可以对疾病的风险和进展做出合理评估和预测。通常情况下，常规的二维和多普勒超声就可以对心脏的结构和功能特点做出评价，从而明确诊断扩张型心肌病、肥厚型心肌病、限制型心肌病及致心律失常性右心室心肌病。与此同时，组织多普勒成像、斑点追踪技术及应变/应变率成像等技术则能够帮助我们更好评估疾病进展，并完成其早期诊断。但值得强调的是，超声心动图对于离子通道疾病的检出，仍然存在一定的挑战。

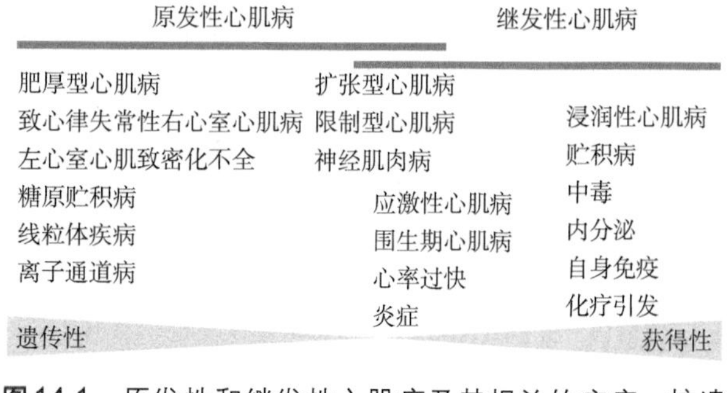

一般来讲，右心室功能减退是心肌病预后不良的标志之一，因此，明确右心室功能异常的原因尤其重要，究竟是继发于左心室功能不全，还是原发于右心室的功能障碍，这对我们了解疾病的进程非常重要，而在实际工作中，由于右心室解剖形态上的复杂性，单纯通过二维超声心动图很难对右心室功能做出准确评价，但目前出现了一种全新的定量评估右心室收缩功能的方法，即三尖瓣瓣环收缩期位移，已有研究表明其与右心室射血分数存在一定的相关性。同时，实时三维超声心动图也可能对右心室功能的评估存在一定价值。

除了监测疾病进展和评估预后之外，超声心动图还可以对某些治疗方案进行评估，大量临床试验的结果表明，症状严重且伴有宽QRS波的心力衰竭患者可以从心脏再同步化治疗（cardiac resynchronization therapy，CRT）中获益。CRT可以改善左心室射血分数，减少左心室容量和二尖瓣反流，缓解临床症状并可能降低患者死亡率。由于其简便性和易行性，超声心动图和其他相关技术（如组织多普勒、斑点追踪技术、实时三维超声心动图等）已经成为公认的评价同步性的重要手段之一。

随着机械循环支持技术的不断进展，越来越多的终末期心脏病患者开始应用左心室辅助装置（LV assist devices，LVADs），超声心动图可以一站式评价其左心室负荷状态、前向血流状态、是否存在左心室辅助装置

原发性心肌病		继发性心肌病
肥厚型心肌病	扩张型心肌病	
致心律失常性右心室心肌病	限制型心肌病	浸润性心肌病
左心室心肌致密化不全	神经肌肉病	贮积病
糖原贮积病		中毒
线粒体疾病	应激性心肌病	内分泌
离子通道病	围生期心肌病	自身免疫
	心率过快	化疗引发
	炎症	
遗传性		获得性

图14.1　原发性和继发性心肌病及其相关的疾病，按遗传性和获得性分组

功能不全以及 LVAD 相关并发症等。

　　尽管 CT 和磁共振等其他影像学技术的发展很快，超声心动图依然是诊断、评估、管理心肌病患者的重要手段，同时，其整合了结构、功能、生理等多方面信息的特点，使其依然在监测终末期心力衰竭的治疗和管理中起到了极为关键的作用。

第二节　肥厚型心肌病的分型及病理生理

　　肥厚型心肌病（hypertrophic cardiomyopathy，HCM）以左心室肥厚但不伴扩张为主要特征，且应该排除其他可能导致左心室肥厚的系统性心脏疾病。HCM 属于常染色体显性遗传，每 500 名正常人中约有 1 人罹患此病。通常，我们将室壁厚度大于 15mm 作为诊断 HCM 的标准，对于存在高血压的患者，其室间隔与后壁厚度的比值大于 1.5 ：1 高度提示 HCM，这意味着，非对称性的肥厚是 HCM 的主要特征之一。

解剖学特征

　　肥厚型心肌病是一类形态学上变异较多的疾病，其变异类型可包括反向弯曲、正常形态室间隔、乙状室间隔及心尖肥厚（图 14.2 和图 14.3）。反向弯曲是指室间隔的中部凸向室腔，左心室整体形态呈新月形，而乙状室间隔则以室间隔基底段凸出为主，左心室大体仍为卵圆形。正常形态室间隔则相对较为平直，不存在明显凸向心室腔的节段。一般来说，较为年轻的患者多表现为反向弯曲，而年长的患者则更多地表现为乙状室间隔。有时，来自同一家族的患者也可表现为不同的室间隔形态，造成这一现象的原因尚未可知，但有研究表明，不同的基因型似乎与肥厚的类型存在某种联系，来

自 Mayo Clinic 和多伦多的研究宣称，有 53% ~ 79% 的反向弯曲和 41% ~ 48% 的正常形态室间隔的 HCM 患者存在某种特定的致病突变，与此同时，乙状室间隔和心尖肥厚的患者则分别仅有 8% ~ 23% 和 11% ~ 30%（图14.4）。

　　除了肥厚的形态学特征之外，二尖瓣的解剖异常也是 HCM 患者常见的病理改变之一。瓣叶的延长、非对称性的瓣叶面积扩大、乳头肌前移、乳头肌插入二尖瓣前叶等解剖异常也时常在 HCM 患者中发现，这些解剖学异常与二尖瓣反流的严重程度密不可分，如果这类患者需要接受外科干预，在进行室间隔切除术时应同时行二尖瓣修补。

病理生理学

舒张功能不全

　　舒张功能不全、微血管缺血、自主神经功能异常、左心室流出道梗阻及二尖瓣反流是肥厚型心肌病最为主要的病理生理学改变（图 14.5）。舒张功能不全是各型肥厚型心肌病所共有的最重要的病理生理学特征，心肌质量增加、心室腔容积减小、继发于心肌纤维化的僵硬度增加等都是心室肥厚的重要表现。HCM 患者也

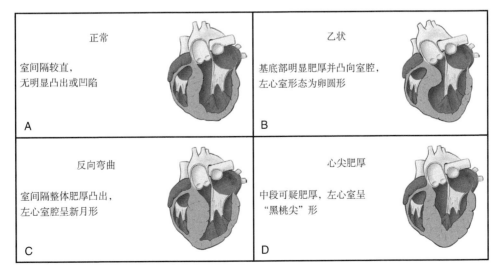

图 14.2　肥厚型心肌病的不同形态。A. 室间隔非对称性肥厚，但室间隔形态正常，无凹陷或凸出；B. 乙状室间隔，基底段明显肥厚并凸向室腔；C. 室间隔非对称性肥厚同时伴有反向弯曲，左心室形态呈新月形；D. 心尖肥厚型心肌病，肥厚主要见于心尖部，其余基底部室壁厚度在正常范围

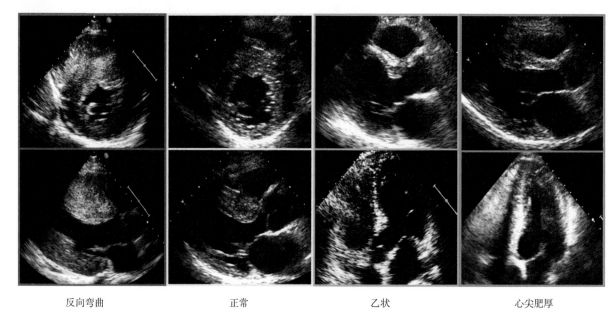

| 反向弯曲 | 正常 | 乙状 | 心尖肥厚 |

图 14.3　肥厚型心肌病的不同形态学分型，主要显示不同部位的心室或室间隔肥厚

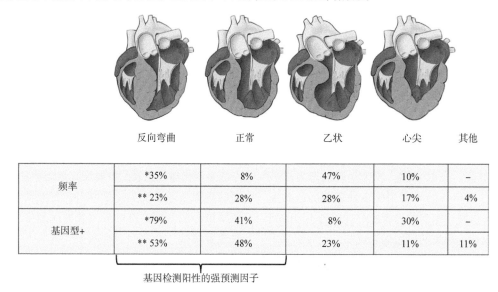

		反向弯曲	正常	乙状	心尖	其他
频率		*35%	8%	47%	10%	–
		** 23%	28%	28%	17%	4%
基因型+		*79%	41%	8%	30%	–
		** 53%	48%	23%	11%	11%

基因检测阳性的强预测因子

图 14.4　HCM 不同解剖分型与基因检测结果的关系。研究显示，某些特殊类型的 HCM 基因检测的阳性率较高，而乙状室间隔和心尖肥厚型则较低。*和**代表数字来自 2 篇不同的研究

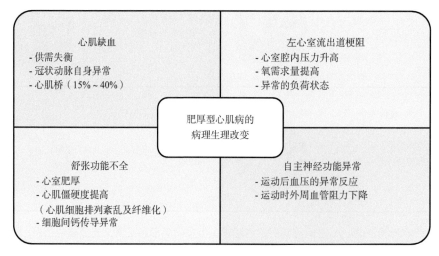

图 14.5　HCM 的关键病理生理学机制，其临床表现是多个病理生理因素相互作用的结果。LVOT. 左心室流出道

会发生心肌细胞间钙传导及能量代谢的异常。这种细胞水平的改变会导致心肌肥厚的进展，使左心室松弛受限及充盈受损。典型的超声心动图表现包括E峰降低、A峰增高、E/E′增高、肺静脉逆流A波反转等，此外，HCM患者也存在着异常的舒张机制，表现为舒张早期到收缩期峰值应变率降低、左心室解旋时间延长、心尖反向扭转分数降低等。随着时间的进展，左心房重构及左心房容积的增加将导致心房颤动和心房扑动的发生，长此以往，患者可能会出现血栓和心力衰竭等症状。

心肌缺血

即使HCM患者可同时患有冠心病，且这类患者的预后也确实不佳，但必须指出的是，大多数HCM患者的心肌缺血症状还是由氧供需失衡引起的。心肌缺血和松弛受限存在着一定的内在联系，舒张功能不全进一步加重了心肌缺血，反之亦然，这样就构成了一个恶性循环，室壁增厚、左心室充盈压升高、冠脉自身狭窄及继发于左心室流出道狭窄的后负荷加重等因素都会导致心肌缺血和胸痛症状的出现。负荷状态下，HCM患者血管舒张能力较差、心肌血流灌注也受到一定影响，这些现象在PET和SPECT检查中体现得尤为明显。此外，对于心尖肥厚型心肌病的患者，慢性心肌缺血可能是导致心尖部心肌梗死和室壁瘤形成的危险因素。

自主神经功能异常

自主神经功能异常是肥厚型心肌病另一项非常重要的病理生理改变，通常表现为运动诱导的低血压（运动后血压升高＜20mmHg，或运动中血压下降）。这种迟钝的血压反应预示着HCM患者很可能在运动后很短的时间内发生猝死。受到心室减压反射和交感神经张力偏低的影响，这类患者的外周血管阻力偏低，且在运动时尤为明显。此外，对于50岁以下的HCM患者，由于这种血压反应与心血管死亡率密切相关，因此，推荐对这部分人群行运动试验。

生理学分型

除了对解剖学的描述之外，也可以通过不同的血流动力学特点对肥厚型心肌病进行分类，主要包括非梗阻性肥厚型心肌病、肥厚型梗阻性心肌病、室间隔中部梗阻型心肌病及心尖肥厚型心肌病（图14.6）。

非梗阻性肥厚型心肌病

肥厚型梗阻性心肌病定义为在静息或激发状态下的压力阶差大于30mmHg，文献显示，约有70%的患者符合这一标准，但仍有约1/3的HCM患者处于非梗阻的状态。由于不存在梗阻，故缺乏有效的治疗靶点，因此这部分患者的处理非常棘手，室间隔、左心室流出道和二

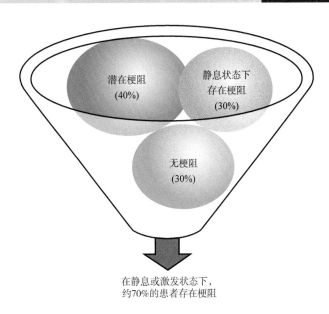

图14.6　肥厚型心肌病的生理学分型。按照是否存在梗阻可将HCM患者分为3类（流出道梗阻和心室内梗阻均包括在内），在静息或激发状态下，约70%的患者存在梗阻

尖瓣器的几何形态可能是导致患者不出现梗阻的原因，研究表明，非梗阻性肥厚型心肌病患者左右心室游离壁的心肌细胞也呈现出排列紊乱的现象，意味着这类患者和出现梗阻的患者都有同样的病理学改变。与此同时，非梗阻性肥厚型心肌病的患者也会因为微血管缺血和异常的血管活性而出现明显的胸痛和呼吸困难的症状。长期左心室舒张受限也会导致左心房的容量型重构，预示着这类患者在运动耐量上的不足。

伴有左心室流出道梗阻的肥厚型心肌病

动力性左心室流出道梗阻是肥厚型心肌病的重要特征，也是引起气短、胸痛、先兆晕厥以及晕厥等症状的主要原因，室间隔基底段的增厚、二尖瓣的前移、过长以及乳头肌的前移、增厚等，都会导致左心室流出道的狭窄，也就是说，这些因素与左心室流出道狭窄的严重程度密切相关。此外，二尖瓣自身也会出现某些病变，如瓣叶过长、对合点位于瓣体而非瓣尖等，这些改变与左心室流出道狭窄共同导致了收缩期二尖瓣前向运动（SAM征）及二尖瓣反流。

左心室腔内梗阻的肥厚型心肌病

这一类肥厚型心肌病的报道最早见于1977年，主要以室间隔中部，多数情况下为乳头肌的收缩期异位为特征，同时伴有该处的压力阶差大于30mmHg。在收缩期，由于增厚的室间隔几乎可以与左心室游离壁相接触，多普勒检查可以发现一明显的收缩晚期峰值信号，而过于肥大的乳头肌则会加重这一现象。同时，在舒张期，我们还可以发现由心尖部向心底部的逆向血流。与左心室流出道梗阻的患者不同，SAM征和二尖瓣反流

并不是这一类患者的主要表现。并且，在这一型中，有超过1/4的患者将会演变为心尖部心肌梗死和心尖部室壁瘤。心室中部的闭合会造成更大的压力阶差，进而加速心肌肥厚的进展，并诱发心肌缺血，导致恶性循环。几项大型队列研究的结果显示，左心室腔内梗阻的患者约占所有HCM患者的10%，但具体数字随种族的变化而略有差异。但其本身就是猝死及恶性心律失常等不良事件的独立危险因素之一，同样也有较高的风险发展为卒中甚至是终末期HCM，症状严重的患者将不得不借助双腔起搏器或外科手术来缓解症状。

心尖肥厚型心肌病

心尖肥厚型心肌病是所有HCM中比较少见的一型，病变主要累及左心室心尖部，致左心室腔形成"黑桃尖"状改变，在亚洲人群中发现较多，在中国有41%的HCM患者属于此型。心电图胸前导联深大倒置的T波（＞10mm）也是其主要特征。左心室的超声造影及核磁共振检查能够较好地做出诊断，并有助于和心尖部室壁瘤进行鉴别。多数心尖肥厚型心肌病的患者预后较好，年平均死亡率仅有0.1%左右，但由于心尖部过于贴合，也会导致部分患者的严重舒张功能不全及有效左心室腔过小，提示其预后不良的危险因素主要包括低龄、NYHA分级大于Ⅱ级和存在明显症状等。此外，心尖部室壁瘤也是导致猝死、血栓、进展性心力衰竭等不良事件的重要因素。

第三节　肥厚型心肌病：病理生理学改变及流出道梗阻的治疗

肥厚型心肌病（hypertrophic cardiomyopathy，HCM）包含多种存在内在联系的病理生理学改变，比如左心室流出道（left ventricular outflow tract，LVOT）梗阻、二尖瓣反流、舒张功能不全、心肌缺血及自主神经功能障碍等，这些异常可以解释HCM患者除了心律失常之外的大部分临床症状。超声心动图在评价HCM的形态、功能、血流动力学状态等方面起着极为关键的作用，同时，对评估患者是否适合接受更积极的治疗及评价疗效也有不错的效果。左心室流出道梗阻和二尖瓣反流的具体机制也将在本节中详细说明。

左心室流出道梗阻的病理生理学

肥厚型心肌病患者出现左心室流出道梗阻主要与以下两个因素相关：①多种形态的结构异常；②血流动力学诱导的收缩期二尖瓣前向运动（systolic anterior motion，SAM）。提示左心室流出道梗阻的形态学特点主要包括室间隔肥厚导致的流出道缩窄、内源性的二尖瓣瓣叶解剖异常、二尖瓣装置的前移、乳头肌的前移等。这样的改变会导致二尖瓣的关闭时的对合点由瓣尖改为瓣体。同时乳头肌的前移和二尖瓣的延长使腱索和瓣叶间的联系更为松弛，在某种程度上为SAM征的出现提供了先决条件。在快速的心室收缩中，二尖瓣前叶瓣尖在血流动力学的作用下远离后叶的关闭点，向室间隔运动，这种现象就是SAM征，最早在20世纪60年代被报道，并被认为是肥厚型梗阻性心肌病最为典型的征象。已经有许多超声心动图方面的研究证明了Venturi力等因素在二尖瓣前叶向室间隔和左心室流出道运动中

所起的重要作用。典型的SAM现象中，二尖瓣前叶向前上方成角，并在收缩中前期与室间隔相贴。

二尖瓣反流的机制

长久以来，二尖瓣反流也是肥厚型梗阻性心肌病的重要特征之一，由于二尖瓣前叶的前向运动，导致在收缩中晚期二尖瓣前后叶并不能有效对合，此时2个瓣叶之间残留的通道将会导致偏向后叶方向的二尖瓣反流（图14.7）。二尖瓣反流的严重程度与收缩期前叶前移的程度、后叶的活动度以及前后叶之间残留的通道宽度有关。在静息状态下，反流的严重程度也是与SAM征的严重程度呈正比的。其他一些二尖瓣（二尖瓣装置）自身的病变，如脱垂、腱索断裂、腱索过长、增厚、乳头肌肥厚、因反复与室间隔接触摩擦而导致的二尖瓣前叶增厚等病变在HCM患者中也很常见。但需要注意的是，如果二尖瓣反流的方向并非偏向后叶，而是比较贴近中心，则应该警惕是否存在其他的二尖瓣病变，并仔细进行检查（图14.8）。

肥厚型梗阻性心肌病的功能特点

左心室流出道梗阻导致左心室收缩压升高，同时也造成左心室松弛时间延长、左心室舒张压升高、二尖瓣反流、心肌缺血及心排血量降低等，其症状，包括呼吸困难、心绞痛、先兆晕厥、晕厥等在运动后或进餐后呈现加重的趋势，静息状态下左心室流出道压力阶差大于30mmHg是HCM患者死亡的独立危险因素。通常，我们根据左心室流出道的压力阶差将HCM患者分为3类：

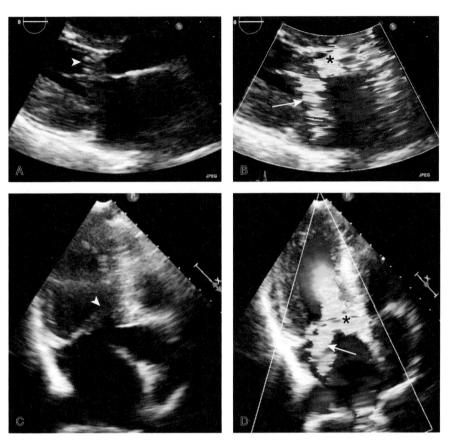

图 14.7　肥厚型梗阻性心肌病患者的超声图像。A，B.胸骨旁长轴切面；C，D.心尖三腔切面。可见二尖瓣收缩期前向运动（A，C 白色箭头），导致左心室流出道血流呈湍流（＊）及一偏向后叶方向的二尖瓣反流束（B，D 白色箭头）

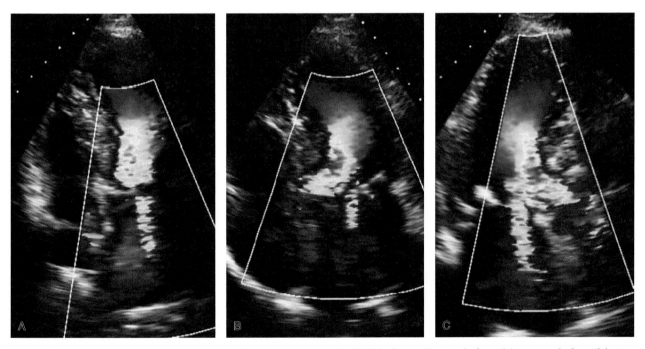

图 14.8　65 岁肥厚型梗阻性心肌病且伴二尖瓣瓣环钙化患者的超声心动图图像。A.心尖四腔切面；B.心尖五腔切面；C.心尖三腔切面。在图 B 中可见一由后叶方向而来的反流，这是由于 SAM 现象导致的，而大部分的二尖瓣反流则来自于中心，没有明显偏转，提示我们可能存在其他独立的二尖瓣相关病变。在本例中，该患者的中心性反流是由二尖瓣瓣环钙化导致的

①静息梗阻型，静息状态下 ΔP > 30mmHg；②潜在梗阻型，静息状态下 ΔP < 30mmHg，激发状态下 ΔP > 30mmHg；③无梗阻型，任何状态下 ΔP < 30mmHg。

肥厚型非梗阻性心肌病的超声心动图评价

目前，M型超声、普通二维超声、彩色多普勒、连续波多普勒等技术评价左心室流出道梗阻的严重程度已经十分成熟，M型超声可以发现SAM征及收缩中期的主动脉瓣切迹。SAM现象的严重程度可分为三级：①轻度，二尖瓣前叶和室间隔的距离 > 10mm；②中度，二尖瓣前叶和室间隔的距离 ≤ 10mm，或短时间的二尖瓣前叶与室间隔相贴；③重度，二尖瓣前叶与室间隔相贴的时间超过整个收缩期的30%（图14.9）。同时，研究表明，二尖瓣前叶与室间隔接触的时间长短与左心室流出道的压力阶差成正比。

由于二尖瓣在收缩期向室间隔运动，造成左心室流出道的梗阻，在彩色多普勒上呈现五彩血流，在经胸心尖切面，当声束完全与血流方向平行时，利用连续波多普勒则可以确定梗阻处的峰值流速。动态的流

出道狭窄有其独特的频谱形态，虽然存在一定的变化，但典型者表现为匕首型，其峰值血流速度出现在收缩中晚期，压力阶差可以通过改良的Bernoulli方程来估算，即峰值压力阶差 = 4 × （峰值血流速度）^{2}，研究显示，这种通过连续多普勒对压力阶差进行估测的方法与其他有创检查结果的相关性极好，唯一需要注意的就是，不要误将二尖瓣反流的频谱当作左心室流出道的血流频谱，从而造成高估（图14.10）。此外，还有一些伪影会干扰我们的判断，这种伪像通常表现为收缩晚期的血流加速，频谱形态呈现为一个窄而尖的峰，这些波形可能是来自于左心室腔内的部分血流信号，在收缩末期即消失。最后，应当注意区分某些固定狭窄引起的流出道压力增高，如主动脉瓣下环和主动脉瓣狭窄等。

如果患者存在症状，但静息状态下左心室流出道压力阶差小于30mmHg，这时就需要激发试验来明确是否存在流出道梗阻，用于激发的方法有很多，比如降低左心室前负荷（Valsalva动作、舌下含服硝酸甘油、保持直立状态等）、增加左心室收缩力（多巴酚丁胺、蹲

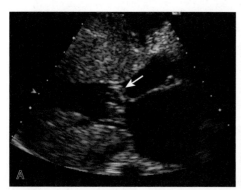
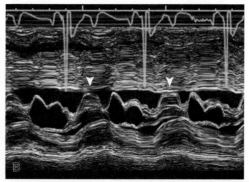

图14.9　1例有症状的肥厚型梗阻性心肌病患者的经胸二维超声心动图图像。该患者室间隔厚30mm，静息状态下流出道压力阶差为100mmHg。A.胸骨旁长轴切面，示收缩期二尖瓣前叶向前上方运动（白色箭头），且瓣尖与肥厚的室间隔相贴；B.对应的二尖瓣水平M型超声图像，示严重的SAM现象，二尖瓣前叶与室间隔相接触的时间延长（白色箭头）

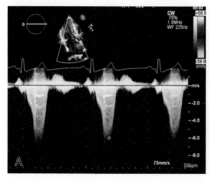
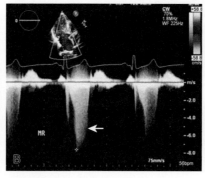
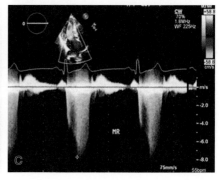

图14.10　肥厚型心肌病患者的连续波多普勒图像。A.典型的匕首形血流频谱，左心室流出道动力性梗阻，导致峰值血流速度出现于收缩中晚期，峰值血流速度为5.8m/s，同时根据改良Bernoulli方程，压力阶差为135mmHg；B.流出道前向血流频谱和二尖瓣反流血流频谱重叠，白色箭头所指为被掩盖真实的左心室流出道的血流信号；C.同一患者的二尖瓣反流频谱，起始于收缩早期，且与流出道血流频谱相比，其升支更为陡峭，且峰值血流速度更快

起运动等）、降低外周血管阻力（吸入硝酸酯等）。运动负荷超声心动图可以在运动的同时实时评价流出道的压力阶差，是一种较为合适的激发试验方式，多巴酚丁胺负荷试验并不推荐用于肥厚型梗阻性心肌病患者的激发试验，因为在左心室收缩增强，心室腔过度缩小的情况下，很难分辨血流信号究竟是来自心室腔还是流出道，对明确诊断带来困难。此外，还有研究表明，即使在正常对照组，多巴酚丁胺负荷试验也会导致 17% 的心室腔内梗阻，且其临床意义仍不甚明确，因此，并不推荐此项检查。

肥厚型梗阻性心肌病的治疗策略

药物治疗是缓解流出道梗阻症状的首选方式，其主要目的是减弱左心室收缩力，从而缓解 SAM 现象和流出道的压力阶差。β 受体阻滞剂是所有有症状的肥厚型梗阻性心肌病患者的一线用药，其负性肌力作用和负性变时作用可以控制肾上腺素诱导的心动过速，并且延长舒张充盈期，使绝大多数患者获益。维拉帕米也可用于不耐受 β 受体阻滞剂治疗的患者。需要注意的是，对于流出道明显梗阻，压力阶差极高，且左心室充盈压已经升高的患者，维拉帕米/地尔硫䓬可能会使流出道梗阻加重，并诱发肺水肿。对已接受 β 受体阻滞剂或维拉帕米治疗，但症状仍持续存在的患者，可加用丙吡胺，通常情况下症状和梗阻程度将得到明显改善。对于已接受最优药物治疗，但症状仍不缓解，以及静息/激发状态下压力阶差大于 50mmHg 的患者，推荐接受有创性的干预措施。

手术切除多余室间隔能迅速解除流出道的梗阻并改善症状，同时减轻 SAM 现象的严重程度和流出道的压力阶差。这项技术至今已开展 40 余年，术后的死亡率逐年降低，最近的一项来自有经验的 HCM 中心的数据表明，单纯接受室间隔切除术的 HCM 患者，其术后早期死亡率仅有不到 1%，且长期生存率也非常满意。在患者选择、手术计划制订以及术中监测等方面，超声心动图都发挥了极为重要的作用。

乙醇室间隔消融术

乙醇室间隔消融术出现于 20 世纪 90 年代，可以作为非手术的选择之一，术者将乙醇选择性注入前降支的间隔支，造成定向的室间隔基底段的心肌梗死。整个过程可以在超声心动图的引导下完成，最终使肥厚的室间隔心肌坏死变薄，从而拓宽左心室流出道，降低压力阶差，明显缓解症状。如果在有经验的中心接受治疗，其短期和长期效果也是十分令人满意的。20 世纪 80 年代后期，双腔起搏器开始被用于肥厚型梗阻性心肌病患者的治疗，尽管有些报道称其有一定的效果，但随后的随机临床试验表明其获益依然有限，因此，仅推荐不适合室间隔切除术和乙醇室间隔消融术的患者接受起搏治疗。

在有创治疗的选择方面，究竟应该选择室间隔切除术还是乙醇室间隔消融术，这一争论已经持续了多年，很难明确指出两者孰优孰劣，在一项非随机的，两者的头对头研究中，其中位生存率并没有显著的统计学意义。但需要注意的是，对于接受室间隔乙醇消融术的患者，其远期室性心律失常的风险仍未可知。因此，对于较为年轻的患者，应首选外科手术切除室间隔，而对于手术风险偏大者，则推荐接受乙醇室间隔消融术。在临床实践中，外科手术适应证可放宽至患者有其他需外科干预的合并症（如冠心病、二尖瓣、主动脉瓣疾病）或心源性休克等需要立即降低流出道压力阶差的情况。超声心动图可以为每一位患者提供充分的信息以供其选择究竟应该接受哪种治疗，在接受乙醇消融的患者中，流出道处室间隔小于 18mm 和压力阶差小于 100mmHg 提示其预后较好。而对于室间隔过于肥厚（> 30mm）者，不推荐乙醇消融。对于无明显禁忌证，两种方式都适合的患者，则应交由有经验的医疗机构进行充分评估，并选择一种获益最大的方式进行治疗。

第四节 肥厚型心肌病的鉴别

多种心脏病、全身系统疾病、心室负荷过重等病理和生理状态（图 14.11）都可以导致左心室肥厚。超声心动图则是临床实践中最常用且最合适的定量评估左心室肥厚的手段。肥厚型心肌病（hypertrophic cardiomyopathy，HCM）作为一类原发于心脏的遗传病，在正常人群的发病率约为 0.2%，但也有不少疾病与 HCM 的临床表现，特别是超声心动图的表现极其类似，因此，如何正确进行鉴别尤为重要，而且关键在于 HCM 可以导致患者猝死且发病率并不低，对于未明确原因的左心室肥厚，正确的鉴别可以对可能发生的猝死做出提示，且对于其他有明确病因的心室肥厚，尚存在有效的干预措施，这也是需要进行鉴别的意义所在。本节的重

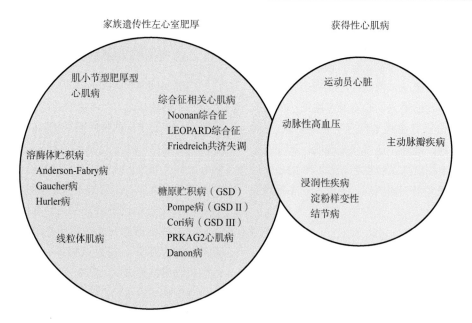

家族遗传性左心室肥厚　　　　　　获得性心肌病

肌小节型肥厚型
心肌病
　　　综合征相关心肌病
　　　Noonan综合征
　　　LEOPARD综合征
　　　Friedreich共济失调

溶酶体贮积病
Anderson-Fabry病
Gaucher病
Hurler病
　　　糖原贮积病（GSD）
　　　Pompe病（GSD II）
　　　Cori病（GSD III）
线粒体肌病　　　PRKAG2心肌病
　　　Danon病

运动员心脏

动脉性高血压
　　　　　主动脉瓣疾病

浸润性疾病
淀粉样变性
结节病

图14.11　不明原因左心室肥厚的鉴别诊断。可能导致左心室肥厚的原因很多，从原发性心脏疾病到系统性疾病都有涉及，总之，这些原因可以被分为两大类，家族遗传性和获得性。LEOPARD.雀斑、心电图异常、眼距宽、肺动脉瓣狭窄、生殖器异常、生长发育迟缓、感音神经性耳聋；PRKAG2.AMP蛋白激酶 γ_2

点在于阐明有助于进行鉴别的超声心动图特征性表现，以及如何通过多种手段查明导致左心室肥厚的真正病因（图14.12）。

高血压性心脏病

　　高血压是累及全球的主要健康问题之一，在北美和欧洲的患病率分别为28%和44%，在可能患有HCM的1/500例人群中，这两种疾病共存的情况并不少见，使得这种情况下的鉴别诊断尤为困难。长期的高血压使心室压力负荷过重、室壁应力增加，造成代偿性的心室肥厚。在疾病进展的早期，由于室壁应力分布的不平衡（室间

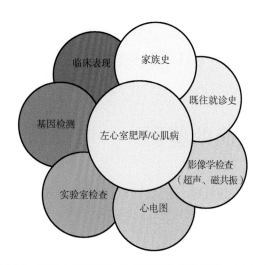

图14.12　评估未明原因左心室肥厚的多种手段。精确的诊断需要综合病史、临床表现、诊断学研究、生化及基因检测的结果等多方面的信息综合考虑

隔基底段最大），室间隔基底段的凸出十分常见，随着时间的推移，才会慢慢出现向心性肥厚的典型表现。对于高血压心脏病和肥厚型心肌病，其室壁厚度都可能达到15mm，此时应当结合室间隔/后壁的厚度比值进行明确诊断，对于无高血压患者，室间隔/后壁超过1.3支持HCM的诊断，而对于有高血压病史的患者，通常认为这一比值超过1.5才更支持HCM的诊断，需要指出的是，这一数据来源于一项针对白种人的研究，当应用于非洲及加勒比海地区人群时应特别小心，因为他们的心脏对于高血压的反应更为敏感。SAM现象，左心室流出道梗阻等常见于HCM的表现也可以存在于高血压性心脏病及其他可能引起心室肥厚的疾病（如糖原贮积病等）。一些高级的超声心动图技术，如组织多普勒、斑点追踪技术等对于鉴别高血压性心脏病和HCM也有一定的帮助。除了少数长期高血压得不到控制的患者之外，大多数高血压性心脏病的患者左心室整体收缩功能都是正常的，其局部（主要指肥厚的室间隔基底段）的应变及应变率仅表现为轻微的降低，这一点与HCM患者非对称性的室间隔肥厚，并伴有应变率明显降低不同。在组织多普勒上，高血压性心脏病和HCM的患者没有明显区别，都表现为轻度降低，但HCM的患者舒张早期速度降低的较为明显。

运动员心脏

　　能否明确诊断HCM对于竞技体育运动员至关重要，一段时间以来，HCM一直是年轻运动员发生心源性猝

死最常见的原因。时至今日，权威数据表明，2%的精英运动员室间隔厚度都超过12mm，种族对于运动员心肌的厚度也存在一定的影响，室间隔厚度超过12mm，在来自非洲及加勒比海地区的运动员中可高达12%。然而，对于运动员来讲，其心肌生理性肥厚的上限是16mm，而且更多表现为对称性肥厚，而非HCM所常见的非对称性，在肥厚的同时，运动员的心脏心室腔是增大的，这一点也有助于鉴别肥厚型心肌病。在运动员中，其左心室舒张末期内径常超过55mm，还有5%的运动员可超过60mm。图14.13提供了一个临床可用的图表以供更好的鉴别运动员心脏和HCM。

越来越多的证据表明，高级的超声心动图技术在运动员心脏和HCM的鉴别方面提供了更多的帮助，心肌收缩峰值速度、应变、应变率等参数在运动员中多为正常或稍高于正常值，而HCM患者则偏低（图14.14），尤其是长轴应变和应变率。当然，这两种状态最明显的区别还是在于舒张功能的差异，运动员心脏的舒张功能正常甚至略优于常人，体现为正常的组织运动速度及增高的扭转与解旋率，相反，HCM患者的组织运动速度明显降低，解旋也呈现延迟的状态。在左心房的参数方面，运动员的左心房虽然扩大，但功能并未受到影响，斑点追踪技术可以证明这一点，反观HCM患者，他们的左心房不但容积扩大，且伴有明显的心肌重构，表现为应变及应变率的降低。

心肌的浸润性病变

心肌淀粉样变性

淀粉样变性是一类以包括心脏在内的多器官细胞外间质淀粉样蛋白沉积为主要特征的一类疾病。实际上，9%的左心室肥厚可以用淀粉样变性来解释，对原发性淀粉样变性来讲，心脏受累是疾病比较严重的表现之一。浸润现象可累及心室，主动脉、房间隔、传导系统等，图14.15详细说明了心肌淀粉样变性的超声心动图特征。心电图在诊断中也可以起到辅助作用，约有50%的患者存在心电图肢体导联低电压的表现，在病程早期，患者心脏整体收缩功能还能保持正常水平，但收缩期应变及应变率明显降低，与HCM不同，淀粉样变性的患者应变及应变率的降低是整体均一的，HCM患者这两个参数虽然也降低的比较明显，但更集中于肥厚局部的几个节段。心肌淀粉样变性局部心肌有其特殊的形变模式，但心尖部的心肌功能通常处于正常水平，这是心肌淀粉样变性和其他左室肥厚的鉴别点之一（图14.14）。

心脏结节病

25%的系统性结节病的患者可有心脏受累的表现，且通常无临床症状，病变主要累及传导系统、心肌肉芽肿及纤维化等，临床上可表现为完全性传导阻滞、室性心律失常、充血性心力衰竭等。超声心动图的主要表现与扩张型心肌病类似，极少见有与肥厚型心肌病类似的报道。寻找系统性结节病的其他表现有助于进行鉴别，放射性核素和心脏磁共振可以同时评估心肌水肿和纤维化，对明确诊断有一定帮助。

孤立性左心室心肌致密化不全

孤立性左心室心肌致密化不全（left ventricular non-compaction，LVNC）是一种较为罕见的原发性心肌病，

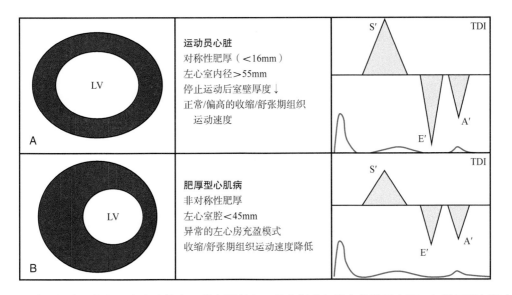

图14.13　A.运动员心脏左心室形态和功能方面的主要特征。最右侧为组织多普勒示意图，与肥厚型心肌病相比，运动员心脏收缩期（S′）和舒张期（E′和A′）的瓣环运动速度正常甚至偏高；B.肥厚型心肌病左心室形态和功能方面的主要特征，S′，E′，A′较正常人均有下降。TDI.组织多普勒成像

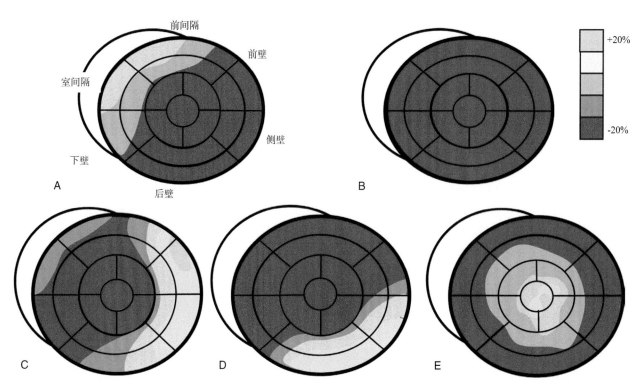

图 14.14　不同类型左心室肥厚的收缩期峰值应变图像。A. 肥厚型心肌病，室间隔非对称性肥厚，应变降低的区域主要包括肥厚的前间隔、室间隔及下壁的基底段和中间段；B. 运动员心脏，生理性肥厚，各节段的应变数值在正常范围；C. 心肌淀粉样变性，应变在基底段和中间段降低，而心尖的应变相对保留，未受影响；D. Anderson-Fabry 病，应变降低的区域主要集中在后侧壁的基底段和中间段；E. 左心室心肌致密化不全，应变降低的区域主要集中于中间段和心尖段

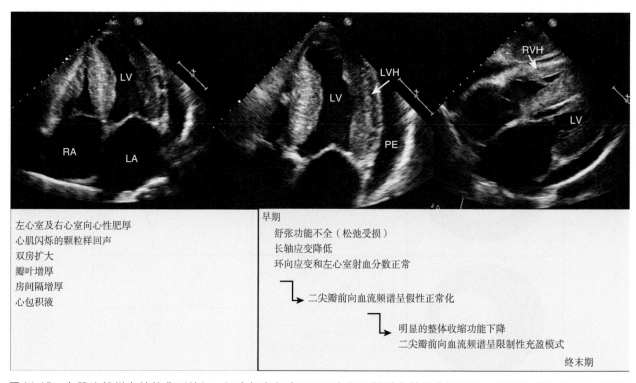

图 14.15　心肌淀粉样变性的典型特征。经胸超声心动图显示心肌淀粉样变性的典型表现，图的下半部分示疾病从早期到终末期超声心动图参数的改变。LA. 左心房；LV. 左心室；LVEF. 左心室射血分数；LVH. 左心室肥厚；PE. 心包积液；RA. 右心房；RVH. 右心室肥厚

由胚胎时期心肌发育过程停滞所致，主要表现为增厚、双层的心肌、凸出的肌小梁及深在的心肌间隐窝等。临床上表现为收缩和（或）舒张功能不全导致的进行性心力衰竭、室性/室上性心律失常、血栓等。由于 LVNC 的后遗症非常严重，因此明确诊断极为重要，此外，基因检测结果多样性和临床表型的重叠都给准确诊断带来很大困难。超声造影可以清晰显示左心室内膜，有助于区分致密层和非致密层及更好的显示心肌间隐窝（图 14.16）。斑点追踪技术可以使我们更清晰的了解心肌运动的机制和不同类型，并帮助鉴别各种心肌病。在正常个体，收缩末期时心脏的基底段呈顺时针扭转，而心尖为逆时针扭转，Van Dalen 等发现 LVNC 患者呈现一种僵硬的扭转模式，基底段和心尖段运动的方向相同，而扩张型心肌病则完全没有这种现象。此外，在扩张型心肌病中，心脏各节段的应变和应变率全部降低，而 LVNC 患者则表现为由心尖部向心底部的递减趋势（图 14.14）。

贮积病

要明确诊断表现为肥厚型心肌病的其他疾病，必须严格遵照如图 14.12 所示左心室肥厚的评估流程，因为大多数提示贮积病和交感性左心室肥厚的线索都来自于疾病的非心脏表现，从影像学的角度来说，这类疾病多表现为心室的向心性肥厚，通常累及双侧心室，以及肥厚的左心房（图 14.17），大多数的患者也表现出不同程度的舒张功能不全，也有研究表明，经基因检测证实的 HCM 患者中，约有不到 5% 的人患有贮积病。

溶酶体贮积病

Anderson-Fabry 病

Anderson-Fabry 病（AFD）是一类罕见的 X 染色体连锁遗传病，以 α-半乳糖苷酶缺乏为主要特征，引起细胞内鞘糖脂的堆积，可累及肾、心脏、中枢/外周神经系统、皮肤消化道等。靶向酶的替代治疗有效且可以缓解疾病的进展。有超过 2/3 的患者累及心脏，包括左心室肥厚、传导系统异常、瓣膜病变及微血管病变等，在超声上，AFD 也可以表现为左心室肥厚，大多数情况下都是向心性肥厚，但也有非对称性肥厚的个案，偶尔可伴左心室流出道梗阻。在疾病早期，心室肥厚尚不明显，仅表现为组织运动速度降低和舒张功能受损，随着病程进展，患者开始出现左心室肥厚，但收缩功能仍保持正常，到了疾病晚期，则会出现充血性心力衰竭的症状及左心室射血分数的下降。有如下超声心动图的参数和指标有助于对 AFD 和 HCM 进行鉴别。首先，在常规图像上，AFD 患者通常表现为向心性肥厚，而 HCM 患者则呈现非对称性的心室肥厚，且室间隔/左心室后壁的比值大于 1.3；其次，二维斑点追踪成像可以提供应变率方面的信息以供鉴别两种疾病（图 14.14），AFD 患者表现为环向应变的下降，而且并没有自心尖向心底部的梯度变化，而由于长轴应变的降低，HCM 患者常出现代偿性的环向应变增加（图 14.18）。最后，心肌回声增强及双层心内膜等征象对鉴别 AFD 和其他引起心肌肥厚的疾病帮助有限。

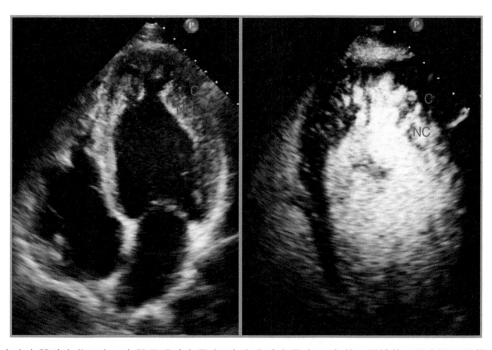

图 14.16　左心室心肌致密化不全，心肌呈现致密层（C）和非致密层（NC）的双层结构，肌小梁呈网状分布。超声造影可清晰显示肌小梁间深在的隐窝样结构。非致密化多发生在侧壁、下壁的中间段及心尖段

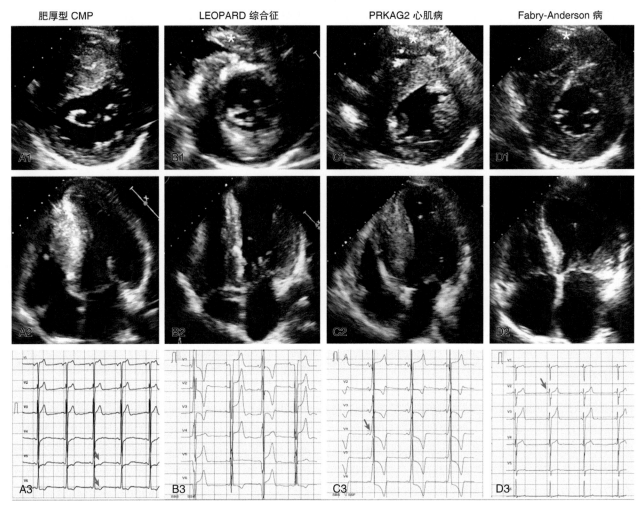

图 14.17 肥厚型心肌病的几种特殊类型。图像来自 4 例未明原因的左心室肥厚患者，第一行示胸骨旁短轴二尖瓣水平切面，第二行示心尖四腔切面，第三行示对应的心电图。A 列为 1 例经典的肥厚型心肌病患者，其左心室呈非对称性肥厚，心电图胸前导联存在 ST 段改变和左心室肥厚的表现（箭头所指）；B 列为 1 例 LEOPARD 综合征的患者，图像显示向心性的左心室肥厚，同时累及右心室，心电图提示束支传导阻滞、左心室肥厚和 T 波深倒置；C 列为 1 例 PRKAG2 心肌病的患者，图像显示为非对称性的室间隔肥厚，同样累及右心室（*），心电图提示左心室肥厚、短 PR 间期及预激现象（箭头）；D 列为 1 例 Anderson-Fabry 病的患者，图像显示双侧心室肥厚（*），心电图提示 PR 间期缩短（箭头）

Danon 病

Danon 病是一类罕见的 X 染色体显性遗传的溶酶体糖原贮积病，主要由缺乏溶酶体相关膜蛋白 2 导致，组织病理学上表现为在心肌和骨骼肌细胞的胞浆中可见含有自噬性物质和糖原的空泡。临床上表现为心肌病、骨骼疾病和不同程度的智力迟钝等，受 X 染色体遗传的影响，男性患者通常发病较早（< 20 岁），临床表现也更为严重。其他可能出现的临床表现还包括预激综合征（WPW 综合征）、血肌酸激酶升高及眼部的病变等。Danon 病的预后比 HCM 更糟，这一点从其心源性死亡和年轻患者（< 25 岁），特别是男性的心脏移植率上可以得到证明。Danon 病的患者多表现为左心室肥厚，但也有部分左心室扩大的报道，超声上主要表现为显著的左心室向心性肥厚，甚至可超过 30mm，且同时累及右

心室。病程进展上，早期左心室功能尚正常，且没有扩大的表现，随后可出现收缩及舒张功能的减退，以及左心室扩大。

糖原贮积病

目前，研究已经确定存在 15 种糖原贮积病（glycogen storage disease，GSD），大多数都可以在婴幼儿期诊断明确，其症状主要包括低血糖、脾大、乏力、肌萎缩、运动不耐受等，其中常见累及心脏的类型包括 0b 型、Ⅱ 型（Pompe disease）、Danon 病（Ⅱ b 型早期）和 Ⅲ 型（Cori disease），此外，PRKAG2 心肌病也是一类常累及心肌和传导系统的 GSD，具体内容将在下文中详细介绍。

PRKAG2 基因编码 AMP 激活的蛋白激酶的 γ - 亚单位，此基因的突变可导致心肌的糖原贮积而不影响骨骼肌，且与心室预激和其他传导系统异常相关。患者多在成年后才

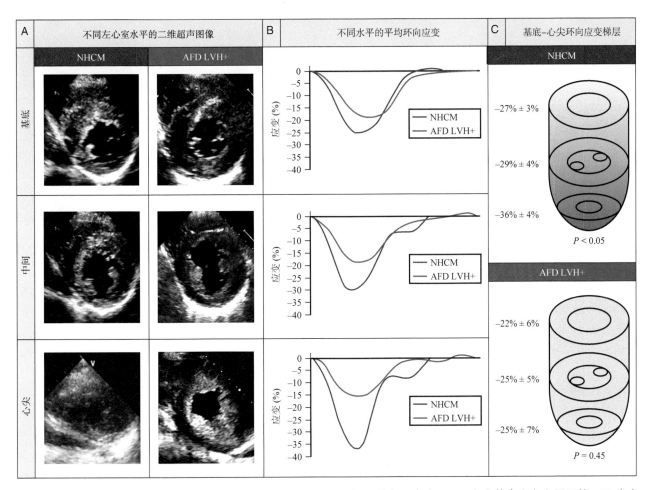

图 14.18　Anderson-Fabry 病（AFD）。图像分别来自肥厚型非梗阻性心肌病（NHCM）和伴有左心室肥厚的 AFD 患者（AFD LVH+）。A. 列为左心室不同水平的胸骨旁短轴图像；B. 列为心室各平面对应的环向应变曲线；C. 列示从心底部到心尖部环向应变的梯度变化，NHCM 患者存在自心尖到心底部的递减，而 AFD 患者则缺少这种变化。AFD LVH+. 伴有左心室肥厚的 AFD；CS. 环向应变（引自 Gruner C，et al. Systolic myocardial mechanics in patients with Anderson-Fabry Disease with and without LVH and in comparison to nonobstructive hypertrophic cardiomyopathy. Echocardiography，2012，7：810-817. ）

发病，其预后比 HCM 要差，室性心律失常和其他传导系统异常及随之而来的心力衰竭是这类患者的主要死因。目前，关于 PRKAG2 心肌病最大的研究共纳入了 45 例患者，他们的心电图均表现出明显的异常，主要表现为左心室肥厚（77%）、束支传导阻滞（44%）、伴或不伴短 PR 间期的预激（40%）等，这些与其他 GSD 类似。超声上有 78% 的患者可出现左心室肥厚，主要表现为向心性肥厚，部分病例也可见右心室受累和左心室流出道梗阻（图 14.17），此外，还有近 1/3 的患者有舒张功能不全的表现。心肌磁共振则能够显示双心室受累的程度、增厚的心房壁（也可见于其他 GSD）以及延迟强化等征象（图 14.19）。

综合征相关心肌病

RAS 相关症候群：Noonan 综合征和 LEOPARD 综合征

Noonan 综合征和 LEOPARD 综合征都是常染色

体显性遗传的累及多个系统的综合征，由编码 RAS-MAPK 信号通路相关蛋白的基因突变导致。由于致病机制类似，这两种综合征在临床表现上也有诸多相似之处，比如特殊面容、心脏病变、皮肤和眼部病变、生长发育延迟、神经认知功能障碍及肿瘤易感性增高等。

Noonan 综合征的主要特征是身材矮小、项蹼、眼距增宽、上睑下垂、耳位低、胸廓畸形、感音神经性耳聋等，50% 以上的患者都至少存在一项以上的心脏病变，如肺动脉瓣狭窄（50% ~ 62%）、肥厚型心肌病（20% ~ 30%）、房/室间隔缺损（5% ~ 15%）、冠状动脉扩张等，主动脉缩窄和二尖瓣病变虽然较为少见，但也有报道。典型的电生理检查异常包括电轴左偏、异常 R/S 比值，异常 Q 波等，值得注意的是，即便有些患者并不存在上述的心脏器质性改变，但仍可出现上述心电图的变化。

LEOPARD 综合征是雀斑（Lentigines）、心电图异常

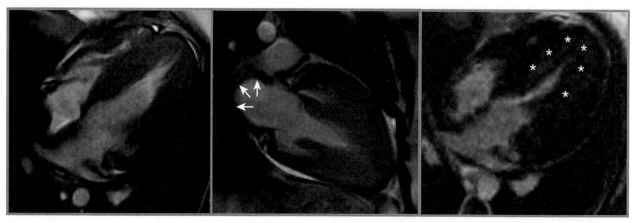

图14.19   PRKAG2相关心肌病。心肌磁共振显示左心室典型的向心性肥厚同时累及右心室，此外，心房壁也有一定程度的增厚（箭头），在心肌肥厚的节段也可见弥漫性的延迟强化（*）

(electroccardiographic abnormilities)、眼距宽（ocular hypertelorism）、肺动脉瓣狭窄（Pulmonary stenosis）、生殖器异常（abnormal genitalia）、生长发育迟缓（retardation of growth）、感音神经性耳聋（sensorineural deafness）的缩写。最常见的心脏症状是左心室肥厚（73%）、其中37%合并左心室流出道梗阻，其次是肺动脉瓣狭窄（23%）、二尖瓣脱垂（38%）以及冠状动脉异常（15%，主要指近端血管扩张），电生理检查的异常包括双侧心室肥厚（46%）、Q波（19%）、QT间期延长（23%）、复极异常（42%）以及传导阻滞（23%）等。

关于心脏肥厚，两种综合征的表现基本一致，主要为：①绝大多数左心室呈现非对称性肥厚，极少有向心性肥厚者（图14.17）；②约有1/3的患者右心室受累，这一比例要超过HCM的患者；③除左心室外，右心室的流出道也可能出现梗阻；④多数患者表现出不同程度的舒张功能受损。总之，区别经典的肥厚型心肌病与综合征相关的左心室肥厚，关键在于寻找和特定综合征相关的心外病变，并不能单纯依靠超声心动图的表现做出诊断。

Friedreich 共济失调

Friedreich 共济失调是一类极罕见（发病率 1：50 000）的常染色体隐性遗传的神经退行性疾病，其发病机制是编码线粒体蛋白frataxatin的基因突变所致，常见心肌受累。病变从向心性重构开始，并逐步演变为轻度的左心室肥厚（最厚处不超过15mm），但收缩功能仍正常，终末期时则体现为左心室变薄，心室腔扩大，收缩功能减退等。与肥厚型心肌病的鉴别主要依靠其神经系统表现，如进展性的肢体和步态的共济失调及构音障碍等。

第五节   肥厚型心肌病的超声心动图特征：SAM现象的机制

自从1969年首例报道M型超声心动图发现了二尖瓣收缩期前向运动（systolic anterior motion，SAM）并造成左心室流出道梗阻的现象，以及1974年和1975年的非对称性左心室肥厚以来，超声心动图在肥厚型心肌病（hypertrophic cardiomyopathy，HCM）的诊断中所占有的地位不可撼动。目前，新兴的二维和三维超声技术不仅为肥厚型心肌病的诊断标准增添了许多指标，并使我们对SAM现象的机制有了更为深入的理解。而多普勒技术的出现，除了可以准确定位流出道梗阻的位置，更是可以取代导管而成为定量评估动态梗阻的重要手段。本章主要讨论超声心动图在评估结构和功能异常方面的作用，以及如何引导室间隔切除术。

左心室

左心室形态结构和功能的异常是诊断HCM的基础，HCM患者的左心室肥厚通常呈非对称性，最常表现为室间隔上部的肥厚，超过75%的患者都表现为这种类型，而游离壁的基底段则极少受累，其他节段如室间隔心尖段、左心室心尖部、远端游离壁等均可受累，但肥厚程度略轻于室间隔上部。除了室壁肥厚之外，左心室心肌通常呈毛玻璃样回声，此外，左心室肥厚的程度与猝死发生的风险成正比。

病理生理学分型

肥厚型梗阻性心肌病

诊断肥厚型梗阻性心肌病（hypertrophic obstructive cardiomyopathy，HOCM）需要静息状态或激发状态下心室内压力阶差的数据支持，并进一步根据压力阶差存在的部位分为如下两种类型：①左心室流出道梗阻的HOCM；②心室中部梗阻的HOCM。

肥厚型非梗阻性心肌病

在激发状态下仍然不存在心室内压力阶差者可定义为肥厚型非梗阻性心肌病，其室间隔肥厚的程度略弱于游离壁，另有一亚型的患者可表现为心尖肥厚。

无论是是否存在梗阻，HCM患者的收缩功能都超出正常人，但由于心室肥厚，导致左心室腔极度缩小，近乎消失。极少数患者在疾病晚期可出现扩张型心肌病的表现，但并不常见。

左心室流出道梗阻的 HOCM 的超声心动图表现

这类患者大多数表现为非对称性的室间隔肥厚，主要病变位置在室间隔上部，除游离壁基底段外，其他心室节段均可呈不同程度受累。肥厚的室间隔可呈多种形态，当其侵占左心室流出道时，即可造成相应的梗阻症状。有些专家认为这是一种特殊类型的室间隔凸出，也就是通常所谓的乙状室间隔，常在老年患者中出现，也被认为是一种不典型的HCM，但实际上，这些病例通常表现为散发，且基因检测一般为阴性结果，严格意义上讲，这类患者可能并非是一种真正意义上的HCM，因为他们仅在特定的生理条件下表现出左心室流出道梗阻的特点。

SAM现象是左心室流出道梗阻严重程度的决定因素（图14.20）。虽说SAM现象通常仅累及二尖瓣前叶，但也有前后叶同时受累的情况出现，单独的后叶病变几乎不存在。典型的SAM现象开始于射血早期，并随收缩期结束而结束，瓣叶和室间隔接触的时间与梗阻的严重程度和压力阶差的大小有关（图14.21），SAM现象产生的具体机制目前依然存在争议，一种说法认为，通过左心室流出道的快速血流所造成的Venturi力导致了瓣叶的运动，另一说法则认为左心室心底部血流所产生的推动力造成了SAM现象，当然无论是拉力还是推力，我们更关心的问题是SAM现象为什么会最先出现，实际上，这是由我们接下来将要描述的解剖学特征所决定的，二维超声心动图则可以对这些指标进行定量测量。

二尖瓣瓣叶

前叶和后叶可表现为异常的延长，这种现象是否与基因变异有关目前尚未可知，极少数情况下，过度增长的瓣叶也可以造成左心室流出道梗阻，但并不伴有明显的左心室肥厚，我们通常把这种情况视为一种特殊的二尖瓣病变而非HCM（图14.22）。这些都提示我们，二尖瓣瓣叶的延长也许代表着一组遗传相关的异常。

二尖瓣瓣环

收缩中期时，二尖瓣瓣环同时收缩，导致其面积缩小，而舒张期时其尺寸和正常类似（图14.23）。但是，严重的后叶瓣环钙化会同时导致收缩期和舒张期瓣环内径缩窄，这一现象常见于老年人，与其乙状室间隔和左心室流出道狭窄有关。

SAM现象的机制

SAM现象的发生与二尖瓣前后叶对合时重叠的长度及其收缩期瓣环内径之间的差异有关。在长轴切面对这两个参数的测量有助于明确这种差异，当HCM患者2个瓣叶重叠的长度超过收缩中期瓣环内径2cm

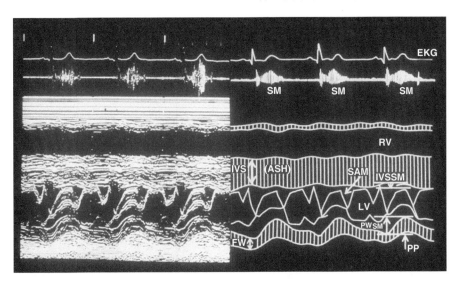

图14.20 M型超声示非对称性室间隔肥厚和SAM现象。收缩期杂音出现的时相与SAM现象造成左心室流出道梗阻的时相一致。注意左心室后壁的厚度正常。EKG.心电图；IVS.室间隔；RV.右心室；SM.收缩期杂音

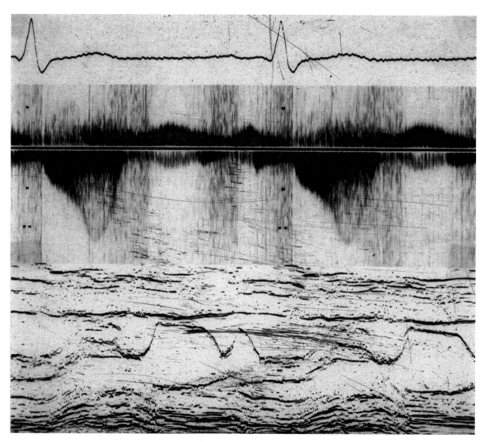

图14.21　连续波多普勒频谱示特征型"匕首"样频谱，最下方的图像表明，SAM现象出现的时间与血流加速及压力阶差产生的时相一致

时，几乎可以肯定会发生SAM现象。这种差异导致对合点远端的瓣叶组织处于高血流速度的冲击之下，无论是推力还是拉力的作用使其移向左心室流出道，造成流出道血流受限及收缩中晚期的压力阶差。SAM现象的出现与否及严重程度决定了梗阻的严重程度，同时，SAM现象也会影响到二尖瓣收缩期的关闭，造成反流（图14.24），这种与瓣叶对合不良相关的反流通常是朝向后外侧的（图14.25），当发现一个朝向前内侧的反流束时，应该高度警惕是否存在其他二尖瓣病变。单纯后叶SAM现象的患者并不表现出对合异常，

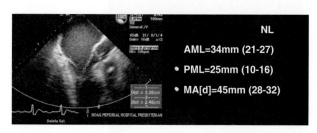

图14.22　经食管超声心动图长轴切面，显示室间隔上部肥厚及舒张期二尖瓣瓣叶和瓣环的测量前叶长（AML）34mm，后叶长（PML）25mm，均超过正常值上限，且舒张期瓣环扩张。括号中为正常成年人数值。注意收缩期瓣环为32.4mm，缩短了近13mm。MA.二尖瓣环

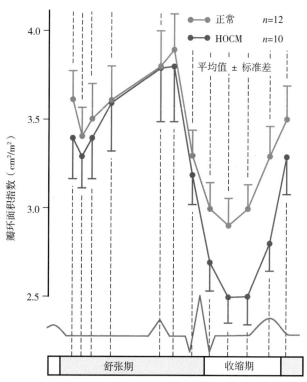

图14.23　多平面三维超声心动图重建，示正常人（绿色圆圈）和HOCM患者（蓝色圆圈）瓣环面积的比较。正文中有该数值与SAM现象的相关性数据

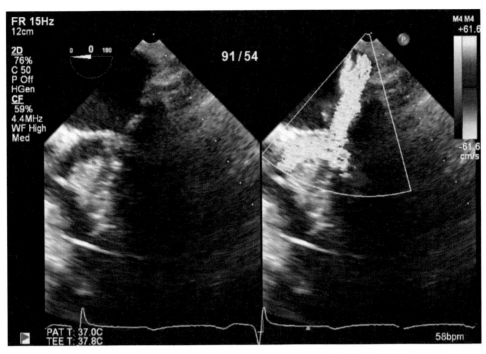

图14.24 经食管超声心动图图像（0°，收缩期），示室间隔明显肥厚、左心室流出道湍流、SAM现象及偏向外侧的二尖瓣反流

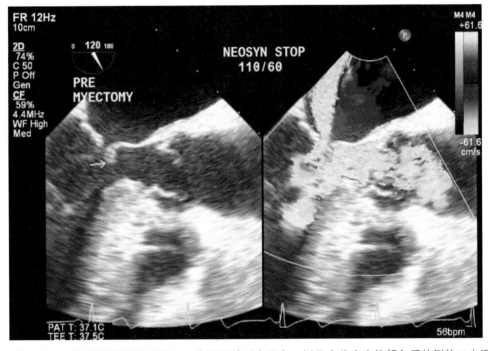

图14.25 经食管超声心动图收缩期长轴图像示二尖瓣瓣叶对合不良，以及由此产生的朝向后外侧的二尖瓣反流

也不会出现二尖瓣反流。尽管室间隔肥厚、左心室流出道狭窄、左心室高度收缩等都是流出道梗阻的重要解剖和功能基础，但SAM现象依然是HCM患者发生流出道梗阻最直接的病因。所有加重左心室流出道梗阻的处置，如Valsalva动作、吸入丙吡胺、使用儿茶酚胺、异位起搏等，都可以导致更为显著和持久的SAM现象。

左心室流出道梗阻的多普勒评估

脉冲多普勒（PW）有助于二尖瓣和室间隔相贴处速度反转的明确定位，彩色血流多普勒（CDFI）则可以发现相贴处高速血流及流出道内的湍流，连续波多普勒（CW）可以采集到特殊的"匕首"形血流频谱（图14.21），表现为初始阶段血流快速加速，随后速度减慢，在收缩晚期达到峰值速度，收缩结束时回到基线水平。通过峰值血流速度估测的压力阶差与直接测得的压力阶差相关性极好，因此导管测压的方式实际上已经很少使用。在实际工作中，需要避免将二尖瓣反流与流出道前向血流相混淆，有时，二尖瓣的反流也可呈现匕首形的特征，与前向血流不同的是，二尖瓣反流为全收缩期，与开放时的前向血流同时出现，且峰值血流速度也通常较高于流出道前向血流速度。

超声心动图用于室间隔切除术的术中监测

外科手术切除过厚的室间隔是症状反复发作且难以控制的患者推荐的治疗方案，且对患者远期获益有利。手术过程中可能会涉及主动脉切开及瓣叶回缩术等。不同患者室间隔的肥厚程度和部位不同，其肥厚程度 16～30mm，虽然室间隔的肥厚程度需要密切关注，但外科手术并不需要精确的得知室间隔的具体厚度。有些患者室间隔肥厚的部位恰好位于主动脉瓣环之下，而其他部位厚度处于正常范围。左心室长轴切面和经食管超声的食管中段横切面 2 个部位的检查，可以帮助术者明确室间隔的几何形态和厚度分布，从而确定手术需要切除的部位和大小（图 14.26），这样可以有效避

免出现室间隔缺损及手术效果不佳，导致压力阶差未能解除。

如果室间隔切除效果极好，SAM 现象得到控制，则无需对于二尖瓣反流进行特殊处理。实际上，术前可以通过一项预实验来模拟手术切除室间隔的效果，从而对术后二尖瓣反流的情况进行估计。使用一种能够使后负荷增加但不增加左心室收缩的血管活性药物——新福林，它可以升高血压，并可以改善 SAM，左心室流出道梗阻及二尖瓣反流。通过这种方式可以预测手术对于二尖瓣反流的改善情况，究竟是减少，增加，或是无影响，从而更好地对手术方案进行设计（图 14.27）。

心室中部梗阻 HOCM 的超声心动图特征

室间隔中部及乳头肌附近的心室游离壁明显肥厚，同时心尖不受累的情况下最容易发生心室中部梗阻。心尖部及基底部存在较为孤立的心腔是诊断心室中部梗阻的必要条件（图 14.28），同时特殊的多普勒血流频谱也能帮助诊断，在某些患者中，心尖部心肌变薄，可能存在室壁瘤。

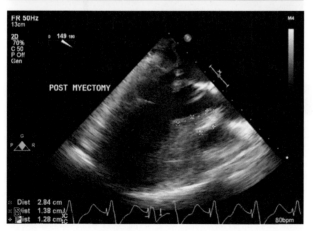

图 14.26　A.术前经食管超声心动图长轴图像，示室间隔上段增厚，并于舒张期在主动脉瓣下多个水平分别测量。以上信息有助于成功施行室间隔切除术；B.术后图像显示梗阻解除，未造成室间隔缺损

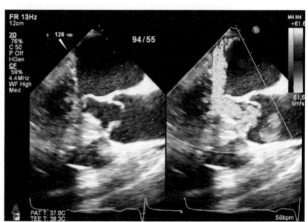

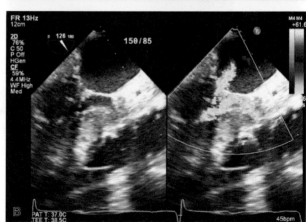

图 14.27　A.术前经食管超声心动图长轴图像（血压 94/55mmHg），示 SAM 现象、室间隔肥厚、左心室流出道湍流、二尖瓣反流；B.使用新福林后，血压升至 150/85mmHg，SAM 现象和二尖瓣反流明显减轻。提示外科医生室间隔切除术效果良好，可以改善二尖瓣反流

心室中部梗阻的血流动力学特征不应与心室闭锁相混淆，后者表现为收缩中晚期心尖部和心室中段的封闭，并不存在与基底部心腔分离的心尖部心腔，这是鉴别两者的关键所在。连续波多普勒呈现为较窄的峰，这也是心室腔闭锁的特征之一。

肥厚型非梗阻性心肌病

在这一类的患者中，左心室肥厚出现在除室间隔上部的其他节段，并且无SAM现象，室壁的增厚和左心室收缩力增强是这类患者的主要特征，心室腔消失及特征性的多普勒频谱也是重要的表现。某些心尖部特别肥厚的患者可以归于心尖肥厚型心肌病的范畴，心电图检查发现对称的深倒置的T波是这类患者的特点。

单纯心尖肥厚型心肌病最早在日本发现，其特点与在白种人中的略有差异，后者通常表现为基底段同时肥厚，只是其肥厚程度不如心尖肥厚明显。在所有已有报道的HCM中，日本患者所代表的这一类型预后最好。

超声心动图指标对预后的提示作用

观察性研究发现，在儿童和青年人群中，局部室间隔的最大厚度与猝死呈正相关，而与流出道压力阶差的关系不显著，成功接收室间隔切除术的患者猝死风险也较低。此外，在终末期时，肥厚型心肌病可能转化为扩张型心肌病，但这种转化并不常见。

舒张功能的多普勒评估

HCM是射血分数保留心力衰竭的典型代表，但多普勒参数用于诊断进展性舒张功能不全的准确率依然不够令人满意，实际上，二尖瓣前向血流E/e′的比值与HCM患者的左心房压相关性较差，同样的，其他反映松弛受损的指标的效果也不够理想。

右心室

有少部分HCM患者可出现右心室漏斗部和节制索的肥厚，仅累及右心室的HCM相当罕见，右心室流出道梗阻及其导致的肺动脉圆锥部狭窄也可以表现为收缩中晚期达峰的特征性多普勒频谱，但仅有5%的HCM患者可以观察到右心室流出道狭窄，这时同时伴有左心室可能出现的特征。

结论

超声心动图是评价HCM相关的结构及功能指标最精确的手段，对于经胸声窗较差的患者，经食管超声也足以提供诊断所需的信息，除了心肌磁共振可以评价心肌纤维化的程度，可以对预后做出提示，其他如心导管检查（包括左心室造影）等检查都不是诊断所必需的。

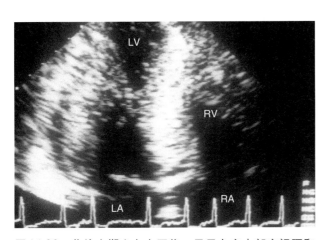

图14.28 收缩中期左心室图像，显示心室中部室间隔和侧壁的相对位置，注意远端心尖部独立于基底段之外的心腔

第六节 肥厚型心肌病的疗效评估

肥厚型梗阻性心肌病的疗效评估

动态的左心室流出道（left ventricular outflow tract，LVOT）梗阻是肥厚型心肌病（hypertrophic cardiomyopathy，HCM）重要的临床特征之一，有近70%的患者会出现静息或激发状态下的左心室流出道梗阻。静息状态下左心室流出道梗阻（流出道压力阶差大于30mmHg）HCM患者，其死亡风险比不存在的患者高出1倍。药物治疗是静息或激发状态下存在梗阻患者的首选方案，然而，对于症状严重或难以耐受者药物治疗，应该考虑有创治疗。各种有创治疗方式之间的优劣比较详见本章第三节。

在临床上，我们通常通过监测临床症状的缓解程度，以及超声测量左心室流出道压力阶差的变化来评价治疗方案的效果并进行合理优化。连续波多普勒技术（continuous wave，CW）可以记录左心室流出道的压力阶差，若静息状态下的压力小于30mmHg，但症状提示我们可能存在潜在的流出道梗阻时，应该进行激发试验明确是否存在流出道的压力阶差，目前可以采用的激发方式包括运动负荷（平板运动试验）、Valsalva动作和吸入丙吡胺等。

药物治疗

β 受体阻滞药依然是肥厚型梗阻型心肌病患者控制症状的一线用药（ACCF/AHA 对肥厚型心肌病患者诊断管理指南的 I 类推荐），β 受体阻滞药的负性肌力作用使左心室整体收缩力减弱，从而减慢左心室射血速度，SAM 现象推迟，降低左心室流出道压力。维拉帕米可用于 β 受体阻滞药无效或有明显副作用的患者，但对于压力阶差较高、进展期心力衰竭和窦性心动过缓的患者，应该小心应用。实际上，对于左心室流出道压力阶差极高者，肺毛细血管楔压升高，血压降低，非二氢吡啶类钙离子拮抗药（维拉帕米和地尔硫䓬）会诱使左心室流出道压力升高，并诱发肺水肿。

丙吡胺对于肥厚型梗阻性心肌病的患者非常有效，这种药物的负性变时作用有助于减轻 SAM 现象和左心室流出道的压力阶差，如果 β 受体阻滞药或维拉帕米单药并不能缓解症状，可以考虑添加丙吡胺（ACCF/AHA 肥厚型心肌病患者诊断管理指南 II a 类推荐）。对处理 HCM 经验比较丰富的中心数据显示，长期应用丙吡胺时，其安全性值得相信，且加用的丙吡胺可以改善心血管系统症状并缓解左心室流出道的压力阶差。

部分室间隔切除术

对于药物效果治疗不佳的肥厚型梗阻性心肌病患者，如果没有明显的禁忌证，外科手术是最好的选择方案。手术通过开胸切除基底段（中间段）肥厚的室间隔，拓宽左心室流出道，减轻 SAM 现象并缓解流出道梗阻。成功的外科手术可以迅速改善症状，且术后长期生存率相当理想。术前的超声心动图检查包括对室间隔肥厚程度、SAM 现象及左心室流出道狭窄程度的评价，并可以发现其他如二尖瓣病变、二尖瓣瓣环结构异常、主动脉瓣膜病及其他部位的梗阻（左心室中部或右心室流出道）等异常。

术中的经食管超声（TEE）可以指导手术过程、即时评价切除后的血流动力学状态、规避手术并发症等，给手术的成功率和远期生存率带来了保障（图 14.29）。TEE 可以准确测量室间隔的厚度、室间隔最厚部位距主动脉瓣环的距离、二尖瓣前叶和室间隔接触的部位及左心室流出道的压力阶差。在食管中段长轴切面，通常在主动脉瓣右冠瓣下测量需切除的增厚室间隔的长度，并在二尖瓣前叶与室间隔相贴位置下 1cm 开始切除，连续波多普勒技术（continuous wave，CW）可以实时记录左心室流出道的压力阶差（图 14.29），还可以同时处理合并的二尖瓣和乳头肌病变。HCM 患者的二尖瓣反流通常是由 SAM 现象引起的，表现为收缩中晚期朝向后叶方向的反流束（图 14.29），中心性的二尖瓣反流通常提示存在其他潜在的二尖瓣病变，如脱垂和瓣环钙化等。室间隔切除术可以有效改善由 SAM 现象引起的二尖瓣反流，并不需要对二尖瓣做特殊处理。停止体外循环后，TEE 可以即时评估血流动力学的变化，明确有无残余梗阻及二尖瓣反流（图 14.29），若二尖瓣反流程度没有明显改善，可以继续做相应处理进行应对，也可以针对其他手术并发症如房室隔缺损、左心室功能不全、主动脉瓣反流等问题进行干预。

常规二维超声及多普勒检查对室间隔切除术后的患者管理意义很大，许多研究证实患者术后症状明显改善，流出道压力阶差明显降低，但也有患者术后（近/远期）表现为手术部位室间隔变薄（图 14.30）、室间隔缺损（<1%）（图 14.31）、室间隔过隔血流、主动脉瓣反流等并发症，室间隔过隔血流表现为舒张期由室间隔向流出道的彩色血流，主要因被切断的室间隔穿隔支与左心室交通形成。轻度及以上的主动脉瓣反流可见于 27% 的术后患者，但通常可以耐受，没有特殊影响。

室间隔酒精消融术

室间隔乙醇消融术指通过介入的手段，将乙醇注入冠状动脉前降支的分支——第一穿隔支，造成室间隔基底段局部的心肌梗死，从而使肥厚心肌变薄，解除流出道梗阻，达到切除肥厚室间隔的目的，近年来，已经发展为存在外科手术风险，不宜接受外科手术的 HCM 患者的另一选择。多家中心的数据表明，室间隔乙醇消融术的效果和远期预后也是令人满意的。

术中的经胸超声心动图可以指导和监测手术过程的进展，向第一穿隔支内注入声学造影剂使局部心肌回声增强，有助于确定该血管供应的心肌节段。同时混入放射造影剂也可以模糊显示心肌的范围。超声对于此项操作的评价应该从多个切面进行，包括心尖三腔、心尖四腔、胸骨旁长轴、胸骨旁短轴等。术中 TEE 也可以起到同样的作用。理想的目标区域位于二尖瓣前叶和室间隔之间，彩色湍流最为明亮，也是加速最快的区域。在注入乙醇之前，室间隔基底段以外的非目标区域（注入造影剂后未显影的区域）也应该被仔细确定以免造成并发症，如果穿隔支同时供应其他节段，如左心室游离壁、心尖、右心室游离壁、乳头肌等，则应继续评估其他穿隔支直至发现合适的血管，如果仍没有合适的血管用于操作，则应该停止手术。

造影剂在操作过程中的使用能把梗死的范围限制在目标区域之内，从而确保了手术的安全性和有效性，具体表现在缩短了手术时间和放射暴露时间、减少了乙醇用量，梗死的面积更小更加精确，成功率更高等。术中

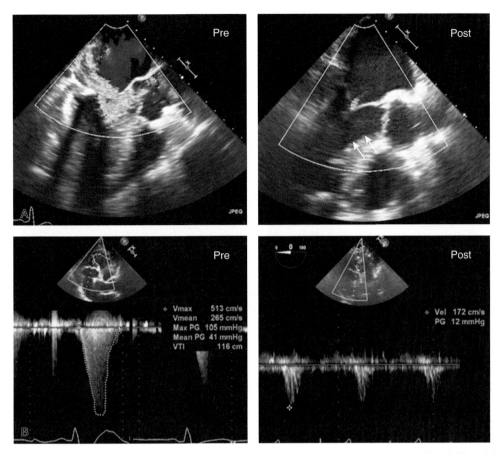

图14.29 室间隔切除术患者围术期经食管超声心动图表现。A.食管中段切面（130°），左侧为术前，右侧为术后。在切除前可见增厚的上段室间隔、流出道位置的彩色湍流及偏向后叶方向的二尖瓣反流。切除完成后（切除区域如箭头），流出道增宽、二尖瓣偏心反流消失，流出道血流模式呈现为层流，仅表现为少量的中心性二尖瓣和主动脉瓣反流；B.手术前后左心室流出道压力阶差的对比，注意术后压力阶差明显下降

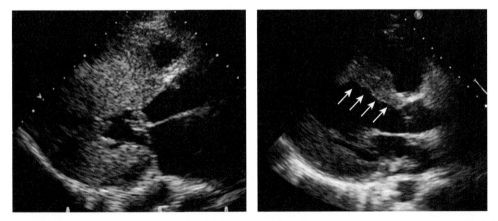

图14.30 手术切除肥厚室间隔前后的对比。左图为术前，右图为术后，在右图中可清晰显示室间隔基底段和中间段的肥厚室间隔因被切除而变薄（箭头），使流出道压力阶差明显下降（术前静息状态压力阶差为100mmHg）

超声心动图的参与能够实时评估手术效果，梗死的心肌表现为稍强回声，同时厚度变薄（图14.32）。SAM现象、SAM引起的二尖瓣反流、流出道压力阶差在乙醇注入后都会得到缓解。如术后导管测得流出道压力阶差仍然高于25mmHg，或血清肌酐轻度升高（＜1300U/L）都提示预后不佳。

多数超声和多普勒数据都是室间隔乙醇消融术后随访所必须，即使术后患者的流出道压力和梗阻会得到迅速缓解，但都会出现一种三相的反应，具体表现：①在乙醇注入后，流出道压力迅速下降（图14.32）；流出道压力阶差的反跳（术后数天内）；②压力阶差的彻底下降（静息和激发状态下的压力阶差均呈进展性下降）。

室间隔变薄、压力阶差的下降，以及舒张功能的改善都会给患者的远期预后带来收益。

双腔起搏器

　　双腔起搏治疗对一小部分肥厚型梗阻性心肌病患者症状的缓解有所帮助，主要包括对外科手术切除室间隔或乙醇消融有明显禁忌，或因其他原因需接受双腔起搏治疗的患者群体。如果患者接受了起搏治疗，超声心动图可以监测流出道压力的变化，并可以协助调整房室延迟时间，从而达到最理想的效果。

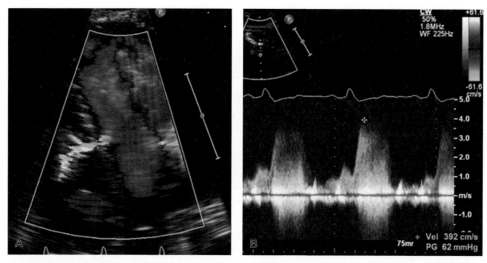

图 14.31　室间隔切除术后的医源性室间隔穿孔（手术室内未发现）。A.经胸心尖四腔切面，彩色多普勒显示过隔血流（此病例中，室间隔穿孔的位置较一般术后所见的穿孔更远）；B.CW 显示穿孔处左向右分流压力为 62mmHg

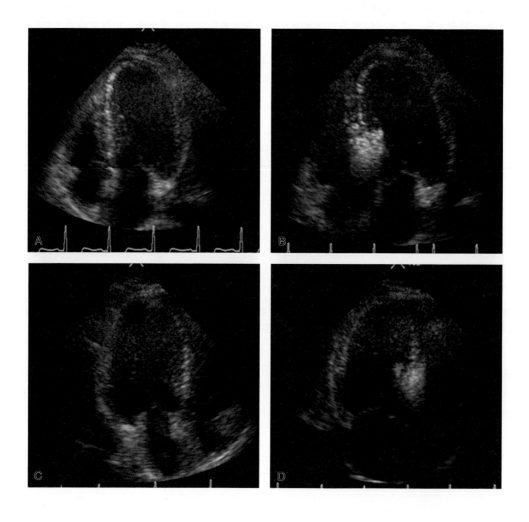

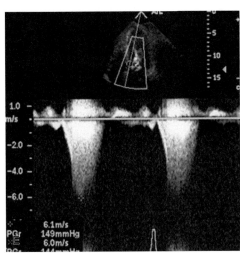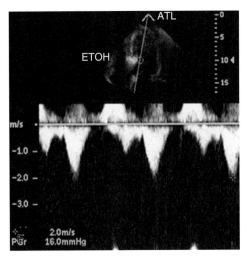

图 14.32　室间隔乙醇消融术中经胸超声心动图所见。A、C.术前心尖四腔和三腔心切面，显示非对称性室间隔肥厚；B、D.经第一穿隔支注入声学造影剂，室间隔上部回声增强，接近二尖瓣前叶与室间隔接触部位。E、F.注入乙醇前后左心室流出道压力阶差的对比显示乙醇注入后，左心室流出道压力迅速下降

第七节　肥厚型心肌病：亲属的筛查

肥厚型心肌病（hypertrophic cardiomyopathy，HCM）是一类很常见的遗传性心脏病，具有一定的遗传异质性和表型多变性，在正常人群中的发病率约为 1/500（0.2%）。因此，推荐患者的一级亲属进行基因筛查，也是此类患者管理中的重要组成部分。HCM 属于常染色体显性遗传，因此，每位患者都有 50% 的可能将致病突变遗传下去，且由于本病有猝死的风险，因此，对其亲属进行筛查，明确无致病基因更为重要。据报道，每年约有 1% 的 HCM 患者发生猝死，且年轻个体的风险更高。

HCM 的表现通常不会出现在儿童的身上，但一旦表现为此种情况，其临床病程会更为凶险，预后较成年发病个体更差，澳大利亚的一篇文献报道儿童的 HCM 年发病率约为 0.32/10 万儿童，而 North America Pediatric Cardiomyopathy Registry Study 的数据则为 4.7/百万。但是必须要说明的是，这两个研究的数据都包括了同时患有其他神经肌肉疾病、出生缺陷等通常会排除在成人家族性 HCM 之外的情况。

肥厚型心肌病的致病基因

HCM 的发病已被证明至少与一个或多个编码肌节蛋白或肌节相关蛋白的基因突变相关。目前至少有 8 个基因的突变被证实会引起 HCM，包括 MYH7、MYBPC3、TNNT2、TNNI3、TPM1、ACTC1、MYL2、MYL3，其他基因虽也可能与 HCM 的发病相关，但仍缺乏有力证据。过去的 20 年中，从 HCM 患者的血液中至少检测出了 1400 个突变（多为错义突变），是否存在肌

节蛋白基因的突变 HCM 区别于其他引起左心室肥厚的遗传病，如贮积病（Fabry Disease）和多系统病变（如 Noonan 综合征）的关键所在。

肥厚型心肌病患者的基因检测

过去的 10 年里，通过 DNA 自动测序仪完成的基因检测已不再是实验室的专利，而是诸多公司投入市场的成熟服务。目前，在一个有明确先证者的家系中，能够得到基因检测阳性结果的概率也仅 50% 左右，这是由于目前并非所有的致病基因都已被发现并存在于芯片中，同样的，一个明确存在 HCM 家族史的个体很可能表现为阳性的基因型，且室间隔肥厚的类型也被证明与基因缺陷的种类相关，有研究表明，室间隔反向弯曲（室间隔中部明显凸向心室腔）的 HCM 患者，其检出基因突变的比例较乙状室间隔者有明显差异（79% 比 8%）。

目前 ACCF/AHA 对 HCM 的诊断和治疗指南中指出，对于 HCM 患者、肥厚特征不典型、但不能明确解释原因的左心室肥厚患者，以及可能患有其他基因缺陷的患者，均应接受基因检测。此外，指南还建议对先证者进行基因检测（Ⅱa 类推荐），以便明确一级亲属可能患病的情况，尤其是当其临床检查结果为阴性或不确定时意义更大，如果发现了明确的致病突变，则有必要对一级亲属进行基因检测，而当结果为阴性或无明显意义的突变时，则无需对亲属做进一步的检测。当然，任何接受基因检测的个体都应寻求专业的机构进行咨询，由于基因检测的局限性，在此前还应该以常规的心电图

等其他的心脏影像学检查为主。

临床筛选的推荐策略

根据ACCF/AHA对HCM诊断和管理指南，应该对HCM患者的一级亲属进行临床筛查（I类推荐），主要包括12导联心电图和经胸超声心动图（表14.1）。由于儿童极少表现出心肌肥厚，因此除非出现以下情况，否则不推荐对12岁以下儿童进行筛查，包括：存在HCM相关的猝死家族史、疑似病例本身为竞技体育运动员，需接受高强度训练、出现早发HCM的任何症状或临床表象。对于HCM患者家系中其他12岁以上的一级亲属，推荐每12～18个月进行一次随访，直至机体发育完全成熟（18～21岁），21岁后改为每5年一次或出现症状时进行随访，至于何时结束随访并没有明确规定，因为HCM可能表现为晚发，而实际上也有一部分患者直到60岁以上才被明确诊断为HCM。任何基因检测阳性而尚未发病的家族成员必须按照上述流程（12～21岁每12～18个月，21岁后每5年）严格接受心电图及超声心动图随访，以随时监控是否发病。

临床症状和心电图的评估要点

能够提示HCM的临床表现包括胸痛、呼吸困难、先兆晕厥和晕厥。这些症状对年轻个体的提示意义较

大，而对于年长患者特异性较差，阳性体征则多出现于病情较重的个体，75%～95%已确诊的HCM患者在12导联心电图上可见明显的病理性改变，最常见的是复极异常及左心室肥厚（Romhilt-Estes评分≥4），而且亲属心电图的改变则多于出现明显心肌肥厚前就已存在，因此，对于HCM患者的一级亲属来说，心电图提示左心室肥厚、复极异常、明显T波倒置、异常Q波等表现应该引起重视。

超声心动图的评估要点

一般来说，若超声心动图发现左心室肥厚（成人＞15mm）而不扩大，同时排除其他任何能够导致左心室肥厚的疾病，则可以在形态学上诊断HCM，对于儿童和青少年，通常以经体表面积校正后的室壁厚度大于同龄人群正常值2个标准差以上作为诊断标准。在筛查过程中，应认真对每一个心肌节段进行测量，仔细寻找有无增厚的表现。对于有明确患者的家系，其诊断标准应该放宽至15mm以下。

心肌磁共振的评估要点

当患者因某种原因不能接受超声心动图检查或超声不能明确诊断时，应该考虑心肌磁共振成像，当然，若其他指标，如心电图有明确异常，也可以考虑行该项检查。

致病基因携带者的特征

分子遗传学的发展使得我们更为清楚认识到，目前存在携带致病基因，但尚未表现出明确肥厚的这一类人群，他们的临床特征尤为重要。无论是否存在心肌肥厚，这类基因型阳性的人群在超声心动图的指标上还是具有一定的特征性。Nagueh等运用组织多普勒技术发现，这类人群的S波和Ea波较正常人降低，运用这两项指标对基因携带者进行预测，其敏感度和特异度可分别达到100%和90%，但后续研究的数据提示，这两个指标在基因型阳性和正常人群的测值存在较大重叠，还需要结合其他指标，如左心室收缩功能或室壁厚度的比值等进一步判断。对于应变率成像，有文献指出在基因型阳性和正常人群的整体长轴应变差异并无统计学意义，因此结合以上数据，组织多普勒的异常尚不能明确支持诊断HCM，但对寻找可能在短期监测中获益的人群具有一定的价值。

致病基因携带者的其他异常

目前已有诸多研究关注尚未发生心肌肥厚的HCM致病基因携带者的心肌核磁改变，后间隔明显的心肌隐窝是此类患者的典型征象之一，此外，二尖瓣瓣叶长度的变化也是HCM患者的重要特征，曾有报道指出HCM患者的二尖瓣前叶长度超过正常对照组。还有部分文献提出心肌延迟强化是此类人群的特征之一，但目前仍缺乏有力的数据支持。

表14.1	HCM 患者亲属的筛查策略（12 导联心电图及超声心动图）
亲属年龄区间	筛查间隔
＜12岁（儿童）	自愿，除非有以下情况：有明确HCM相关早发猝死（或其他病变）家族史；患者为竞技体育运动员，需接受高强度训练；出现症状或有其他证据表明可能已出现左心室肥厚
12～18～21岁（青少年）*	每1～18个月
18～21岁以上（成人）	每5年，有症状者随诊；家族中曾有不良预后或晚发病例者可适当缩短间期

*年龄出现区间是考虑到不同个体发育成熟的年龄不同，但首次评估必须在青春期前完成

引自Maron BJ, Gardin JM, Flack JM, et al. Prevalence of hypertrophic cardiomyopathy in a general population of young adults. Echocardiographic analysis of 4111 subjects in the CARDIA study. Circulation 1995, 92: 785-789; 和Maron BJ, Seidman JG, Seidman CE. Proposal for contemporary screening strategies in families with hypertrophic cardiomyopathy. J Am Coll Cardiol 2004; 44: 2125-2132.（已授权）

第八节　心尖肥厚型心肌病

肥厚型心肌病是一类以心肌肥厚且无扩大为主要特点的心肌原发病，形态不一的左心室肥厚是其代表特征，在诸多类型之中，心尖肥厚较为少见，但特殊的是，这种亚型在亚洲人群中较为多见，有报道称，心尖肥厚型心肌病占了中国HCM患者的41%，日本则为30%，韩国为38%，而在非亚洲人群，这一数字仅有1%～14%（表14.2）。

早在1976年，Sakamoto首先报道了M型超声中所发现的室间隔不对称肥厚并伴有心电图胸前导联广泛的倒置T波（图14.33），随后，Yamaguchi发表了此类患者右前斜位舒张末期心室造影的图像，因其形态酷似纸牌中的"黑桃"图案，故将其命名为"黑桃尖"状改变。

与HCM的其他亚型不同，人们最早认为心尖肥厚型心肌病是一种良性改变，特别是在当时亚洲人群心血管病死亡率较低的时候。然而，早期的研究所纳入的病例是相当有限的，随着时间的进展和病例数量的累积，人们逐渐认识到，心尖肥厚型心肌病的预后并不是当初估计的那样乐观，尤其是在欧洲人群中，室性心律失常、猝死、心尖部室壁瘤等并发症都与其有一定的相关性。

形态学和超声心动图特征

诊断心尖肥厚型心肌病的要点包括乳头肌水平以下的远端室间隔明显肥厚超过15mm，通常为环形的均匀增厚、舒张末期心尖部最厚处与心室后壁的比值超过1.5等（框14.1，图14.34）。超声、CT、磁共振、心室造影等检查都有助于明确这种特殊的形态学改变，通常情况下，超声心动图已经可以提供足够的信息用于发现这种变化。

通常来说，心尖四腔和三腔切面是评估HCM最理想的切面，而对于心尖肥厚型心肌病，则需要更为清晰的显示心内膜，才能明确发现增厚的心尖部室壁及心腔的缩小。由于室间隔肥厚的部位并非在基底和乳头肌水平，胸骨旁短轴和长轴的图像也通常没有异常发现，因此，在进行常规检查的时候，极有可能漏诊，特别是当图像质量较差，需要使用低频探头时更容易发生。框14.2指出了一部分可以提高心尖肥厚检出率的方法，首先应尽量使用高频探头，并调低深度，必要时可以使用彩色多普勒进行辅助，当Nyquist极限调低

表 14.2　亚洲和西方人群中，心尖肥厚型心肌病发病率的比较

	笔者	年份	HCM患者数	心尖肥厚型心肌病患者数	%
亚洲					
日本	Sakamoto	2001	—	126	15
日本	Kitaoka	2003	100	15	15
日本	Nasermoaddeli	2007	1605	532	33
日本	Kubo	2009	264	80	30
中国	Ho	2004	118	49	41
中国	Yan	2012	1320	208	16
中国台湾	Lee	2006	163	40	25
韩国	Moon	2011	1204	454	38
西方					
	Louie	1987	965	23	2
	Klues	1995	600	7	1
	Eriksson	2002	—	105	7
	Kitaoka	2003	361	10	3
	Gruner	2011	429	61	14
	Klarich	2013	2662	210	7.9

HCM，肥厚型心肌病

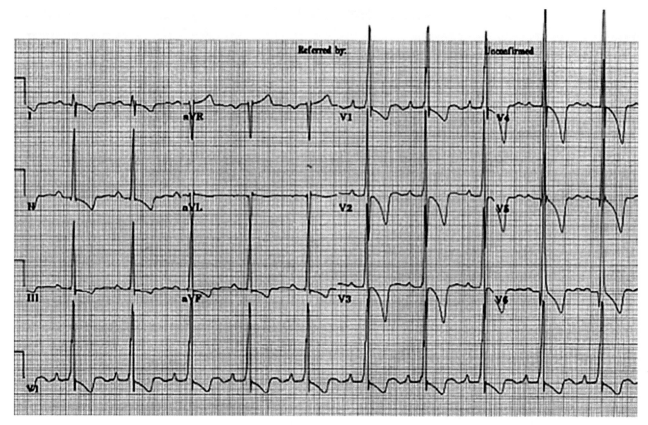

图 14.33　患者心电图显示心室肥厚，伴有明显的 T 波倒置

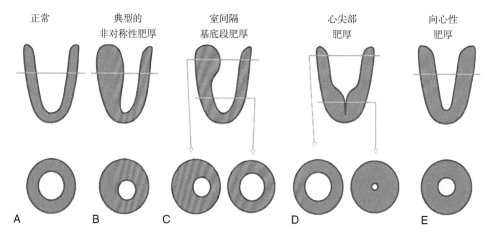

正常	典型的 非对称性肥厚	室间隔 基底段肥厚	心尖部 肥厚	向心性 肥厚
A	B	C	D	E

图 14.34　不同情况下心室肥厚部位分布的对比，上列为长轴（纵切），下列为短轴（横切）图像。A. 正常心室；B ~ D. 3 种肥厚型心肌病的不同亚型；E. 向心性肥厚。图 C 和 D 分别显示了基底和心尖水平的肥厚，注意与图 14.35 的磁共振图像相互对照

框 14.1　心尖肥厚型心肌病的二维超声心动图诊断标准
1. 左心室心尖部心肌明显肥厚
2. 室壁最厚处位于心尖部
3. 心肌肥厚可从心尖部延伸至乳头肌水平
4. 基底段心肌无明显增厚
5. 如果不存在左心室流出道梗阻，室间隔基底段和其他基底部节段可表现为轻度增厚
6. 室壁厚度超过 15mm，且心尖部心肌与后壁的比值超过 1.5

框 14.2　有助于提高心尖肥厚型心肌病检出率的超声技术
获取正确的心尖部图像（注意不要过短）
注意心尖水平短轴的图像
采用彩色多普勒技术观察心尖部
尽量使用高频探头、聚焦置于心尖部
使用声学造影剂进行左心室造影

时，将取样框置于心尖部，使彩色信号充满心尖，此时可清晰显示心内膜的边界及增厚的心尖部心肌。此外，还可以使用造影剂来确定诊断，在造影剂的帮助下，可以清楚地发现增厚的心尖部心肌及其向心室腔的异常突出。

虽然超声心动图可以发现绝大多数的心尖肥厚型心肌病，但对于心尖部图像显示不清者也可能漏诊，当临床上遇到这类患者，且有其他理由（如心电图显示T波深倒置）怀疑此诊断时，可考虑行左心室声学造影或磁共振检查（图14.35，图14.36）。目前已有报道称心脏磁共振可以发现超声心动图未能诊断的心尖肥厚型心肌病，

而实际上，磁共振对于血流和心肌的对比更为敏感，对心尖部的显示更为清晰和理想，还可以发现较小的心尖部室壁瘤。而经食管超声心动图也可以作为备选方案之一。最后，有47%的心尖肥厚型心肌病患者可以发现存在肌节蛋白的基因突变，基因检测也有助于确定疑诊病例、排除其他诊断、发现携带者等（表14.3）。

心尖肥厚型心肌病还应注意与心尖部血栓造成的心室腔缩小、心肌致密化不全、嗜酸性粒细胞增多症等进行鉴别。此外，乳头肌肥厚，或者过短的心尖四腔切面也可能造成假阳性，在临床工作中应注意避免误诊（框14.3）。

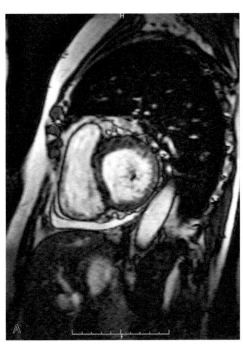
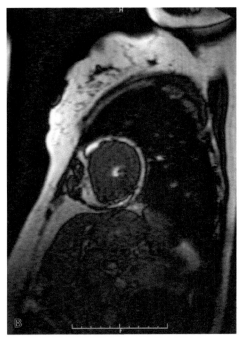

图14.35　基底水平和心尖水平的磁共振图像（矢状切面）。A.基底水平，各节段心肌厚度及心室腔大小正常；B.心尖水平，各节段心肌明显增厚，心腔缩窄

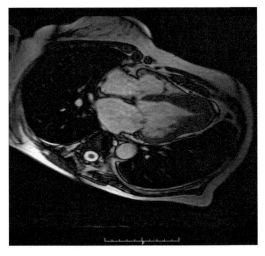

图14.36　心尖肥厚型心肌病患者的磁共振图像（水平切面，与图14.35是同一患者）显示心尖部特征性的"黑桃尖"样改变

表 14.3	三项有关心尖肥厚型心肌病的基因研究结果对比		
	Arad	Binder	Gruner
入选家系数	15	37	61
基因型阳性比例	47%	30%	13%
阳性家族史比例	40%	22%	16%

框14.3　易于心尖肥厚型心肌病混淆的疾病
乳头肌肥厚
心肌致密化不全
心尖部血栓
左心室肿物
嗜酸性粒细胞增多症

亚型

心尖肥厚型心肌病可以分为两型：①单纯型，主要指乳头肌水平以下的心肌肥厚，其他部位未受影响；②混合型，指心肌肥厚延伸到室间隔中间段，但心尖部最厚，仅基底段不受影响（图14.37）。

心尖部室壁瘤

在HCM患者中，有2%可发现与冠状动脉疾病无关的心尖部室壁瘤，这种情况在心尖肥厚型心肌病中更为常见，可高达10%～31%（表14.4），表现为心尖部心肌变薄，呈现运动减弱或无运动，其形态多变（图14.38），宽度也呈1～5cm，受室壁瘤大小、位置、心尖部声窗差、切面过短等因素，超声心动图较难发现这种室壁瘤。彩色多普勒则可以发现瘤腔内进出的血流信号，磁共振在诊断这种室壁瘤上有一定的优势，有研究表明其检出率可超过超声心动图3倍，但超声造影有助于提高其检出率。因心尖部室壁瘤与血栓栓塞性卒中、室性心律失常、心功能不全、猝死等不良事件密切相关，我们应当对这种室壁瘤引起重视。

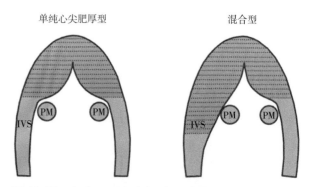

图14.37 心尖肥厚型心肌病的两种亚型，左侧为单纯型，右侧为混合型。IVS.室间隔，PM.乳头肌

表14.4	心尖肥厚型心肌病中，心尖部室壁瘤的发病率			
作者	年份	病例总数	室壁瘤患者数	%
Nakamura	1992	198	20	10
Matsubara	2003	59	12	20
Fattori	2010	13	4	31
Chen	2011	47	14	30
Klarich	2013	193	29*	15
*包括6例心尖部室壁瘤，另23例为心尖部向外凸出（心尖部扩张、运动减弱）				

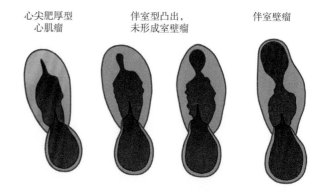

图14.38 心尖肥厚型心肌病患者收缩末期心尖部形态的连续演变过程，从单纯的心尖部肥厚，发展到向外凸出，直至心尖部室壁瘤形成

第九节 运动员准入的超声心动图筛查

虽然在美国对运动员入选前的筛查有明确指南规定，但仍缺乏规范的体系和机构来执行这一举措。目前，筛选的过程依然很不正式，在美国的879项大学生体育运动中，仅有25%的运动员在参与前接受了筛查，但最多的也仅有9项指标，距AHA指南推荐的12项还有一定差距。一份来自国家大学生体育运动协会的报告指出，在2004～2008年这5年间，大学生运动员在赛场上的猝死率为1：43 000，而男性黑种人篮球运动员的猝死发生率可高达1：5743。

运动医学医生

参与评估运动员是否适合参加竞技体育运动的医师必须有绝对的把握区别正常心脏、运动员心脏及其他和遗传缺陷相关的心脏异常。超声心动图则有助于发现大多数可能引起赛场猝死的心脏疾患，在高强度的竞技体育中，任何异常的心脏结构和生理改变都可能增加运动员的死亡风险，不同疾病可能导致运动员死亡的可能性见图14.39。

运动员心脏

负责筛查的医师必须牢记运动员心脏相比于正常人在结构和功能上的任何改变，高强度的训练需要心脏有能力在这种状态下保持高强度运转，从而保证良好的竞技状态。运动员心脏有自己独特的形态学和舒张功能的改变，这种改变有别于其他病理状态导致的改变，筛查医师在决定运动员是否适合参加高强度体育运动之前，应该充分考虑到这一点。

正常的运动员心脏表现为心室腔扩大、心室重量增加、轻度的主动脉根部扩张等来适应增加的每搏输出量，但在这种高强度的状态下，运动员的左心室充盈压依然保持不变，这种心肌的适应性改变与心脏、血管、骨骼肌之间的平衡关系密切，并且在每个不同的个体也稍有不同，因此任何对于运动员心脏的测量必须经过体表面积的校正，且其正常值随性别、种族、体表面积也有较大的不同。

经胸超声心动图

经胸超声心动图可以发现因高强度训练造成的心脏结构的改变，虽然这种改变很容易和其他疾病造成的改变相混淆，但区分正常重构和异常重构的关键在于舒张功能的改变以及结构变化程度的大小。异常的组织多普勒数据，比如二尖瓣环舒张早期组织运动速度（E'）和内侧瓣环心肌运动速度（Sm）的改变均提示心肌纤维化的出现，与磁共振提示的心肌延迟强化类似。多普勒和斑点追踪技术在分辨正常运动员心脏和病理改变时非常敏感，心脏舒张功能的改变则是正确鉴别的关键所在（图 14.40、图 14.41、图 14.42 及表 14.5）。组织多普勒

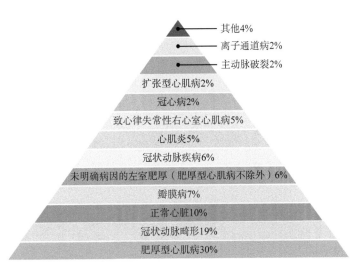

图 14.39 运动员心源性猝死的病因及所占比例（引自 Paterick TE, Jan MF, Paterick ZR, et al. Cardiac evaluation of collegiate student athletes：a medical and legal perspective. Am J Med，2012，125：742-752.）

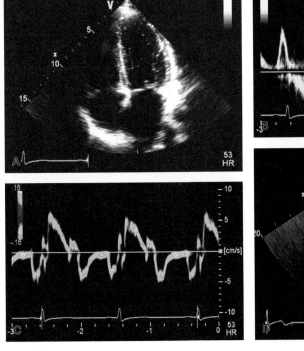
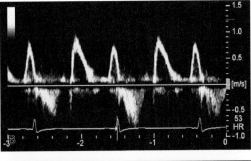
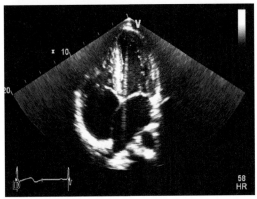

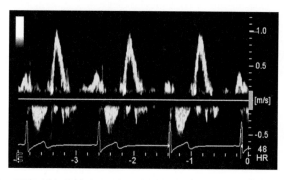
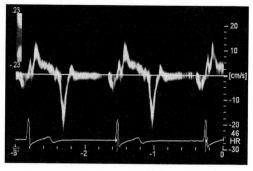

图14.40 肥厚型心肌病与运动员心脏。A.肥厚型心肌病患者心尖四腔切面，示左心室肥厚，左心室内径正常、左心房轻度扩大；B.肥厚型心肌病患者扩大的左心房对二尖瓣前向血流的影响；C.肥厚型心肌病患者收缩期瓣环运动速度为10cm/s，舒张早期速度 < 16cm/s；D.运动员心脏的心尖四腔切面，示左心室肥厚、左心扩大；E.运动员心脏，二尖瓣前向血流频谱，E/A正常；F.运动员心脏，收缩期瓣环运动速度 > 10cm/s，舒张早期速度 > 16cm/s（引自 Paterick TE, Jan MF, Paterick ZR, et al. Cardiac evaluation of collegiate student athletes: a medical and legal perspective. Am J Med, 2012, 125: 742-752.）

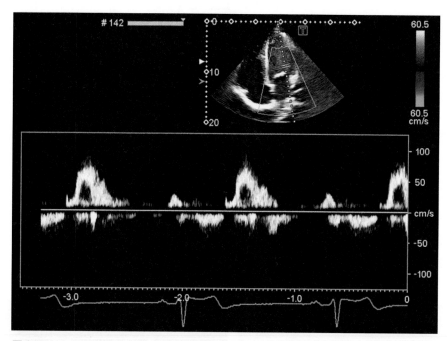

图14.41 二尖瓣前向血流多普勒频谱图像

成像是提示心血管疾病首推的检查方式之一，有研究表明在结构改变出现前，基因突变阳性的肥厚型心肌病患者就可以出现组织多普勒的改变。

可能的获益

对运动员提前进行超声心动图筛查最主要的收益在于预防了赛场上可能发生的损伤和猝死。在美国，约有40万大学生运动员活跃在赛场上，其年心源性猝死的发生率为1：43 000，意味着每年将有10名运动员在赛场上死亡。每年对1名运动员进行一项花费为100美元的筛查，也仅仅增加了四千万美元的支出，而获益是更大的。一项超声心动图检查，仅胸骨旁长轴、短轴、心尖四腔、五腔等几个切面，就可以发现诸多如室壁增厚、心腔扩大、升主动脉增宽、主动脉瓣二叶畸

形、二尖瓣脱垂、其他瓣膜病等病变。此外，组织多普勒尚能发现其舒张功能的改变，这种对于心脏结构改变的评价将挽救无数运动员的生命。按照前面的比例计算，如果这项筛查能够每年挽救10名运动员的生命，那将带来6100万～7800万美金的收益，从性价比的角度来说，这项筛查至少将带来每年2100万美金的收益。

结论

对运动员进行准入筛查，能够明确其是否存在能导致心源性猝死的疾病及参与竞技比赛可能造成的风险，对能否准许运动员参加比赛意义重大。一项简单的超声心动图检查安全方便、性价比高，对运动员的价值则是巨大且无法取代的。

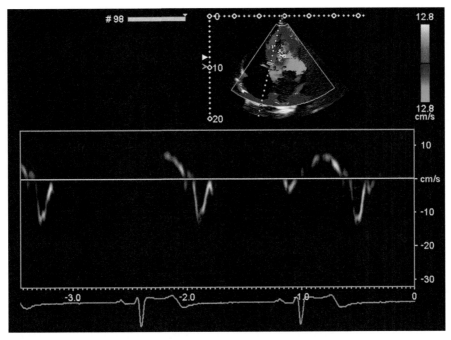

图 14.42　内侧瓣环组织多普勒图像

表 14.5	运动员心脏与肥厚型心肌病的鉴别*	
参数	运动员心脏	肥厚型心肌病
左心室内径	正常或稍大	正常，偏小
二尖瓣SAM现象	无	有
室间隔厚度	< 16mm	> 16mm
室间隔/后壁厚度比值	< 1.3	> 1.3
左心室舒张功能	正常，偏高	动态改变
射血分数	正常	偏低
左心房容量	相比其他心腔稍增加	相比其他心腔稍减少
组织多普勒：Sm	> 10cm/s	< 10cm/s
Em	> 16cm/s	< 16cm/s
整体长轴应变	< −16%	> −16%

*数据引自 Akova B，Yesilbuna D，Sekir U，et al. Myocardial performance and aortic elastic properties in elite basketball and soccer players: relationship with aerobic and anaerobic capacity. J Sports Sci Med，2005，4：185-194.

Paterick TE，Jan MF，Paterick ZR，et al. Cardiac evaluation of collegiate student athletes: a medical and legal perspective. Am J Med，2012，125：742-752.

第十节　扩张型心肌病：病因、诊断标准及超声心动图特点

扩张型心肌病（dilated cardiomyopathy，DCM）是一类以心室扩张和收缩功能受损为主要特征的心肌异常（图 14.43），由于该病患者可以较长时间没有明确的临床表现，其在正常人群中的发病率尚未可知，目前估计认为，对于18岁以下的儿童及青少年，原发性DCM的年发病率在0.57/10万人，而对于成年人，其年发病率为6.95/10万人。

病因学

扩张型心肌病是一种最常见的心肌病，缺血、瓣膜病、高血压等多种常见疾病都可能导致DCM的发生（表14.6），在这些原因中，导致患者需要接受临终关怀

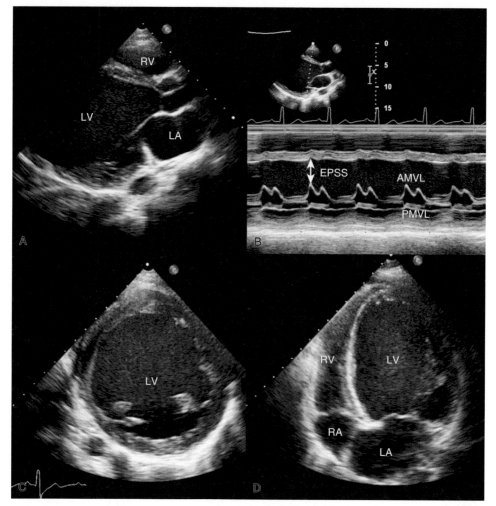

图14.43 严重扩张型心肌病患者的经胸超声心动图图像。A.胸骨旁长轴切面；B.M型超声及EPSS；C.胸骨旁短轴切面；D.心尖四腔切面。示左心室内径明显扩大，EPSS增加，提示左心室收缩功能受损。AMVL.二尖瓣前叶；LA.左心房；PMVL.二尖瓣后叶；RA.右心房；RV.右心室；EPSS.E峰至室间隔距离

的前三位原因分别是特发、缺血及心肌炎。

在正常人群中，约有60%的心功能不全由冠心病引起，而对于心肌病，冠心病/心肌梗死引起的心肌坏死或瘢痕、低灌注区域的心肌冬眠、左心室重构等都是心肌病的常见诱发因素。

特发性DCM也属排除性诊断的一种，在诊断特发性DCM之前，必须排除其他能引发DCM的，如高血压、冠心病、酗酒、肺心病等其他因素。遗传因素、心肌炎、中毒及免疫、代谢等因素也都会单独或联合引起心肌功能的衰退。此外，有高达20%的特发性DCM呈现家族遗传性，常染色体显性遗传是其最基本的模式，但常染色体隐性、X染色体连锁、线粒体遗传等其他模式也都可能出现，在已经发现的致病突变中，编码细胞骨架和肌节蛋白的基因占其中的绝大多数。

病原体感染引起的心肌炎是诱发DCM的另一重要病因，病毒、细菌、螺旋体、支原体、衣原体、立克次体、朊病毒，甚至艾滋病毒等感染都可能引起心肌炎，

艾滋病毒也可以通过诱发心肌炎、血管炎、诱导产生心肌自身抗体等途径引起DCM。

中毒是引起DCM的另一项主要病因，最常见的毒物是酒精和可卡因，此外，一氧化碳和钴、铅、汞等重金属中毒也可能导致心肌病。

某些具有心脏毒性作用的化疗药物也可以引起心肌病，有报道称，化疗会导致约20%的患者左心室功能受损，但极少有患者出现心力衰竭症状。蒽环类药物、烷基化药物、抗代谢药物、抗肿瘤抗生素、微管靶向药物、单克隆抗体及多靶点酪氨酸激酶抑制药等都可以引起DCM。

高血压通常引起肥厚型心肌病，但前面的章节也提到，在肥厚型心肌病终末期时也可能向扩张型心肌病转化，同样，其他浸润性心肌病，如结节病、血色素沉积病、淀粉样变性等在终末期时也会表现为DCM，给鉴别带来很大困难。

围生期心肌病可以出现于分娩前1个月至分娩后5

表 14.6	扩张型心肌病常见的病因

缺血

特发

高血压相关

感染

・病毒

・真菌

・寄生虫

・分支杆菌

毒物药物相关

・化疗药物

・抗逆转录病毒药物

・乙醇

・可卡因

胶原及血管疾病

・系统性红斑狼疮

・结节性硬化症

・Marfan 综合征

・多发性结节性动脉炎

・皮肌炎

・多发性肌炎

内分泌系统相关疾病

・甲状腺功能亢进/减退

・Cushing 病

・肾上腺肿瘤

・生长激素分泌过剩

瓣膜病相关

・主动脉瓣狭窄

・主动脉瓣反流

・二尖瓣反流

快速型心律失常相关性心肌病

家族性扩张型心肌病（多基因受累）

・常染色体显性

・常染色体隐性

・X 染色体连锁遗传

神经肌肉病

・杜氏肌营养不良

・Erb 肌营养不良

・Friedreich 共济失调

・肌张力失调

浸润性疾病（终末期）

・淀粉样变性

・结节病

・血红蛋白增多症

营养性

围生期心肌病

败血症相关的心肌病

左心室心肌致密化不全（终末期）

个月，但 80% 都在分娩后 3 个月内发病，高龄产妇、多次妊娠、多胎妊娠、高血压、既往围生期心肌病史等都是围生期心肌病的危险因素。

虽然能够引起 DCM 的病因极多，且各种病因造成的临床表现都极其类似，但仍然有必要对病因做出仔细的鉴别和确定，因为对某些病因来说，依然存在有效的治疗方案能够逆转扩大的心脏。

扩张型心肌病的超声心动图评价

超声是明确 DCM 诊断及评估其严重程度的有力工具，AHA/ACC 最新的充血性心力衰竭管理指南指出，超声心动图是寻找 DCM 潜在病因、评估血流动力学改变、随访治疗效果等首推的检查方法（I 类推荐）。此外，超声心动图还有助于确定 DCM 的关键病变，如左心室扩张、整体收缩功能减低及其他有助于明确病因、并发症和预后因素的信息。

形态学评价

疾病早期的超声心动图检查可以明确左心室整体收缩功能、室壁厚度和心腔大小，随着疾病的进展，心腔扩大、室壁变薄、弥漫性的室壁运动异常、左心室收缩功能减退等特征逐渐出现，这种心腔和收缩功能特征性的改变有助于鉴别缺血性疾病和非缺血性疾病、节段性室壁运动异常、局部变薄，回声增强的心肌瘢痕及可能出现的室壁瘤等特征更指向冠状动脉狭窄引起的缺血性病变，而非缺血性病变通常表现为整体的收缩功能受损，当然，某些特殊情况下，非缺血性病变也可能出现节段性室壁运动障碍，但极少累及基底段及下后壁。由于室壁应变的差异，终末期高血压及浸润性心肌病也可能出现室壁肥厚、舒张功能中度减退及不同程度的收缩功能受损。

心室内径及功能的评估

对 DCM 的一种定义就是左心室舒张末期内径超过正常人群预测值的 112% 且伴有射血分数 < 45%，缩短分数 < 25%，其他次要标准包括左心室扩大、容量增加、左心室形态改变及其他心腔的扩大等（表 14.7）。左心室形态由椭圆形变为球形是病理性重构的表现之一，也是心肌细胞为了适应衰竭心脏而做出的代偿性改变，这一变化的严重程度可以用球形指数（左心室长径与短径的比值）来评估。一般情况下，DCM 患者室壁厚度正常或变薄，左心室整体质量增加，由于双侧心室的扩张重构，二尖瓣和三尖瓣的反流也时常出现，结构上通常表现为瓣叶对合点的下移和二、三尖瓣瓣环的扩张。

M 型超声和多普勒超声也能提供左心室收缩功能不全的间接证据，二尖瓣瓣尖水平的 M 型超声 EPSS 的

表 14.7 扩张型心肌病患者的诊断标准及其预后评估		
参数	诊断标准	是否有预后价值
左心室内径（经体表面积校正）		
左心室舒张末期内径	＞64mm	是
左心室收缩末期内径	＞55mm	是
左心室舒张末期容积	＞75ml	是
左心室收缩末期容积	＞30ml	是
球形指数	＜1.5	是
左心室收缩功能		
左心室射血分数	＜45%	是
缩短分数	＜25%	－
EPSS	＞10mm	－
收缩期瓣环移动距离	＜8mm	是
S′	＜7cm/s	
左心室 dP/dt	＜600mmHg/s	是
心肌形变指数	降低	是
左心室舒张功能		
E/A	＞2	－
减速时间	＜150ms 或 ＞240ms	是
Ea	＜10cm/s	
E/e′	＞15	是
肺静脉收缩/舒张血流速度比	＜1	－
Vp	＜50cm/s	－
Tei 指数	＞0.4	是
继发改变		
二尖瓣反流严重程度	重度	是
二尖瓣瓣口面积	＜3.4cm²	是
右心室功能（TAPSE）	＜16mm	是
三尖瓣反流速度	＞3m/s	是
PASP	＞50mmHg	是

TAPSE. 三尖瓣环收缩期移动距离；Vp. 血流传导速度；PASP. 肺动脉收缩压

和速度时间积分计算）和 dP/dt＜600mmHg/s（通过二尖瓣反流的 CW 频谱计算）也是左心室收缩功能不全及预后不良的危险因素。局部/整体的应变（率）也是衡量左心室收缩功能的指标之一，且不受心脏运动及前后负荷的影响，是评价心肌功能是否有潜在受损较为敏感的方法之一。对慢性心力衰竭患者来说，左心室长轴应变率下降与舒张功能重度减退、右心室收缩/舒张功能减退等密切相关，也能提供部分与预后相关的信息。

舒张功能不全通常与收缩功能不全同时出现，且伴随着左心房压的升高，反应舒张期左心房充盈的参数，比如 E 峰减速时间等对 DCM 的预后有预测价值。典型的 PW 频谱表现为等容舒张期的延长和有效充盈期的缩短，E/e′ 与左心房充盈压线性相关，超过 15 时可以提示肺动脉毛细血管楔压升高，而＜8 则表明左心房充盈压偏低，当然，这种关系在失代偿期心力衰竭的患者中可能并不可靠。

DCM 患者的舒张功能受损程度多种多样，2 个收缩功能受损程度类似的患者可能表现出截然不同的舒张模式。处于代偿期的患者可能表现为 I 度舒张功能受损（主动松弛受限），而失代偿期的 DCM 患者可能表现为 Ⅲ～Ⅳ 期的舒张功能不全（限制性充盈），这种差异与充盈压、心室主动松弛及心室顺应性的不同密切相关。舒张功能指标的变化体现了心力衰竭治疗的成功与否，左心室舒张压和顺应性的改善也是远期生存率改善的预测指标之一。Tei 指数（等容收缩/舒张时间与射血时间的比值）也是反映射血能力的参数之一，且与心脏结构无关，DCM 患者 Tei 指数＞0.4 时，其预后较差。

继发改变

DCM 的继发改变包括心房及右心室的扩大、继发性肺动脉高压、左心室心尖部血栓，功能性二尖瓣反流等，这些病变的严重程度与 DCM 的严重程度和持续时间相关。慢性左心房压升高、心房心肌细胞受累、功能性二尖瓣反流等都会引起左心房的扩大（直径、面积、容量）。

DCM 引起左心室的球形重构，并伴有二尖瓣环的扩张、后外侧乳头肌的异位等，导致二尖瓣叶对合点的改变，并引起功能性二尖瓣反流。在收缩功能不全的前提下，二尖瓣反流加重与预后直接相关。其中，二尖瓣反流的程度与其瓣环直径和瓣口面积密切相关，瓣口面积大于 3.4cm² 通常提示严重的二尖瓣反流、住院率增加、死亡率增加等。当 DCM 进展到晚期时，可能会出现右心室功能不全及继发的肺动脉高压，后者与预后明显相关。与左心室类似，右心室和三尖瓣环的扩张也会造成三尖瓣反流，反流速度超过 3m/s 患者的死亡率、心力衰竭发病率和住院率都高于反流速度不及 3m/s 者。

增加表明二尖瓣瓣叶开放幅度受限，间接提示每搏输出量和射血分数的降低，文献表明，EPSS 超过 10mm 提示左心室收缩功能受损，且增加的 EPSS 也与磁共振检出低射血分数呈正相关。二尖瓣环向心尖运动的距离以及收缩速度也是反映左心室收缩功能的有效指标，一般来说，在心尖四腔切面上，无论是内侧还是外侧瓣环，其运动距离＜8mm 或速度＜7cm/s 均提示收缩功能受损。

减少的每搏输出量（可以通过左心室流出道的面积

最后，心腔内血栓也是DCM常见的继发改变之一。

总之，有很多病因可以引起DCM，超声心动图也可以发现其大量的特征性表现，虽然这些表现可能不足以明确判断DCM的病因究竟为何，但超声依然是DCM诊断及评估其进展、疗效评价、预后等方面的首选检查。

第十一节　家族性扩张型心肌病的影像学评价

家族性扩张型心肌病（familial dilated cardiomyopathy，FDC）可由基因突变引起，目前已报道的基因数目超过50个，随着基因检测技术的发展，现在已经很容易确定某一个体是否存在罹患FDC的风险。但是，FDC的发病年龄和进展速度区别很大，这一方面归因于特定家族的致病基因，另一方面，其他致病基因和环境因素如运动、饮食和其他并发症都会影响疾病的进展过程。目前，基因检测已常规用于对家系中个体的筛查，尤其是携带致病基因但尚未发病的年轻个体，对这部分人群进行逐年随访，也许可以发现某些FDC前期的症状，如左心室扩张，磁共振的心肌延迟强化等，这些发现对于早期诊断及及时开始有效的治疗意义重大。对部分患者来说，早期治疗有可能延缓疾病的进展，但重要的是，仅有部分基因突变阳性的个体会出现充血性心力衰竭的临床症状。而将遗传学与影像学的方法结合起来，可以更加有效地提高FDC的早期诊断率。

FDC定义为家族内超过1个以上的个体及亲属出现特发性或非缺血性扩张型心肌病，由于DCM可能以心源性猝死为首发症状，因此，如果其亲属患有DCM，猝死的个体也会被认为是潜在的DCM患者。据估计，至少有30%～50%家族中有确诊或疑诊为DCM的特发性扩张型心肌病患者存在遗传学缺陷。确定家族中的致病突变有助于精确的预测疾病进展、心律失常风险、心脏外表现的发病率及其他家族成员发病的风险等。近年来，可供临床检测的基因数目也在迅速增加，目前已超过50个，而由于FDC遗传异质性的存在，估计这一数目还会继续增加。

病因学

FDC的遗传模式通常被认为是常染色体遗传的单基因突变，这些突变的基因主要编码蛋白为构成肌小节的粗、细肌丝，主要包括ACTC、MYH7、MYH6、MYBPPC3、TNNT2、TNNC1、TNNI3、TPM1、TTN等，其中*TTN*作为一个编码Titin蛋白的基因，约1/4家族性DCM的发病与该基因突变有关。Titin蛋白散在分布于肌小节的各处并与Z盘连接，在肌节的锚定过程中起重要作用。编码Z盘蛋白的基因如*TCAP*、*CSRP3*、

ACTN2、*MYPN*、*ANKRD1*等在FDC的发病中也起了关键作用。其他致病基因还包括编码支持Z盘和肌膜的细胞骨架蛋白如DMD、DES、LDB3、SGCD、PDLIM3、VCL、RYAB、ILK、LAMA4等。此外，线粒体基因、代谢相关基因（TAZ等）、RNA结合蛋白（RBM20）、离子通道（ABCC9、SCN5A）、核膜蛋白（LMNA、TMPO、Emerin），γ-分泌酶活性（PSEN1、PSEN2）、肌浆网（PLN）、转录因子（EYA4）等基因突变均可引起DCM发病。在明确TTN这一致病突变之前，基因检测对于FDC的患者仅有30%～35%的敏感度，而现在这一数字则提高到了50%左右。常染色体显性遗传依然是FDC最常见的遗传模式，除此之外，最常见的遗传模式为X染色体连锁隐性遗传，见于Fabry病和Duchenne/Becker肌营养不良。

仅仅依靠形态学检查难以明确诊断究竟是哪个基因突变主导了FDC的发病，虽然原则如此，但仍有少数例外存在，LMNA和SCN5A基因（编码核纤层蛋白A/C和钠离子通道）突变与传导系统疾病和早发猝死家族史有关，存在这些基因突变的患者更容易发生心房扑动、心房颤动及房室传导阻滞等。编码Emerin蛋白的EMD基因也与房性心律失常相关，但为X染色体连锁模式，因此患者多为男性。此外，还有许多基因突变与心脏外症状相关，最常见的就是骨骼肌无力。LMNA、EMD、DMD、DES等基因突变均会导致不同程度的肌无力症状，骨骼肌活检和肌电图检查也会对诊断有所帮助，但由于基因检测的无创性，且对其亲属是否需要筛查也存在一定的指导意义，因此，目前更加倾向于对患者进行基因检测。此外，对于特殊基因的突变，可能需要更为积极的治疗策略来应对可能发生的恶性心律失常。例如，存在LMNA基因突变的患者（8%为FDC），无论是扩张型心肌病，还是其他传导系统疾病，都存在着较高的猝死风险，因此，预防性的置入心内除颤器（ICD）对于存在LMNA基因突变的FDC患者有非常重要的意义。实际上，在任何有猝死家族史或此类基因突变的患者中，是否需要预防性的置入ICD，都是医生应该重点考虑的问题。

家族史对于基因检测的准确性、必要性及结果解读

十分重要。通常情况下，应该对家族中的三代人进行充分的信息采集，侧重点应该包括是否存在心肌病、其他心脏植入装置、意外的心源性猝死（50岁前）、骨骼肌异常及心力衰竭等。对没有家族史的患者来说，即使其家庭人员偏少，应该对其中患有非缺血性扩张型心肌病及其他不明原因心肌病者进行基因检测，一般来说，基因突变的检出率和患者的年龄成反比，即便多数FDC的突变均为常染色体显性遗传，但是其外显率依然难以达到100%，所以发现家族性的基因突变并不能作为DCM的单独诊断标准。一旦在某个家族成员中检测出有意义的基因突变，其他成员均应接受包括基因检测、超声心动图、心电图等检测项目在内的临床筛查，而对于携带突变，但影像学并无明显发病证据的个体，推荐其接受规律随访，儿童期每年1次，成人期每1～3年1次。

流行病学

特发性DCM的发病率估计约为1∶2500，但由于这一名词仅指DCM的晚期阶段，因此这一数字是明显被低估的。各文献报道的发病率为2%～65%，荟萃分析得出的发病率则为23%，在年轻运动员中，DCM的发病率为3%。

病例报道

图14.44展示了1例患有充血性心力衰竭的3岁女童的心脏影像。该患者属非自然分娩（孕期38周），生长发育正常，14个月可以行走，超声心动图显示扩张型心肌病，射血分数仅25%，二尖瓣、三尖瓣中度反流，肺动脉压力升高（>45mmHg），同时伴有明显的左心室致密化不全，目前通过内科药物治疗，心力衰竭得到有效控制。5年后，缩短分数恢复至18.1%（射血分数45%），基因检测结果显示MYH7基因突变，位点为c.1106 G > A Arg369Gln，但对其父母的基因检测却无任何阳性发现，且其双亲也并非心肌病患者，表示该突变为一新生突变（de novo mutation），值得注意的是，MYH7这一位点的突变在两项较为大型的有关基因变异的研究中（千人基因组计划和NHBLI外显子测序研究）并未被发现。像这种发生于患病个体的新生突变，通常会被认定为是一有意义的致病突变，在家族性扩张型心肌病中，对其余家庭成员的基因检测通常会作为明确基因突变致病性和疾病外显率的重要依据。

图14.45和图14.46显示了一个携带TPM1基因突变家族中不同个体的比较。TPM1基因编码原肌球蛋白（一种细肌丝调控蛋白），在这一家族中，TPM1的突变位点为c.688G > A Asp239Asn。和其他大多数扩张型心肌病的家族一样，这一家族的成员在发病年龄

及疾病进展等方面也存在着极大的差异。Ⅲ.1号个体是整个家族中病情最为严重的，10周时即出现心力衰竭症状且进展迅猛，超声提示左心室明显扩张（LVID z-score为15.6分），射血分数仅有15%，但在药物的控制下，该患者的症状得到明显改善，12岁时，其症状已经完全消失，仅表现为轻度的收缩功能不全。Ⅱ.6号个体在20岁时出现了严重的DCM和急性左心衰竭，不得不接受心脏移植治疗，在移植前，其左心室舒张末期内径为84mm，射血分数16%，同时伴有重度二尖瓣反流、中度肺动脉高压（肺动脉收缩压69mmHg），右心室收缩功能也明显减退。该患者的弟弟，Ⅱ.7号个体在12岁时去世，同时患有先天性白内障和骨骼肌异常，而其他家庭成员（Ⅱ.2，Ⅱ.3，Ⅱ.4）的病情都相对较轻，而且都是在成年后的筛查中发现（Ⅱ.2个体30岁，Ⅱ.3个体32岁，Ⅱ.4个体31岁），射血分数略低于正常（Ⅱ.2个体45%，Ⅱ.3个体42%，Ⅱ.4个体63%）。3人均接受ACEI及β受体阻滞药治疗，效果尚可，但Ⅱ.4号个体曾经出现射血分数的下降（48%～39%），在调整ACEI疗法之后得到改善。Ⅲ.4和Ⅲ.5号个体均在婴儿时期就接受了超声心动图检查，Ⅲ.4号个体在3岁时出现了左心室收缩功能的轻度降低，（左心室舒张末内径33.9mm，FS 28.6%，EF 48%～55%）。从这个家族中可以看出，疾病进展的速度受到诸多因素的制约，除了遗传因素外，妊娠、药物等环境因素在疾病的进展中也起了相当重要的作用。

图14.47是1例30岁女性的影像学资料，因其女儿发现心肌病而接受筛查，MYH7基因c.844G > T Asp282Tyr是母女二人共同携带的突变，这一突变导致了肌球蛋白重链头端一个氨基残基的改变。女儿在1个月大时发现心脏杂音，进而超声心动图提示左心室心肌致密化不全、左心室收缩功能轻-中度减退，因此其母（Ⅱ.1号个体）接受了常规筛查，在妊娠期内，该患者并未出现特殊症状，但在分娩后出现乏力等表现，超声发现左心室内存在粗大的肌小梁，左心室内径正常（45mm），射血分数58%。心脏磁共振提示左心室轻度扩张，射血分数52%，未见明显延迟强化，左心室壁见粗大肌小梁、非致密层与致密层厚度比约为2.3∶1，支持左心室心肌致密化不全的诊断。还应该引起注意的是，该个体的父亲29岁时猝死，怀疑患有扩张型心肌病。

图14.48表明了基因检测结果的复杂性，这是一个因室性心动过速导致晕厥而接受检测的家系，Ⅲ.2号个体的超声结果显示，左心室内径正常大小（54mm），射血分数58%，右心室形态功能均正常。磁共振结果显示下后壁基底段、前壁基底段、室间隔基底段-中间段均存在明显的心内膜下延迟强化，这一结果并不十分支

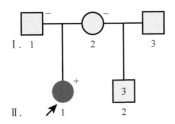

● 扩张型心肌病伴左心室心肌致密化不全

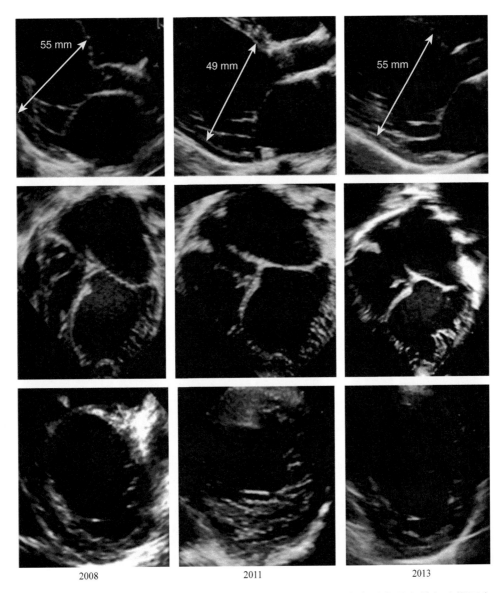

图14.44 扩张型心肌病伴左心室心肌致密化不全。蓝色圆圈所示患者在3岁半时发现急性心功能不全，超声提示扩张型心肌病伴左心室心肌致密化不全，左心室射血分数仅25%（最左一列），经系统内科治疗3年后复查心脏超声，依然提示左心室心肌致密化不全，但收缩功能有所好转（EF45%）（中间一列），其双亲均未检查出心脏病，也并未携带MYH7 Arg369Gln突变，说明这一突变是来自于患儿的新发突变。+，MYH7 Arg369Gln突变阳性；-，MYH7 Arg369Gln突变阴性。蓝色圆圈：扩张型心肌病伴左心室心肌致密化不全

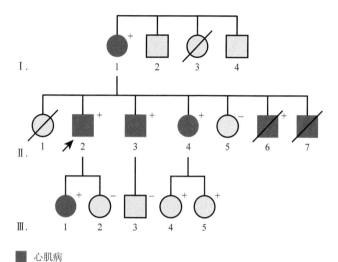

图14.45 家族性扩张型心肌病。这个家系的突变位于TPM1基因，其编码的蛋白a–原肌球蛋白是肌小节中细肌丝的组分之一。虽然存在同一突变，但在这一家系中，DCM的发病年龄、进展速度等方面出现了明显的差异，可以看到，虽然有些个体携带阳性的基因突变，但会经历一段较长的无症状左心室收缩功能不全期，有充分的机会接受合适的治疗。+,TPM1 Asp239Asn突变阳性；−，TPM1 Asp239Asn突变阴性。蓝色方块：心肌病

■ 心肌病

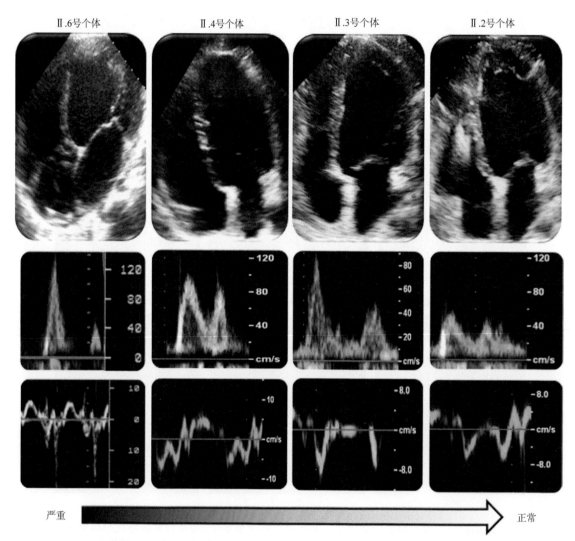

图14.46 来自图14.45所示家系中不同个体的影像学资料。第一行为心尖四腔切面，第二行为二尖瓣前向血流频谱（E/A峰），第三行为组织多普勒图像。由左到右按舒张功能的受损程度降序排列：最左侧个体病情最为严重，呈限制性充盈模式，舒张功能Ⅳ级，最右侧个体舒张功能正常。最左侧个体在20岁时即出现严重的心功能不全（左心室舒张末期内径为84mm，射血分数16%），必须接受心脏移植，而最右侧的患者在32岁时也仅表现为轻度的收缩功能不全，射血分数为42%

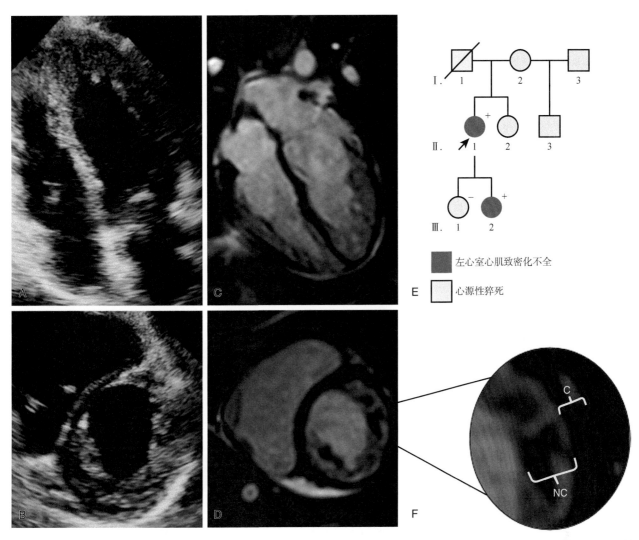

图 14.47　家族性扩张型心肌病中的左心室心肌致密化不全。患儿（Ⅲ.2）在 1 岁时即发现左心室心肌致密化不全，其母（Ⅱ.2）也同时接受基因筛查。A,B.母亲超声心动图心尖四腔及短轴切面图像；C,D.母亲心脏磁共振图像，切面与 A,B 相同；E 图为家系的系谱图，F 图显示了如何测量致密层与非致密层的厚度。在超声和磁共振图像上均可在心肌侧壁及后壁发现粗大的肌小梁，磁共振测量左心室射血分数为 52%。+，MYH7 Asp282Tyr 突变阳性；−，MYH7 Asp282Tyr 突变阴性；C.致密层心肌；NC.非致密层心肌

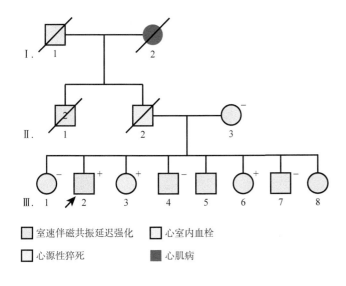

图 14.48　伴有室性心动过速的 FDC 家系。先证者Ⅲ.2号个体（箭头所示）表现为室性心动过速、磁共振提示心肌延迟强化，并有猝死家族史，他的父亲（Ⅱ.2号个体）55 岁时猝死。LMNA 突变也与心脏传导系统异常存在一定的关系，在左心室收缩功能不全出现前即可发生。9+，LMNA Ala146Thr 突变阳性；−，LMNA Ala146Thr 突变阴性

持心肌梗死，但更倾向于 FDC 中的炎性或浸润性病变，左心室内径正常，射血分数稍低，约52%（图14.49）。心导管检查未见明显冠状动脉病变。经过对19个能引起 DCM，且与心律失常相关的基因进行检测，结果表明，LMNA 基因 c.436G > A Ala146Thr 突变。这一突变在正常人群中极为罕见，且这一区域在不同物种间也较为保守，计算机模拟结果也表明这一突变极有可能导致蛋白的删除。患者的父亲（Ⅱ.2号个体）于55岁时死亡，死亡前也曾发现不明原因的心律失常，患者母亲（Ⅱ.3号个体）并未携带这一突变，推测患者的突变应该来自于父方。同时，患者的两个妹妹（Ⅲ.3和Ⅲ.6号个体）也携带这一突变，Ⅲ.3号个体的心电图显示：窦性心律，频发室性期前收缩，Holter 提示6%为宽 QRS

期前收缩（室性期前收缩），仅8个成对，心肌磁共振提示左心室大小、功能正常，射血分数61%，未见明显延迟强化，右心室也未见明显异常。而Ⅲ.6号个体的超声心动图结果也未见明显异常，射血分数63.6%。心电图为窦性心律，间期正常（PR间期160ms，QTc 464ms），其余基因检测正常的个体（Ⅲ.1、Ⅲ.4、Ⅲ.7号个体）心电图也未见明显异常。从这一病例中我们可以看出，该家系中 LMNA 突变是遗传自患者父方，一个妹妹（Ⅲ.3号个体）出现了室性心律失常等早期症状，另一个妹妹（Ⅲ.6号个体）则相对正常。从中我们可以体会到 LMNA 基因突变的变异性，但重要的是，基因检测结合其他影像学手段，能够更为有效地帮助我们诊断及控制疾病的发展。

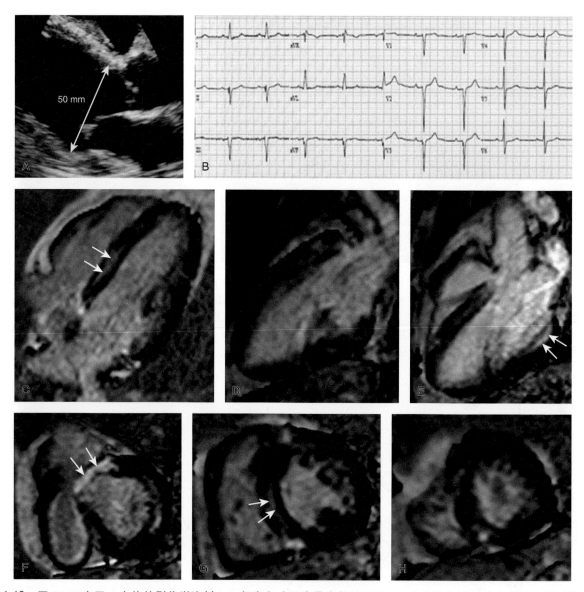

图14.49　图14.48中Ⅲ.2个体的影像学资料。A.超声心动图胸骨旁长轴切面；B.室速发作过后转为窦性心律时的心电图，显示左前分支阻滞，下壁及前壁部分导联可见Q波；C，D，E分别为心尖四腔、两腔、三腔的心肌磁共振延迟增强图像；F，G，H分别为左心室基底段、中间段、心尖段的心肌磁共振延迟增强图像。左心室下后壁基底段、前壁基底段、室间隔基底段-中间段等阶段可见明显的延迟强化（白色箭头），左心室射血分数52%，右心室射血分数47%

家族性扩张型心肌病影像学评估的价值

超声心动图简便易行，是检测特发性扩张型心肌病患者及亲属是否存在FDC的首选检查，无论是评估心功能不全的严重程度，还是对无症状个体进行初步筛查，都存在重要的价值。有意义的指标包括射血分数、收缩末期和舒张末期左心室内径和室壁厚度。其他指标还具有评估预后及判断疗效的价值，比如右心室功能、二、三尖瓣反流程度等。此外，超声结合磁共振，还对发现左心室心肌致密化不全存在一定的价值。

相对于超声来说，心肌磁共振检查能够对左心室和右心室的形态和功能做出更为精确的评价。此外，钆增强磁共振检查还对心肌纤维化和浸润性疾病做出诊断，虽然并不是所有的FDC患者都会出现，但一旦出现，最常见的部位是心肌中层，其次是心外膜下，或者是呈现弥散或局部的集中，与心肌梗死所呈现的心内膜下的散在强化明显不同。心肌纤维化的程度及其所占室壁厚度的比重是致死性室性心律失常的有效预测指标。因此，心肌磁共振也是评估FDC患者的重要辅助检查，尤其是对那些存在心肌病遗传风险的个体。

第十二节　扩张型心肌病的超声预后指标

随着心肌病和心力衰竭的负担逐渐加重，对于患者风险及预后的个体化评价日益重要，如果能够在早期发现一名预后不佳的患者并对其进行干预（预防、药物、植入器械等），将可以明显延缓疾病的进展，改善生活质量，延长生存期。目前已存在针对这部分人群的多项预后预测指标（表14.8），常规的临床指标和标志物对这部分人群的风险评估已经较为完善，但加入超声心动

的相关参数，将是这一评估的价值更为显著。

心脏影像学，特别是超声心动图的地位在近10年来日益提高，曾经超声仅仅被用于诊断心肌病及对其严重程度进行评价，但时至今日，无论是早期筛查、早期预防还是评估预后，超声都起着极为重要的作用。在发现扩张型心肌病的潜在病因和预后评估方面，全面而细致的超声心动图检查是必须的，在这一章中，我们将重点讨论和预后相关的特定超声参数，而有关病因评估的内容将在其他章节中详细为读者介绍。

左心室内径及射血分数

左心室射血分数是扩张型心肌病患者死亡和心脏事件最有力的预测指标，Quinones等在SOLVD研究（Studies of Left Ventricular Dysfunction）的结果中强调，左心室射血分数在35%以下者的1年死亡率高于其他对照组（图14.50）。

表14.8　提示扩张型心肌病预后不佳的指标	
临床指标	高龄
	一般功能状态不佳（NYHA分级、6min步行试验、最大通气量）
	恶病质
	第三心音
	灌注不良（肢体厥冷、少尿、神志不清等）
	反复发作的失代偿性心力衰竭
	左束支传导阻滞
	心房颤动
生物标志物	BNP升高
	低钠血症
	尿素氮/肌酐高（心肾综合征）
	谷丙转氨酶/谷草转氨酶/凝血时间（肝功能不全）升高/延长
超声心动图指标	左心室射血分数低
	左心室重构（舒张/收缩末期容积升高）
	左心室重量
	左心房扩大（容积增加）
	舒张功能不全
	失同步
	心肌缺血和存活心肌

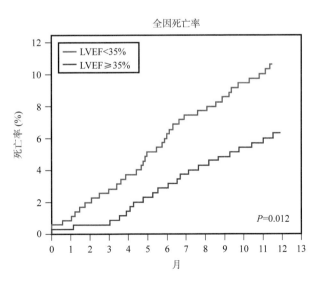

图14.50　SOLVD研究中，按左心室射血分数分组的患者全因死亡率情况

也有很多研究关注于确定EF在预测死亡方面的阈值究竟是多少，但目前的共识是，EF越低患者死亡和出现心脏事件的风险越高，且这一现象在EF极低的情况下也适用，此外，这一原则与测定EF的方式也没有明显关系，目前仍推荐采用Simpson双平面法及三维超声对EF进行测定（图14.51和图14.52）。

左心室重量也对预后有着独立的预测价值，当结合射血分数时效能更佳。在SOLVD研究中，LVEF＜35%且左心室重量＞298g组的死亡率最高，同时，舒张/收缩末期容积较高者，其死亡和出现心脏事件的风险也相对较高，但心室容积这一指标与射血分数关系密切，很难单独评价其对预后的意义究竟如何。此外，在最优药

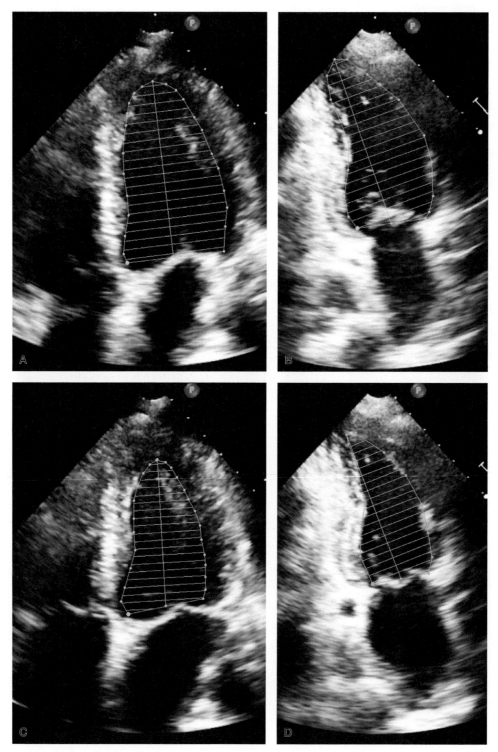

图14.51　双平面法测定左心室射血分数和容积。在心尖四腔和二腔切面，于收缩末期（C，D）和舒张末期（A，B）手动勾画心室内膜，此法的原理是将心室分为20个等厚的盘状结构，通过叠加来计算心室容积。值得指出的是，心室的长径对结果的计算影响极大，因此在操作中，应注意充分显示心室，以免影响准确度

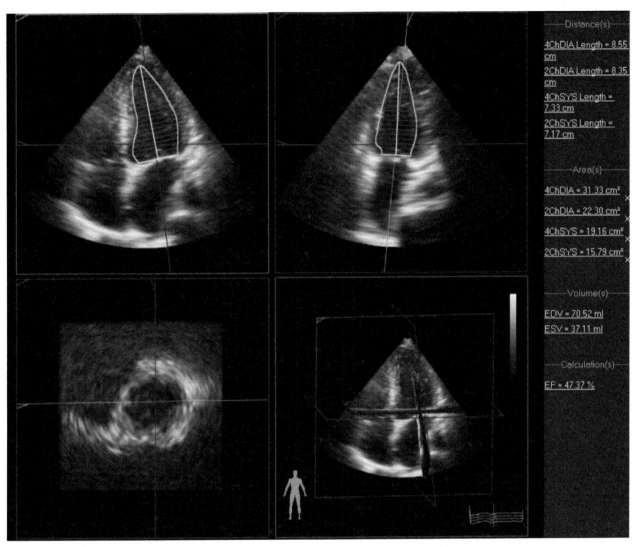

图14.52　三维超声心动图测量左心室射血分数和容积。与双平面法相比，此法的优势在于能够避免因左心室显示不全而带来的误差，并且由系统自动勾画内膜，可重复性较好。ChDIA.舒张期心室；ChSYS.收缩期心室；EDV.舒张末期容积；ESV.收缩末期容积

物治疗基础上的负性重构（射血分数的回升或左心室内径的缩小）通常提示预后较好，表现为死亡率和心脏移植率的下降。

左心室舒张功能不全

对左心室舒张功能的全面评价应该包括二尖瓣前向血流频谱、肺静脉血流频谱、二尖瓣环组织多普勒及左心房内径等方面。这些指标的异常与射血分数保留心力衰竭患者出现心力衰竭症状及扩张型心肌病患者死亡率升高等明显相关。例如，CHS研究（Cardiovascular Health Study）的结果表明，E/A比值在0.7以下或1.5以上对预测心力衰竭的进展有较高的特异性，但由于敏感度和阳性预测值偏低，这一指标很难被用于大范围的筛查。此外，包括E峰、A峰、减速时间、肺静脉血流频谱、E/e′等指标在内的Olmstead郡人群研究也得到了类似的结果。

左心房内径

此前已有诸多在二维或M型超声心动图上测量左心房内径，并将其作为预后指标的研究发表，但近年来，人们逐渐认识到，左心房的形态并不规则（尤其在左心房扩大时），单纯使用一维径线测量所得的结果并不可靠。最近的文献指出，通过双平面法评估左心房容积要比测定左心房面积或内径更为可靠，在射血分数保留心力衰竭中，左心房的大小可以作为其预后的预测指标。更为重要的是，即使左心房容积与左心室重构和舒张功能不全存在一定的内在联系，但其仍然可以作为一项独立的指标，对于扩张型心肌病和陈旧性心肌梗死患者做出预后评价。通常情况下，左心房最大容积的测量应在心尖四腔和二腔切面，并于心室收缩末期（心电图T波结束，二尖瓣开放之前），从瓣环平面开始，小心地对左心房内膜进行勾画，且应除外肺静脉和

左心耳（图 14.53）。

其他指标：存活心肌、缺血、失同步

STICH 研究（Surgical Treatment for Ischemic Heart Failure）入选了缺血性心肌病的患者，结果表明，存活心肌与死亡率密切相关，但是，该研究并没有证实，存活心肌的出现与否并不能帮助筛选能从冠脉再血

管化中受益的患者。在另一项类似的研究中，缺血与否也未能筛选出高危者及能从冠脉再血管化中获益的个体。

在左心室射血分数偏低的患者中，心电图所证实的失同步（左束支传导阻滞）提示其预后不良，这一发现奠定了左心室再同步化治疗的基础，在过去的 10 年中，人们做了极大的努力去研究超声能否作为一项更

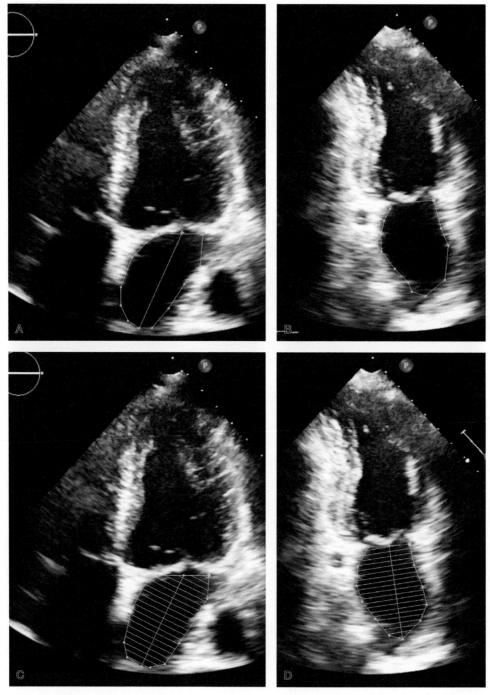

图 14.53　左心房容积的评估。面积长度法（A，B）和 Simpson 双平面法（C，D）都可以用于左心房容积的测定。这两种方法存在高度的一致性，在图示的案例中，左心房容积的测定都是 24ml。左心房最大容积的测量应在心尖四腔和二腔切面，并于心室收缩末期（心电图 T 波结束，二尖瓣开放之前），从瓣环平面开始，小心的对左心房内膜进行勾画，且应除外肺静脉和左心耳

敏感的方式去评估失同步化的程度，目前，在一项包括了M型、频谱多普勒、彩色M型、组织多普勒等在内的众多指标的单中心研究中，这些指标依然不能充分的与临床实践结合，甚至并没有能够复制PROSPECT（Predictors of Response to Cardiac Resynchronization Therapy）研究（一项利用中心实验室来判读图像的多中心研究）的结果。因此，目前不推荐使用超声指标来筛选适合接受CRT治疗的患者。

第十三节　扩张型心肌病中的右心室

扩张型心肌病的临床表现很多，但最基础的病变则是心室腔的扩大且室壁厚度正常，以及随之而来的收缩功能减退和心力衰竭症状。无论是扩张型心肌病的病因是否与缺血有关，都在本节讨论的范围之内。

右心室功能不全在特发性扩张型心肌病中的发病率报道不一，最高可达65%，最近的一项心脏磁共振研究表明，以右心室射血分数45%作为诊断标准，有34%的特发性扩张型心肌病患者出现了右心室功能不全。另一项入选了缺血/非缺血性心功能不全，HYHA分级Ⅱ～Ⅲ级的患者，利用超声等指标进行检查，这部分患者的右心室射血分数为51%。还有一项利用核素心室造影的研究，发现52%患者的右心室射血分数在39%左右甚至更低。

在左心室收缩功能不全的患者中，右心室功能不全对预后存在着潜在的影响，并能对心源性死亡和住院率进行预测，同时能够预测的终点还有运动耐量、功能状态、低体重、心源性恶病质和肾功能不全等。

在进展期心力衰竭中，右心室功能不全能够增加左心室射血分数对预后的预测价值。无论采用哪种方法测定右心室功能或各种不同的场合，门诊或因失代偿期心力衰竭住院期间或专业的治疗进展期心力衰竭的中心，这种对预后的预测价值都是适用的。

右心室功能不全的病理生理学

正常形态的右心室呈新月形并包绕左心室，且收缩模式通常为径向，而左心室则为环形。同时由于左右心室收缩的同步性，其每搏输出量是相同的，若一个心室受到影响，另一心室也难免同时受到波及。任何心血管系统的异常都可能累及右心室并导致其充盈或射血功能的受损，并进展为右心衰竭综合征，其中，左心室功能不全及其引发的肺动脉高压是最为常见的病因，按照Dana Point分型，这种肺动脉高压属于Ⅱ型，即肺动脉平均压超过25mmHg，且肺动脉楔压超过15mmHg。在出现右心室功能不全，甚至右心衰竭的扩张型心肌病患者中，存在病理生理机制：①内源性累及双侧心室的心肌异常；②由于肺静脉血流增加，右心室前负荷增加，随即演变为肺动脉高压；③由于右心室扩张，瓣膜反流的加重也会进一步加重右心室前负荷；④室间隔运动减弱。

对于特发性扩张型心肌病的患者，原发的心肌异常是右心室功能不全的主要病因，证据在于增高的肺动脉压与右心室功能不全并无明显相关性，相反在缺血性扩张型心肌病中却关系显著。此外，与缺血性扩张型心肌病相比，特发性DCM的右心室整体长轴应变和局部峰值应变也有明显的受损。

升高的左心室充盈压导致肺静脉压力过高，进而造成右心室肥厚，并加重右心室舒张功能不全。随着时间的进展，这种代偿性的改变难以适应慢性的压力升高和室壁应力的增加，右心室收缩功能开始减退并逐渐走向衰竭。根据Frank-Starling定律，虽然起初右心室输出量能够得以保留，但很快，右心室的扩张将导致心肌收缩力的下降、三尖瓣反流加重、前负荷增加等，使得右心室进一步扩张并形成恶性循环，最终导致右心室衰竭及射血能力下降。而心室的相互独立性则更好解释了左心室和右心室功能不全之间的内在联系。

评价右心室形态和功能的超声方法

超声评价右心室功能和形态的方法主要包括以下几种：①目测估计右心室大小及收缩功能（在标准心尖四腔切面上，至少能够显示2/3的右心室）（图14.54）；②在着重显示右心室的心尖四腔切面上，通过二维测量进行评价；③通过心肌做功指数（myocardial performance index，MPI）、心室压力增加速度（dP/dt）、面积变化分数（fractional area change，FAC）来进行整体功能的评估；④对于局部的功能，可以通过三尖瓣环收缩期位移（tricuspid annular plane systolic excursion，TAPSE）和收缩期三尖瓣环组织运动速度（S′）进行评价。其他评价方法包括三维超声心动图测量右心室射血分数及针对右心室游离壁的二维应变（图14.55）。

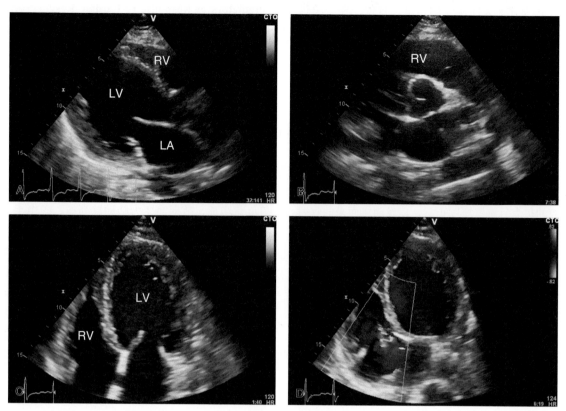

图 14.54 评估非缺血性扩张型心肌病、双侧心室功能不全患者的标准切面。A. 胸骨旁长轴切面；B. 胸骨旁短轴切面；C. 心尖四腔切面；D. 心尖四腔切面显示三尖瓣反流。LA. 左心房；LV. 左心室；RV. 右心室

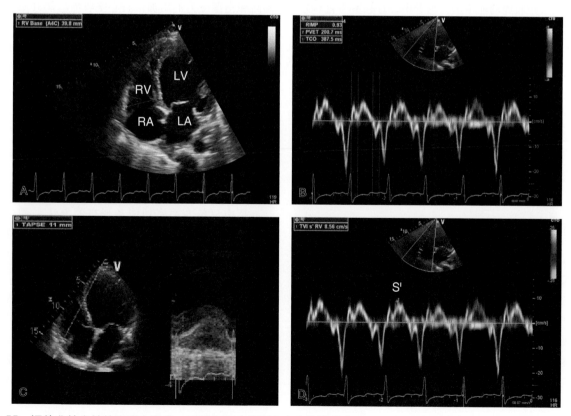

图 14.55 评估非缺血性扩张型心肌病、双侧心室功能不全患者的常用方法。A. 心尖四腔切面显示右心室内径的基本测量；B. 组织多普勒相关的右心室心肌做功指数测定；C. 三尖瓣瓣环收缩期位移；D. 组织多普勒测定三尖瓣环运动速度S'。LA. 左心房；LV. 左心室；RV. 右心室；RA. 右心房

评价右心室功能的相关研究

面积变化分数

二维 FAC 即可以对右心室整体功能做出评价，当其小于 35% 时即提示收缩功能受损，一项研究关注了急性心力衰竭和（或）心肌梗死后患者 FAC 与 3 年死亡率的关系，FAC 为小于 35%、35% ~ 39%、40% ~ 45%、45% 以上时，其死亡率分别对应为 44%、29.2%、11.7%、10.9%。在校正诸多临床变量后，右心室 FAC 在小于 35% 和 35% ~ 39% 这两个区间内，预测患者死亡的风险比（HR）分别为 3.56 和 2.43，若将终点设定为全因死亡率、心血管死亡率、复发心肌梗死、抢救成功的心源性猝死、心力衰竭住院率和卒中的复合终点，HR 值分别为 2.72 和 1.78。在整个队列中，FAC 小于 40% 的人群约占 28%。

右心室心肌做功指数

右心室心肌做功指数（RIMP）能够对右心室整体功能做出评价，依赖于脉冲多普勒（PW）的 RIMP 大于 0.4，或依赖于组织多普勒的 RIMP 大于 0.55 是 RIMP 异常的标准。对于左心室收缩功能不全（LVEF < 40%）、NYHA 分级 II 级的患者，PW 依赖的 RIMP > 0.38 可以对心源性死亡和住院率做出预测。而对于进展期心力衰竭，LVEF < 30%，NYHA 分级 III 级以上，需要心脏再同步化治疗的患者，中位随访 21 个月，并经过多因素校正后，PW 依赖的 RIMP 每增加 0.1，全因死亡、心脏移植、心室辅助装置的风险提高 1.11 倍。

三尖瓣瓣环收缩期位移

TAPSE 主要反映右心室长轴功能，小于 16mm 提示右心室功能不全。一项研究入选了 817 例因左心室收缩功能不全（LVEF < 35%）的心力衰竭患者，经过中位 4.1 年的随访并校正其他风险因素后，指出 TAPSE < 14mm 可以预测死亡率。对 LVEF < 35%，NYHA II 级的特发性 DCM 患者，TAPSE < 14mm 可以预测 24 个月后的死亡率和心脏移植，并与右心室射血分数关系密切。其他研究也都得出了类似的结论。

组织多普勒 S′

三尖瓣环侧壁的组织多普勒 S′ 小于 10cm/s，提示右心室收缩功能不全，且与其他右心室功能的评价指标相关性较好。在 NYHA III 级以上，需要心脏移植的患者中，经过中位 11 个月的随访和多因素校正，发现 S′ < 10.8cm/s 可以预测心源性死亡。另一项针对类似人群的研究也指出，S′ < 9.5cm/s 可以预测心血管事件。对于因缺血事件或 DCM 心功能恶化（LVEF < 35%，NYHA III 或 IV 级）而住院的患者，S′ 小于 7.3cm/s 是心源性死亡的独立预测因素，如此之低的截点也反映了这

一组人群右心室功能的不良状态。同时在另一项类似人群的研究中，S′ 的截点则为 9cm/s。

二维应变率成像

二维应变率成像通过追踪心肌的特定斑点的运动轨迹，并构筑曲线来反应右心室局部或整体的功能。这一成像方法较为简便，数据质量可靠，已逐渐被应用于临床实践之中。与评价右心室功能的血流动力学指标——右心室每搏做功指数（RV stroke work index，RVSWI）相比，右心室游离壁的长轴应变率（RVLS）与 RVSWI 存在负相关，当 RVLS > −11.8% 时，预测 RVSWI 降低 [< 0.25mmHg/（L·m²）] 的敏感度和特异度分别为 92% 和 86%。对于 NYHA III 级和 IV 级，LVEF < 30%，病情相对稳定，等待心脏移植的患者，平均随访（1.5±0.9）年，RVLS 的异常可以预测心血管事件，ROC 曲线显示，RVLS 为 -15.0% 时，敏感度为 85%，特异度为 88%。同时 RVLS 和运动耐量之间也存在着一定的相关性。

多参数联合

有一部分研究关注于联合应用多参数对右心室功能进行评估的价值，一项入选了左心室收缩功能不全，需要接受心脏移植或左心室辅助装置置入患者的研究发现，在单因素分析中，LVEF < 35%、FAC < 36.8%、TAPSE < 13.5mm、S′ < 9.5cm/s 都能够预测心血管事件（死亡、急诊心脏移植、急诊左心室辅助装置置入、急性心力衰竭发作），而在多因素分析中，仅有 S′、NYHA 分级和脑钠肽水平是预后的独立预测因素。

肺动脉血流动力学

在所有的 DCM 患者中，都应该对肺动脉压力进行评估。通常情况下，我们根据三尖瓣反流速度，并结合下腔静脉呼吸变化率估测的右心房压来估算肺动脉收缩压。对于存在左心室收缩功能不全的患者来说，肺静脉压力升高是右心衰竭较常见的原因，这也是机体需要减轻左心衰竭带来的肺水肿而采取的代偿性机制。

在左心室功能不全引起的早期心力衰竭时，被动的肺动脉压升高可以被常规的利尿和其他心力衰竭治疗而缓解，但前提是肺动脉跨瓣压差 < 12mmHg，同时肺血管阻力正常，也就是肺动脉结构和功能没有器质性病变。同时根据肺血管是否存在结构和功能的改变，肺动脉高压可以被分为反应型和混合型两类。

许多研究已经证实，肺动脉压升高会使 DCM 患者的死亡率和住院率升高。一项针对 LVEF < 45% 的门诊慢性心功能不全患者（NYHA II / III 级）的研究

指出，肺动脉收缩压（PASP）高于40mmHg及TAPSE＜14mm的危险度最高，HR值为5.16（终点为全因死亡、急诊心脏移植、心室颤动），而其他分组的危险度都相对较低，PASP正常TAPSE降低组的HR为1.50，PASP升高TAPSE正常组的HR为2.43，需要说明的是，在整个队列中，能够对PASP进行准确测定的比例为83%。

结论和推荐

对于DCM患者而言，右心室功能的评价给予临床医师更多的信息去预测患者的死亡率、心力衰竭住院率、心脏移植率、运动耐量及肾功能。其评估方式从最基础的目测法到其他定量方法，如FAC、RIMP、TAPSE、S′等，其在心力衰竭人群中对预后评价的截点值也多在正常值的下限附近。其他利用二维应变率成像或三维容积成像，以及通过软件等对半定量评价右心室结构和功能的方法也对我们理解右心室在DCM患者中的定位起到了更大的帮助。

第十四节　限制型心肌病：分类

原发性限制型心肌病的特点是左心室容积正常且左心室射血分数正常的基础上，左心室充盈功能出现异常，形态学特征包括双房扩大及室壁厚度正常。极少数因肌节蛋白（肌钙蛋白I）突变起病者可呈家族聚集性。其他特征还包括继发性的心肌浸润及贮积表现，并伴有逐渐加重的心肌间质纤维化。这类病变通常并不被认为是原发性的心肌病变，主要的心肌浸润性疾病如淀粉样变性都会包含一个发生于心肌间质的浸润过程，而贮积性疾病则以特殊物质在心肌细胞内的沉积为主要特征（表14.9）。这里需要指出的是，本章所讨论的内容并不包括缩窄性心包炎。此外，左心室充盈受限也并不等同于限制型心肌病，前者还可见于扩张型心肌病和肥厚型心肌病。还有，因疾病病程的不同，一部分浸润性疾病的患者也并不会表现出左心室充盈受限的异常。

此病最常见的临床表现即体循环和肺循环充血的相关症状，此外如低心排、乏力、血尿素氮/肌酐升高等症状在进展期患者中也可出现。非侵袭性影像学检查在早期筛查中具有相当重要的价值，有助于识别左右心室充盈异常的出现，如前所述，其早期表现包括左心室松弛过程受损，即三级舒张功能不全（图14.56 A，B及图14.57）。多普勒也是另一项有助于鉴别缩窄性心包炎的技术手段。目前研究表明，通过某些形变指数的下降，可以检测出限制型心肌病患者收缩功能的异常，特别是心肌应变这一指标，与患者是否出现症状有较大的相关性。有创血流动力学指标显示左心室容积增加、左心室舒张末压、左心房压、右心房充盈压均升高，心肌僵硬度增加（压力-容积曲线左移）及继发性的肺动脉压力升高。左心室舒张期压力曲线也多呈平方根征，除了疾病的原发病变（淀粉样物质沉积）之外，不同程度的左心室肥厚和纤维化也是常见的病理表现。治疗方面除了限盐利尿之外也缺乏有效的手段，当疾病进展到晚期时，可考虑心脏移植，但受系统性疾病的影响，后者的应用范围极其有限。

Loeffler心内膜炎常见于嗜酸性粒细胞增多症患者，在除外任何可以引起嗜酸性粒细胞增多的情况下，其计数仍＞1500个/ml，病变通常累及包括心脏在内的多个器官。由于嗜酸性粒细胞的增多，导致心内膜的损伤及坏死，以及随之而来的纤维化。偶可见左右心室内血栓形成。二维超声可表现为双房增大，左心室容积减少及左心室舒张功能减退。病程早期可选用糖皮质激素进行治疗，其他方案包括化疗或酪氨酸激酶抑制剂—imatinib。病程晚期时可以考虑外科手术切除纤维斑块。心内膜弹力纤维化是另一类能引起左心室舒张功能减退的疾病，在非洲热带地区较为常见，也是引起心功能不全的主要病因之一。纤维化起始于心尖部并逐渐向腱索及二尖瓣后叶蔓延，同理在右心会累及三尖瓣。手术可以切除纤维化的病变区域并修复瓣膜，但预后欠佳。

表 14.9	限制型心肌病的分类		
原发性	浸润性疾病	贮积病	其他
特发性	淀粉样变性	Fabry病	Loeffler心内膜炎
	结节病	糖原贮积病	心内膜弹力纤维化
	黏多糖贮积症	血色素沉着病	类癌
			放/化疗后反应
			淋巴瘤
			硬皮病
			弹性假黄瘤

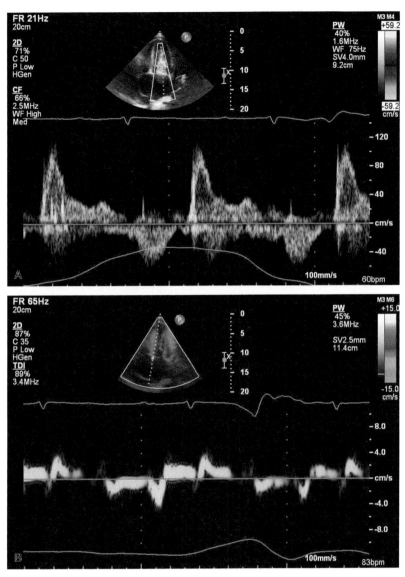

图 14.56　A. 心肌淀粉样变性患者的二尖瓣血流频谱。E/A ＞ 2 提示患者为Ⅲ级舒张功能不全；B. 二尖瓣室间隔侧瓣环组织多普勒图像，注意收缩期和舒张期组织运动速度均下降

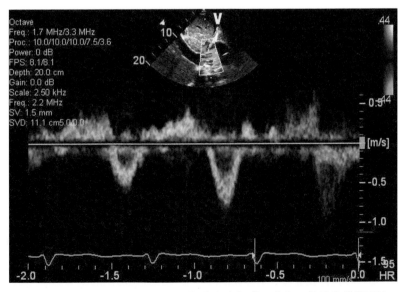

图 14.57　晚期心肌淀粉样变性及重度三尖瓣反流患者肝静脉血流频谱。注意肝静脉收缩期逆流

第十五节　心肌淀粉样变性的超声心动图特征

淀粉样变性是一类累及全身多系统的病变，主要特征是一类蛋白样物质，也就是我们所谓的淀粉样物质在间质内沉积。这种淀粉样物质是由错误折叠的前体蛋白所聚集而成的一类固定的线样非分支蛋白构成，最常见的就是轻链蛋白、转甲状腺素蛋白和血清淀粉样物质 A。淀粉样变性是限制型心肌病最常见的病因，有报道称，约20%因心力衰竭接受心内膜活检的患者都与不明原因的限制型心肌病有关。

病理学

在心肌淀粉样变性中，淀粉样物质可沉积于心脏的多个部位，比如心内膜、心房、心室心肌的间质、瓣膜、乳头肌、心包、传导系统、冠状动/静脉及心内膜下脂肪组织等。在刚果红染色下，淀粉样物质表现为均质红染的无定形结构，在偏振光显微镜下可发出苹果绿色荧光。硫黄素染色和硫酸钠-茜素蓝染色也可以用于对淀粉样物质的检测。目前，心肌淀粉样变性的诊断可以借助于心内膜心肌活检来直接确诊，也可通过心肌磁共振、焦磷酸盐显像或者其他非心脏组织的病理学证据来协助诊断。值得指出的是，若患者病情复杂，如存在高血压病史，或超声图像难以获取时，心肌磁共振是最常采用的辅助检查手段。

分类

根据沉积蛋白的类型不同，心肌淀粉样变性可分为如下亚型（表14.10）。

原发性淀粉样变性（AL型）是最常累及心脏的亚型，在美国，每年约有2000例新发病例被诊断，平均发病年龄为55～60岁，心脏是第二位最易被累及的器官（50%），仅位于肾之后。在心力衰竭症状出现后，如果不加以有效干预，其中位生存期仅有5个月。大多数患者都死于心室收缩无力或电-机械分离而造成的心力衰竭或心源性猝死，且置入性除颤器并不能有效降低其死亡率。

老年性淀粉样变性（SSA型），在80岁以上人群中，约有25%的患者属于此亚型。主要是由于野生型的转甲状腺素蛋白（TTR）基因所致，且因为大量的淀粉样物质沉积，患者多存在充血性心力衰竭的症状。这一亚型最常累及的部位是心房，且预后并不令人满意（虽然有些患者预后极佳），主要可导致心房颤动、传导系统障碍、心力衰竭、心源性猝死等。

家族性淀粉样变性（ATTR型）是第二常见的亚型，占所有淀粉样变性的10%～20%。主要因 TTR 基因突变导致，目前已报道的突变位点超过100个，Val30Met是全世界范围内最常见的突变位点，而 Val233Ile 则是美国最常见的突变位点，而且在4%的美国黑种人患者中也可检出此突变。突变后的转甲状腺素蛋白倾向于形成一种不稳定的单体，其错误折叠所形成的淀粉样沉积物是这一亚型主要的致病物质，最常见于心脏和神经系统。约有28%的患者在最初诊断时就出现心脏受累，且50%以上患者的死因均与此有关。但与原发性淀粉样变性不同，这一亚型通常较晚累及心脏，且预后也相对较好（中位生存期接近6年）。

继发性淀粉样变性（AA型）通常与慢性感染、炎症及某些特殊的恶性疾病相关，极少累及心脏（＜5%），但一旦累及，则预后极差。

孤立性心房淀粉样变性（AANP型）是因心房钠尿肽在心内膜下沉积起病，通常在老年患者的尸检中发现。近30年来，其发病率呈线性升高，常见于女性患者，并与其心房颤动发作相关。

心肌淀粉样变性的影像学诊断策略

超声心动图

由于其广泛的适用性、无创性和廉价性，超声心动图依然是全世界范围内，对疑诊本病患者首选的初始筛查手段。最典型的超声心动图特征是左右心室均匀增厚，且成闪烁的颗粒样回声、弥漫性的房间隔及瓣膜增厚、心包/胸腔积液、双房扩大等，但心腔大小通常处于正常范围。这种闪烁样回声是由于高回声的淀粉样物质和其周围的心肌细胞的声学特征差异所致。即使这种特性是淀粉样变性的典型特征，但其敏感度和特异度也不甚理想。随着谐波成像技术的出现，这一特征的特异度越发降低。超声提示左心室肥厚，心电图却没有心室高电压或假性心肌梗死的表现时，应该高度怀疑浸润性心肌病的存在，淀粉样变性就是其中最常见的类型。一项研究指出，当室间隔厚度超过1.98cm，同时心电图呈低电压表现时，与尸检证实的心肌淀粉样变性具有一定的相关性，其敏感度为72%，同时特异度为91%。此外，左心室壁的厚度与远期生存率呈负相关，也与慢性心力衰竭的严重程度呈正相关。当左心室厚度超过

表 14.10 淀粉样变性的主要分型

分型	前体蛋白	心脏受累	其他器官受累	并发症	检测手段	治疗
AL 型	免疫球蛋白轻链（λ、κ）	常见（50%）	肾、神经系统、胃肠道、肝、皮肤	浆细胞病（多发性骨髓瘤）	血清/尿免疫固定电泳、血游离轻链蛋白、骨髓活检	以浆细胞为靶向的化疗、如仅累及心脏可考虑心脏移植
SSA 型	非免疫球蛋白、野生型转甲状腺素蛋白	常见	无	充血性心力衰竭	缺乏 AL 型的相关发现，*TTR* 基因检测阴性	稳定 TTR 的相关治疗，尚在研发中
ATTR 型	非免疫球蛋白、突变的转甲状腺素蛋白	常见	神经系统	无	缺乏 AL 型的相关发现，*TTR* 基因检测阳性	如不累及心脏可考虑肝移植、稳定 TTR
AA 型	非免疫球蛋白、血清淀粉样物质 A	罕见	肾、肝	炎性疾病或其他恶性疾病*	无	对抗炎症
AANF 型	心房钠尿肽	常见	无	心房颤动	无	无

*结核、麻风、风湿性关节炎、慢性骨髓炎、霍奇金淋巴瘤、肾细胞癌等

15mm 时，中位生存期为 0.4 年，而小于 12mm 时，生存期可长达 2.4 年。右心室扩张及舒张功能不全多见于疾病中晚期，且提示预后不良。最新的一项入选了 52 例尸检证实的原发性淀粉样变性患者，其结果表明，右心室长轴应变是预后的唯一影响因素，其绝对值超过 17% 提示预后较好。对淀粉样变性患者而言，心腔内血栓也是值得关注的重点之一，即使患者多为窦性心律，但仍有 35% 的 AL 亚型患者可在左心房或右心房内发现血栓，同时其他所有亚型则仅有 18%。图 14.58 详细说明了心肌淀粉样变性所有的超声心动图表现。

多普勒超声心动图

心肌淀粉样变性的多普勒表现与疾病的进程有关，通常来说，在疾病的早期阶段会表现为左心室松弛能力的受损，即 E/A < 1、等容舒张期延长、减速时间延长等。Klein 等发表研究称，随着疾病的进展，患者的舒张功能更加恶化，在疾病的中晚期，多普勒超声显示为限制性充盈模式，也包括右心室的充盈异常。减速时间的缩短在心导管检查的血流动力学曲线上也表现为"平方根征"，都提示左心室的限制性充盈状态。此外，在经活检证实的原发性淀粉样变性中，DT < 150ms 也是心源性死亡的预测因素之一，特别是 E/A > 2.1 时。右心室充盈受损的程度与左心室类似或稍晚于左心室，双房增大是最常见的表现，反应充盈压升高。

传统多普勒超声最大的限制在于其特异性不强，大概率与其他可能累及心肌的疾病，如高血压心脏病、肥厚型心肌病、溶酶体贮积病（Fabry 病）等相混淆，关键的鉴别点在于上述疾病均不会出现限制性充盈的病理生理表现，即使是晚期。

目前，人们更多关注于应用组织多普勒和二维斑点追踪的应变成像去研究心肌淀粉样变性，从实际应用上来说，整体长轴应变可以有效区别心肌淀粉样变性和其他能够引起左心室肥厚的疾病，并且具有预测预后的意义。此外，在局部心肌的应变图像中，心肌淀粉样变性患者基底及中间段的应变明显降低，而心尖段的应变则相对正常，在一项关注左心室肥厚如何与淀粉样变性鉴别的研究中，这种特异性的"心尖豁免"现象有 93% 的敏感度和 82% 的特异度（图 14.59）。表 14.11 也列出了所有可用于鉴别淀粉样变与其他左心室肥厚疾病的关键点。

心肌磁共振也是帮助诊断淀粉样变性的重要方法之一，特征性的心内膜延迟强化和钆增强造影剂的排空延迟是辅助诊断的重要特征（图 14.60）。

通过锝-3,3-二磷酸-1,2-丙二酸或焦磷酸锝的核素显像也是评估心肌淀粉样变性的有效手段之一，这一技术的主要优势在于 ATTR 型的淀粉样变性对放射性物质的摄取会明显强于 AL 型，因此，这一无创性的检查手段对于发现转甲状腺素蛋白沉积型的心肌淀粉样变性及其和原发性亚型的鉴别具有重要的意义。

预后

心肌淀粉样变性的预后与很多因素相关，如分型、沉积物质、疾病病程、确诊时患者的年龄等都是预后的影响因素。在原发性淀粉样变性中，心肌累及的范围和严重程度是病情的重要决定因素。肌钙蛋白 T、心房钠尿肽（具体来说，N-末端 BNP 前体）等升高的心肌标志物通常提示疾病处于进展期，其他非多普勒参数，如

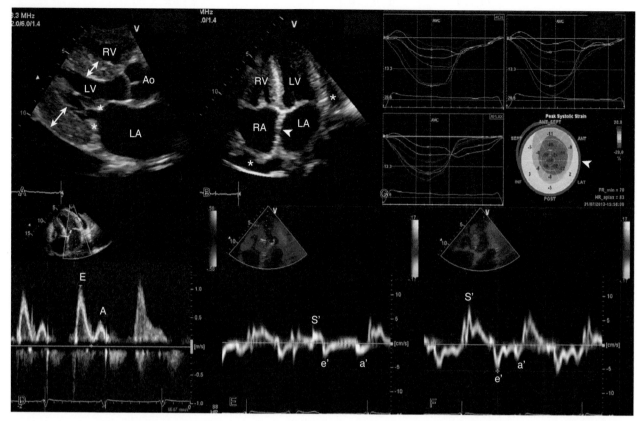

图14.58　心肌淀粉样变性的典型超声心动图表现。A.左心室肥厚（箭头），心肌呈闪烁的颗粒样回声、二尖瓣增厚（＊）；B.双房扩大，右心室壁及房间隔增厚（箭头），心包积液（＊）；C.二维斑点追踪成像提示整体长轴应变明显降低，心尖段相对正常（箭头）；D.限制性充盈，E/A=2.7；E和F 室间隔及侧壁E′速度下降，伴有限制型心肌病及左心室充盈压升高。Ao.主动脉；LA.左心房；RA.右心房；LV.左心室；RV.右心室

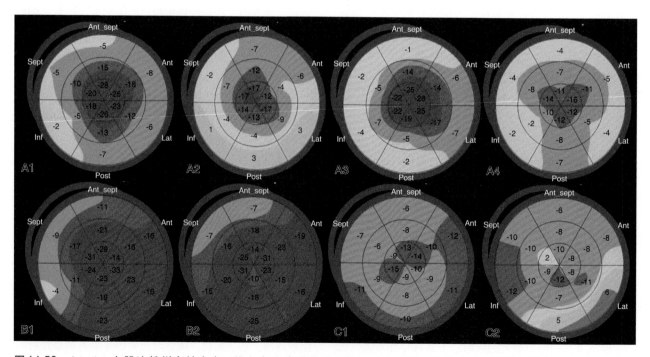

图14.59　A1-A4.心肌淀粉样变性患者二维斑点追踪测定的心肌应变牛眼图，提示"心尖豁免"现象。B1，B2.肥厚型心肌病患者仅表现为室间隔局部应变下降。C1，C2.因主动脉瓣狭窄引起的左心室肥厚，长轴应变表现为片状的降低模式（引自Phelan D，Collier P，Thavendiranathan P，et al. Relative apical sparing of longitudinal strain using two-dimensional speckle-tracking echocardiography is both sensitive and specific for the diagnosis of cardiac amyloidosis. Heart，2012，98：1442-1448.）

表 14.11　心肌淀粉样变性与肥厚型心肌病及高血压心脏病的鉴别

	淀粉样变性	高血压心脏病	肥厚型心肌病
左心室肥厚的分布	整体	整体	局限性
左心室腔大小	正常或偏小	正常，终末期可能扩大	正常，终末期可能扩大
射血分数	稍低于正常，晚期时下降较明显	变化较大，可能偏高，也可能较低	通常较高
右心室壁厚度	增厚	正常	极少增厚
心肌回声	增强	正常	正常
长轴应变/组织多普勒运动速度	明显下降，心尖部除外	轻-中度下降	局部下降
瓣膜受累情况	不均匀增厚、二尖瓣反流极少	无特殊病变	伴随SAM现象的二尖瓣反流
舒张功能	晚期病变表现为限制性充盈（3～4级）	通常为1～2级	通常为1～2级
心电图电压改变	肢体导联低电压、胸前导联有假性心肌梗死表现	左心室高电压	左心室高电压
血压	正常或偏低，极少升高	高血压	正常
心肌磁共振	排空延迟、心内膜下弥漫延迟强化	轻度延迟强化或正常	可变，通常有轻度延迟强化，但仅限于左心室

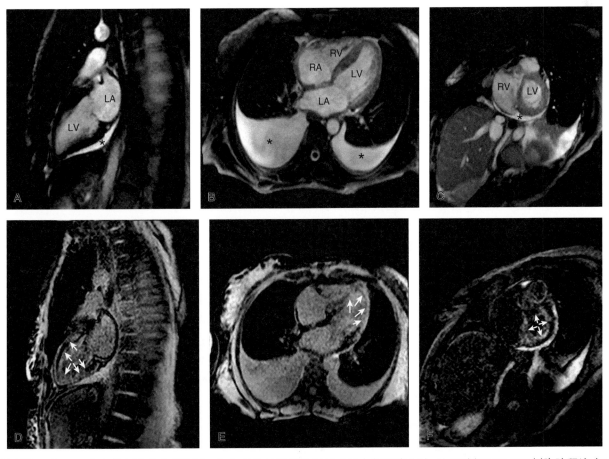

图14.60　图14.58患者的心肌磁共振图像。A.矢状位长轴图像显示少量心包积液（＊）；B.四腔切面显示双侧胸腔积液（＊），右侧多于左侧；C.短轴切面显示后壁少量心包积液（＊）；D.对应于A图的延迟强化显像，显示弥漫的心内膜下延迟强化（箭头）；E.对应于图B的延迟强化显像，显示左心室心尖造影剂排空异常及弥漫的心内膜下延迟强化（箭头）；F.对应于图C的延迟强化显像，显示弥漫的心内膜下延迟强化（箭头）。LA.左心房；RA.右心房；LV.左心室；RV.右心室（引自Phelan D, Collier P, Thavendiranathan P, et al. Relative apical sparing of longitudinal strain using two-dimensional speckle-tracking echocardiography is both sensitive and specific for the diagnosis of cardiac amyloidosis. Heart, 2012, 98：1442-1448.）

左心室厚度（＞15mm）、右心室厚度（＞7mm）、右心室扩大、左心室收缩功能减退等都是原发性淀粉样变性患者心源性死亡的独立预测因素。其他多普勒参数也对心肌淀粉样变性患者的预后分层有着极其重要的意义，比如二尖瓣前向血流减速时间小于150ms（通常伴随E/A＜1）和心肌做功指数（Tei指数）超过0.77等，都是能够预测心源性死亡的因素。最新研究表明，二维长轴应变绝对值小于11.8也是原发性淀粉样变性预后的预测因素。其他如肌钙蛋白T、病理性游离轻链蛋白、舒张功能不全等都是与预后有关的临床或血清学指标。心肌磁共振所显示的延迟强化也有一定的预测价值。框14.4

框14.4   淀粉样变性的超声心动图预后因素

· 左心室壁厚度 ≥ 15mm
· 右心室壁厚度 ≥ 7mm
· 二尖瓣减速时间 ≤ 150ms
· 左心室收缩功能障碍
· 右心室扩大
· Tei指数 ＞ 0.77*
· 二维整体长轴应变绝对值 ＜ 11.78

*Tei指数（心肌做功指数）=（等容舒张期时间+等容收缩期时间）/射血期时间

显示了所有与预后相关的超声心动图指标。

治疗

心肌淀粉样变性有两个主要的治疗原则：即缓解症状和防止更多的淀粉样物质沉积。在具体用药方面，祥利尿药依然是本病出现心力衰竭患者治疗的基石，除此之外，β受体阻滞药、ACEI/ARB的效果并不理想，钙通道阻滞药可能加重心功能不全的症状，相反，盐皮质激素受体激动剂则有较好的效果，可以考虑使用。对于存在心房颤动、心腔内血栓或其他栓塞事件的患者，应该考虑进行抗凝治疗。原发性淀粉样变性患者主要考虑的治疗方式应该是化疗，有多重方案可供选择，包括大剂量的马法兰和自体同源造血干细胞移植等。以硼替佐米为主的治疗方案是目前的一线选择，也适用于NYHA分级Ⅲ级以上的患者。不考虑心脏毒性的情况下，利奈度胺也是可选方案之一，但研究表明，使用利奈度胺的患者会出现肌钙蛋白T和NT-proBNP的升高，因此并不推荐使用。对于ATTR亚型的患者，肝移植对某些患者可能有效，但接受移植后，其病情仍可能继续恶化，对心力衰竭症状严重的患者也可以考虑进行心脏及肝脏的联合移植。大量针对于抑制转甲状腺素蛋白合成或稳定其四聚体的药物正在研发之中，其预期效果令人期待。

第十六节   遗传性和获得性浸润性心肌病

浸润性心肌病（infiltrative cardiomyopathies，ICMOs）是限制型心肌病的一类，可由遗传因素及获得因素引起，主要特征是心肌内异常物质的沉积并造成左心室壁僵硬度提高。无论是异常物质在心肌细胞内沉积（如贮积病）或在心肌间质内沉积（表14.12），都有可能导致该病。2006年AHA/ACC将能够导致ICMOs的病因归为两类，即遗传因素和其他混合因素。本节的目的旨在阐述ICMOs的主要特点及其他易混淆的疾病，并对散在于其他章节中有关本病的内容进行集中说明。

表14.12 浸润性心肌病的病因

贮积病	浸润性疾病
Fabry病	淀粉样变性
糖原贮积病	结节病
血色素沉积病	Hurler综合征
Danon病	Gaucher病
草酸盐贮积病	

疾病谱

ICMOs的主要特征是左心室壁顺应性异常所导致的舒张充盈受限，并伴有不同程度的舒张功能受损。射血分数保留的心力衰竭伴严重的限制性充盈、双房扩大、肺动脉高压也是常见的临床表现，但在某些终末期患者中，也可出现严重的收缩功能不全。本病的临床表现多样，可因左心室壁极度增厚而造成心腔缩小，也可见变薄扩张的心室并伴收缩功能障碍。图14.61提供了一些有助于鉴别特发性限制型心肌病的线索。

诊断

当我们怀疑有遗传因素致病时，首先应该采集患者三代以内的详细家族史，并应包括其种族、年龄等，因为部分遗传疾病与这些因素的关系十分密切。另外，无论是遗传因素或获得因素，必须做详细的全身检查，特别是神经系统、肾和网状内皮系统。

心电图是针对ICMOs的常规诊断方法，低电压及室壁增厚都提示ICMOs的可能，其中最常见、研究最广泛的就是淀粉样变性，但这一组合用于诊断的敏感度和特异度也存在着较大的差异，由于ICMOs患者的室壁可薄可厚、射血分数变化也较大，QRS波群的电压更是变异很大，因此，目前在临床诊断中已经很少采用这一方案。

通过整合临床症状、心电图、影像学（超声心动图和心肌磁共振）等信息，可以提高本病的诊断效率，如果能够结合其他生化指标则更佳，组织病理学检查也是十分重要的，且心肌活检依然是诊断的金标准。

超声心动图

超声心动图的主要作用是用来排除能够导致类似特征的疾病，并对ICMOs患者心腔的解剖结构和功能做出评价，以及寻找能够提示潜在病因的线索。第一步是整体观察，左心室的结构有无异常，是否存在心肌肥厚、室壁运动障碍及闪烁的颗粒样回声（图14.62），需要注意的是，操作者应该把增益和谐波调整到合适的程度，以避免造成误诊。大多数文献中提到的"闪烁样颗粒"都是提示ICMOs，具体来说，就是淀粉样变性，但这种情况在左心室肥厚中也是比较少见的。运用ASE推荐的17节段则有助于对前面所提到的所有特征进行综合分析。

评估的第二步是对收缩功能（射血分数）和舒张功能的评价，大多数情况下，在疾病的早期，收缩功能并未受到影响，患者多表现为限制性充盈模式，并伴有明显的心房扩大及肺动脉压力升高，与缩窄性心包炎时的血流动力学表现恰好相反，本病患者二尖瓣及三尖瓣的血流频谱并不会表现出随呼吸变化的特点，肝静脉血流频谱也因心房的收缩而在吸气时出现峰值，而并非是呼气。组织多普勒二尖瓣环E′速度下降，提示心肌松弛功能出现异常。

另一点与缩窄性心包炎不同的是，室间隔的E′通常低于侧壁的E′。结合E/e′和左心房容积指数能够有效明确患者左心房充盈压的升高是属于急性过程还是慢性过程，仔细对以上参数进行分析，能够有效鉴别限制型心肌病和缩窄性心包炎，这一组在临床表现和血流动力学特点上都较为相似的疾病。对于收缩功能（射血分数），除非到了疾病的终末期，否则多处于正常范围。

斑点追踪技术

这项技术主要用于评估局部或整体心肌的机械力学参数，已被应用于多种疾病的检测之中，心肌淀粉样变性就是常见的一种，有一点需要着重指出的是，虽然绝大多数ICMOs患者的射血分数处于正常范围，但并不代表他们的收缩功能也是正常的，在某些情况下，即使收缩射血分数正常，整体或局部的长轴应变也可能已经受到影响（图14.63）。也就是说，在ICMOs患者尚

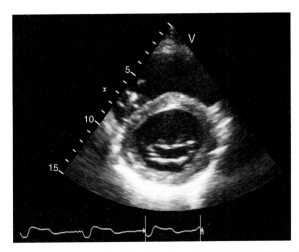

图14.62　左心室基底部短轴图像，显示下壁心肌闪烁颗粒样回声，注意对比前壁的正常心肌

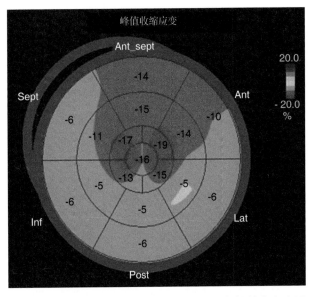

图14.63　射血分数正常Fabry病患者的心室长轴应变牛眼图，示整体应变降低，与心尖部相比，基底段降低更为显著

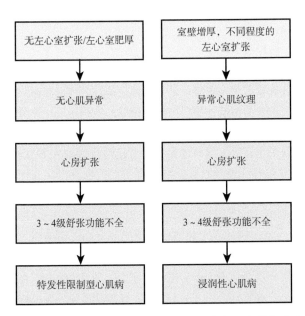

图14.61　特发性限制型心肌病与浸润性心肌病的超声心动图特征

未表现出常规二维超声心动图可见的结构和功能的改变时，其斑点追踪的结果就可能出现异常，这也是该技术能够分辨出某些亚临床性遗传性ICMOs或其他系统性疾病累及心脏的情况。

该项技术另一个应用的领域就是因为ICMOs病变位置的分布不定，所以病理生理机制也不尽相同，心尖豁免就是这类疾病比较典型的模式之一，表现为基底段和中间段的长轴应变明显受损，而心尖段则相对正常。Phelan等是第一批把这种特殊的现象与心肌淀粉样变性相联系的学者。他们的研究表明，心尖豁免现象对于鉴别心肌淀粉样变性和其他引起左心室肥厚的疾病具有满意的敏感度和特异度，在草酸盐贮积症中也有类似的报道。Liu等也通过心尖与基底部长轴应变的比值，并结合减速时间这一指标，精确鉴别心肌淀粉样变性与高血压和Fabry病，也取得了良好的效果。

心肌磁共振

与超声心动图相比，磁共振拥有更好的空间分辨率，并且是测定心室容积、重量及射血分数的金标准，特别是对于心肌延迟强化的分布范围极为敏感。当细胞外间质扩展（如心肌坏死、水肿、瘢痕形成、蛋白浸润）时，钆能够在磁共振图像上表现为高信号。这样所带来的延迟强化的成像模式有助于我们对于某些疾病做出诊断（表14.13）。

心内膜心肌活检

心内膜心肌活检（EMB）是为最终明确诊断所采用的一种检查手段，通常用于没有其他的合适部位可用于取材时。目前的报道认为，从两侧心室进行取材都是较为安全的，并发症的发生率很低。当超声心动图发现双侧心室存在异常时，EMB的阳性率极高，也能够对大多数疾病做出诊断。但仅左心室心肌发现异常，而右心室相对正常时，在右心室取材所

表 14.13	浸润性心肌病的心肌磁共振表现
疾病	心肌磁共振表现
淀粉样变性	局部片状或整体心内膜下延迟强化
结节病	心内膜下/心肌/心外膜片状延迟强化
Fabry病	侧壁基底段/心肌片状延迟强化 非增强T_1信号减弱*
Danon病	心内膜下延迟强化
血色素沉积病	T_2信号减弱

*Thompson RB, Chow K, Khan A, et al. T_1 mapping with cardiovascular MRI is highly sensitive for Fabry disease independent of hypertrophy and sex. Circ Cardiovasc Imaging, 2013, 6: 637-645.

做出的诊断符合率要远低于从左心室取材，这就提示我们，超声心动图在指导心内膜活检时，起了相当重要的作用。磁共振引导对于心内膜活检也有一定的价值，曾有一项研究中18%被认为是肥厚型心肌病的患者在经过心内膜活检后，确诊为浸润性或贮积性心肌病。

目前，需要结合临床、心电图、影像学（超声、磁共振），乃至心内膜活检的结果来综合诊断ICMOs。临床上我们将这些资料整合后为一种形态学的分类方法，用以改进诊断的方法，这一模型首先由Seward和Casaclang-Verzosa提出，根据室壁厚度的不同，将ICMOs患者分为室壁增厚型和心室扩张型两大类。

室壁增厚型的浸润性心肌病

室壁增厚型的ICMOs的特征与高血压心脏病和肥厚型心肌病类似，能导致这一亚型的疾病包括淀粉样变性、Fabry病、Danon病、草酸盐贮积症和黏多糖贮积症等，在评估这类疾病时，必须通过超声等手段，排除其他类似于ICMOs的疾病，如心脏肿瘤、左心室心肌致密化不全、嗜酸性粒细胞心肌炎、肉碱缺乏症及Friedreich共济失调等。在这些疾病中，后两种通常不会出现限制性充盈的表现，在临床工作中，淀粉样变性是最常见的一种，在本书的其他章节中也有非常详细的介绍。如果能够早期发现，Fabry病是一种需要干预的疾病，最主要的就是结合其他系统的异常发现、心电图异常、磁共振延迟强化的发现等临床表象并综合分析。在淀粉样变性中，QRS波群的电压偏低，而黏多糖贮积症则多偏高，其他疾病的电压多表现为正常及升高。

Fabry 病

Fabry病是一种X染色体连锁遗传病，以α-半乳糖苷酶缺乏为主要特征，其病因及病理生理机制尚不明确，主要与溶酶体酶存在器官糖脂的堆积相关，并可以引起纤维化，可累及肾脏、心脏、中枢/外周神经系统、皮肤消化道等。纯合子男性患者通常在20岁左右发病，30岁左右可累及心脏，与杂合子女性患者相比其预后偏差，后者可能终身均不发病，仅表现为轻度的左心室壁增厚。

Fabry病的表现和非梗阻性肥厚型心肌病类似，也常被误认为是肥厚型心肌病的晚期表现，超声上发现心内膜分层是区分Fabry病和肥厚型心肌病/高血压心脏病比较重要的特征（图14.64），其敏感度为94%，特异度为100%，目前认为，这种心内膜分层的现象是由鞘糖脂的沉积引起的。通常情况下，Fabry病患者的射血

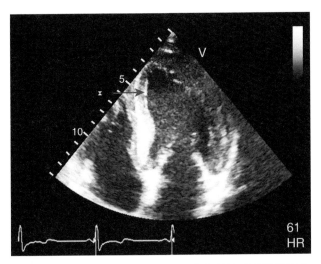

图 14.64　心尖四腔切面，显示异常心肌纹理及后间隔心内膜的分层现象（→）

分数处于正常范围，即使存在舒张功能不全，也极少出现限制性充盈。心肌磁共振通常会发现下后壁中间段局部心内膜下的延迟强化。对于早期发现的患者，酶替代治疗可能对减缓疾病的进展有所帮助。

Danon 病

Danon病是一类罕见的X染色体显性遗传的溶酶体糖原贮积病，主要由缺乏溶酶体相关膜蛋白-2导致，相对女性患者（20岁左右），男性患者发病较早（10岁左右）。超声心动图主要表现为明显的左心室对称性肥厚、射血分数降低和与肺动脉压力无关的右心室肥厚。也可能出现类似于WPW综合征的预激和心动过速，磁共振上表现为心内膜下的延迟强化。基因检测发现溶酶体相关膜蛋白-2的基因突变是主要的确诊方式。

草酸盐贮积症

草酸盐贮积症是常染色体显性遗传病，主要特征是草酸产量增加，可累及心脏、肾脏及肝脏。超声上主要表现为双侧心室增厚并伴有闪烁的颗粒样回声，后者主要在乳头肌表现尤为明显。在病程初期，射血分数通常正常，但舒张功能减低明显，且充盈压明显升高。肝肾联合移植可能对缓解心脏方面的病情有一定的帮助。

黏多糖贮积症

黏多糖贮积症是常染色体隐性遗传病，主要因为能够分解糖胺聚糖的溶酶体酶缺乏所致。多种类型都可以引起心脏累及。Hurler综合征是本病最典型的例子也是最严重的类型，心肌受累可表现为（非）对称

性心肌肥厚，射血分数通常正常，瓣膜病变或冠脉狭窄也是常见的异常。诊断本病需要结合临床表现、血清学指标、酶学分析及尿液剩余黏多糖分析等综合分析。

糖原贮积病

2，3，4，5型糖原贮积病可能出现心脏受累的表现，其中3型是成人最常见的类型，以室壁增厚但射血分数正常为主要特征，极少见表现为扩张型心肌病的报道。

Gaucher病是一类常染色体隐性遗传病，主要特征是溶酶体酶—β-葡萄糖苷酶缺乏。缺乏这种酶会导致葡糖脑苷脂在多个器官，如网状内皮系统的堆积，造成肝脾大、骨科疾病如严重的骨关节痛、无血管性股骨头坏死、病理性骨折等。本病在儿童阶段可表现为神经系统异常，而成年人则较少有神经系统症状，多表现为心脏系统异常如ICMO或出血性心包炎，同时瓣膜也可有受累。诊断通常依靠网状内皮系统活检或骨髓分析。

心腔扩张型浸润性心肌病

ICMOs还可以表现为左心室扩张但室壁并无明显肥厚、闪烁样回声不明显且射血分数降低的类型，这种亚型类似于非缺血性扩张型心肌病和缺血性心肌病。结节病、血色素沉积病、Wegnar肉芽肿等可能会表现为这种亚型。

血色素沉积病

血色素沉积病是一类常染色体隐性遗传病，主要与6号染色体上的两种基因突变有关，即C282Y和H63D。主要的发病机制为肠道铁吸收过剩，并导致多余的铁沉积于肝、胰腺、关节、脑垂体及心脏等。心脏受累的表现主要包括心腔扩张、心脏骤停、严重心力衰竭等。诊断上主要通过磁共振T_2加权像上心脏及肝铁沉积信号、血清学指标及组织病理学发现等。放血疗法和螯合剂等治疗通常有效，在某些特殊病例中，心脏移植也可以有效的挽救严重的心力衰竭。

结论

ICMOs通常表现为射血分数保留的心力衰竭，并伴有严重的舒张功能不全，或类似于扩张型心肌病等。对这类较为罕见的遗传性或获得性病变，在诊断上主要通过整合临床表现、超声及磁共振的表现，进行整体分析。

第十七节　心内膜心肌纤维化

心内膜心肌纤维化（endomyocardial fibrosis，EMF）最早是由乌干达大学的 John N.P. Davis 教授在 1948 年所发现并报道的，最初仅是一种简单的病理学描述。在尸检结果中，Davis 教授在坏死的心内膜中发现了一种致密的心肌瘢痕，并由心尖部一直延伸到流入道，他将这种现象描述为"非洲心脏"，以表示扩张的右心房和从回缩的心尖部延伸到右心室的皱纹状结构极像地图上非洲版图的轮廓。在 20 世纪五六十年代，坎帕拉 Mulago 医院的 Krishna Somers 教授和 Arthur Williams 教授完成了对于 EMF 的流行病学和临床方面的研究。随后，Shillingford 和 Somers 教授研究了 EMF 患者的血流动力学。最早的免疫学研究也发现，抗原和（或）抗体复合物的沉积也并非仅存在于心脏，肝和肾也有累及。在 20 世纪七八十年代，大多数有关 EMF 的研究都是在尼日利亚及象牙海岸周边完成的。在阿比让，Metras 等完成了非洲大陆第一例 EMF 患者的手术。

病因

虽然人们发现 EMF 已有 60 余年的历史，但其病因依然是一个谜团，本病在热带及亚热带地区的高发不禁让人们联想到感染和营养方面的原因，其病变与 Loeffler 心内膜炎和类癌性心脏病的相似又提示其与嗜酸性粒细胞和 5- 羟色胺有一定关联。因为 EMF 的发病率在赤道附近国家的发病率极高，故可能与疟疾、丝虫病、血吸虫病等寄生虫感染有关，也有研究提示寄生虫感染导致的嗜酸性粒细胞升高参与了本病的进展。由于抗疟抗体和抗心脏抗体的升高，而且有脾增大的表现，也有学者认为本病与自身免疫因素相关。

地球地理的研究结果表明，EMF 的发病与铈和钍元素有关，营养学的研究发现，本病的发生可能与木薯的毒性相关，在某些国家，EMF 的发病与饥饿、低蛋白和以木薯为主的饮食结构相关，也就是说，在缺乏蛋白的饮食基础上，铈诱发的木薯毒性在本病的发病中起到了一定作用。此外，本病的家族聚集性也提示我们其可能存在一定的遗传学背景，研究发现，在病情严重的患者中，*HLA-B*58* 基因的聚集与免疫复合物的沉积相关。

流行病学

EMF 是一种在全世界范围内都可发病的限制型心肌病，但其更多的被认为是一种地方病，尤其好发于热带及亚热带的非洲地区，如乌干达、尼日利亚、象牙海岸周边、莫桑比克、刚果、肯尼亚、赞比亚、加蓬、加纳、喀麦隆等国家，其他南美地区如巴西、哥伦比亚、委内瑞拉、亚洲地区如印度、泰国、斯里兰卡、马来西亚等也有报道，其他国家也有散发病例的报道。也有在非洲定居数年的欧洲人发病的病例。在乌干达等本病的高发地区，所有需进行超声心动图检查的患者中，20% 都是因为本病，同时本病也是儿童群体中，第二位需住院治疗的心脏病（第一是风湿性心脏病）。在莫桑比克，两项在乡村进行的流行病学研究所统计的发病率分别为 8.9% 和 19.8%，也就是说，在莫桑比克的不同地区，本病的发病率也不尽相同，分别是 18.3 和 3.2/10 万人。在尼日利亚、乌干达、巴西和印度，本病也更多见于高热潮湿的区域。目前，本病在印度的发病率似乎有所下降，这可能与这部分人群的生活条件得到改善有关，总之，EMF 是一种好发于社会经济欠发达地区的疾病，多见于青少年儿童，与性别没有明显关系，但对于女性患者，有两个明显的发病率高峰，分别为 10 ～ 15 岁和 20 ～ 30 岁。

病理生理学

本病的急性期可表现为发热、嗜酸性粒细胞增多、心脏炎、水肿、活动性呼吸困难、心悸、瘙痒及荨麻疹等，急性期过后，本病可分为静止期和活动期，对某些患者而言，疾病进展极为迅速，2 年内即可死亡，死因通常为心力衰竭、血栓和心律失常。而另一部分患者的 5 年生存率则有 70%。在右心型 EMF 中，心尖部纤维化使乳头肌和心肌融合，导致心腔缩窄，特别以右心室的流入道和漏斗部更为明显，而右心房常呈瘤样扩张。三尖瓣的瓣下结构因纤维化而被拉伸固定，导致瓣叶活动受阻，造成持续性的反流。左心型 EMF 中，纤维化累及心尖部及流入道，特别是后外侧乳头肌，同样引起瓣下结构的固定，造成二尖瓣反流。同时，双侧的心房和心室都有发生血栓的可能，也可见心内膜的钙化和心包积液，室壁僵硬和心室腔的缩窄将导致严重的顺应性下降。

体格检查

右心型 EMF 中，患者多表现为生长发育迟缓，第二性征发育延迟、面部水肿、突眼、颈静脉压升高、右心室第三心音、三尖瓣反流导致的全收缩期杂音、肝脾肿大、大量的腹水及腹股沟疝等（图14.65），但足部水肿比较少见。左心型的患者则表现为肺淤血的相关体征，伴有进展性的呼吸困难，常可闻及第三心音及与二尖瓣反流相关的全收缩期杂音。当两侧心室同时受累时，通常以右心型EMF的体征更为明显。

诊断

心电图可表现为室上性心动过速，晚期可进展为心房颤动。若患者为窦性心律，则可见左心房或右心房增大的表现。右心型EMF在晚期时，在V$_1$导联和V$_{4R}$导联可出现典型的QR间期，不完全左/右束支传导阻滞、ST段压低、T波倒置也可出现。如果存在心包积液，胸部X线片可见心影为球形，右心型时，右心房扩张，肺动脉漏斗部可在胸部X线片上清晰显示，而左心型时，可见明显的肺淤血征，疾病终末期时也可能出现胸腔积液。

多普勒超声心动图的表现因受累心室和疾病分期的不同而有一定差异，大多数患者都在纤维化期才被诊断，仅极少数在血栓期被发现。EMF是一种可以累及心尖、同侧心室、房室瓣以及双侧心室的疾病，而流出道和半月瓣通常幸免。在血栓期时，心尖部及瓣下组织处可见弥漫性的血栓及纤维条索样结构（图14.66）。

右心型EMF晚期时，病变可表现为强回声的粗纤维条索，并累及心尖、游离壁及室间隔，心尖部的纤维化可导致不同程度的心室腔缩窄，使其三尖瓣尖的距离缩短。右心室流出道通常增宽，伴有收缩增强。右心室心尖部的缩窄会形成典型的心尖部切迹，腱索及乳头肌的挛缩则会使得三尖瓣相对固定，并在整个心动周期中保持开放状态，右心房极度扩大，并可产生自显影现象，甚至发现巨大血栓（图14.67）。下腔静脉也同时增宽。在M型超声上，室间隔通常呈现矛盾运动，肺动脉瓣也表现为收缩期提前开放，在脉冲多普勒上可见全心动周期的前向血流频谱（图14.68）。彩色多普勒可见低速的三尖瓣反流，三尖瓣前向血流也呈现限制型模式，减速时间相应缩短，肝静脉内可见收缩期反流（图14.69）和显著的心房收缩期反流（图14.70），但与三

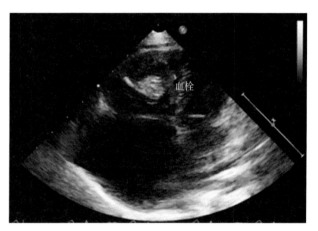

图14.66　2岁EMF患儿，血栓期，图示血栓位于三尖瓣瓣下结构

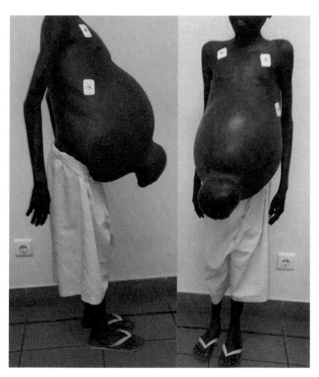

图14.65　进展期右心型EMF患者，示大量腹水和腹股沟疝

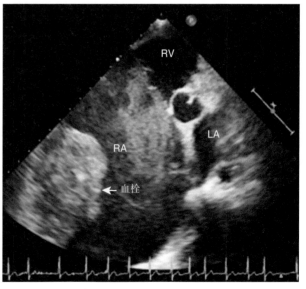

图14.67　进展期EMF，示右心室腔缩窄，右心房扩大，心房内大量血栓及自显影现象。LA. 左心房

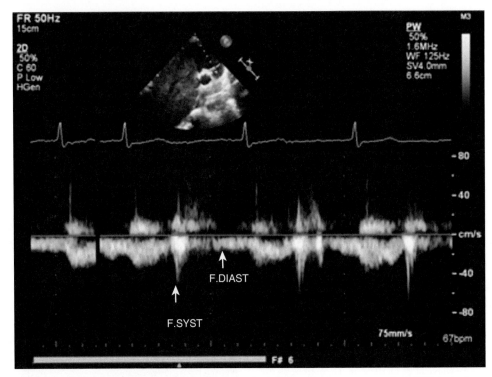

图 14.68 肺动脉的收缩期前向血流。F.SYST. 收缩期前向血流；F.DIAST. 舒张期前向血流

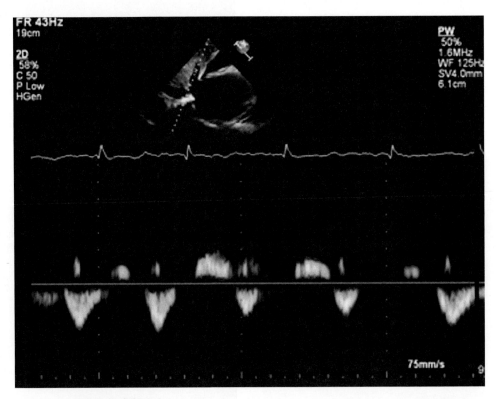

图 14.69 肝静脉收缩期反流

尖瓣反流的严重程度，心房颤动出现与否及疾病的分期有关。

左心型 EMF 表现为心尖部和流入道的强回声，特别是后壁。二尖瓣后叶通常挛缩且与左心室后壁相贴，

极少见二尖瓣狭窄，乳头肌也呈现强回声（图 14.71）。晚期病变可见心尖部缩窄和局部的钙化。当心尖部缩窄严重时，左心室长径缩短，但横径也许增加。与右心型 EMF 类似，流出道一般不会受累，但左心房扩大，其

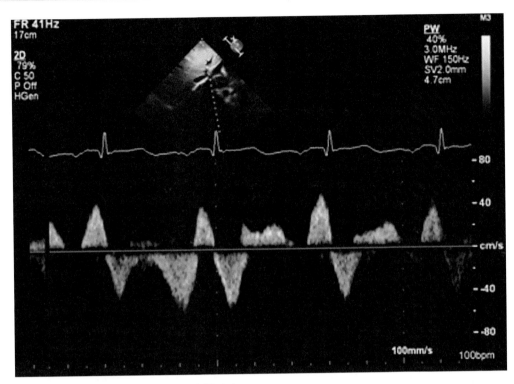

图 14.70　肝静脉内明显的心房收缩期反流

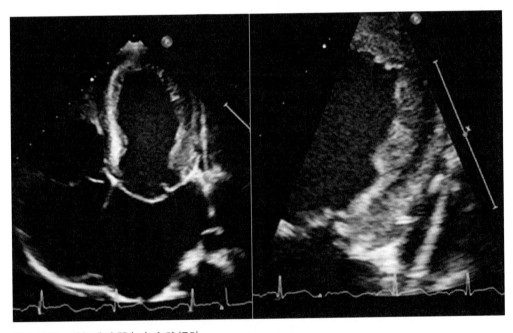

图 14.71　后组乳头肌与心室壁相贴

内可见烟雾状回声或细小栓子。M 型超声可见二尖瓣后叶活动受限，但在舒张早期时仍可见一幅度极小的后向运动。同样，室间隔在舒张早期也表现为突兀的前向移位，并很快终止，其运动轨迹类似于"M"型（图14.72）。多普勒超声可见 E 峰的加速和减速时间均缩短，提示快速充盈期的缩短（图 14.73）。二尖瓣反流较为常见，且通常较重，也可见继发于肺动脉高压的肺动脉瓣和三尖瓣反流。肺静脉血流频谱 D 峰明显升高，且表现为宽大的 A 峰。

双心室进展型 EMF 中，正常心房与心室内径的比例反转，表现为缩窄的心室和扩张的心房（图 14.74），无论疾病的进展如何，收缩功能一般不受影响。无论是左心型还是右心型，都可存在心包积液，但心包积液的量并不确定（图 14.75），同时心包变薄。

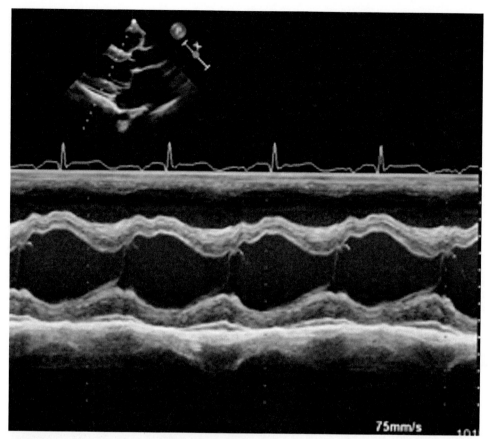

图 14.72 左心型 EMF 中，室间隔的 M 型运动

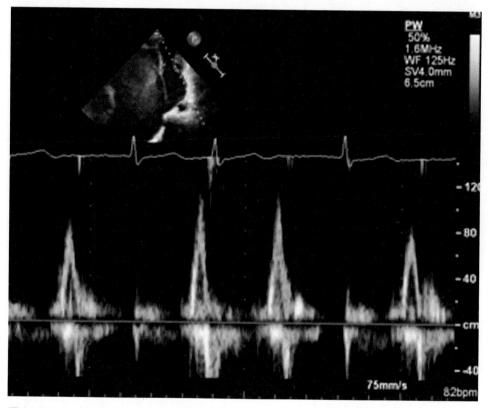

图 14.73 二尖瓣前向血流频谱呈限制性充盈模式

经胸三维超声心动图对常规二维超声有一定的补充作用，有助于明确纤维化累及的范围和血栓的性质（图14.76），磁共振及延迟强化显像也有助于明确纤维化分布的区域。

内科治疗对心力衰竭的治疗效果有限，短期皮质激素疗法能够控制嗜酸性粒细胞增多，外科手术可以切除心内膜并对房室瓣进行修复和更换。

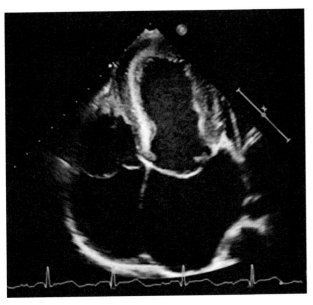

图14.74 双心室型心内膜心肌纤维化

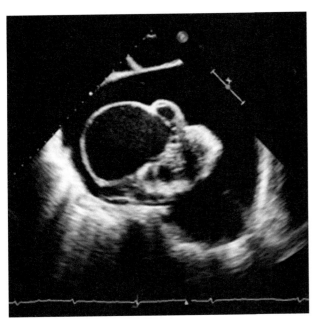

图14.75 右心型EMF中大量心包积液

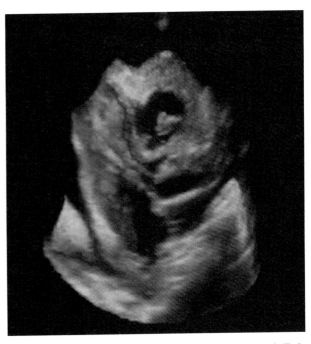

图14.76 右心型EMF患者经胸三维超声图像，胸骨旁切面

第十八节 限制型心肌病与缩窄性心包炎

缩窄性心包炎（constrictive pericarditis，CP）是由心包瘢痕导致弹性减退导致的一类较为罕见的疾病，会引起所有心腔，特别是心室在舒张中晚期的充盈障碍。而限制型心肌病（restrictive cardiomyopathy，RCM）与缩窄性心包炎在临床表现上有诸多类似之处，主要表现为一系列以心室僵硬但不扩张、严重舒张功能不全、左心室充盈障碍等血流动力学改变。如何准确的鉴别这两种疾病十分重要，因为缩窄性心包炎是可以通过手术等方式治愈的，而对于限制性心肌病，除了心脏移植外，目前尚缺乏有效的手段。

病因和病理生理学

缩窄性心包炎

缩窄性心包炎通常是由长期的心包炎症所导致的心

包瘢痕、增厚、纤维化甚至钙化引起的（表14.14），正常情况下，心包能够满足左心室扭转、解旋及抽吸等生理过程，并保证左心房在充盈期能有足够的血容量，在缩窄性心包炎时，增厚僵硬的心包限制了心腔的扩张，导致回心血量的减少及左右心室充盈压的明显升高。吸气时，右心室容量增加，左心室的回心血量相应减少，呼气时则相反，这就是所谓的"心室间反常互动"，正是这种心室间压力的快速变化，导致室间隔的反复摆动。增厚的心包还会阻隔心腔大小随胸腔内压的变化，即所谓的"心、胸腔压力分离"，其结果是，吸气时降低的胸腔内压力及肺小静脉压力不能传递到左心房，换句话说，肺静脉内压及左心室舒张充盈压间的压力阶差缩小，造成吸气时二尖瓣前向血流速度下降，而呼气时则刚好相反。目前缩窄性心包炎可分为两大类：①纤维弹力型（急性或亚急性），这种情况下患者的症状体征比较轻微；②厚壳型（慢性），通常存在心包钙化。

区分缩窄性心包炎与心脏压塞的血流动力学特征也是十分必要的，心脏压塞时，两侧心腔的容量均下降，其舒张充盈压升高的程度在左右心室之间是相同的，更重要的是，缩窄性心包炎时，早期心室充盈压并不会因为心包缩窄的限制而受到影响，但心脏压塞时，心包腔内存在的液体会成为心室舒张的限制因素，对正常的心室充盈造成影响。

限制型心肌病

在美国，限制型心肌病最常见的病因是淀粉样变性（包括原发性、家族性和老年性），在热带地区，特别是非洲，心内膜心肌纤维化则更为常见（表14.14）。左心室充盈压的升高导致左心房压、肺静脉压乃至肺动脉压力的升高，导致右心力衰竭及其他右心系统的相关疾病，并使右心室舒张末压升高。疾病晚期时，甚至可能出现心力衰竭及两侧充盈压相同的情况。

超声心动图

超声心动图是缩窄性心包炎最为重要的诊断方式，并能够对其亚型、血流动力学、心脏形变等特征做出评估。通常情况下，经胸超声心动图即可发现增厚的心包，当然经食管超声心动图的敏感性则更高。下腔静脉内径随呼吸变化这一现象在缩窄性心包炎和限制型心肌病中都可见到，室壁增厚和其他一些特殊征象都能够提示心肌的浸润性病变。其他与限制型心肌病相关的特殊表现还包括能导致心尖闭塞的心尖部肿物（心内膜心肌纤维化）和游离壁/室间隔局部的室壁瘤或强回声区域等改变（结节病），见表14.15。

多普勒超声心动图可明确显示缩窄性心包炎和限制性心肌病的二尖瓣限制性充盈模式（表14.16），以及缩短的减速时间和A峰的缺失。在缩窄性心包炎时，可见E峰随呼吸的变化，限制型心肌病则不存在这一现象。由于缩窄性心包炎患者胸腔内和心腔内压力不能联通，使得吸气时驱动血液回流入左心室的压力降低，也就是说，如果心搏发生于吸气时，我们会见到第一个速度下降的E峰，而随后一个发生于呼气相的心搏，其E峰比前一个吸气时产生的E峰，会有至少25%的增幅。同样的呼吸变化也可见于右心室，三尖瓣前向血流在吸气时要比呼气时高出40%左右（图14.77和图14.78）。肝静脉前向血流速度在吸气时的速度也会下降，并伴有明显的舒张期反流。而在限制型心肌病的患者中，二尖瓣前向血流速度随呼吸的变化率通常小于10%（图14.77和图14.78）。

当心室充盈压极度升高时，缩窄性心包炎所引起的二、三尖瓣前向血流的呼吸变化可能会消失，这时，其他能够反映心肌运动和形变方面的参数将会在诊断上提供帮助，也就是组织多普勒的运用（图14.78）。在限制型心肌病患者中，二尖瓣环峰值运动速度通常降低，由于限制型心肌病是一类原发于心肌的疾病，因此其心肌的运动能力通常受损，这一点与缩窄性心包炎不同，后者的组织运动速度通常正常，甚至升高（图14.78）。同样，反映心肌形变和扭转方面的参数（如二维斑点追踪）也有类似的变化，并对心尖部扭转的受限具有一定的诊断价值。这些新兴参数的研究结果表明，缩窄性心包炎患者的左心室长轴

表 14.14 缩窄性心包炎和限制型心肌病的病因	
缩窄性心包炎	**限型性心肌病**
特发性	浸润性心肌病（心肌淀粉样变性、血色素沉积症、胶原贮积病、Fabry病、黏多糖贮积症、结节病等）
心脏手术	特发性/遗传性
放疗	嗜酸性粒细胞心肌病、心内膜心肌纤维化
胶原性血管病	硬皮病
细菌/病毒感染（结核性/细菌性心包炎）后	放射性
其他（恶性肿瘤、创伤、药物诱导的尿素性心包炎）	类癌性心脏病 药物引发的纤维性心内膜炎（如血清素、麦角新碱、麦角胺、白消安等） 盐酸多柔比星及其相关的化疗

形变功能相对保留，而环向形变及扭转的功能有一定受损，限制型心肌病患者则截然相反，长轴形变功能受损明显，而环向及径向扭转的功能则相对正常（图 14.79）。

其他研究证据

对于缩窄性心包炎，计算机断层扫描（CT）有助于发现整体及局部的心包增厚、钙化等，特别是在房室沟等部位，此外，还有可能发现室间隔摆动、上下腔静脉增宽（与降主动脉相比）、胸腔积液、腹腔积液及肝淤血等征象。心肌磁共振也能发现因心包与心肌粘连而增厚的心包及扩张的下腔静脉。对于限制性心肌病，心脏 CT 能够发现正常厚度的心包、心房扩大、室壁增厚等征象，磁共振上可表现为延迟强化。在确定接受心包剥脱术前，心导管检查也能够帮助确定诊断。

表 14.15 缩窄性心包炎和限制型心肌病的鉴别点

特征	缩窄性心包炎	限制型心肌病
颈静脉波形	显著的 Y 倾斜，迅速出现	可见 Y 倾斜，速度较慢
心脏听诊	S3 并伴有高调的心包叩击音、无 S4，且通常无二、三尖瓣反流	S2、S3 增强并伴低调的三联律、S4 存在，常有二、三尖瓣反流
胸片	心包钙化（20%～30%）、轻度心脏扩大和肺静脉充血、偶见双侧胸腔积液	极少见心包钙化、轻度心脏扩大和肺静脉充血、双房扩大、常见双侧胸腔积液
心电图	低电压（<50%）、心房颤动、P 波较宽、常有切迹	通常高电压（淀粉样变性时低电压）、心房颤动、除极异常（束支传导阻滞）、病理性 Q 波、房室传导阻滞、P 波高宽
超声心动图	心包增厚、室壁厚度正常、舒张期充盈提前终止、室间隔反跳等	室壁增厚、瓣膜增厚（淀粉样变性）、闪烁的颗粒样回声（淀粉样变性）、双房扩大
多普勒超声心动图	吸气时右心室收缩速度加快，左心室收缩速度下降；呼吸变化率<15%；肝静脉舒张期反流加重	吸气时左右心室收缩速度均下降；肝静脉舒张期反流加重（>25%）；而三尖瓣反流
心导管检查	左右心室舒张末压相等；右心室收缩压<50mmHg；右心室舒张末压>1/3 右心室收缩压	左心室舒张末压超过右心室舒张末压 3～5mmHg
CT/MRI	大多数病例心包增厚；增强磁共振显示心包为高信号，提示存在炎症	心包厚度正常，MRI 出现延迟强化提示心肌内的炎性病变过程
心内膜心肌活检	正常/非特异性肥厚/心肌纤维化	有助于明确限制型心肌病的病因，特别是浸润性的病因
脑钠肽（BNP）	升高	正常或轻度升高

表 14.16 缩窄性心包炎和限制性心肌病的超声参数对比

参数	缩窄性心包炎	限制型心肌病
室间隔反跳	存在	不存在
二尖瓣前向血流呼吸变化	≥25%	不存在
三尖瓣前向血流呼吸变化	≥40%	不存在
减速时间	短	<160ms
肝静脉回流	呼气时存在舒张期反流	无变化
等容舒张时间	呼气时延长、吸气时缩短	无变化
三尖瓣反流持续时间	延长	无变化
E/e'	<8～10	>15
应变成像等心肌机械力学指标	长轴应变正常，净扭转角缩小	长轴应变受损，净扭转角正常

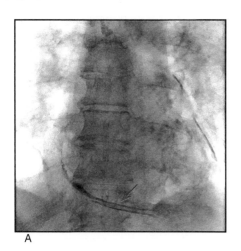
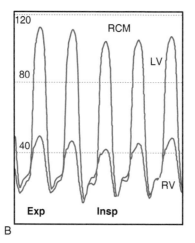
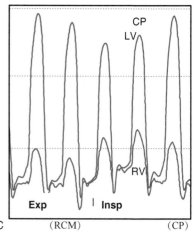

图 14.77 A.造影显示缩窄性心包炎患者钙化的心包（红色箭头）。B，C.热敏导管测定限制型心肌病和缩窄性心包炎患者不同呼吸时相左右心室内压力曲线。B.限制型心肌病患者，左右心室压力在吸气时均下降（Insp），提示因心肌限制而导致左心室充盈压升高。C.缩窄性心包炎患者，存在双侧心室的反常互动及心腔胸腔压力的分离，在吸气相时右心室压力升高，同时左心室压力下降

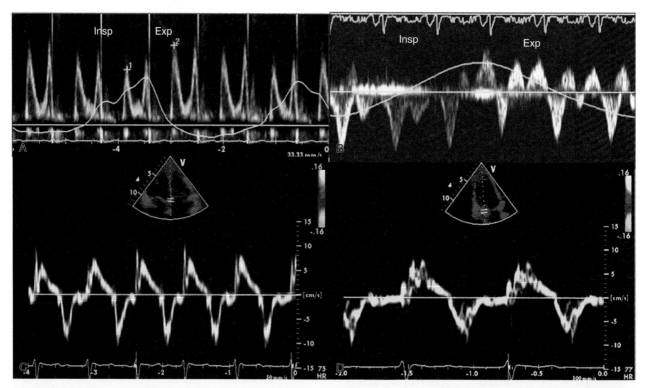

图 14.78 缩窄性心包炎患者超声所见。A.二尖瓣前向血流呼吸变化率加大；B.肝静脉反流频谱。组织多普勒显示二尖瓣环侧壁心肌组织运动速度（D）慢于室间隔侧运动速度（C），其原因是心包瘢痕导致的粘连影响了心肌的运动。限制型心肌病患者则不会有这种发现。Exp.呼气相；Insp.吸气相

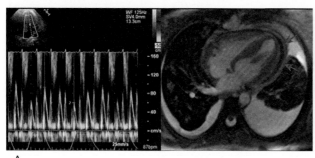
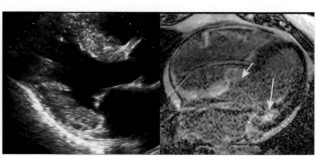

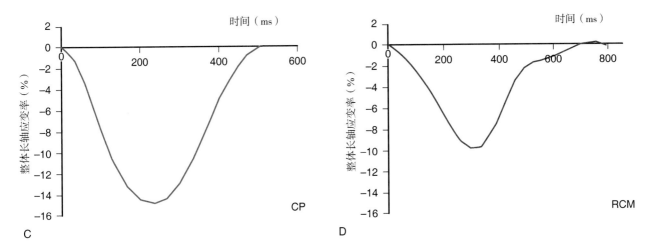

图 14.79　A.缩窄性心包炎患者二尖瓣前向血流频谱，示增大的呼吸变化率，磁共振图像的红色箭头指示增厚的心包；B.心肌淀粉样变性（限制型心肌病）患者的超声胸骨旁长轴图像，显示左心室肥厚，磁共振图像可见明显的心内膜下延迟强化。C，D.分别表示缩窄性心包炎（C）和限制型心肌病（D）患者的左心室整体长轴应变曲线，限制型心肌病者明显降低，而缩窄性心包炎者则相对正常

第十九节　超声心动图与致心律失常性右心室心肌病

致心律失常性右心室心肌病（arrhythmogenic right ventricular cardiomyopathy，ARVC）是一类少见的遗传性心肌病，其特征是正常心肌被纤维脂肪组织取代，这一病理改变最常见于右心室，但也有累及左心室的报道。虽然发病率偏低，但ARVC依然是年轻患者心律失常的重要病因之一，同时伴有右心室扩张和右心室功能不全等表现。

超声心动图对ARVC的早期诊断有一定帮助，是一种理想的评估右心室的内径及功能的检查方法，并具有简便、廉价、适用性强等优点。同时更重要的是，超声心动图能够对置入心内转复除颤器的ARVC患者进行连续的随访及评估，这是磁共振等检查无法实现的。

目前并没有独立的金标准用以诊断ARVC，这也意味着，如何能够准确诊断本病，对医生是一项极大的挑战，1994年版的心肌病诊断和治疗建议已经对右心室的形态和功能的定性评估做出了较为详尽的描述，但遗憾的是，这份指南没能够给出明确的定量指标以供临床医生对疑诊ARVC的患者做出明确的诊断，这一缺陷在评价ARVC患者家属和不典型患者时尤为明显。此外，ARVC患者右心室形态和功能的演变过程尚不明确，病程中不同时段的超声表现也仍在归纳总结之中。

近年来，北美地区率先开展了针对ARVC的注册研究，试图明确ARVC患者右心室的形态、功能及其遗传背景方面的信息，根据这一研究所获得的数据，2010年

已有初步的指导意见问世。从超声的角度来说，这份意见添加了特异性的定量数值以助于提高诊断的准确率，也包括了经体表面积校正后右心室内径大小的范围。框14.5详细归纳了这份修正后的诊断标准中心腔内径大小的范围，以及诊断的主要标准和次要标准，后续研究表明，这一改良的诊断标准确实提高了ARVC的诊断准确率。

ARVC的超声心动图所见

右心室结构

右心室扩张是ARVC患者最常见的结构改变，来自之前提到的北美注册研究中一个亚组的数据表明，右心

框 14.5　修订后的超声心动图对ARVC诊断标准

主要标准：

1.右心室局部无运动、运动减弱或室壁瘤伴以下任意一项

　①胸骨旁长轴右心室流出道≥32mm（容积指数≥19mm/m²）

　②胸骨旁短轴右心室流出道≥36mm（容积指数≥21mm/m²）

　③右心室面积变化分数≤33%

次要标准：

2.右心室局部无运动或运动减弱伴以下任意一项

　①胸骨旁长轴右心室流出道29～32mm

　②胸骨旁短轴右心室流出道32～36mm

　③右心室面积变化分数33%～40%

室流出道扩张可见于所有的ARVC患者，根据2010年修订后的工作组标准，诊断ARVC的主要标准包括右心室流出道内径扩张（胸骨旁长轴≥32mm；胸骨旁短轴≥36mm）、右心室功能障碍或局部室壁瘤（无运动或运动减弱），其中，通过长轴诊断的敏感度和特异度分别为75%和95%，而短轴则为62%和95%（图14.80）。而仅出现室壁瘤并伴有流出道轻度扩张或整体功能轻度减低者则仅满足次要标准。

在这里，右心室的扩张也可以作为高强度运动的代偿性反应出现，因此这一结构改变并不是ARVC所特有的。患ARVC并伴右心室扩张的运动员，其猝死和室性心律失常的发生率都较高，这一点在意大利的威尼托地区更为明显，因此，如何在接受高强度训练的运动员中准确的诊断ARVC，仍然是一项挑战，此外，详细的家族史和2010年工作标准中有关排除诊断方面的描述也对区分正常运动员心脏和ARVC有一定帮助。随着组织

多普勒和斑点追踪技术对右心室应变及应变率测定的普及，未来的几年中，ARVC诊断的准确率将会得到一定的改善。

还有一些其他的结构改变出现的频率也在逐渐增加，包括肌小梁的凸出、异位，局部室壁瘤或憩室及高回声的调节束等（图14.81），在北美注册研究的亚组中，肌小梁异位是最常见的结构异常，约有54%的患者出现这种结构改变，而在正常对照中，这种异常的发现率为0。

右心室功能

北美注册研究中79%的患者存在右心室功能异常的定性诊断，前壁和心尖是最常累及的部位。在ARVC中，最常见的模式是右心室整体功能的减退，由于右心室形态并不规则，有些患者的心内膜难以显示完全，这也给常规二维超声测定右心室容量带来了极大的挑战，也就意味着，通过常规二维超声很难对于右心

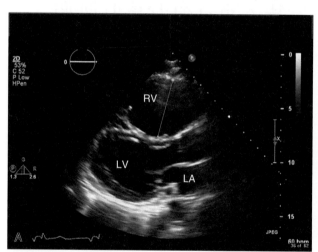
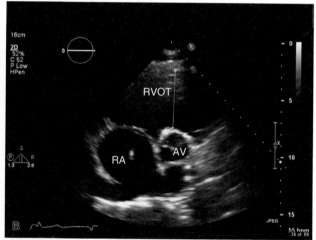

图14.80 ARVC患者右心室流出道内径的测量。A.胸骨旁长轴切面；B.胸骨旁短轴切面。AV.主动脉瓣；LA.左心房；LV.左心室；RA.右心房

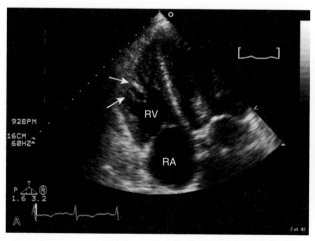
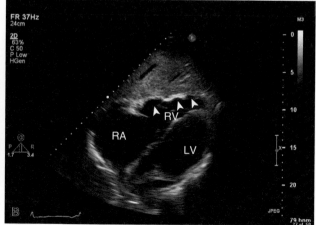

图14.81 ARVC患者的其他心脏结构改变。A.肌小梁异位（箭头）；B.右心室游离壁局部室壁瘤（箭头）。LV.左心室；RA.右心房

室射血分数做出准确测定。目前，我们主要通过心尖四腔切面测定的右心室面积变化分数（Fractional area change，FAC）来了解右心室功能的情况，与正常人相比，ARVC 患右心室 FAC 下降。但遗憾的是，目前并没有任何一项大样本的研究去描述正常个体右心室 FAC 的正常值及其在不同性别和种族的分布情况，现在沿用的 2010 工作组标准中提到的 33% 这一数值是根据北美注册研究的 450 例患者所得出的。在室壁运动异常的患者中，FAC ≤ 33% 对 ARVC 诊断的敏感度为 55%，而特异度为 95%。

ARVC 中的超声新技术

除了常规的二维成像之外，还有很多新兴技术对 ARVC 诊断准确率的提高有很大帮助，其中有些可以更准确测定右心室内径，还有些可以更加敏感地发现细微的局部或整体功能的受损。

三维超声心动图可以更准确测定右心室容量和射血分数（图 14.82），这项技术可仅通过一把探头和一个切面来完成测定，且有研究称，通过三维方法测定的右心室容积与传统的二维法相比变异度更小。另一项小样本研究指出，通过三维超声测定的 ARVC 患者右心室射血分数较正常人减低。也有报道称三维超声可以鉴别患者家族中的未患病个体与其他正常人，但这篇文章所报道的变异度要高于其他的同类研究。目前，三维超声的图像质量还存在一定的限制，还有其他一些比如图像获取、裁剪、测量等方面的细节需要进一步探讨，正常值和异常值的分界也需要进一步的确定，因此，目前三维超声的应用仍处于相对有限的阶段。

M 型超声测定三尖瓣环收缩期位移（tricuspid annular plane systolic excursion，TAPSE）和组织多普勒测定三尖瓣环运动速度是近年来可用于评估右心室功能的新兴指标（图 14.83）。此外，右心室游离壁心肌运动速度、应变、应变率等指标也能准确而稳定地评估右心室整体和局部的功能。有研究表明，ARVC 患者的右心室收缩期应变（率）较正常对照下降，且这一指标还能够发现无症状致病基因携带者的微小病变。但组织多普勒技术也存在角度依赖性的限制，测量时要求室壁运动的方向尽量与探测方向平行，当右心室已经扩大时，测定右心室峰值运动速度、应变（率）的准确性和可重复性存在着相当的难度，因为很难保证右心室游离壁的运动方向恰好平行于声束。尽管已经发表的研究都宣称这种测量方法比较可靠，但数据都来源于经验丰富的中心，这样看来，利用斑点追踪技术测定右心室的应变（率）较为可靠，因为这项技术不依赖于多普勒原理，自然也不存在角度依赖的问题。

右心室心肌做功指数是一项能够反映右心室功能的参数，且不依赖于右心室的几何形态，已在某些累及右心系统的疾病（比如肺动脉高压）中应用。前期数据表明，ARVC 患者的右心室心肌做功指数下降，此时可能其 FAC 仍处于正常范围内。但最新的一项研究表明，这一指标对评估 ARVC 患者的右心室整体功能并无太多意义。因此，仍需更大样本的研究明确其对于疑诊 ARVC 患者的诊断价值。

超声和其他指标对 ARVC 诊断的对比

北美注册研究的工作人员采用了多因素回归分析的方法以评估多个变量的诊断价值，并归纳出了一项包含 7 项指标的模型，包括磁共振、心电图、超声心动图、右心室活检、动态心电图监测、右心室造影及信号叠加心电图，并通过逐一移除的方法以明确某一指标具体的诊断价值，结果表明，当超声心动图被移除时，对诊断结果的影响最大，这意味着超声心动图是诊断 ARVC 最重要的检查方法。

总结

超声心动图是评估疑诊 ARVC 患者最重要的检查手段，右心室（右心室流出道）扩张是最常见的结构改变。右心室流出道扩张（胸骨旁长轴 ≥ 32mm；胸骨旁短轴 ≥ 36mm）伴局部室壁瘤（无运动或运动减弱）或右心室整体功能不全（FAC ≤ 33%）是 ARVC 主要的诊断标准，除了结构改变之外，其他新技术如组织多普勒和斑点追踪等也对明确诊断有一定的帮助。与其他诊断方法相比，超声心动图是诊断价值最高，且具有一定随访意义的检查方法。

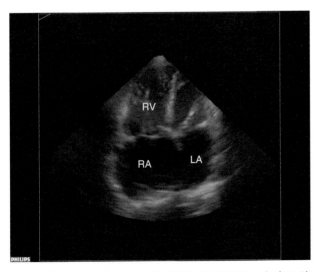

图 14.82　ARVC 患者的三维超声心动图所见（心尖四腔切面）。LA. 左心房；LV. 左心室；RA. 右心房

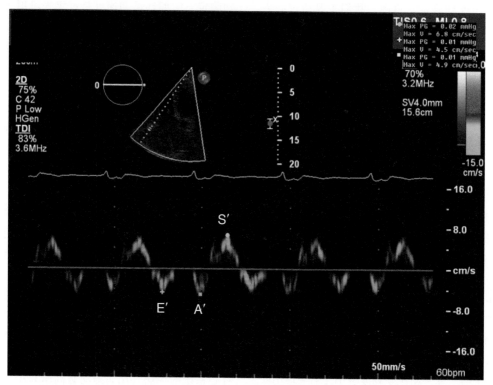

图 14.83   ARVC 患者心尖四腔切面右心室组织多普勒图像,取样容积置于右心室游离壁三尖瓣环位置。A'.舒张晚期瓣环运动速度;E'.舒张早期瓣环运动速度;S'.三尖瓣环收缩期峰值运动速度

第二十节   左心室致密化不全的超声心动图分析

左心室致密化不全(left ventricular noncompaction,LVNC)是因胚胎发育时期心肌致密化过程停滞所导致的一种疾病,具有其独特的形态学特征。LVNC 可分为两种不同形态,即 LVNC 拟表型及 LVNC 心肌病,两者之间的鉴别主要通过左心室的收缩功能、舒张功能及其他机械力学指标等,前者收缩功能一般处于正常水平,且并不属于病理状态,相反,LVNC 心肌病则以左心室收缩功能不全为主要表现,而拟表型是否可以向 LVNC 心肌病演变,目前仍无明确论断。

超声心动图特征

超声心动图是一项能够明确发现 LVNC 形态学特征并做出诊断的影像学检查手段,且具有安全和性价比极高的特点。在超声心动图上,LVNC 主要表现为如下特征:增厚、分层的心肌[分为致密层(C)和非致密层(NC)两层]、明显的心室肌小梁形成以及深在的肌小梁间隐窝等(图 14.84)。

可用的诊断标准

二维超声心动图在 LVNC 的诊断、提示及表型

区分方面起到了不可或缺的作用,也已经有诸多关于 LVNC 的影像学诊断标准正在使用,但这些现行的诊断标准对 LVNC 形态学特点的描述不尽相同,与此同时,目前也缺乏一种类似单基因标志物的金标准对其进行明确诊断,因此很难确定究竟哪种诊断标准的敏感性和特异性最高,这也是由其本身的复杂性所决定的。

Jenni 及其同事采用的标准包括:心肌可明显分为较薄的致密层(C)和较厚的非致密层(NC)且存在较深的心肌隐窝,具体来说,在心尖短轴切面,收缩末期时非致密层与致密层的厚度比应大于 2(NC/C>2)。Chin 等则将 LVNC 心肌病定义为胸骨旁短轴切面收缩末期测量的致密层/(致密层+非致密层)<0.5。Stollberger 和 Finsterer 对 LVNC 心肌病的理解是,在一个切面内,可以发现起自左心室心尖部和乳头肌之间的至少 4 个肌小梁。考虑到舒张末期对于致密层和非致密层的测量更为精确,Paterick 将舒张末期 NC/C>2 作为诊断 LVNC 心肌病的标准,这一测量方式与 ASE 的推荐类似,即应该在舒张末期对室壁厚度进行测量,而非收缩末期(图 14.85)。

超声心动图的小技巧

LVNC心肌病的诊断必须基于对肌小梁（非致密层心肌）尺寸和致密层心肌的相对厚度的精确评价，而且必须是在多个切面、多个心室水平及心动周期不同时相的精确评价，任何超声医师必须竭尽全力在左心室短轴、心尖短轴、心尖四腔及心尖长轴等切面去确定是否存在分层的心肌，并且在收缩末期左心室短轴切面准确

测量致密层和非致密层的厚度，NC/C > 2则支持LVNC心肌病的诊断。

在对心室厚度进行测量时，必须遵守极其严格的标准，因为厚度是我们能否做出准确诊断最重要的参考指标，首先，必须保证短轴图像与心室长轴严格的垂直关系，具体来说，我们所用于测量的短轴切面必须保证左心室的正圆形，任何倾斜的图像均不应用于致密层和非致密层的测量，以免做出假阳性的诊断。此外，LVNC

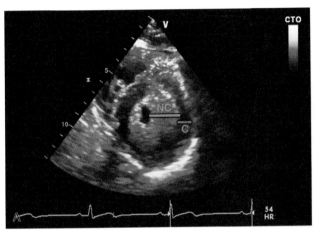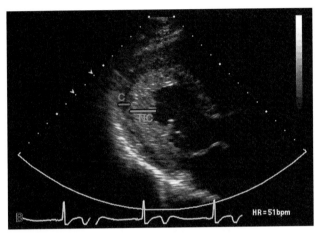

图14.84　A.左心室心尖部胸骨旁短轴切面，示致密层（C）和非致密层（NC）心肌；B.改良胸骨旁短轴切面示致密层和非致密层心肌

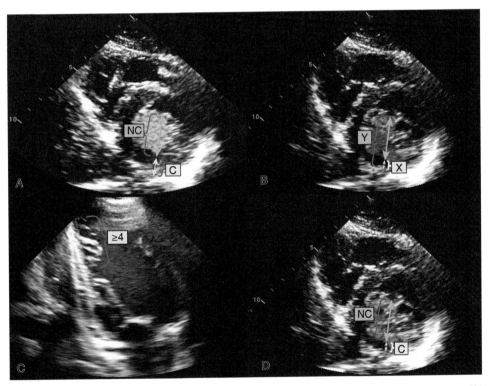

图14.85　LVNC的诊断标准。A.Jenni等，Zurich标准：收缩末期测量，NC/C > 2；B.Chin等，California标准：舒张末期测量，心外膜表面到肌小梁间隐窝的距离（X）与心外膜表面到肌小梁顶端的距离（Y）的比值≤0.5；C.Stollberger和Finsterer等，Vienna标准：在一张图像中，自心尖部到乳头肌起始部之间，可见至少4个突出室壁的肌束；D.Paterick等，Wilconsin标准（未证实）：舒张末期测量，NC/C > 2（引自Paterick et al. Left ventricular noncompaction：a 25-year odyssey. J Am Soc Echocardiogr，2012，25：363-375.）

心肌病患者的病变区域多位于乳头肌基底部和心尖部之间。

为获取标准的心尖短轴图像，我们建议将探头的位置放置于标准胸骨旁切面的 1～2 个肋间以下，并将探头稍向外侧移动以获取满意的左心室心尖短轴图像，其他方面，应采用尽量高的探头频率，并配合增益、聚焦等参数的调整，来获取最满意的双层心肌的图像。

非致密化的心肌通常是局限性的，多见于侧壁心尖段，可以使用造影剂来更清晰地显示心尖部的图像，这样可以更为清晰地显示两层之间的分界线，且有助于

精确测量。任何超声医师都要面对相当的挑战去鉴别 LVNC 和其他的疾病，如肥厚型心肌病、心尖部血栓、假腱索、异常肌束、嗜酸性心脏病、心内膜心肌纤维化、心脏纤维瘤等，全容积三维超声心动图可以作为一种区分致密层与非致密层的方法（图 14.86），斑点追踪技术可以检测到扭转的缺失，借此可以鉴别 LVNC 和其他的心肌病。

LVNC 心肌病的并发症包括心力衰竭、心律失常、血栓、猝死等，因此，尽早明确诊断十分重要，超声心动图作为一项具有较高敏感度和特异度的检查，应当承担起这一重担。

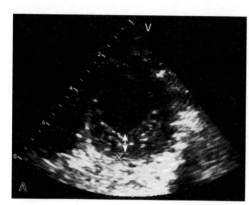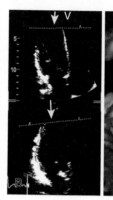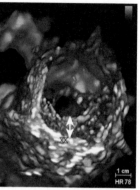

图 14.86　15 岁的高中足球运动员的图像，该患者有猝死家族史，其父于 42 岁猝死，尸检证实为 LVNC。A 舒张末期，示致密层（C，绿色箭头）与非致密层（NC，白色箭头）心肌，NC/C > 2，采用 Paterick 标准；B 全容积三维超声心动图示致密层（C，绿色箭头）与非致密层（NC，白色箭头）心肌，由心尖指向二尖瓣方向（引自 Paterick et al. Left ventricular noncompaction：a 25-year odyssey. J Am Soc Echocardiogr，2012，25：363-375.）

第二十一节　Takotsubo 心肌病

1990 年，日本学者最先报道了 Takotsubo 样一过性左心室功能不全（Takotsubo 心肌病），这种神秘的心肌疾病主要表现为心尖部气球样扩张，并伴基底部心肌运动增强。Takotsubo 一词来源于日语，意为"章鱼篓"，通常为日本渔民所使用（"tako"意为"章鱼"，而"tsubo"则为"壶"），日本学者因患者收缩期时左心室特殊的形态（心尖部气球样扩张而基底部狭窄）而将其命名（图 14.87）。

本病主要见于老年女性，人种上则多为亚洲人，白种人其次，主要症状为情绪激动或劳累后发作的胸痛及呼吸困难，有趣的是，在 2004 年日本新泻地震之后，该病的发病率迅速增加，有 69% 的患者都是在地震当天才出现症状。也有其他报道称本病与 2011 年日本东部大地震有一定的相关性。

本病的临床表现与急性心肌梗死相似，主要为突然发作的胸痛、ST 段抬高、T 波倒置、心尖部室壁运动异

常等，因此，这一相对良性的疾病通常会被误诊为急性心肌梗死，但急诊冠脉造影不能发现冠状动脉狭窄。所以本病虽然存在明显的室壁运动异常，但并非是由冠

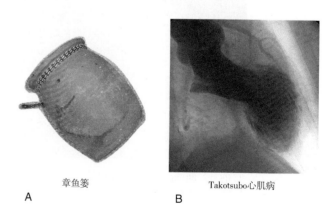

章鱼篓　　　　　　　Takotsubo 心肌病
A　　　　　　　　　　B

图 14.87　A. 日本的章鱼篓；B. Takotsubo 心肌病患者的左心室造影（收缩期）

状动脉狭窄引起，心肌酶谱（肌酸激酶、肌钙蛋白系列）的水平也多正常或轻度升高，与急性心肌梗死时的明显升高有一定差异。另一方面，本病出现的室壁运动障碍通常在发病后的3个月内恢复，而ST段抬高后的T波倒置也比急性心肌梗死时更深，这一改变通常要持续数月，随后慢慢回复正常（图14.88～图14.90）。超声方面，急性期时可能会出现一过性的左心室流出道狭窄和二尖瓣反流。最新研究表明，这种特殊的应激性心肌病还存在着不同亚型，一项采用磁共振的研究指出，在239例右心室受累的Takotsubo心肌病患者中，有34%存在双侧心室同时发病的情况。其他亚型如心室中段发病及复发型等也均有报道。

本病预后通常较好，大多数患者都可完全康复，但也有致死性并发症，如心源性休克或心室破裂等发生。心脏破裂的危险因素包括持续性ST段抬高、女性、高龄、高血压及左心室射血分数偏低等（表14.17）。

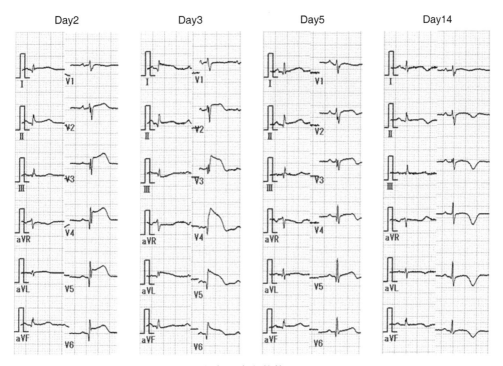

图14.88　Takotsubo心肌病患者的心电图演变趋势

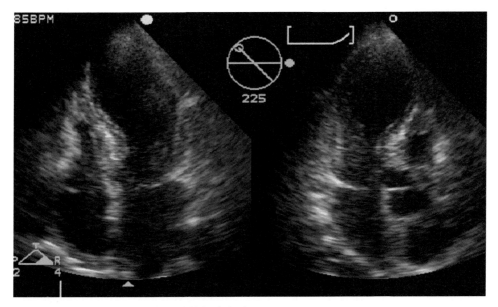

图14.89　Takotsubo心肌病患者的超声心动图

目前，本病的明确病因尚不清楚，儿茶酚胺介导的心肌损伤是可能的发病机制之一，这主要是考虑到本病的发作主要与情绪或劳累等应激因素相关。最近的综述中提到，70% 本病患者血中的肾上腺素浓度升高。血管痉挛是目前认为的另一个可能的病因，一项研究中提到

本病患者急性期的冠脉血流储备下降，3 周后恢复正常，提示本病患者的冠脉微血管可能存在病变可能，但原因尚不明确。

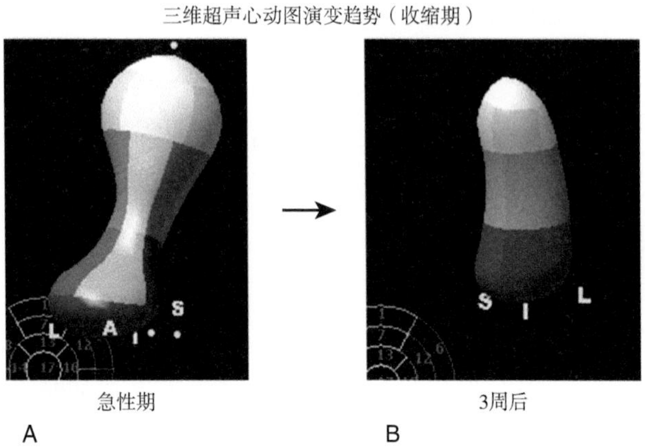

三维超声心动图演变趋势（收缩期）

急性期　　　　　　　　　3 周后

A　　　　　　　　　　　B

图 14.90　三维超声心动图演变趋势（收缩期）。A. 急性期；B. 3 周后

表 14.17	Takotsubo 心肌病的临床表现
性别	女性（＞90%）
症状	突发胸痛，其次为呼吸困难
心电图	ST 段抬高，并演变为 T 波深倒置
CK-MB 和肌钙蛋白	轻 - 中度升高或正常范围
超声心动图	心尖扩张、基底部运动增强，射血分数下降
	数月后室壁运动异常完全恢复
	急性期可能出现一过性左心室流出道狭窄或二尖瓣反流
冠脉造影	无明显异常
冠脉血流储备	三支主要血管的血流速度储备均下降
并发症	心尖部血栓、充血性心力衰竭、心源性休克、心律失常、心脏破裂（罕见）

第二十二节　左心室辅助装置的超声心动图评估策略

超声心动图分析

超声心动图是确定晚期心力衰竭患者左心室辅助装置（left ventricular assist device，LVAD）植入的必须检查，其资料也可以帮助临床医师对患者后续的治疗做出更有利的决策。左心室辅助装置可以为衰竭的左心室提供有效的血流动力学支持，超声检查者必须遵循一个系统的评价策略，为临床医师提供准确的 LVAD 置入后心脏的结构及血流动力学信息，其具体内容应该包括左右心室的结构、输入/输出管路和转子泵的结构、主动脉/二尖瓣/三尖瓣的反流程度及是否存在房水平分流等。本章旨在指导超声检查者如何对 LVAD 植入后的患者进行系统的评价。

左心室辅助装置

Heart Mate Ⅱ（Thoratec Corp., Pleasanton, California）是一类持续性的轴流泵，由泵和血流推进器两部分组成，其他部分还包括转子泵、流入管道、流出管道及埋于皮下的驱动线路和体外的电子控制装置，整个装置可以完全替代左心室的功能。

左心室辅助装置植入后的评价

评价的第一步是对植入前超声结果的回顾，必须包括左右心室的内径、左心房容积、二尖瓣环径、瓣叶及乳头肌的形态及二尖瓣反流的程度，其他信息还有舒张功能的情况、三尖瓣环径、三尖瓣反流的严重程度、肺动脉收缩压、心房心室的形态、主动脉反流的程度、升主动脉内径及有无血栓和分流等。对 LVAD 植入后心脏结构、功能和血流动力学的精确分析必须建立在对术前超声结果的充分了解之上。

植入术后的评价有两个主要目的：①确定手术是否成功；②明确 LVAD 植入后心脏功能和血流动力学的变化。具体来说，包括心脏是否处于真空状态、左右心室的结构和功能、三尖瓣反流存在与否及其严重程度、是否存在房水平分流及管路的位置和功能状态等。

在 LVAD 开始工作前，必须确保心脏处于真空状态，白色的牵引器可以帮助我们完成检查的过程，需要检查的部位包括升主动脉、降主动脉、所有的管路、接口及左心室心尖部等。因为气体的密度低于血液，对于仰卧位的患者来说，气体有引发右冠状动脉血栓的潜在风险。

左心室辅助装置开始工作后，必须保证左心负荷

不增加，并使左心室和左心房的内径缩小，由于左心的负压状态，房室间隔都会出现轻度的左移。在装置置入后，任何一个心动周期中出现的间隔右移或主动脉瓣开放的表现都提示 LVAD 的辅助功能并不理想，可能的原因包括装置故障或管路堵塞等。此外，室间隔的过度左移提示泵的流速可能过快，或存在明显的三尖瓣反流及右心功能不全等，左心内的自显影现象也提示 LVAD 存在功能异常。

右心室的功能和三尖瓣反流的情况也应该仔细地评价，因为右心的几何形态较为复杂，单一的超声切面难以显示完全，此时可以在心尖四腔或流入道切面对右心室的内径及功能做半定量评价，主要包括右心室的长轴功能及径向功能，更加细致的评估还应包含整体面积变化分数（FAC）、三尖瓣环收缩期位移（TAPSE）、游离壁三尖瓣环组织运动速度（S'）及长轴的应变和应变率。需要注意的是，评估团队应该选择重复性好，便于连续监测的指标，对右心室功能进行评价。

在术前并无卵圆孔未闭的患者中，约有 20% 术后可能出现卵圆孔开放的现象，这是由于装置植入后，左心室压力骤降，导致左心房压相应降低，并低于右心房压力，如此产生的压力阶差可能会导致卵圆孔开放，并造成右向左分流。因此，术后的经食管超声应该包括利用手振生理盐水的右心声学造影检查。

装置的流入管道应该定位于左心室心尖部，并与舒张末期时二尖瓣瓣尖的位置相垂直（图 14.91），定位满意的流入管道应该能够确保管路向心室的血流为层流，任何多普勒发现的湍流或者加速现象都提示流入管道存在梗阻，可能因为血栓生成，或流入管道移位被左心室挤压所致。正常情况下，脉冲多普勒应该呈现低速、连续的层流，且不应有反流现象。一般来说，根据前负荷和左心室残余功能的不同，正常的血流速度应为 1 ～ 2m/s，前面提到，血流速度加快反映可能存在管路堵塞，而反流的出现则表明泵功能可能存在异常（图 14.92）。

观察流出管道最好的位置在高位胸骨旁长轴，右肺动脉水平处，此时，我们需要对这个位置所见的升主动脉进行观察，明确是否存在斑块、钙化及扩张等。一般说，流出管道理想的位置在升主动脉的右前外测，我们需要通过脉冲多普勒的手段来评价流出管路中血流的情况，此时应该采样容积置于主动脉接口近端1cm处，理想的血流模式应为单向的脉冲式血流，峰值血流速度在 1 ～ 2m/s，当然，因流出管路插入时与患者主动脉的角度不同，在不同患者间也会存在一定的差异（图 14.93）。

左心室辅助装置功能异常的处理

通常，左心室辅助装置功能异常可分为3个过程：

①泵血流减慢、能量增加；②泵血流减慢、能量正常；③泵血流过高但心排血量降低。此时医疗团队应及时联系装置维修人员，处理潜在的并发症。

术后异常的处理

患者术后可能出现的血流动力学异常包括如下过程：①低容量状态；②急性右心室功能不全（术前右心室 FAC ＜ 20% 的患者风险较高）；③心脏压塞；④肺栓塞；⑤LVAD 功能异常，最常见代表就是 Impella 装置（Abiomed Inc., Danvers, Massachusetts）出现的血栓。

当患者出现室间隔右移、功能性二尖瓣反流、瓣环扩张、房室瓣开放、左心系统自显影、流入/流出管路反流等现象时，应高度怀疑 LVAD 功能障碍，并警惕血栓的可能性。

总结

超声心动图是精确评价 LVAD 植入术后患者的必要检查，标准的超声检查（包括经胸和经食管）应该在置入之后立即进行，并辅以规律的监测，以迅速而有效地评估可能出现的装置或生理上的功能异常。

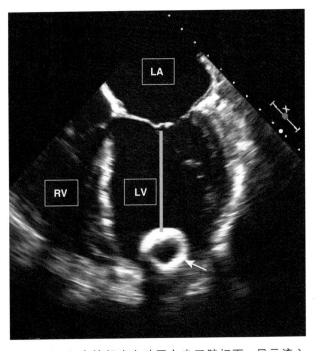

图 14.91　经食管超声心动图心尖四腔切面，显示流入管道的正确位置（白色箭头）及其与二尖瓣的关系。在二尖瓣叶和管路之间应为良好的垂直关系，如绿色直线所示。LA.左心房；LV.左心室；RV.右心室（引自 Ammar et al. The ABCs of left ventricular assist device echocardiography: a systematic approach. Eur Heart J Cardiovasc Imaging, 2012, 13: 885-899.with permission from Oxford University Press.)

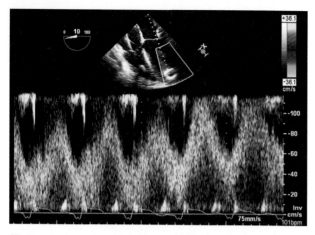

图 14.92   流入管路：脉冲多普勒显示为正常血流速度（1 ~ 2m/s）

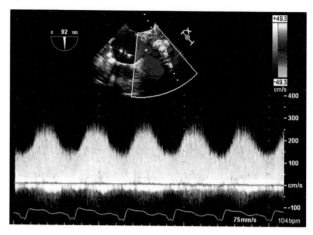

图 14.93   流出管路：脉冲多普勒显示为正常血流速度（1 ~ 2m/s）

第二十三节   心脏移植后的超声心动图评估

心脏移植依然是对于已接受最优药物治疗后仍无效的终末期心力衰竭（AHA/ACC 分级为 D 级）患者最好的治疗方案。自 1967 年首例心脏移植成功以来，随着免疫抑制治疗的长足进步，患者的远期生存率已经得到极大改善，目前文献报道的 1 年、3 年和 5 年的生存率分别为 87.8%、78.5% 和 71.7%。在美国，每年约有 2300 例心脏移植手术成功开展，超声心动图对于适应患者的筛选和评价具有相当重要的作用。本章将围绕心脏移植的全部过程，阐述超声心动图在其中的作用，包括术前筛查、术中监测及术后随访三个方面。

术前筛查

超声心动图在心脏移植的术前筛查主要分为两个部分，即对供体的筛查和对受体的筛查。

对受体的评估

二维结合多普勒超声心动图可以对心力衰竭的病因做出分析，明确适合接受心脏移植的候选受体，并对其疾病的进展做出实时监控。研究表明，当患者存在不可逆的肺血管阻力增高（> 2.5 Wood 单位）时，与肺血管阻力 < 2.5 Wood 单位的患者相比，其接受心脏移植后死于右心衰竭的比例明显升高（40.6% 和 3.8%）。当然，在接受移植手术前，应该通过右心导管检查明确受体的肺动脉压力和小血管阻力情况，但超声作为一种无创的检查手段，也能在一定程度上提示患者的血流动力学状态，其中当然也包括肺动脉压力和小血管阻力。

对供体的评估

一个理想的心脏供体应该包括如下特征：年龄不应太大、脑死亡且无冠状动脉病变及心律失常、无心脏病史、尽量少的动脉粥样硬化危险因素、心电图和超声心动图正常、未使用过正性肌力药物等。但随着需求的增加，许多中心开始考虑较为合适的供体来进行心脏移植，自 1988 年首例将超声（经胸和经食管）应用于心脏移植供体评估的报道以来，因其能够对心室功能、瓣膜及其他结构的异常（包括先天性）做出迅速而准确的评价，超声在心脏移植供体评价中的地位越来越被人们所接受。

左心室收缩功能障碍是供体不合格的主要原因之一，约占所有未被选用心脏的 26%，需要指出的是，在因颅内病变（如脑出血）导致脑死亡的患者中，即使其生前没有冠状动脉疾病，发现左心室收缩功能不全也相当常见，目前文献报道的最高比例可达 42%。其原因可能与脑死亡后神经 - 体液调节引发的儿茶酚胺激素大量分泌相关，在这类患者中，心尖部收缩功能往往保留，这与心尖部交感神经分布较少，肾上腺素浓度较低不无关系。另一类导致无冠状动脉疾病供体收缩功能不全的原因是代谢异常，包括酸中毒、贫血、甲状腺功能减退、低氧血症等，在这些供体中，左心室收缩功能不全可能仅是一过性的现象。在一项有关急诊心脏移植的研究中，作者选取了因生命垂危而不得不接受收缩功能稍差（平均缩短分数 24%）供体心脏的儿科患者，结果发现，30d 后的死亡率与正常供体组（平均缩短分数 > 28%）没有明显差异，且移植后 30d 的心脏功能（通过缩短分数评价）也没有明显的差异。然而，如何准确鉴别一颗收缩功能稍差的心脏是否对移植的效果造成影响，这仍然是悬而未决的难题，小剂量多巴酚丁胺负荷试验可以检测供体心脏的收缩储备，但没有类似的具体的研究用于参考。连续的超声检查可以对收缩功能的改善做出连续监控，尤其是在血流动力学和代谢异常纠正之后，但超声也存在着一定的局限性，对于有胸部创伤，需接受机械通气的患者，经胸超声很难获得满意的图像，用于评价供体的心脏功能。

围术期监测

常规心脏移植手术主要分为两类：双房吻合技术和双腔静脉吻合技术（图14.94和图14.95）。双房吻合技术开展较早，这种术式需要保留受体两侧心房的部分组织（"心房袖"），并直接将其与供体的心房吻合，好处是保留了受体自身的腔静脉（右心房和肺静脉）及其和左心房的部分连接，然而这一做法可能会造成移植后心房的扭曲，并有发生血栓、房性心律失常、三尖瓣功能缺失的风险，甚至可能损伤供体正常的窦房结和房室结组织。在超声上，双房的吻合口处表现为沿缝线的线性强回声，有时也可见吻合处的残余缝线。双腔静脉技术

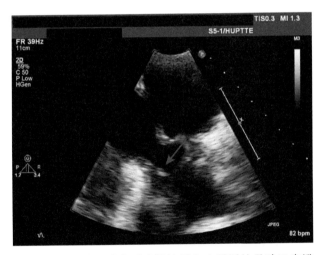

图14.94　心脏移植术后连续接受心内膜活检导致三尖瓣前叶连枷样病变（红色箭头）

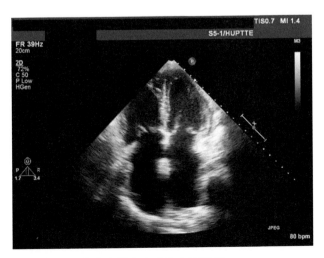

图14.95　双房吻合技术完成的心脏移植

开展于20世纪90年代，这种术式基本完全切除受体的心房，仅保留肺静脉开口周边的部分组织，随后在上下腔静脉和肺静脉的水平逐一进行吻合。在术后超声的评估中，很难区分这种术式移植的心脏与正常人，另一方面，这种术式优化了房室隔的结构，减少了术后发生房性心律失常、窦房结功能障碍和房室传导阻滞的风险，也避免了术后永久起搏。

心室的结构和功能

术中实时的经食管超声心动图可以在体外循环撤机后即时评价移植后的心室功能，此时心室的收缩功能应该正常，但会出现室间隔收缩不同步的状况，这是由于切除胸骨导致的，并可能一直持续。一般来说，过早出现的收缩功能不全可能会预示移植的失败，这与再灌注损伤、冷缺血时间过长、超急期排异反应、供体不匹配等有关。此外，也不应忽视右心室的收缩功能，因为若受体存在残余的肺动脉高压，或受体-供体不匹配时，也会在早期就出现右心室的收缩功能不全。一般来说，术后应尽早使用正性肌力药物和肺动脉扩张剂，随着肺动脉高压和容量负荷的解除，右心功能也会逐渐恢复。多普勒技术可以帮助识别术后出现的舒张功能不全，这种反应一般是由于冷缺血时间过长而诱发的，且通常表现为限制性充盈的模式，可能会在移植后持续较长的时间。

瓣膜功能

一般说来，移植后心脏4个瓣膜都不应出现太大的问题，最常见的现象是反流，并以三尖瓣反流最为常见，这通常是由肺动脉高压和肺血管阻力升高造成的，一旦肺动脉压力回复正常，反流也会慢慢消失。

心包积液

少-中量的心包积液在移植后1年内都可存在，这与其他心脏手术类似，但大量积液并可导致临床症状的报道并不常见，可能与供体心脏过小和（或）之前曾接受过其他心脏手术相关。一般来说，心包腔内的液体都是无菌的，但怀疑感染、移植后排异反应和出血时，也应仔细探查。

移植后监测

心脏移植后的关键问题就是如何处理免疫抑制相关的并发症，包括感染、急性细胞和抗体诱导的排异反应、移植血管病变和恶性肿瘤等，所有的并发症可分为早期并发症和晚期并发症两大类。

早期监测

急性细胞排异反应是一类单核细胞（通常为淋巴细胞）拮抗供体心脏的炎症反应，通常发生与移植后的1周至数年，有文献称移植后1年内有40%的受体可发生这种反应。目前推荐受体接受心内膜心肌活检来监控这

种排异反应，一般在术后的 6～12 个月内进行，随后可适当延长随访间期，但高危患者应严格遵医嘱进行。虽然超声可以发现轻微的室壁运动异常和左心室射血分数轻度下降，可能对移植心脏病变起到一定的提示作用，但在最新的心肺移植协会指南中，并不推荐将超声作为心内膜活检的替代检查手段，这一结论有着充分的证据支持，并指出无论是二维超声、多普勒超声，或是组织多普勒，对于局部细胞和抗体介导的排异反应均无明确的诊断价值（表 14.18）。但应变成像，特别是基于斑点追踪技术的应变成像，对于明确无症状的排异反应可能存在其独特的意义，因为移植后排异反应更大程度上是一个局部的病变，因此应变成像可能更为可靠（表 14.19），然而，仍需要更多的研究去考量其实际价值。

虽然超声心动图不是目前监测排异反应的一线检查方式，但在某种程度上超声也有其辅助意义，包括引导心内膜活检及评价瓣膜情况等，特别是活检术后可能造成的医源性三尖瓣反流。

晚期监测

虽然感染和排异反应可能出现于移植后的任意时段，但晚期常见的并发症主要还是移植血管病变和恶性肿瘤。移植血管病变（cardiac allograft vasculopathy，CAV）是一类发生于移植血管的弥漫性病变，主要表现为血管内膜向心性的增生，并可累及整个冠状动脉系统，在血管造影上表现为"修剪"征，CAV 发生的原因很多，主要与免疫因素相关，包括排异反应的次数、持续时间及人白细胞抗原 HLA 的不匹配等，其他相关的非免疫因素还包括供体的年龄、巨细胞病毒感染、高脂血症、血糖控制不理想等。由于移植后心脏缺乏传入和传出神经纤维，可能患者在出现缺血、心肌梗死、心力衰竭、室性心律失常甚至心源性猝死前都可能并无临床症状，报道称在移植后 1 年有 20% 的患者可发现血管异常，而 5 年后则上升为 50%，因此，规律的监测极为重要。

目前指南推荐每 1 年或 2 年规律接受冠脉造影检查，如多次检查均正常可考虑适当延长随访间期。然而，单独冠脉造影一项检查很可能低估血管病变的程度，因为向心性增厚的病理生理特点，血管造影这项检查很难分辨出管腔内部的真实情况，所以血管内超声是常用的辅助手段，有研究称，1 年内血管内膜增厚 0.5cm 与心脏事件和死亡率增加相关，然而尽管血管内超声在明确管腔内皮增生方面有其独特的优势，其应用范围也依然有

表 14.18　超声对于无症状排异反应的诊断效能

作者	年份	检查方法		结果
Stengel SM 等	2001	2D		2D/SDI：无明显变化
		SDI		A′ 明显下降（敏感度 82%，特异度 53%）
		TDI		
Dandel M 等	2002	2D		左心室射血分数：无明显变化
		SDI		等容舒张时间：排异反应者明显延长（个体差异极大）
		TDI		组织多普勒：无明显差异
Sun JP 等	2005	2D		无明显能够反应无症状排异反应的指标
		SDI		
		TDI		
Palka P 等	2005	SDI		排异反应者 E′（内侧瓣环）下降（敏感度 69%，特异度 46%）
		TDI		等容舒张时间明显延长（敏感度 88%，特异度 58%）

2D. 二维超声；SDI. 多普勒超声；TDI. 组织多普勒成像

表 14.19　应变成像对于无症状排异反应的诊断效能

作者	年份	检查方法	结果
Kato TS 等	2009	组织多普勒（应变）	收缩期应变 >−27.4% 与排异反应 >1B 明显相关（敏感度 82.2%，特异度 82.3%）
Roshanali F 等	2009	组织多普勒（应变）	室间隔（P 值 0.03）及侧壁应变（P 值 0.003）与排异反应 >3A 明显相关
Sato T 等	2011	斑点追踪（应变）	左心室扭转 >25% 与排异反应 ≥2R 明显相关（敏感度 73.7%，特异度 95.1%）

限，最新指南推荐在术后 4 ~ 6 周和 1 年时，可考虑与冠脉造影同时进行血管内超声检查，以检测可能出现的急性病变或当造影结果不确定时用来排除诊断。

冠脉造影依然是明确 CAV 的首选检查，但作为有创检查，依然有发生导管相关并发症的风险，多巴酚丁胺负荷试验已经被证明是评价 CAV 的无创性检查方法，具有安全可靠的优点，与核素灌注显像相比其结果更加准确，在预后的判断上也不劣于血管内超声和冠脉造影。

第二十四节　家族性心肌病

本章回顾了 3 种常见的明显累及心脏的家族性神经肌肉病：Friedreich 共济失调、肌强直性肌营养不良和杜氏肌营养不良，这三种疾病在遗传模式、流行病学和心脏系统的表现各有特点（表 14.20）。

Friedreich 共济失调

Friedreich 共济失调（Friedreich ataxia，FA）是一类常染色体隐性遗传病，其特征是脊髓小脑的退行性变所引发的进展性共济失调、糖尿病及心脏异常等。FA 是小脑脊髓性共济失调中最常见的类型，发病率约为 1/50 000。本病最早在 1863 年由德国的神经病理学家 Nikolaus Friedreich 发现，由编码 frataxin 蛋白（共济蛋白，在线粒体铁转运中起重要作用）的基因中插入了三核苷酸的重复序列所致，共济蛋白的缺乏会引起神经细胞、心肌细胞和其他细胞线粒体中铁的堆积，并进一步导致器官衰竭。

心脏表现

约有 90% 的 FA 患者会出现心脏受累的表现，主要为显微镜下的心肌细胞肥大、局部的坏死及弥漫性的纤维化，具体可分为两种表型：一是肥厚型心肌病，还可进一步分为非对称性室间隔肥厚和向心性左心室肥厚两种亚型；另一类是扩张型心肌病，表现为心脏整体运动的弥漫性减弱。神经系统病变和心血管系统病变在严重程度上并不存在明显的相关性，此外，心脏病变不仅是主要的临床表现，也是 FA 患者主要的死因，在一项回顾性研究中，心源性死亡是最常见的原因（59%），主要包括充血性心力衰竭和心律失常，且与非心源性死亡相比，心源性死亡的患者更为年轻，其中位年龄 17 岁，而非心源性者则为 29 岁。

影像学所见

FA 患者典型的超声心动图表现是左心室壁的肥厚，并以室间隔为著（图 14.96），虽然心脏病变的严重程度和神经肌肉病变的严重程度不存在相关性，但仍有研究指出，室间隔肥厚的程度与谷氨酸重复序列（GAA）插入的数量有一定关系。与其他原因造成的非对称性室间隔增厚的肥厚型心肌病（如肥厚型梗阻性心肌病）不同，FA 患者很少出现左心室内的压力阶差，其磁共振所见也与超声类似。在腺苷负荷的心肌灌注显像中，磁共振可以发现心肌灌注储备指数的下降，且其程度与代谢综合征的病变程度平行（图 14.97），因为心肌灌注储

表 14.20 家族性心肌病的特点				
家族性心肌病	遗传学	心电图	超声心动图	磁共振
Friedreich 共济失调	常染色体隐性遗传 三联重复序列插入 约 90% 患者有心脏受累	复极异常 下侧壁 T 波倒置 左心室质量增加但并无高电压表现	左心室向心性肥厚，但不存在心室内压力阶差 非对称性的室间隔肥厚 左心室整体收缩功能降低	负荷显像及延迟强化可见心外膜下灌注异常
肌强直性肌营养不良	常染色体显性遗传 临床预期现象 37% ~ 80% 患者有心脏受累	心房颤动或心房扑动 不同程度的房室传导阻滞或束支传导阻滞	通常正常 极个别有收缩功能障碍	心肌中层及心外膜下的延迟强化，心内膜下一般正常
杜氏肌营养不良	X 染色体连锁遗传 约 100% 有心脏受累	窦性心动过速 电轴右偏 后壁及下侧壁的假性心肌梗死表现，Q 波加深，V_1 导联 R 波高耸	后侧壁基底段的室壁运动减弱 后组乳头肌受累时可见继发性二尖瓣反流	心外膜下和心肌中层的延迟强化（纤维化），常见于下侧壁和前侧壁

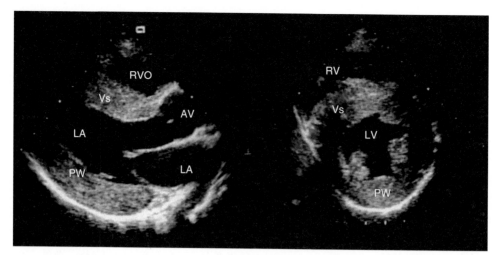

图14.96 FA患者的超声心动图，提示包括乳头肌的心肌弥漫性增厚，并有颗粒样回声的表现。AV.主动脉瓣；LA.左心房；LV.左心室；PW.左心室后壁；RV.右心室；RVO.右心室流出道；Vs.室间隔

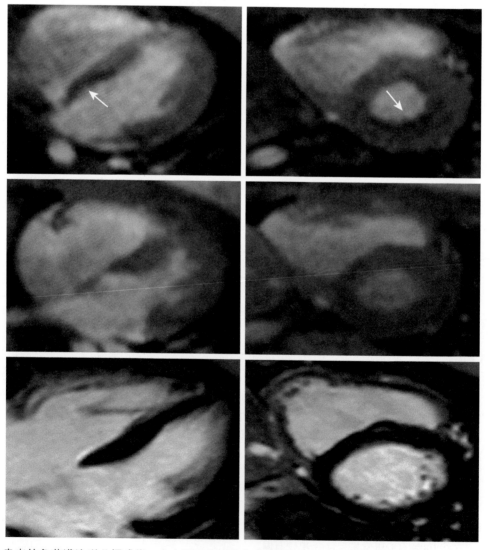

图14.97 FA患者的负荷灌注磁共振成像，由上至下分别为负荷灌注、静息灌注和延迟强化图像，提示明显的心内膜下灌注异常，无论在长轴切面（左列）和短轴切面（右列）都可见病变主要发生于后间隔。对应的延迟强化图像在相应区域并无延迟强化现象出现，提示并不存在梗死造成的瘢痕或纤维化

备指数和心肌肥厚及纤维化的程度并不相关，这也提示我们，可以将其作为一个新的治疗靶点予以关注。

患者管理

目前仍缺乏针对FA患者的筛查指南，有一项专家共识建议本病患者每年规律接受心电图、超声心动图和（或）心脏磁共振的筛查，并根据症状和心电图的变化及时随诊。主要的治疗方式包括疾病早期给予减轻后负荷和控制纤维化进展的药物（ACEI、ARB等），其他的治疗方式还包括抗氧化剂和铁螯合剂等，但其具体疗效尚在研究之中。

肌强直性肌营养不良

肌强直性肌营养不良（myotonic dystrophy，DM）是成人肌营养不良中最常见的一类，发病率约为1/8000，一般认为是一种累及多个系统的常染色体显性遗传病，但具有一定的异质性，外显率也并不确定，即并非所有的致病基因携带者都会出现典型的临床表现。DM也存在临床预期现象，即早期发病的个体其下一代的临床症状更为严重。本病通常有三种表现形式：先天型、经典型和轻微型，也可以根据突变基因的不同而分为DM1和DM2两型。经典型DM，也被称为Steinert病或DM1，由Hans Steinert 在1909年报道，是因DM蛋白激酶（DM protein kinase，DMPK）基因中插入三核苷酸重复序列所致，发病年龄为20～60岁，肌强直、肌力下降、白内障和心脏受累是本病最常见的表现。先天型DM（也属于DM1）患儿多在1岁前发病，表现为呼吸和喂养困难，产妇羊水过多和多发性的肌力减弱等。微小型DM（DM2）是本病较为温和的一型，因ZNF9基因中插入了四联重复序列所致，这一亚型发病通常较晚，主要表现为白内障和轻度的肌力减弱。

心脏表现

心脏病变是DM1型最典型的表现，主要为各种类型的传导系统异常，并可累及His束-Purkinje系统，存在心电图异常的患者比例为37%～80%。组织学的改变包括传导系统及窦房结的纤维化和脂肪浸润。在众多异常中，传导减慢是常见的类型，主要是房室传导阻滞和束支传导阻滞，但25%的患者表现为快速心律失常，其中最常见的是心房颤动。所有死亡的DM1患者中，猝死者占2%～30%，可能因室性心律失常或心室无收缩造成。电生理之外的临床表现极少，还可表现为扩张型心肌病。

影像学所见

与前面描述的临床表现相符，DM患者多表现为扩张型心肌病，并伴有室壁增厚和收缩功能减弱，在一项关注382名DM1患者的超声心动图研究中，20%的患者存在左心室肥厚，19%的患者存在左心室扩张，11%的患者有节段性运动障碍。心肌磁共振的延迟强化现象可以帮助确定局部的纤维化，多发于心肌中部并在一定程度上向心外膜扩张，基本不会累及心内膜（图14.98）。

患者管理

确定心脏受累需要仔细评估患者的症状及每年一

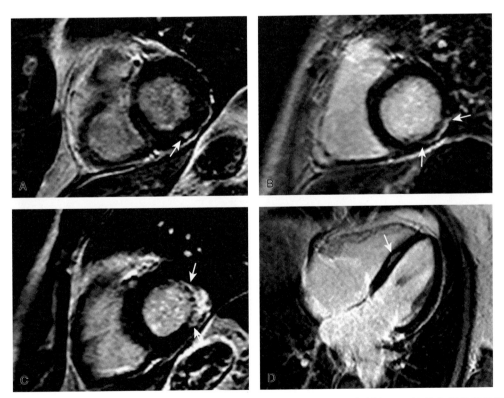

图14.98　4例DM1患者的心脏磁共振延迟强化图像。A～C.为短轴切面；D.为长轴切面。箭头之间的高信号区提示心肌局部的纤维化，主要发生于心肌中层和心外膜，心内膜未受影响

次的心电图检查，后者的动态监测对某些患者的诊断很有帮助。由于神经肌肉病变的存在影响了患者的正常活动，心脏症状可能并不明显，传导系统病变的管理和其他患者一致，需要参考ACC/AHA的指南推荐进行。此外，由于有研究表明本病患者多存在无症状的心动过速或心动过缓，因此，更应该控制侵入性电生理检查和器械的置入。

杜氏肌营养不良

杜氏肌营养不良（Duchenne muscular dystrophy，DMD）是X-连锁突变引起的Dystrophin蛋白（定位于Xp21）完全缺失或近完全缺失所导致的疾病，在男性中发病率为1/3500。Dystrophin蛋白是一种高分子量的结构蛋白，作用是连接骨骼肌细胞的细胞骨架和细胞外基质，这一蛋白的缺乏会导致一系列的后果，甚至肌细胞的死亡并进一步引起肌肉萎缩和肌力下降。本病的好

发年龄在20岁左右，1836年就被报道为同时累及骨骼肌和心脏系统的综合征。

心脏表现

心肌病是DMD的典型症状，在一项入选了300名DMD患者的观察性研究中，最早发现心肌病的患者仅有10岁，而在20岁时，几乎所有DMD患者都存在心肌病的表现。1930年一项关于DMD患者尸检的结果指出，该病主要的组织病理学改变是局部心肌的纤维化，特别是后侧壁的基底段。闪烁磁共振成像研究的结果表明DMD患者后侧壁糖脂代谢异常可能对这一部分心肌的运动异常和纤维化有一定的意义。

影像学所见

DMD患者的心电图常提示后侧壁的假性心肌梗死，表现为相应导联的Q波及V₁导联高耸的R波（图14.99），超声上可见下后壁的基底段存在室壁运动异常（图14.100），随着时间的进展，纤维化会蔓延到心室的

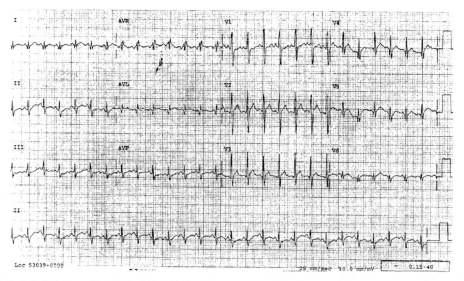

图14.99　DMD患者的心电图，提示静息时的窦性心动过速、下侧壁深Q波及V₁导联高耸的R波及电轴右偏（Courtesy Dr. Phillip Podrid，VA Boston Medical Center，Boston，Massachusetts）

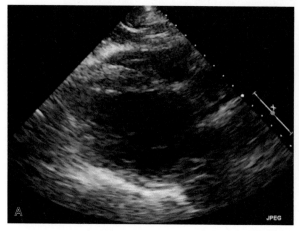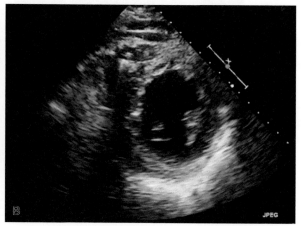

图14.100　DMD患者的超声心动图。可见后侧壁基底段局部的室壁运动异常，同时不存在对应冠脉节段的病变。A.胸骨旁长轴切面；B.胸骨旁短轴切面

侧壁甚至累及后外侧乳头肌，并引起继发性的二尖瓣反流。磁共振延迟强化是最早能发现纤维化的检查手段，可见于下壁、下侧壁及前侧壁等部位，起初延迟强化的部位主要位于心外膜下，随后可慢慢向心肌中层进展，直至发展为透壁型（图 14.101）。

患者管理

指南对于已知携带 Dystrophin 蛋白基因突变的男性个体的筛查有如下推荐，在 10 岁前必须接受心电图和经胸超声心动图检查作为基线数据，10 岁后则应该每年进行随访。对无症状的女性携带者，16 岁后应该每 5 年接受 1 次心电图和经胸超声心动图的随访。遗憾的是，DMD 所引发的心肌病对目前已知心力衰竭治疗方案（β 受体阻滞药、利尿药等）均不敏感，但这些药物依然有缓解症状的效果。此外，根据 2008 年 ACC/AHA/HRS 的指南，对存在严重收缩功能障碍的 DMD 患者可以考虑置入心内转复除颤器，以规避可能发生的心源性猝死。

总结

FA、DM 和 DMD 是三种不太常见的家族性心肌病，其遗传模式、流行病学、心血管系统表现（心电图、超声、磁共振）等都有其各自的特点（表 14.20）。在基因突变确定之前，这些特定的综合征就已经被人们所认识，然而，所有已报道的临床表型、发病年龄、疾病的严重程度等依旧很难明确归类，唯一能够确定的特征就是这些疾病的心血管系统病变与神经系统病变的严重程度并不匹配。此外，一旦患者存在心脏受累的情况，其预期寿命通常缩短，这与潜在的心律失常和心力衰竭不无关系，但可以通过合理的电生理检查和置入 ICD 等方式来规避心源性猝死的风险。基于以上原因，对于心脏受累的早期识别和正确评估对诊断和治疗这些神经肌肉综合征中的心脏病变是非常重要的。

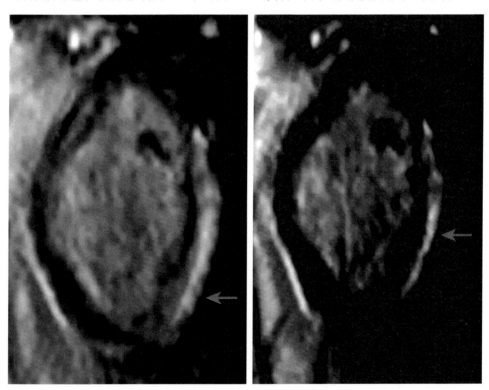

图 14.101　DMD 患者的心脏磁共振图像。A. 基底段；B. 中间段。示下侧壁和前侧壁心外膜下和中层的延迟强化。高信号的强化区域提示心肌纤维化（红色箭头），而黑色的部分为正常心肌组织

第二十五节　超声心动图在肺心病中的应用

肺心病主要指因原发性肺脏疾病所引发的右心系统的相关病变，可分为急性和慢性两大类，急性者通常由肺动脉系统内大块的血栓所引发的容量负荷和压力负荷迅速升高而引起（详见 38 章），而慢性者主要由肺间质病变、通气障碍或血管床的病变引起。主要的病理生理学机制是因肺血管床小血管缺氧性收缩而导致肺动脉高压，后者进一步引发右心室的扩张和肥厚。

肺心病的进展往往伴随着较差的预后和死亡率的升

高，1963年，世界卫生组织（WHO）对肺心病的病理学诊断做出如下定义："因肺脏结构和功能改变的疾病所引起的右心室肥厚，并应除外先天性心脏病和左心源性等原因"，也就是指因肺脏病变所引起的右心室的肥厚和（或）扩张性改变（图14.102）。

原发性肺动脉高压（primary pulmonary hypertension，PPH）是引起慢性肺心病的原因之一，其超声心动图表现已经在多篇文献中详细阐述。其他常见的病因还包括慢性阻塞性肺病（chronic obstructive pulmonary disease，COPD）、反复发作的肺动脉栓塞、睡眠呼吸暂停等，此外，还有如囊性纤维变性、间质性肺病、镰刀形红细胞贫血、结节病及神经肌肉疾病（矽肺、肌萎缩侧索硬化症、重症肌无力等）和胸壁的病变等原因也可以引发肺心病。需要提出的是，虽然COPD是常见的病因之一，但并非所有的COPD患者都会进展为肺心病，这与其严重程度有关，有文献表明，COPD患者很少（<5%）出现严重的肺动脉高压（肺动脉平均压大于40mmHg），严重肺气肿的患者也是如此，根据National Emphysema Treatment Trial的数据，在800名入选患者中，仅有2.2%表现为重度肺动脉高压，而肺动脉压力轻度升高者的比例则高达38%。

由于肺心病时右心结构的病变都是继发于肺动脉高压的改变，因此无论病因如何，肺心病患者超声上所表现出来的异常都是肺动脉高压的表现。

原发性肺动脉高压是一类原发于肺血管床的病变，导致肺小血管阻力升高，使得肺动脉内压力持续升高，在此基础上，还应该排除因其他疾病，如瓣膜性心脏病、心肌功能异常、特殊类型的先天性心脏病和分流性心脏病等。PPH是一类好发于年轻人的疾病，特别是女性，其发病人数约是男性的5倍，但其发病率极低，每百万人中大约仅有2人发病。

本病患者通常在疾病的晚期才会出现症状，常见的症状包括运动后呼吸困难和（或）运动耐量下降。不幸的是，由于早期症状并不典型，这种疾病往往在其晚期才被诊断。Rubin等报道，PPH的患者自发病到明确诊断的平均时间为2年左右。

超声心动图是评价疑诊PPH患者的重要工具，由于其无创性的特点，这种检查并不会对患者造成额外的风险，更可以排除其他可能引起肺动脉高压的继发病因，是一种明确诊断的理想检查。此外，超声心动图还能在较为精确的测定大多数患者的肺动脉收缩压。

有部分研究详细描述了PPH的超声心动图特征，这些特征包括右心结构的异常、心包积液、异常的多普勒指标等，而左心的结构和功能则通常处于正常状态。

肺动脉高压的结构改变

Bossone等发现，在PPH的患者中，有90%表现为右心室扩大，75%有右心室整体收缩功能的受损的表现，而左心室的收缩功能通常不受影响。

当肺动脉收缩压明显升高时，收缩期在胸骨旁短轴切面可见室间隔的"D字征"（图14.103），还可能出现左心室后壁室间隔的增厚，这可能是继发于压力负荷诱发的室间隔右心室侧的肥厚，主肺动脉及左右肺动脉也可见扩张（图14.104）。

心包积液在慢性肺动脉高压的患者中也很常见，虽然明确的机制尚不清楚，但由于淋巴管/小静脉和（或）右心房压的升高，导致心包内液体的引流受阻，也有研究称心包积液的量与PPH患者的死亡率相关。经手振生理盐水进行的右心声学造影确定的卵圆孔未闭也是常见的特征之一，而后者可能与升高的右心房压有一定的联系。

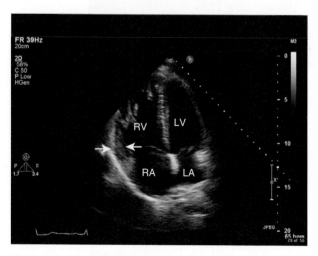

图14.102 心尖四腔切面显示右心室扩张及肥厚。LA. 左心房；LV. 左心室；RA. 右心房；RV. 右心室

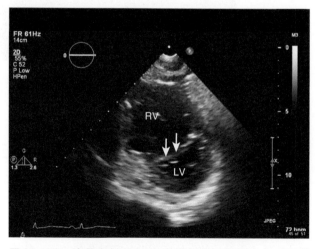

图14.103 胸骨旁短轴切面示收缩期室间隔呈"D字征"（箭头所示）。LV. 左心室；RV. 右心室

肺动脉高压的多普勒表现

三尖瓣反流是肺动脉高压的常见表现,超过80%的患者都存在着中度或以上的三尖瓣反流,由Bernoulli方程可以估测肺动脉的收缩压,肺动脉压力的升高是肺心病的典型表现之一,一般都在60mmHg以上(图14.105)。

肺动脉前向血流的频谱也能提供大量信息,但特异性不是非常理想,不能提供对病因的鉴别。肺动脉频谱收缩中期切迹和减速时间缩短是肺动脉压力极度升高时,肺动脉前向血流频谱能反应出来典型特征(图14.106)。

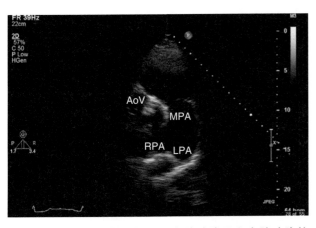

图14.104 胸骨旁短轴切面示主肺动脉及左右肺动脉的扩张。AoV.主动脉瓣;MPA.主肺动脉;LPA.左肺动脉;RPA.右肺动脉

右心室心肌做功指数也是反映右心室整体功能的指标之一,在PPH患者中也会升高。

肺心病患者的超声心动图特征及其和预后

一般来说,肺心病患者往往死于右心衰竭。一些小的队列研究和一项前瞻性研究指出了部分和预后相关的超声心动图指标。Yeo等发现右心室心肌做功指数是预测死亡及心脏移植的独立因素之一,小于0.83者的生存率较另一组有明显升高。另一项入选了81例重度PPH患者的前瞻性研究中,经过多因素分析,右心房面积指数的升高和心包积液的出现是预测死亡和移植复合终点的两个危险因素。单因素分析也表明,室间隔摆动的程度也是预测因子之一。作者推测,这些指标都能够反映右心衰竭的严重程度,也能够筛选出经积极治疗能够获益的患者。

在中-重度的COPD患者中,三尖瓣反流的峰值速度可以预测患者的运动耐量,在非重度的COPD患者中,其他超声指标的对预后的预测作用有一定争议,这也反映出肺心病在这类人群中的异质性。

超声心动图对肺动脉高压疗效的预测和监控作用

超声心动图可用于监测PPH患者对治疗的反应性,在一项小的队列研究中,肺动脉峰值血流速度可以反映血管扩张药物的疗效。Hinderliter等追踪了一组接受

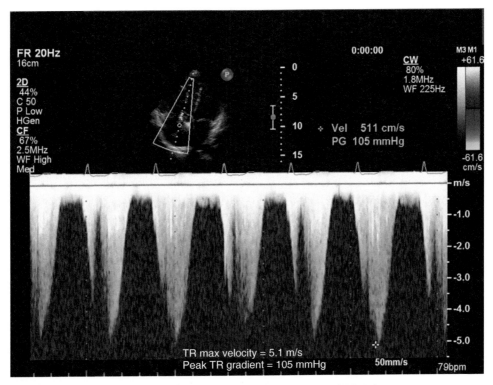

图14.105 连续波多普勒示三尖瓣反流峰值压差升高。TR.三尖瓣反流

静脉输注前列腺素12周的患者，结果发现三尖瓣峰值反流速度呈下降趋势，右心室扩张和室间隔增厚的程度等结构性改变也有所好转。Sebbag等研究了输注前列腺素平均6个月患者的右心室心肌做功指数，结果发现11%有所好转，并伴有肺动脉收缩压的明显下降。虽然没有右心室大小和三尖瓣反流严重程度的明显改善，但上述指标仍然足够令人满意。此外，还有一些指标也能反映患者对治疗的反应性，这里就不一一介绍了。

总结

肺心病患者大多存在超声心动图的异常，无论病因如何，这些异常多由肺动脉高压引起。超声心动图不仅是明确肺动脉高压诊断的有效工具，也能够帮助确定患者心脏功能和结构改变的严重程度，在某些情况下，还能够提供对预后的预测并指导治疗，因此，当怀疑患者存在肺心病时，应该把超声心动图作为一项常规的检查。

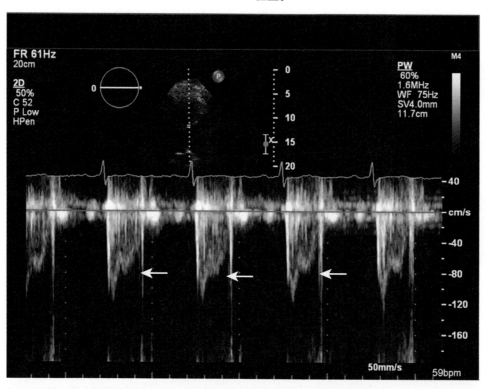

图14.106　肺动脉前向血流脉冲多普勒频谱，示特征型收缩中期切迹（箭头）

第二十六节　超声心动图对功能性三尖瓣反流的评价

原发性三尖瓣反流与三尖瓣自身的病变相关，而继发性（功能性）三尖瓣反流通常是指三尖瓣装置无器质性病变，因左心系统疾病或肺动脉高压所引起的三尖瓣反流，以现在的观点看，这一定义似乎有不妥之处，因为这类病变虽然是良性的，但确实有可能存在一些结构上的异常，比如瓣环的扩张或畸形等，一般来说，这种功能性病变并不需要手术干预，因为随着左心疾病的好转，三尖瓣反流程度会逐渐减轻。由于传统的治疗方式的效果尚佳，因此，对三尖瓣功能性反流病理生理机制和治疗上的研究并不很多，这种观念始终影响着人们对内科或外科治疗的看法，认为两者没有明显的区别，但近来有多项证据指出，外科手术对功能性三尖瓣反流的效果更好，这种治疗方式的改变使得术前超声对于三尖瓣的评估更为重要。此外，在美国，三尖瓣疾病的负担也很重，据估计约有1600万例三尖瓣中-重度反流的患者。

继发性三尖瓣反流的病理生理

三尖瓣环收缩期位移是一个复杂和动态的过程，需要三尖瓣装置及其周边结构的协作来共同完成，继发性反流最常见的原因是左心系统疾病，具体来说，最多的是二尖瓣病变，其次为扩张型心肌病和肺动脉高压。

功能性三尖瓣反流的病理生理可以分为以下3

个过程：① 右心室的扩张，随后引起三尖瓣环的扩张（瓣环扩张的程度与反流的严重程度直接相关）；② 由于瓣叶对合不良，右心室和三尖瓣环扩张的程度进一步加重；③ 严重的三尖瓣反流可能导致右心室几何形态的改变。

三尖瓣环扩张和功能不良

从功能上考虑，三尖瓣环既是三尖瓣装置的一部分，也是右心室的一部分，正常情况下，三尖瓣的关闭面呈卵圆形，这一结构能够确保3个瓣叶的确实对合。瓣环的扩张通常发生于前、后叶处，与游离壁相关，而三尖瓣也存在多个瓣叶及扇形结构，这些部分共同组成了整个瓣膜的心室部，并在表面中占了很大一部分。相对而言，三尖瓣乳头肌的位置则相对固定，受游离壁扩张的影响较小，因此，三尖瓣室间隔侧瓣环的扩张是导致继发性三尖瓣反流的主要原因。

右心室重构和三尖瓣反流

对于左心源性的三尖瓣反流，其主要原因是升高的左心房压通过肺的传导而造成的肺动脉高压，后者引起的慢性右心室压力负荷增加会促进右心室重构的进展，随之而来的就是右心室和三尖瓣环的扩张，最终引起三尖瓣反流和瓣叶的对合不良，此外，瓣环扩张使其空间位置变得扁平，这种几何形态的变化会改变乳头肌、瓣叶、瓣环之间的相对解剖关系，并加重瓣叶对合不良的程度。

肺动脉高压

如果右心室的几何形态没有改变，肺动脉高压的患者也不一定出现三尖瓣反流，相反，当右心室和瓣环扩张出现时，三尖瓣反流将会出现。此外，还会出现继发于容量负荷的右心室室间隔运动减弱、扩张等与肺动脉压力无关的改变。肺动脉高压会引起右心室的扩张，造成三尖瓣反流，其压力升高的严重程度与三尖瓣反流的严重程度相关。对于这类患者，是否进行瓣膜修复是临床上一个较为棘手的问题，因为在修复后，患者的右心室将面对一个相当高的后负荷，这是临床医生所不愿看到的，特别是持续性肺高压时，也有研究表明，瓣膜修复后，肺动脉高压的持续存在和肺动脉血流量的减少会导致进展性的右心衰竭。同时，术后早期的右心室功能不全对手术的预后有一定预测作用。

继发性三尖瓣反流的自然病程

重度三尖瓣反流是接受二尖瓣手术后出现三尖瓣反流患者远期死亡率和生存质量的预测因素，二尖瓣病变的患者出现三尖瓣反流是一个需要警惕的表现，30%的退行性二尖瓣反流患者在手术时都会出现中度的三尖瓣反流，而33%的重度二尖瓣狭窄患者都会出现中-重度的三尖瓣反流。

处理方式

继发性三尖瓣反流的保守疗法包括减轻右心室的前负荷及后负荷，利尿药和ACEI类药物有助于减轻右心室的前负荷，并缓解呼吸困难的症状，但是这样带来的中心静脉压迅速下降可能会加重三尖瓣反流。

外科方面，三尖瓣环成形术是治疗继发性三尖瓣反流的基础，目的在于纠正瓣环几何形态的改变，恢复三尖瓣叶的正常对合，主要分为缝线成形法和纤维环成形法两种术式。

第二十七节　超声心动图评估右心功能的局限性

由于高血压、冠心病、二尖瓣狭窄、主动脉瓣狭窄等疾病的高发，对大多数心脏病患者而言，左心功能是我们主要关心的部分，但是我们绝对不能因此而忽略右心的意义，尤其是考虑到功能适性和预后的时候。通常意义上，右心室更多的充当着风箱的功能，把大量的血液鼓入低压的肺循环之中，此外，如果在左心室功能不全的基础上又出现了右心功能障碍的表现，患者的预后通常令人堪忧。

2010年，美国超声心动图学会发布了《成人右心功能超声心动图评估指南》，其中涵盖了心室定量分析，收缩和舒张功能的评价，右心房内径和压力的测定等诸多内容。

在实际工作中，对右心室的大小和功能通常采用定性分析，在正常人中，右心室的内径只有左心室的2/3，通过和左心室相对比可以将右心室的大小分为正常、中度扩张和重度扩张。此外，由于右心室的形态是一种不规则的新月形，很难进行简单的几何模拟，因此，容积进行定量分析十分困难，三维超声可能解决其中的一些困难，但需要更为优质的图像和专业的软件才能实现。

局限性

　　影响右心室评估最主要的原因就是其复杂的几何形态，它是一个三角形的腔室，并包绕着锥形的左心室。像前面提到的一样，目前缺乏一个满意的几何模型来完美地模拟右心室的结构，也没有任何一个单独的超声心动图切面来完全显示右心室的所有结构，因此，很难对右心室的容积和功能进行精确的定量分析，这一特点当右心室扩大，并占据真正心尖位置的时候则更为明显。

　　解决这个问题的方法之一就是将图像聚焦到右心区域，这样可以把右心放在屏幕的中央，也更便于优化。在心尖四腔切面时，必须完全显示右心房的所有结构，才能对其功能和容积进行精确地评价，同时还可以对心室的最大内径进行测量，但需要指出的是，这种测量对于声束切割心室的角度有较大的依赖性。

技术标准

　　对于肺动脉高压或其他原因造成右心扩大的患者，必须要对右心室内径进行测量，标准测量应该在心尖四腔切面进行，并在舒张期测量如下三条径线：右心室基底部内径（RVD1）、右心室乳头肌水平内径（RVD2）和自三尖瓣环连线中点到心尖的右心室长径（RVD3）。

　　图 14.107 展示了如何调整探头的角度来避免心尖显示不清的错误，以保证 RVD3 测量的准确性，此外，需要提到的是，在测量过程中，应该避开节制索。

　　一般情况下，右心室的收缩主要体现在长轴方向上，也就是说，在心室收缩时，三尖瓣环向心尖部移动，所以可以同三尖瓣环收缩期位移（TAPSE）这一指标来反映右心室的收缩功能。测量 TAPSE 时，需要把 M 型超声的取样线通过游离壁一侧的三尖瓣环，并测量基底部至收缩峰值时的距离，其正常值应该在 18 ~ 20mm，< 16mm 则被认为是收缩功能不良的表现（图 14.108）。这一指标的优势在于即使患者的图像质量较差，游离壁一侧的三尖瓣环一般也是可以显示清楚的，此时仍可以据此对患者右心室收缩功能进行定性评估。图 14.109 展示了如何通过放大三尖瓣环来测量 TAPSE 的过程。

总结

　　仔细阅读 2010 年《成人右心功能超声心动图评估指南》有助于理解目前所有临床上使用的能够对右心功能定量和定性评估的方法，临床医生需要哪些指标来辅助实际工作则由各个中心结合自身情况选用，但无论采用哪些指标，都一定要确保图像的质量，才能使测量更为可靠和精确。

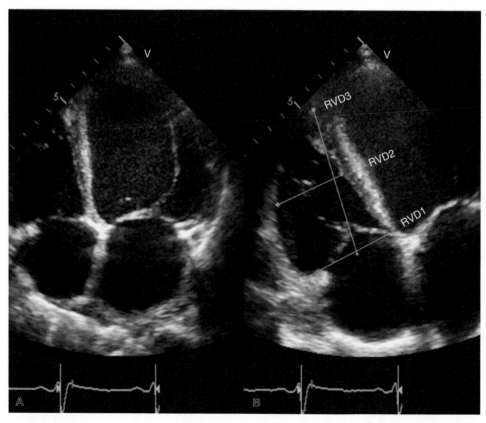

图 14.107　心尖四腔切面显示右心室。A. 右心室的左侧显示欠佳；B. 右心室充分显示可用于测量，右心室需测量的三条径线如图所示，包括右心室基地径（RVD1）、室腔中心径（RVD2）、右心室长径（RVD3）

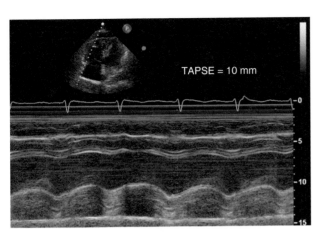

图14.108　右心室功能较差患者的三尖瓣环收缩期位移（TAPSE）=10mm，正常值为 > 18mm

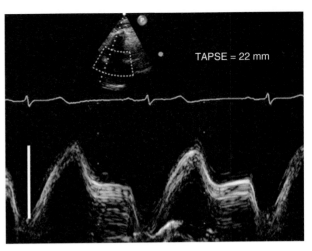

图14.109　聚焦于三尖瓣环有助于TAPSE的精确测定，图示TAPSE为22mm

（穆　洋　刘丽文　译）

第15章

主动脉瓣狭窄

第一节　主动脉瓣狭窄：形态学

先天性主动脉瓣狭窄

主动脉瓣二瓣化畸形

先天性主动脉瓣畸形是一组不同类型瓣膜畸形的总称，包括单叶式主动脉瓣（严重畸形）、二叶式主动脉瓣（中度畸形）、三叶式主动脉瓣（正常，但可有轻度异常），以及少见的四叶式主动脉瓣畸形。主动脉瓣二瓣式畸形（BAVs）是在瓣膜复杂的发育过程中瓣叶的形成异常所致。最常见的情况是相邻的瓣叶分离失败从而形成一个较大的融合瓣叶和一个较小的瓣叶，因此，BAV（或前后联合主动脉瓣）的2个瓣叶有序完全的融合，伴或不伴中央嵴形成，从而导致融合瓣叶启闭功能的部分或完全缺失。

人群中BAV的发病率为1%～2%，属于较为常见的先天性心脏畸形。其发病信息主要来源于病理中心。主动脉瓣狭窄（AS）是一个慢性进行性的疾病，通常病程

达数十年。图15.1和框15.1列出了AS最常见的病因。绝大多数AS患者都是后天获得性的，是由于解剖正常的三叶主动脉瓣退行性改变（钙化）引发，功能随时间逐渐减退。先天性瓣膜异常在出生时就表现为瓣膜狭窄，但通常到青春期或成年早期时才出现功能异常。先天性二叶式主动脉瓣是目前65岁以下AS患者最常见的病因。与前几十年相比，风湿性AS已经较为少见，并几乎总是伴随二尖瓣疾病出现。其他形式的非瓣膜病性左心室流出道梗阻（例如独立性的瓣下AS、肥厚型心肌病和瓣上AS），将在其他章节中讨论。

框15.1	主动脉瓣狭窄的病因
1.先天性：单叶、二叶、四叶	
2.退行性：既往正常的瓣膜硬化	
3.风湿性	

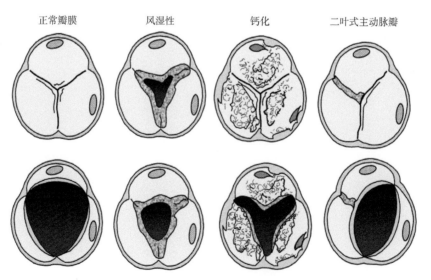

图15.1　图示一个正常的主动脉瓣舒张（上排）和收缩（下排）时的形态外观及3个常见的主动脉瓣狭窄的病因（改编自 Baumgartner H，Hung J，Bermejo J，et al. Echocardiographic assessment of valve stenosis：EAE/ASE recommendations for clinical practice. Eur J Echocardiogr，2009,10：1-25.）

Larson 和 Edwards 是研究主动脉瓣疾病的专家，他们在 21 417 次尸检中发现 293 例 BAV 患者，并据此报道，最可靠的 BAV 患病率为 1.37%。一项超声心动图对小学儿童的检测研究发现 BAV 的男性发病率为 0.5%，女性为 0.2%。最近意大利人组近 21 000 男性，接受超声心动图筛查，检测出 BAV 为 0.8%，表 15.1 总结了二叶式主动脉瓣的患病率。二叶式主动脉瓣主要见于男性，男女比例为 2 ∶ 1。BAV 可以孤立发病，也可合并有其他先天性心血管畸形，包括主动脉缩窄、动脉导管未闭、瓣上 AS、房间隔缺损、室间隔缺损、主动脉窦瘤、冠状动脉畸形。也有一些左心室流入和流出道梗阻综合征中可见 BAV，包括 Shone 综合征（多处左心流入和流出道梗阻病变），Williams 综合征（主动脉瓣上狭窄）和特纳综合征（主动脉缩窄）。

二叶式主动脉瓣自然病程

虽然一些 BAV 患者可能未被检出或一生都没有临床症状，但大多数的患者会出现并发症。BAV 最重要的临床后果是瓣膜狭窄、瓣膜关闭不全、感染性心内膜炎及主动脉并发症如扩张、夹层和破裂（框 15.2）。对这些并发症的发生率和预后的估计依赖于研究时代，选择的队列，和用于诊断 BAV 的方法（体格检查、心导管或超声心动图）。几个新近的大型研究有助于更好地认识在现今时代未手术患者的病程进展。

单纯 AS 是 BAV 最常见的并发症，在所有 BAV 病例中发生率约 85%。二叶式主动脉瓣是年龄 15～65 岁有显著 AS 患者的主要病因。先天畸形的瓣膜进展到 AS 可能反映了这些结构异常的瓣膜早期出现纤维化、硬化及钙沉积的倾向。

主动脉瓣关闭不全在 BAV 患者中约占 15%，通常是由于主动脉根部窦管交界处扩张所致，使瓣叶对合受限。它也可能由瓣叶脱垂、瓣叶的纤维挛缩或感染性心内膜炎损伤瓣膜引起的。主动脉关闭不全较 AS 更易发生在年轻患者中。

为什么有些 BAV 患者发展为狭窄而另一些发展为

反流，原因尚不明确。如上所述，少数患者可能不会出现血流动力学异常的后果。Roberts 和他的同事们报道了 3 例因先天性 BAV 导致 AS 接受手术的患者。为什么先天 BAV 患者有些直到 90 多岁才有症状，而另一些患者在年轻时即出现症状，原因也尚不清楚。

二叶式主动脉瓣的超声心动图特征

超声心动图检测及评价的作用列在框 15.3 中。BAV 患者通常可以通过经胸超声心动图（TTE）来确诊。如果能获取满意的图像，TTE 检测 BAV 的敏感度和特异度分别高达 92% 和 96%。最可靠和最有用的切面是胸骨旁短轴与长轴切面。超声心动图的特点及其对应的切面总结在框 15.3 中。在检测瓣叶的数量，联合缘的位置，瓣叶的开放模式，融合嵴的出现和瓣叶的活动性方面胸骨旁短轴切面（SAX）是非常有用。正常的三叶主动脉瓣（TAV）开放时瓣叶伸展呈一个三角形开口（图 15.1 及图 15.2A），而 BAV 开放时曲线状瓣叶形成一个椭圆

框 15.2　二叶式主动脉瓣的并发症

瓣膜并发症
- 狭窄
- 反流
- 感染(心内膜炎)

主动脉并发症
- 扩张
- 动脉瘤
- 夹层
- 破裂

框 15.3　二叶式主动脉瓣：超声心动图的作用

- 检测二叶式主动脉瓣
- 评估主动脉瓣狭窄 / 反流
- 仔细测量主动脉根部和升主动脉
- 探查主动脉缩窄
- 筛查一级家庭成员
- 随诊监测瓣膜功能障碍和主动脉病变

表 15.1　二叶式主动脉瓣（BAV）的发病率

作者	年	数量（n）	BAV 发病率	方法
Wauchope	1928	9996	0.5	尸检
Gross	1937	5000	0.56	尸检
Larson 和 Edwards	1984	21 417	1.37	尸检
Datta 等	1988	8800	0.59	尸检
Pauperio 等	1999	2000	0.65	尸检
Basso 等	2004	817	0.5	2D- 超声
Nistri 等	2005	20 946	0.8	2D- 超声

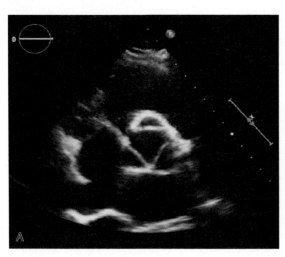 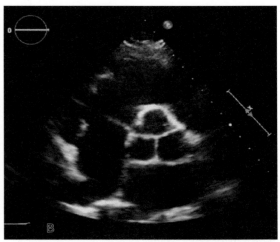

图 15.2　正常三叶主动脉瓣的经胸超声心动图像（短轴切面）。A.收缩期瓣叶变直瓣口开放呈三角形；B.舒张期正常三叶瓣关闭像 1 个"Y"字形，关闭线分别在 10，2 和 6 点位置

形开口（"鱼嘴"或"足球"形状）（图 15.1、图 15.3 和图 15.4）。有一个典型的嵴，纤维状嵴代表瓣叶未能分离的区域。嵴通常较明显，一般从瓣叶游离缘延伸至基底部。钙化通常沿此嵴先出现，最终阻碍融合瓣叶的运动。极少见到瓣叶对称分布，不存在融合嵴的情况（单纯"二叶式"主动脉瓣）。要注意当嵴形成一个三条关闭线的外观时，可能造成假阴性诊断。在舒张期，正常三叶主动脉瓣呈"Y"字形（倒置的"奔驰"的标志），其对合缘分别在 10、2 和 6 点（图 15.2 和图 15.1B）。当对合缘偏离这些钟面的位置时，应怀疑 BAV 的存在并仔细检查评估。此外，在短轴切面还可能发现不同程度的冗长瓣叶，瓣叶长度正常的患者更可能发展为瓣膜狭窄，而有显著冗长脱垂瓣叶的患者则更容易导致反流。

　　根据 BAV 患者瓣叶各种融合的方式不同，制订了多种分类方法，用于描述瓣叶的解剖特点（图 15.5 及表 15.2）。左、右冠瓣融合是最常见的形态类型。Brandenburg 和他的同事们进行的超声心动图观察研究指出，在胸骨旁短轴切面显示瓣膜时后联合缘位于 4 或 5 点，前联合缘位于 9 或 10 点。第二常见的类型是右冠瓣和无冠瓣的融合，该类型会累及主动脉弓，且与其他解剖类型相比，AS 和反流的相关风险也可能会增加。最少见的类型是左冠瓣和无冠瓣的融合。Michelena 和同事们同样将 BAV 分为典型类型（右左冠瓣融合），即联合缘在 4 和 10 点，5 和 11 点，或者 3 和 9 点位置（前-后瓣）和非典型类型（右和无冠瓣融合），即联合缘在 1 和 7 点或 12 和 6 点位置。

　　胸骨旁长轴切面（PLAX）的典型表现为瓣膜开放受限所致的收缩期隆起（图 15.4B 和图 15.6）。对于正常的 TAV、瓣叶开放时平行于主动脉管壁。在舒张期，其中的一个瓣叶（较大的，融合的瓣叶）可能脱垂。PLAX 切面彩色多普勒有助于评价主动脉瓣关闭不全

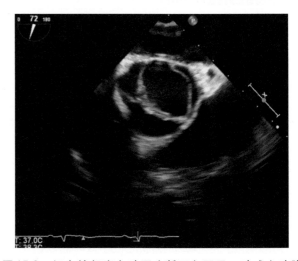

图 15.3　经食管超声心动图（断面）图示二叶式主动脉瓣收缩期开放时曲线形瓣叶形成椭圆形开口（"鱼嘴"或"足球"）

（舒张主动脉瓣通常是偏心反流）和主动脉瓣狭窄（湍流在收缩期主动脉根部和升主动脉内）。最后，PLAX 切面在测定主动脉窦，窦管交界处和升主动脉的内径大小方面也非常重要。随着年龄的增长，瓣叶增厚，纤维化，钙化，收缩期隆起可能不再明显，从短轴切面很难区分 BAV 与钙化的 TAV。事实上，瓣膜狭窄程度和超声心动图判定瓣膜的结构和病因准确性方面呈负相关。在严重瓣膜狭窄时 SAX 切面并不容易观察到收缩期椭圆形开口。M 型超声可显示 BAV 的偏心闭合线（图 15.7），但此征象并不可靠，约 25% 的 BAV 患者瓣膜关闭线相对居中。此外，TAV 的患者也可能出现偏心的闭合线，这依赖于图像质量和超声束的朝向。

　　如果图像不理想或瓣膜重度纤维化/硬化，那么经食管超声心动图（TEE）可以增强瓣膜的成像并有助于准确评价 BAV 的解剖结构并确诊。在某些情况下，其他心脏影像学检查手段，如计算机断层扫描（CT）或

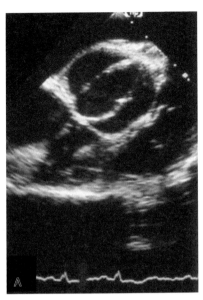
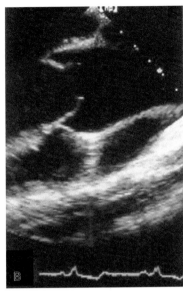
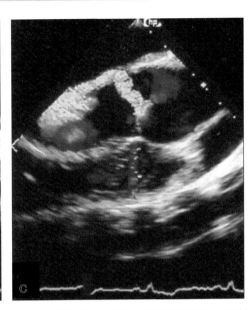

图15.4　二叶式主动脉瓣。A.短轴观显示"鱼嘴"或足球形开口；B.长轴观显示收缩隆起；C.彩色多普勒显示偏心主动脉反流束（典型的二叶式主动脉瓣）

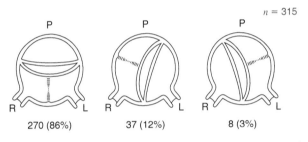

图15.5　二叶式主动脉瓣的分型。嵴和对合缘的相对位置（引自Sabet HY，Edwards WD，Tazelaar HD，et al. Mayo Clin Proc，1999，74：14-26a.）

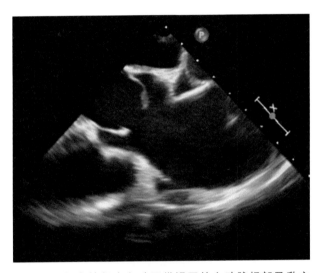

图15.6　经食管超声心动图纵视图的主动脉根部及升主动脉说明二叶式主动脉瓣收缩期隆起

表 15.2　二叶式主动脉瓣的独特超声心动图特征	
	切面
收缩期隆起	PLAX
偏心性主动脉瓣关闭线	PLAX
舒张期单一关闭线	SAX
2个瓣叶、2个联合缘	SAX
嵴	SAX
椭圆开口（橄榄球形，鱼嘴形，椭圆形）	SAX
瓣膜大小不对等	PLAX SAX
PLAX.胸骨旁长轴；SAX.胸骨旁短轴	

磁共振成像（MRI），可能有助于确定BAV的解剖结构。此外，这些成像方式也常被用于胸主动脉。

最近，相位对比MRI显示在BAV患者的升主动脉内有异常血流模式，并与是否存在狭窄或动脉瘤无关，即使瓣口面积不减小（无狭窄），BAV的瓣口几何形态

发生改变，也可能导致射流的方向异常。Hope及其同事发现，两种瓣叶融合类型表现为两种不同的血流模式，左右冠瓣融合产生右前向射流，而右无冠瓣融合产生一个左后向射流。

图15.7为一个二叶式主动脉瓣患者的M型超声心动图（echo）、心音图（phone）。超声图像显示在舒张晚期和早期的偏心闭合线（绿色箭头）；心音图显示主动脉喷射音（红色箭头的底部），发生在主动脉瓣最大的突然开放（红色箭头的顶部）。

主动脉缩窄

二叶式主动脉瓣可以单独出现，或合并其他先天性心脏病出现。BAV合并主动脉缩窄有较详细的记录，尸检研究发现6% BAV并存主动脉缩窄，而一项超声

心动图研究发现，BAV 患者中有 10% 合并主动脉缩窄，另一方面，主动脉缩窄患者中多达 30% ～ 70% 合并有 BAV。因此，当超声心动图检查发现 BAV 时，应该注意排查有无主动脉缩窄。

感染性心内膜炎

BAV 患者极易并发感染性心内膜炎，但其确切发病率仍存在争议，因为随时间的推移，即使功能正常的瓣膜，其人群发病率也超过 3%，在未手术的儿童和青少年中感染性心内膜炎每年发病率为 0.16%，在成年人中，Tzemos 和 Michelena 等分别报道，感染性心内膜炎年发病率为 0.3% 和 2%。另一组 128 例病原学确诊的心内膜炎病例报道中，最常见的易感因素是 BAV（16.7%）。在另一组 50 例自体瓣膜的感染性心内膜炎中，12% 患有 BAV。

在很多 BAV 病例中，心内膜炎是结构性心脏病的首诊表现。这一事实强调了临床或超声心动图检查诊断 BAV 的重要性。对于不明原因的收缩期喷射性杂音（喀喇音）应进行超声心动图检查评价。令人惊讶的是，细菌性心内膜炎的预防不再是最新美国心脏病学会 / 美国心脏协会（ACC/AHA）BAV 指南中的推荐。

主动脉并发症

二叶式主动脉瓣与其他畸形有关，包括冠状动脉开口异位，冠状动脉左优势、左主干短缩、主动脉缩窄、主动脉离断；威廉姆斯综合征；最重要的是主动脉扩张，动脉瘤和主动脉夹层。鉴于这些系列研究结果，可以认为 BAV 是一种累及整个主动脉根部和主动脉弓的发育异常。虽然发病机制尚不清楚，这些相关主动脉畸形提示基因遗传可能在其中起了一定作用。

尚无明确研究证实，BAV 相关的主动脉并发症能够导致显著的发病率和死亡率。如框 15.2 所示，BAV 可能与主动脉进行性扩张、动脉瘤形成及主动脉夹层相关（表 15.3 和表 15.4）。这些血管并发症的出现可能独立于瓣膜功能不全，并在无明显狭窄和关闭不全的患者中出现。据 Nistri 和同事报道，超过 50% 功能正常的年轻二叶式主动脉瓣患者通常有主动脉扩张的超声心动图证据。因此，应仔细评估主动脉的内径大小和形态，并定期随诊。主动脉根部内径大小应在瓣环水平，主动脉窦，窦管交界处（STJ），和升主动脉近端（图 15.8）分别测量。在 BAV（与马方综合征不同，其扩张通常在窦水平最明显、窦部通常正常或轻度扩张），主动脉扩张往往是在 STJ 处到升主动脉远端最明显（图 15.9 和图 15.10）。因此，应努力显示这部分的主动脉图像。超声心动图不易获得升主动脉的中部图像，可能需要参照 CT 或 MRI 评估，主动脉弓和胸降主动脉也可发生扩张。近来，据报道，BAV 患者与一般人对比，颅内动脉瘤发生的风险也有所增加。

尽管 BAV 的主动脉病变可能与马方综合征有相似之处，主动脉瘤在两者中均常见，最近的一项 416 例明确诊断 BAV 的回顾性队列研究表明，两种疾病的临床预后是不同的，主动脉夹层在马方综合征中更常见，在这组 BAV 人群中主动脉夹层的风险比一般人群近乎高 8 倍，但是尽管风险较高，主动脉夹层的绝对发病率却是很低的（BAV 的人群发病率约 1.3%）

随访（二叶式主动脉瓣的患者的系列评估）

因为主动脉瓣疾病有逐年进展为狭窄 / 关闭不全及

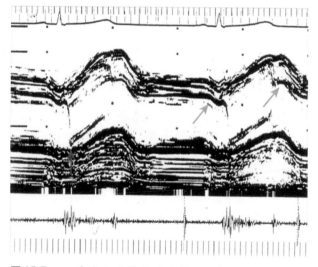

图 15.7　二叶式主动脉瓣患者的 M 型超声心动图（超声）和心音图（心音）。超声图示在舒张后期和早期的偏心闭合线（绿色箭头）；心音图示主动脉瓣喷射音（红色箭头底部），其在主动脉瓣开放最大时突然出现（红色箭头）

表 15.3	主动脉夹层在二叶式主动脉瓣（BAV）人群中的发生率		
作者	年	发生率	人群
Fenolio	1997	8/152（5%）	尸检，≥ 20 岁
Larsen 和 Edwards	1984	18/293（6%）	尸检，所有年龄段
Roberts 和 Roderts	1991	14/328（4%）	尸检，≥ 15 岁
Michlena 等	2011	2/416（0.4%）	超声心动图检查的社会群体

发生主动脉病变的风险，即使无症状，所有BAV患者也应该每年进行影像学检查。2008年ACC/AHA指南更新推荐，对青少年和年轻的成年人、老年的AS患者，及BAV患者和主动脉根部扩张和（或）升主动脉扩张的患者，当升主动脉增宽的内径大小已被TTE和CT或

MRI测量证实时，TTE可用于升主动脉影像学随访。若BAV患者升主动脉扩张被确诊，推荐6个月后重复影像学检查。如果在6个月内主动脉内径没有明显变化，内径小于45mm，并且没有主动脉夹层家族病史的，推荐1年进行一次影像学检查随诊。如果患者不符合这些标准，应该每6个月重复影像学检查。如果主动脉根部的超声心动图成像不佳，心脏CT或MRI是最好的替代检查。由于其半侵入性及不确定性，TEE一般不用于BAV相关主动脉疾病的随诊检查。

BAV患者的家族筛查

BAV似乎有遗传性，某研究中BAV在一级亲属发生的概率为9.1%。目前ACC/AHA的瓣膜病指南不推荐BAV患者个人的亲属筛查，而先天性心脏病和胸主动脉疾病的指南推荐超声心动图筛查一级亲属（IC）。

单叶主动脉瓣

主动脉瓣的其他不常见的先天性畸形包括单叶和四叶主动脉瓣。单叶主动脉瓣（UAV）是一种罕见的先天性畸形，在超声心动图检查的患者中检出率约0.002%，但接受手术治疗的患者中，"单纯"AS的比例可达4%～6%。UAV公认有两种形式：一种是在瓣口水平没有交界处或没有任何瓣叶与主动脉壁相连（无交界型），第二种为瓣叶一侧结构在瓣口水平与主动脉壁相连（单交界型）。这两种类型都与BAV类似，收缩期开放时形成一个拱顶（图15.11），其中后一种类型更为常见。无交界型UAV的AS病情相当严重，出现在婴儿期，几乎很少在成年人中见到。无交界型的UAV开放时在中央有一个椭圆形或三角形的开口，这

表15.4	二叶式主动脉瓣（BAV）在主动脉夹层中的发生率（自发的，尸检发现非医源性夹层）	
作者	年份	BAV/夹层数量
Gore和Seiwert	1952	11/85 13%
Edwars	1978	11/119 9%
Larsob和Edwards	1984	18/161 11%
Roberts和Roberts	1991	14/186 7.5%
总计	—	54/551=10%

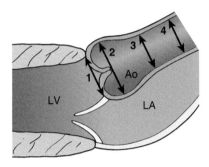

图15.8 胸骨旁左心室长轴观图示说明主动脉内径测量方法：1.主动脉瓣环；2.主动脉窦中点的水平；3.主动脉窦管交界水平；4.升主动脉中段。测量应垂直于主动脉长轴。Ao.主动脉根部；LA.左心房；LV.左心室

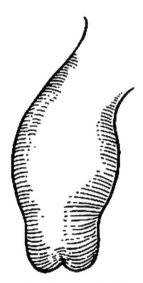

图15.9 胸主动脉示意图说明合并二叶式主动脉瓣的最常见主动脉病变类型——正常的主动脉根部及主动脉窦管交界处起始/之上扩张

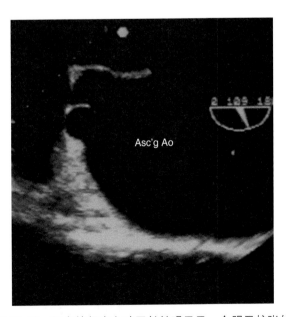

图15.10 经食管超声心动图长轴观显示一个明显扩张的升主动脉（Asc'g Ao），未累及主动脉根部——合并二叶式主动脉瓣的典型主动脉病变

是由于三个瓣叶未分化发育完善所致，形成了一个小中心孔的"火山口样"结构（图15.12A）。这类患者瓣膜狭窄通常是非常严重的，在婴儿期即发病。单交界型UAV通常有一个偏心性的"泪滴"形开口（图15.12B）。在这类UAV中单侧瓣膜常附着于后壁。结果形成一个比无交界UAV更大的开口。因此，一些单交界型UAV患者成年之前不一定表现出瓣膜梗阻。同BAV患者，UAV更常见于男性。与BAV和TAV患者接受手术相比，单交界处型UAV比BAV患者手术要早约20年，比TAV患者要早约30年。单交界处型UAV患者通常在30多岁需要手术治疗。

UAV患者的冠状动脉一般位置正常，与BAV相似可以发生主动脉病变。单叶主动脉瓣通常有严重的弥漫性钙化，UAV与BAV的鉴别较困难（图15.12）。TEE能够更准确进行区分。

四叶主动脉瓣

四叶主动脉瓣（QAV）是一种罕见的先天性心脏畸形，根据尸检和超声心动图（表15.5）系列检查报道其患病率范围为0.008%～0.043%。Olson和他的同事在一项对225例因单纯主动脉瓣反流接受手术治疗的回顾研究中报道QAV有更高的发病率。历史上大多数病例是在手术或尸检中偶然发现。然而，现在大多数病例是由超声心动图诊断。借助于TEE、CT、和MRI等影像技术的长足进步，QAV的检出率有一定程度的提高。

基于瓣尖的大小及其对称性，赫尔维茨和罗伯茨按形态学将QAV描述成7个亚型（类型A到G），从4个对等的瓣叶到4个大小不等的瓣叶。最常见的结构类型可能是4个相等或近乎相等的瓣叶（表15.6）。

当瓣叶相对大小相等时，QAV者瓣膜功能正常。在一般情况下，在童年或青春期很少出现或极少发生瓣膜功能不全。主动脉瓣功能障碍常继发于主动脉瓣关闭不全（表15.7），往往会在以后的生活中发生，是

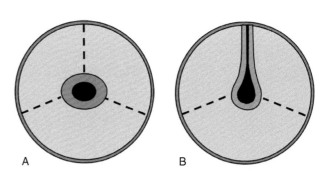

图15.12　两种单叶主动脉瓣的示意图。A.无交界处型瓣膜是在圆锥形或圆顶型瓣膜顶部中心一个圆/椭圆开口；B.单交界处型瓣开放呈泪滴样并有一个侧向连接

表 15.5	四叶主动脉瓣发病率				
作者	年份	方法	n	%
Simonds	1923	尸检	0/2000	0.000
Simonds	1923	尸检	2/25 666	0.008
		（文献		0.013
		综述）		0.043
Feldman et al	1990*	2D 超声	8/60 446	1
Feldman et al	1990	2D 超声	6/13 805	
Olson et al	1984	单纯 AR 外科手术	2/225	

AR.主动脉瓣反流
*1982～1988
+1987～1988

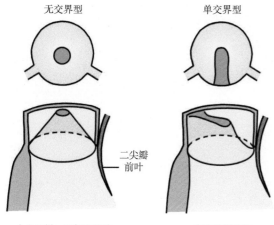

无交界型　　　　单交界型

二尖瓣前叶

火山口样、无侧向连接　　　存在单侧连接

图15.11　两种单叶主动脉瓣示意图（见正文）

表 15.6	四叶主动脉瓣：形态类型	
	解剖变异—瓣叶	N
4瓣均等		51
3瓣均等		43
2瓣均等较大，2瓣对等较小		10
1瓣大 2瓣中等 1瓣小		7
3瓣均等和1瓣较小		4
2瓣均等、2瓣不等较小		4
4个瓣均不等		5

引　自Hurwitz LE，Roberts WC；Quadricuspid semilunar valve，Am J Cardiol 31：623-626-1973

由于进行性的瓣叶增厚导致瓣叶对合不完全的结果。与BAV不同，QAV累及升主动脉瘤极为罕见。

超声心动图特征性表现是舒张期短轴切面瓣叶呈"X"形（是由QAV瓣叶关闭联合缘对合形成），与正常3个瓣叶关闭的"Y"相对应（图15.13）。因为随着年龄的增长可能会发生瓣膜功能不全，建议临床和超声心动图定期随诊。

尽管QAV通常是一种独立的心脏畸形，但各种与它伴发的心脏和非心脏异常已有报道（框15.4）。其中最常见的是冠状动脉畸形，发病率约为10%。

总之，QAV是一种罕见的先天性心脏畸形，通常在成年时期确诊，可能会出现并发症——主要为主动脉瓣关闭不全。QAVs常需要手术治疗，通常在50岁和60岁时进行，因此，需要密切随访。

钙化性主动脉瓣狭窄（退行性）

钙化是老年AS患者最常见的病因，其患病率随年龄而增长。在年龄65岁以上的人群中患病率约为5%，在年龄80岁或以上的人群中约为10%。AS是瓣膜置换术最常见的适应证，是老年人手术第二常见的适应证，仅次于冠状动脉旁路移植术。钙化性AS对男性和女性的影响是相同的。

因为随着年龄的增长，AS的发病率在增长，而钙化发生在机械应力的区域，AS既往被认为是一种由于被动的"撕裂磨损"所致的退行性疾病。既往认为，主动脉瓣膜钙化是一个细胞老化的被动后果，这一观点已经受到挑战。AS现在被认为是一个与动脉粥样硬化有相似之处的主动过程，包括炎症、脂质浸润和营养不良性钙化。因此，采用钙化性主动脉瓣狭窄似乎比退行性主动脉瓣狭窄更合适。目前，钙化性主动脉瓣疾病的病理生理机制是研究的热点领域。

钙化性AS是一个进展缓慢的纤维化和钙化的过程，发展经历几十年，导致主动脉瓣膜不同程度的增厚和僵硬。这个过程开始表现为主动脉瓣膜硬化，但并不限制血流通过主动脉瓣口。其形态学的特点是沿主动脉瓣瓣缘形成的钙化斑块。最早的沉积发生在瓣缘和沿瓣尖的对合线——在瓣叶开放和关闭时最大弯曲和伸展区域。不规则瓣叶增厚和局灶性回声增强（钙化）是钙化性AS的超声心动图特征。这些增厚的核心区域最常见于瓣膜中心。胸骨旁短轴切面是评估钙化程度最优的切面，并可以定性地分为轻度钙化（孤立的小斑点或结节）、中度钙化（多个大的结节）、重度钙化（整个瓣叶的广泛增厚和钙化）。

瓣叶钙化程度是疾病进展的标志，应该报告描述。随着瓣叶变硬，它们变得越来越固定、缺少弹性并开始阻碍血流。主动脉跨瓣血流速度的增加标志着主动脉从硬化进展到狭窄。在最严重的病例，主动脉根部似乎充满了密集的，无定形的回声，几乎完全没有运动。个别患者可能表现为单个瓣叶无运动，而其他瓣叶仍可自由启闭。当只有一个瓣叶不能启闭时，通常主动脉瓣跨瓣流速只有轻微的增加（轻度AS）。不同于风湿性AS，在钙化性AS中极少见到瓣尖的融合。瓣口倾向于向3个方向射流——收缩期三条狭缝状开口（图15.14E和图15.15），钙化常延伸至二尖瓣前叶的基底部。钙化也可能自瓣膜延伸进入室间隔，并导致传导系统

表 15.7　四叶主动脉瓣功能		
瓣膜功能	N	%
AR	115	75
AS+AR	13	8
AS	1	1
Normal	25	16
选自 Tutarel, J Heart Valve Dis 13: 534-537, 2004.		

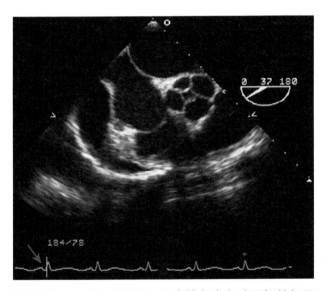

图15.13　四叶主动脉瓣。经食管超声心动图短轴切面（37°）图示舒张期（箭头）瓣叶闭合不全伴有一个中央的方形开口和典型的4条对合线的X型构型

框 15.4　与四叶主动脉瓣相关的心脏和非心脏畸形
1.动脉导管未闭
2.肥厚型心肌病
3.主动脉瓣狭窄
4.Ehlera–Danlos 综合征
5.冠状动脉起源异常
6.室间隔缺损

钙化的单叶主动脉瓣   钙化的双叶主动脉瓣   钙化的三叶主动脉瓣

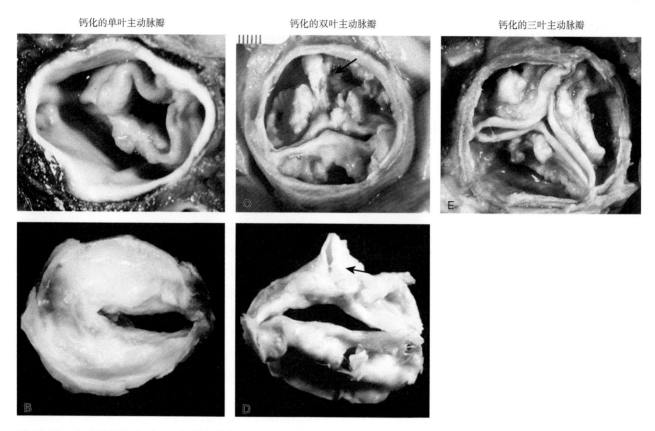

图15.14   主动脉瓣狭窄（AVs）的大体病理标本，包括单叶瓣、双叶瓣和三叶瓣。2个单叶AVs图（A和B）显示单交界处和无侧方连接；2个二叶瓣图（C和D）显示单融合嵴（箭头）；三叶瓣（E）联合缘没有融合，显示大量钙化沉积限制瓣叶运动导致狭缝状的开口

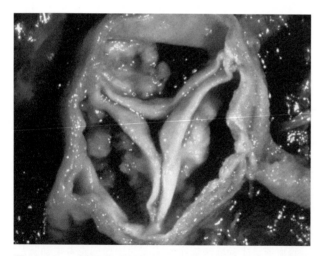

图15.15   1例钙化（退行性）三叶主动脉瓣的大体病理标本，未见交界处融合，和三条辐射状的狭缝样的开口异常。

风湿性主动脉瓣狭窄

在发达国家，风湿性AS已经不常见了，但在世界范围内仍然是一个重要的病因。在美国由于症状性的

AS行主动脉瓣置换术的成年人中，钙化的三叶瓣约占5%，二叶瓣AS约占36%，风湿性AS为9%。风湿性心脏瓣膜病从来不是孤立发生的，几乎总是累及二尖瓣。风湿性瓣膜功能障碍不仅会影响解剖正常的TAV，而且也会影响先天性的BAV。

与风湿性二尖瓣病变相似，风湿性主动脉瓣膜病变主要表现为延伸到游离缘的瓣膜弥漫性增厚，及联合缘的融合。这些特点与退行性（钙化）AS的形态特征对比，后者表现为基底钙化结节，很少或不累及瓣膜的游离缘，没有联合缘的融合。风湿性AS获得性的联合缘融合可以累及1个、2个或全部3个联合缘，通常与先天性瓣膜异常融合有明显区别，其融合始于瓣环，向中心进展，往往等同影响每个联合缘，中央形成一个小的圆形或三角形的孔（图15.1和图15.16）。随后发生钙化沉积。联合缘的融合是AS的主要病变，而相对的瓣膜纤维化/硬化，缩短和瓣叶挛缩，主要引起风湿性主动脉瓣关闭不全。有趣的是，风湿性瓣膜病的唯一的主要特征，Aschoff 肉芽肿，几乎从未在主动脉瓣组织内发现。

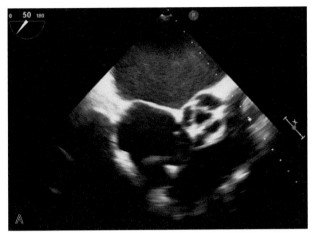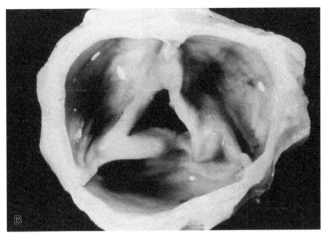

图15.16　A.经食管超声心动图显示典型的风湿性主动脉瓣狭窄，联合缘融合导致中央三角形（如下所示）或椭圆形或圆形（未示出）开口；B.另1例患者的大体病理标本

第二节　主动脉瓣狭窄严重程度的定量评估

在北美和欧洲等发达国家，主动脉瓣狭窄（AS）是最常见的心脏瓣膜病变，在年龄65岁以上的老年患者的发病率为2%～9%。且发病率随着年龄增长而增加。主动脉瓣硬化作为AS的前期病变，在65岁以上患者的发病率约为33%。

当临床遇到以下情况时应怀疑AS：包括听诊闻及粗糙的收缩期杂音，颈动脉触及延迟的震颤，或出现典型症状（心绞痛、劳力性呼吸困难或运动性晕厥）。然而，临床诊断AS是具有挑战性的。临床症状和体征在区分AS危重和非危重方面的作用是有限的，这些症状在老年人中敏感度和特异度较低。心导管检查，曾经被认为是AS定量诊断的金标准，但由于其侵入性，随着年龄的增长并发症也增多。Omran等对152例逆行插管的患者行磁共振成像检查显示，22%的患者有急性局灶性栓塞事件的影像学证据。

与之相比，超声心动图提供了瓣膜形态和血流动力学两方面的无创评估。由于超声的通用性、无创性、可重复性和准确性，目前指南推荐选择超声心动图作为评估和管理AS的诊断方法。仅对一些超声心动图无法诊断或与临床参数相矛盾时，采用心导管检查加以验证。在大多数的情况下，经胸超声心动图（TTE）已经足以达到要求，它也是目前评估AS严重程度和连续随诊的标准程序。此外，预测AS患者的临床预后主要采用TTE。

准确评估AS的严重程度对临床决策是必要的。推荐评估AS严重程度的主要的血流动力学参数有峰值射流速度，主动脉跨瓣压差和由连续方程计算的主动脉瓣瓣口面积（AVA）。框15.5列出评估瓣膜性AS患者的超声心动图和多普勒参数。这些参数的具体意义将在后文讨论。

正常主动脉瓣

二维超声心动图

正常的主动脉瓣是由3个大小相等或近乎相等的小叶或半月瓣构成［左，右和无冠瓣（NCCs）］。二维（2D）TTE检查正常主动脉瓣在胸骨旁左心室长轴（PLAX）切面显示2个瓣叶：①右冠瓣，这是最前面的瓣叶；②无冠瓣（最常见）或左冠瓣。正常的主动脉瓣膜薄而柔软。在PLAX切面，瓣叶收缩期快速开放呈现为靠近主动脉壁的平行线（图15.17）。在舒张期，瓣叶关闭合拢在主动脉根部中心出现一条平行于主动脉壁的强回声线。相对二维超声系统的帧频，瓣膜的启闭非常

框 15.5　评价主动脉瓣狭窄的超声多普勒参数

1. 二维（2D）测量左心室流出道内径（LVOT）和主动脉瓣环
2. LVOT流速 V_1—脉冲多普勒测定
3. 连续多普勒测量的主动脉瓣跨瓣流速（V_2 或 V_{max}）（从心尖，右胸骨旁，胸骨上窝切面，剑突下切面）
4. 计算瞬时最大峰值压差和平均压差
5. 连续方程计算主动脉瓣口面积
6. 无内径指数
7. M型/2D测量左心室大小
8. 左心室质量测量
9. 主动脉瓣关闭不全的评价
10. 其他心脏缺陷的评价

迅速，因此很难观察到主动脉瓣的开放和关闭。在短轴（SAX）切面，3个薄的瓣叶开放时形成一个三角形或圆形的孔（图15.18）。在舒张的3个瓣叶关闭线形成 Y 形（倒置的奔驰标志）。有时候，关闭线的中间部分有轻微的增厚形成结节，称为 Arantius 结。在 SAX 切面 NCC 位于中后位置左冠瓣位于后外侧。房间隔总是指向 NCC。

M 型超声心动图

主动脉瓣的 M 型超声心动图是由 M 型超声束直接通过主动脉瓣叶形成，可以由 PLAX 和 SAX 2 个切面获得。在收缩期开始时瓣叶迅速开放平行于主动脉根部血管壁，瓣叶近乎反向（图15.19）。它们在整个收缩期保持开放，并在收缩末期迅速关闭，形成一个框或平行四边形。正常情况下收缩期可见瓣叶精细规律震颤。这些细微的振动实际上表明瓣叶细薄，能够在血流快速通过其心室面时如船帆样形成逆向弯曲，而瓣叶后方主动脉

侧的涡流旋转形成反向的力量，使瓣叶振动。在舒张期闭合紧密的瓣叶形成一个在主动脉壁中部的单一（或多个并行）闭合线（图15.19）。从瓣尖的开放到瓣尖的关闭可以测量左心室射血时间。

AS 严重程度可以通过测量收缩期主动脉瓣开放时瓣叶间最大分离程度来粗略估测。在瓣膜性 AS 患者，增厚的瓣叶［由于纤维化和（或）钙化］在收缩期和舒张期都出现强回声。收缩期增厚僵硬的瓣叶无法完全开放。前瓣（右冠瓣）和后瓣（通常是无冠瓣；有时是左冠瓣）之间的距离减少或甚至消失，这提示中度或重度 AS（图15.20）。除外二叶式主动脉瓣的情况下，瓣叶最大开放幅度超过 1.5cm 时可以排除显著瓣膜狭窄。当3个瓣叶中任何一个能够正常打开和（或）最大开放时，无论另两个瓣叶开放受限程度有多重，AS 的严重程度不超过轻度。

主动脉瓣狭窄的定量诊断

随着获得性 AS 的进展，瓣叶增厚，运动受限。随着 AS 严重程度的增加，瓣叶增厚和开放受限程度进一步加重。在严重的 AS，瓣叶变得明显增厚和钙化，几乎完全失去活动性。单个瓣叶的识别往往很困难，几乎是不可能的。此外，由 TTE 测量主动脉瓣口面积相对困难。因此对大多数患者而言，需要使用 TEE 测量瓣口面积，这将在后面进行讨论。

超声多普勒定量评价主动脉瓣狭窄严重程度

前面提到的二维和 M 型特征用于检测 AS 是很有帮助的，但它们定量评估狭窄程度时并不可靠。AS 的严重程度由二维和超声多普勒综合评估确定。随着主动脉瓣变得狭窄，出现血流梗阻时，瓣膜两端压力梯度增加。这种梗阻与主动脉跨瓣射流速度的增加有关。主要

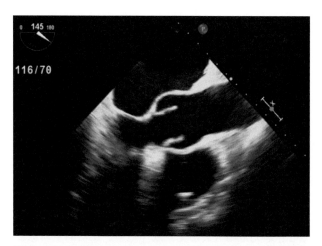

图15.17　正常的三叶主动脉瓣叶经食管超声心动图长轴切面（类似于经胸超声胸骨旁长轴切面）图像显示主动脉瓣正常开放时瓣叶平行于主动脉根部动脉壁

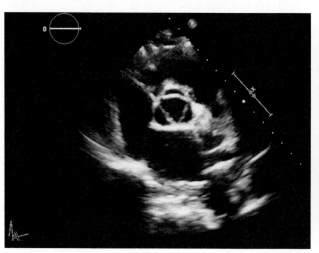

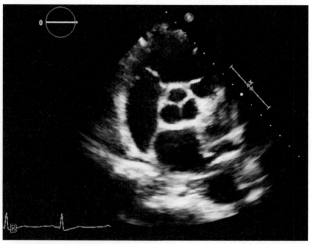

图15.18　正常三叶主动脉瓣的经胸超声心动图（短轴观）。A. 收缩期瓣叶垂直瓣口开放呈1个三角形；B. 舒张期，正常的3个瓣叶看似1个"Y"形，对合线分别在10点，2点和6点

用于评估 AS 的常规检测参数包括主动脉峰值射流速度、平均压力梯度和 AVA。

主动脉瓣跨瓣流速

使用连续多普勒波（CW）检测可以直接获得主动脉跨瓣射流速度。要获得峰值速度，探测角度应尽可能平行血流方向。因此，应该采用多个声窗来获取多普勒信号，调整取样线最平行于狭窄的喷射方向。这些声窗包括心尖 3 腔和 5 腔切面，右侧胸骨旁切面，胸骨上窝（SSN）切面及剑突下切面。仔细、全面、认真操作探头是很必要的，以达到最佳的校准和检测最高流速（图 15.21）。采用获得的最高流速计算压力梯度和主动脉瓣瓣口面积。推荐使用非成像连续多普勒探头（所谓的 pedoff 头或铅笔探头），因为它更小，更容易在肋间和 SSN 位置操作，并具有较高的信噪比。

压力梯度

多普勒测定的主动脉瓣最高射流速度（Vmax）通

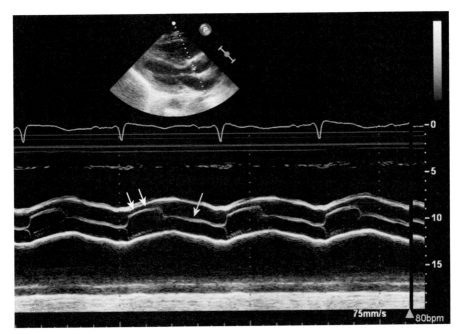

图 15.19　主动脉瓣 M 型超声心动图显示主动脉瓣在收缩期瓣叶快速开放斜率，全收缩期瓣叶均衡平行于主动脉壁（白色箭头），而舒张期呈中央闭合线（黄色箭头）

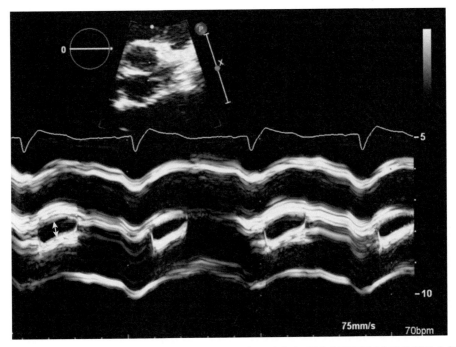

图 15.20　中度主动脉瓣狭窄患者的 M 型超声心动图。在前瓣（右冠瓣）和后瓣（无冠瓣）（黄色箭头）间最大开放幅度小于 5mm

过伯努利方程计算可以反映压力梯度。狭窄的主动脉瓣口的最大跨瓣压力梯度（ΔP_{max}）可以采用简化伯努利方程来计算，后者忽略了黏性损失和血流加速效应。这些在通常的临床设置中可以忽略：

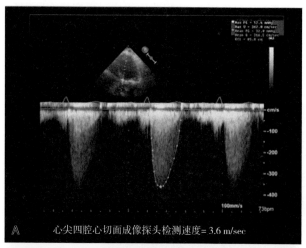

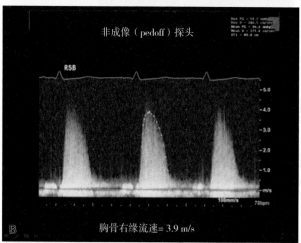

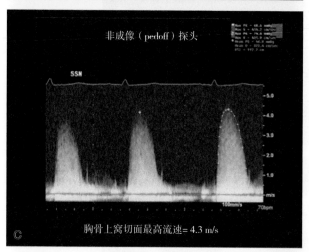

图15.21　1例重度主动脉瓣狭窄患者连续波多普勒扫描显示使用多个探测位置来获得最高（最大）主动脉跨瓣流速的重要性。A.心尖四腔心切面成像探头检测速度为3.6m/s；B.胸骨右缘使用非成像（pedoff）探头检测到稍高的流速（3.9m/s）；C.从胸骨上窝切面使用非成像探头获得最高流速（4.3m/s）

最大压力阶差 $\Delta P_{max} = 4 \ (V_{max})^2$

然而，当近端或左心室流出道（LVOT）速度（V_{LVOT}）超过1.5m/s，应采用修正伯努利方程：

$$\Delta P_{max} = 4 \ (V_{max}^2 - V_{LVOT}^2)$$

平均压力梯度是由手动包括多普勒速度频谱测得。超声仪的软件可集成整个收缩期瞬时速度并提供其平均值，在正式报告中均应体现峰值和平均压力阶差。平均压差超过40～50mmHg考虑严重AS（表15.8）。然而，因为计算出的压力梯度不仅取决于狭窄的程度，也受心排血量影响（更高的梯度比那些概述在框15.5中的指标可能更易发生在流率改变的患者）。流量增加的情况包括主动脉瓣关闭不全，贫血和妊娠。在这些情况下，虽然AS可能只是轻度，却可能出现相对高的压力梯度。相比之下，显著的左心室收缩功能不全，左心室缩小，全身血管阻力大，或二尖瓣反流的患者尽管AS严重，压力梯度却可能比较低。多普勒测定的峰值瞬时最大和平均压力梯度的准确性已经被同步心导管数据验证（图15.22～图15.23）。重要的是要认识到，多普勒测定的瞬时峰值收缩期压力梯度要高于在心导管获得的峰值梯度（图15.24）。多普勒评估主动脉瓣跨瓣压差可能的误差来源列表在框15.6内。

TEE检查时多普勒测量压力梯度有一定限制，这是因为从标准食管超声切面很难调整声束平行于狭窄的射流。然而，在大多数情况下，可以通过深部经胃底切面获得准确的最大流速和压差（图15.25）。从标准的经胃底左心室长轴切面的轻微的顺时针旋转TEE探头，可以得到一个更为有用的切面（图15.26）。

连续性方程测定主动脉瓣瓣口面积

超声多普勒评价AS严重程度包括应用连续性方程计算主动脉瓣瓣口面积。连续方程是基于质量守恒，就是在一个封闭的系统内如心脏，在其不同的位置流量（Q）是相同的：

表 15.8	**主动脉瓣狭窄程度分级**		
特征	轻度	中度	重度
主动脉血流速度（m/s）	2.6～2.9	3.0～4.0	>4.0
平均压差*（mmHg）	<20	20～40	>40
平均压差†（mmHg）	<30	30～50	>50
主动脉瓣口面积（cm²）	>1.5	1.0～1.5	<1.0
速度比值	–	–	<0.25

* 美国心脏协会/美国心脏病学会指南
† 欧洲心脏病学会指南

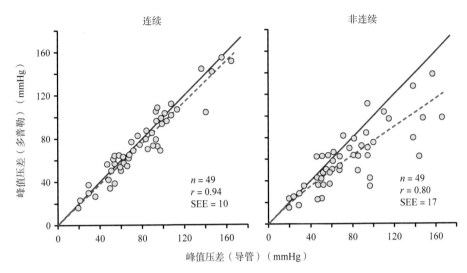

图 15.22　多普勒和导管同步（左）与非同步（右）进行测量的峰值瞬时压差（最大压差）间有良好的相关性。虚线代表回归线，而实线代表判别线（改编自Currie PJ, Hagler DJ, Seward JB, et al.Instantaneous pressure gradient: a simultaneous Doppler and dual catheter study. J Am Coll Cardiol, 1986, 7: 800-806.）

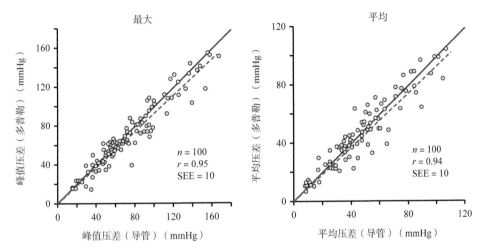

图 15.23　100例患者中应用多普勒和导管同时测定的最大和平均压差之间有均良好的相关性。虚线代表回归线，实线代表切线（改编自Currie PJ, Seward JB, Reeder GS, et al. Continuous-wave Doppler echocardiographic assessment of severity of calcific aortic stenosis. Circulation, 1985, 71: 1162-1169.）

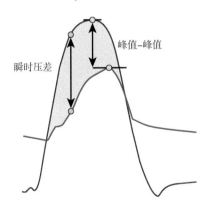

图 15.24　左心室（白色曲线）– 主动脉（黄色曲线）压力同步。两曲线之间灰色阴影区域代表整个收缩期的压力梯度。应该注意到多普勒（绿色箭头）测定的峰值瞬时压差高于导管（黄箭头）测量的峰值压差。还注意到，峰对峰间的压差是人为测定的（左心室峰值压力和主动脉峰值压力发生在不同的时间）

框 15.6　与导管测压差对比多普勒高估跨瓣压差的误差来源

1. 未考虑瓣下速度增加
2. 记录错误频谱（二尖瓣反流）
3. 选择不具有代表性的速度（心律失常时常错误选择最高速度）
4. 主动脉内径小（＜3.0cm）的患者压力恢复

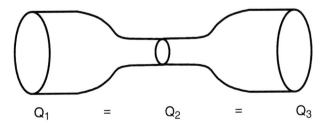

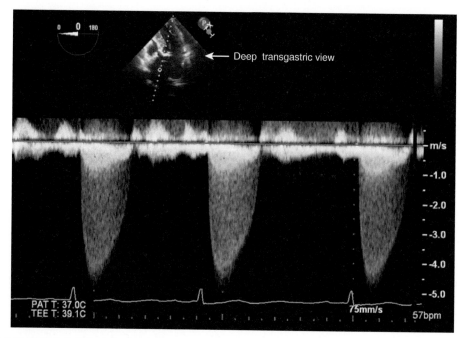

图 15.25　较深的经胃底的食管超声心动图切面的连续多普勒频谱显示，1例重度主动脉瓣狭窄患者的主动脉瓣跨瓣流速（V_2）达 4.5m/s

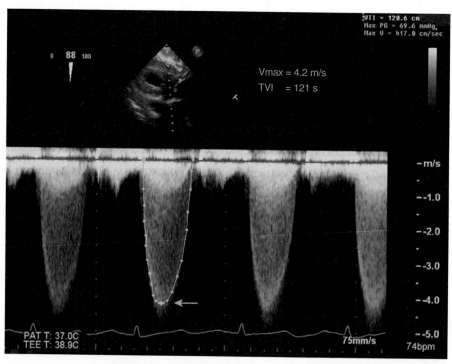

图 15.26　经食管超声心动图一个标准的胃底长轴顺时针旋转的切面，应用连续波多普勒测量1例重度主动脉瓣狭窄患者，显示最大流速（Vmax）4.2m/s 和时间速度积分 121s

在 AS 的情况下，左心室流出道主动脉瓣的近端每搏量（Q1）必须等于通过狭窄的主动脉瓣口的每搏输出量（Q2）。因为每搏量是这一点的截面积（CSA）和速度时间积分（TVI）的乘积，因此，连续性方程可以表示为：

$$Q1 = CSA1 \times TVI = CSA2 \times TVI2$$

连续性方程可以重新表示为：

$$CSA2 = CSA1 \times TVI1 / TVI2$$

在 AS 情况下，位点1是 LVOT，位点2是主动脉瓣狭窄的瓣口。因此连续性方程可以重新表示为：

$$AV\ area = CSA_{LVOT} \times TVI_{LVOT} / TVI_{AS}$$

因此，计算 AVA，必须先获得3个测量数据（表 15.8）

1. LVOT 的 CSA（CSA_{LVOT}）；

2. LVOT 的 TVI（TVI$_{LVOT}$）；

3. 主动脉狭窄瓣口射流的 TVI（TVI$_{AS}$）。

LVOT 的 CSA 可以从胸骨旁长轴切面得到。放大左心室流出道区域，在收缩中期稍低于主动脉瓣叶附着的位置由最大内缘-内缘直径测量。

TVI$_{LVOT}$ 可以由心尖切面获得（心尖五腔心或三腔心切面），采用脉冲多普勒，取样容积（用小的取样容积）放在狭窄主动脉瓣口的近端，并追踪波形。在选择时应放弃最高流速的层流，选择取样容积接近狭窄的瓣膜处加速的血流。这可以通过将取样容积放置在 LVOT（在狭窄的瓣膜下方）来完成，将取样容积一点点慢慢向狭窄的瓣口移动，并记录下包绕（层流）每一点的速度频谱，直到血流加速出现（频谱增宽）。取样容积应该略回撤一点（例如移向心尖）直到获得一个光滑的层流速度曲线（不再出现频谱增宽），表明位置最接近血流加速的区域（图 15.28），以上是正确的寻找 LVOT 速度的方式。下一步，在多个探头位置（如在上一节讨论）应用连续波多普勒，获取最大 TVI$_{AS}$。选取最高主动脉跨瓣流速和 TVI 来计算 AVA。虽然 TVI 是首选，峰值速度也可以用于连续性方程。对于心房颤动的患者，需要连续测量 5 ~ 10 次心搏取平均值时，采用流速更实用。下面是一个病例，应用连续性方程计算 AVA，速度替代 TVI，计算如下：

- LVOT 直径：2.0 cm；
- LVOT 速度：1.0 m/s；
- AS 峰值流速：4.0 m/s

AV area = CSA$_{LVOT}$ × TVI$_{LVOT}$ / VAo

AV area = (3.14)(1.0)^2(1.0)/4.0 = 0.8 cm^2

超声多普勒定量主动脉狭窄的局限性和不足

连续性方程计算 AVA 需要细心关注 3 个先前提到参数的测量细节。已证实超声心动图和导管测量的瓣口面积之间有良好的相关性（图 15.29）。连续性方程误差的主要原因是测量左心室流出道直径的误差。因为连续性方程采用的是半径的平方，即使在左心室流出道直径测量很小的误差可能会导致在计算 AVA 时较大的误差。

低估左心室流出道内径可能有如下几点原因。首先，左心室流出道可能是椭圆形的而不是圆形的，在这种情况下，通常在胸骨旁长轴观测量最小直径。其次，在瓣膜钙化的 AS 患者，钙化主动脉瓣环的散射和多重回

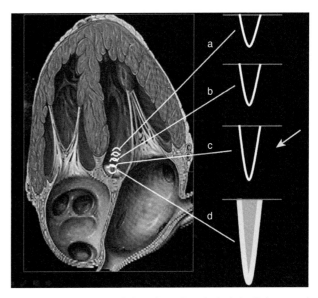

图 15.28 获得连续性方程中最佳左心室流出道（LVOT）流速（V$_1$）方法。脉冲波多普勒取样容积最初放在左心室流出道（a），连续向主动脉瓣（b 和 c）移动，直到取样体积进入血流会聚区（d），频谱显示了频谱展宽。然后取样容积略微回移（心尖）直到频谱展宽消失。这是最佳的 LVOT 速度（c；黄色箭头）

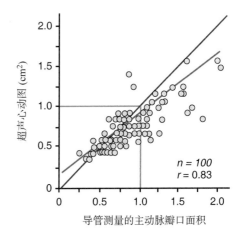

图 15.29 对于 100 例患者导管测量的主动脉瓣（AV）瓣口面积和多普勒超声心动图（ECHO），应用左心室流出道和主动脉瓣速度时间积分测量的主动脉瓣口面积之间有良好的相关性。平均 SEE 是 0.19cm^2（改编自 Oh JK, Taliercio CP, Holmes DR Jr, et al. Prediction of the severity of aortic stenosis by Doppler aortic valve area determination, J Am Coll Cardiol, 1988, 11: 1227–1234.）

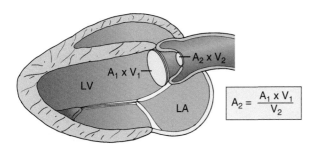

图 15.27 用于主动脉瓣狭窄的连续性方程：A$_1$ × V$_1$= 左心室流出道流量而 A$_2$ × V$_2$= 通过狭窄主动脉瓣的流量。狭窄的主动脉瓣口面积（A$_2$）可以从连续性方程计算

声，及经常来自延伸到二尖瓣前叶基底部的钙化的噪声，可以人为造成 LVOT 看起来小于其实际大小，尤其是当使用低频探头和增益设置过高时（图 15.30）。避免这种潜在问题的技巧包括使用尽可能高频率的探头，将 LVOT 尽可能成像接近扇形切面的中心（轴向分辨率优于横向分辨率），使用相对低的增益设置。最后，特别是在老年患者中，间隔的上部（基底）可能凸向 LVOT，造成测量困难。

从理论上讲，左心室流出道直径（LVOTd）应该是在收缩中期测量，并在心动周期中同一时间测量 LVOT 血流速度。然而有时候，收缩中期的图像质量是欠佳的，而在舒张末期流出道成像更清晰。Skjaerpe 等建议，可以在舒张末期测量 LVOTd。当不可能精确测量 LVOTd 时，检查者不能猜测或使用一个假定的直径（如 2.0cm）。在这种情况下，无内径指数（DI）或速度比，可以作为一个替代 AVA 的参数。这种简化的参数避免了准确测量 LVOTd 的困扰，且独立于心排血量。这个只依赖多普勒的方法使用以下公式：

$$DI = TVI_{LVOT} / TVI_{AS}$$

当 DI < 0.25 时考虑重度 AS（表 15.8）

第二个受到限制的参数是 LVOT 速度（所谓的 V_1）。测量此参数的推荐方法已经进行了讨论。然而，这个参数在几种情况下可能无法测量。最常见的陷阱发生在有相关的主动脉瓣下狭窄，后者引起在左心室流出道出现高速湍流，阻碍了 V_1 的精确测量。二尖瓣生物瓣瓣架可伸入 LVOT，形成湍流，影响速度测定，但较为少见。

其他用于评估 AS 的参数有主动脉跨瓣流速（Vmax，或所谓的 V_2）和从 V_2 计算得到的主动脉跨瓣压力梯度。如果多普勒声束方向不佳（不平行于狭窄的主动脉射流），则可能会低估这个速度和压差。正如前文所述，通过多个探头位置的扫查可以最大限度避免这一误差。真实速度与压力梯度的高估比低估明显要少。高估可能是由于误将二尖瓣反流束（极少情况下为三尖瓣反流）当主动脉狭窄的射流，特别是当使用非成像探头时这三个射流在心尖切面观察方向是相似的。探头来回扫查能够辨别出哪一条是主动脉射流有助于避免这种误判。另一个区分这些射流的方法是它们的持续时限。二尖瓣反流总是比主动脉狭窄射流时限更长，这是因为包括等容收缩期和等容舒张期。此外，MR 射流流速更高，因为收缩期左心室-左心房压力梯度高于左心室-主动脉间的压力梯度。另一种区分 AS 和 MR 的方法是追踪和舒张相关联的信号。MR 与二尖瓣血流有关，而 AS 与二尖瓣血流无关（表 15.9）。还有一种罕见的情况，就是当从胸骨上窝位置探头探查到一个来自主动脉弓系统的高速湍流信号，可能会被误认为 AS 射流。这些潜在的误差总结在框 15.7 中。在心房颤动或频发室性期前收缩存在时，推荐从 5 ～ 10 个连续心搏取平均速度（图 15.31）。单独采用最高速度会导致高估压力阶差，低估采用连续性方程计算的 AVA。全身血压在评估的平均压力梯度和 AVA 方面的作用仍有争议。

测量和记录 AS 患者瓣膜的形态和超声多普勒参数的建议列于表 15.10。鉴于这些超声心动图参数潜在的治疗和预后重要性及局限性，只能在它们成像清晰，准确性高度可信的情况下才能报告。如果这些测量参数的置信水平降低，或者超声多普勒和临床或导管数据之间存在差异，应仔细地回顾和审查所有的超声心动图测量

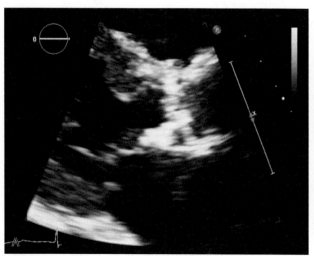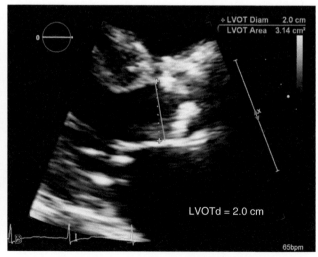

图 15.30 A. 放大的胸骨旁左心室流出道长轴切面（LVOT）图示 1 个大块钙化斑块突入左心室流出道。因为不代表整个瓣口周边都有钙化，因此，这个切面可能会产生左心室流出道小内径误差（LVOTd）；B. 略微调整探头避开这一钙化斑块，可以得到更大、更准确的直径为 2cm

的原始数据，并考虑采用其他诊断方式进一步明确评估狭窄的主动脉瓣的形态及血流动力学变化。涉及的方式可能包括经食管超声心动图（TEE），磁共振成像和心导管，这些都在美国心脏协会/美国心脏病学会和欧洲心脏病学会指南中有详细阐述。

表 15.9	有助于鉴别主动脉瓣和二尖瓣狭窄血流频谱的因素	
特征	**AS**	**MR**
形状	收缩早期达峰 当 AS 非重度时 重度 AS 时呈抛物线	抛物线 收缩达峰中晚期达峰 （除外急性重度 MR）
持续时间	AS 短于 MR 在等容期无血流	MR 长于 AS（包括 LVCT 和 LVRT）
舒张信号	AS 结束到二尖瓣血流间有缝隙（LVRT）	MR 与二尖瓣血流间连续
速度	AS ＜ MR	MR ＞ AS

AS. 主动脉瓣狭窄；LVCT. 等容收缩时间；LVRT. 等容舒张时间；MR. 二尖瓣反流

主动脉瓣口面积测定

从理论上讲，主动脉瓣口面积的测量可以使用 TTE 类似评估二尖瓣狭窄瓣口面积的测量方法。然而，这种方法对于钙化的 AS 是不可靠的，原因如下：①无法确定成像平面是否在最狭窄的瓣尖水平，而且它是否平行于瓣口；②由于严重的钙沉积，声影和混响伪像的影响使得瓣尖的定义较困难，以至于瓣口面积难以准确测定。

由于分辨率高成像简便，TEE 提供了整个心动周期主动脉瓣叶开放和关闭时优质图像。因此，与 TTE

框 15.7	多普勒测定压差在评估主动脉狭窄中潜在的缺陷
1. 超声波束角度差（主动脉瓣狭窄射流束和多普勒声束间不恰当的夹角）
2. 左心室流出道（LVOT）速度可能很重要（如＞ 1.4m/s，不可忽略）
3. 二尖瓣反流可能会被误认为是主动脉瓣射流
4. 主动脉瓣下梗阻可能妨碍左心室流出道流速的测量
5. 与导管测压差对比（瞬时峰值与峰值—峰值）
6. 心律变异（心房颤动、室性期前收缩）

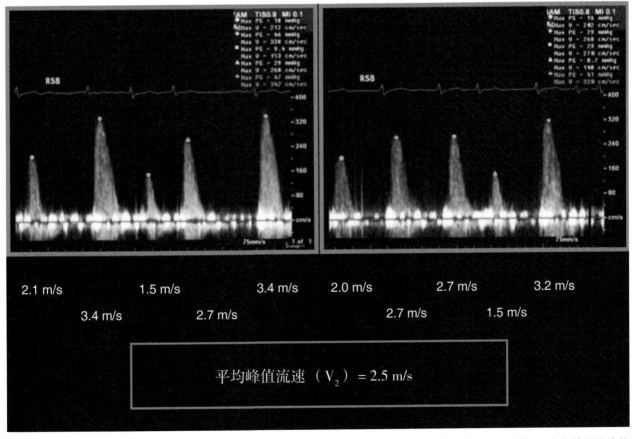

2.1 m/s　　1.5 m/s　　3.4 m/s　　2.0 m/s　　2.7 m/s　　3.2 m/s

3.4 m/s　　2.7 m/s　　　　　2.7 m/s　　1.5 m/s

平均峰值流速（V_2）= 2.5 m/s

图 15.31　胸骨右缘使用非成像探头描记连续波多普勒频谱说明主动脉跨瓣流速心搏间的变化。连续 10 次心搏的平均值（平均峰值流速 =2.5）

表 15.10 主动脉瓣狭窄定量记录和测量的建议（欧洲超声心动图学会和美国超声心动图学会推荐）

资料	记录	测量
左心室流出道直径	· 二维超声胸骨旁左心室长轴切面 · 放大模式 · 调节增益以优化血液组织界面	· 内缘至内缘 · 收缩中期 · 平行并接近主动脉瓣或在测量速度点（参考正文） · 直径用于计算横断面面积（CSA）
左心室流出道速度	· 脉冲波多普勒 · 心尖长轴切面或五腔切面 · 如需获得层流频谱，取样容积应置放在瓣膜左心室侧并小心移至左心室流出道 · 调节速度基线及量程以获得最大血流速度 · 时间轴速 100m/s · 采用低壁滤波 · 平滑速度曲线以获得峰值速度范围较窄的速度曲线	· 在致密流速曲线的峰值点上测量最大速度 · 描记频谱形态获得速度时间积分
主动脉瓣狭窄频谱速度	· 连续波多普勒（专用探头） · 多声窗（例如心尖，胸骨上窝，胸骨旁右侧等） · 降低增益，增加壁滤波，调节基线及量程以优化信号 · 扩展时间标尺来显示灰阶频谱 · 调节速度量程及基线使血流速度信号正好充满垂直标尺	· 在致密流速曲线的峰值点上测量最大速度 · 避免嘈杂频谱及纤细频谱信号 · 描记回声致密的频谱获得时间速度积分 · 描记速度曲线获得平均压差 · 说明测得最大速度的位置
瓣膜解剖	· 胸骨旁长轴切面及短轴切面 · 聚焦模式	· 收缩期辨明瓣叶数目及中间缝（如果存在） · 评价瓣叶活动性及交界处融合 · 评价瓣叶钙化

AS.主动脉瓣狭窄；CSA.截面积；CW.连续多普勒；LV.左心室；LVOT.左心室流出道；VTI.速度时间积分；2D.二维。
获得欧洲心脏病学会和美国心脏病学会许可

不同，TEE可以直接测量主动脉瓣瓣口面积，其与心导管使用格林方程和超声多普勒应用连续性方程测定的瓣口面积均有很高的相关性。TEE的瓣口面积测量法也被证明与计算机断层扫描技术测定的瓣口面积有较好的相关性。准确测量AVA，图像平面必须定位于主动脉瓣叶的尖端。这种测量需要细心操作以获得正确的成像角度和切面。最好的方法是从长轴切面开始（通常是110°～150°）调整使主动脉根部垂直于超声声束并将主动脉瓣置于或接近于扇形切面的中央（图15.32A）。这是利用轴向高分辨率的优势，提供平行于主动脉瓣环和瓣叶的最佳切面。随后，图像平面可以旋转90°，在一个精确的SAX切面查看主动脉瓣（图15.32B）。另外，新式超声仪器的双平面功能可以用来实现这一成像方式。轻微的撤出和推进TEE探头并从头至尾详细检查有助于在最大的瓣尖分离处找到最小的瓣口。收缩期最小的瓣口常常在略高于舒张期显示奔驰标志的切面发现。这个切面能同时显示3个瓣叶。彩色多普勒有助于确定狭窄瓣口。调整增益设置（减小增益而不丢失瓣叶和联合缘）可能有助于勾勒出瓣口真实的边缘来测量面积，应在收缩早到中期的期瓣叶最大开放时测定最小的瓣口面积。

三维超声评价主动脉瓣口面积

实时三维超声心动图（RT3D-TTE）由于能够提供任何切面的影像而具有克服2D-TTE不足的潜力。利用3D数据库裁剪切面可以提供一个真正的最狭窄的主动脉瓣图像来测定面积。一些研究已经证明，RT3D TTE测量瓣口面积与传统的2D-TTE比较具有相当高的准确度。因此，3D TTE在某些情况下，可以克服连续性方程的局限性；如AS合并肥厚型梗阻性心肌病，单纯主动脉瓣下狭窄，或瓣上狭窄仍可以可靠地评估AVA。使用实时三维TEE能够提高左心室流出道直径和CSA的测量精度，因此，也可以提高通过连续性方程评估AS严重程度的准确性。

其他测量主动脉瓣狭窄程度的方法

还有其他超声心动图参数用于定义AS的严重程度和（或）风险。这些参数包括瓣膜的阻力、能量丢失指数、每搏输出量的损失和动脉血管阻抗。然而，它们的实用性和预后意义仍有待于大规模的前瞻性试验证实，尚未确定其临床意义。

心脏磁共振成像和计算机断层扫描也被用来评估

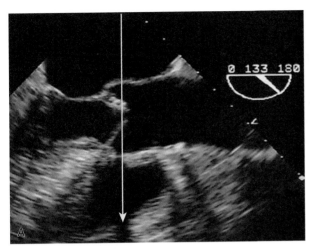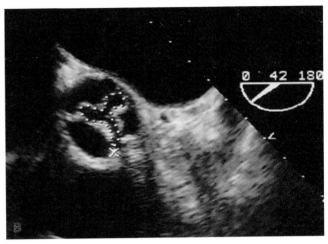

图15.32　采用经食管超声心动图评价主动脉瓣口的方法。A.纵向观（长轴），主动脉瓣应尽可能靠近屏幕中心（利用轴向分辨率）；B.图像平面（箭头）旋转90°获得短轴切面，探头从头部到尾部扫查以获得最小的瓣口，以此勾画主动脉瓣口面积

主动脉瓣口面积。然而，这些方法还没有得到充分的验证，并受到一些和超声心动图相同的局限性的限制（例如严重钙化的瓣膜）。

主动脉瓣狭窄的序列评价

主动脉瓣狭窄是一种进展性疾病，狭窄的加重是必然的；但是，在AS个体之间进展速度是不同的。因为无法预测个体差异性，对于所有AS患者推荐连续临床和超声心动图随诊，按照表15.11。

主动脉瓣狭窄的生理后果

对于一个AS患者的全面评估，不仅包括瓣膜的形态及其面积和压差，且还有狭窄的生理后果，都应当进行评估和报告。这些包括室壁肥厚程度（即左心室质量），左心室收缩和舒张功能障碍，左心房扩大的程度，及肺动脉压力。

左心室收缩功能障碍

慢性压力超负荷导致左心室向心性肥厚（LVH）。这种室壁厚度的增加是为了维持正常室壁应力的重构过程。

表 15.11　主动脉瓣狭窄的超声心动图随诊	
主动脉瓣狭窄的程度	超声心动图检查时间
轻	每3～5年
中	每1～2年
重	每年

如果有指标或症状变化，应增加超声心动图检查次数
引自AAA/ACC心脏瓣膜病指南。J Am Coll Cardiol 48：e1-148，2006.

然而狭窄的进展，最初的生理性重构最终成为病理性重构。随着左心室肥厚增加，后负荷逐步增加，室壁应力增加导致冠脉血流储备减少及心内膜下心肌缺血。即使心外膜冠状动脉没有显著狭窄，心肌质量增加，室壁应力增加，心室压增高，微循环受阻，最终导致心肌纤维化，并逐渐导致收缩和舒张功能降低。弥漫性心肌纤维化的发展被认为是从心脏代偿走向心力衰竭关键的一环。

左心室收缩功能障碍通常发生在AS病程的后期。早期，左心室射血分数（LVEF）通过增加室壁厚度维持室壁应力而得以保存，因此，LVEF对早期心肌重构的变化不敏感。然而，最近研究认为AS患者亚临床左心室功能障碍时，已能够检测出左心室整体纵向应变（GLS）的变化。此外，已经验证受损的GLS与长期预后独立相关。Lancellotti等已经证实在无症状的中至重度AS患者中受损的GLS与症状的发展、需要主动脉瓣置换术和死亡独立相关。

左心室舒张功能不全

AS患者常见舒张功能不全，且比LVEF降低发生更早。在早期阶段，AS患者代偿性左心室肥厚与松弛功能受损有关。这种充盈状态在轻和中度AS患者中常见。这些患者常表现为假性正常或限制性充盈模式，提示其充盈压升高。二尖瓣环舒张早期多普勒组织速度（e′）下降，可能会在主动脉瓣置换术后增加。

Mayo Clinic的初步数据显示在无症状的重度AS患者中，左心房扩大者更容易出现症状。此外，在校正年龄，AVA，主动脉瓣峰值流速和平均压差后，左心房内径是全因死亡的强独立预测因子。他们的研究结果支持在这些患者中舒张功能的重要性，并建议全面评估舒张功能，包括左心房大小。

肺动脉高压

重度肺动脉高压（PHTN）是二尖瓣疾病患者，尤其是二尖瓣狭窄患者可预期的结果。然而，重度 PHTN 与重度 AS 并没有明显的相关性，然而，有研究指出，接受主动脉瓣置换术的患者中高达34%的患者表现为重度 PHTN。虽然在重度 AS 患者中 PHTN 病因尚不清楚，但可能与收缩和（或）舒张功能障碍都相关。中度或重度二尖瓣反流也导致左心房和肺动脉压力升高。目前，重度 PHTN 提示预后不良且发病率和死亡率明显增加。

主动脉瓣硬化

非狭窄的主动脉瓣增厚［纤维化和（或）硬化］（即没有压力梯度）在老年人中很常见。AS 在65岁以上老年人中的发病率为25% ~ 30%，而在85岁以上人群中则接近50%。主动脉瓣硬化通常定义为局灶或弥散性主动脉瓣叶增厚，伴有轻微或没有主动脉瓣叶运动受限，多普勒测定的跨瓣峰值流速＜2m/s。增厚的主要区域通常不规则和不均匀，累及瓣叶的基底部和瓣尖的中央而不是瓣叶的边缘和联合缘。

主动脉硬化是一个无症状状态，通常因发现一个短收缩期喷射性杂音或其他原因行超声心动图检查时意外发现。直到目前，主动脉瓣硬化被认为是衰老的生理结果，没有临床意义。然而，主动脉瓣硬化可能是心血管疾病风险增加的一个重要标志，包括 AS 进展。

第三节　无症状性主动脉瓣狭窄

主动脉瓣狭窄（AS）已经成为成年人中最常见的瓣膜疾病；随着年龄的增长，主要表现为钙化性 AS。在65岁以上人群中，AS 报道的发病率为2% ~ 7%。它特征性的收缩期杂音会引起注意，从而指导诊断检查。多普勒超声心动图是证实这一诊断理想性工具，可通过计算压力阶差（图15.33）和瓣口面积来量化 AS。在病程的最初阶段，主要表现为流出道梗阻增加，左心室压力负荷也随之增加，患者在此阶段无症状，且急性并发症罕见。然而，一旦患者出现症状，如劳力性呼吸困难，心绞痛，或者头晕和晕厥发生，结局往往不好。据报道，一旦症状发生，平均生存率少于2 ~ 3年。在这种情况下，主动脉瓣置换（AVR）可以明显改善症状和长期生存率。因此，目前共识强烈推荐有症状患者接受外科手术治疗。相比之下，对于无症状的严重 AS 患者管理仍存在争议。由于多普勒超声心动图的广泛应用，近50%严重 AS 患者发现时无症状。因此，心脏病专家常面临着是否对无症状性严重 AS 患者进行手术的艰难决策。

无症状主动脉瓣狭窄患者外科手术争论

心源性猝死风险

无症状性严重 AS 患者在非手术治疗随访中，猝死是主要的问题。然而，这种风险往往很低。另外，一些研究报道非严重 AS 患者未见猝死。一些前瞻性研究，关于严重 AS 患者（主动脉射血峰值流速≥4.0 m/s）大规模的队列研究也报道了这样的结果。Pellikka 等报道了113例患者在平均随访20个月中有2例猝死。然而，

心尖切面

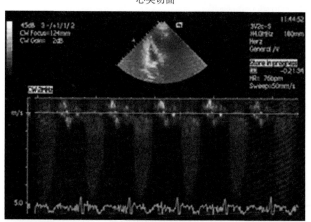

右胸骨旁切面

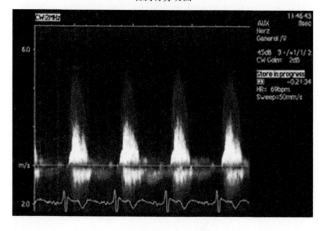

图15.33　1例严重主动脉瓣狭窄无症状患者的连续多普勒超声记录。右胸骨旁切面测得比心尖切面（峰值流速4.6m/s, 平均压差54mmHg）明显更高的流速（峰值流速5.3m/s, 平均压差75mmHg）

这两名患者至少在死亡前 3 个月出现了症状进展。在另外一项研究中，104 例患者在平均随访 27 个月中，1 例患者猝死前并未出现症状。在近年来的一项回顾性研究中，622 例患者平均随访（5.4±4.0）年，Pellikka 等报道猝死的风险比率是每年 1%。近年来，Rosenhek 等发表的一项前瞻性研究，对于一组严重主动脉瓣狭窄（峰值流速＞5m/s）但无临床症状患者平均随访 41 个月，仅仅 1 例患者发生猝死。重要的是有报道称，先天性 AS 即使外科手术也有发生猝死的危险（0.3%～0.4%），虽然发生率很低。因此，无症状患者是否行外科手术来预防猝死，争议不大。

不幸的是，患者往往不能及时汇报他们的症状。另外，在一些国家，患者往往需要等待几个月的时间才能行外科手术。然而，据研究报道，患者一旦出现症状，在接下来的几个月中死亡率是很高的。例如，在 Scandinavian 研究中，99 例严重 AS 患者中 7 例在平均等待外科手术的 6 个月中死亡。

不可逆转的心肌损伤风险

与瓣膜反流患者对比，严重无症状 AS 患者左心室收缩功能受损并不常见。近年一项 9940 例严重 AS 患者的研究报道，仅 43 例（0.4%）患者出现无症状性左心室功能紊乱（EF＜50%）。这些患者临床结局不良，且 AVR 后无生存获益，这个结果表明，他们有其他未诊断的心脏疾病，且左心室功能紊乱不是由于 AS 导致的。

然而，心肌纤维化和严重的左心室肥厚，不能被外科手术所逆转，对术后长期临床结果不利。在有症状的患者中，如果磁共振钆延迟增强现象发现心肌纤维化，则提示心肌损伤不可逆转，术后结局较差，并与症状改善、左心室功能和生存率相关。然而，无症状患者出现不可逆的心肌纤维化是否与预后有关尚未可知，因为现有数据仅限于疾病的无症状阶段。过度的左心室肥厚主要与更早期症状发展有关。然而，目前仍然没有一个关于肥厚程度与症状出现后再行外科手术所致的不良结局相关的临界值。

外科手术考虑

存在严重症状的患者与那些无症状或轻度症状患者相比，手术的死亡率明显增高（NYHA Ⅰ 或 Ⅱ 级 2% VS NYHA Ⅲ 和 Ⅳ 级 3.7% 和 7.0%）。另外，紧急的或急诊瓣膜置换术比择期外科手术，手术风险明显增高。然而，个体的手术风险必须经常与潜在的获益去权衡比较，在老年人卒中风险相对更高，尤其当存在合并症时。一项 Medicare 数据回顾观察 142 000 例患者发现，65 岁以上患者 AVR 术后平均住院内死亡率为 8.8%（在手术量低的外科中心死亡率为 13%）。另外，

人工瓣膜相关的长期发病率和死亡率也被统计在内。血栓栓塞，出血，心内膜炎，瓣膜血栓形成，瓣周反流，和瓣膜衰竭年发生率至少为 2%～3%，与人工瓣膜直接相关的死亡发生率已经高达 1%/年。

无症状阶段的持续

已经有研究报道，无症状严重 AS 患者，疾病进展迅速，一旦早期症状出现，2 年内需要 AVR 者比例高达 80%。这些结果已经对无症状严重 AS 患者能否延迟外科手术提出质疑。然而，因为个体结局差异巨大，其他的研究者报道了更好的临床结果。例如，在一系列无症状严重 AS 患者中，症状出现 2 年内免于死亡或瓣膜置换的比例为（56±5）%。在一些研究中，一些没有症状患者进行了外科手术，而这些干预被统计成事件，这一事实可能导致这些研究出现矛盾的结果。因此，在解释文献中报道的无事件生存率时应该慎重。

研究报道无症状严重主动脉狭窄患者早期外科手术临床结局更好

两项提倡尽早行 AVR 的研究报道了无症状严重 AS 患者在症状出现之前行外科手术，临床结局更好。然而，这些回顾性研究有重要的局限性。特别是，2 项研究随访质量不高，且在"非手术治疗"组中包含已经出现症状但未行外科手术的患者。Brown 等报道的数据支持这一观念，等待症状，而不是尽早手术。在那个研究中，出现症状行外科手术的患者与无症状行外科手术的患者，在手术所致的死亡率和长期临床结果中未见差异，虽然有症状患者风险更高。因此，早期手术无明显获益，作者们的数据解释可能会有误导。

总之，在无症状严重 AS 患者是否行外科手术的争议不大。因此，目前的临床实践指南建议，外科治疗仅适用于无症状伴有出现血流动力学快速进展的高危患者（等级 IIb）或者跨瓣膜峰值流速大于 5m/s，平均压力阶差大于 60mmHg，且主动脉瓣膜面积小于 0.6cm^2 的非常严重的 AS 患者。欧洲指南也增加了如下的标准作为 IIb 等级推荐：BNP 显著增高，运动中平均压力阶差大于 20mmHg，左心室过度肥厚。欧洲指南将非常严重 AS 定义为峰值流速大于 5.5m/s。

无症状严重主动脉瓣狭窄结局和危险分层的预测因素

虽然从当前的数据上来看，在所有无症状患者中 AVR 潜在的获益超过外科手术和人工瓣膜相关的并发症的危险，这点是不可能的，当等待出现症状时仍保持关注。在症状出现之前，理想的方法是建议患者优

先选择外科手术。多年来已经鉴别出多种危险的预测因素（框15.8）。然而，需要强调的是，这些高危因素，一般用来预测无事件的生存率，当症状进展时最频繁出现的事件，预示着需要外科手术。无症状阶段出现高危因素时行外科手术，与等待症状出现之后再行外科手术相比，目前还没有研究表明，前者可以改善临床结果。因此可想而知指南委员会仅接受其中一些标

准，并且，当外科手术风险低时，手术作为Ⅱ类适应证（表15.12）。

静息时超声心动图

主动脉瓣峰值流速，瓣膜钙化，左心室射血分数，血流动力学进展速度，左心室肥厚，以及收缩和舒张时左心室功能的心肌形变参数，这些已经被报道均为预测预后的因素。以下的研究已经作为外科手术的推荐参与临床决策。

Rosenhek 等报道了116例无症状极重度AS（主动脉瓣峰值流速≥5m/s）患者的临床结果，在平均随访41个月的时间内，90例患者出现症状进行AVR，然而6例死亡。主动脉瓣流速5.5m/s或者更高者，预后不良，未出现症状并需要外科手术者2年生存率仅25%。这个研究证实，既往发表的文献提出主动脉瓣峰值流速是无事件生存率的独立预测因素。在这116例严重AS患者中仅1例发生了猝死，其余5例死亡中1例死于心肌梗死，4例死于充血性心力衰竭。在这4例老年患者中，3例死于脓毒症导致的多器官衰竭。因此，这个研究证实，在无症状患者中警惕性的等待手术是安全的。事实上，在峰值流速≥5.5m/s患者，无症状生存率平均较短，然而，只要手术风险低，选择性行AVR是合理的。

主动脉瓣钙化已经成为有力的预测临床结局的危险因素。无或者仅轻度钙化的患者与中度或严重钙化患者相比，4年内无事件(死亡或需要手术)生存率是（75±9）%与（20±5）%（图15.34）。钙化较重的患者通常预后较差，这一过程与血流动力学迅速恶化相

框15.8	影响主动脉瓣狭窄结局的危险因素

临床
年龄
动脉粥样硬化性危险因素

超声心动图
静息时跨瓣流速和（或）压力阶差
静息时主动脉瓣面积
瓣膜钙化程度
血流动力学的进展速度
运动中压力阶差的增加
左心室肥厚
左心室射血分数
左心室收缩和舒张时心肌形变参数
伴随的功能性二尖瓣反流程度*
肺动脉压力

其他
神经激素类（BNP/NT-pro BNP）
CMR晚期增强显示心肌纤维化

*无症状主动脉瓣狭窄（AS）无数据
BNP.脑钠肽；CMR.心脏磁共振；LV.左心室；NT-pro-BNP.
N–末端BNP

表 15.12	无症状主动脉瓣狭窄行孤立性主动脉瓣置换术的推荐（无外科搭桥，其他瓣膜外科手术，或主动脉瓣外科手术的适应证）	
等级	ACC/AHA 指南	ESC 指南
Ⅰ	收缩功能降低的患者（EF＜50%）	收缩功能降低的患者（EF＜50%） 在运动试验中出现症状的患者
Ⅱa		在运动试验中血压下降低于基线的患者 严重瓣膜钙化，峰值流速进展速度每年≥0.3m/s，且外科手术风险低的患者 极其严重的AS患者（峰值流速＞5.5m/s），且外科手术风险低
Ⅱb	运动时出现异常反应（症状，低血压）的患者 有快速进展可能性高的患者（年龄、冠心病、钙化）。 极其严重的AS的患者（瓣膜面积＜0.6cm²，平均压力阶差＞60mmHg，峰值流速）5m/s），且预期手术死亡率≤1%	外科手术风险低危患者，包含下列中1个或更多发现：BNP明显增高（重复测量，无其他原因）；运动时平均压力阶差增加＞20mmHg；无高血压导致的左心室过度肥厚

ACC.美国心脏病学院；AHA.美国心脏协会；AS.主动脉瓣狭窄；CAD.冠状动脉疾病；EF.射血分数；ESC.欧洲心脏学会

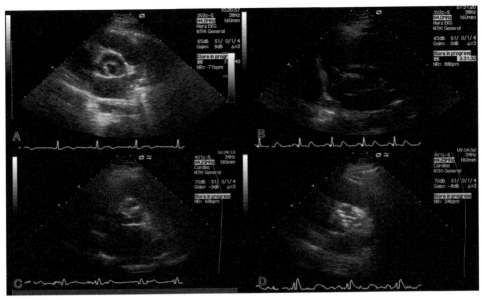

图 15.34　严重主动脉瓣狭窄和各种等级的主动脉瓣钙化的短轴图像。A. 无钙化；B. 轻度钙化；C. 中度钙化；D. 严重钙化

关，然而即便存在钙化，血流动力演变进展的速度也并不完全一致。通过一系列超声心动图检查评估的血流动力学进展，比钙化程度具有更加重要的预后价值。瓣膜显著钙化同时合并1年内每次复查时流速快速增加0.3m/s或者更多者，可鉴定为高危组。这些患者中接近80%需要外科手术或2年内死亡。因此，在这一亚组人群中，考虑行可选择性外科手术也是合理的。

Cioffi 等研究了左心室过重对无症状AS患者的预后价值，这里提到的"左心室过重"是指患者左心室质量超过由身高、体重和每搏做功预计重量的10%。同时，作者还指出，这一指标可以作为某项复合终点的独立预测因子，后者包括全因死亡、瓣膜置换、因非致命性心肌梗死和（或）充血性心力衰竭住院。当患者合并糖尿病时，还应结合峰值跨瓣流速和瓣膜钙化程度。

运动试验

在无症状AS患者中，运动后出现异常反应是一个影响预后的重要因素。Amato 等对66例无症状主动脉瓣口面积小于1.0cm²患者行运动试验，并随访（15±12）个月。试验阳性的标准包括发生症状，新发ST段压低，收缩压升高小于20mmHg，或者复杂的室性心律失常。无事件生存率中的"事件"，定义为日常生活中出现症状进展或者死亡，在24个月，22例运动试验阴性患者无事件生存率为85%，但是试验阳性的患者仅为19%。虽然这些结果令人印象深刻，但是也留下了许多难以回答的问题。试验结果阳性的大多数患者都发生了症状进展。尤其，3例死亡的患者在运动中出现了症状。虽然这个研究总结到，运动试验阴性的患者临床结

局良好，且一般不需要行外科手术，那些出现典型症状的患者应该行瓣膜置换术，但不伴随症状的异常血压反应和（或）ST段压低，是否存在预测价值目前仍未明确。

Das 等可以回答上面的部分问题。他们评估了运动试验预测125例无症状AS患者 [有效瓣膜面积（0.9±0.2）cm²] 12个月内是否出现症状的准确性。与既往研究相似，近乎1/3患者在运动中出现症状。血压异常反应，更为严格被定义为与基线相比，在运动峰值收缩压未增加，23%患者出现了此种反应，26%患者出现ST段压低大于2mm。随访中未发现死亡，但是29%患者出现了自发性症状。无限制性症状阴性预测正确率高达87%。然而，异常血压反应或ST段压低与限制性症状相比，在预测准确性方面无显著统计学优势。在无限制性症状患者中，仅2例出现血压异常反应，2例出现ST段压低，1例患者在随访中出现了症状进展。阴性预测价值分别为78%和77%，阳性预测价值分别为48%和45%。这些结果表明，异常血压反应和ST段压低为非特异性结果，无法鉴别无症状患者是否可从选择性瓣膜置换术中获益。在此研究中，即使运动试验中出现限制性症状，当所有的患者和所有的症状都包括在内时，其阳性预测价值正确率仅为57%。当仅考虑小于70岁运动耐量好的患者时，阳性预测价值正确率可升高达79%。明显地，当运动试验中出现症状时，它也可以预测；在整个研究人群中，83%头晕患者，50%胸部紧缩感患者和54%气喘患者发展为自发性症状。这些结果最可能的解释为运动中出现气喘，用来解释活动中运动耐量减低是困难的，尤其在老年患者中（＞70岁）。在这一组患者中，运动

中出现气喘是否为 AS 的症状还很难确定。

因此，运动试验在小于 70 岁的活动耐量好的患者是有帮助的。运动试验结果正常提示 12 个月内症状进展可能性不大，警惕性的等待手术是安全的。相反，小于 70 岁的活动耐量好的患者运动试验中出现症状，提示 12 个月内症状进展可能性大，应该推荐行瓣膜置换术。然而，运动中出现异常的血压反应和（或）ST 段压低而无症状患者，阳性预测价值较低，行选择性外科手术是不合理的。

通过多普勒超声心动图来评价运动血流动力学带来的额外的价值

Lancelloti 等发现在无症状 AS 患者，运动中平均压力阶差的变化是无事件生存率的独立预测因素。与平均压力阶差增加小于 18mmHg 的患者相比，平均压力阶差增加超过 18mmHg 的患者，临床结局显著不良。Marechaux 等证实了运动导致的跨瓣压力阶差增加的预后价值。186 例中度以上 AS 和正常 LVEF 的无症状患者，135 例运动试验结果正常。在这些患者中，运动导致的压力阶差升高 20mmHg 与事件独立相关（HR=3.83），这一结果表明，其比常规运动试验，具有额外的预后价值。

生物标志物

血浆 BNP 水平可以用来预测 AS 患者无症状生存情况。有报道称 BNP 水平小于 130pg/ml 或 NT-proBNP 小于 80pmol/L 患者 9 个月内一般不太可能出现症状

（无症状生存率接近 90%）。然而，那些 BNP 更高者在这一时期经常需要外科手术（他们的无症状生存率小于 50%）。近年来研究证实 BNP 水平在无症状 AS 患者的预后价值。Lancelloti 等研究了 126 例无症状 AS 患者的临床结果，并且报道 BNP 水平大于 61pg/ml 是预测临床事件最好的临界值。Rajani 等发现在 65 例患者中 BNP 大于 58pg/ml 对运动中症状进展的敏感度为 86%，特异度为 64%。Monin 等前瞻性研究了 107 例患者，且报道了 24 个月内与症状进展或死亡独立相关的变量：女性，主动脉峰值流速和 BNP。20 个月无事件生存率在第一四分位数内为 80%，而第三四分位数仅为 7%。

总之，在无症状 AS 患者管理中，低和（或）正常神经激素类物质具有独特的价值，因为这些患者没有行外科手术是可以安全地随访。神经激素类物质升高提示需要更加频繁的评估和更加紧密的随访间隔。虽然目前关于 BNP 或 proBNP 推荐外科手术的临界值还需要更好的界定，但是无其他原因的 BNP 或 proBNP 显著升高，且手术风险低危的患者，推荐其行早期手术是合理的。

结论

当前 ACC 和 AHA，还有 ESC 对无症状 AS 患者的建议略有不同，详细总结可见表 15.12。然而，超声心动图通过提供跨瓣流速和（或）压力阶差，左心室收缩功能，血流动力学进展，瓣膜钙化程度和左心室肥厚方面的信息，在治疗决策上起到重要的作用。

第四节　危险分层：主动脉瓣狭窄手术时机

个体化的危险分层是主动脉瓣狭窄患者管理制定决策的基础。危险评估包括几个等级。首先需要关注主动脉瓣狭窄的自然进程，并对其进行危险评估，可以帮助鉴定在不久将来会出现症状的高危亚组人群。当决定早期行选择性外科手术治疗时，评估瓣膜干预治疗的风险是必需的，但是同时也是鉴定最适合患者的程序类型。最后，关注手术后或介入后的预期临床结果，完成制定决策的过程。

无症状主动脉瓣狭窄患者的危险分层

无症状严重主动脉瓣狭窄患者，警惕性地等待手术一般都是安全的。然而，识别高危患者可从早期选择性外科手术中获益，这点具有重要的临床价值。因为患者

往往不能迅速识别症状的出现，且一旦出现更多的进展性症状，手术风险会更高。如果在等待外科手术的清单上，预期的每年死亡率接近 15%。考虑外科手术和人工瓣膜并发症的风险，在高危亚组人群中可考虑行可选择性外科手术。运动试验已经成为高达 1/3 严重 AS 无症状患者暴露隐藏症状的重要工具。运动试验中症状的出现是外科手术明确的适应证。运动中血压的降低也是与将来事件高度相关。因此超声心动图是评价危险分层有价值的工具。

在胸骨旁短轴主动脉瓣水平切面较容易对主动脉瓣钙化进行半定量评估，来鉴别是否发生症状的高危患者。钙化的主动脉瓣合并血流动力学快速进展（主动脉瓣峰值流速每年增加＞0.3m/s）可以识别 80% 可能 2 年

内出现症状的高危亚组人群。用超声心动图来评估血流动力学进展需要细心地寻找主动脉跨瓣峰值压力阶差和既往记载相同声窗的流速记录。

主动脉瓣峰值流速可反应主动脉瓣狭窄的严重程度，与从轻度到中度到重度主动脉瓣狭窄引起的无事件生存率直接相关。主动脉瓣峰值流速大于5.0或者5.5m/s具有额外的预后价值。根据ACC/AHA和ESC/EASCTS指南，对于极其严重的主动脉瓣狭窄患者应该考虑行选择性的外科手术治疗（class IIa）。

超声还可评估额外的预后参数，包括：①过度的左心室肥厚；②运动超声心动图显示平均主动脉跨瓣压力阶差大于18～20mmHg。脑钠肽（BNP）可以补充主动脉瓣狭窄的所有超声心动图参数。低BNP水平一般与短期预后良好相关。已经推荐将危险评分与主动脉瓣流速和BNP的预后信息整合在一起。近年来，血流速度也可提供额外的预后信息。

预测干预治疗后生存率在决策制定中的重要性

干预治疗后生存率的预测在高危人群中极为重要，高危人群包括那些低流速，低压力阶差的主动脉瓣狭窄。在这种情况下，低剂量多巴酚丁胺超声心动图可提供重要的预后价值。它可以评估左心室对多巴酚丁胺是否有反应，因此，决定收缩储备(或血流储备)的出现。收缩储备阳性可区分真性严重狭窄（特征性的表现为主动脉流速增加和小的瓣膜面积）和假性狭窄（特征性的表现为瓣膜面积随着血流速度的增加而增加）。收缩储备缺失，严重的主动脉瓣钙化可能提示严重主动脉瓣狭窄的出现。那些出现真正低血流和低压力阶差的严重主动脉瓣狭窄患者，行外科手术者与药物治疗者相比，生存率明显提高。无收缩储备患者外科手术风险增高，但是与药物治疗患者相比，还是在生存率和左心室功能方面有所改善。

反常的低血流，低压力阶差主动脉瓣狭窄情况下，特征表现为在出现射血分数保留和低心搏量（心搏量$< 35ml/m^2$）时小瓣口面积和低跨瓣压力阶差，主动脉瓣置换后生存率可改善。当前，在经详细的个人风险评估后，反常的低血流，低压力阶差，且有症状的主动脉瓣狭窄患者，多被建议行外科手术治疗。

经导管主动脉瓣置入术（TAVI），在能胜任此种治疗方案的心脏团队下，已经变成不宜外科手术和外科手术高危患者的可接受的治疗方法。PARTNER研究已经证实，对于不宜外科手术患者，TAVI比非手术治疗具有明显地生存获益，对于高危患者，TAVI与外科手术生存率相似。同时，注册研究数据显示这些高危患者即使行瓣膜手术，死亡率仍然较高，近乎50%的死亡率归因于非心脏原因。这一结果强调了不获益这一概念的重要性。另外，在这些高危患者中，更严重的症状与更高的死亡率相关。

干预治疗的风险评估

评估外科或干预治疗的风险是主动脉瓣狭窄患者整体治疗的一部分。无症状患者早期选择性外科手术，对于手术低危患者来说应该是个明确的选择，但是对于有许多合并症的患者来说，不甚明确。几个危险评分已经被推荐用来评估心脏手术的风险。虽然这些评分在区分低危和高危患者中有很好的鉴别价值，但是它们的计算不太精确，不能确切地预测外科手术风险，尤其是高危患者。在决策制定中，特殊情况可能要给予重要的权衡，比如脆弱的或者瓷化的主动脉，在这些评分中没有被说明。近期，危险评分也被推荐用于TAVI术中。

随着主动脉狭窄治疗的发展，且伴随着患者复杂情况日益增加，心脏团队在整合地个性化治疗决策中的作用要更受重视。考虑完这一疾病的预期自然进程，干预治疗预期的风险，以及术后长期临床结果的情况后，个体化的危险评估能够使医生决定最优化的治疗时机，并且在考虑患者的个人意愿和生存预期下，做出优化治疗方案的选择（表15.13）。

表15.13 主动脉瓣狭窄外科手术指征

变量	ESC/EACTS 2012	ACC/AHA 2014
症状	I	I
运动试验中出现症状	I	I
无症状和LVEF < 50%	I	I
无症状，正在进行其他心脏外科手术	I	I
无症状极重度AS (ESC 5.5m/s, ACC 5.0m/s)	II a	II a
	II a	II a
运动试验中无症状血压下降	II a	II b
无症状瓣膜钙化＋快速进展（每年≥0.3m/s）	II a	
无其他原因的BNP显著升高	II b	
运动中平均压力阶差增加≥20mmHg	II b	
无高血压的左心室过度肥厚	II b	

ACC.美国心脏病学院；AHA.美国心脏协会；AS.主动脉瓣狭窄；BNP, 脑钠肽；EACTS, 欧洲心胸外科协会；ESC, 欧洲心脏病协会；LV, 左心室；LVEF, 左心室射血分数（数据来自Nishimura RA, et al. 心脏瓣膜疾病治疗的2014 AHA/ACC指南. J Am CollCardiol 2014, 和Vahanian A, et al.Guidelines on the management of valvular heart disease.Eur Heart J 33: 2451-2496, 2012.）

第五节　低流速、低压力阶差伴左心室射血分数降低的主动脉瓣狭窄

5%～10%的主动脉狭窄（AS）患者表现为低流速、低压力阶差（LF-LG），伴左心室射血分数（LVEF）低下。这些患者在诊断和治疗上都面临极大挑战。LF-LG AS 合并低 LVEF 的特征为严重 AS 导致的主动脉瓣面积（AVA）缩小 [即 ≤1.0cm² 和（或）≤0.6 cm²/m²]、低的平均跨瓣压力阶差（即 <40mmHg）、LVEF 低下（即 <50%）且低流速状态（LF）[即每搏量指数 <35ml/m² 和（或）心脏指数 <3.0L/（min·m²）]。LV 收缩功能不全及随之而来的 LF 状态可能源于 AS 本身造成的后负荷不匹配，或是原发性心肌病合并 AS 造成的结果。伴 LVEF 降低的 LF-LG AS 的诊断的主要挑战为区分真性严重 AS 和假性严重 AS（由于 LF 状态导致瓣膜不完全开放）。区别两者对于治疗决策的制定是至关重要的。真性的严重 AS 患者一般可从瓣膜置换术（AVR）中获益，然而那些假性 AS 患者却不然。LF-LG 患者经药物治疗预后通常欠佳（3年的生存率 <50%），且手术治疗的死亡率仍较高（范围为 6%～33%），这主要取决于 LV 的血流储备和其他合并症。伴 LVEF 降低的 LF-LG AS 患者，精确评估主动脉瓣狭窄严重程度和心肌损伤的程度对于危险分层和治疗管理是十分关键的。

多巴酚丁胺负荷超声心动图用于评估左心室血流储备及狭窄严重的有用性

自从 de Filippi 等第一次报道，低剂量多巴酚丁胺 5～20μg/（kg·min）负荷超声心动图（DSE）已被证实可用于评估 LV 血流储备和区别真性严重 AS 与假性严重 AS（图 15.35）。出于该目的，建议使用更长时间的 DSE（5～8min），从心率和血流动力学达到稳态时开始采集图像。

评估左心室血流储备

LV 的血流储备定义为 DSE 时每搏量提高 20% 或者更多；该参数对于接受 AVR 手术的患者用于评估手术危险分层是有用的（图 15.35）。血流储备以往被称为收缩储备，但最近的指南提出更改这个术语，因为几个机制（除了内在收缩性）都可能导致 DSE 时每搏量无法增加，包括：①狭窄的严重程度和心肌储备的不平衡造成的后负荷不匹配；②相关的冠状动脉疾病造成心肌血流量增加不充分；和（或）③由于既往的心肌梗死或广泛的心肌纤维化造成不可逆的心肌损害。

伴 LVEF 降低的 LF-LG AS 患者中有近 1/3 的患者无 LV 血流储备（e.g.，病例1，图 15.36A）。这些患者与有血流储备的患者（5%～8%）相比，手术死亡的风险更高（22%～33%）。该类患者经手术治疗存活后，术后 LVEF 和症状的改善及晚期存活率与有血流储备的患者相比一样好，却明显优于无血流储备经药物治疗的患者。因此，通过 DSE 来评价 LV 血流储备对于评估手术的风险是有用的，但不可用于预测 LV 功能的恢复、症状的改善和术后的晚期生存率。LF-LG AS 无 LV 血流储备患者不应该被排除考虑行 AVR 术，但会增加手术的风险。

前面提到过，在 DSE 时每搏量增加的百分数（i.e.，LV 血流储备）并不特指心肌收缩储备，且受其他因素的影响。近期研究表明，一项更精确的方法可用于评价 LV 收缩储备，在 DSE 时通过斑点追踪成像技术测量整体心肌纵向应变和应变率的改变可获得。伴 LVEF 降低的 LF-LG AS 患者，通过该技术评估 LV 收缩储备的增加的预后价值需要进一步更大样本的研究。

狭窄严重程度的评估

LF-LG AS 患者，静息时 AVA 面积 <1.0cm² 被认定为严重 AS；但当跨瓣压力阶差也同时降低（<40mmHg），则表明 AS 并不严重。然而，在 LF 状态时，AVA 可能会高估狭窄的严重程度，而跨瓣压差可能会低估狭窄的严重度。在这种情况下，DSE 是有益的，因为它可以调节 AVA-压力阶差的不匹配，证实狭窄的严重程度。区分真性和假性严重狭窄也是基于 DSE 时，血流速率增加造成 AVA 和压力阶差的变化（图 15.35）。典型的是，假性严重狭窄在血流增加时显示 AVA 明显增加，且压力阶差变化较小或无增加（病例2，图 15.37）。然而，真性狭窄 AVA 增加小或无增加，且压力阶差增加明显与血流增加相一致（病例3，图 15.38）。在文献中一些参数和标准已经被提出在 DSE 时用于鉴别假性严重狭窄，包括平均压力阶差峰值小于 30 或 40mmHg，AVA 峰值压力大于 1.0 或 1.2cm²，和（或）AVA 绝对值

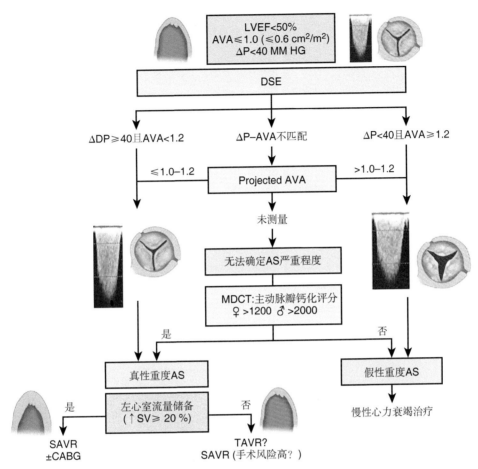

图 15.35 低流速低压力阶差的 AS 患者伴 LVEF 降低患者的诊断和治疗管理的算法。AOV. 主动脉瓣；AVA. 主动脉瓣口面积；CABG. 冠状动脉搭桥术；CHF. 慢性心力衰竭；LV. 左心室；MDCT. 多层计算机体层摄影术；△P. 平均跨膜梯度；Projected AVA. 正常流速下主动脉瓣投影面积；SAVR. 外科主动脉瓣置换术；SV. 每搏量；TAVR. 经导管主动脉瓣置换术；DSE. 多巴酚丁胺负荷超声心动图

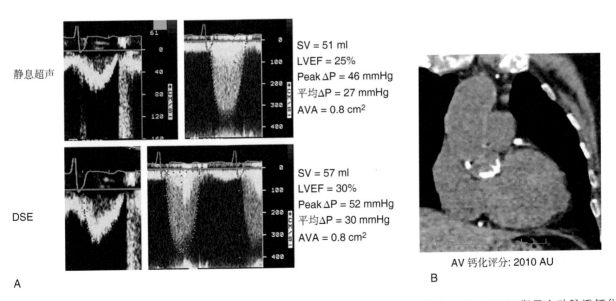

图 15.36 LF-LG AS 伴 LVEF 降低的典型病例。图 A. 病例 1：患者无左心室血流储备；图 B.MDCT 衡量主动脉瓣钙化评分。钙化评分 2000AU 标明患者存在真性严重 AS。AVA. 主动脉瓣区；LVEF. 左心室射血分数；△P. 平均跨膜梯度；SV. 每搏量；DSE. 多巴酚丁胺负荷超声心动图

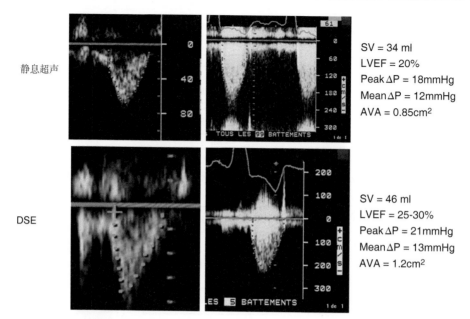

静息超声

SV = 34 ml
LVEF = 20%
Peak ΔP = 18mmHg
Mean ΔP = 12mmHg
AVA = 0.85cm²

DSE

SV = 46 ml
LVEF = 25-30%
Peak ΔP = 21mmHg
Mean ΔP = 13mmHg
AVA = 1.2cm²

图15.37　LF-LG AS伴LVEF降低的典型病例。病例2：DSE 显示患者存在假性严重狭窄有左心室血流储备。AVA.主动脉瓣区；LVEF.左心室射血分数；ΔP.平均跨膜梯度；SV.每搏量；DSE.多巴酚丁胺负荷超声心动图

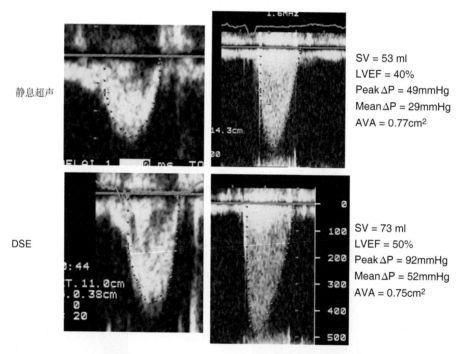

静息超声

SV = 53 ml
LVEF = 40%
Peak ΔP = 49mmHg
Mean ΔP = 29mmHg
AVA = 0.77cm²

DSE

SV = 73 ml
LVEF = 50%
Peak ΔP = 92mmHg
Mean ΔP = 52mmHg
AVA = 0.75cm²

图15.38　LF-LG AS伴LVEF降低的典型病例。病例3：患者存在真性严重AS，有左心室血流储备。AVA.主动脉瓣口；LVEF.左心室射血分数；ΔP.平均跨膜梯度；SV.每搏量；DSE.多巴酚丁胺负荷超声心动图

增加0.3cm 或更多。据报道，假性重度AS 的发病率为20%～35%。

因为所有反映狭窄程度的参数都是血流依赖性的，并且在DSE 期间血流的增加程度在不同的患者身上也是截然不同的。因此，只考虑AVA 和压力阶差的变化而忽略血流的相对变化并非全面。为了克服这一限制，真性或假性严重主动脉瓣狭窄（TOPAS）研究者们提出从DSE 中产生一个新的参数，即正常流速下投影下AVA

（AVAProj）（图15.39）。这个新的参数与传统的DSE 参数相比，被证实更真实反映AS 严重程度、心肌血流损伤和存活情况。当AVA－压力阶差不一致，且DSE 时实际狭窄严重程度不确定时，计算AVAproj 就显得格外有益（图15.35）。这种情况通常发生在当即使多巴酚丁胺负荷时流量仍低于正常（病例1和4，图15.39A），或者更罕见的，多巴酚丁胺负荷使血流量超常时（病例2，图15.39A）。例如，图15.39B 显示的病例，多巴酚丁胺使

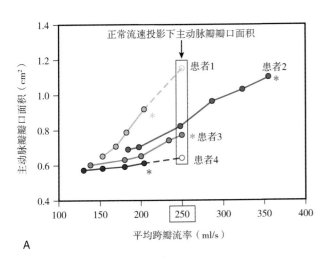

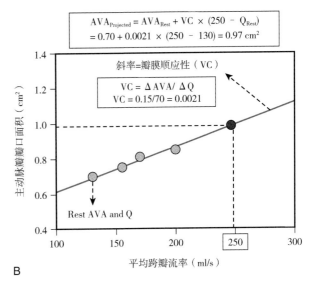

$$AVA_{Projected} = AVA_{Rest} + VC \times (250 - Q_{Rest})$$
$$= 0.70 + 0.0021 \times (250 - 130) = 0.97\ cm^2$$

图15.39　正常血流下通过DSE计算AVA projected。图A.主动脉瓣面积反映静息和峰值应力时的平均跨膜速率。开放的圆圈显示正常速率为250ml/s的AVAProj；图B.DSE显示LF-LG且AVA-梯度不一致患者，通过测量DST计算AVAProj。紫色圆圈显示正常速率下的AVAProj。Q为平均跨瓣速率。主动脉瓣瓣口面积和跨瓣流率为静息状态下的AVA和Q，△AVA和△Q为DSE状态下AVA和Q的绝对增值。Q是通过一计算公式得到的，即Q = SV/LVET（ml/s），其中SV是每搏量，LVET.左心室射血时间；AVAProj.正常流速投影下主动脉瓣瓣口面积

血流显著增加，但不足以达到正常范围。AVA在静息时为0.70cm²，DSE期间增加至0.85cm²（仍为重度），而峰值和（或）平均压力阶差从33/21增加到54/32mmHg（仍为中度）。这位患者，计算AVAProj（0.97cm²）可以调整AVA-压力阶差偏差，从而确认AS真正严重程度。最初设定AVAProj临界值小于1.0cm²为真性严重AS，该值与指南中所建议的LVEF正常的重度AS AVA界值相一致。然而，研究结果显示，对于LVEF降低的患者不必严格限制该值（AVA或AVAProj ≤ 1.2cm²）。该建议与下文概念相吻合，即正常的心室可以耐受中度AS造成的负荷，而衰竭的心室却无法耐受。

有相当比例无血流储备患者（每搏量增加＜20%）在DES期间，由于心率的加快和射血时间的缩短表现出平均跨膜速率明显升高。流速的增加往往足以引起AVA和梯度和（或）计算AVAProj的决定性变化，从而可以确认狭窄程度。一些研究者建议心率增加超过10次/分后，暂停多巴酚丁胺输注。因为从理性考虑，超过临界值后不会更进一步增加心搏量。然而，心率增快使射血时间缩短可能导致平均跨瓣速率显著增加。因此，为了保证跨瓣速率增加，从而提高DES用于诊断狭窄严重程度的概率，另一些研究者推荐目标"心率＞100次/分或220-年龄"作为终止DSE的标准。

然而，10%～20%的LF-LG AS患者，低剂量DSE诱发的平均流速增加并不足以引起AVA或梯度显著变化，并且无法计算AVAProj。在这类患者，从假性重度AS中区分真性重度AS是不可行的，DSE无诊

断意义（病例1，图15.36A）。对于这些患者及那些在DSE中结果不明确的患者，采用多层计算机断层摄影术（MDCT）量化瓣膜钙化可能有利于区别真假严重AS(图15.36B)。Cueff等建议MDCT动脉瓣膜钙化评分大于1650AU可以更准确地确定血流动力学严重AS。近期研究建议将主动脉瓣钙化积分负荷诊断主动脉瓣重度狭窄的下限定为1200AU（女性）和2000AU（男性）。(图15.35）。

治疗管理

美国心脏病学会/美国心脏协会指南支持在DSE任何阶段，平均压力阶差≥40mmHg，且AVA ≤ 1.0cm²的患者接受主动脉瓣置换术（AVR）（IIa类，C级证据）。而2012年欧洲心脏病学会（ESC）/欧洲心胸外科协会（EACTS）指南中，LV血流储备的患者建议行AVR（IIa类，C级证据）。因此，似乎两者有一个明确的共识，即患者为真性重度AS和LV有血流储备（病例3，图15.38）应考虑AVR，若有适应证，应同期行冠状动脉旁路移植术（图15.35）。

最近研究表明，假性严重AS接受药物治疗的生存率要优于真性严重AS，与LV收缩功能障碍和无瓣膜疾病的生存率具有可比性。因此，假性严重AS患者（病例2，图15.36）的治疗应注意管理心力衰竭和加强密切随访（图15.35）。而心室衰竭无法耐受中度狭窄，和（或）在随访中狭窄演变为严重状态使得药物治疗失败，这时应再次考虑AVR。

无血流储备患者在治疗性管理上面临艰巨的挑战，但对于 DSE 或 MDCT 显示有真性重度 AS 证据患者应考虑 AVR（病例1，图15.36）。因为无血流储备患者开胸手术的风险非常高，2012年的 ESC/ EACTS 指南将 AVR 手术列为 IIB 类推荐（证据等级 C 级）。虽然这类患者发病率和死亡率可能要高于血流储备正常的患者，但经导管瓣膜置换术（TAVR）相对于 AVR 为这类无血流储备的患者提供了更有价值的选择（图15.35）。最近的研究显示 TAVR 治疗比 AVR 术更明显、更快提高 LVEF。相反，TAVR 出现瓣周漏的发病率更高，这可能最终会对结果产生负面影响。LF-LG AS 合并 LVEF 降低患者，尤其是无血流储备的患者，采用 TAVR 是否比 AVR 有更好的结果尚待进一步研究。

结论

心脏瓣膜病患者遇到 LF-LG AS 伴随 LVEF 降低具有极大挑战性。DSE 通过评估 LV 血流储备和鉴别真假性 AS，大大有助于这些患者的风险分层和临床决策。计算 AVAProj 用于证实那些 DSE 时 AVA- 压力梯度不一致患者的狭窄严重程度可能有利。对于流速无明显升高，且通过 DSE 无法明确的患者，使用 MDCT 量化主动脉钙化对于区分真伪严重 AS 可能是有用的。AVR 推荐用于真性重度 AS 和有 LV 血流储备患者，有严重 AS 证据和无 LV 血流储备患者亦考虑 AVR。但应注意这类患者手术风险性较高。LF-LG AS 患者使用 TAVR 取代外科 AVR 或许是有前途的，尤其对那些无 LV 血流储备患者。

第六节　低流速、低压力阶差伴左心室射血分数保留的主动脉瓣狭窄

当评价主动脉瓣狭窄（AS）的患者时，心脏专科医生经常面临着不一致的超声心动图表现，最常见的情况时，小的主动脉瓣口面积(AVA $<1.0cm^2$)与重度主动脉瓣狭窄一致，低平均压力阶差($<40mmHg$)与非重度主动脉瓣狭窄一致〔当患者存在症状时，关于主动脉瓣狭窄的真正严重性和主动脉瓣置换术（AVR）的潜在风险，这种不一致的超声心动图表现将会增加对其评估不确定性。主动脉瓣瓣口面积（小）与压力阶差（低）之间的这种不一致经常与左心室流出量低有关〕，因为这个压力阶差直接与跨瓣流速成平方关系，甚至血流的轻度减少也会引起压力阶差的严重降低，这会导致对主动脉瓣狭窄严重性的低估。因此，如果真性严重 AS 的患者跨瓣流速降低，这些患者也许会表现出低压力阶差。这种低流速,低压力阶差（LF-LG）的情况在左心室射血分数减低和左心室射血分数保留（矛盾型 LF）的两种情况下都可能发生（图15.40）。本节是对多普勒超声心动图评估矛盾性 LF-LG AS 进行更新。

矛盾性低流速，低压力阶差主动脉瓣狭窄的临床表现和病理生理学

矛盾性低 LF-LG AS 定义为小的主动脉瓣口面积（即主动脉瓣口面积 $<1.0cm^2$ 或主动脉瓣口面积指数 $<0.6cm^2/m^2$）、低压力阶差（即 $<40mmHg$）、低流速（即每搏输出量指数 SVi $<35ml/m^2$）及保留的左心室射血分数（即 $\geq50\%$）。现已报道这一群体的发病率为 5%～25%，并显示出这个发病率在老龄、女性及伴随体循环动脉高压、代谢综合征或糖尿病的患者中会增加。一个或多个上述因素的累积作用会进一步促进更显著和（或）更严重的左心室向心性重塑及心肌纤维化的发展进程，结果，左心室腔的大小、顺应性和左心室腔的充盈降低（图15.40）。此外，虽然此类患者的左心室射血分数正常，似乎提示其收缩功能并未受损，然而当使用左心室长轴应变，一个对心肌内源性病变更敏感的指标进行评估时，患者的左心室功能已经有所下降。因此，矛盾性低流速、低压力阶差主动脉瓣狭窄患者每搏输出量的减少主要是由于左心室充盈受损，且一定程度上归因于左心室排空作用异常。框15.9归纳了矛盾性 LF-LG AS 的主要临床症状和多普勒超声心动图特征，图15.41介绍了一个这种类型的患者情况。除了限制性左心室的生理学改变之外，其他的因素可能也使左心室射血分数保留型主动脉瓣狭窄患者跨瓣流速减低，包括动脉血管顺应性降低，心房颤动和伴随的二尖瓣反流，二尖瓣狭窄或三尖瓣反流。因此，大部分（30%～55%）主动脉瓣狭窄并且左心室射血分数保留的患者每搏输出量减低（即 SVi <35 ml/m²）不会令人感到惊奇。

在左心室射血分数保留的情况下，LF 状态的出现会使狭窄严重性的评估和治疗决策的制定复杂化，这样就造成与正常流速，高压力阶差的 AS 患者相比，矛盾性低流速低压力阶差严重 AS 患者转诊至外科的比率降低了 40%～50%。鉴于相对的低压力阶差，这可能是归因于对狭窄严重性的低估。然而，一些研究已经表

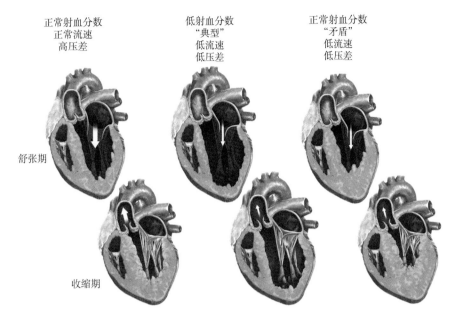

正常射血分数
正常流速
高压差

低射血分数
"典型"
低流速
低压差

正常射血分数
"矛盾"
低流速
低压差

舒张期

收缩期

图15.40　重度主动脉瓣狭窄可以根据灌注、压差及左心室射血分数保留的左心室形态分为不同的类型。绝大多数重度主动脉瓣狭窄患者是从正常大小的心室腔（左侧图）演变为心室肥大，这种演变使正常心室泵血功能得以维持。患有重度主动脉瓣狭窄和正常心脏瓣膜间血流的患者普遍存在高压差。然而，患有左心室射血分数减低和典型低灌注低压差主动脉瓣狭窄（中间图）的患者的特征是具有一个左心室收缩功能显著降低的扩大的左心室，这经常会导致缺血性心脏病和（或）后负荷失调。相反，患有左室射血分数正常和矛盾型低灌注低压差主动脉瓣狭窄（右侧图）的患者的特征是具有一个显著的左心室向心性重塑，这会损害灌注和降低泵血功能。由于低灌注状态的存在，尽管主动脉瓣重度狭窄，后两个种类的患者也可能表现为低压差（引自Pibarot P, Dumesnil JG. Low-flow, low-gradient aortic stenosis with normal and depressed left ventricular ejection fraction, J Am Coll Cardiol 60: 1845-1853, 2012.）

框15.9　矛盾性低血流低压差主动脉瓣狭窄的临床和多普勒超声心动图特征
临床特征
·老龄
·大部分女性
·常见合并症：高血压、代谢综合征、糖尿病
多普勒超声心动图特征
主动脉瓣
·开放幅度减少的重度瓣膜增厚钙化
·主动脉瓣口面积 < 1.0 cm^2，主动脉瓣口面积指数 < 0.6 cm^2/m^2，多普勒速率指数 < 0.25
·平均跨瓣压差 < 40mmHg
·瓣膜-动脉间阻抗 > 4.5 mmHg·m^2/ml
左心室
·射血分数 ≥ 50%
·心腔狭小
·舒张末期直径 < 47 mm*
·舒张末期容积 < 55 ml/m^2*
·相对室壁厚度 > 0.5
·左心室充盈受损
·整体纵向应变 < 15%*
·每搏输出量指数 < 35 ml/m^2

*这些数值以一些最初的回顾性研究为基础，并做为适应证。需要进行进一步的研究来确定更多精确的临界值。
AVA. 主动脉瓣口面积；AVAi. 主动脉瓣口面积与体表面积之比；DVI. 多普勒速率指数

明，即使在调整了基线风险简况之后，这些患者的预后与那些正常流速，高压力阶差AS相比较差，后者使用外科治疗比药物治疗预后要好，由于它独特的表现模式，矛盾性LF-LG经常被误诊，这将会导致对狭窄严重性和症状的低估，使得AVR不能充分利用或不恰当地被推迟。

流速和狭窄严重性的评估

超声心动图通过计算多普勒每搏输出量诊断矛盾性LF-LG AS是错误的，主要归因于左心室流出道直径（LVOT）的不正确测量和（或）脉冲多普勒取样容积的不当放置。对每搏输出量的低估也许会得出患者存在矛盾性LF-LG 严重AS的错误结论，然而实际上他们患有正常流速的中度AS。相反，高估每搏输出量也许会导致对此疾病发病率的错误识别和整体的低估。

因此，当面对主动脉瓣口面积-压力阶差和左心室射血分数不匹配的患者时，按照图15.42显示的诊断和治疗处理方法的第一步，应该是排除估计每搏输出量的测量错误及证实LF的存在。对多普勒每搏输出量测量最常见的错误原因是低估LVOT直径。LVOT的横截面经常是椭圆形的，在二维超声心动图中胸骨旁长轴测量的直径是前后位的直径，通常是椭圆中比较小的直径。为了减少这种误差，应优先选择主动脉瓣尖的基底部（LVOT

更圆的地方）即主动脉瓣环下5～10mm的地方测量LVOT直径。三维经胸或经食管超声心动图或MDCT也可用于得到更精确的LVOT横截面积和更精确的每搏输出量和AVA。

此外，当怀疑矛盾性 LF-LG AS时，首先通过典型的超声心动图特征对左心室几何形态和功能进行评估，典型的超声心动图特征包括（显著的向心性重塑、小的左心室腔和整体纵向应变减低等）（框15.9和图15.42）。

第二，使用多普勒法测出的LVOT每搏输出量应该用其他的方法校正，比如使用Dumesnil法估测的LVEF（多普勒每搏输出量除以用Teichholz公式计算出来的左心室舒张末期容积），与双平面辛普森或目测法得到的LVEF相比较。如果使用Dumesnil法测定的左心室射血分数显著低于校正的左心室射血分数，那么应该强烈怀疑多普勒每搏输出量被低估了。相反，对Dumesnil法的高估也许会导致对每搏输出量的高估，但这缺乏特

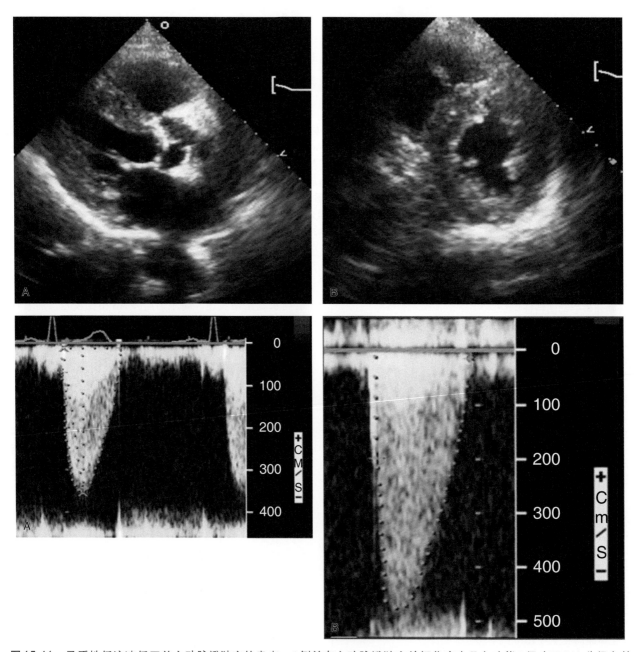

图15.41　矛盾性低流速低压差主动脉瓣狭窄的患者。1例曾有主动脉瓣狭窄并钙化病史且心功能3级（NYHA分级）的78岁女性患者。胸骨旁的长轴和短轴切面显示显著向心性重塑并且左心室射血分数保留的小左心室腔和开放受限的钙化增厚主动脉瓣口。该患者使用滴速高达15μg/（kg·min）的低剂量多巴酚丁胺负荷超声心动图。左心室射血分数从60%增加到70%，每搏输出量从42ml增加到52ml，最高和（或）平均压差从51/29mmHg增加到94/57mmHg（C,D），主动脉瓣口面积从0.70cm²轻度增加到0.77cm²。这是一个矛盾性低流速低压差重度主动脉瓣狭窄的病例。该患者进行了主动脉瓣置换术，预后良好

异性，因为，由于小心室的存在，使用 Dumesnil 法测定的左心室射血分数也许高估了真实的左心室射血分数。二维容积的方法也可以使用，但应该谨慎，因为左心室的影像通常是按透视缩小的，这也许会低估容量。第三，鉴别 LF 的其他潜在原因也很重要，比如伴随体循环动脉高血压、二尖瓣反流、三尖瓣反流或心房颤动。如果存在这些情况，尽管缺少一些在框 15.9 中描述的矛盾性 LF-LG 典型特征，前向的每搏输出量也许会减少。

　　流程中的第二步是评估症状的出现（图 15.42）。在无症状或有意义不明确症状的患者中，运动试验也许可

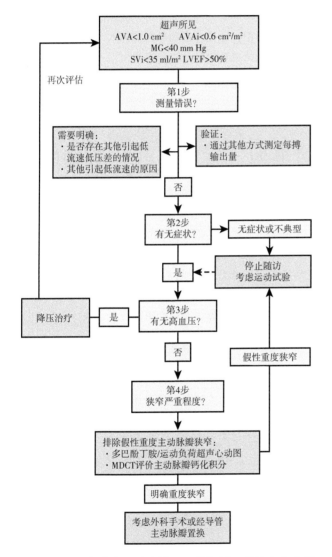

图 15.42　具有狭小主动脉瓣口面积和低压差的左心室射血分数保留型患者的诊断和治疗措施流程

注：矛盾型低灌注低压差主动脉瓣狭窄的临床特征和多普勒超声心动图特征见框 15.9。低灌注的其他潜在原因包括血管顺应性下降、心房纤维化和伴随二尖瓣反流、二尖瓣狭窄或三尖瓣反流。AoV. 主动脉瓣；AVA. 主动脉瓣口有效面积；AVAi. 主动脉瓣口有效面积指数；AVR. 主动脉瓣置换术；MDCT.；MG. 平均心脏瓣膜间压差；SV. 每搏输出量

以用来明确症状是否存在。真正没有症状的患者应该密切随访，不需要进行额外的诊断试验。对于有症状的患者，这个流程的第三步是评估是否出现相关性高血压。高血压也许会导致低血流状态和症状的出现。矛盾性 LF-LG 患者经常会有血管顺应性的降低和（或）血管阻力的增加。然而，因为低血流状态的存在，血压也许会低于期望值或假性正常化值，这与跨瓣压差的存在导致血压较低相似。结果，这些患者中高血压的存在和严重性会被低估。因此，在做超声心动图检查时应该系统测定血压，并计算血管顺应性和血管阻力。如果确诊高血压，那么应合理制订或优化现有降压治疗方案，在动脉的血流动力学正常化以后，重新评估多普勒超声心动图参数和症状。

　　这个流程的第四步和第五步是证实狭窄的严重性（图 15.42）。因为这些患者跨瓣血流速率降低，以此不能排除是否低估了真实的主动脉瓣口面积，也许只是低速血流不足以完全打开实际上仅有中度狭窄的主动脉瓣，这是 LF-LG 伴射血分数减低患者的常见表现。在此类患者中使用运动负荷超声心动图，可以明确症状，评估主动脉瓣口面积和流速对负荷的反应，并据此计算正常流速投影下的主动脉瓣口面积。低剂量多巴酚丁胺负荷超声心动图 [以 2.5µg/（kg·min）起始直到最大值 20µg/（kg·min）] 也可以考虑在有症状的患者中使用（见图 15.41），但应该谨慎使用并且严密监测血压和 LVOT 血流速率。据最新的多中心研究报道，负荷超声心动图在矛盾性 LF-LG AS 患者中是安全有效的。在这个研究中，根据在正常血流速度下的校正的主动脉瓣口面积，33% 的患者被确认为假性重度主动脉瓣狭窄，这与报道中典型 LF-LG AS 患者比例相似。多巴酚丁胺负荷超声心动图不应该被用在重度左心室限制性的患者中。用 MDCT 测定主动脉瓣瓣膜钙化负荷和密度，可以用来证实矛盾性 LF-LG AS 患者狭窄的严重性，特别是在负荷超声心动图检查不可行或不能给出结论时。还需要进一步的研究来证实负荷超声心动图或 MDCT 在具有挑战性患者中的临床应用价值。

　　因此，多普勒超声心动图检查在以下两种情况具有决定性的作用：①鉴别诊断真正的矛盾性低流速低压差主动脉瓣狭窄和伴随小主动脉瓣口面积及低压差的其他状况。②证明狭窄严重性和有症状患者的主动脉瓣置换术指征。尤其是，在区分矛盾性低血流低压差主动脉瓣狭窄患者和正常血流，LG 伴小主动脉瓣患者有重要作用。后者可能与小体型的混杂因素（即小体型体表面积患者的小主动脉瓣瓣膜口面积与中度主动脉瓣狭窄和低压差的关联）有关，或者与严重主动脉瓣狭窄指南标

准（即用以诊断严重主动脉瓣狭窄的主动脉瓣口面积临界值 1.0 cm^2 和相应的压差临界值 30 ～ 35mmHg）不一致有关。

治疗措施

2012 ESC/EACS 指南和 2014 ACC/AHA 指南已经意识到矛盾性 LF-LG AS 是一个重要的新型发病群体，仍需要进一步的探索，特别是对主动脉瓣置换术的影响；目前指南建议此类患者行主动脉瓣置换手术（推荐等级 Ⅱa，证据等级 C），但需要提供详细的多普勒超声评估证据用于明确主动脉瓣狭窄的严重程度。自指南出版以来，也有多项研究为这一推荐提供了进一步的支持。

矛盾性 LF-LG AS 与许多因素有关（显著地向心性重构、狭小的左心室腔、心肌纤维化、心肌功能受损和狭小的主动脉瓣环等），这些将会增加手术死亡率和人工瓣膜 - 患者不匹配的风险。因此，就像典型的 LF-LG AS 患者那样，矛盾性 LF-LG AS 患者也可以选择经导管主动脉瓣置换术来替代外科主动脉瓣置换术（图 15.42）。

结论

在主动脉瓣口面积（小）和压差（低）不一致的患者中，需要进行特别的努力去排除测量错误。真正矛盾性低血流低压差的患者应该得到特别的关注，因为他们通常预后较差，且经常有假性正常化的跨瓣压差和症状性血压。这也许会很危险，因为它会导致对主动脉瓣狭窄和高血压严重性的低估。矛盾性低血流低压差主动脉瓣狭窄并且有症状的患者需要进一步的检查 [即负荷超声心动图和（或）MDCT]，来确认狭窄的严重性和主动脉瓣置换术的必要性。在矛盾性低血流低压差主动脉瓣狭窄患者中，经导管主动脉瓣置换术可以作为另一个有价值的选择来替代外科瓣膜置换术。无论这个患者是非手术治疗还是选择外科或经导管瓣膜置换治疗，抗高血压治疗应该给予最优化方案。

第七节　无症状主动脉瓣狭窄的负荷（运动）超声心动图

主动脉瓣狭窄（AS）是一种常见的进展性疾病。主动脉瓣置换术（AVR）是唯一有效的治疗有症状患者的方法。然而无症状严重 AS 患者的管理仍然存在争论。目前，我们在临床上面临的挑战是要求尽可能去鉴别无症状的 AS 患者是否会从选择 AVR 中获益。运动试验在评估 AS 患者运动能力和患者症状状态方面起着重要的作用。几项研究已经证实，AS 患者进行症状限制的运动试验是安全可行的，同时比常规超声心动图提供更好的风险分层。在 AHA/ACC 指南中运动试验在无症状 AS 患者中是 Ⅱb 类推荐，但在欧洲心脏病学会（ESC）指南中推荐强度更高。然而，除了出现早期临床症状，运动试验在老年患者和相关疾病的患者身上仍然很难解释 [如慢性阻塞性肺疾病（COPD）、肺疾病和合并症]。（结合超声心动图和其后是否出现症状，运动试验能够帮助提供有关的 AS 真正的血流动力学结果和额外的预后信息）。从实际观点考虑，运动试验比多巴酚丁胺负荷试验更接近生理状态。仰卧或半仰卧的踏车运动超声心动图在欧洲是首选的方法。因为它允许同时进行连续的二维和多普勒超声心动图检查。迄今为止，运动前超声心动图影像是评估无症状的 AS 的最常用方法。

运动试验草案

建议应用症状限制性分级运动试验。试验应在一个专门的，有所有必要设施的房间内，在医护人员监护下开展。在最初的 25W 的做功量下保持 2 分钟，然后每 2 分钟做功量增加 25W。AS 的老年患者每 2 分钟增加 10W 更合适。血压和 12 导心电图在休息和测试的每个阶段都要记录。同时记录总的运动时间，最大做功量，心率峰值，血压和停止测试的原因（表 15.14）。

运动超声心动图草案

在运动之前，应该先在静息状态下完成一份完整的超声心动图检查。无论是在休息还是运动过程中，都应该在半卧状态下相同的位置采集图像。针对性的采集瓣膜相关的血流动力学参数，左心室（LV）功能，以及肺动脉收缩压（sPAP）。除了 E/e' 的变化，其为左心室充盈压评估在低运动强度（心率 95 ～ 105 次 / 分，在 e' 和 a' 波融合前）下获得的，所有其他参数应在试验（基线、低、中、高等级）的每个阶段和运动峰值时获得。左心室收缩功能的动力学变化（需要在主动脉平均压力阶差，并在跨三尖瓣压力阶差进行评估）（表 15.15）。我们推荐以下顺序逐步成像：左心室在的四腔、二腔和三腔视图的二维灰阶循环（帧速率 > 50 ～ 70/s），主动脉的连续多普勒血流，左心室流出道的脉冲多普勒，二尖瓣的彩色血流评估继发性二尖瓣反流的出现和三尖瓣的连续多普勒血流来评估三尖瓣跨瓣压力阶差（图 15.43）。图像和

表 15.14 运动试验：禁忌证和异常运动反应的定义

AS 患者运动试验的禁忌证	运动试验停止的原因	异常运动试验（≥1 个标准）
真正症状性主动脉瓣狭窄（运动后气短、心绞痛、头晕或晕厥）	达目标心率	症状：心绞痛、呼吸困难、头晕、晕厥或者接近晕厥
主动脉瓣置换术的明确适应证	典型性胸痛、限制性呼吸困难、头晕	与基线水平相比，ST 段压低≥2mm
身体或心理原因，无法行运动负荷试验	筋疲力尽者	收缩压下降或升高＜20mmHg
严重系统性高血压（收缩压＞200mmHg 或舒张压＞110mmHg）	低血压（收缩压下降≥20mmHg）	复杂室性心律失常（室性心动过速、＞3 个室性期前收缩）
未控制的或症状性心律失常	显著性室性心律失常	
系统性疾病或疾病限制运动	明显的 ST 段压低（罕见）	

表 15.15 主动脉瓣狭窄患者的负荷超声心动图

临床情况	方法	测量的主要参数	诊断参数	预后参数
无症状患者	半仰卧位运动踏车超声心动图（罕见平板运动试验）	临床症状收缩压	头晕、呼吸困难、心绞痛、晕厥收缩压下降 20mmHg 两种情况：外周需求（血管舒张）超过心输出量的升高（潜在的泵衰竭）	头晕，呼吸困难或收缩压下降预测症状的发生，心脏相关性死亡，需要行 AVR
		瓣膜主动脉瓣口面积平均跨主动脉瓣压力阶差（运动引起的改变）	增加：顺应性瓣膜稳定性：固定不变的非顺应性瓣膜（与血流储备的改变相关）双相反应（后负荷不匹配）：平均压差在低水平运动增加，伴随平均压差高峰值试验中下降，这是由于衰竭的左心室收缩补充反应（平均流速的下降）	平均跨主动脉瓣压差增加＞18～20mmHg 预测自发性症状，心脏相关性死亡，症状需要行 AVR，心力衰竭入院
		左心室功能（动态改变）左心室射血分数整体纵向应变组织多普勒流速	增加：收缩储备出现稳定或下降：缺乏收缩储备双相反应（后负荷不匹配）：左心室功能最初增加而后在运动峰值下降室壁运动或者整体功能的恶化：因有无显著冠脉疾病导致的冠脉血流储备受限引起的缺血	左心室射血分数下降或小幅增加预测自发性症状，心脏相关性死亡，异常运动试验
		血流动力学跨三尖瓣压力阶差（运动性改变）二尖瓣 E/e′二尖瓣反流	增加＞50mmHg：sPAP 升高 sPAP 快速增加：低肺动脉顺应性且肺动脉抵抗显著增加增加：左心室充盈压增高恶化或发生：整体后负荷增加	sPAP＞50mmHg 预测免于心脏事件生存率的降低，心源性死亡的高发

电影将被储存，当运动中止以后进行离线分析。通常情况下，在图像采集期间不进行测量。

运动心电图参数的临床及预后价值

临床表现、心电图和超声心动图在无症状 AS 患者

运动试验期间参数变化与结局和随后的临床决策相关。运动性限制症状（头晕，低做功量下呼吸困难，心绞痛或晕厥）发生在 30%～40% 的无症状 AS 患者中。个别患者症状发作与否取决于 AS 的严重性，以及左心室功能和外周循环的状态。当外周需求超过心排血量，可能

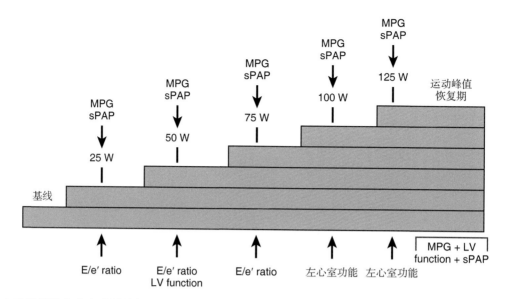

图 15.43   主动脉瓣狭窄患者阶梯性超声心动图影像获取。E/e′.左心室充盈压的评估；LV.左心室；MPG.平均跨主动脉瓣压差；sPAP.肺动脉收缩压

会出现症状。运动限制症状的发生预测日常生活中症状的快速进展、心源性死亡（包括猝死），以及是否需要 AVR，尤其是在年轻，体力旺盛的患者＜ 70 岁。在高负荷（接近年龄 – 性别预测最大做功量）发生的迅速可逆性的呼吸困难的发生被认为是正常的。运动中出现的异常血压反应（收缩压升高不足 20mmHg），ST 段下降（＞ 2mm，水平型或下斜型），或复杂的室性心律失常可能预测无症状 AS 患者不良结果，但似乎不能改善试验的准确性。

超声心动图参数

瓣膜顺应性和压力梯度

无论是静息的超声心动图数据和运动心电图结果，运动诱发的左心室功能变化或主动脉瓣狭窄严重程度的指标是预后不良的独立决定因素（图 15.44）。在运动时平均主动脉压差增加 18 ～ 20mmHg，与心源性死亡的风险增加、自发性症状及 AVR 的需求相关。这种压力梯度性的增加反映更严重的主动脉瓣狭窄（静息状态时狭窄越严重，运动时在给定的流速下就会有越高的梯度增加）或非顺应性和坚硬的主动脉瓣存在（运动时主动脉瓣口面积无变化或开放程度有限），或者两者兼有。然而，运动相关的左心室搏出量和功能的变化应该用来解释运动相关性主动脉跨瓣压差的变化。

左心室功能及收缩储备

在运动过程中，左心室负荷急性改变可能改变左心室适应性，推动症状的出现。然而，主动脉压力梯度的改变和左心室功能并不统一。心脏可以通过驱动左心室的收缩储备，成功适应负荷的增加。相反，当主

动脉瓣顺应性降低，或者在严重的心肌功能障碍的情况下，后负荷和收缩功能可能会不匹配。对于某些患者，我们能够观察到双相反应，他们的主动脉瓣平均跨瓣压差呈一个先上升后下降的变化过程，这与左心室收缩功能变化是相一致的。左心室射血分数下降或者小幅增加的患者，在运动过程中更可能表现出异常反应和在随访过程心脏相关事件的发生。运用组织多普勒成像，Van Pelt 等建议，运动后二尖瓣 s′ 波速度增加 5cm/s 以上，可能是一个良好确定左心室收缩储备临界值。类似地，通过使用二维斑点追踪分析，整体纵向应变运动中增加 −1.4% 以上，可能表明左心室收缩储备存在。然而，没有一个长轴临界值在已有的研究成果中被验证。

肺动脉压

肺动脉收缩压和肺动脉高压（PHT；sPAP ＞ 50mmHg）是严重 AS 患者的运动能力降低和预后不良的强预测因子。然而，当出现肺动脉高压时，肺动脉高压经常与症状相关，限制了它在临床决策的应用价值。在无症状的患者中，静息下肺动脉高压发生率较低，但运动试验过程中发生率较高。在最近的一项研究中，Lancellotti 等报道在运动期间肺动脉高压（sPAP ＞ 60mmHg）在真正无症状 AS 患者中发生率为 55%。运动时肺动脉收缩压的增加与休息时肺动脉压水平、性别，左心室舒张和左心房顺应性有关。对于给定的左心室充盈压的增加，患者运动时左心房内径变化有限（衰竭的左心房顺应储备），表现为肺动脉压力更高的增长。在 3 年随访中，发现运动性肺动脉高压是一个独立的，双倍增加有关心脏事件的危险因素。出人意料的是，这

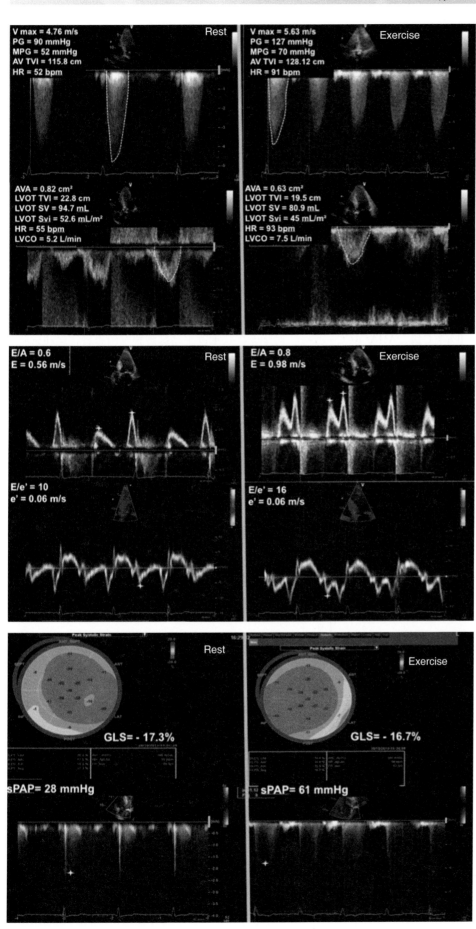

图15.44　重度主动脉瓣狭窄无症状患者的运动负荷超声心动图。静息下超声心动图（左侧）评估证实正常血流，高压差AS在左心室射血分数保留（＞50%）患者中出现，但左心室整体纵向应变下降，左心室松弛受损，无肺动脉高压（sPAP＜50mmHg）。该患者因腿痛提前终止运动试验（峰值心率达93次/分）。运动中几个不良预后的参数被识别（右侧）：平均跨主动脉瓣压差增加18mmHg，左心室充盈压（E/e′评估）快速增加，左心室收缩储备的缺失，左心室每搏量下降，肺动脉高压的发展。AV.主动脉瓣；AVA.主动脉瓣面积；E.左心室流入道舒张早期流速；e′，组织多普勒在二尖瓣瓣环中间的舒张早期峰值流速；HR.心率；GLS.整体纵向应变；LVCO.左心室心排血量；LVOT.左心室流出道；MPG.平均跨主动脉压差；sPAP.肺动脉收缩压；TVI.整体时间－速率；Vmax.跨主动脉瓣峰值流速

些患者中心源性死亡达到了惊人的高发生率（12%），这可能提示疾病过程更快的进展。

左心室舒张参数和二尖瓣反流

左心室充盈压（由 E/e' 评估）的升高和舒张功能障碍可以解释严重 AS 患者运动中出现呼吸困难。在运动过程中，出现症状的患者经常发现 E/e' 的增加。众所周知，二尖瓣反流会与 AS 共存。在运动过程中当二尖瓣反流出现或加重时，往往与运动诱发的症状或收缩压的变化不明显相关。这些参数的预后价值还尚未可知。

临床决策制定的影响

无症状严重 AS 患者如果运动试验异常，推荐主动脉瓣膜置换术，尤其是如果试验显示症状进展（ESC Ⅰ类C级，AHA/ ACC Ⅱb类C级）或无症状性低血压和（或）收缩压的降低（ESC Ⅱa类C级，AHA/ ACC Ⅱb类C级）。由于缺乏确切的临床前瞻性试验证据及两组专家不同的解释，使得推荐存在分歧。然而，在没有运动异常或运动试验的阳性预测值较低的患者中（有合并症，年龄超过70岁的或身体运动受限者），运动

负荷超声心动图可以帮助识别由于 AS 产生的左心室后负荷增加带来的早期和微小的，甚至是潜在的有害后果。目前 ESC 指南指出 AVR 可考虑用于无症状严重 AS 患者，左心室射血分数正常和运动时平均压力阶差增加超过20mmHg的患者（Ⅱb类C级）。在缺乏 LV 收缩储备和运动性肺动脉高压时，其他的指标可能用来推荐 AVR。在内科治疗中，患者运动过程中出现这些症状时，应密切随访（3～6个月），包括症状客观的评价，脑钠肽系列性的评估，重复运动负荷超声心动图。相比之下，具有合适的运动超声心动图结果的患者（即平均主动脉压力阶差增加<20mmHg，良好的左心室射血分数，没有运动性PHT）可以判断是安全的，每6～12个月随访1次（图15.45）。

结论

对于无症状重度主动脉瓣狭窄的患者，运动试验，尤其当结合多普勒超声心动图时，有助于：①识别被错误划分为无症状的情况；②预测是否存在无症状 AS 患者快速进展为有症状者；③评估 AS 患者真实的血流动力学结果；④有助于临床策略的制定。

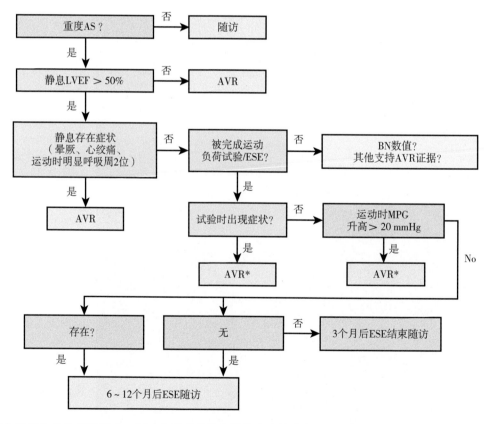

图15.45 左心室射血分数保留型（>50%）无症状患者的治疗决策流程。*根据ESC和AHA/ACC指南。AVR. 主动脉瓣置换术；BNP. B型脑钠肽；CR. 收缩储备；Ex-PHT. 运动相关的肺动脉高压；ESE. 运动负荷超声心动图；MPG. 平均跨主动脉瓣压差

第八节　主动脉瓣下狭窄

主动脉瓣下狭窄（SAS）是左心室流出道（LVOT）梗阻的一种罕见形式，发生率为 1%～2%。它是一种固定的狭窄，与肥厚型心肌病（HCM）导致的动态 LVOT 梗阻相反。

流行病学

SAS 在婴儿中罕见，而在儿童 LVOT 梗阻中占 10%。虽然在任何年龄都可以诊断，但是最常发生在 10 岁以内。像主动脉瓣狭窄一样，SAS 更多见于男性，男女比例 2 : 1。一半以上患者与其他先天性异常相关，包括室间隔缺损（VSD），主动脉缩窄，房室间隔缺损，动脉导管未闭，主动脉瓣二叶畸形，以及经常合并 Shone 综合征。

形态学

SAS 存在两种主要形态。90% 患者为局部的薄膜或嵴，也被称为孤立型 SAS（图 15.46 A）。表现为前间隔到二尖瓣前叶的环形结构，在主动脉瓣下环绕 LVOT。肌型较少见，隧道类型的病变往往与更加严重的狭窄有关，这是由于 LVOT 弥漫性增厚和变窄引起的（图 15.46 B）。存在这种形式的患者多有向心性的左心室肥厚（LVH）。其他引起梗阻的解剖变异，包括二尖瓣附属结构异常和异常的附属的心内膜垫组织。这些主动脉瓣下梗阻的形式代表形态变化，孤立型 SAS 为轻度狭窄形式，隧道型为重度狭窄形式。

病因学和（或）病理生理学

SAS 更常见为一种有遗传倾向的随时间发展的后天获得性病变。以前已有研究报道家族中多人患有 SAS，支持它是一种遗传性疾病。有假说认为，异常的左心室流出道形态和血流模式能够增加室间隔的血流剪切力，结果使胚胎细胞分化为纤维组织变异体，从而形成了主动脉瓣下膜。SAS 在婴儿中罕见，这一事实证实了 SAS 是一种获得性疾病。心尖的间隔嵴，间隔排列不齐，细长的或发育不良的 LVOT，或者心尖肌束，都有可能是造成湍流的原因。由此导致的 LVOT 纤维或肌性结构，可能造成临床或血流动力学改变。即使外科手术切除主动脉瓣下隔膜，此病复发概率仍相当大，这一事实进一步支持了慢性湍流假说。

SAS 的自然进程变异较大，很难预料。SAS 多为 VSD 或者其他先天异常的继发病变。压力阶差的严重性决定了 SAS 的临床特点。在轻度压力阶差时患者可

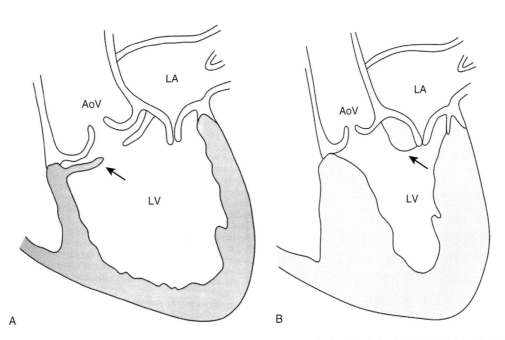

图 15.46　A. 主动脉瓣下孤立型隔膜；B. 隧道型的主动脉瓣下狭窄，箭头所指为主动脉瓣下狭窄。AoV. 主动脉瓣；LA. 左心房；LV. 左心室（感谢 V.Lennie 和 JL Zamorance-Gomez）

能一段时间内无症状，但是随着疾病的进程，它们也可能出现LVOT梗阻的症状。在儿童早期就可能出现血流动力学快速恶化的症状和梗阻。由于轻度狭窄可几十年保持缓慢的进程，成年人更多表现为无症状，尤其是孤立型。特定的危险因素可预示疾病更快的进程，包括更高的初始峰值压力阶差，病变离主动脉瓣更近或累及二尖瓣，又长又窄的LVOT，主动脉室间隔角度大于130°。成年人疾病进展延迟很可能与疾病严重程度降低有关。与主动脉瓣狭窄类似，SAS患者发展成LVH降低了由于左心室壁压力增高导致升高的后负荷。随着LVOT梗阻的发展，最常见的表现为运动耐量受限，但是也有晕厥、心绞痛和呼吸困难的报道。

50%SAS患者会出现主动脉瓣反流（AR），但是通常为轻度反流。机制可能与隔膜引起的高速收缩射流束导致的主动脉瓣叶增厚有关。损伤的主动脉瓣更易于形成血凝块和赘生物。虽然23%的SAS患者存在主动脉瓣二叶畸形，但是在这些患者中AR的发生比率并未增加。儿童时期进行外科修复治疗并不能阻止成年后AR的进展。与未手术患者相比，外科干预或者球囊扩张术后AR的发生率更高。外科手术后进展性AR的最高风险，是术前瞬时峰值压力阶差为80mmHg或者更高者。65% SAS患者为典型的膜周部VSD，并可见漏斗间隔排列不齐。感染性心内膜炎可侵袭主动脉瓣，尤其当出现LVOT压力阶差更加严重和显著的AR时。

诊断

SAS经常在其他先天性缺损进行外科手术时被诊断。体格检查时，通常被首先发现SAS特征性的粗糙的收缩期喷射样杂音，这杂音在胸骨左缘最响；偶有震颤；外周搏动延迟和减少。收缩射血的咔嗒声缺失用来辨别杂音是否来自主动脉瓣膜狭窄。因这一特征在其他原因导致的LVOT梗阻中也会出现，使体格检查做出诊断成为一种挑战。Valsalva动作可用来区别SAS和HCM。Valsalva时SAS患者杂音会减低，但是HCM患者杂音增强。舒张期吹风样杂音在AR患者中也会出现。心电图出现非特异性表现的典型异常，包括LVH，应变效应，左心房增大。胸部X线片往往正常。

超声心动图是诊断SAS的基石。它可明确缺损的解剖结构和类型，也可明确LVOT的功能。同时可诊断其他相关的心脏缺损。在患者治疗和随访中，收缩期多普勒压力阶差，AR，或者二尖瓣反流的客观测量是至关重要的。胸骨旁长轴和心尖长轴切面可提供丰富的信息；这些切面可以看清隔膜到主动脉瓣之间的关系及主动脉瓣环的大小（图15.47）。在M型超声心动图上，可见特征性的主动脉瓣叶在收缩中期部分闭合和粗糙的

飘动，这提示存在主动脉瓣下压力阶差（图15.48）。彩色多普勒在发现湍流射流和AR的出现是非常必要的。心尖五腔切面通过脉冲或连续多普勒，可提供最好的位置来测量跨隔膜的峰值压力阶差（图15.49）。如果外科手术已经完成，超声心动图应该帮助内科医生确定干预治疗的类型（单纯摘除、肌切开术、肌切除术、Konno术、人工瓣膜修复术），并排除医源性VSD的存在。

二维经胸超声心动图（TTE）和经食管超声心动图（TEE）是诊断SAS的标准技术。然而，这些方法在可视化SAS和LVOT细节方面能力受限。三维TEE能正确诊断和测量SAS；在将来，3D TEE将成为指导经导管介入治疗或评估术中压力阶差的有力工具（图15.50）。在主动脉瓣平面以下的主动脉断面可提供一个极好的视角来评估整体SAS和通过面积法来量化LVOT梗阻情况。磁共振和心脏CT造影是进一步评估SAS解剖结构和血流量化的新兴技术。

在目前的金标准超声心动图发展之前，心脏导管检查是优先选择。虽然心导管检查可提供解剖和血流动力学的数据，但是它缺少小的解剖结构的定义和二尖瓣装置的评估。SAS导管检查包括心室间压力阶差的计算，与主动脉瓣狭窄相反的是，跨瓣压力阶差是在主动脉和左心室之间测量得到。一个单端孔导管，与猪尾导管相反，可用来显示压力阶差的轨迹。在导管检查中测量的峰值到峰值的压力阶差经常低于在超声心动图上测量的瞬时压力阶差，因此，两者之间不存在可比性。然而，多普勒超声心动图测量的多普勒平均压力阶差和导管检查相关良好。在左心室射血分数降低或者左向右分流的非限制性VSD患者中，超声心动图和导管检查都可能会低估LVOT的压力阶差。

治疗

SAS明确的治疗方案为外科修复和梗阻的矫正。这种手术的死亡率低并发症最少。外科手术的时机应该基于左心室射血分数、LVH、LVOT梗阻的严重性，AR和患者年龄。最优化的治疗时机仍然存在争议，尤其当伴有高复发比率时。

对于严重梗阻和瞬间峰值压力阶差≥60mmHg，平均压力阶差≥40mmHg的患者，建议行外科手术。对于儿童，外科手术的门槛更低，因其有快速进展的风险，压力阶差≥30mmHg即可。低压力阶差伴有显著AR，射血分数降低，或者VSD的患者，应该考虑行更早期的干预治疗。因SAS引起的症状，如心绞痛，呼吸困难，或者晕厥的患者，也应该进行外科手术评估。轻度压力阶差的儿童和成年人，需要严密的随访来监测疾病

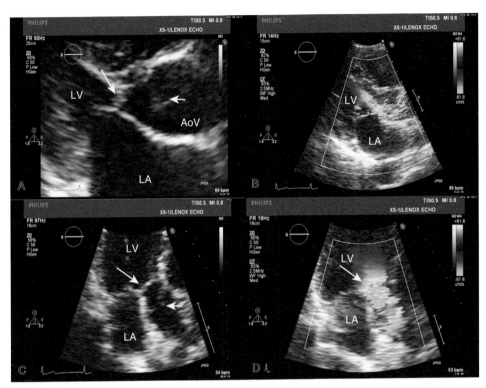

图15.47　A. 胸骨旁长轴切面，左心室流出道（LVOT）的放大切面，主动脉瓣下隔膜（箭）和主动脉瓣（箭头）；B. 彩色多普勒显示LVOT的湍流；C.心尖三腔切面再次显示主动脉瓣下隔膜（箭）和主动脉瓣（箭头）和彩色多普勒血流（D）。AoV.主动脉瓣；LA.左心房；LV.左心室

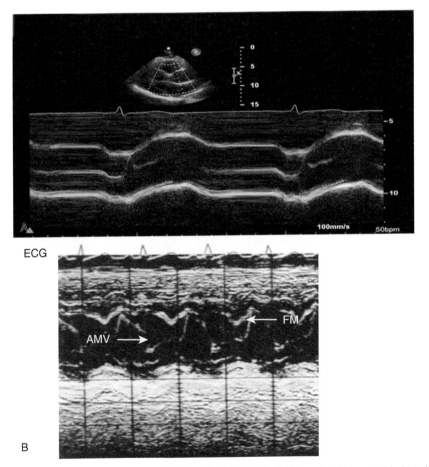

图15.48　A. M型超声心动图显示主动脉瓣叶在收缩中期部分闭合；B. M型超声心动图显示来自左心室流出道的分离，纤维膜的不同回声。AMV.二尖瓣前叶；ECG.心电图；FM.纤维膜

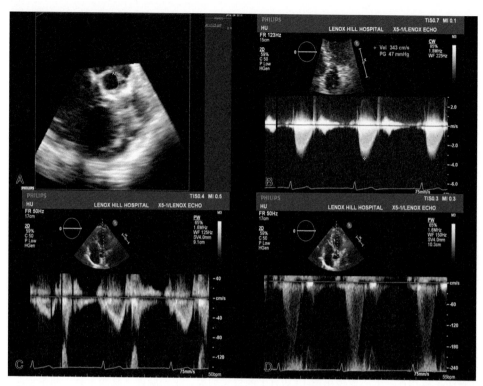

图 15.49   A. 三维容量集的多平面视图，面积测量法测量主动脉瓣下隔膜孔径面积 1.2cm²；B. 连续波多普勒记录心尖五腔心切面，显示瞬时压力阶差峰值 47mmHg；C. 脉冲多普勒显示梗阻近端正常流速；D. 左心室流出道湍流

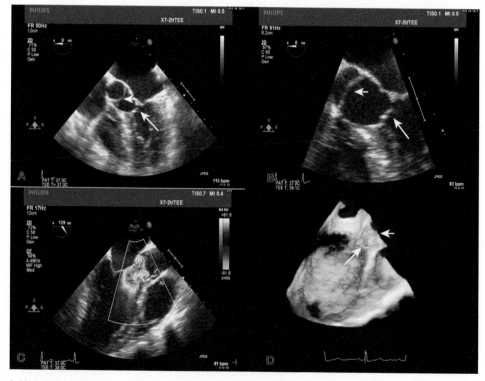

图 15.50   A. 食管中段经食管超声心动图，五腔心切面，显示主动脉瓣下隔膜（箭）和主动脉瓣（箭头）；B. 主动脉瓣下隔膜（箭）和主动脉瓣（箭头）在五腔心的切面的放大视图；C. 彩色多普勒血流显示左心室流出道的镶嵌模式和在孔道血流加速；D. 实时三维图像显示主动脉瓣下隔膜（箭）和主动脉瓣（箭头）

的进展。

特定的手术过程需依靠SAS的类型而定，但是典型的手术操作是经主动脉途径。孤立型SAS可能需要隔膜移除或者通过局部心肌切除术来将瓣环切除。隧道型变异者，外科手术技术上更加复杂，并且经常需要行心肌切除术或者Konno术（通过加宽室间隔来行主动脉瓣置换）来对LVOT进行重建。在行缓解LVOT梗阻的外科手术时，目前已经有行选择性心肌切除术的考虑；然而，这些数据还未证实可降低复发率。

已经有研究报道，外科术后再狭窄率可高达30%。与再狭窄相关的危险因素包括诊断时高龄，隧道型和早期外科手术史。最严重的术前压力阶差和女性患者再次手术的比率更高，为4%～35%。

单纯嵴部切除术后再狭窄发病率更高，因为随着持续的湍流和血流动力学，心室的几何形态保持不变。然而，一个大的多中心研究在评估额外的心肌切除术的有效性方面，未能证实其可降低再狭窄率或者再次手术率。由于额外的心肌切除导致完全房室阻滞的发生率显著增加。对于轻度压力阶差升高患者，更早期的干预治疗未证实有任何临床获益。经皮球囊扩张术已经成为替代外科修复术的更加微创的方法。球囊撕裂SAS最早在1985年被报道用来治疗分离性薄膜。虽然目前球囊扩张术未被广泛应用，但是近年来研究结果证实，这个手术操作不仅仅是非外科候选者的短期选择。

SAS患者手术的预后结果主要依靠SAS的形态和这种疾病的复杂程度。总之，这结果是可喜的，因其与正常人群的长期生存率相似。与术前的患者一样，然而，外科术后利用超声心动图来严密随访监测压力阶差的恶化和AR情况是非常必要的。之前提到的更高危风险组为了再次手术的需要，应该需要更频繁的评估。

致谢

笔者向Lennie博士和Zamorano-Gomez博士致谢，因为他们是前一版这一章节的作者，并且提供了图15.46。

（王秋霜　穆洋　陶凌　译）

第16章

主动脉瓣关闭不全

第一节　主动脉瓣关闭不全：简介

主动脉瓣关闭不全（AR）是一种常见的心脏瓣膜病，通常与主动脉瓣二叶畸形或高龄和主动脉根部及升主动脉病变导致的退行性变有关。自然病程相关研究表明，AR能同时导致左心室容量及压力负荷升高，并导致左心室扩张，最终引发左心室收缩功能不全，虽然心功能不全起初可逆，但最终依然无法逆转。因为包含扩血管药物治疗作用始终有限，虽然仍缺少随机前瞻性研究来证明其有效性，外科行主动脉瓣置换（AVR）依然是有效的治疗方法之一。主动脉瓣修复术只适用于有限患者，因此，绝大多数AR患者依然需要接受主动脉瓣置换术。目前经皮主动脉瓣置换是研究的热点，临床上还没有真正开展这一手术。

主动脉瓣关闭不全患者的临床管理需关注以下基本问题：①患者是否为二叶式主动脉瓣（通常合并升主动脉病变）；②明确AR的发病机制（很多AR并非瓣膜原发病变，而是主动脉根部及升主动脉病变）；③通过定量评估反流的严重程度来确定AR的严重程度；④评估左心室收缩功能及左心室扩张程度；⑤决定重度AR患者手术的最佳时机。重度AR患者在出现临床症状之前可能存在数十年的无症状期，当临床症状出现，并作为确定手术干预的唯一指征时，其中很大一部分患者已经形成了不可逆的左心功能不全，即使瓣膜置换手术非常成功，但术后心力衰竭及死亡风险增加。另一方面，尽早手术可以阻止患者左心功能不全的发生。然而过早的转诊手术治疗，尤其对于年轻患者而言，将会增加远期人工心脏瓣膜相关并发症的风险。因此，外科手术时机的选择不仅是一门科学，更是一门艺术：治疗的目的是尽早手术以避免形成不可逆的左心功能不全，同时还要规避因过早手术带来的长期并发症困扰，最终使患者获益。

在慢性AR患者的管理中，心血管影像在上述5个

方面中都起到举足轻重的作用。体格检查对AR患者的早期检出较为重要，但在明确AR严重程度、评估其对左心功能的影响、观察是否合并升主动脉病变等方面不及多普勒超声心动图。此外，体格检查不适用于左心功能不全的早期检出和后续随访，且目前标准化体格检查技能水平的退化使这一问题变得更加突出。

理想的影像学检查应该能够精确提供主动脉瓣及升主动脉的解剖学和形态学信息，并具有一定的有效性和可重复性。目前已基于AR的发病机制提出了分类方案，能够帮助指导外科治疗，同时确定哪些患者仅需要接受瓣膜修复，而哪些患者需要瓣膜置换。

左心室内径进行性增大或左心室收缩功能进行性降低是外科手术治疗的指征，因此理想的影像学检查需要能够定量评估AR的严重程度，并能精确测量左心室的大小和功能，数据准确的同时还必须保证一定的可重复性，且不存在观察者内和观察者间差异。上述要点中，可重复性是重中之重。在AR患者的长期随访中，制定治疗决策的关键就是与既往的数据的对比，但往往这些数据都是在不同中心获得的，解读者也各不相同。

超声心动图是评估AR最基本的影像学检查，满足上述理想检查方式应具备的大多数特质，此外还具有无创、应用广泛和廉价的特点。

超声心动图时间及空间分辨率极佳，能够提供必要的解剖学信息，同时定量评估AR严重程度及其对左心室功能的影响。目前推荐采用将定性评价和定量评价相结合，使用多个参数综合评估的方式，因为依靠任何一个单独的测量方法都可能导致错误的出现。起初，左心室测量是通过一维M型超声，很多历史数据的获得都采用这种方法。然而M型超声获得的数据明显不如二维影像的测量或左心室容积的定量评估。左心室舒张末期内径、收缩末期内径和收缩功能的截点值均被认为是

外科手术的潜在指征，也有许多基于左心室容积和反流严重程度的新阈值正在研究之中。

因为传统的二维影像检查变异度较大（既往研究观察者间及观察者内变异度为6%），三维超声心动图应运而生，并能够更准确的评估左心室容积。多项研究，包括多中心研究表明，三维超声心动图变异性小，检查结果与金标准心脏磁共振检查（CMR）所获得的结果更接近（详见后文）。三维超声心动图能够帮助改进二维超声心动图对左心室容积的低估，并且使后续关于左心室容积的连续检查更有价值。

连续CMR检查和经胸超声心动图相比具有更多的潜在优势，比如提高心内膜的分辨率，减少几何假设及测量血流时的角度依赖，使AR严重程度的定量评估重复性更好。然而，超声心动图依然是临床评估AR严重程度的首选，CMR和其他影像学检查都是其补充。

除了测定左心室容积和射血分数外，仍需要能够尽早确定收缩功能不全，保证患者在进展为永久性左心室收缩功能不全前能够接受更密切的随访或进一步的干预治疗。测量左心大小及收缩功能传统方法（如射血分数）的灵敏度不是很高，脑钠肽（BNP）等生化指标在某种程度上能弥补这一不足。虽然在无症状患者中BNP水平增加和左心扩张严重程度有显著的相关性，有症状的患者BNP水平仍高于无症状的患者。对于左心收缩功能正常的无症状患者和随后有症状或出现左心功能不全的无症状患者而言，即使调整左心容量，BNP水平仍是独立的检测指标。

在确诊高危的慢性重度AR患者时，评估局部和整体收缩功能的高级成像方法（如长轴应变）比左心射血分数敏感度高。已有研究表明，通过心脏磁共振成像（CMR）检查定量评价心肌间质结缔组织，对伴有心室肥厚的主动脉瓣狭窄患者有预后价值，对慢性AR导致压力及容量负荷过重的患者也有预后价值。超声检查技术的进步及与其他检查技术的有效结合为弥补目前慢性AR患者临床管理中的不足带来了希望。

第二节　主动脉瓣关闭不全：病因学及左心室反应

病因学

AR的病因学目前可分为两大类，原发瓣膜病变和主动脉根部异常，原发性瓣膜病变包括先天性和获得性。最常见的先天性病变是二叶式主动脉瓣，发病率为0.5%～2%，二叶式主动脉瓣易出现关闭不全和狭窄，常伴有升主动脉扩张，后者在某种程度上也会加重关闭不全。四叶式主动脉瓣是一种比较罕见地解剖变异，相对于主动脉瓣狭窄而言，更易形成AR（图16.1）。获得性瓣膜病，如退行性病变、钙化、感染性心内膜炎、风湿性心脏瓣膜病等，也能导致AR（图16.2）。

主动脉瓣环、瓦氏窦、窦管交界处（统称为主动脉根部）的扩张和形变导致主动脉瓣对合不良，引发AR。胸主动脉瘤最常见的病因是退行性病变，危险因素包括高龄、高血压、吸烟。遗传性疾病如马方综合征、Turner综合征及家族性胸主动脉瘤综合征，和其他疾病一样，可以导致瓦氏窦和升主动脉扩张。Stanford A型主动脉夹层可以通过多种机制形成AR，包括主动脉根部扩张、假腔压力压迫某个主动脉瓣叶导致瓣膜对合不良、窦管交界和（或）瓣环水平瓣叶支撑点断裂导致连枷样改变、内膜片脱入瓣环等（图16.3，图16.4）。特殊情况下，胸部钝性外伤可导致主动脉瓣叶撕裂或瓣叶支撑点断裂（图16.5），从而诱发AR。更多AR的病因详见表16.1。

左心室对主动脉瓣关闭不全的反应

左心室对于主动脉瓣关闭不全的反应取决于AR的发病时间。急性重度AR患者，左心室舒张末期容积骤然增加，但顺应性不足以使心室迅速扩张，也就是说，严重AR时左心室大小正常表明AR是急性的。急性AR时左心室舒张末压突然升高导致左心房压升高及肺水肿。心脏后负荷增加导致每搏输出量减少，需要依靠反射性心动过速以维持心排血量。当左心室舒张末压接近主动脉舒张压和冠脉灌注压时可能导致心肌缺血。

超声心动图在明确急性重度AR病因中不可缺少，最常见的病因是感染性心内膜炎和Stanford A型主动脉夹层。经胸超声心动图（TTE）能够鉴别这两种病变，但经食管超声心动图（TEE）对所有瓣膜及主动脉的成像效果更好。因为Stanford A型主动脉夹层是外科急症，迅速诊断尤为关键，TEE能够迅速判断夹层是否存在、定位夹层范围，并明确AR的发生机制。超声心动图还有助于发现急性重度AR的其他两个特征：二尖瓣提前关闭（M型超声观察最佳）和舒张期二尖瓣反流。

慢性AR患者左心室逐渐适应舒张末期容积的增

加，心室顺应性增加、向心性和（或）离心性肥厚出现使充盈压能够保持在正常范围附近。心室扩张能够保证在后负荷增加的情况下每搏输出量不变。随着时间延长，通常数年后，患者左心收缩功能减弱，开始出现呼吸困难和双下肢水肿等心力衰竭症状。

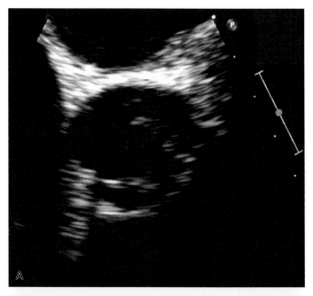

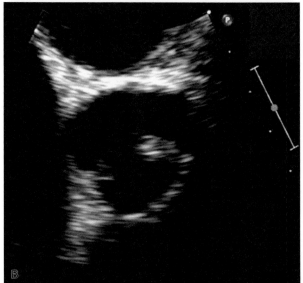

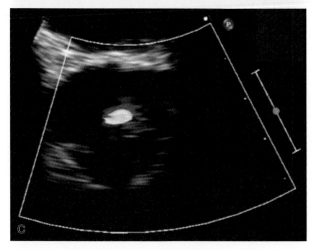

图16.2　经食管超声的多瓣膜受累的风心病患者（表现为主动脉瓣狭窄和关闭不全）。A. 收缩期短轴像（表现为受累瓣膜开口弥漫增厚，主动脉瓣口面积1.8cm²）；B. 舒张期短轴像；C. 舒张期短轴像（表现为轻度中心型主动脉瓣关闭不全）

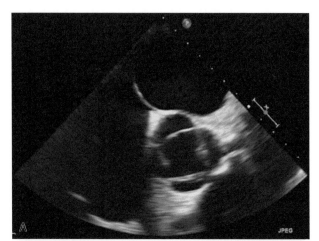

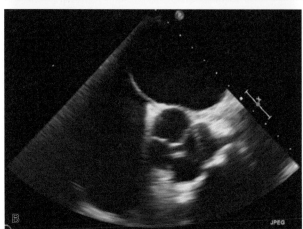

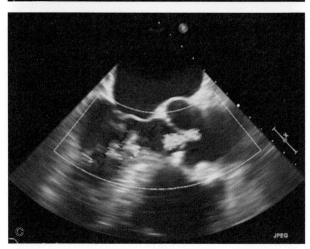

图16.1　经食管超声意外发现了四叶型主动脉瓣。A.收缩期短轴像；B.舒张期短轴像；C.长轴像（舒张期彩色多普勒呈现中度AR）

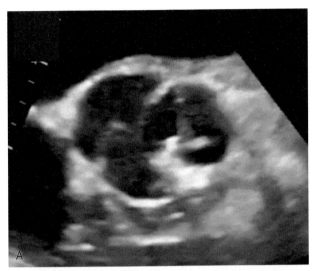

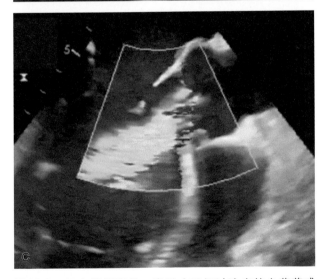

图 16.3　经食管超声的二尖瓣（已经过治疗的金葡菌感染的心内膜炎病患者进一步出现心力衰竭加重）。A. 短轴像–左右冠状窦融合，左冠状窦边缘和中间增厚；B. 长轴像–左右冠状窦严重受损并融合；C. 长轴像（彩色多普勒呈现重度 AR，患者行主动脉瓣置换术后病理切片呈现炎性坏死灶）

主动脉瓣关闭不全患者预后及基于指南的管理

无论是否出现临床症状，慢性 AR 患者的预后与其心室重构的程度及速度有关。纵向研究表明，初始心室收缩末期内径、收缩末期内径增长的速度、左心室射血分数（LVEF）及 LVEF 降低的速度是症状进展和死亡的独立预测因素。因为无症状的慢性 AR 预后不良，甚至猝死，连续监测超声心动评估左心扩大及左心功能不全的程度尤为重要。其他 AR 患者需行超声心动检查的指征见框 16.1。

对于重度 AR，外科手术是明确的治疗手段。手术的最佳时机由临床评估和超声心动图对左心室内径和收缩功能的评估决定。AR 患者外科手术适应证见表 16.2。左心室舒张末期直径和容积在外科手术后迅速减少，术

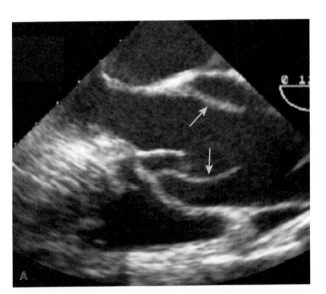

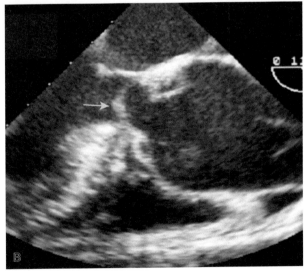

图 16.4　A. 主动脉近端夹层伴有内膜瓣螺旋降至主动脉（箭头）；B. 主动脉瓣脱垂进入左心室流出道阻断正常瓣膜功能（箭头）导致 AR

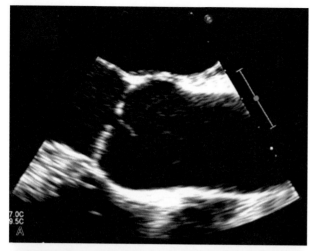

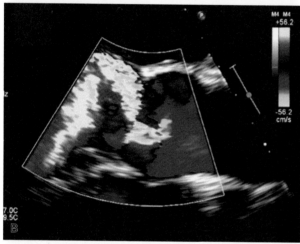

图 16.5　雪地车事故后左胸壁创伤病史的患者经食管超声检查，患者出现新的舒张期杂音。A. 舒张期长轴像－血管结合口的细微变化，如右冠状动脉窦开口至左心室流出道，值得一提的是瓣膜在短轴上的形态是正常的；B. 长轴像－彩色多普勒表现为重度偏心性 AR 直接偏离右冠状窦

表 16.1　主动脉瓣关闭不全的病因		
一般分类	特殊分类	举例
原发瓣膜病变	先天性	二叶式主动脉瓣
		四叶式主动脉瓣
		单叶式主动脉瓣
	退行性	年龄增长导致的增厚、钙化
		黏液样变性
		主动脉瓣下膜性狭窄导致的瓣叶损伤
	感染和（或）炎症	细菌性心内膜炎
		非细菌性血栓性心内膜炎
		风湿性瓣膜病
	肿瘤	乳头状弹性纤维瘤
	创伤	医源性（心导管检查）
	中毒	服用 anorexigen（厌食症药物）
主动脉根部病变	遗传性	马方综合征
		Loeys-Dietz 综合征
		Ehlers-Danlos 综合征
		Turner 综合征
		家族性胸主动脉瘤综合征
	退行性	高龄
		高血压
		动脉粥样硬化
	感染	梅毒螺旋体
		沙门菌
		葡萄球菌
		分枝杆菌
	炎症	巨细胞动脉炎
		Takayasu 动脉炎
		风湿性动脉炎
		脊柱关节病
	创伤	主动脉夹层
		瓣叶撕裂或主动脉根部瓣叶支撑点断裂
	其他	主动脉夹层（多种潜在机制导致 AR）
		室间隔缺损伴瓣叶脱垂

前左心收缩功能不全患者射血分数升高明显。但是对于收缩功能正常的患者，因为前负荷的降低，术后收缩功能可能会降低。外科术前伴有左心收缩功能不全的患者在数月乃至数年后射血分数能够进一步改善。射血分数的增加程度与心室舒张末期内径减少密切相关。术前有严重临床症状或运动耐量降低的患者和长期存在严重左心功能不全的患者手术死亡率较高，术后左心室收缩功能恢复差。

　　超声心动图是明确 AR 诊断、判断病因及评估其对左心室影响的无创检查方式。多数情况下，需要综合应用 TTE 和 TEE 检查，准确评估左心室大小、收缩功能及更好的观察主动脉瓣。AR 患者经常需连续态监测超声心动图反复评估心室，因为左心室重构和临床预后不良密切相关。

框 16.1　超声心动图评价主动脉瓣反流的适应证
明确主动脉瓣反流的存在和严重程度（急性或慢性）
诊断和评估主动脉瓣反流的病因
测定主动脉瓣根部的血管内径以及评价升主动脉扩张患者主动脉瓣反流的严重程度
评价慢性主动脉瓣反流患者左心室内径和收缩功能的变化
对慢性、无症状重度主动脉瓣反流患者定期评价左心室内径和收缩功能的变化
对出现新发或原有症状加重的主动脉瓣反流（无论是轻度、中度、重度）患者重新评估
以上适应证均为 I 类推荐

表 16.2	慢性主动脉瓣反流的外科干预指征
Ⅰ类推荐	有症状的重度AR 无症状重度AR伴左心收缩功能不全（静息EF＜50%） 重度AR同时需行冠状动脉旁路移植，或主动脉手术，或其他瓣膜手术
Ⅱa类推荐	左心室收缩功能正常，但心室扩张明显的重度AR患者（舒张末期直径＞75mm，或收缩末期直径＞55mm）
Ⅱb类推荐	中度AR患者同时需行冠状动脉旁路移植或主动脉手术 无症状重度AR，左心室收缩功能正常，但伴有如下任意一项： 　左心舒张末期内径＞70mm 　左心收缩末期内径＞50mm 　进行性左心室扩张 　运动耐量下降 　运动后血流动力学异常反应

Ⅰ类推荐，证据表明手术获益明显大于风险；Ⅱa类推荐，证据表明手术获益大于风向，符合条件的患者行手术治疗是合理的；Ⅱb类推荐，证据表明手术获益及风险接近，但可以考虑对符合条件的特定患者行手术治疗

第三节　主动脉瓣关闭不全：病理生理

主动脉瓣关闭不全的病理生理

急性AR（进展迅速）和慢性AR（持续时间较长）的病理生理和血流动力学表现完全不同，两者的主要区别详见表16.3。

急性主动脉瓣关闭不全

急性重度AR的特点是左心室容量负荷突然增加，心室无法适应急剧的容量变化。左心室大小通常正常，由于血压升高和室壁应力增加，前负荷及后负荷明显升高。虽然心肌收缩力仍维持在正常水平，额外增加的左心室负荷可导致左心射血分数降低并引起每搏输出量的降低。急剧增加的反流容量导致左心室超负荷，左心舒张期末期压力急剧升高但容积相对固定。这将造成左心室舒张末压、左心房舒张末压、肺毛细血管楔压急剧升高，急剧的容量负荷增加使心室在压力-容积曲线的极端情况下运转（图16.6），并通过反射性心动过速维持心排血量。在一些严重的病例中，左心室舒张末压可能超过左心房压，引起收缩期二尖瓣提前关闭，伴或不伴舒张期二尖瓣反流（图16.7）。因此，患者多表现为肺水肿，甚至心源性休克。先前存在左心室肥厚（由于压力负荷增加，如高血压、主动脉瓣狭窄）的患者左心室心腔小，向心性肥厚，顺应性下降且前负荷储备减少，一旦出现急性AR，可导致明显的血流动力学改变。当左心室舒张末压接近主动脉舒张末压（心肌灌注压）时，左心功能和心脏泵血量进一步降低，两者之间

表 16.3	急性和慢性主动脉瓣关闭不全的主要区别	
	急性AR	慢性AR
临床表现	肺水肿、难治性心力衰竭	通常无症状
左心室大小	正常或轻度增大	明显增大
左心室舒张末压	明显升高	正常或轻度升高
主动脉收缩压	正常或轻度减低	升高
主动脉舒张压	正常或轻度降低	降低
脉压	正常或轻度增大	增大
心排血量	降低	正常
心率	加快	正常或轻度加快

压差减小将导致内膜下心肌灌注不良，并引起心肌缺血的症状。左心室的扩张将引起二尖瓣环的扩张，诱发功能性二尖瓣反流，进一步增加左心房压和肺动脉毛细血管楔压。

慢性主动脉瓣关闭不全

主动脉瓣不能够完全关闭诱发主动脉瓣反流。影响有效的反流容量的主要因素是有效反流口大小，另一个主要因素是主动脉和左心室舒张末压力阶差。心动过缓可引起舒张时间延长，同样可增加反流负荷。随着主动脉瓣关闭不全病程的进展，左心室舒张末容积逐渐增加。逐渐达到左心室前负荷储备的极限，这也就意味左室内的所有肌节已经达到最大限度的扩张，此时任

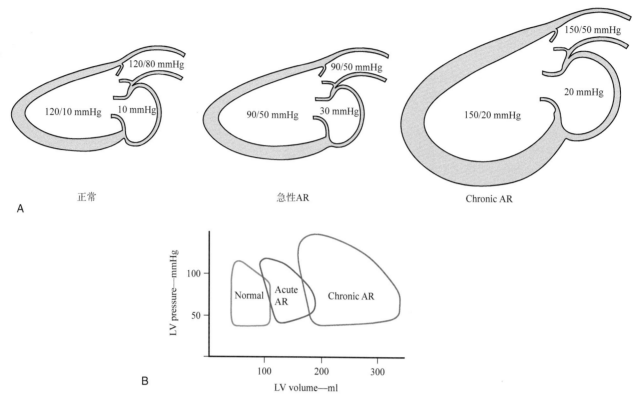

图16.6　A. 急性（中）和慢性（右）主动脉瓣反流对心脏的影响及其与正常心脏（左）的对比。对急性重度主动脉瓣反流患者，其前向血流量依然保持正常，但心室舒张末压和容量增加，随着疾病向慢性进展，心室逐渐扩大并呈现离心性肥厚，以保证室壁应力处于正常范围；B. 急性主动脉瓣反流会对未重构左心室的容量和压力负荷同时产生影响，对压力－容积曲线造成巨大的影响。而慢性主动脉瓣反流时，扩张的心室能够适应更高的容量，对压力－容积曲线的影响偏小

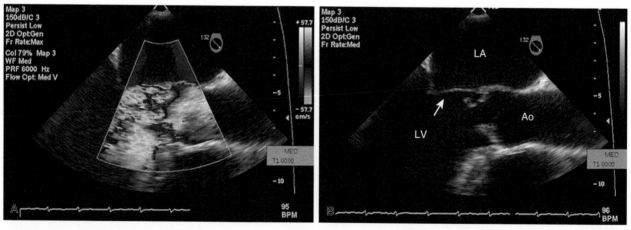

图16.7　经食管超声心动图显示重度主动脉瓣反流。A.彩色多普勒显示舒张期重度主动脉瓣反流；B.同一切面移除彩色多普勒图像，可见舒张期二尖瓣提前关闭。Ao.主动脉；LA.左心房；LV.左心室

意左心室后负荷的增加必将导致每搏输出量的下降，表16.4总结了慢性二尖瓣反流和主动脉瓣反流对左心室的影响。两者都是容量负荷加重，二尖瓣反流的血液进入到压力较小的左心房，而主动脉瓣反流的血液则随收缩期射血一同进入压力较高的主动脉。增加的前向射血量引起收缩压升高（后负荷增加）伴脉压扩大，后者主要与主动脉舒张压明显下降有关。尽管二尖瓣反流和主动脉瓣反流均和左心室的机械性负荷过重相关，但AR患者的收缩期室壁应力更高，甚至可与主动脉狭窄患者类似。收缩期室壁应力可用Laplace方程表示：室壁应力=p×r/2h（p.左心室压力；r.左心室内径；h.室壁厚度）。主动脉瓣反流患者，p和r均升高，虽然h也同时升高，但并不能代偿p和r同时增加带来的影响。因此最终，主动脉瓣反流增加左心室容量泵的需求（前负

荷），同时引起左心室收缩期室壁应力和后负荷明显上升。

慢性 AR 引起的容量负荷过重导致一系列病理生理事件，包括左心室舒张末容积和压力的升高，诱发左心室顺应性增加，在容量增加的情况下最大程度优化充盈压（图 16.6，图 16.8）。慢性左室容量负荷过重引起心室扩大、离心性肥厚及左心室重量增加，以便心室能够射出更多的血液，增加收缩压（增加后负荷）以保证前向每搏输出量正常。

慢性 AR 的早期阶段，代偿机制保证左心室射血分数和左心室缩短分数保持在正常范围内。但随着时间延长，左心室出现扩张和肥厚，室壁厚度与内径的比例仍能保持不变，使左心舒张末室壁应力维持在正常范围。这些适应性机制导致左心室在容纳较大每搏输出量的同时，充盈压保持相对不变。重度 AR 患者往往可见左心室舒张末期容积明显增加，与心力衰竭患者类似，甚至可与牛相比，故亦称"牛心"（图 16.9）。AR 患者的左室舒张末期容积可达正常人的 3～4 倍，从而确保其能够适应较大的每搏输出量。同时左心室顺应性也相应增加，使左心室舒张末压（LVEDP）仅表现为轻度升高。这些代偿机制能够保证病情稳定长达数年，即便是重度 AR 患者也不例外。但这是一个进展的过程，后

表 16.4 慢性主动脉瓣关闭不全与二尖瓣关闭不全对左心室的影响

	主动脉瓣关闭不全	二尖瓣关闭不全
病理生理机制	容量和压力负荷	容量负荷
左心室后负荷	增加	降低
左心室室壁应力	高于二尖瓣关闭不全	低于主动脉瓣关闭不全
左心室几何形态	离心性肥厚为主，中度向心性肥厚	左心室扩大
左心室质量/体积比	1	＜1
左心室射血分数（EF）	心肌细胞损伤和收缩力受损前即有降低	代偿期高于正常值 失代偿期或收缩功能受损时正常或低于正常值 收缩要素的损失导致射血分数降低
左心室收缩力受损机制	后负荷增加	收缩要素的损失导致射血分数降低
左心室肥厚机制	蛋白质合成增加	蛋白质降解率降低
左心室内径厚度比	低于二尖瓣关闭不全	高于主动脉瓣关闭不全
治疗有效性	大多数可逆	大多数可逆

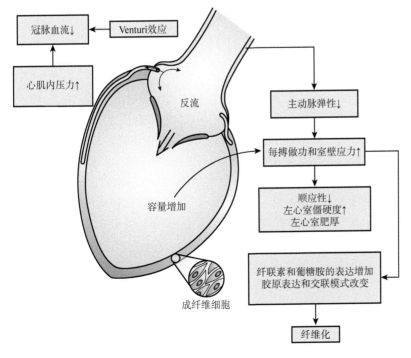

图 16.8 重度主动脉瓣反流增加左心室容量负荷，同时伴有主动脉扩张，进而引起每搏做功和室壁应力增加。这些不良适应导致左心室肥厚和顺应性降低。在这些应激因素的作用下，胶原和成纤维细胞特定蛋白的表达改变，加速心肌纤维化。（引自 Goldbarg SH, Halperin JL. Aortic regurgitation：disease progression and management. Nat Clin Pract Cardiovasc Med，2008，5：269-279）

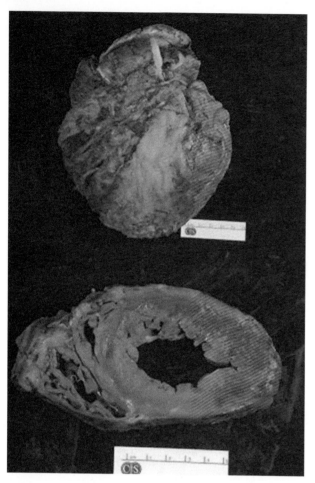

图 16.9 存在慢性重度主动脉反流患者移植后影像。在这个移植患者，移植时心脏重量 860g（正常 350 ~ 400g），存在严重的心脏扩大（上图），同时伴随左心室肥厚（下图）和中等强度的内膜增生和心肌纤维化（未见）

负荷不断增加的结果是收缩末内径的增加并逐渐导致左室射血分数下降。AR 患者的左心室射血分数通常处于正常低限，且左心室收缩末期内径大于二尖瓣反流患者，而后者的左心室射血分数处于正常范围，甚至相对更高。对于慢性 AR，如果室壁增厚不能适应容量负荷，室壁应力将会增加，进一步导致左心室收缩功能受损和左心室射血分数下降，这与心肌细胞损伤导致的收缩功能障碍有关。随着左心室充盈压的升高，患者会逐渐出现乏力和呼吸困难等症状，甚至在冠状动脉正常的情况下出现心绞痛发作，这与如下几个因素的联合作用有关：心肌肥厚导致冠脉血流储备减少、舒张压降低、因心率加快导致的舒张时间缩短及 LVEDP 升高，并使主动脉舒张压和 LVEDP 之间的压差缩小，这将导致冠脉血流和心肌灌注减少，进一步诱发左心室功能进行性恶化。同时，左心室的扩张也能引起继发性（功能性）二尖瓣反流。最终结果是心排血量下降和左心室舒张末压力和容积的升高。上述所有因素都会引起左心房和肺动脉楔压增加，进而引起肺水肿和肺动脉压、右心室压和右心房压力升高，最终导致出现右心功能受损。

第四节　主动脉瓣关闭不全的定量评估

急性或慢性主动脉瓣关闭不全（AR）的发病与瓣膜原发病变和（或）主动脉根部病变相关。在发达国家，慢性孤立性 AR 主要基于主动脉根部病变，而在发展中国家，风湿热则是引起慢性 AR 的重要原因。急性 AR 患者常需要外科手术治疗，而慢性 AR 患者的手术时机取决于反流的严重程度、患者症状和左心室的内径及功能。因此，在 AR 患者管理中，精确判断确定其病因和严重程度是重中之重。在实际应用中，应该将定量评估和半定量评估方式有机结合，才能准确判断 AR 的严重程度。

主动脉瓣关闭不全的定量评估

半定量评估方法

目前，彩色多普勒血流成像仍然广泛用于评估 AR 的严重程度，但这种方式本质上是一种半定量评估方式，且具有一定的局限性。通过彩色超声检查，可以在胸骨旁长轴、短轴和心尖切面清晰显示 AR。主动脉瓣反流束的最大射流长度和面积与主动脉造影检查的相关性较差，而高位左心室流出道（LVOT）测定的短轴射流面积与心室造影测定的 LVOT 面积的相关性较好。射流直径 / 面积与 LVOT 直径 / 面积的比值超过 60% ~ 65% 提示重度 AR。虽然这一方法有一定应用价值，但需要精确调节增益和 Nyquist 极限的设置，避免高估或低估 AR 的严重程度。通常来说，这种方法只能大致判断 AR 的严重程度，也不适用于偏心反流、弥散性反流以及起源于整条关闭线的反流。

对于 AR 严重程度的半定量评估，连续波多普勒（CW）和脉冲多普勒（PW）都有一定的应用价值。致密的 CW 信号提示反流量更大，而微弱的信号一般代表轻度反流。压力减半时间，即压力梯度下降到初始值一半所需的时间，是另一个应用 CW 评估 AR 严重程度的方法。通常情况下，重度 AR 患者的压力减半时间缩短（常 < 200ms），其原因是大量反流导致的左心室压力快速升高，这在急性 AR 患者中更为常见。相反，轻度 AR 患者的压力减半时间相对较长（>500ms），这与其左心室压力升高速度缓慢有关。由于受到 AR 病程的持续时间、收缩压和左心室顺应性的影响，压力减半时间并不能单独用于决定 AR 严重程度。比如左心室舒张功能重度受损的患者，可能表现为较短的压力减半时间。另一个常常应用的多普勒技术是测量降胸主动脉近端的脉冲多普勒。降胸主动脉内明显的全舒张期逆向血流、与收缩期速度时间 - 积分类似的舒张期速度 - 时间积分（VTI），及相对较高的舒张末期流速（>20cm/s）都提示中到重度 AR（图 16.10）。对存在主动脉硬化的老年患者，舒张期反流评价 AR 严重程度的可靠性不高。

根据流体力学原理，主动脉瓣反流面积最小处即为缩流颈（VC）。从胸骨旁切面，应用聚焦功能，我们可以直观看到近端血流汇聚区，主动脉瓣血流流和主动脉瓣下血流。在舒张早期和中期，AR 射流束最窄处的直径即为 VC，通常位于解剖学瓣口的远端。VC > 6mm通常提示重度 AR，其敏感度为 81%，特异度为 94%。对某些患者而言，可能需要采用右侧胸骨旁切面和经食管心脏超声检查（TEE）来测定 VC（图 16.11）。

定量方法

AR 的定量评估主要基于连续性方程，首先计算通过主动脉瓣的血流量和同时通过另一个正常瓣膜（如二尖瓣）的血流量，假设不存在或仅有微量二尖瓣反流，此时主动脉瓣反流量就等于通过二尖瓣的血流量减去通过左心室流出道的血流量。应用这一方法需要结合使用二维超声技术和多普勒超声技术。通过二尖瓣瓣环平面和左心室流出道的血流等于两者的面积与各自速度 - 时间积分的乘积。假设二尖瓣环和左心室流出道均为圆形，就可以利用如下公式计算二尖瓣血流量、LVOT 血流量和主动脉瓣反流量（RVoL）：

二尖瓣血流量 = 二尖瓣瓣环面积 × 二尖瓣环水平的 VTI

LVOT 血流量 = LVOT 面积 × LVOT 水平的 VTI

RVoL = LVoT 血流量 − 二尖瓣血流量

RVoL > 60ml 可认为是重度 AR。尽管此项技术具有坚实的理论基础，但掌握起来仍具有一定的挑战性，因此必须关注其中的某些细节。在二尖瓣瓣环和 LVOT 面积上测量的微小差别都能严重影响测量结果。同样，如果不能准确地描记二尖瓣流入道血流频谱（最明亮的信号），也会错误估计反流量。

与连续性方程类似，近端等速表面积（PISA）或血流汇聚法也是基于质量守恒定律。与连续性方程不同的是，二尖瓣反流并不会影响这两种方法对 AR 的定量评估。随着血流接近反流口，由于血流加速，在反流口近端会形成一个等速表面。在假设该近端等速表面为半球形的前提下，就根据质量守恒定律计算有效反流口面积（ERO）和 RVoL。将彩色标尺的基线向射流方向移动，直至出现等速表面，此时即可测量等速表面的半径和流速（图 16.12）。可以采用将胸骨旁或心尖长轴切面与聚焦模式相互结合的方式优化图像。主动脉瓣反流流速率可以通过以下公式计算：$2\pi \times r^2 \times V_r$，其中 r 是舒张早期测量到的血流会聚半径，V_r 是此时的混叠速率。所有数据单位必须是 cm。可以通过多普勒技术描记 AR

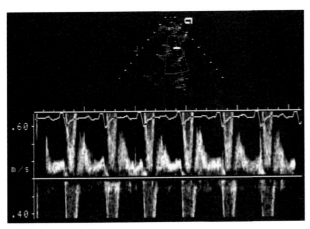

图 16.10　有严重主动脉反流患者降胸主动脉近端全舒张期反流

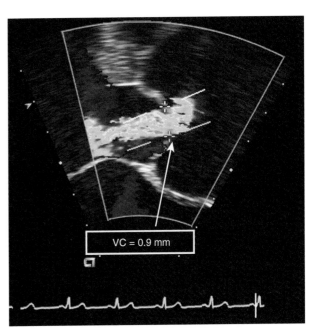

图 16.11　TEE 检查显示慢性重度 AR 患者缩流颈增宽（9mm）

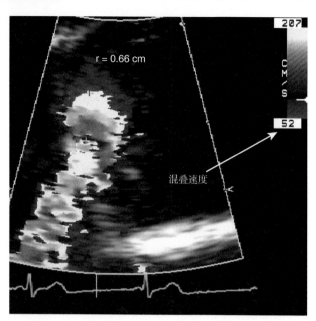

图16.12 通过变更基线显示近端等速表面面积（PISA）r 是近端汇聚血流的半径（0.66cm），Vr是联合速率（52cm/s）

射流频谱计算 ERO 和 RVoL，公式如下：

ERO=反流速率/舒张早期主动脉瓣峰值反流速度

RVoL=ERO × 主动脉瓣反流的 VTI

ERO 超过 0.3cm² 和 RVoL>60ml 可认为是重度 AR。表16.5展示了 AR 严重程度的分级标准。对某些升主动脉扩张的患者，血流汇聚区会沿主动脉瓣叶分布，甚至超过220°，此时利用 PISA 法将低估 ERO 和 RVoL。

左心室的测量

AR 的持续时间和严重程度将决定左心室对容量负荷的反应。对于急性重度 AR，在没有其他诱因的情况下，左心室内径多处于正常范围。相反对于慢性重度 AR，左心室通常扩张。通常情况下，我们采用二维超声心动图或二维超声指导的 M 型超声心动图，在二尖瓣腱索水平测量左心室收缩末内径和舒张末内径，目前指南对无症状 AR 患者外科手术指征的界定正是基于上述测量方法。对某些定量评估为重度 AR 的特殊病例，在排除心室短视的情况下（必要时可使用造影剂），需要采用双平面圆盘法（改良 Simpson 法）测定每搏输出量，同时确认心室的实际大小。虽然有很多 AR 严重程度分级的判断标准，但最近一项研究表明，将左心室内径作为首要判断标准时，可以改善不同观察者对于分级结果的一致性。

经食管超声心动图的应用

对于经胸超声心动图不能明确的主动脉瓣和（或）主动脉根部病变，需要进行食管超声心动图（TEE）检查，特别是对于主动脉瓣心内膜炎、主动脉夹层和主动脉瓣置换术后的患者。与二尖瓣位人工瓣反流成像不同，由于缝合环、瓣架、钙化遮挡带来的声影，通过常规二维超声心动图和 TEE 很难评估主动脉瓣位机械瓣和（或）生物瓣的反流情况。在某些病例中，偏心 AR 射流束在通过 VC 后迅速弥散，但由于声影的遮挡，如果不能发现这一现象，很可能高估反流的严重程度，特别是主动脉瓣位机械瓣的患者。同样如果偏心 AR 射流束沿前间隔或二尖瓣前叶走行，也可能低估其严重程度。在短轴切面观察时，如果反流束面积不足缝合环面积的10%，则提示轻度反流；10%～20%提示中度反流；超过20%，或当反流与缝合环不稳相关时，则提示重度反流。TEE 在外科主动脉瓣置换或经导管主动脉瓣置换瓣膜释放后即刻评估其反流程度尤为重要，应特别注意在多个切面（包括胃底切面）综合评估是否存在降主动脉舒张期反流、缝合环受累情况、射流束的数目等反映 AR 严重程度的要点，尤其是经导管主动脉瓣置换的患者。

三维超声心动图的应用

目前三维超声心动图的进展已经不仅仅局限于更好的显示主动脉瓣的解剖结构，而且可以在无须几何学假设的情况下测量 VC 面积（图16.13）和近端等速表面积。最近研究表明，如果以磁共振图像作为金标准，三维彩色多普勒超声心动图测定 VC 面积评估 AR 严重程度优于二维超声心动图和常规多普勒超声技术。多束主动脉瓣反流定量评估的难题可以通过额外测定 VC 面积加以完善，这与既往多数二尖瓣反流的测量方法相类似。与测量 VC 相似，实时三维彩色多普勒 PISA 法也可改善 AR 的定量分析。与二维方法比较，实时三维峰值和整合 PISA 法也可提高二尖瓣和三尖瓣反流的定量评估，这同样适用于主动脉瓣反流。随着此项技术的快速推广，操作者经验的进一步完善，现有技术局限（如帧频不高、拼接伪像等）的进一步解决，可以预见，在不久的将来，主动脉瓣反流的定量分析必将有极大的进步。

结论

主动脉瓣关闭不全的定量评价需要采用综合性方法，包括解剖与生理学相关的多项指标。并同时采用半定量和定量方法（表16.5）以达到确定主动脉瓣关闭不全严重程度的目的，某些患者可能需要经食管超声心动图检查。三维超声心动图的进展也已经改善了主动脉瓣反流定量评估的准确性。

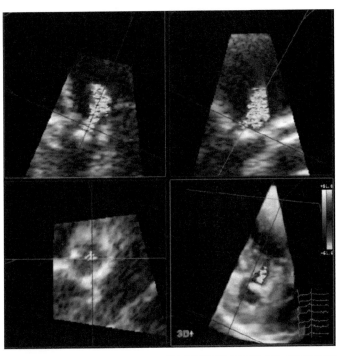

图16.13　利用三维数据库寻找测量三维彩色多普勒缩流颈面积最适平面［引自Perez de Isla L, Zamorano J, Fernandez-Golfin C, et al. 3D color-Doppler echocardiography and chronic aortic regurgitation: a novel approach for severity assessment. Int J Cardiol，2013,166（3）：640-645.］

表 16.5　判断主动脉瓣关闭不全严重程度的定量和半定量方法

主动脉瓣反流	轻度	中度		重度
结构指标				
左心室大小	正常*	正常或扩张		通常扩张†
主动脉瓣叶	正常或异常	正常或异常		异常/连枷样瓣叶或较大对合不良
多普勒参数				
LVOT 射流束宽度-彩色血流‡	较小的中心反流束	重度		较大的中心反流束，或各种形态的偏心反流束
射流束密度-CW	不完全或稀疏	致密		致密
射流束减速率-CW（PHT,ms）§	慢，>500	中等，500～200		陡峭，<200
降主动脉舒张期反流-PW	不明显，舒张早期反流	中等		明显的全舒张期反流
定量指标¶				
VC 直径，cm‡	<0.3	0.3～0.60		>0.6
射流束直径/LVOT 直径，%‡	<25	25～45	46～64	≥65
射流束横截面积/LVOT横截面积，%‡	<5	5～20	21～59	≥60
RVoL，ml	<30	30～44	45～59	≥60
反流分数，%	<30	30～39	40～49	≥50
EROA，cm²	<0.10	0.10～0.19	0.20～0.29	≥0.30

LVOT.左心室流出道；CW.连续波多普勒；PW.脉冲多普勒；PHT.压力减半时间；VC.缩流颈；RVoL.反流量；EROA.有效反流口面积

* 除非有其他原因导致左心室扩张。正常二维测量：左心室短轴≤2.8cm/m²，左心室舒张末容积≤82ml/m²

† 例外：急性AR时心室腔尚未来得及扩张

‡ Nyquist 极限为50～60cm/s

§ LV 舒张压升高和应用血管扩张剂治疗会使PHT缩短，慢性适应性重度AR会使PHT延长

¶ 定量参数能将中度反流划分为轻度至中度和中度至重度亚组

（引自：Zoghbi WA，Enriquez-Sarano M，Foster E，et al. Recommendations for evaluation of the severity of native valvular regurgitation with two-dimensional and Doppler echocardiography，J Am Soc Echocardiogr 2003，16（7）：777-802.）

第五节 危险分层：主动脉瓣关闭不全的手术时机

介绍

主动脉瓣关闭不全（AR）能导致严重的发病率和较高的致死率。如前文所述，主动脉瓣关闭不全的诊断应该遵循美国超声心动图学会（ASE）和其他国际组织关于自体瓣膜关闭不全的相关指南。

本节主要讨论主动脉瓣关闭不全的各种治疗方式，包括药物治疗、经皮介入治疗及外科手术治疗。各种治疗方式的推荐都遵循美国心脏协会/美国心脏病学会（AHA/ACC）最新的心脏瓣膜病指南。对于合适的AR患者，外科手术依然是唯一确定的治疗方案

药物治疗

目前没有任何药物可以改变AR患者的自然病程和生存率。药物治疗的角色主要是缓解症状和处理共患疾病，比如高血压和心力衰竭。

急性主动脉瓣关闭不全

β受体阻滞剂可用于治疗主动脉瓣反流合并A型主动脉夹层的患者。但若急性主动脉瓣反流有其他病因，则应慎用β受体阻滞剂，否则会因其掩盖反射性心动过速的作用而引起低血压。

慢性主动脉瓣关闭不全

伴有高血压（收缩压＞140mmHg）的慢性主动脉瓣反流患者倾向于使用血管扩张剂［二氢吡啶类钙通道拮抗剂药，血管紧张素转换酶抑制药和（或）血管紧张素受体拮抗药］治疗。如果左心室射血分数下降，则推荐使用β受体阻滞剂，血管紧张素转换酶抑制药和（或）血管紧张素受体拮抗药。相反，对于左心室射血分数正常的无症状AR患者，不推荐使用血管扩张剂治疗。

经皮介入治疗

经皮主动脉瓣置换

与主动脉狭窄病变相反，目前并不推荐经皮主动脉瓣介入治疗自体主动脉瓣关闭不全。

主动脉内球囊反搏（IABP）

主动脉瓣反流患者禁用IABP。

外科手术治疗

对于合适的患者而言，外科手术依然是唯一确定的治疗方案。主动脉瓣置换是治疗主动脉瓣反流的首选术式。在某些情况下主动脉瓣修复（瓣膜松解手术）是可行的，但这种手术最好在专业经验丰富的中心完成。

AR患者外科手术时机的选择取决于以下5个关键点：AR的严重程度；是否存在症状；左心室收缩功能是否受损；左心室大小，及是否需要同时进行其他心脏外科手术。

主动脉瓣反流的严重程度

只有重度主动脉瓣反流才需要行外科手术治疗，而中度主动脉瓣反流患者只有在其需要进行其他心脏或主动脉手术时才考虑外科治疗方案。

急性和慢性主动脉瓣反流对比

急性重度AR是典型的外科危重症，需要积极的手术治疗。引起重度AR的主要原因包括A型主动脉瓣夹层、感染性心内膜炎、钝性胸外伤，及主动脉导管检查造成的医源性损伤。急诊外科手术不仅需要逆转不稳定的血流动力学（肺水肿、低血压、低心排血量），又要解决主动脉瓣自身的病理改变，特别A型主动脉夹层的患者。大量研究表明，对急性重度AR患者积极行急诊主动脉瓣手术治疗可以提高其生存率。

慢性AR患者外科手术干预的时机取决于病人的症状，左心室收缩功能和左心室大小。

症状

重度AR患者的临床表现包括心绞痛（甚至见于冠脉造影正常的患者）、劳力性呼吸困难和其他心力衰竭的症状体征。如果患者的症状不明确，可采用运动试验以便客观评价其运动耐量和症状等级。无论左心室大小和收缩功能是否异常，有症状的慢性重度AR患者即满足外科手术指征。

左心室收缩功能

慢性主动脉瓣反流导致左心室腔的进行性扩张和左心室收缩功能的进行性下降。无症状的慢性重度AR患者，如果出现以下表现，建议行外科手术治疗：①左心室射血分数减低（＜50%），或②虽然左心室射血分数正常（＞50%）但左心室扩张（左心室收缩末内径＞50mm或左心室舒张末内径＞65mm）。研究指出应用左心室收缩末内径的评估价值要高于应用舒张末内径。无论左心室大小和收缩功能是否异常，有症状的慢性重度AR患者即满足外科手术指征。

需要其他心脏外科手术治疗

对于所有中重度AR患者而言，如果存在其他心脏外科手术指征，则应同期行主动脉瓣手术治疗关闭不全而无须考虑患者是否存在症状、左心室射血分数和左心室大小如何。

主动脉瓣关闭不全外科手术治疗的决定流程

证据等级

总的来说，目前评价AR治疗方式疗效的研究相对较少，因此在AHA/ACC的指南中，并没有证据等级为A的推荐（目前最高等级的证据，主要来源于多中心随机临床试验和meta分析）。目前AR治疗方式的相关推荐主要基于单中心随机临床试验和非随机研究（证据等级B）或专家共识（证据等级C）。

推荐级别

对于其他治疗推荐来说，Ⅰ类推荐是指强烈推荐，指该治疗方式应该用于患者。Ⅱa类指征代表选择该治疗方法是合理的。Ⅱb类推荐代表选择该治疗方法时需要权衡利弊。目前AR治疗方式的推荐均归于Ⅰ类，Ⅱa类和Ⅱb类，暂无归于Ⅲ类的治疗推荐（证明为无益或有害的治疗方式）。

急性重度主动脉瓣反流

如前所述，急性重度AR是需要急诊主动脉瓣膜手术的外科急症。前文讨论的左心室射血分数、左心室舒张末期和收缩末期内径的截点值并不适用于急性重度AR患者，因为这类患者发病之前心脏可能是健康的，左心室射血分数和左心室腔大小也都正常。

慢性重度主动脉瓣反流

Ⅰ类推荐指征：应该进行主动脉瓣手术

有症状的慢性重度AR患者，无论是否出现左心室扩张和心功能下降（B级证据）。

有症状的重度慢性AR患者，伴左心室收缩功能下降（LVEF < 50%），无论是否有症状（B级证据）。

慢性重度AR患者，同期需行其他心脏外科手术，无须考虑是否存在症状和左心室收缩功能异常（C级证据）。

Ⅱa类推荐指征：主动脉瓣手术是合理选择。

无症状重度慢性AR患者，伴正常左心室射血分数（> 50%），但左心室明显扩张（左心室收缩末内径> 50mm）（B级证据）。

慢性中度AR患者，同期需进行其他心脏外科手术，无论左心室大小和收缩功能是否异常（C级证据）。

Ⅱb类推荐指征：是否行主动脉瓣膜手术需要权衡利弊

慢性重度无症状AR患者，左心室射血分数正常（> 50%），手术风险低，但左心室明显扩张（左心室舒张末内径> 65mm），（C级证据）（表16.14）。

	主动脉瓣置换术是主要外科指征		需同期行其他心脏外科手术
	LVEF低	LVEF正常且左心室扩大	
无症状	LVEF < 50%，推荐AVR（Ⅰ类推荐，B级证据）	LVEF ≥ 50%且LVESD > 50mm，推荐AVR（Ⅱa类推荐，B级证据）	有无症状均推荐AVR
		LVEF ≥ 50%且LVEDD > 65mm，推荐AVR（Ⅱb类推荐，C级证据）	重度慢性AR（Ⅰ类推荐，C级证据）
有症状	无论是否存在LVEF下降和左心室扩大均推荐AVR（Ⅰ类推荐，B级证据）		中度慢性AR（Ⅱa类推荐，C级证据）

图16.14　外科手术治疗慢性主动脉瓣反流推荐。AVR.主动脉瓣置换术；LVEF.左心室射血分数；LVEDD.左心室舒张末内径；LVESD.左心室舒张末内径

（王秋霜　穆　洋　译）

第 17 章

二尖瓣狭窄

第一节 二尖瓣狭窄：简介

早在17世纪中期，法国与英国的解剖学家通过尸检首先阐述了二尖瓣狭窄。牛津大学生理学家，John Mayow（1640～1669年）于1668年记录了在一位26岁男性尸体上发现的"二尖瓣瓣叶的严重受限"。几十年后的1715年，法国蒙彼利埃（Montpellier）大学的Raymond de Vieussens描述了"二尖瓣的骨化"，也就是今天我们所说的严重钙化的二尖瓣狭窄。由于这种疾病的许多病理发现均来自尸检，所以患者在生存阶段很难得到诊断。至少又过了150年，通过病史及体格检查才确诊了第一例二尖瓣狭窄。

1806年，Frenchman J. N. Corvisart（1755～1821年）通过对一例死后尸检证实为二尖瓣狭窄患者的长期随访，第一次描述了这种疾病的体检发现。他写到"心前区可扪及震颤"，并认为这是这种疾病的特征性表现。事实上，他的学生后续写到，这种震颤宛如用手抚摸猫的喉咙。Corvisart认为这种震颤是血流通过狭窄的二尖瓣口所产生的。值得指出的是这种敏锐的描述早于心脏听诊的发明。

自Rene Laennec（1781～1819年）发明了心脏听诊后，关于二尖瓣狭窄的描述多有相互矛盾之处。Laennec认为二尖瓣狭窄的杂音与心动周期无关。他认为第一心音来自心室收缩，第二心音来自心房收缩。

Hilton Fauvel（1813～1884年）最早提出二尖瓣狭窄的杂音位于舒张期（即收缩早期）。当时，他的发现不被大众认可，甚至遭到嘲笑。著名的临床医生Duroziez（1826～1897年）对这种现象称为"收缩早期杂音，众所周知，却无人可懂"。有些人则认为杂音只是偶然现象。Herbert Davis（1818～1895年）是一位经验丰富的临床医生，却认为他从未听到过这个杂音。有趣的是，直到今天，虽然每个医学生对二尖瓣狭窄的病理生理学及阳性体征烂熟于心，但只有少数医生能够只依赖听诊做出诊断。

20世纪上半叶出现的导管技术为这种疑难病症的诊断建立了金标准。这种有创性的技术可以显示左心房与左心室之间的压力阶差，并结合后期的血流测量技术，使计算二尖瓣瓣口面积成为可能。诊断水平的提高与外科技术的发展，如瓣口的缩小、扩大，二尖瓣联合部切开及二尖瓣置换术相辅相成。

二尖瓣狭窄患者的术中所见有时与之前的导管测量不一致，这推动了超声心动图的发展。来自瑞典隆德的Inge Edler（1911～2001年）与来自德国的物理学家Carl Helmut Hertz（1920～1990年），共同开启了寻找无创性方法来诊断二尖瓣狭窄的探索之旅。他们于1953年将超声心动图引入临床，从而为准确诊断二尖瓣狭窄提供了无创、具有重要意义。二尖瓣狭窄的经典M型表现为二尖瓣前叶EF斜率减缓（图17.1 A）及二尖瓣后叶舒张期异常前向运动。这与正常的二尖瓣瓣叶活动相比，差异非常明显。事实上，当时Edler认为超声心动图主要用途是诊断二尖瓣疾病，而质疑对其他心脏疾病的诊断价值。

在以后的岁月中，几乎超声心动图的每一次技术进步，都对我们假设与理解二尖瓣狭窄的生理学产生了重大的影响。二维超声使我们能够精确测量二尖瓣瓣口面积，显示联合部粘连及二尖瓣前叶的"曲棍"样异常改变。多普勒技术对二尖瓣狭窄的血流动力学评估产生了重要的影响，使测量跨瓣压差、瓣口面积及相关的心腔内压成为可能。同时彩色多普勒技术可以使医生快速识别伴随于二尖瓣狭窄的二尖瓣反流。这也是Edler与Hertz探索的初衷。

目前，三维超声心动图也是评估二尖瓣疾病严重程度的影像学手段（图17.1 B）。2D及3D经胸及经食管超声心动图在经导管球囊扩张术的评估、引导及随访中，发挥了不可替代的作用。对一些二尖瓣狭

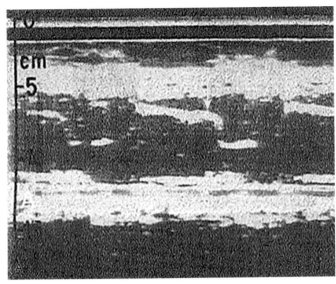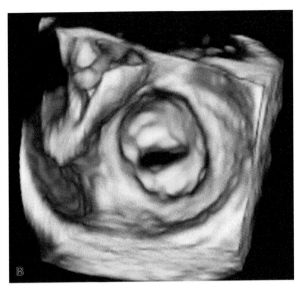

图 17.1　二尖瓣狭窄的过去与现在。A. 1953 年 12 月，由 Edler 与 Hertz 所记录下来最早的二尖瓣 M 型超声图像之一。只有二尖瓣前叶隐约可见（箭头），但请注意，平坦的 EF 斜率，提示二尖瓣狭窄。B. 一幅二尖瓣狭窄的 3D、实时经食管超声影像（3D 放大模式，从左心房面观）（A 图为 Joseph Roelandt 医生惠赠）

窄的患者来说，这种球囊扩张术已经取代了外科手术治疗。

二尖瓣狭窄最常见的病因是风湿热。在发达国家，由于更好的医疗条件及抗生素的使用，风湿热近于绝迹。几代医生既没有见过风湿热患者，也没有听过二尖瓣狭窄的杂音。即便如此，二尖瓣狭窄在第三世界国家和发展中国家还是很常见的。

未来的一段时期内，超声心动图在二尖瓣狭窄的诊断与评估中将继续扮演重要角色。鉴于心脏影像学在近几十年的飞速进步，超声心动图在未来的走向无法估量。但有一点毫无疑问，那就是二尖瓣狭窄，再也不会落入"众所周知，却无人可懂"的境地。

第二节　风湿性二尖瓣狭窄

二尖瓣狭窄的病因

风湿性心脏病是二尖瓣狭窄主要的但不是唯一的因素。二尖瓣狭窄源于各种先天性及获得性因素。先天性二尖瓣狭窄非常罕见（约占整个二尖瓣狭窄患者的 1%），而且可能与三房心，二尖瓣瓣上环，或降落伞型二尖瓣（特别是作为 Shone 综合征的一部分）有关。这些将在本书的其他章节详细讨论。

除去风湿性因素，二尖瓣狭窄获得性因素还包括红斑狼疮、类癌样变、类风湿关节炎、放射性瓣膜炎，以及年龄相关的二尖瓣瓣环退行性钙化。前四种都很少见，而最后一种是发达国家中获得性二尖瓣狭窄的最主要病因。关于二尖瓣瓣环钙化，将在本书的其他章节中进一步讨论。

到目前为止，在世界范围内，风湿性心脏病仍是二尖瓣狭窄的最主要原因。一般来说，这种疾病起源于童年时代的一场风湿热，随之而来的是持续终身的渐进性瓣膜损伤。急性风湿热由 A 组 β 溶血型链球菌感染引起，主要感染表现为喉炎（链球菌性喉炎）。链球菌感染导致急性风湿热及后续渐进、持续终身的瓣膜损伤，其中具体机制仍未得到充分阐明。

风湿性心脏病被认为是一种链球菌感染所介导的自身免疫性疾病。机体对链球菌的 M 抗原（表面黏蛋白）与心脏、皮肤和结缔组织的抗原决定簇产生了交叉反应。但是链球菌并没有侵入人体，也不存在于受累组织中。而且只有某些特定菌株的 A 组 β 溶血性链球菌可以导致风湿热。一般来说，这些菌株对喉部具有趋向性，而且通过人与人之间的接触传播，具有高度的传染性。

临床上，急性风湿热主要有以下五条表现，并且排除细菌感染过程：①全心炎（心内膜炎、心肌炎及心包炎）；②大关节的转移性关节炎；③皮下结节；④皮疹（环形红斑）；⑤ Sydenham 舞蹈症（面部及四肢偶发的快速舞蹈样动作）。风湿热还会有一些次要非特异性感染表现（如发热、白细胞增多或红细胞沉降率增快）。

临床上急性风湿热的诊断由 Jones 标准界定。在近期 A 组 β 溶血性链球菌感染的证据基础上（如抗链球菌抗体滴度），两条主要标准或一条主要标准加两条次要标准满足诊断条件。1944 年公布的 Jones 标准将临床诊断建立于一系列主要及次要标准之上，在概念的精准度上具有历史的先进性。

链球菌感染，包括后续的再感染，为不断进展的瓣膜损伤及持续终身的瓣膜纤维化及钙化拉开了序幕。有趣的是，在相当一部分二尖瓣狭窄的患者中，无法获得明确的急性风湿热病史。

虽然风湿热可累及任何一个心脏瓣膜，但二尖瓣仍然是最常受累的。二尖瓣狭窄伴有或不伴有二尖瓣反流是慢性期的主要表现。二尖瓣狭窄主要是因为瓣叶联合部融合，甚至是因为腱索融合缩短。一般来说，瓣叶的增厚钙化从瓣尖向基底部进展。这与年龄相关的二尖瓣瓣环钙化不同，后者钙化的过程起源于二尖瓣后叶的基底部。

流行病学

在某个特定的社区中，急性风湿热及继发的风湿性二尖瓣狭窄的流行情况反映了整体社会的经济发展水平及医疗资源的丰富程度。自第二次世界大战以来，发达国家风湿热的发病率明显下降。最主要的原因是有了治疗链球菌感染的抗生素，还有部分原因是过分拥挤的居住环境得以改善。

在发达国家，新的风湿热病例已经非常罕见，发病率不足十万分之一。因此，发达国家中绝大多数风湿性二尖瓣狭窄的病例来自世界欠发达地区的移民。这些地区的风湿热发病率相对较高，达到了 150/10 万。

在发展中国家，风湿性二尖瓣狭窄的进展较快。甚至在一些儿童及青少年中就可以观察到严重的二尖瓣狭窄的症状。相比而言，在发达国家，二尖瓣狭窄的症状往往在急性风湿热后 20 ～ 30 年才出现。这种差异可能是因为在发展中国家，链球菌反复感染的概率明显增加。

虽然急性风湿热男女均可累及，但是女性发展成为风湿性二尖瓣狭窄的概率至少是男性的 2 倍。这在一定程度上也反映了自身免疫性疾病在女性中相对高发。风湿热是人类特有的疾病，目前尚无已知的动物宿主。

病理生理学

风湿性二尖瓣狭窄症状的出现缘于二尖瓣瓣口的渐进性缩小，心房颤动的发生及左心房、左心耳血栓的形成。英国内科医生 John Mayow（1641 ～ 1679 年）于 1668 年率先描述了风湿性二尖瓣狭窄的特征性临床表现。二尖瓣狭窄导致的病理改变包括左心房压升高、肺水肿及其他左心衰竭的体征、肺高压、右心室肥厚及扩张，继发性三尖瓣反流及右心衰竭。

正常成人的二尖瓣瓣口面积 4 ～ 6cm^2，血流于舒张期通过瓣口后不会产生明显的跨瓣压差。一旦瓣口面积小于 2cm^2，左心房（LA）与左心室（LV）之间就会产生一个异常的舒张晚期压力阶差。高跨瓣压差会导致左心房压力升高，从而产生从活动后呼吸困难到静息状态下肺水肿等一系列症状。这个压差与瓣口面积成反比，与跨瓣血流量成正比。一些增加心排血量的情况，如活动、发热及妊娠，会增加循环血流量，从而加大跨瓣压差。而且，心动过速（比如窦速或心房颤动）将缩短心室舒张期，干扰 LA 排空，并导致 LA-LV 之间的压差进一步加大。

LA 压的升高会导致肺静脉高压（肺动脉压升高而肺血管阻力正常）。因为某些未知因素，少数患者会同时合并肺动脉高压，可能是因为肺小动脉痉挛、向心性肥厚及内膜增厚（肺动脉高压伴 PVR 升高）。某些患者的肺动脉压竟然达到甚至超过体循环压力，导致心排血量减少，出现乏力、器官低灌注、心源性恶病质等不同程度的临床症状。

肺高压会增加右心室（RV）后负荷，导致 RV 扩张，继发性三尖瓣反流，RV 舒张压及右心房压升高，以及右心衰竭，表现为颈静脉怒张、下肢水肿、心源性肝硬化、腹水及蛋白丢失性肠病。

风湿性二尖瓣狭窄的患者具有进展成为瓣膜病性心房颤动及栓塞的风险。这种风险与二尖瓣的狭窄程度不完全成比例；可能是因为左心房的扩大及重构不但反映了左心房压的升高，还代表了心房心肌炎及患者的年龄。图 17.2 对二尖瓣狭窄的病理生理学作了汇总。跨二尖瓣压差及二尖瓣瓣口面积的量化将在另一章节中讨论。

体格检查

当把手掌放在风湿性二尖瓣狭窄患者的心前区时，可以感受到舒张期瓣膜震颤。这种可扪及的瓣膜震颤（"猫喘样震颤"）于 1806 年由法国内科医生 Jean-Nicolas Corvisart（1755 ～ 1821 年）首次报告。因为这种震颤类似于猫的喘息声，另一位法国内科医生 René Laennec（1781 ～ 1821 年）将之称为 "frémissement cataire（猫喘：译者注）"。这个词语随后写为拉丁文 "susurrus felinus（猫的低语：译者注）"。Laennec 发明了听诊器之后，对于这种震颤的描述才逐渐转变为我们今天所熟悉的基于心音和心脏杂音的描述。

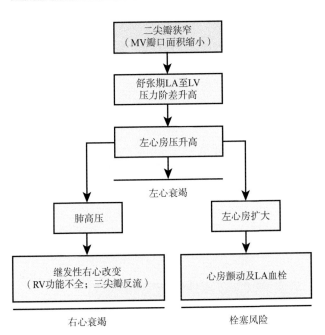

图17.2　二尖瓣狭窄的病理生理学。LA.左心房；LV.左心室；MV.二尖瓣；RV.右心室

二尖瓣狭窄听诊的典型特点为第一心音（S1）增强，第二心音（S2）后跟随着开瓣音（OS）[最早在法语中称为claquement d'ouverture（打开时的啪啪声：译者注）]及舒张期隆隆样杂音。S2的主动脉瓣成分与OS之间的间期（S2-OS间期）与二尖瓣狭窄的严重程度成反比（S2-OS间期短代表二尖瓣狭窄严重）。S2-OS间期基本上与等容舒张时间相等。

在超声心动图发展的早期阶段，通过M型超声描记主动脉瓣及左心房来测量S2-OS间期（图17.3）。严重二尖瓣狭窄S2-OS间期一般都<80ms。这种方法虽然在历史上曾发挥过重大作用，但并不是现在二尖瓣狭窄指南的一部分。心尖部常可以听到特征性的隆隆样杂音。在正常窦律的患者中，这种杂音在舒张晚期（收缩期前）有加重的现象。但是，这些听诊上很难发现的，经常被缺乏经验的新手所忽视。当心排血量下降时，杂音会变得柔和。如果患者有肺动脉高压，则S2中的肺动脉瓣成分会增强。

其他征象的特异性较差，包括双颧潮红、伴低心排血量的全心衰表现、左心房扩大。在二尖瓣狭窄患者中，左心房可以非常巨大，有时会压迫左侧喉返神经引起声嘶（Ortner综合征）。房间隔缺损合并风湿性二尖瓣狭窄，有时被称为卢滕巴赫综合征。

心电图

心电图有时会有左心房扩大的表现（二尖瓣P波），表现为Ⅰ导和Ⅱ导的宽大的马鞍状P波，以及V₁导联P

波深倒置。在一些晚期的患者中，还有RV肥厚的表现。二尖瓣狭窄患者中，心房颤动很常见。1749年，法国内科医生Jean-Baptiste de Sénac（1693～1770年）首次提出风湿性二尖瓣狭窄与"不规则心悸"或"疯狂心脏"导致的不规则脉律相关。随着心电图技术的发展，英国内科医生Thomas Lewis（1881～1945年）于1909年提出风湿性二尖瓣狭窄的不规则心律来自心耳（心房）颤动。

X线胸片

在X线胸片上可以看到由于左心耳的扩大，导致心左缘平直，提示左心房扩大。其他影像还包括二尖瓣钙化，肺静脉淤血，肺水肿及右心室扩大。

经胸超声心动图

由Inger Edler（1911～2001年）及Carl Hertz（1920～1990年）发明了超声心动图，在20世纪50年代，风湿性二尖瓣狭窄成为第一个可以在超声心动图上看到的疾病。在这一节中，我们重点关于二尖瓣的形态学分析及狭窄导致的心脏改变（图17.4）。二尖瓣瓣口面积、跨瓣压差及右心压力的测量会在本书的其他章节中详细讨论。

在急性风湿热病程中，发达国家已经非常少见，二尖瓣反流是超声心动图的首要表现。相反，在慢性期，二尖瓣狭窄伴随或不伴随二尖瓣反流则是常态。该疾病对瓣叶及腱索都有损伤。瓣叶增厚，钙化，活动度下降，联合部粘连是风湿性二尖瓣狭窄的标志，同时还伴随着腱索的融合和缩短。瓣叶的增厚和钙化开始于瓣尖，随着时间的迁移向瓣叶基底部进展。类似腱索的增厚与粘连也开始于瓣叶，然后向乳头肌进展。这种从瓣尖到基底、从瓣尖到乳头肌的疾病进展规律具有病理特异性，并构成了二尖瓣狭窄程度评级及经皮二尖瓣球囊瓣膜成形术的适应证的基础（详见后述"治疗"）。在任何可见二尖瓣的二维超声切面上都可以看到二尖瓣增厚，但瓣叶的增厚只能在胸骨旁长轴切面上测量。在胸骨旁长轴切面上还可见二尖瓣后叶活动度明显下降，前叶特征性膨隆导致曲棍样（图17.4）。

二尖瓣水平胸骨旁短轴切面上可见，瓣叶联合部融合使二尖瓣口呈现鱼嘴样改变（图17.4）。可以在上述切面上对二尖瓣瓣口面积进行2D平面测量。使用这种办法要谨慎，因为风湿性二尖瓣狭窄，二尖瓣瓣口形态不规则，甚至偏离二维短轴平面，从而难以确定瓣尖。从二维心尖切面可以观察到二尖瓣不规则的程度。三维超声心动图，特别是多平面重建技术，克服了二维超声心动图的局限性，可以在瓣尖水平精确测量二尖瓣瓣口面积，这将在二尖瓣狭窄的测量部分详述。在经胸心尖切面还可以观察腱索是否受累，特别是心尖二腔切面，或者是在经食管超声心动图（TEE）的二腔切面（图17.4）。

　　风湿性二尖瓣狭窄引起的主要改变包括：显著的左心房扩大（有时与二尖瓣狭窄程度不一致），主动脉瓣及三尖瓣反流，右心扩大，左心房及右心压力升高。左心室的形态及收缩功能一般正常。

　　以上提到的一些改变，在M型超声心动图上即有所提示。通过对二尖瓣EF斜率（图17.3 A）或左心房排空速率（图17.3B）的测量可以对二尖瓣狭窄程度进行半定量评估。正常EF斜率是陡的（＞8cm/s）。EF斜

率越平，二尖瓣狭窄程度越重。同样，舒张期左心房排空速率越慢，二尖瓣狭窄越严重。以上方法虽然在历史上发挥过重要作用，但并非精确，所以在现代美国超声心动图协会瓣膜病指南中不再提及。

经食管超声心动图

　　风湿性二尖瓣狭窄的常规超声检查并不需要TEE。但是当图像质量差或多普勒信息不满意或与患者的临床症状不相符合时，还是应该行TEE检查（图17.5）。对于某些二尖瓣狭窄的并发症，如诊断LA血栓形成或心内膜炎及引导经皮二尖瓣球囊成形术，TEE具有优势。风湿性二尖瓣狭窄的患者，心内血栓形成的风险较高。虽

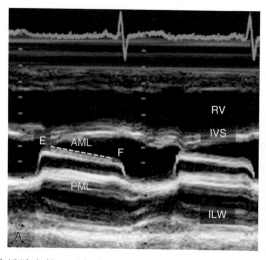
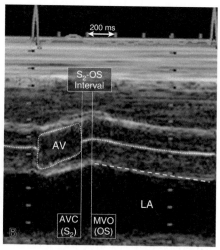

图17.3　二尖瓣狭窄的M型超声。A.二尖瓣的M型超声，请注意二尖瓣的前后叶均增厚并回声增强，EF斜率明显变平，以上均提示严重的二尖瓣狭窄；B. M型超声记录的主动脉瓣（AV）及左心房（LA）。请注意S2–OS间期很短（约80ms），及二尖瓣开放（MVO）后LA排空速率变缓（黄色虚线）。AML.二尖瓣前叶；AVC.主动脉瓣关闭；ILW.后侧壁；IVS.室间隔；OS.开瓣音；S₂.第二心音；PML.二尖瓣后瓣；RV.右心室；S₂–OS interval.S₂–OS间期

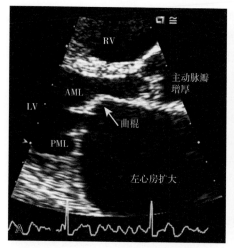
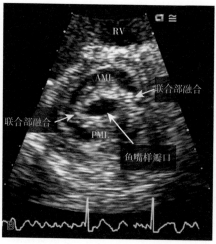
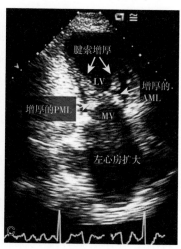

图17.4　风湿性二尖瓣狭窄的经胸超声心动图（TTE）。A. 胸骨旁长轴切面可见二尖瓣前叶（AML）特征性的曲棍样改变，二尖瓣后叶（PML）的活动度下降及明显扩大的左心房。请注意风湿性主动脉瓣增厚；B. 二尖瓣水平胸骨旁短轴切面。请注意因联合部融合而使二尖瓣瓣口呈现出特征性的"鱼嘴"样改变；C. 心尖二腔切面显示腱索明显增厚、融合，前后瓣叶增厚及左心房扩大。AML.前叶；LV.左心室；MV.二尖瓣；PML.后瓣；RV.右心室

然血栓多见于心房颤动的患者；但是左心房血液淤滞，形成烟雾状、淤泥样、块状血栓，也常见于窦律患者。在风湿性二尖瓣狭窄的患者中，绝大多数的血栓形成于左心耳（LAA）（图17.5）；但也有相当一部分形成于左心房（图17.5）。某个外科序贯研究称，57%的血栓在左心耳，43%的血栓在左心房。这与非瓣膜病性心房颤动形成血栓的规律正好相反，后者绝大多数在左心耳。

治疗

风湿性二尖瓣狭窄是一种持续终身的渐进性疾病。自然状态下，一旦出现明显症状，10年生存率小于15%，合并严重肺动脉高压者，平均生存时间小于3年。

药物治疗

除了在链球菌性喉炎流行地区采取长时间抗生素预防以外，没有有效的药物治疗能够改变这种瓣膜疾病的进程。利尿药物及心率控制药物（β受体阻断剂、钙离子通道阻断剂及地高辛）能够缓解心力衰竭的症状。英国内科医生 William Withering（1741～1799年）作为地高辛的发现者，1785年第一次在心房颤动及风湿性二尖瓣狭窄的患者中使用地高辛。

心房颤动的处理（包括药物及电转复）应该遵从标准指南。在心房颤动的患者中，指南推荐长期抗凝以预防血栓形成，甚至在窦律的患者中也应该酌情采用。与非瓣膜病性心房颤动不同，抗凝治疗在风湿性二尖瓣狭窄中的有效性并没有得到随机试验的支持；指南的推荐是建立在几个回顾性研究的基础之上。虽然风湿性二尖瓣狭窄的患者有感染性心内膜炎的风险，但目前的指南并不推荐常规使用抗生素预防。显著的二尖瓣狭窄是一种机械性梗阻，有效的症状缓解及生存期延长需要机械性治疗。

经皮二尖瓣球囊瓣膜成形术

如果患者情况允许，经皮二尖瓣球囊瓣膜成形术（PMBV）是不错的选择；外科手术则留给那些作为不能做瓣膜成形术的患者。目前美国每年约有1500台PMBV手术。20世纪80年代，日本的 Kanji Inoue 发明了一种精巧的球囊（Inoue 球囊，东丽株式会社，圣马特奥市，美国加州），从而完善了这种球囊扩张术，直到今天，这种球囊都是PMBV术的首选。

关于瓣膜成形术的指征，经胸心脏超声有四条标准：三条与二尖瓣瓣叶相关（增厚、活动度、钙化），一条与腱索的受累程度相关。基于此，建立了Wilkins评分。每一条标准按照程度不同积0（正常）～4分（严重）；因此Wilkins评分范围自0（正常瓣膜）～16分（活动度差、瓣叶严重钙化、腱索严重融合与缩短）。Wilkins评分10分或以下可以行瓣膜成形术，当然最好8分或以下（表17.1）。

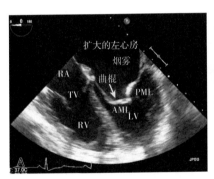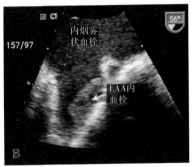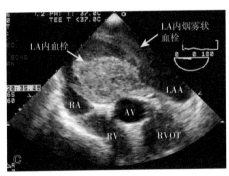

图 17.5　风湿性二尖瓣狭窄的经食管二维超声心动图。A. 食管中部四腔切面可见典型风湿性二尖瓣狭窄改变：前后瓣叶增厚、钙化；前瓣呈曲棍样改变；显著扩大的左心房；B. TEE显示左心耳处一个大血栓及LA内烟雾状血栓；C. TEE显示LA内一个巨大的血栓及LA和LAA内的烟雾状血栓

表 17.1　PMBV 术前二尖瓣解剖结构评估的 Wilkins 标准

评分	0	1	2	3	4
瓣叶活动度	正常	活动好只有瓣尖受限	瓣叶中部及基底部活动正常	舒张期瓣叶可以活动，但以基底部为主	舒张期瓣叶没有或少量前向运动
瓣叶厚度	正常	接近正常厚度（4～5mm）	瓣叶中部正常，瓣尖增厚（5～8mm）	整个瓣叶增厚（5～8mm）	整个瓣叶显著增厚（>8～10mm）
瓣叶钙化	没有	单个区域回声增强	瓣缘散在回声增强区域	瓣叶中部回声增强	整个瓣叶回声明显增强
瓣下增厚	没有	瓣尖下轻度腱索增厚	瓣尖下1/3腱索长度增厚	腱索远端1/3增厚	腱索增厚累及乳头肌

　　TEE在术前患者选择（图17.6）、术中引导（图17.6）、术后随访评估（图17.6）中发挥重要作用。在没有禁忌证的情况下，PMBV推荐应用于以下情况：①有临床症状的中度或重度二尖瓣狭窄患者；②无临床症状的患者中，中度或重度二尖瓣狭窄伴有肺动脉收缩压静息状态下大于50mmHg或运动状态下大于60mmHg或新发的心房颤动；③有临床症状的患者中，二尖瓣轻度狭窄（瓣口面积 > 1.5cm^2），但肺动脉收缩压大于60mmHg，肺动脉楔压大于25mmHg，或运动中平均二尖瓣跨瓣压差大于15mmHg。PMBV的禁忌证为Wilkins评分不理想（≥10）、中度以上的二尖瓣反流、存在心房内血栓。

　　TEE在PMBV术中发挥重要作用，包括引导房间隔穿刺、导丝及导管的可视化、合理定位球囊及评估操作进程。理想的手术效果是瓣叶从联合部分开，瓣口面积扩大及跨瓣压差减小（图17.6）。瓣叶撕裂是最可怕的并发症，它可以导致急性严重二尖瓣反流，需要急诊二尖瓣手术治疗（图17.6）。

二尖瓣手术治疗

　　外科治疗包括闭式或直视式二尖瓣分离术，二尖瓣置换术，偶尔可行的二尖瓣修补术。20世纪20年代，针对二尖瓣狭窄，英国Henry Souttar（1875～1964年）

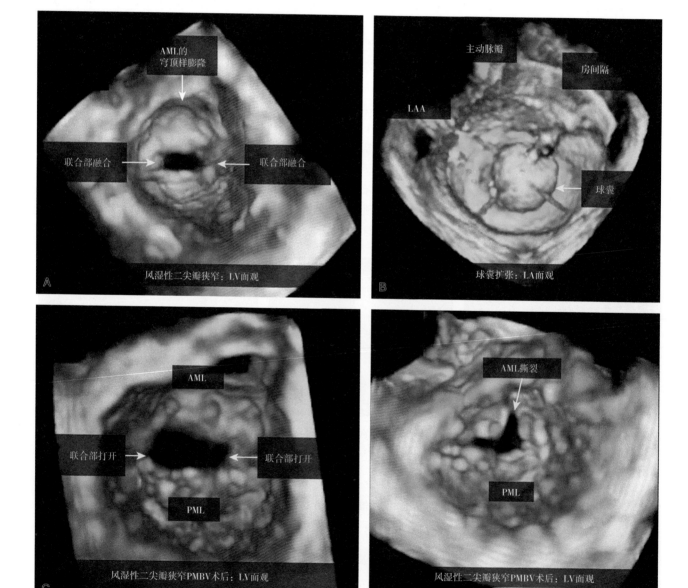

图17.6　经皮二尖瓣球囊瓣膜成形术（PMBV），术中经食管三维超声心动图（3D-TEE）影像。A. PMBV术前，典型的风湿性二尖瓣狭窄左心室（LV）面观。请注意联合部融合，二尖瓣前叶（AML）穹顶样膨隆，二尖瓣瓣口鱼嘴样改变；B. PMBV术中，3D-TEE用于在二尖瓣瓣口合理定位球囊；C. 患者的PMBV效果显著：随着联合部打开，二尖瓣瓣口面积增加；D. 这个患者则有PMBV的并发症，前叶撕裂（箭头），导致急性重度二尖瓣反流。AML.二尖瓣前叶；LAA.左心耳；PML.二尖瓣后叶

和美国 Elliot Cutler（1888～1947年）做出了外科治疗的最早尝试，他们的方法被后来者称为闭式二尖瓣分离术。第二次世界大战以后，美国外科医生 Charles Bailey（1910～1993年）和 Dwight Harken（1910～1993年）改进了这种术式；Bailey 称之为"二尖瓣联合部分离术"，而 Harken 称之为"二尖瓣瓣膜成形术"。在发达国家，因为有心脏停搏和体外循环的技术支持，所以直视式二尖瓣分离术比闭式二尖瓣分离术更受青睐，后者需要在不停跳的心脏上进行。但是因为后者简单易行，在发展中国家更常采用。在20世纪60年代，因为 Albert Starr（生于1926年）和 Lowell Edwards（1898～1982年）发明了机械二尖瓣，所以风湿性二尖瓣狭窄成为第一个可以通过人工瓣膜置换得到治疗的瓣膜病。如果读者对风湿性二尖瓣狭窄的外科治疗有更大的兴趣，可以参考相关的治疗指南。

第三节　二尖瓣狭窄的量化

超声心动图对二尖瓣狭窄的诊断至关重要。无论是美国超声心动图协会还是欧洲超声心动图协会指南，都将大量叙述在二尖瓣狭窄的超声量化评估上。完整的超声心动图对二尖瓣狭窄的评估包括以下三个方面：①舒张期评价跨瓣压差；②二尖瓣瓣口面积；③相关腔室的继发改变及右心压力的评估。目前的超声机器一般都有内置的软件包用来计算以上参数。二尖瓣狭窄量化的主要方法见图17.7和图17.8。大多数情况不再采用有创的导管测试方法，除非临床与超声鉴定差异较大。

平均跨瓣压的测量

舒张期平均跨瓣压差与二尖瓣瓣口面积成反比；即所谓的二尖瓣瓣口越狭窄，舒张期平均跨瓣压越高。通过脉冲及连续多普勒可以轻松测量跨瓣压差。对二尖瓣血流及压差的评估最好采用心尖四腔或二腔切面。彩色多普勒对于确定跨瓣血流的精确方向非常有用。取样线与血流方向最好无夹角。

将脉冲多普勒的取样容积位于二尖瓣瓣尖，或使用连续多普勒可以对压差进行计算。勾画舒张期跨二尖瓣血流频谱，经过内置软件计算，我们就可以得到平均 MV 压差（图17.7 A）。计算机首先通过简化 Bernoulli 方程（公式17-1）计算瞬时压差，然后将这些数值平均化就可以得到平均压差：

$$\Delta P = \frac{\sum_{i=0}^{n} Vi^2}{n} \qquad （公式17-1）$$

这里 ΔP 是舒张期平均跨二尖瓣压差，V 是瞬时跨二尖瓣血流速度，n 则是所测量的瞬时压差数量。

如果患者发生了心房颤动，平均压差的测量应该采取多心动周期（一般五个）后平均。如果二尖瓣是正常的，平均差并不会很大。而重度二尖瓣狭窄，平均压差一般都会大于10mmHg，中度狭窄则为5～10mmHg，轻度狭窄则小于5mmHg。这里需要强调的是，以上数值

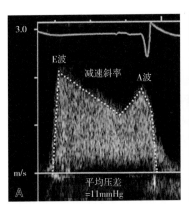
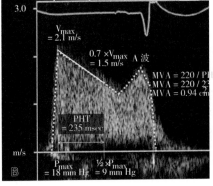
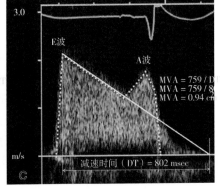

图17.7　频谱多普勒对二尖瓣狭窄的量化评估。A. 舒张期平均压差的计算，这名患者二尖瓣狭窄为重度（平均压差11mmHg，心率70次/分）；B. 通过压力减半时间法（PHT）计算二尖瓣瓣口面积。这名患者二尖瓣狭窄为重度（二尖瓣瓣口面积0.94cm²）。请注意，初始压力下降一半时（从18mmHg到9mmHg）对应初始速度下降到70%时（从2.1m/s到1.5m/s）；C. 通过减速时间（DT）计算二尖瓣瓣口面积。因为DT约为0.29×PHT，所以公式MVA=220/PHT等同于MVA=759/DT

的界定是在跨二尖瓣血流正常的前提之下（正常搏出量和正常心率）。平均压差受血流的影响很大：

$$\Delta P \approx 血流速度^2 \qquad (公式\ 17\text{-}2)$$

因此，运动、发热、贫血、妊娠都可以导致平均压差的明显增加，从而恶化患者的临床症状。比如，在妊娠期，心排血量可以增加 1.7 倍；根据公式 17-2，理论上讲，平均压差可以增加 1.7 或 2.9 倍。

负荷试验可以对二尖瓣狭窄的血流动力学意义提供额外信息；在运动或多巴胺负荷试验中可以测量跨二尖瓣压差及右心压力。负荷试验可以用来评估二尖瓣狭窄患者的临床症状，是否可以行经皮二尖瓣球囊瓣膜成形术（PMBV）。例如，患者为中或重度二尖瓣狭窄，但没有临床症状，这时肺动脉收缩压静息时大于 50mmHg，或运动后大于 60mmHg，或新发的心房颤动为 PMBV 的指征。如果患者为轻度二尖瓣狭窄（瓣口面积 > 1.5cm²），但存在临床症状，这时 PMBV 的指征为肺动脉收缩压大于 60mmHg，或肺动脉楔压大于 25mmHg，或平均跨二尖瓣压差运动后大于 15mmHg。

与平均压差不同，峰值压差不用于评价二尖瓣狭窄的严重程度，因为受其他因素影响较大，如左心房（LA）顺应性和左心室（LV）舒张功能。

二尖瓣瓣口面积测量

正常成人二尖瓣瓣口面积 MVA 4.0 ～ 6.0cm²。可以通过一系列无创性及有创性的方法测量，但无一可以作为金指标。无论采用何种方法，MVA 小于 1.0cm² 即为重度狭窄，在 1.0 ～ 1.5cm² 则为中度，大于 1.5cm² 为轻度。通过体表面积对 MVA 进行标准化，目前并不可行。

最常用的计算 MVA 的侵入性方法基于 1951 年提出的 Gorlin 公式：

$$MVA = \frac{Q}{44.3 \times c \times \sqrt{\Delta P}} \qquad (公式\ 17\text{-}3)$$

这里 Q 是舒张期跨二尖瓣血流率（单位 ml/min），c 是一个常数（二尖瓣为 0.85），ΔP 是舒张期跨二尖瓣平均压力阶差（单位 mmHg）。这种方法中，心排血量及舒张期跨二尖瓣压力阶差的测量是有创性的。

理想状态下，应该在房间隔穿刺后即刻测量舒张期 LA 与 LV 之间的压力阶差。但是临床上经常用肺动脉楔压来代替 LA 压；这样与直接测量 LA 压相比，就会高估跨二尖瓣压力阶差（因此也会高估二尖瓣狭窄程度）。而超声心动图，既可以直接测量 MVA（解剖瓣口面积），也可以通过多普勒估测 MVA（有效瓣口面积）。

压力减半时间法

压力减半时间（PHT）法需要确定舒张早期最大跨二尖瓣压力阶差下降达到其一半时所需要的时间（图 17.7 B）。PHT 与 MVA 成反比。正常情况下，舒张期 LA 与 LV 压可以迅速平衡，跨二尖瓣压力阶差随之快速降低，所以 PHT 比较短。相反，如果存在严重二尖瓣狭窄，压力阶差下降较慢，导致 PHT 延长。

PHT 法起源于心导管室中通过直接测量压力获得 PHT，从而估算 MVA 的一种半定量方法，这也是 PHT 法名字的由来。这种方法随后发展成为通过无创多普勒来定量估算 MVA。最早是通过脉冲多普勒来计算 PHT，现在则倾向于使用连续多普勒。

使用简化的 Bernoulli 方程：

$$\Delta P = 4 \times V^2 \qquad (公式\ 17\text{-}4)$$

这里 ΔP 是跨二尖瓣压力阶差（单位 mmHg），V 是血流速度（单位 m/s），可以推算得知，PHT 时间是初始最大血流速度逐步减慢至其 70% 时所需要的时间。Halt 及其团队建立了通过 PHT 来推算 MVA 的经验性公式：

$$MVA（cm^2）=220/PHT（ms） \qquad (公式\ 17\text{-}5)$$

因此，如果一个患者的 PHT 正好是 220ms，那么 MVA 正好是 1.0cm²。因为这个公式简捷易行，所以 PHT 是推算 MVA 最常用的方法。如果患者患有心房颤动，则 PHT 取（一般情况下）五个心动周期的平均值。应该避免取短的心动周期，因为时间太短，压力还来不及下降至其一半。在某些患者中，主要是同时存在二尖瓣狭窄伴二尖瓣反流的情况，多普勒速度频谱有两个斜率。那么前一个斜率（主要是跨瓣血流的前 300ms）可以被忽略；后一个斜率（舒张中期）用于计算 PHT。

偶尔，PHT 法不能准确推算 MVA［例如当 LA 和（或）LV 压力的改变不只与二尖瓣狭窄有关，当初始跨二尖瓣压力阶差非常高，PMBV 术后］。当存在大房缺、严重的主动脉瓣反流、LV 舒张功能障碍、初始跨二尖瓣压力阶差非常高时，PHT 法会高估 MVA。在一些患者中会同时存在二尖瓣狭窄及房间隔缺损（称为卢滕巴赫综合征），明显的左向右分流会减小左心房压力，减小跨瓣压差，缩短 PHT，从而对 MVA 高估。严重的主动脉瓣反流，伴有或不伴有 LV 舒张功能障碍会升高 LV 舒张末压，从而减小跨瓣压差，缩短 PHT，从而对 MVA 高估。

在一些患有 LV 舒张功能障碍的患者中（一般都是老年人），LV 松弛障碍既可能延长也可能缩短 PHT，而独立于二尖瓣狭窄程度。LV 松弛障碍延长 PHT 会导致对 MVA 的低估，而 LV 顺应性降低会缩短 PHT 导致对 MVA 高估。所以，PHT 要慎用于二尖瓣狭窄的老年患者。在 PMBV 术后，因为手术解除了二尖瓣狭窄，左心室接受血容量突然增加，而顺应性尚未随之改变，导致 LV 舒张末压明显增加，此时 PHT 法不再适用。如果 PHT 法不适用，二尖瓣减速时间法可以取而代之。

二尖瓣减速时间法

二尖瓣 E 峰减速时间（DT）是指从二尖瓣舒张早期峰值速度（E 峰 V_{max}）开始，到二尖瓣前向血流速度结束（V=0）。像 PHT 一样，DT 与 MVA 也成反比（例如，DT 长，MVA 小）。DT 与 PHT 呈以下关系

$$PHT（ms）=0.29 \times DT（ms）\qquad（公式 17-6）$$

MVA 可以通过 DT 时间算得（图 17.7 C）：

$$MVA（cm^2）=759/DT（ms）\qquad（公式 17-7）$$

二尖瓣瓣口面积平面测量法

解剖型 MVA 可以通过二维平面或三维立体的方法测量；测量应该在舒张中期二尖瓣瓣尖进行。二维测量时应首先获得胸骨旁短轴二尖瓣瓣尖切面，当二尖瓣瓣尖开放最大时即为舒张中期（图 17.8 A）。然后使用超声机器自带的标准量化工具勾画 MVA。二维法最主要的问题是是否对二尖瓣瓣尖位置定位准确，因为有时瓣尖呈偏心分布，位于短轴平面以外。

三维测量法则克服了这些缺点，目前被认为是计算 MVA 的超声金指标。三维立体测量可以通过很多方法进行，如多平面重建，图像直接测量，或通过矩形参考网格对 MVA 进行估算（图 17.8 B、C）。

通过多普勒技术计算二尖瓣瓣口面积

计算 MVA 的多普勒技术包括压力减半时间法、连续性方程法、近端等速表面积法（PISA）。

通过连续性方程法计算二尖瓣瓣口面积

连续性方程假设在一个密闭的循环系统中，通过某一个孔的搏出量（SV1）与通过另一个孔的搏出量（SV2）相等。如果没有显著的二尖瓣或主动脉瓣反流，则舒张期通过二尖瓣（MV）的血流量与收缩期通过左心室流出道（LVOT）的血流量相等：

$$SV MV = SVLVOT\qquad（公式 17-8）$$

通过超声心动图可以得到，通过任何一个孔的 SV 等于孔的面积与通过血流的速度时间积分（VTI）：

$$LVOT 面积 \times LVOT VTI=MVA \times MV VTI\qquad（公式 17-9）$$

从以下等式中可以得到 MVA：

$$MVA=LVOT 面积 \times LVOT VTI/MV VTI\qquad（公式 17-10）$$

收缩期 LVOT VTI 与舒张期 MV VTI 可以通过脉冲或连续多普勒测得。LVOT 面积是通过胸骨旁长轴切面测量收缩期 LVOT 直径，然后假设 LVOT 为圆形而推算得出的：

$$LVOT 面积=\pi \times（d/2）^2\qquad（公式 17-11）$$

所以通过连续方程，可以得出 MVA：

$$MVA = \pi \times \left(\frac{d}{2}\right)^2 \times \frac{LVOT\ VTI}{MV\ VTI}\qquad（公式 17-12）$$

除去严重的二尖瓣和主动脉瓣反流，对于 LVOT 面积的估算不当是连续性方程的主要问题。这可能是因为 LVOT 的直径测量错误或 LVOT 面积不是正圆形。一般来说，如果患者患有心房颤动，连续性方程也要避免使用。

近端等速表面积法计算二尖瓣瓣口面积

PISA 的方法也是连续性的原则。这种方法将在其他章节详述。一般来说，血流在靠近一个孔时会逐渐加速（如狭窄的二尖瓣瓣口）。理论上讲，血流会形成一系列面积越来越小，速度越来越快的等速表面半球，从瓣口远端到近端次序排列。

根据连续性原则，任何一个半球水平的血流量与通过狭窄的二尖瓣瓣口的血流量相等。通过多普勒和 PISA 的方法，MVA 可以通过以下公式得出：

$$MVA=2 \times \pi \times r^2 \times V 混叠/V 最大\qquad（公式 17-13）$$

这里 r 是半球的半径（PISA 半径），单位 cm，V 混叠是彩色多普勒的混叠速度（单位 cm/s），V 最大是跨二尖瓣最大血流速度（单位也是 cm/s）。

PISA 法假定二尖瓣瓣口是一个平面结构（也就是具有一个 180°）。但一般来说，这不符合二尖瓣狭窄的情况，二尖瓣狭窄瓣口呈漏斗形（也就是说所具有的角度小于 180°）。结果是随着血流靠近狭窄的二尖瓣瓣口，PISA 的外形不是一个完整的半圆，而是半圆的一部分。所以，为了准确计算 MVA，公式 17-13 需要角度校正：

$$MVA = 2 \times \pi \times r^2 \times \frac{V 混叠}{V 最大} \times \frac{\varphi}{180}\qquad（公式 17-14）$$

这里 φ 是指舒张期二尖瓣两条瓣叶之间的夹角（图 17.8 D）。

即使有二尖瓣反流存在，PISA 的方法也是可行的。因为二尖瓣反流虽然会增加舒张期血流，但是它在等速半球层面与二尖瓣瓣尖层面的影响都是一样的。

通过 M 型超声心动图对二尖瓣瓣口面积进行半定量测量

M 型超声心动图对二尖瓣狭窄的诊断具有较高的敏感性和特异度。它可以反映二尖瓣瓣叶的增厚、钙化、异常活动。较小的二尖瓣后叶与较大的前叶粘连，通过 M 型超声可以表现出舒张期异常的前向运动。

通过前叶的 EF 斜率可以对二尖瓣狭窄的严重程度粗略评估。当二尖瓣狭窄时，因为跨瓣压差升高，前叶在开放（E 点）之后没有快速向后运动，从而长时间处于开放位置。二尖瓣狭窄越严重，EF 斜率越平坦。

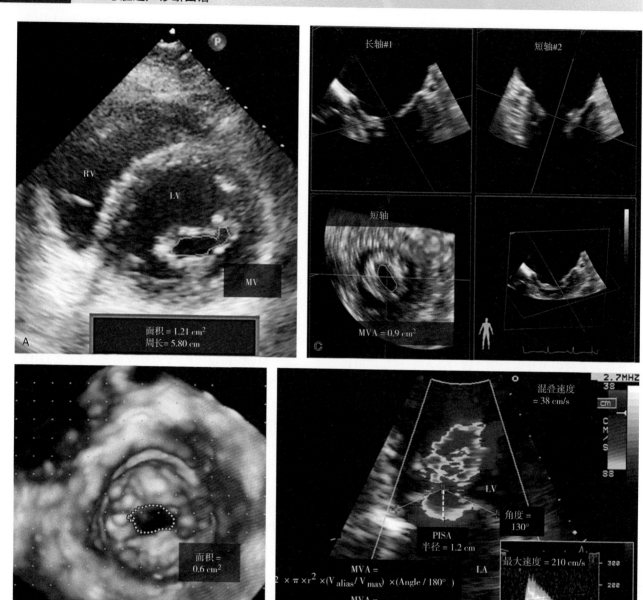

图17.8 通过二尖瓣瓣口面积（MVA）法评估二尖瓣狭窄。A. 经胸短轴二维平面，瓣尖水平计算二尖瓣瓣口面积。这名患者为轻到中度狭窄（MVA=1.21cm²）；B. 同一个患者，采用三维立体（3D）测量二尖瓣瓣口面积测定为重度狭窄。这幅图为二尖瓣左心室面观。在新的系统中，MVA可以通过3D影像直接得到（这个患者是0.6cm²）。在旧的系统中，MVA的计算需要网格。网格中的每个正方形面积为0.25cm²（5mm×5mm）；C. 3D经食管超声心动图经过多平面重建（multiplane reconstruction，MPR）之后的二尖瓣瓣口面积。MPR能够真正定位于二尖瓣瓣叶瓣尖，所以这种方法对二尖瓣解剖瓣口面积的测定更准确；D. 采用近端等速表面积法（PISA）计算二尖瓣瓣口面积。需要掌握彩色和连续多普勒技术。移动彩色多普勒速度基线，使血流方向上颜色发生混叠，该速度用于计算二尖瓣瓣口面积（在该病例中混叠速度为38cm/s）。该患者为中度二尖瓣狭窄（MVA=1.12cm²）。LA.左心房；LV.左心室；MV.二尖瓣；RV.右心室

同样，通过M型可以观察左心房的排空速率，从而粗略评估二尖瓣狭窄的严重程度。正常情况下，左心房排空（或LV充盈）绝大部分位于舒张早期，而二尖瓣狭窄时，LA排空减慢，持续整个舒张期。

二尖瓣狭窄的继发性改变

二尖瓣狭窄会导致慢性左心房压力升高，从而导致左心房扩大、肺高压、右心扩大及功能性三尖瓣反流。评估房室腔大小及右心压力的技术会在其他章节讨论。

在二尖瓣狭窄的患者中，即使MVA相同，肺动脉压的变异范围仍较大。LA压力升高导致肺静脉充血是肺高压的主要原因。因为某些不明原因，一部分人会发展成为肺动脉高压。与肺静脉高压不同，即使介入或手

术纠正了二尖瓣狭窄，肺动脉高压也很难纠正。

超声心动图可以通过非侵入性手段对肺血管阻力（PVR）进行评估，从而对纯肺静脉高压（正常PVR）与伴随肺动脉高压（高PVR）进行鉴别诊断。一般来说，PVR与跨肺压力阶差成正比，与跨肺血流量成反比。通过三尖瓣反流（TR jet）多普勒频谱及右心室流出道（RVOT）血流频谱，可以得到PVR，即Abbas公式：

$$PVR = 0.16 + 10 \times \frac{V_{max}\ of\ TR\ jet}{RVOT\ VTI} \qquad (公式17\text{-}15)$$

这里V_{max}单位为m/s，RVOT VTI单位为cm，PVR单位为Wood。一般情况下，超声方法测定的PVR应该由侵入性方法验证。

一般情况下，对MS行常规超声检查即可，无须TEE。但是当图像质量差、多普勒信息不满意、超声与临床评估不符合时，可以行TEE检查。TEE也用于并发症的评估，例如LA血栓或感染性心内膜炎。TEE也常用于介入或手术的术前术中检查。

总结

美国和欧洲的超声心动图协会均建议：应该在所有二尖瓣狭窄的患者中测量舒张期平均压差、平面或PHT法测量MVA（一级推荐）。在特定患者中，可以通过连续方程法和（或）PISA法测定MVA（二级推荐）。二级推荐还包括负荷试验。对于二尖瓣反流，除连续性方程法外，其他方法均适用。二尖瓣解剖结构的改变及二尖瓣狭窄的继发性改变也应该纳入超声报告单中（表17.2）。

表 17.2　二尖瓣狭窄的量化评估

	参数	单位	正常	轻度狭窄	中度狭窄	重度狭窄	方法	评价
初步认定	二尖瓣瓣口面积	cm^2	4.0～6.0	>1.5	1.0～1.5	<1.0	平面法	可能为金标准
							压力减半法（PHT）	高估MVA：房间隔缺损或严重的主动脉瓣反流
							近端等速表面积法（PISA）	低估MVA：LV低顺应性导致的LV舒张功能障碍
							连续方程法	一般需要角度校正 伴有严重的二尖瓣反流不适用
支持特征	平均压差	mmHg	忽略不计	<5	5～10	>10	平均压差=4V^{2}的平均值	假设心率在60～80次/分。该值与心率与血流量有直接关系。
	肺动脉收缩压（PASP）	mmHg	<30	<30	30～50	>50	PASP=4V^2+RAP	警惕：该值针对MVA变异较大

bpm.次/分；LV.左心室；RAP.右心房压

第四节　二尖瓣狭窄的非风湿性病因及其他类似二尖瓣狭窄的情况

二尖瓣瓣环钙化

至今为止，风湿性二尖瓣狭窄仍是导致左心室流入道梗阻的最常见的原因。其他导致二尖瓣狭窄的少见因素见框17.1。其中，严重的二尖瓣瓣环钙化是最常见的情况。钙质在二尖瓣瓣环沉积是非常常见的，主要见于一些老年人或慢性肾病需要长时间透析的年轻人。

虽然这种钙质沉积非常常见，但一般不会影响血流动力学。即使是比较大的沉积，一般只会导致轻到中度的二尖瓣反流，重度二尖瓣反流非常罕见。瓣膜反流主要是因为收缩期二尖瓣环的生理性收缩受限，同时瓣叶的僵硬度增加。由于严重的二尖瓣瓣环钙化（MAC）导致二尖瓣狭窄并不多见。其原因可能是因为钙质沉积扩展到瓣叶之上，导致瓣叶活动度下降。Hammer和他的团队认为舒张期压力阶差是相对小、壁厚、顺应性差的左心室与较大的二尖瓣钙质沉积共同作用的结果。Hakki和Iskandrian支持这种假设。但是，Osterberger及其同事注意到一些患者的左心室是扩张的，并据此提出单纯的二尖瓣瓣环钙化就可以导致跨二尖瓣压力阶差出现。

风湿性二尖瓣狭窄（MS）与MAC导致的MS之间从病理层面上有很多不同（框17.2与框17.3）。同样，两者在超声心动图上也有不同的表现。MAC导致的MS超声心动图特征见图17.9。同时总结如下：钙化开始于前后瓣叶的基底部，而游离缘未率先受累。这恰恰与风湿性二尖瓣狭窄相反，后者以瓣尖及游离缘增厚为主要特征。而且风湿性二尖瓣狭窄因为联合部融合，前后瓣叶呈同向运动。MAC虽然导致二尖瓣瓣叶活动幅度下降，但瓣叶在舒张期运动还是相对正常。这些特点在胸骨旁长轴和心尖四腔切面可以得到很好的体现。最后，在短轴切面可以观察到风湿性MS导致

框17.1　二尖瓣狭窄的病因

· 风湿性心脏病
· 非风湿性获得性二尖瓣狭窄
　　- 二尖瓣瓣环大范围钙化
　　- 麦角胺及二甲麦角新碱诱发
　　- 感染性心内膜炎伴有流入道阻塞性赘生物
　　- 放疗导致的瓣膜损伤
　　- 系统性红斑狼疮
　　- 抗磷脂抗体综合征
　　- 类癌综合征累及心脏
　　- 类风湿关节炎
　　- Whipple 病
　　- 弹力纤维性假黄瘤
　　- 左心房黏液瘤及其他肿瘤
　　- 二尖瓣修补术后（例如瓣环选择过小）
· 三房心
· 其他导致二尖瓣狭窄的先天性因素
　　- 瓣上狭窄环
　　- 降落伞式二尖瓣
　　- 双孔二尖瓣

框17.2　风湿性二尖瓣狭窄的心脏解剖结构改变

瓣叶增厚（弥漫性，以游离缘为重）
联合部融合
腱索缩短、增厚、融合
瓣口呈卵圆形或裂隙样（鱼嘴样）

框17.3　由二尖瓣瓣环钙化引起的非风湿性二尖瓣狭窄的心脏解剖结构改变

瓣叶增厚（灶状的，一般不累及游离缘）
无联合部融合
无腱索缩短、增厚、融合
心内的其他部位也会有钙质沉着（主动脉瓣，主动脉瓣环，窦管结合部，乳头肌）

的联合部融合，而在MAC导致的MS中缺失。这具有重要的临床意义。因为经皮二尖瓣球囊扩张术只适合于那些存在联合部融合的患者，MAC的患者不会从中受益。

其他非风湿性获得性二尖瓣狭窄

由于感染性心内膜炎引起的瓣膜功能不全基本上都是新发的瓣膜反流。由于感染性心内膜炎引起的阻塞性或功能性二尖瓣狭窄很少见。Tiong及其团队翻阅了1966 ~ 2002年的文献，发现由于感染性心内膜炎引起的显著二尖瓣梗阻只有20例。虽然一般认为这种情况是真菌性心内膜炎引起的，但是细菌性心内膜炎也可以引起。

麦角生物碱（例如麦角胺及二甲麦角新碱）的滥用可以在二尖瓣上造成斑块样损伤，从而导致二尖瓣狭窄。而且，食欲抑制剂也可以导致类似损失。类癌综合征是一种少见的疾病，一般只累及右心瓣膜。但是，有时左侧也可以受累（一般认为是因为肺部转移或潜在的卵圆孔未闭）。类癌的瓣膜损失既可以导致反流，也可以导致狭窄。

巨大的左心房黏液瘤（极少数情况下是肉瘤）在舒张期可以脱垂入二尖瓣左心室流入道，从而产生占位性梗阻。恶性肿瘤，如肉瘤或淋巴瘤，能够侵袭二尖瓣并造成梗阻。肺部肿瘤侵袭肺静脉也是引起二尖瓣狭窄的一个少见原因。

纵隔放疗也可以导致瓣膜的纤维化、钙化，从而导致二尖瓣反流或狭窄。二尖瓣狭窄是系统性红斑狼疮或

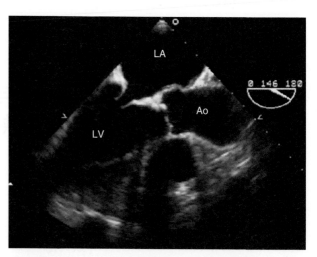

图17.9　78岁老年女性经食管超声心动图影像。她患有二尖瓣瓣环及瓣叶钙化导致的轻度二尖瓣狭窄。这里可以看到其与风湿性二尖瓣狭窄的差异。前后瓣叶的基底部钙化较为严重，而瓣叶游离缘（瓣尖）未受累。也不会有联合部融合（这个切面并未显示）。Ao.升主动脉；LA.左心房；LV.左心室

抗磷脂抗体综合征的少见并发症。在家族性弹力纤维性假黄瘤患者中也有二尖瓣狭窄的发现，狭窄瓣膜的组织学切片可见不规则、粗糙的、异常弹力纤维片段，这点与患者皮肤损伤类似。

三房心

三房心是一种少见的先天性异常，是存在一个有孔的纤维或纤维肌性薄膜把左心房一分为二。位于后上方的腔室（一般是肺静脉腔）接受肺静脉的血流，位于前下方的腔室（真正的左心房）连接左心耳。肺静脉血流通过纤维膜上的一个或多个孔隙回流到真正的左心房。这个或这些孔隙有时较小，会产生血流梗阻；也可能较大，不会产生梗阻。梗阻的程度决定了症状出现的年龄和严重程度。三房心出现临床症状可以在婴儿期，也可以在成人，但一般是在儿童。它既可以单独出现，也可以合并其他先天性心脏病。临床症状取决于纤维膜孔隙的大小，而且与二尖瓣狭窄类似。在成人，孔隙往往较大，患者无临床症状，经常因其他不相关主诉行超声心动图检查时发现非梗阻性或穿孔性薄膜。诊断三房心可供选择检查有二维超声心动图，包括经食管超声心动图（TEE）。其超声影像具有特征性，包括横跨左心房（LA）的线样等回声密度影，位于二尖瓣环与 LA 顶之间（图 17.10 及图 17.11）。薄膜周期性搏动，舒张期向下向二尖瓣瓣口运动，收缩期向上向 LA 上界运动。这个薄膜在很多切面都可以观察到，包括胸骨旁长轴切面，剑下长轴切面，心尖四腔或二腔切面。心尖四腔长轴切面是最适宜观察切面，因为此时薄膜与超声声束垂直。孔隙一般位于后部，而且可以

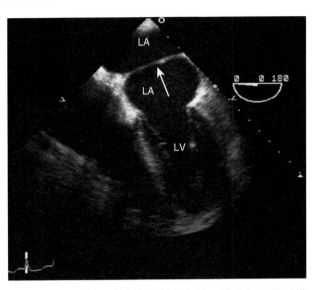

图 17.11　另 1 例三房心患者的经食管四腔心切面显示横贯左心房的线样等回声密度影（箭头）。LV. 左心室

是多个。彩色多普勒对确定孔隙的数目、位置、大小有帮助。频谱多普勒（脉冲或连续）可以进行血流动力学评估。通过简化的 Bernoulli 方程可以计算峰值及平均压差，通过连续方程可以计算孔隙大小。有时候这个左心房中部的薄膜造成梗阻，产生湍流影响到二尖瓣，会导致二尖瓣抖动，通过 M 型超声可以很好地观察。

当经胸超声观察不是很理想时，可以采用 TEE 来观察三房心。三维超声也可以用来评估三房心。

其他导致二尖瓣狭窄的先天性因素

三房心的诊断需要和另一个导致二尖瓣狭窄的少见原因，二尖瓣瓣上狭窄环相互鉴别。与三房心不同的是，后者的薄膜更靠近二尖瓣层面（甚至附着于二尖瓣瓣叶上）。薄膜位于左心耳的下方，这具有特异性。薄膜与二尖瓣之间可以形成高速湍流，造成二尖瓣损伤。随着时间的进展，可以出现瓣叶增厚、二尖瓣反流。彩色多普勒可以用来确定血流加速、湍流形成的位置。瓣上环狭窄位于瓣环处，而风湿性二尖瓣狭窄位于瓣尖。连续多普勒可以用来评估梗阻的严重程度。二尖瓣瓣上狭窄环的诊断应该慎重，应注意与二尖瓣瓣环钙化相鉴别，否则既会导致假阳性，也会导致假阴性的诊断。

降落伞式二尖瓣是导致二尖瓣狭窄的另一个先天性因素，是因为患者只有一组乳头肌（或两组乳头肌距离太近）。这样，腱索之间的空间很小，导致瓣下梗阻。这种异常既可以单独存在，也可以合并其他先天性心脏病。降落伞式二尖瓣可能是 Shone 综合征的一部分，这种综合征还包括主动脉瓣下狭窄和升主动脉缩窄。

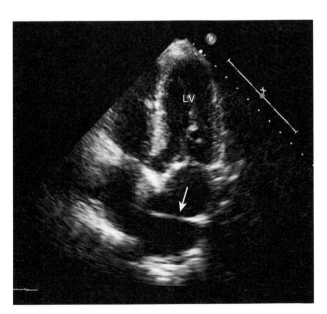

图 17.10　1 例三房心患者的经胸四腔心切面显示横贯左心房的线样等回声密度影（箭头）。LV. 左心室

双孔式二尖瓣（double-orifice mitral valve, DOMV）并不常见。是指具有一个纤维环的一个二尖瓣，向左室开放时，具有两个孔，见图17.12。同时还伴有各种程度的瓣下结构的畸形。虽然有些DOMV对左心房至左心室血流无影响，但是有些既可以导致梗阻，也可以导致反流。

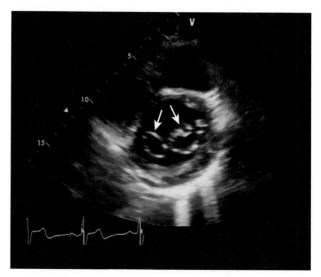

图17.12　经胸超声心动图短轴切面二尖瓣水平显示二尖瓣呈双孔样（箭头）

第五节　负荷试验在二尖瓣狭窄中的应用

超声心动图在二尖瓣狭窄（MS）患者的临床决断中占有核心地位。因为发展到中至重度二尖瓣狭窄往往需要很多年，症状演变隐匿，患者和医生均不易识别；所以对运动的症状和生理反应具有重要的诊断价值。瓣膜的血流动力学和肺动脉压对于运动负荷的反应，还有运动能力，都可以帮助我们确定介入时机，鉴别临床症状是否与MS有关。而且，对那些无症状的患者，对那些多普勒发现与临床症状不符合的患者，负荷试验能够提供额外的诊断价值。

运动血流动力学的地位：现有指南告诉我们怎样做？

在以下情况下会用到超声心动图负荷试验：①确定一名无症状患者的活动能力能否满足日常生活；②揭示隐匿症状；③对那些存在临床症状，但二尖瓣口面积（MVA）大于1.5cm²、压力减半时间小于150ms，且没有其他原因可以解释症状的患者，负荷试验可以进一步评估血流动力学改变。现有的美国心脏病学会/美国心脏协会（ACC/AHA）指南将最后一点指征列为一级推荐（证据等级：C）。使用超声心动图对MS的严重程度进行评估，关键是测量评价跨瓣压差。静息及运动下跨二尖瓣平均压差的测量见图17.13和图17.14。在仰卧位运动时或踏车平板运动后即刻通过连续多普勒在心尖四腔切面测量二尖瓣平均跨瓣压差准确度好，而且重复性强。彩色多普勒用来指导连续多普勒取样线，避免低估平均压差。MS的患者经常患有心房

颤动，这样血流动力学参数变异较大，应该取5～10个心动周期的平均值。

跨二尖瓣压差与二尖瓣的解剖梗阻程度及血流量有关。在运动过程中，心排血量和心率会增加，跨二尖瓣血流量会增大，舒张期充盈时间会缩短。只要存在梗阻，跨二尖瓣压差必然要增加。运动时平均压差大于15mmHg是需要干预的指征。MS患者运动时出现呼吸困难，是左心房压和肺毛细血管楔压升高的表现，也同样是肺高压右心室后负荷重的表现。

运动是评估二尖瓣狭窄患者在负荷状态下血流动力学改变的理想方式。根据最新的美国超声心动图协会（ASE）指南，踏车平板或半仰卧位踏车均可以用于负荷超声心动图试验。踏车的优势在于每增加一次运动负荷，都可以即时监测跨二尖瓣压力阶差及肺动脉压的变化。在MS的患者中也行多巴酚胺药物负荷试验，但是相对于运动负荷，一般认为药物多巴酚丁胺负荷是非生理性的方法，所以只适用于那些不能运动的患者。

右心压力的评估

运动会导致肺动脉收缩压（PASP）升高，对一个MVA受限、房室顺应性差的患者更是如此。这与心率增快、舒张期缩短、左心房压升高有关。

多普勒技术可以通过三尖瓣反流速度来估测PASP的峰值。即使在运动最大量时也能轻松测量（图17.15及图17.16）。近期的一些数据显示，中到重度MS（MVA＜1.5cm²）但无临床症状的患者在行运动负荷试

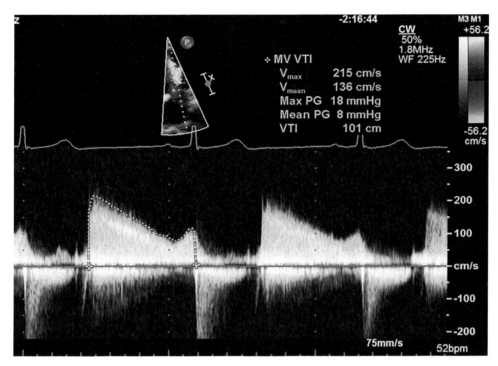

图 17.13　静息状态下二尖瓣平均压差。这是一个既往无任何病史的 38 岁女性，来自南非，她的主要症状为活动后呼吸困难。常规超声心动图检查提示风湿性二尖瓣疾病，中度狭窄伴轻度反流，无其他异常。随后采取了运动超声心动图检查。MV. 二尖瓣；VTI. 速度血流积分；V_{max}. 最大速度；V_{mean}. 平均速度；Max PG. 最大压差；Mean PG. 平均压差

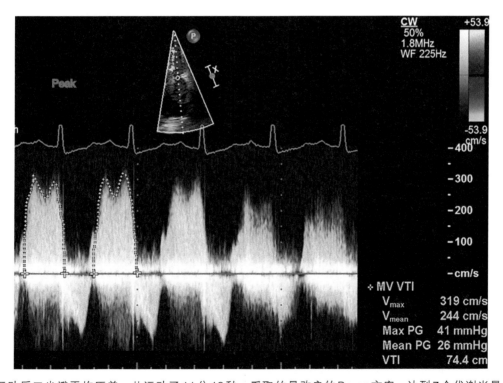

图 17.14　运动后二尖瓣平均压差。共运动了 11 分 10 秒，采取的是改良的 Bruce 方案，达到 7 个代谢当量。最高心率 132 次/分（到达目标心率的 77%），最高血压 120/60mmHg，基线血压 92/56mmHg。由于严重的呼吸困难，负荷终止。在整个过程中，没有心电图改变及室壁运动异常。她始终是窦性心律，前向血流平均压差达到了 26mmHg

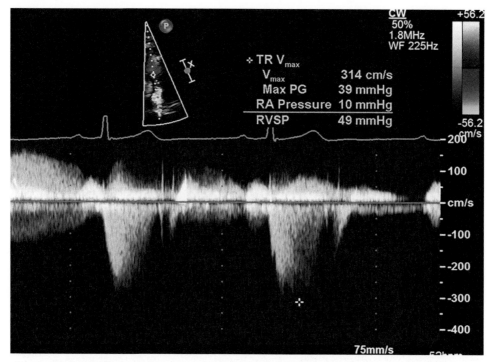

图 17.15　静息状态下肺动脉收缩压的测量。TR V_{max}.三尖瓣反流最大速度；RA Pressure.右心房压；RVSP.右心室收缩压

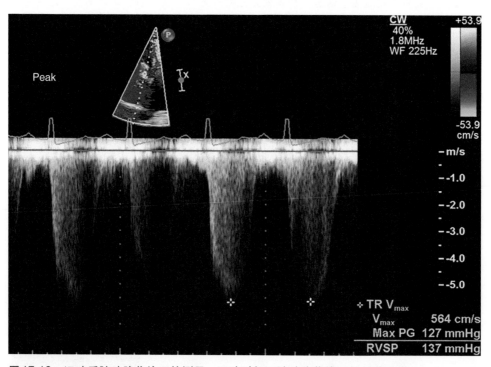

图 17.16　运动后肺动脉收缩压的测量，运动引起了肺动脉收缩压的显著升高

验时基本上有一半会被诱发出症状。即使静息状态下 PASP 峰值相似，那些活动后出现临床症状的患者具有对运动不同的血流动力学反应；即使运动量不大，跨二尖瓣平均压差和 PASP 仍较快、较高的增长。这两者快速的增长是运动耐量低的表现，对无临床症状的患者，这两者是重要的评价指标。

运动引起的二尖瓣瓣口面积的变化

跨二尖瓣平均压力阶差和 PASP 是衡量狭窄程度的指标，同样 MVA 随运动变化的程度也反映了瓣叶的柔韧程度。在严重的 MS 中，瓣叶形变严重（MVA < 1.0cm²），在运动过程中，MVA 变化不明显。所以，

二尖瓣瓣口相对固定导致对运动的血流动力学反应差，心脏搏出量受到限制。

介入治疗的时机选择与负荷超声心动图

风湿性二尖瓣狭窄需要行经皮二尖瓣球囊扩张术（PMBV）的手术指征为中到重度MS（MVA ≤ 1.5cm^2）伴有临床症状（纽约心功能分级 Ⅱ 以上）。如果患者 MVA 大于 1.5cm^2，但存在临床症状，运动时平均压差达到 15mmHg，同时瓣膜解剖结构适合手术，也可以行手术治疗。

总结

运动可以帮助我们确定 MS 的严重程度，特别是患者临床症状不典型，狭窄程度不严重时。运动负荷超声心动图对那些 MS 程度与症状不相符合，或只表现出现活动后呼吸困难的患者也有重要意义。在运动负荷过程中，除了要记录症状，也应该及时计算跨二尖瓣压力阶差及 PASP，该结果对介入时机的选择具有重要意义。

第六节　二尖瓣狭窄的预后

二尖瓣狭窄在瓣膜及瓣下水平阻挡了血液从左心房流向左心室。二尖瓣狭窄的并发症包括肺水肿、肺动脉高压、右心衰竭、房性心律失常及低心排（图 17.17）。这一节同时还会讨论风湿性心脏病累及其他瓣膜，以及妊娠过程中二尖瓣狭窄的影响。

肺水肿

当正常的瓣口面积（4.0 ~ 5.0cm^2）减小到 2.5cm^2 以下时，患者会表现出二尖瓣狭窄的临床症状。当瓣口面积继续减小到 1.5cm^2 以下时，患者在静息状态下就会出现症状。但在患者运动、情绪激动、感染、妊娠或心房颤动时，即使瓣口面积没有达到以上阈值，也可能会出现临床症状。在以上情况下，跨二尖瓣血流增加或舒张充盈期缩短，导致左心房压升高，从而出现呼吸困难，乃至肺水肿。这一点也可以解释，患者的运动耐量随着二尖瓣狭窄的进展而逐步下降。

二尖瓣狭窄的患者出现呼吸困难，是因为舒张期血流从左心房流向左心室时受阻。此时，左心房压会代偿性增高以促进血液流向左心室。左心房压力的增高会引起肺静脉压力的增高及肺静脉、肺毛细血管的扩张。当

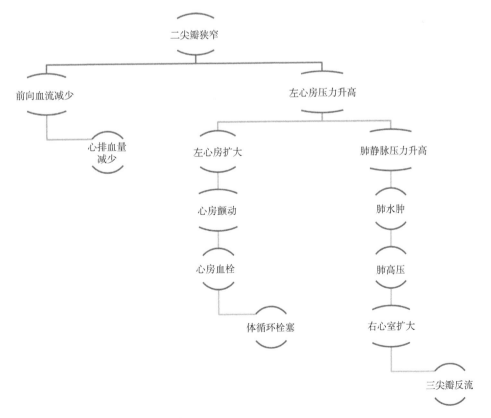

图 17.17　二尖瓣狭窄的并发症示意图

肺静脉压超过了血浆渗透压就会产生肺水肿。但一些慢性二尖瓣狭窄的患者，即使狭窄很严重、肺静脉压很高，也不一定会产生肺水肿。这可能是因为肺微血管的渗透能力会相应降低。

肺高压

除了肺水肿，二尖瓣狭窄的患者还会发展为肺高压。肺血管病的严重程度是决定患者临床症状的重要因素。开始时，这种肺动脉高压是由于左心房压升高引起的，是继发性的。在这个阶段，肺动脉血管床是正常的。当右心室需要加强收缩来保证足够的心排血量时，就发展到了中度肺高压。这时通过右心导管检查可以发现，肺毛细血管楔压和平均肺动脉压升高，而跨肺压稍有升高（< 12mmHg），肺血管阻力则保持正常。

但是，肺毛细血管楔压长期慢性增高会导致肺血管床发生功能和结构上的改变，并最终导致严重的肺动脉高压。这种肺动脉高压是反应性的。一开始，由于Ⅳ型胶原的过度沉积，导致毛细血管内皮基底膜增厚。这种间质结缔组织和细胞外基质成分的增加提高了血管外液体的储备能力，是避免肺水肿发生的适应性保护机制。伴随着静脉压的升高，内皮受损激活血管丝氨酸弹力蛋白酶、基质金属蛋白酶及某些生长因子，诱导平滑肌细胞迁徙，弹性蛋白合成增加，导致肥大及纤维化。这些变化的后果就是肺静脉扩张、肥厚，肺毛细血管扩张，肺泡出血，淋巴管及淋巴结肿大。但是，在以上患者中并不存在肌型小动脉丛样病变。需要指出的是，在肺静脉压升高的患者中，以上病变并非同时存在，这可能与基因易感性有关。而且，可逆性梗阻可能是发生在肺静脉水平。

反应性肺动脉高压的患者，其平均肺动脉压、跨肺压及肺血管阻力均会升高。因此，与被动性肺高压一样，用来降低肺毛细血管楔压的治疗并不能降低肺动脉压。

右心衰竭

二尖瓣狭窄之所以产生右心衰竭，是因为血流能够经过狭窄的二尖瓣瓣口，其主要动力来自右心。一开始，只是右心超负荷。后来，由于二尖瓣狭窄导致肺血管收缩及左心房压力升高，肺高压逐步进展，从而促进了右心衰竭的发生。右心衰竭表现为右心扩大及三尖瓣反流，后续会有进一步讨论。右心衰竭会导致颈静脉压升高，肝淤血和外周水肿。相反，如果是单纯性二尖瓣狭窄，左心功能不会受累。

房性心律失常

由于左心房压升高，左房会发生逆向重构及扩大。二尖瓣狭窄、左心房扩大的患者会出现房性心律失常，如心房扑动或心房颤动。特别是风湿性二尖瓣狭窄的患者，窦房结、结间束、房间束可能会发生纤维化，从而导致房性心律失常的发生。

在有临床症状的二尖瓣狭窄患者中，有30%～40%的比例会发生心房颤动，预后相对较差。心房颤动患者的10年生存率为25%，而窦律患者为46%。心房颤动的一个强有力预测因子是高龄。除了预后较差，心房颤动还危害到患者血流动力学的稳定性，并导致体循环栓塞事件。急性心房颤动伴快速心室率反应可以导致血流动力学的不稳定。较快的心室率会缩短舒张充盈期，进一步升高左房压。心房颤动的治疗包括抗凝和控制心室率，药物/直流电复律。

心房血栓

二尖瓣狭窄的患者中，左心房血栓的发生概率高达17%，当伴发心房颤动时，这个概率翻倍。血栓体一般位于左心耳，有2%的血栓会延伸到左心房腔。当然，也有一部分血栓位于左心房腔内，不累及左心耳。

先前的研究发现，通过食管超声观察到左房内超声自显影与左房内血栓、体循环栓塞有关，而在二尖瓣狭窄的患者中超声自显影的发生率变化很大，在21%～67%。除了提示左心房血栓，在风湿性心脏病患者中，左心房自显影是体循环栓塞的一个强有力且独立的预测因子。

二尖瓣狭窄的患者，如果有左心房血栓，其体循环栓塞的可能性明显增高。10%～20%的二尖瓣狭窄的患者可能会发生体循环栓塞，栓塞的高危因素包括年龄和心房颤动。需要指出的是，二尖瓣狭窄的严重程度、心排血量、左心房的大小、是否存在心力衰竭的症状均不影响栓塞事件的发生概率（图17.18）。有研究提示，在心房颤动的患者中，1/3的栓塞事件发生在心房颤动开始的1个月中，而另2/3则发生在心房颤动开始的一年之内。对一个曾经有过栓塞事件的患者，再次发生栓塞的概率高达15～40次/（100人·月）。

在二尖瓣狭窄的患者中使用抗凝药物，目前没有针对性随机试验来证实其有效性，但是一些回顾性研究显示在以上患者中使用抗凝药物，可以将体或肺循环栓塞的发病率仅为原有的1/15～1/4。随机临床试验显示针对心房颤动使用抗凝药物，曾有过栓塞事件的患者及阵发性或持续性心房颤动的患者获益最大。需要强调的是，虽然栓塞事件一贯被认为是左心房血栓引起的，但研究并未发现两者之间的关联性。将二尖瓣狭窄的患者根据是否存在栓塞事件分成两组，两组中左心房血栓的发生概率无明显差异。左心房血栓是抗凝药物的使用指征。但是如果二尖瓣狭窄的患者既无心房颤动，也无栓塞事件，可以选择不使用抗凝

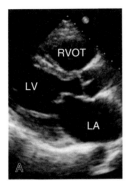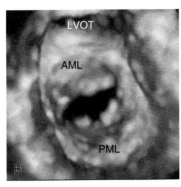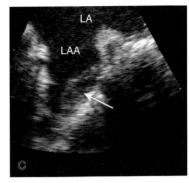

图17.18　A. 二尖瓣狭窄的经胸二维超声心动图图像,可见舒张期二尖瓣前叶的"曲棍样"改变;B. 二尖瓣狭窄的经食管三维超声心动图图像,左心室面观。请注意瓣尖增厚;C. 左心耳血栓的经食管二维超声心动图图像(箭头)。AML.二尖瓣前叶;LA.左心房;LAA.左心耳;LV.左心室;PML.二尖瓣后瓣;RVOT.右心室流出道;LVOT.左心室流出道

药物,因为目前尚无明确的证据支持这种治疗。

最后,中到重度二尖瓣狭窄伴新发心房颤动的患者有经皮球囊二尖瓣扩张术的指征,但是这个手术并不能解决心房颤动的问题。对于心房颤动来说,年龄和左心房的大小才是最强有力的预测因子。此外,有些学者认为外科联合部切开术可以减少远期栓塞事件的概率;但最终未得出定论。因为目前没有关于此的随机临床试验,现有的回顾性或前瞻性试验结果又相互矛盾。

低心排血量

随着二尖瓣狭窄的进展,左心室充盈越来越少,心排血量也随之减少。一般情况下,这继发于肺血管阻力的增加。一般认为,在绝大多数二尖瓣狭窄的患者中,左心室收缩功能是正常的,但是也有一些意见提出,由于风湿热,左心室的收缩功能受损。一旦发生快速心律失常,左心室充盈时间就会减少,心排血量会进一步降低,从而导致血流动力学的不稳定。如果发生以上情况,可以考虑电转律。如果患者情况还算稳定,可以选择减慢房室结传导的药物。

其他瓣膜受累

针对风湿性二尖瓣狭窄的患者,有必要对其他瓣膜进行评估,特别是主动脉瓣、三尖瓣。一般认为主动脉瓣常有受累,其实三尖瓣受累也并不少见。主动脉瓣病变一般为主动脉瓣狭窄。如果一个患者同时患有二尖瓣、主动脉瓣狭窄,则对主动脉瓣狭窄程度的评估要当心。在这种情况下,由于二尖瓣狭窄导致搏出量减少,跨主动脉瓣压差随之降低,而从低估主动脉的狭窄程度。遇到这种情况,主动脉瓣的瓣口面积需要平面二维法进行测量。三尖瓣受累既可以导致反流,也可以导致狭窄。对三尖瓣狭窄的患者,如果情况允许,尽量采取球囊扩张或外科联合部切开术治疗,最后的选择才是换瓣。

除了风湿性三尖瓣狭窄,三尖瓣反流可能继发于功能性三尖瓣瓣膜病,主要是由于肺高压导致右心室扩大所致。三尖瓣反流程度的定量评估与患者的血流动力学状态有关,这一点需要特别注意。

妊娠

二尖瓣狭窄合并妊娠会发生严重的并发症,即使是轻到中度的狭窄。轻、中、重度狭窄合并妊娠发生并发症的概率分别为26%、38%和67%。在妊娠过程中,并发症的发生与纽约心功能分级(NYHA)呈强相关;但是即使NYHA分级为Ⅰ/Ⅱ级的患者,都有可能出现病情的恶化。妊娠可以引起跨瓣流量的增加、心排血量增加及心动过速,从而引起跨瓣压差的增加,并表现出临床症状。在妊娠和分娩的不同阶段,病理生理不同,症状出现的时间也不相同。部分患者在孕28周之前就会出现症状。这是因为在孕早期,孕酮会导致外周血管扩张,从而使得体循环血管阻力下降。心脏代偿性增加心排血量,从孕8周的增加20%到孕20~28周的增加40%~50%,从而达到产前的最大值。心排血量的增加依赖于每搏量和心率的增加。那些二尖瓣狭窄的女性患者如果不能相应提高心排血量,就会在妊娠早期、28周之前出现失代偿,表现出临床症状。

二尖瓣狭窄的妇女就算过了妊娠导致的血容量增加这一关,在分娩及产褥早期仍会困难重重。在分娩过程中,第一产程心排血量增加15%;在第二产程中,由于宫缩及疼痛引起的交感神经兴奋,通过自身输血机制,心排血量增加约50%。产后即刻,由于子宫收缩及主腔静脉压迫的解除,同样通过自身输血,心排血量会增加60%~80%。心排血量在产后1h之内会恢复到产前水平。如果静脉输入大量液体,或由于先兆子痫导致肺毛细血管渗透性增加,心排血量的增加就会受到影响。出

现这些情况，应该应用利尿剂、心率控制剂，必要时应用经皮二尖瓣成形术。二尖瓣成形术可以在妊娠阶段实施，并可以取得满意的临床和血流动力学改善，对母体和胎儿的影响也不大。

经皮二尖瓣球囊扩张术的并发症

一般来说，经皮二尖瓣球囊扩张术与外科二尖瓣连合部切开术的近期治疗效果相当，瓣口面积扩大一倍，跨二尖瓣压差下降 50% ～ 60%。该技术学习曲线比较陡峭，所以一些大的中心手术的成功率较高，并发症也较少。手术成功定义为在没有出现并发症的情况下，二尖瓣瓣口面积大于 1.5cm^2，左心房压力小于 18mmHg。常见的并发症为急性重度二尖瓣反流，发生率为 2% ～ 10%，以及遗留房间隔缺损（图 17.19）。因 Inoue 球囊技术的应用，后者的发生率已经降至 5%。而三维超声心动图的技术不但改进了对手术患者的评估，而且对手术操作及术后监测也发挥了积极的作用。

总结

因为对前向血流的梗阻作用，二尖瓣狭窄导致低心排、左心房扩大、房性心律失常及体循环栓塞。后续还会发生肺水肿、肺高压、右心扩大 / 衰竭及三尖瓣反流。如果二尖瓣狭窄继发于风湿性心脏病，那么不要放过对主动脉瓣、三尖瓣进行评估。对瓣膜受累情况进行定量评估时，应该考虑患者的血流动力学状态及二尖瓣狭窄导致搏出量降低的情况。

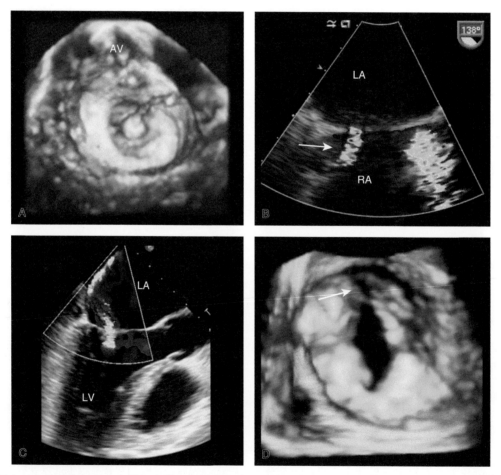

图 17.19　经皮二尖瓣球囊扩张术中的经食管三维超声心动图图像，术中可见球囊扩张（A）。手术的并发症包括房间隔缺损（B，箭头）、瓣叶撕裂（D，箭头）导致的二尖瓣反流（D，箭头）。AV. 主动脉瓣；LA. 左心房；LV. 左心室；RA. 右心房

（杨　瑛　译）

第 18 章

二尖瓣关闭不全

第一节　二尖瓣关闭不全：简介

超声心动图如同罗塞塔石碑一样，可以解密以前不为所知的动态机制，这些对于理解二尖瓣关闭不全（MR）的病理生理学、评估预后及指导治疗等非常重要。例如心肌梗死后二尖瓣关闭不全的机制，在超声心动图出现之前就基本是靠推测，其理论是从运动过渡到运动受限。超声心动图的出现，给出了二尖瓣瓣叶闭合不完全的结构模型，乳头肌增加了瓣叶的束缚，限制了瓣叶的闭合。三维超声心动图将进一步鉴别在该动态平衡中，究竟是收缩功能减低还是瓣叶束缚增加所起的作用，并将其应用于瓣膜。多普勒彩色血流成像则能够证实这种动态平衡是如何显示瓣口面积随时间变化，并影响其量化。在肥厚型心肌病中，二维超声心动图解决了左心室流出道梗阻及其伴随的二尖瓣关闭不全的难题；且其机械论原理被应用到新的治疗学领域。在退行性二尖瓣脱垂中，超声心动图阐明了二尖瓣关闭不全的机制，并为心脏不停跳瓣膜修复术提供了动态的 3D 路线图。超声心动图也同样为基因的探索和鉴别潜在的不同病因奠定了表型基础。

尽管风湿性二尖瓣狭窄的基本特征被认为是出自病理解剖学，但对于能够在导管治疗中获益的特征预测，超声心动图仍为其提供了很好的无创评估方法。最近，超声心动图又探索了在瓣环钙化疾病中二尖瓣关闭不全的机制。超声心动图定量测量最早应用于二尖瓣狭窄中。近年来，关于瓣口的狭窄及反流的快速、精确定量评估又有了新进展，即采用强大的三维引导二维超声心动图方法。因此，超声心动图在心脏瓣膜病包括二尖瓣关闭不全的患者的管理及评估中，成为一个完完全全的参与者，并且在科学探索的潜在机制和改进治疗方面发挥着极其重要的作用。

第二节　二尖瓣功能障碍的病因及机制

侵袭二尖瓣的疾病最好的描述是：疾病病因学定义，疾病所造成的确切损害，以及发生在二尖瓣装置的功能失调。这种"病理生理三元素"是在 20 世纪 80 年代早期由 Carpentier 第一次提出的，如今仍广泛应用于描述不同类型的二尖瓣损害的特点。

二尖瓣病因学

二尖瓣疾病发生于原发性二尖瓣结构畸形（直接病因）或继发于非瓣膜性心脏病（间接病因）。直接影响二尖瓣的疾病包括瓣叶裂等先天性畸形、风湿性疾病、感染性心内膜炎、外伤、二尖瓣环钙化、瓣膜肿瘤及退行性疾病等；间接影响二尖瓣的心脏疾病包括缺血性和非缺血性扩张型心肌病、肥厚型心肌病及心肌浸润性疾病。

风湿性二尖瓣病变在发达国家现已罕见，但在全世界范围内仍是二尖瓣疾病的重要病因。在疾病流行国家，风湿性心脏病约占所有心力衰竭患者的 1/4。慢性瓣膜病常发生于一次或多次的急性风湿热之后，影响往往会女性多于男性。尽管几乎所有的风湿性心脏病中都会有二尖瓣受影响，但主动脉瓣和三尖瓣也常会受累。年轻患者往往发生单纯二尖瓣关闭不全，中年患者更易发生二尖瓣狭窄，而老年患者通常发生狭窄合并关闭不全。

在发达国家，退行性二尖瓣反流是二尖瓣关闭不全最常见原因，通常与二尖瓣脱垂相关。二尖瓣脱垂是一种二尖瓣瓣叶凸向左心房的反常收缩运动（超过瓣环≥2mm）。三维超声成像技术（3DE）极大地提高了医生对二尖瓣脱垂的诊疗能力，其结果主要来自不同类型的黏液变性疾病：巴洛综合征（Barlow syndrome）和纤维弹性组织缺乏症。

缺血性二尖瓣关闭不全是缺血性心脏疾病所引起的心室重构的病理生理结果，也是发达国家二尖瓣关闭不全的一个非常常见的原因。20%～25%的心肌梗死患者会出现缺血性二尖瓣关闭不全，甚至是在再灌注时期，并且这部分患者无论其二尖瓣反流程度如何，预后都很差。二尖瓣关闭不全导致容量负荷加重，从而使心肌收缩力进一步减低，心功能更加恶化，最终导致心力衰竭和死亡。

二尖瓣损害

无论二尖瓣疾病的病因是什么，每一种疾病的进程往往都会导致一种或多种病变损害。例如，扩张型心肌病可导致二尖瓣瓣环扩张，通常被称为功能性二尖瓣反流。黏液变性疾病如巴洛综合征和纤维弹性组织缺乏症病变导致多种类型病变，其中包括过多的黏液瘤样瓣叶组织和腱索冗长、变薄、易断裂。风湿性心脏病可导致连接点融合、瓣叶增厚和腱索融合，而心肌梗死则可导致乳头肌移位、瓣叶开放受限及二尖瓣环扩张。

巴洛综合征是由于过量的黏液组织所致，这是一种在一个或两个瓣叶上、多发或单发的腱索上出现的黏多糖异常堆积。这种黏液样浸润可导致瓣叶增厚、扩张、冗长膨凸和腱索冗长，这往往导致双叶、多节段脱垂。巴洛综合征通常在年轻时期诊断，典型病例在随后的几十年里左心室大小尚保持正常，直到四五十岁时满足手术指征。

相反，纤维弹性组织缺乏症则起因于结缔组织的结构和（或）功能异常所致机械完整性的急性丧失。通常会导致局限的单一节段脱垂，因腱索冗长或断裂致连枷样瓣叶。最常出现在60岁左右，二尖瓣关闭不全的病史较短。该病变是器质性二尖瓣疾病最常见的形式，二尖瓣修复术是必需的。

这两种病变实质上有很多相似之处，因此，很难靠瓣叶的肉眼或组织学表现将其明确的区分开来。三维超声心动图则能够区分巴洛综合征和纤维弹性组织缺乏症。三维超声心动图的定量参数被用于鉴别患者有无退行性二尖瓣病变，有瓣叶膨凸的高度和体积是其强有力的预测因子。此外，3DE中1.0mm是区分瓣膜有无退行性变的膨凸高度截值；1.15ml是区分巴洛综合征和纤维弹性组织缺乏症的膨凸容积的截值。一些瓣膜可能表现为不完全型巴洛综合征，在随后的组织学检查中将表现出黏液样浸润（图18.1）。

经典意义上说，缺血性二尖瓣关闭不全被认为是依赖单支血管血供的后内侧乳头肌功能失调所导致的。然而在过去的10年中，多个3DE研究表明，乳头肌功能失调并非在缺血性二尖瓣关闭不全中起主要作用。事实上，继发于左心室重构的心室形态重大改变才是这种瓣膜功能障碍的主要原因。3DE可帮助我们重新认识缺血性二尖瓣关闭不全。

二尖瓣是动态变化的，从收缩期的马鞍形（双曲抛物面）到舒张期的平面形态。在心脏收缩期，二尖瓣瓣叶间是存在对抗力的。增加的左心室压力将瓣叶推向左心房，而其反作用力就是腱索将瓣叶拉回左心室方向。马鞍形形态被认为是通过最优化的瓣叶曲率来平衡这些力，因此，能够最大限度减少二尖瓣叶的压力。在心肌梗死和左心室重构的作用下，后内侧乳头肌会向外向心尖移位，从而约束了二尖瓣凸向左心室，限制了它们在二尖瓣环水平有效对合能力。

二尖瓣瓣叶活动受限是缺血性二尖瓣关闭不全发展的主要促成因素。二维超声心动图已被广泛用于计算二尖瓣隆起面积和长度；然而，研究表明，这些单平面测

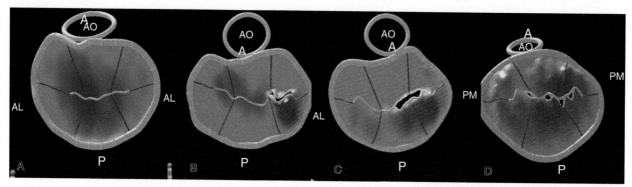

图18.1　二尖瓣的三维模式图。A.正常结构；B.P3连枷样变；C.P2和P3脱垂；D.巴洛综合征（引自Tsang W, et al. J Am Soc Echocardiogr, 2011, 24：860-867.）

量的不对称性与术中所见比较通常是不准确的。3DE通过提供更加精确和可重复性的测量克服了这一限制。

在首批使用3DE来检查瓣叶受限的研究中发现，与对照组相比，重度二尖瓣关闭不全的患者隆起的长度和容积较对照组明显增加。此外，该研究还发现瓣叶隆起的峰值位点也是因人而异。这就表明不同的腱索都参与了疾病的进程。

二尖瓣环的构象变化也与缺血性二尖瓣反流进展有关。多项研究表明，瓣环扩张和扁平使得整个心动周期都缺乏动力。此外，三维超声心动图成像揭示了更细微的解剖学变化，与下壁心肌梗死相比较，前壁心肌梗死的心室内径明显扩张、形态更趋于扁平，这与其前后径的显著增加关系密切。同时，3DE还用来评估在整个心动周期中二尖瓣环面积的动态改变和环形纵向移位。现已被证实，在缺血性二尖瓣关闭不全的患者中，二尖瓣环表面积更大，瓣环的搏动和移位更低。由于二尖瓣瓣环扩大，它逐渐失去能动性，在整个心动周期中逐渐不能改变它的形状。

三维超声心动图发现了一个很有趣的现象，当瓣叶受限或瓣环几何形态改变而推动缺血性二尖瓣关闭不全进展时，瓣叶会生长以试图代偿对合点降低。Chaput和他的同事是最早研究这一现象的团队之一，他们发现，有35%的左心室功能障碍的患者瓣叶面积有所增加。事实上，在心肌梗死2个月后，活动受限的瓣叶面积与厚度均明显高于非受限的瓣叶。分子组织病理学研究表明，瓣叶生长可能是由于受限的瓣叶中α-平滑肌肌动蛋白表达上调，提示内皮间质的分化转移。

最近3DE研究验证了瓣叶受限、瓣环扩张变平和瓣叶延长的相互作用。作者测量了多个参数，包括隆起的长度和容积，瓣叶总面积，瓣环总面积，对合点长度和面积。结果证明，乳头肌移位增加，二尖瓣瓣叶接

合会合成比例的降低，尽管瓣叶总面积会代偿性增加。此外，在计算瓣叶总面积占瓣环总面积的比例时，需要确保在心脏收缩中期有适当对合，且较轻度二尖瓣关闭不全的患者，重度二尖瓣关闭不全的患者的比例有所下降。事实上，对合面积是二尖瓣关闭不全严重程度最强的决定因素。然而为何有些患者瓣叶能够充分增长，而另一些患者则不能，其原理仍不得而知。

二尖瓣功能障碍

所有这些损害均导致二尖瓣功能障碍。Carpentier发明了一种基于瓣叶运动形式的分类方法，与既往仅分为二尖瓣狭窄和关闭不全不同，这一方式有助于拟定外科手术策略（图18.2）。二尖瓣瓣环扩张或瓣叶穿孔的患者通常瓣叶运动是正常的，属于Ⅰ型功能障碍（图18.3）。Ⅱ型功能障碍包括脱垂和连枷样改变（瓣叶边缘过度运动于瓣环水平之上），病因多为瓣叶组织过度冗长或腱索断裂（图18.4）。Ⅲa型功能障碍定义为由于二尖瓣装置成分间融合导致的瓣叶闭合时期受限（图18.5）。而Ⅲb型功能障碍则定义为瓣膜开放期瓣叶受限。

需要强调的是，不同构成的病理生理三联征并不是相互排斥的，并且在临床上还可以通过不同的方式相互结合。例如，Ⅲa型功能障碍所致的典型损害可与Ⅱ型瓣膜损害并发。Ⅲb型功能障碍是心室重构的结果，原发病灶是缺血性二尖瓣关闭不全时乳头肌移位导致的瓣叶受限。慢性退行性二尖瓣关闭不全的患者常合并瓣环扩张，但功能障碍的分类可以区分原发性损害引起的反流（即腱索断裂）还是继发性损害（即瓣环扩张）。

二尖瓣反流是一种发病率和死亡率都很高的常见疾病。了解这种疾病的多种病因及它们各自的功能障碍机制是选择合适的治疗方法的关键。

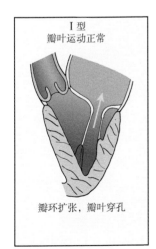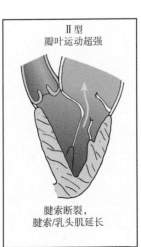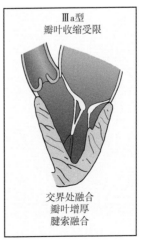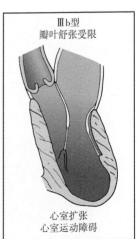

图18.2　基于瓣叶运动的 Carpentier 二尖瓣功能障碍分型法（引自 Carpentier A. Cardiac valve surgery. J Thorac Cardiovasc Surg，1983，86：323-337.）

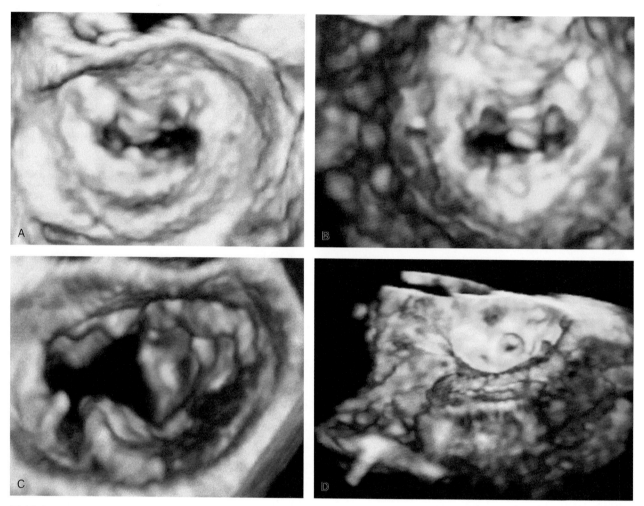

图 18.3 Ⅰ型功能障碍。三维超声心动图显示，尽管瓣叶运动正常，但瓣环已明显拉长和扩大。这从左心房角度（A）和左心室角度（B）均可显示；三维超声心动图对通常出现在瓣叶扇区之间或在这个病例中出现在瓣环上的裂口（或深层凹痕）的识别尤其必要；（C）瓣叶穿孔也同样归为Ⅰ型功能障碍。三维超声心动图显示在后叶上的巨型火山样结构穿孔（D）

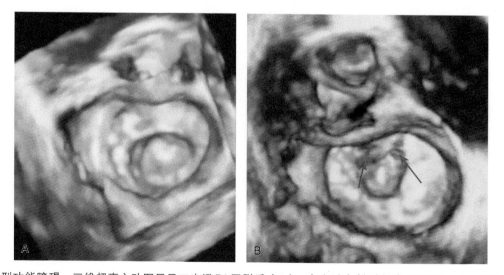

图 18.4 Ⅱ型功能障碍。三维超声心动图显示二尖瓣 P2 区脱垂（A）；多个腱索断裂所致 P2 区脱垂（B 箭头）

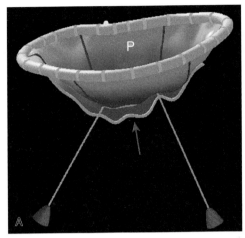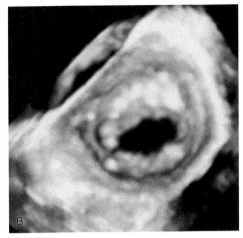

图18.5　A. Ⅲ b型功能障碍模型显示出扩张的瓣环变得变平，失去了原有的鞍形结构。同样有证据表明其减少了瓣叶对合的面积（箭头）；B. Ⅲ a型功能障碍示例。二尖瓣的三维超声显像从左心房面直观显示出增厚的瓣叶融合在一起，这和风湿性瓣膜病相一致

第三节　二尖瓣脱垂

二尖瓣脱垂（MVP）是发达国家二尖瓣反流最常见的原因，即二尖瓣疾病退行性变及黏液性变，由一系列病因构成，其中最轻的为纤维弹性组织缺乏症，最重为巴洛综合征（表18.1）。表中列出了二尖瓣脱垂的病因、诊断及治疗。

表 18.1　巴洛综合征和纤维弹性组织缺乏症的差异

区分特征	巴洛综合征	纤维弹性组织缺乏症
病理	黏多糖的累积致瓣叶组织过剩	结缔组织产量减少致机械完整性丧失
确定诊断年龄	年轻（<40岁）	老年（>60岁）
持续时间	几年到几十年	数天到数月
体格检查	收缩中期喀喇音和收缩晚期杂音	全收缩期杂音
累及瓣叶	多个节段	单个节段
瓣叶损害	瓣叶大而厚	细小瓣叶而受累节段增厚
腱索损害	腱索冗长、增厚	腱索冗长且断裂
Carpentier 分型	Ⅱ型	Ⅱ型
功能障碍分型	双瓣尖脱垂	脱垂和（或）连枷样
瓣膜修复复杂度	复杂	较易

病因

当二尖瓣的结缔组织结构和（或）功能异常导致二尖瓣的机械完整性急剧丧失时，即可发生由纤维弹性组织缺失所致的二尖瓣脱垂，典型的改变为因腱索冗长或连枷样腱索断裂而出现的局限性、单一节段的脱垂（图18.6A），多见于60岁患者，病史较短。

巴洛综合征由黏液瘤样组织过剩造成，继发于黏多糖在一个或两个瓣叶的多个扇叶、多个或部分腱索的异常累积。黏液样物质的浸润导致增厚、增大、冗长膨凸的瓣叶以及冗长的腱索，这种特征可以被影像和外科手术所见双瓣叶、多节段脱垂予以很好地证实（图18.6B）。巴洛综合征病程漫长，常常在成年早期即可被诊断，患者出现少量二尖瓣反流，左心室内径可以在正常范围，常常到40～50岁才有外科手术指征。

诊断

纤维弹性组织缺乏症与巴洛综合征的特征性诊断通常困难，在总体特征或二尖瓣的组织学表现上都难以做出最终判断，因为两种疾病可以出现重叠。一些瓣膜表现为继发性纤维弹性组织缺失，但实际上可能是不完全型巴洛综合征，在以后的组织学检测中可以证实黏液样物质浸润。然而，外科术前确定二尖瓣受累的程度及范围至关重要，决定着外科专科转诊、最佳手术策略及术后的结果。巴洛综合征引起的瓣膜损害是复杂的，且

常常需要技术精良的外科医生才能成功修补；反之，由纤维弹性组织缺乏症引起的瓣膜损害由于范围局限，大多数心胸外科医生即可成功完成对瓣膜的简单修补。对于复杂的心脏瓣膜病患者，术前的不完备的手术计划将导致瓣膜修补的失败或是转为瓣膜置换术等获益减少的结果。

　　三维超声心动图（3DE）很大程度上提高了MVP的诊断及治疗水平。多个研究显示与外科术后对比，3DE在MVP的诊断上较2DE更为精确。3DE对操作者的依赖性减低，而重复性在任何专业水平上较2DE都高。同样，三维经食管超声心动图（TEE）可在92%的患者中准确识别瓣膜脱垂，而2DTEE只能识别78%的患者。3DE也提高了与脱垂相关的反流的定量分析水平。

　　由二尖瓣的3DE图像转换成彩色编码的局部解剖的参数图显示出二尖瓣的解剖关系（图18.7）。参数图上的彩色梯度提示了瓣叶从二尖瓣环平面脱入左心房的距离。与2D比较，这些三维模式图已被证实可以提高初学者进行诊断的精确度和重复性。近来有报道指出，当计算二尖瓣环的鞍形形状后，3D模式图可以区分二尖瓣瓣叶膨凸与二尖瓣脱垂。在二维超声心动图上，二尖瓣脱垂被定义为在收缩末期二尖瓣瓣尖超过瓣环平面。相反，二尖瓣膨凸被定义为在收缩末期二尖瓣瓣体凸出超过瓣环平面，而瓣尖可在瓣环平面或低于瓣环平面。3DE的模式图可以识别瓣叶膨凸，即对合点在前叶与后叶之间，瓣叶闭合完全，而瓣叶脱入左心房最大距离亦未超出对合点（图18.8）。瓣叶脱垂被定义为对合点被裂隙断开，瓣叶脱入左心房最大距离超出对合点区域。

　　此外，这种方法改善了对瓣膜的视觉评价，为二尖瓣的评估提供了定量参数（如瓣叶高度和瓣环面积），为巴洛综合征与弹性纤维组织缺失区分提供了附加参数。3DE定量区分膨凸的高度截值为1.0mm，可区分正

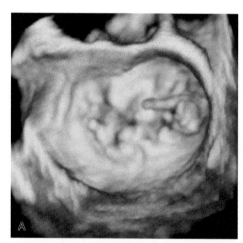
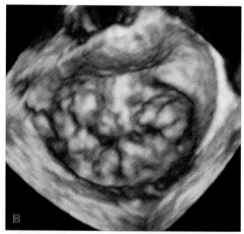

图18.6　A. 3D经食管超声心动图局部放大显示纤维弹性组织缺乏症的患者二尖瓣后叶P3段脱垂和连枷样改变；B.三维经食管超声心动图局部放大巴洛病患者前、后叶脱垂

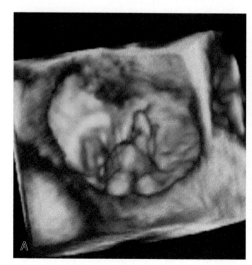
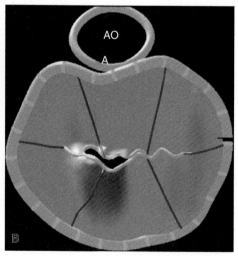

图18.7　A. 3D经食管超声心动图局部放大显示二尖瓣后叶P1-P2脱垂和连枷；B.瓣叶的参数图清晰显示了脱垂段的位置（红色）及对合点的闭合裂隙

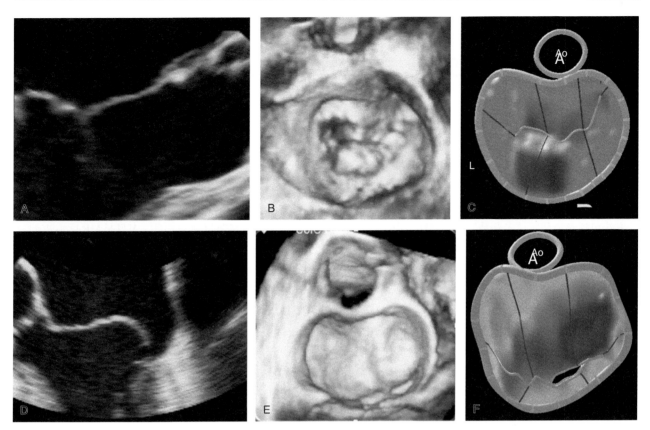

图 18.8　A.二维经食管超声心动图局部放大的二尖瓣后叶的膨凸；B.三维图像显示后叶膨凸；C.参数图显示一个闭合完全的对合区，且瓣叶在左心房内最大位移的位置没有超出对合点区域；D.二维经食管超声心动图局部放大二尖瓣前叶脱垂；E.三维图像显示此瓣膜；F.参数图显示一个裂隙位于对合点，瓣叶在左心房内最大位移的位置超出对合点

常瓣膜和脱垂瓣膜，且没有交叠；3DE定量膨凸容积为1.15ml，可区分巴洛综合征和弹力纤维组织缺失。这种测量也具有高度可重复性。

二尖瓣修复

　　3DE定量分析已用于MVP患者的二尖瓣修复手术中。由3DE参数图测量的脱垂高度及前叶表面积可以准确预测外科修补术的复杂性，且不受MR病因的影响。应用3DE定量发现：①与外科术中直接测量相比，3DE测量的二尖瓣环直径具有准确性及可重复性；②MVP患者的瓣环直径在舒张期明显大于对照组；③对照组患者有收缩早期前后位及面积收缩、瓣环高度增加、鞍形深度较大、前后联合直径无变化，而MVP患者虽然前后联合明显扩大，但瓣环直径无变化；④经外科修复，MVP患者的瓣环缩小但仍无收缩期鞍形。

　　3DE经食管超声心动图可以提供更多关于二尖瓣病理形态学变化的详细信息，是特定的方法，而不是根据Carpentier分型制定的预设操作的标准方法。这对于二尖瓣黏液性变疾病外科入路是非常重要的，因为此类患者的MR常有多重发生机制，从而影响了Carpentier分型的实用性。

　　3DE可以突出显示巴洛综合征与纤维弹性组织缺乏症患者二尖瓣修复术后的不同构象变化。瓣环直径和二尖瓣瓣口面积在这两种疾病的修复术后都明显减小。但是，巴洛综合征患者二尖瓣环更大，这与患者置入的人工瓣环的均值大小不同相一致。另外，与纤维弹性组织缺乏症相比，巴洛综合征患者后叶面积减少更多，这与巴洛综合征后叶切除率较高及这种退行性疾病累及后叶有关。

　　二尖瓣修复术后进展性瓣叶收缩期前向运动某种程度上与二尖瓣-主动脉和室间隔-主动脉间的角度、剩余组织的存在、二尖瓣对合点向后叶的移位，3DE可以显示所有这些参数有关。通过量化术前及术后剩余前叶及后叶长度的区域、表面积及膨凸的容积，3DE的分析有助于识别进展性二尖瓣收缩期前向运动的高风险患者。

总结

　　MVP是从纤维弹性组织缺乏症到巴洛综合征的一系列疾病的表现。3DE通过提高病变定位的准确度及相关MR的量化分析提高了诊断水平。这些改良有利于改进二尖瓣外科修复技术和经皮介入技术。

第四节　二尖瓣反流的定量分析

超声心动图是评价二尖瓣反流（MR）的最主要的方法，包括评估反流的严重程度、机制、可修复程度、预后，以及对左心房（LA）、左心室（LV）的血流动力学影响。本节重点讲解MR的定量分析。框18.1列出了估测MR严重程度的方法。基于二维超声心动图数据的方法包括彩色和频谱多普勒。众所周知，由于二尖瓣瓣口复杂几何构型所引起的三维空间的反流束很难用二维影像进行评估，因此，这些方法是有缺陷的。三维超声心动图的发展提高了对MR的评估水平，通过缩流颈面积或近端等速表面积（PISA）改进了有效反流口面积（EROA）和实际三维解剖反流口面积（AROA）的计算（框18.1）。本节讲解了二维、三维用于定量分析MR的方法，包括如左心房和左心室内径等支持性数据。

重度二尖瓣反流的定义

当前的指南中描述：原发性二尖瓣反流的患者EROA ≥ 0.4cm^2，反流量 ≥ 60ml，反流分数 ≥ 50%为重度反流，继发性二尖瓣反流患者EROA ≥ 0.2cm^2，反流量 ≥ 30ml，反流分数 ≥ 50%。这种截点值出现差别的原因是当采用2DTEE PISA法测量继发性MR患者的EROA时，近端汇聚区常呈新月形，因此会导致低估。

二尖瓣反流评估的血流动力学

2D和3D超声心动图用于评价MR严重程度的测量方法都是基于Gorlin压力方程：

$$Vreg = AROA \times Cd \times \sqrt{MPG} \times T \quad （公式18-1）$$

框18.1　二尖瓣反流的定量分析
半定量
·彩色血流束面积
·信号强度
·通过二尖瓣的前向血流速度
·肺静脉血流频谱
·V-波截断值
定量
·流颈
·PISA：EROA和反流量
间接征象
·左心房径
·左心室径

EROA.有效反流口面积；PISA.近端等速表面积

Vreg是二尖瓣反流量，AROA是解剖二尖瓣反流口面积，Cd是流量系数，是左心房与左心室间收缩期平均压力梯度的平方根，T是二尖瓣反流持续时间。这个公式进一步被简化为

$$Vreg = EROA \times VTI \quad （公式18-2）$$

EROA是有效反流口面积，VTI是MR反流束的流速时间积分。

第一，可以应用简化的Gorlin方程，因为EROA和AROA不相等。EROA与AROA通过流量系数（Cd）相关（Cd即当通过AROA的血流束的收缩和能量损耗。Cd一般减低范围在0.8 ～ 0.85，其值受瓣口几何形态、血流、液体的黏滞性的影响。这是因为Cd不等于1.0，EROA比AROA小15% ～ 20%）。必须指出，AROA（默认为EROA）是评估MR严重程度的最重要组分之一。AROA动态变化并具有负荷-依赖性，由此，给准确测量AROA造成很多困难。MR的发生机制常是动力性的，如在退行性MR时，AROA在收缩中期减少并因患者的血流动力学和负荷情况而变化。

第二，MR射流的流速时间积分（VTI）在数学计算上等同于平均峰值梯度的平方根和收缩期MR持续时间的乘积。这两个组成MR射流VTI的组分影响了对MR严重程度评估的准确性，VTI也就可以解释患者的血流动力学状态（如血压）和MR的持续时间。MR的持续时间也很重要，特别是在二尖瓣脱垂时，此类患者收缩晚期的MR可能导致对MR严重程度的高估，主要出现在单帧的测量中，如射流面积、流颈宽度或近端等速表面积。一个收缩晚期出现的大量射流可能造成大EROA而反流量较小。当出现这种偏差时，定量分析有助于反映真实的反流严重程度。

简化公式18-2，反流量可以从三维超声心动图上测量，EROA可由VTI经反流量衍生计算出来，反之亦然。尽管，由EROA衍生计算出反流量或是由反流量衍生计算出EROA的方法存在优点与缺点，但是EROA和反流量的测量对于定性MR的严重程度是有用的。

解剖学

所有二尖瓣反流的评估方法应该包括对二尖瓣解剖的评估，包括瓣环和瓣下结构（如腱索、乳头肌），还应包括左心室功能和左心房大小。如果可能，要提供MR的发生机制。当二尖瓣器完整、左心室结构正常时

很少发生重度MR。左心室功能和左心房大小为慢性MR提供线索。左心室功能障碍及由左心房容积导致的体表面积的增加都与MR患者的较差预后相关。指南推荐：左心室扩张与否是重度MR患者外科手术时机的参考，当LV收缩末径＞4.0 cm或射血分数≤60%时考虑进行外科手术。

二维彩色多普勒

彩色多普勒描述了图像平面速度的空间分布而不是血流速度，这是评价有无MR的有效方法。然而，由于仪器厂家、设备设置、血流动力学变量都可以影响图像的获取，同一反流束在不同的超声心动图仪器上的显示也有区别，因此，依靠视觉评价反流的严重程度并不可靠，也未被推荐。二维彩色多普勒超声成像包括：反流束面积、反流束面积与左心房面积比值、缩流颈宽度、通过PISA法计算的EROA（图18.9）。

二维彩色多普勒射流面积

曾经推荐MR彩色反流束面积或是其与左心房面积的比值可以成为评价反流严重程度的有效方法（图18.9A、B）。尽管评价MR彩色反流束面积是具有代表性的量化MR的方法，但不是唯一的方法。MR彩色反流束面积对MR的容积评估应该不会出错。但MR容积（一种对MR程度更直接的测量）不是决定MR彩色反流束面积的唯一因素。多种技术、生理和解剖的因素影响着反流束面积的大小，其中部分列于框18.2中。

对MR彩色反流束面积的全面评价是对评估MR严重程度的必要条件。这要求适当的角度或探头从多切面倾斜，包括离轴切面。推荐使用的标准技术是调节Nyquist极限至50～60cm/s，增益调节至消除空腔区域无血流区域的彩色斑点。偏心的、"贴壁"血流会显示

比中心性直向反流束的容积小，因为这些血流不能在所有方向上被显示。中心性直向血流束可能因在所有方向都能显示容积而被放大。彩色血流面积也会随通过二尖瓣的血流的驱动压（收缩期血压和左心房压之间压力的差异）而变化。彩色多普勒血流面积不是评价MR严重程度的唯一参数。

二维缩流颈宽度

缩流颈是反流束最窄且流速最快的区域，常位于反流束近端的汇聚区，即反流束尚未在左心房扩散之前的区域。通常表现为在反流口下游处一明显的"颈部"。如果反流束是对称的圆形，缩流颈宽度就反映了EROA。理想状态下，缩流颈应该可以在胸骨旁长轴切面垂直于二尖瓣关闭线上测量。因空间分辨率的限制，不推荐心尖切面测量。特别是从心尖两腔切面的测量，因其平行于对合点连线而出现误差。继发于瓣叶附着腱索和瓣环扩张的反流通常是不对称的，是沿着对合点连线，因此在这个切面上的测量会高估二尖瓣的反流

框18.2　影响二尖瓣反流彩色血流面积的血流动力学和技术因素
·反流量
·反流速度（驱动压）
·左心房的大小和顺应性
·中心性或贴壁血流
·反流口的大小和形状
·共存的反流束影响
·心率
·技术因素
·增益调节
·标尺
·帧频，扇区大小
·彩色血流算法
·超声仪器

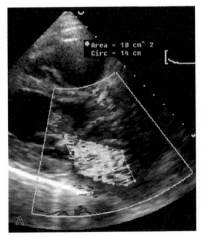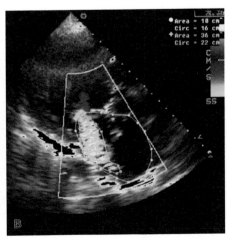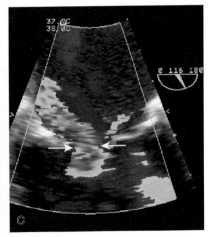

图18.9　二维超声心动图评价二尖瓣反流的方法包括反流面积（A），反流面积/左心房面积（B），流颈（C，白色箭头之间）

程度。

经胸和经食管超声心动图测量缩流颈都是可靠的，宽度＜0.3cm为轻度反流，宽度≥0.7cm为重度反流，介入二者之间的为中度反流，还需进一步定量区分。缩流颈测量对于中心性及偏心性反流均是可靠的。其可信度不依赖于反流速度，但在收缩期中，缩流颈宽度可因EROA的动态改变而变化。缩流颈测量的局限性在于测量的切面应垂直于缩流颈，在缩流颈不对称时测量会不准确。同时，对于所有单帧测量技术，当二尖瓣脱垂发生在收缩晚期而不是整个收缩期时往往高估反流程度。

二维近端等速表面积法（PISA）

理解PISA法，首先必须理解基本的流体力学原则。当流体接近圆形孔时，向心性半球环速度增加而表面积减少，因而形成孔洞的近端。在彩色多普勒图像上，这种反流孔近端的半球形的面积可以被识别，其半径可以测量。半径可用于计算半球形的表面积（$2\pi r^2$）。半球形表面积和混叠速度的乘积是流量，单位是ml/s。如果PISA的最大半径与反流峰值速度同时出现，那么最大的EROA就是

$$EROA=（6.28\, r^2 \times Va）/PkVreg \quad （公式18-3）$$

PkVreg是由连续波多普勒测量MR射流的峰值速度。通过这种方法计算EROA是最大的EROA，可能比其他方法测量的EROA要大。如果反流孔面积在收缩期中不断变化，那么反流容积的计算就是EROA和MR射流的VTI的乘积。

这个方法中有4个值得注意的问题。第一，PISA射流的获取必须是恰当的，混叠速度应该调节到显示定义明确的半球。无论在经胸或经食管超声心动图上，彩色标尺应朝向MR射流的方向移位而不是通过简单地降低混叠速度的标尺来获取（图18.10）。第二，半球的基底部应该是平的（180°），如不是，应调整邻近房壁到反流孔的角度比例进行校正，形成180°。第三，反流口的形状影响PISA的形状。圆形的反流口可以形成半球形PISA，而偏心性口可能形成椭圆形或扁长形血流聚集区。PISA的计算是在假设为半球形的基础上，非圆形口时应用PISA法会低估EROA。第四，连续波多

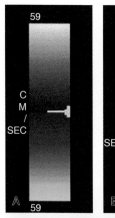
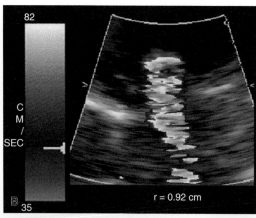
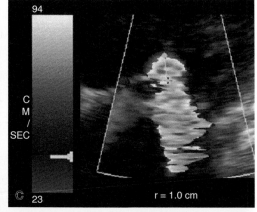
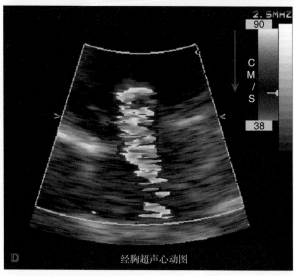
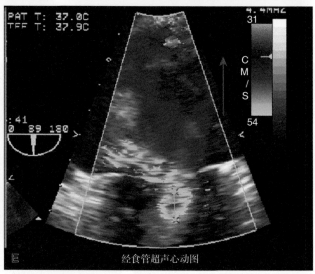

图18.10 正确获取近端等速表面积的射流方法，混叠的速度应该被调节到显示定义明确的半球形。彩色标尺（A）应移向二尖瓣反流束的方向（B）直到区分出定义明确的半球形（C）。在经胸超声心动图上是向下移位（D，红色箭头），在经食管超声心动图上是向上移位（E，红色箭头）

普勒信号需与反流束对齐，否则将导致对血流速度低估和对EROA高估。由PISA法计算EROA的提示列于框18.3中。如果MR是微量或轻度，或通过其他方法已经观察到MR是显而易见的重度时，不是必须由PISA法评估。

二维容积法

在二尖瓣和主动脉瓣环处的流量和每搏输出量可以通过脉冲多普勒记录的VTI及2D测量获得，公式如下：

$$SV = CSA \times VTI \qquad \text{（公式18-4）}$$

SV是每搏输出量，CSA是瓣环处的横截面积。在没有反流的情况下，在二尖瓣环和主动脉处测定的每搏输出量应该相等（图18.11）。如果任一瓣膜存在反流，通过受累瓣膜的血流多于未受累瓣膜，两者之间的差值即为反流量。反流分数即是通过反流瓣膜的反流量除以每搏输出量。为减小计算误差，取样容积应放在瓣环水平（不是瓣尖），在信号最明亮处描记脉冲多普勒外部边缘，并且正确测量瓣环。

另一种计算反流量的方法是用左心室舒张末容积和收缩末容积的差值计算每搏输出量，这种方法的局限性在于2D经胸超声心动图心尖切面的左心室投影缩减以及描画心内膜困难，可能低估每搏输出量。

三维超声心动图

三维超声心动图（3DE）的发展通过评价MR射流

框18.3　计算有效反流口面积和反流量的提示
1. 心尖切面上放大二尖瓣
2. 下移彩色标尺基线（在反流束方向上）以增加PISA的半球形显示，使半球的半径易于测量
3. 逐帧选取多个心动周期并只选择一个半球形PISA "蘑菇"（圆顶）
4. 测量的半径是自瓣尖到在红-蓝（黄-蓝）分界处第一次出现的混叠速度，常发生在收缩中-晚期
5. 多普勒血流束应平行于MR射流以正确测量MR的峰值速度

MR.二尖瓣反流；PISA.近端等速表面积法

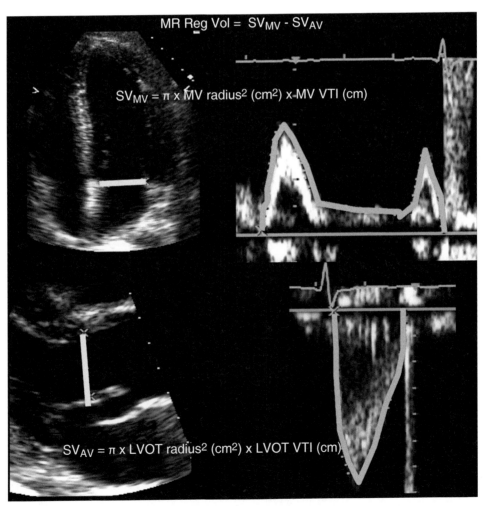

图18.11　计算二尖瓣反流量由二尖瓣排血量（SVMV）和主动脉瓣排血量（SVAV）（MR Reg Vol）的差得出。每搏输出量由左心室流出道（LVOT）或二尖瓣横截面积与通过瓣膜的速度时间积分（VTI）的乘积计算

的三维特性改进了量化MR的技术。3DE不仅可以增加对于MR射流形状的理解，而且可以为二维评估MR提供更准确的方法。3DE在缩流颈测量、PISA法、AROA和每搏输出量的测量将在下文中探讨。

三维缩流颈面积

3DE可显示明显不对称MR的缩流颈面积，并进行直接评估。这点在缺血性MR的患者中得到充分验证，检查显示，他们的缩流颈区域是偏心的而不是圆形的。事实上，多项研究证实，缩流颈面积为圆形者不超过10%。这说明为什么由二维单平面测量的缩流颈宽度常低估EROA。二维超声心动图测量的流颈宽度很大程度上依赖通过缩流颈的切割平面，因此，在一些平面上的测量值常宽于其他平面（图18.12）。3DE可以对缩流颈面积进行直观的视觉观察及测量，其可靠性和准确性已得到证实。多项研究比较了三维测量的缩流颈面积与各种二维定量参数，都一致地报道了应用三维缩流颈面积的测量评估MR严重程度的准确性及可重复性优于二维。三维缩流颈面积的截值0.41cm²对于区分中度到重度MR

的敏感度为82%，特异度为97%，而不必考虑MR的病因是缺血还是退行性变。

三维近端等速表面积法（PISA）

由二维超声心动图输入测量的半径到公式中计算的EROA是假定近端血流聚集区是半球形并且反流口是圆形。然而，三维计算机流体动力学模型证实二尖瓣反流口更大，反流口近端的血流聚集区是类似球体（平扁的），较远的区域是椭圆形（狭长的）。因此公式中假设的半球形常常不准确。当半椭圆形公式取代二维超声心动图计算EROA的公式时，对有效反流口面积可以更准确的估算已在体外和临床研究中证实。

为了提高计算EROA的准确性，一些研究应用多维平面重建技术从三维彩色多普勒数据集来获得最大PISA半径。尽管这有助于更准确评估EROA，但仍旧依赖于对近端血流聚集区的几何形态的假设。对此的解决办法不是从2DPISA测量EROA，而直接从三维的数据集中测量PISA。最近已完成软件开发，可以在多个半径图像的平面上直接描记血流聚集区以重建整体的表

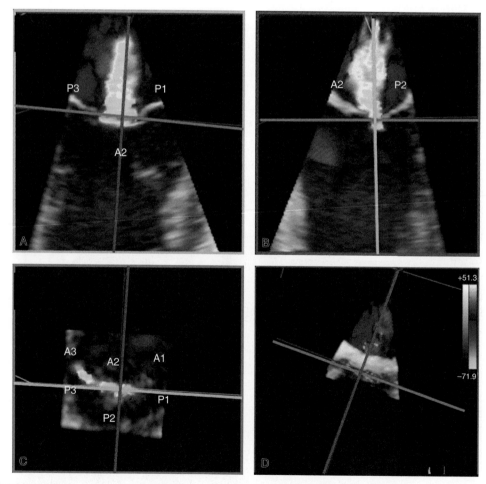

图18.12　缺血性二尖瓣反流患者三维经食管超声心动图彩色多普勒数据集的多维平面重建分析。绿色框（A），红色框（B），蓝色框（C）是经3D彩色多普勒数据集（D）在正交的不同切面。蓝色框（C）是前位观切面，是经二尖瓣/反流束绿色框（A）和红色框（B）的切面所见。值得注意的是在这个前位观切面，流颈面积是新月形的而不是圆形。从这个切面就可以理解在绿色框（A）切面和红色框（B）切面测量的流颈宽度的差异

面积，消除对几何形态假设的需求（图18.13）。

三维解剖反流口面积

因为反流口复杂的、非平面的三维几何形态，二维面积法计算的MR患者的EROA不准确，三维测量的AROA可以提供一种可供选择的、合理的判断MR严重程度的方法。AROA可以通过直接观察二尖瓣的内孔得到（图18.14）。

还有几种方法测量AROA。一种是在三维数据集中手动描记瓣叶边缘，这种方法与2D PISA演算得到的EROA具有很好的相关性。另一种是不考虑AROA的三维形状，用二尖瓣的三维数据集的多维分析识别AROA进行平面测量。

三维二尖瓣流入道和左心室流出道的每搏输出量

作为一种可用于估测EROA或测量AROA的方法，反流量可以量化反流的严重程度。虽然二维超声心动图可以测量反流量，三维法定量每搏输出量不受几何形态、对血流分布的假设或依赖于单平面测量的影响而优于二维法。这项技术在感兴趣的区域中应用三维彩色多普勒数据计算每搏输出量。研究证实了由三维演算出的左心室流出道和二尖瓣流入道每搏输出量的准确性。近来，开发出一种新的量化二尖瓣反流量的方法，即用单平面三维经胸超声心动图容量数据来获得三维演算的左心室流出道和二尖瓣流入道每搏输出量。研究报道称：这种方法用实时3DE，测量出的左心室流出道和二尖瓣流入道每搏输出量较由二维超声心动图测量的数据具有更高的准确性和更好的重复性。而且，这种技术具有可行性，后处理数据需要的时间少于1min。

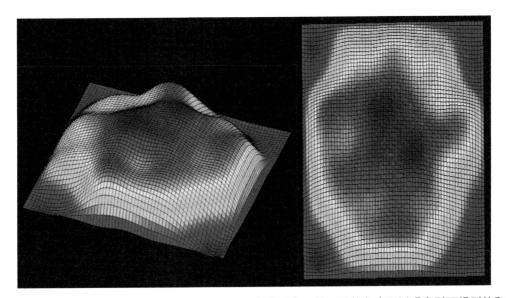

图18.13　血流聚集区的三维重建。整体表面积可以从任何角度观察，从不同的角度可以观察到不规则的和不对称的血流聚集区

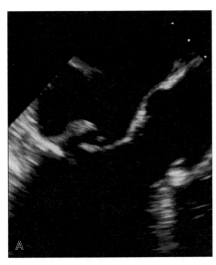
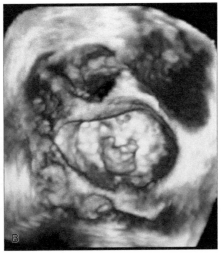
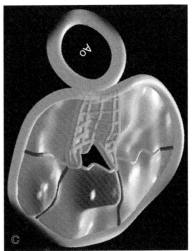

图18.14　二维经食管超声心动图图像（A）证实此患者的反流口不在一个平面上；从三维经食管超声心动图平面（B）可以观察到反流口的3D特征；在参数图（C）上反流口的3D形状可以测量

三维演算的二尖瓣反流定量分析的局限性

尽管用3DE评价二尖瓣反流有很多优势，但也存在着局限性（表18.2）。3DE演算的流颈面积受彩色多普勒技术自身的限制，并且依赖于对收缩期定帧位置的适当选择，二者都影响测量的准确性和可重复性。PISA法需要脱机处理，因此，在繁忙的临床工作中并不实用。虽然，三维近端速度血流聚集区无角度依赖，但三维彩色多普勒的较低时间分辨率可能影响对最大血流聚集区的最佳选择。AROA要求对收缩期定帧的适当选择，并且受限于3DE相对较差的时间分辨率。三维二尖瓣流入道和左心室流出道每搏输出量具有较大优势，但需要进一步在更多MR患者中得到证实。

总之，3DE改进了对二尖瓣反流的量化方法。虽然有其局限性，但这种方法学将随着硬件和软件技术的发展而不断改进。自动化分析并整合入超声心动图应用模块，将推进3DE技术整合进入临床实践中。

重度二尖瓣反流的支持点

其他支持重度二尖瓣反流的分级方法包括：MR反流束的连续多普勒（CW）信号的强度、肺动脉高压的存在、脉冲多普勒描记的二尖瓣流入道的血流模式和肺静脉血流模式。

一种定性测量重度MR的方法是MR反流束的连续波多普勒信号的密度（强度）。MR反流束CW信号频谱的强度反映了反流束中血红细胞的数量及反流量。一个稠密的信号，至少与前行的血流相当，提示MR的程度为中度或重度。一个较弱的或是不完整的信号提示为轻度MR。这些判断需要CW取样线穿过流颈。另一个可以提示重度MR的是所谓的"截断信号"，CW频谱信号可能呈不对称、切去顶端或是三角形，伴随最大速度的峰值提前（图18.15），这种图像与突出的左心房v-波

相关。慢性MR的常见的CW频谱信号是对称的、呈抛物线型（"圆顶型"）。低速（≤ 4m/s）提示左心房压和（或）左心室压升高。需要指出的是只有在超声声束与MR反流束对齐时上述征象才可靠。

肺动脉高压的存在与否由肺动脉收缩压决定，可以用三尖瓣反流束的速度测量，也提示重度二尖瓣反流，其代偿机制可以用反流血流来解释。

当重度MR有巨大反流量时，通过二尖瓣的前向血流增加。因此，当二尖瓣瓣尖的流入道脉冲多普勒频谱提示E峰的速度≥ 1.5m/s，提示重度MR。相反，当A峰占优势的二尖瓣流入道频谱出现时可完全排除重度MR。

肺静脉出现收缩期逆流时提示重度MR（图18.16）。在功能性MR患者中左心房压力升高，也可出现肺静脉频谱中收缩期血流上升缓慢，因此，此征象可靠性较低。为了获得肺静脉血流，经胸超声心动图取样容积放置在右上肺静脉口内至少1cm处，或经食管超声心动图任一肺静脉。因偏心血流束仅进入右或左肺静脉，经食管超声心动图时右肺静脉和左肺静脉都应取样。肺静脉血流方法也存在局限性，肺静脉血流可能受附加因素影响，如心房颤动、左心房顺应性、二尖瓣狭窄、心脏负荷情况和机械通气等。

左心室和左心房的扩张常伴有慢性、重度MR；如左心房和左心室正常可以排除慢性、重度MR，左心室的大小则更具意义。但是，在急性、重度MR时左心房和左心室的内径可能是正常的。另外，左心房和左心室的扩张也可能因为其他原因，并不是提示重度MR的特异性征象。

总结

评价MR的严重程度受到各种因素的影响，包括反流口的复杂形态和由其引起的反流束的复杂形

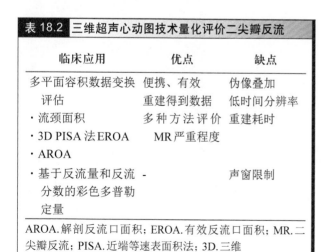

表18.2	三维超声心动图技术量化评价二尖瓣反流	
临床应用	**优点**	**缺点**
多平面容积数据变换评估	便携、有效	伪像叠加
·流颈面积	重建得到数据	低时间分辨率
·3D PISA法EROA	多种方法评价	重建耗时
·AROA	MR 严重程度	
·基于反流量和反流分数的彩色多普勒定量	-	声窗限制

AROA.解剖反流口面积；EROA.有效反流口面积；MR.二尖瓣反流；PISA.近端等速表面积法；3D.三维

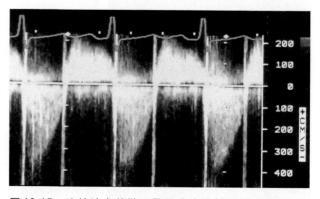

图18.15　连续波多普勒记录因乳头肌断裂导致重度二尖瓣反流患者的频谱。所谓"V波截断"征象（不对称、三角形信号）与显著的左心房压力v波，在收缩晚期左心室—左心房压力梯度的降低相一致

态。仅靠视觉观察评价MR的彩色多普勒血流束面积不应提倡。多种二维超声心动图方法应该被日常常规评价所采用，也应该认识每种方法的优点与弱点。三维超声心动图技术已经被证实可以改进二维超声心动图，应尽可能采用，特别是对那些非圆形反流口的病例。

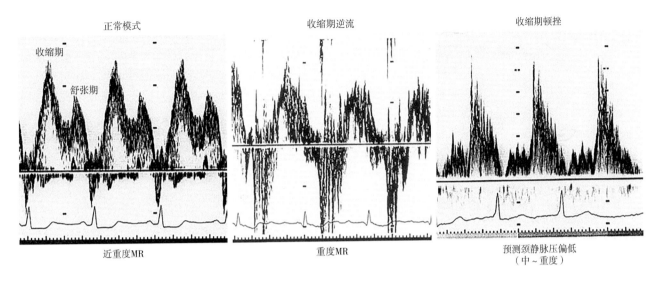

图18.16　二尖瓣反流时肺静脉血流频谱模式。MR.二尖瓣反流

第五节　无症状型重度二尖瓣反流

由于超声心动图的广泛应用，患有二尖瓣反流的病人通常在无症状阶段的时候就被诊断出来。本节讨论的内容仅适用于原发瓣膜性二尖瓣反流，而不适用于继发性二尖瓣反流。通过超声心动图得出准确的二尖瓣病因会对治疗方案的选择产生影响。有症状的重度二尖瓣反流患者的手术指征是明确的，对于无症状的患者来说，患者在出现了左心室功能障碍、肺动脉高压或者心房颤动时才具有手术指征。对于单纯无症状，没有出现上述任何情况的患者是否需要手术，仍存在争论。

二尖瓣反流外科手术指征

通过超声心动图使用定性、半定量、定量参数的整体方法对二尖瓣反流进行量化是基础。当需对无症状患者手术时，确认其确有严重的二尖瓣反流是根本。因为二尖瓣反流不是很严重的患者可能无需接受手术打击。

有症状型患者

二尖瓣手术指征是通过对预后的术前评估来制定的。出现严重症状的患者（NYHA Ⅲ～Ⅳ级）术后存活率比处于轻度或者无症状期患者的术后存活率要低得多。正因如此，患者在刚有轻微症状的时候就应该接受手术不要拖延。症状被定义为患者的主观感受。早期对于这些症状的认识可能有难度，因为有时患者有意无意或多或少限制了自身的体能活动。运动试验能使症状具体化以及诱发症状出现，其作用逐渐被人们所认识。

无症状型患者

二尖瓣反流的特点是左心室容量负荷过重，导致左心室扩张。术后左心室功能受损以及术后患者存活率的减低都与左心室扩张有关。来自连枷样瓣叶患者的一系列数据表明，左心室收缩末内径的直径大于40mm就预示着术后高死亡率。另一方面，除非是达到了临界点，保守处理并没有增加风险。当前手术推荐仍是部分基于左心室内径。左心室容量也是考虑因素。但他们的预后评估还没有得到完全证实。

在该病的进展过程中，二尖瓣反流可能导致左心室功能障碍。由于二尖瓣反流的患者后负荷减少，左心室功能通常处于高动力状态。射血分数低于60%与术后存活率减少相关，因此当射血分数低于60%被认为具有手术指征。

由于手术的建议可能是基于超声心动图对左心室收缩末期内径以及射血分数的测量，检查者需要注意数据报告的含义。特别是当测量值达到临界值的时候，对其评估更应谨慎。

重度二尖瓣反流可能导致左心房增大，以及肺动脉压增高。肺动脉高压是不良预后的征兆。静息状态下，肺动脉收缩压高于50mmHg时就与术后远期高死亡率有关。近期的数据也表明，运动诱发的肺动脉收缩压高于60mmHg被视为有手术指征，其可由运动负荷超声心动图来判定。

新发心房颤动被认为是二尖瓣反流发展过程中的必然结果，并且这种患者在此之后通常很快出现症状。二尖瓣术后经处理后转为窦性心律的患者，远期生存率更高。另一个理论是主张新发心房颤动的初期就倾向于手术治疗，其依据在于在这个阶段转复和维持窦性心律的可能性更高。框18.4汇总了无症状患者需要决定手术时机的相关信息。

确无症状型患者的手术相关问题

猝死风险是二尖瓣反流患者忧虑的问题，尤其是连枷状瓣叶的患者。然而，详细的数据分析表明，尽管每年有症状型患者的猝死风险近8%，但无症状型患者的猝死风险也达0.8%左右。当对二尖瓣反流的严重程度做量化评估时，有效的反流瓣口面积就可以预测最初接受非手术治疗的患者的存活率。同时这份数据也报道了高死亡率，这就引发了关于确无症状型患者是否选择接受手术治疗的争论。然而当患者的射血分数在50%～60%，就需要做后续跟踪随访。最近关于多中心MIDA的数据分析同样认为，在3个月之内接受手术治疗的连枷状瓣叶的患者的术后长期存活率比3个月之后接受手术的患者高。该研究的几个局限性：这是一个注册研究；心房颤动或高血压的患者（那些在其他方面具有Ⅱa类手术指征的人）包括在内；不包括各个中心定期随访的患者；最终纳入了来自6个中心包含1021名无Ⅰ类手术指征的患者在内的历时24年的数据，相当于仅每年每个中心7例患者。一项来自韩国注册研究的最新数据认为，与最初接受非手术治疗方案的患者相比，尽早手术患者的心源性死亡率更低，且几乎无心脏事件发生。但是总体的死亡率在这两组患者之间并无差别。

另一方面，采取谨慎的"留观"方案的患者与那些与他们同龄、同性别的患者相比存活率更高。这种方案要求患者具有良好规律的临床依从性和超声心动图随访检查。然而，2/3的无症状型患者会发展成有症状而有了手术指征，剩下1/3但伴有左心室受损、肺动脉高压或心房颤动的无症状型患者，也具有手术指征。通过8年的随访，约50%的患者需要行手术治疗。因此，采取谨慎的"留观"方案的患者需要足够的环境条件因素，最理想的就是住在心脏瓣膜专科医院。

二尖瓣修复的可能性

与二尖瓣修复的可能性有关的重要因素就是首选的治疗方案。就像Carpentier所定义的，二尖瓣修复手术的目的就是通过瓣叶运动的保护或修复，瓣叶表面对合点的建立，以及瓣环的稳定来达到二尖瓣反流的持续校正。事实上，二尖瓣手术风险远小于瓣膜置换，也避免了人工瓣膜并发症的风险。在成功实施二尖瓣修复术后，每年约有1%的患者需再次手术。对二尖瓣行系统的超声心动图评估，为二尖瓣的可修复性提供了重要信息（框18.5和框18.6）。

框18.5　修复的可行性

容易修复的有：
- 后叶腱索断裂（尤其是P2中间区）
- 单纯二尖瓣环扩张
- 小穿孔

很难修复的有：
- 前叶腱索断裂
- 双叶腱索断裂
- 严重的双叶脱垂
- 大面积瓣叶纤维化、收缩、和（或）钙化
- 大面积二尖瓣环钙化

框18.6　修复不成功的预测因子：对于无症状型患者的慢性重度二尖瓣反流的早期手术可能并不可取

严重的瓣环钙化

大面积病变（≥3节段）

前叶脱垂

重度中央型二尖瓣喷射样反流

瓣环扩张＞50mm

瓣叶组织缺乏

外科手术中心缺乏对复杂二尖瓣修复的经验

框18.4　无症状患者手术时机：需要的信息

1. 重度二尖瓣反流（超声心动图；偶尔TEE）
2. 出现心力衰竭症状或体征（在无症状型患者中，运动试验可能诱发的症状）
3. 左心室大小和功能（LVEF，LVESD）
4. 肺动脉高压
5. 左心房（大小，心房颤动）
6. 疾病进展过程
7. 可恢复性（框18.5）
8. 手术风险（年龄、并发症等）
9. 外科医生的专业技术

LVEF.左心室射血分数；LVESD.左心室收缩末期内径；TEE.经食管超声心动图

尽管二尖瓣修复术比例逐年增加，但来自 STS 分析数据表明依然低于 70%。在通常情况下，大型中心医院实施二尖瓣手术的修复率很高，且手术风险低。来自英国的一项分析数据表明，与医院有关的修复率具有很大的不确定性，即使在大型的中心医院也不是十分理想，这就是作者们把他们的手稿命名为《二尖瓣修复手术堪比中彩票》的原因。最后，最重要的因素可归结为医生的手术经验。根据 STS 的分析结果，对于修复率的预测与每年的二尖瓣手术数量直接相关。当每年的二尖瓣手术数量为 50 台，预测的修复率就为 80%。外科医生实施二尖瓣手术的绝对数量同样也影响着手术风险和并发症。这就是许多手术都只希望由在大型中心医院工作的有经验的外科医生来实施的原因。ESC/EACTS 指南（表

18.3）规定当手术风险低，且修复可能性高的时候，二尖瓣手术可将左房扩大（$\geqslant 60\text{ml/m}^2$）或运动后肺动脉高压 [肺动脉收缩压（sPAP）$\geqslant 60$ mmHg] 的无症状型患者考虑在内（Ⅱb 类推荐）。

最新的 ACC/AHA 指南建议（表18.3），在一流的心脏瓣膜中心医院实施手术，当成功的可能性以及修复的持久性超过 95% 且没有二尖瓣残余反流，预期死亡率低于 1% 的情况下，对那些左心室大小及其功能未达到手术指征的无症状型患者实施二尖瓣修复被视为是合理的（Ⅱa 类推荐）。

将早期接受手术的二尖瓣反流无症状患者与那些早期行择期手术的患者进行对比，并对此做足够深入的随机性研究是有必要的。

表 18.3　二尖瓣反流手术适应证

	ESC/EACTS	ACC/AHA
有症状并且 LVEF > 30%	Ⅰ	Ⅰ
无症状并且 LVEF 30% ~ 60%	Ⅰ	Ⅰ
无症状并且 LVESD $\geqslant 40$mm		Ⅰ
无症状并且 LVESD $\geqslant 45$mm	Ⅰ	
无症状的连枷样瓣叶且 LVESD $\geqslant 40$mm 有低手术风险和较高的修复可能性	Ⅱa	
无症状合并新发房颤或 sPAP $\geqslant 50$mmHg	Ⅱa	Ⅱa
在无症状型患者中（LVESD < 40mm 且 LVEF $\geqslant 60$%）行 MV 修复是合理的，在成功的概率以及修复的持久性 > 95% 且残余的 MR，预期死亡率 < 1% 的情况下，且手术在一流的心脏瓣膜中心医院实施		Ⅱa
无症状型患者，有左房扩大（$\geqslant 60$ ml/m²）或运动后肺动脉高压 [肺动脉收缩压（sPAP）$\geqslant 60$ mmHg]，当低手术风险，且有较高的修复概率时	Ⅱb	

LVEF. 左心室射血分数；LVESD. 左心室收缩末期内径；MR. 二尖瓣反流；MV. 二尖瓣；sPAP. 肺动脉收缩压

（改编自 Nishimura RA，Otto CM，Bonow RO，et al. 2014 AHA/ACC guideline for the management of patients with valvular heart disease. J Am Coll Cardiol 2014 and Vahanian A，Alfieri O，Andreotti F，et al. Guidelines on the management of valvular heart disease. Eur Heart J，2012，33：2451-2496）

第六节　运动负荷试验

使用运动负荷超声心动图对二尖瓣反流的动态特性进行评定的支持性证据正在逐步增加。从临床的观点来看，局限于静息状态下的评估，通常会对损伤的整体临床影响估计不足。运动负荷超声心动图可以识别严重的二尖瓣反流，以防这些患者被认为是轻中度瓣膜病变的可能性，其也可提供更多的诊断和预后信息。表 18.4 总结了在运动负荷过程中，可用于二尖瓣反流的评估的超声心动图技术，及每项技术得到的诊断参数及其预后价值。

运动负荷超声心动图及方案

运动后即刻图像（运动平板或踏车功量计），或运动中成像均可用于检查二尖瓣反流。运动成像可检查出瓣膜反流严重程度、左心室功能以及肺动脉压的变化。目前推荐采用受症状限制的分级运动试验。在无症状的患者中，应至少达到年龄预测的心率上限的 80%。这项试验应在有经验的人员的指导下进行。通常，25W 的负荷量持续 2min，且负荷每 2min 增加 25W（图 18.17）。每

次增加10W对于体能活动受限的患者来说似乎更为合适（比如，心力衰竭导致继发性二尖瓣反流的患者）。超声心动图成像数据是通过基础强度、低强度、中等强度、高强度、极限强度运动的形式逐步获得的（图18.17）。每个强度的图像都在运动停止后脱机分析，在图像采集过程中不进行测量。通常情况下选用以下的图像序列：左心室四腔、两腔、三腔切面的二维灰阶强度（帧频＞50～70/s）；二尖瓣组织多普勒速度（95～105次/分，在e'波和a'波融合之前）；二尖瓣流入速度 [（接近e'记

录时间）；二尖瓣反流的彩色血流（近端等速表面积法（PISA）的记录]；二尖瓣反流的连续多普勒记录和三尖瓣的连续多普勒来评估跨瓣压差。

原发性二尖瓣反流

适应证

重度二尖瓣反流的患者，在接受瓣膜修复或瓣膜置换术后，仍有严重症状的患者预示预后不良。左心室射血分数减低和（或）左心室扩大同样是术后左心室功能

表 18.4　运动负荷超声心动图评估二尖瓣反流

临床状态	检测方法	检测的主要指标		诊断指标	预后指标
原发MR	踏车负荷超声心动图（偶可平板运动试验）	**临床**			
		症状		低负荷时呼吸困难	预后不良，可能需要瓣膜置换
		瓣膜			
		MR严重程度		反流加重	反流加重能够解释症状
				反流减轻/无变化	加重超过10mm² 或10ml 提示预后不良
		左心室功能			
		射血分数		增加：存在功能储备	轻度增加（射血分数＜4%，GLS＜2%）或降低提示预后不良，包括术后心功能障碍和并发症
		整体长轴应变		降低/不变：无功能储备	
		血流动力学			
		三尖瓣跨瓣压差（室壁运动改变）		超过60mmHg：sPAP升高 sPAP快速升高：肺血管顺应性低，肺阻力明显升高	sPAP超过60mmHg提示预后不良
		二尖瓣E/e'比值		增高：左心室充盈压高	解释症状
继发MR	踏车负荷超声心动图	**临床**			
		症状		低负荷时呼吸困难	需要接受治疗
		瓣膜			
		MR严重程度		反流加重	反流加重能够解释症状 加重超过13mm² 或10ml 提示预后不良，包括心源性死亡和肺水肿
				反流减轻/无变化	
		左心室功能			
		射血分数		增加：存在功能储备	射血分数增加5%提示再血管化后收缩功能恢复
				降低/不变：无功能储备	
		节段收缩功能		恶化：提示心肌缺血	缺血的出现提示冠脉血流储备不足，预后不良
		血流动力学			
		三尖瓣跨瓣压差（室壁运动改变）		超过60mmHg：sPAP升高 sPAP快速升高：肺血管顺应性低，肺阻力明显升高	运动中sPAP增加超过21mmHg提示预后不良和肺水肿
		二尖瓣E/e'比值		增高：左心室充盈压高	解释症状

GLS.整体长轴应变；MR.二尖瓣反流；sPAP.肺动脉收缩压

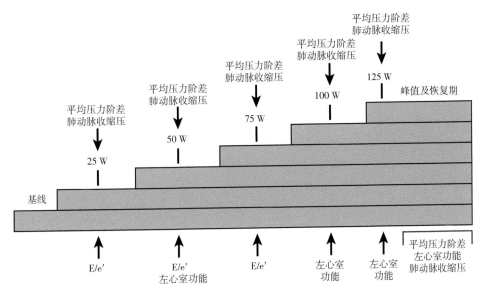

图18.17 二尖瓣反流患者的逐级多普勒超声心动图图像采集。E/e'.评估左心室充盈压

障碍的重要预测因子，也是之后的心源性发病率和死亡率的预测因子。因此，当重度二尖瓣反流患者出现症状或发展为左心室功能障碍/左心室扩大时（左心室射血分数减低或左心室收缩末期内径增大），就没有进行运动负荷试验的必要了，而应建议实施手术，尤其是二尖瓣修复术。对可疑患有重度二尖瓣反流的无症状型患者进行检查，美国指南推荐使用运动负荷试验客观的评价运动能力和对肺动脉收缩压（sPAP）和二尖瓣反流严重程度的影响（Ⅱa级）。欧洲指南同样也声明运动负荷超声心动图对量化包括在运动状态下的二尖瓣反流严重程度的变化、sPAP的变化、LV功能的变化都有帮助。尽管没有明确规定，但对于在静息状态下患者的症状已超出了二尖瓣病变的显现程度时，运动负荷超声心动图其实同样可以用于检查出患者二尖瓣反流严重程度的动态变化。

临床及预后价值

二尖瓣反流动态变化和肺动脉高压

运动能力是无症状型二尖瓣反流患者的症状发展程度及左心室功能障碍发展程度的预测因子。在运动过程中，二尖瓣反流的程度可能会呈现出动态变化或明显的增加。

二尖瓣反流程度每增加一个等级（>10mm²），就可观察到有约1/3的患者属于退行性二尖瓣反流。二尖瓣反流严重程度的重要变化通常与运动诱发的肺动脉收缩压变化相关，与无症状型患者的生存率降低相关。近期表明，同静息sPAP相比，运动后肺动脉高压（sPAP>60mmHg）对于预测随访中症状出现，以及对心脏事件的发生方面，准确性更高。sPAP的增加程度是取决于对肺血管系统适应运动状态下增加的血流量的恢复能力；肺循环交叉区段血流分布（或百分比下降）的降

低；肺血管顺应性、抵抗力和阻力的改变；以及左心房压力的增加，且上述每一项在静息状态下都可能是异常的。近期数据表明，除了运动诱导的肺高压之外，运动诱导的右心室功能障碍（由三尖瓣瓣环平面收缩位移<17.6mm量化）就是术后患者死亡率的独立预测因子。事实上，运动诱导的肺动脉高压和右心室功能障碍均提示预后极差。

左心室功能及收缩功能储备

即使是在射血分数正常时，左心室收缩功能也可能已经受损（图18.18）。收缩功能储备不足（射血分数增加<4%）是二尖瓣术后早期心肌细胞收缩功能受损的标志，并且能预测术后左心室功能。初步结果显示，运动过程中获得的二维应变，可能对更好地识别严重的退行性二尖瓣反流的无症状型患者的收缩功能储备有帮助。

在运动过程中，左心室整体长轴应变增加低于1.9%就预示着术后左心室功能障碍，在与LVEF的增加不足比较，这种LV功能受损评价对接受治疗的患者具有更高的敏感度和特异度。最近，使用二维斑点追踪技术评估左心室收缩功能储备不足（在运动中的增加<2%），与患有退行性二尖瓣反流且静息状态下LVEF保留的无症状型患者的心血管事件风险增加2倍以上有关。因此，相较于LV射血分数而言，心肌形变成像技术可能是LV收缩功能更为敏感的标志。

对于临床诊断的影响

AHA/ACC指南建议对于严重的二尖瓣反流、LV功能保留的无症状型患者采取二尖瓣介入术是合理的（Ⅱa级），且这类患者需满足静息状态下SPAP大于

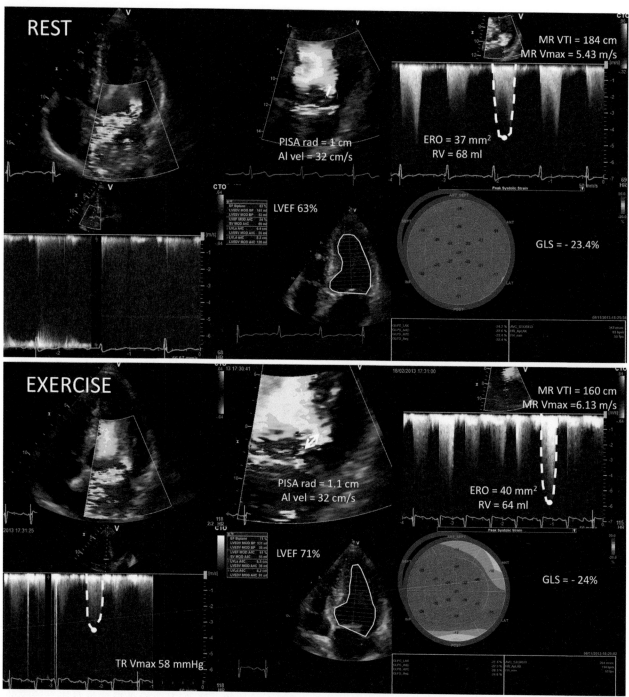

图 18.18 原发性二尖瓣反流运动诱导的变化。重度原发性二尖瓣反流在静息状态下前叶反常射血，保留的左心室射血分数（LVEF），以及静息状态下无肺动脉高压。运动与肺动脉高压的出现相关。当整体纵向应变保持无变化时，LVEF增加了 8%。AI vel. 混叠速率；ERO. 有效反流口；MRV$_{max}$. 最大反流速度；MRVTI. 反流速度 – 时间积分；PISA rad. 近端等速表面积法半径；RV. 反流量；TRV$_{max}$. 三尖瓣最大反流速率

50mmHg 或运动状态下 sPAP 大于 60mmHg。

与此相似，ESC 指南中推荐，在有经验的中心考虑为重度二尖瓣反流、同时 LV 功能保留，持久修复可能性高、手术风险低、运动状态下 sPAP 大于 60mmHg 的无症状型患者实施二尖瓣修补术是合理的（Ⅱb 级）。除此之外，有心血管事件高风险的患者，没有 LV 收缩功能储备，也可以考虑外科手术。在接受治疗过程中，这些患者应有密切随访（3 ~ 6 个月随访 1 次），最好是在专业的心脏瓣膜诊所，来检测患者症状的出现，脑钠肽的升高，以及运动负荷超声心动图的异常（图 18.19）。

继发性（缺血性）二尖瓣反流

病理生理

继发性或功能性二尖瓣反流（FMR）是动态变化

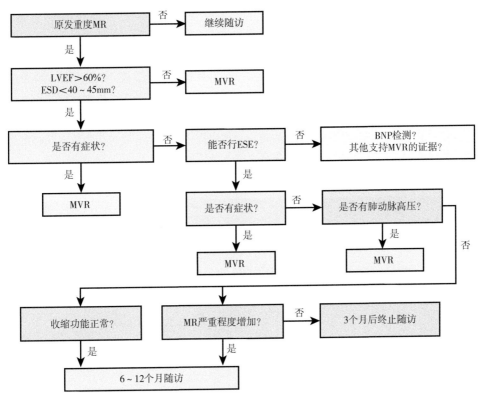

图18.19　严重的原发性二尖瓣反流的无症状患者的策略流程图。BNP.脑钠肽；ESD.收缩末期内径；ESE.运动负荷超声心动图；LVEF.左心室射血分数；MR.二尖瓣反流；MVR.二尖瓣置换术或修复术

的且在运动过程中受血流动力学影响（图18.20）。FMR的动态变化可通过半仰卧位运动超声心动图来精确的量化（PISA法）。

运动诱导的FMR严重性的改变（有效反流口面积增加）与静息状态下FMR的程度无关，而与二尖瓣形变（心脏收缩时隆起面积、对合点距离或二尖瓣环径增加）的多少和（或）与左心室基底部不同步相关。运动诱发的MR增加发生在急性短暂性心肌缺血后的情况较为少见。

适应证

运动负荷超声心动图作为评估缺血性心脏病的重要诊断及预后工具被广泛接受。对LV收缩功能障碍的患者而言，运动超声心动图的结果（存活力、缺血范围、LV不同步、二尖瓣反流恶化）有可能影响血运重建策略，并可能影响伴随的二尖瓣修复与再同步化治疗。对功能性二尖瓣反流而言，运动负荷超声心动图对于查明患者症状的病因是十分重要的。这些患者在静息状态下的二尖瓣反流严重程度、左心室舒张功能障碍程度及LV不同步的程度往往与呼吸困难程度不相符。运动超声心动图在功能性二尖瓣反流的应用上也揭示，FMR的患者发展为急性肺水肿没有明显的原因。运动超声心动图在血运重建术之前就能识别出可能从联合二尖瓣修复术中获益的轻-中度MR患者。在后文限制性二尖瓣成形术中，该检查同样也对术后持续出现的肺动脉高压的病因获益。

临床及预后价值

运动过程中二尖瓣反流的增加与sPAP的升高密切相关。二尖瓣反流程度及sPAP的大幅增加越来越多的在运动受限型呼吸困难患者及因急性肺水肿住院的患者身上发现。同静态评估和揭示患者的预后不良高风险相比，功能性二尖瓣反流的动态变化提供了额外的预后信息。大量运动诱导的SMR增加（定义为有效的反流口面积增加大于13mm^2）与死亡率和发病率的增加相关。sPAP的增加的最佳的预测截点是21mmHg。存活心肌的出现预示着左心室反向重构，并且在使用血运重建、β受体阻滞剂、心脏再同步化治疗后可获得较好的预后。心脏再同步治疗后的左心室反向重构及二尖瓣形变的复位，与静息和运动诱导下的二尖瓣反流减少以及心肺功能的改善有关。此外，心脏再同步化治疗后，对于起搏电极放置区域具有存活心肌的患者而言，其功能性二尖瓣反流将大幅减少。

对临床决策的影响

目前有这样一种流行的二尖瓣修复术，使用小号精密的环形瓣膜成形术来修复功能性二尖瓣反流，即使其长远结果会较二尖瓣置换术有很大差别，且出现永久性或再发性二尖瓣反流的风险很大。心肌存活在某种程度上可对心脏搭桥术后的维持情况进行预测。重度二尖瓣反流在搭桥手术过程中就可被校正（ESC指南：LVEF > 30%的患者 I 类推荐，LVEF < 30%的患者 II a 类推荐）。中度FMR患者中存在运动动力性二尖瓣反流提示预后不良。二尖瓣反流程度的增加引发呼吸困难加重，以及运动负荷超声心动图中的肺动脉高压被认为是在实施外科心脏血运重建联合二尖瓣修复术的附加原因

（ESC II a 类推荐）。然而根据AHA/ACC或ESC指南，并没有推荐对基于运动诱导的重度二尖瓣反流实施介入治疗。对于没有行血运重建处理的慢性FMR的患者管理则存在更大的争议。最优化的内科治疗方案应该是对每位患者都万无一失。根据目前的建议，心脏再同步化治疗方案应当予以关注。运动不同步和（或）潜在的起搏电极中的存活心肌可作为决定双心室起搏器的最佳置入位置的提示。

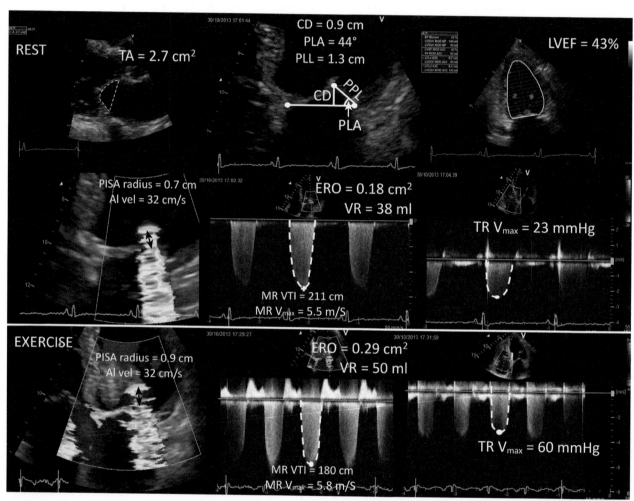

图18.20　动力性继发性二尖瓣反流（MR）。1例慢性缺血性左心室收缩功能障碍患者，运动诱导二尖瓣反流程度增加，并有严重的二尖瓣形变（增加的后叶角度：PLA）。AI vel.混叠速率；CD.对合点距离；ERO.有效反流口；LVEF.左心室射血分数；MR V$_{max}$.最大反流速度；MR VTI.反流速度–时间积分；PISA radius.近端等速表面积法半径；PLL.后叶长度；TA.膨凸面积；TRV$_{max}$.三尖瓣最大反流速率

第七节　缺血性二尖瓣反流

介绍和定义

二尖瓣反流（MR）为心肌梗死和伴不良预后的重症冠心病的常见并发症，其与潜在的左心功能不全无关。

在医学文献中，缺血性二尖瓣反流（IMR）较为常用，但并无明确定义的术语。其临床定义为二尖瓣反流是由已存在先天性瓣叶缺失或腱索疾病的冠心病［心肌梗死、心肌缺血和（或）其产生左心室重构］所引起的。

绝大多数IMR患者最初累及心室；心室重构主要继发于心肌梗死或缺血，而非由主动性或可逆的缺血导致。缺血性二尖瓣反流需与冠心病和原发或慢性二尖瓣病变（如二尖瓣脱垂、腱索断裂、风湿性二尖瓣病变、心内膜炎和严重的二尖瓣纤维化或钙化）伴发的二尖瓣反流相鉴别。

IMR最初被认为与乳头肌功能障碍相关。急性乳头肌缺血引起二尖瓣反流、单纯冠脉血运重建可逆转IMR均支持乳头肌功能障碍的观点。然而，当今观点认为血运重建一般不能使二尖瓣反流完全改善。因为MR很少由乳头肌损伤直接引起，甚至因乳头肌缺血而减少，乳头肌功能障碍并不能完全解释MR。另一相关观点为功能性MR，它可定义为无二尖瓣叶异常的MR。实际上功能性MR通常包括患有先天性和（或）特异性非缺血性心肌病和缺血性心肌病的患者，因此，功能性MR这一概念较缺血性MR更为广泛。然而从发病机制上来看，功能性和慢性IMR两者具有相似性。

除此之外，IMR的不同原因常产生混淆，这与许多临床表现相关，包括：①心肌梗死（如乳头肌断裂）并发新发的、急性二尖瓣反流；②由于急性心肌和（或）乳头肌缺血引起的二尖瓣反流变化；③缺血性心脏病引起左心室几何形态改变进而导致的慢性MR。以下针对慢性IMR这一常见临床情况讨论。

机制

左心室几何形态改变（重塑）引起的慢性二尖瓣反流

如前所述，在IMR中二尖瓣瓣叶形态基本正常。在过去10年中，实验研究有助于我们更好地理解IMR的病理生理。近期研究表明，IMR原发病因是二尖瓣和左心室间正常空间关系改变而导致的心室形变（框18.7）。

由于左心室有害重塑（扩张和形态改变），乳头肌外移，二尖瓣的一个或两个瓣叶的瓣尖向心尖部方向拉伸且远离左心室中心部。这一改变引起MR，瓣叶对合点向心尖移位（瓣叶尖部隆起，图18.21）。这一形态在心尖四腔心切面显示最佳。MR在长轴位上较难评价，因二尖瓣前叶和主动脉瓣在长轴位上可连续显示，但二尖瓣环在这一方位上不能显示。二尖瓣叶，尤其后叶，瓣尖移位、牵拉都可能使其活动受限。定量评估二尖瓣牵拉程度的方法较多，最常用的为瓣叶至瓣环平面（隆起区域）简单的面积测量，其典型表现为心脏收缩中期该面积最小。另一测量方法为测量瓣膜对合点的长度（高度）或深度，即瓣叶对合点至瓣环平面的最大距离，其与缺血性二尖瓣反流的出现和严重性相关（图18.22）。

最近以来，3D超声心动图可通过对乳头肌端至瓣环距离的测量和膨凸处体积（瓣叶至瓣环的体积）的测量来为牵拉程度的评估提供附加数据，进而用以量化瓣叶受限程度。尽管以上似乎是IMR的最基本和最重要机制，但其他因素也可起到一定作用。次级（基底或支柱）腱索牵拉二尖瓣前叶可导致前叶海鸥样形变，进一步损伤对合处（图18.23）。二尖瓣环扩张（主要为前后侧和程度较小的内外侧）也可为IMR的成因。然而，扩张程度不一且不一定与MR程度相关。此外，有证据显示瓣环非平面的鞍形结构对于减小瓣叶压力和瓣膜闭合力起着至关重要的作用，这一形态在IMR时可发生改变。除瓣环的这一简单几何形态外，瓣环的实际运动也在心动周期中起到作用。通常在心动周期中，瓣环大小始终发生改变，当出现左心室重塑和室壁运动异常时，瓣环运动可发生改变。最后，室内收缩不同步可导致IMR。在这种情况下，乳头肌和（或）左心室基底部收缩不协调可引起左心室二尖瓣损伤，因而阻碍瓣叶闭合。

IMR的超声心动图特征性表现见框18.8。一般来说IMR瓣叶正常。然而，也可能存在轻微异常，如由MR或退行性变引起的非特异性增厚。然而，尽管瓣叶起初并无明显改变，随着异常拉伸导致的瓣叶结构改变可进一步阻碍瓣叶闭合。

框18.7　缺血性二尖瓣反流的机制（主要由左心室整体和局部重塑引起）牵拉力增加和闭合力减弱

· 乳头肌顶部和后侧面移位
· 膨凸区域长度和面积增加
· 间隔 - 侧壁二尖瓣环扩张 > 两瓣叶结合处大小
· 二尖瓣环收缩减弱
· 心室内非同步运动

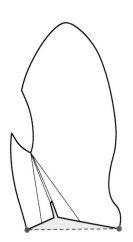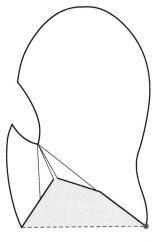

图18.21　二尖瓣正常闭合（左图）对合点对比左心室重塑（扩张和球形改变）后乳头肌向心尖和侧壁移位引起的异常闭合对合点（右图），后者引起膨凸区域面积增加（灰色区域）和两瓣叶顶部移位

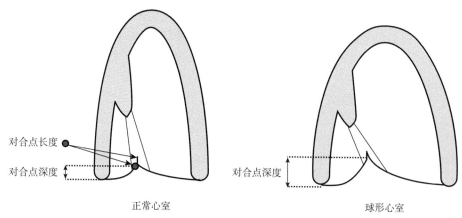

对合点长度

对合点深度

对合点深度

正常心室　　　　　　　　　　球形心室

图18.22　与正常左心室对比，功能性二尖瓣反流左室重塑（扩张和球形改变）引起结合处深度和长度增加

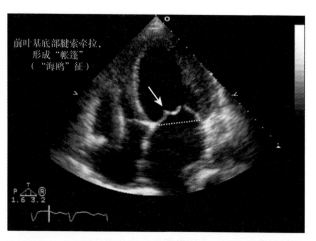

前叶基底部腱索牵拉，形成"帐篷"（"海鸥"征）

图18.23　经胸超声心动图（四腔心切面）显示由基部腱索（未显示）引起的二尖瓣前叶牵拉（箭头）。因前叶形态像一只飞翔的鸟故被称为"海鸥征"。黄色虚线表示二尖瓣环平面；上图可见膨凸区域面积增加

框18.8　缺血性二尖瓣反流超声心动图特点

· 无器质性二尖瓣病变
· 瓣叶尖部束缚或活动受限，尤其是后叶
· 对合点深度增加和瓣叶结合处重叠减小
· 瓣环扩张
· 左心室壁运动异常，尤其下壁或下侧（后）壁
· 中心或后位性二尖瓣反流

瓣环扩张最初发生于间隔外侧面，其大于结合处直径。尽管大多数扩张发生于后环，前（纤维）环也可扩张。其他研究者证实了这一发现并且指出瓣环可呈不对称扩张，尤其是后部结合处（P2～P3段）。这些研究者同时证实三角区内距离增加，二尖瓣环鞍形结构变平，3D超声心动图有助于确定IMR的机制。

尽管局部和整体重塑均可导致MR，重塑的特异位点却非常明确。与前壁心肌梗死相比，下壁心肌梗死与MR显著相关。局部和整体重塑可导致不同牵拉模式

（图18.24，表18.5）。对称性牵拉型其特征为两个瓣叶顶部牵拉为同样角度，导致对称性闭合不全，中心方向二尖瓣反流。非对称性牵拉型为两个瓣叶分别受牵拉，但主要牵拉后叶，导致对合点后移，后叶受限，导致不对称的MR。后叶受牵拉，前叶无法向后方移位，对合点无法闭合，因而，与对称性牵拉型相比，其MR程度更为严重。Zeng等指出对称性牵拉型（常见于前壁心肌梗死）患者通常射血分数更低，整体室壁运动异常，瓣环扩张明显并且正常非平面（鞍形）瓣环形态减小。尽管如此，本组患者的二尖瓣反流程度较轻。对称性牵拉型患者瓣环鞍形结构保持较好并且整体重塑不明显。因此，二尖瓣反流程度未必与左心室体积或整体左心室功能障碍相关。Agricola等认为100%的对称性牵拉型患者存在中央反流，与之相反，83%的非对称性牵拉型患者存在后位性二尖瓣反流。

牵拉型MR的超声心动图特点包括被牵拉瓣叶移动受限，其中二尖瓣后叶和前叶基底部最为明显。次级或支柱腱索产生的外力使得二尖瓣前叶形态呈特征性曲棍或海鸥样收缩，并向左心房方向凹陷，与正常凹陷相反（图18.25）。牵拉使得瓣叶舒张受限，同时前叶指向乳头肌顶部。然而，与风湿性二尖瓣狭窄不同，二尖瓣反流并无舒张期瓣叶凸起或闭合处狭窄；相反，在短轴切面上闭合处距离变宽。这些类型（当瓣膜收缩时被称为瓣膜关闭不全）作为室壁运动异常的成因，必须仔细探查，否则容易漏诊。值得引起注意的是，即使是无凸出的下壁功能减退也可牵拉瓣叶，这是因为左心室壁其他部分收缩时，乳头肌收缩滞后；因此，微小病变不应被遗漏。

IMR超声心动图发现有赖于左心室功能和心肌收缩力。使瓣膜闭合的左心室收缩力与牵拉力方向相反。这一闭合力在收缩中期最强，因此方向相反的牵拉力最强的收缩前期和晚期，IMR最为严重。IMR的程度越重，在收缩期中，全收缩期的反流持续时间就越

长（图18.26）。心脏再同步化治疗可通过延长每个心动周期中左心室闭合力有效对抗牵拉力的时间，从而减轻IMR。

乳头肌断裂

绝大多数急性重度IMR缘于乳头肌断裂。乳头肌发生断裂，继而引起急性重度MR、肺水肿和心源性休克。左心室大小通常正常，突然增大的左心房压力向后方冲击肺静脉，导致肺水肿。先前左心室并无重塑扩张，无法维持前向每搏输出量，进而导致心源性休克。

心肌梗死引起组织坏死，乳头肌头部脱出，进而导致不全或完全连枷样二尖瓣。乳头肌头部呈子弹形（或钟形）在收缩期自左心室向左心房摆动（图18.27）。程度较轻的MR可见于仅一条乳头肌顶端断裂。与具有双重冠脉血供［左前降支和（或）左回旋支］的外侧乳头肌相比，内侧乳头肌由于单冠脉血供（右侧冠脉）其断裂更为常见。当高动力性左心室后壁心肌梗死时，超声心动图应谨防乳头肌断裂，因为坏死区可较为局限且本身很难被单独分辨。

缺血性二尖瓣反流的超声心动图评价

IMR的超声心动图评价应包括对左心室功能和MR程度的定量详细评估。彩色多普勒通常可显示中央或后方MR。左心室功能测量应包括射血分数、左心室大小、室壁运动异常评价和乳头肌及瓣膜腱索结构异常。应对MR的定量进行一体化评价，包括多普勒技术直接定量和在全面评价中支持的数据（左心房大小，左心室大小，肺静脉血流形态）。

超声心动图对于IMR反流量的定量，可有助于判断预后和引导治疗。其主要障碍来自于空间（椭圆形与球形血流聚集区域）和时间（收缩早期和晚期）。常规2D或3D超声心动图对反流断面评价可快速鉴别轻度MR和中度MR（图18.28）。尽管反流口面积多变，通常用最大流颈来衡量反流口。须注意不要把短暂的收缩早期孔与全收缩期孔相混淆。尽管典型的中央型反流的反流面积较局限，其仍然可提供有用和快速的视觉线索。一般二尖瓣反流严重程度的整体评价，综合了左心室大小及功能、左心房大小和多普勒血流及压力预测。二尖瓣反流容积定量可尝试用2D或3D血流聚集法，注意典型的裂缝样孔口，因此，半椭圆形的近端血流聚集表面积法，半球形假设不适用于该情况（图18.28）。

二尖瓣反流也可发生于主动性或可逆心肌缺血，并可在缺血逆转后消失。如果患者的临床表现和症状与MR

表 18.5	非对称性（局部）和对称性（整体）重塑的区别	
	对称性	非对称性
瓣叶牵拉	PML 向后壁牵拉	两瓣叶均向顶部牵拉
二尖瓣反流方向	偏心性、后方	常为中心性
膨凸区域	增加	最大
瓣环	变化较小	扩张和变平
LV 重塑	局部	整体
MI 部位	下壁	前壁/多个壁
CAD 范围	RCA/Lcx	多血管

CAD.冠心病；Lcx.左回旋支；LV.左心室；MI.心肌梗死；PML.二尖瓣后叶；RCA.右冠状动脉

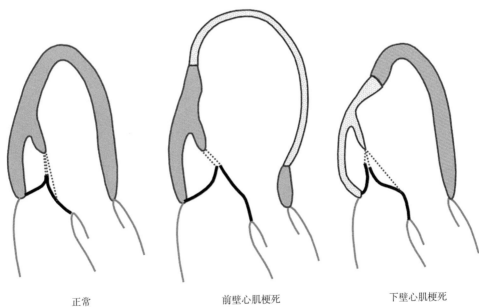

正常　　　　　　　　　前壁心肌梗死　　　　　　　下壁心肌梗死

图 18.24　正常结合处和前壁心肌梗死（MI）和下壁心肌梗死引起的对合点不同改变。下壁心肌梗死通常引起不对称牵拉，可见瓣后叶受限结合处后移

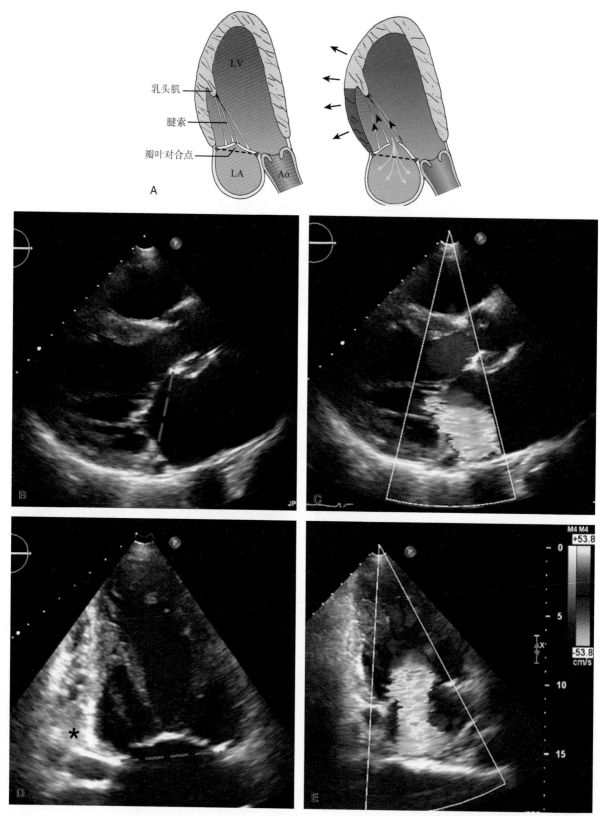

图18.25 A.左图：正常左心室和长轴位二尖瓣。瓣膜闭合于瓣环平面之上（红色虚线）。右图：缺血性二尖瓣反流。心肌梗死（蓝色区域）导致局部左心室扩张和重塑，引起乳头肌向后方，外侧和顶部移位。这使得瓣叶向心尖部牵拉，且由于无足够瓣膜组织代偿瓣叶膨凸改变（虚线顶部区域），结合处受损并发生二尖瓣反流（黄线）。瓣前叶在收缩期向左房凹陷，呈球棍样改变（与左图相比）。B～E.1例下壁心肌梗死患者严重的缺血性二尖瓣反流。B（胸骨旁长轴切面）和D（包含双乳头肌的调整的两腔心切面），瓣叶向心尖部牵拉引起明显膨凸改变（虚线顶部区域）。D.下壁瘢痕形成并外凸（星号）。C和E.重度、主要为中心性二尖瓣反流。Ao.主动脉；LA.左心房；LV.左心室

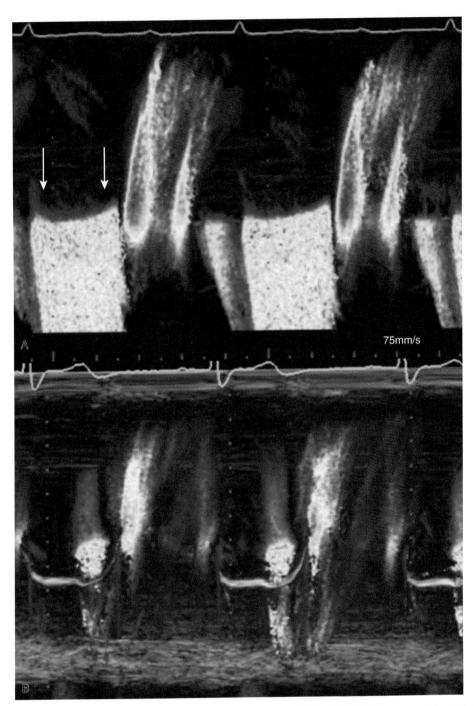

图 18.26　A.缺血性二尖瓣反流患者彩色 M 型图显示全收缩期反流早期和晚期反流波峰；B.二尖瓣脱垂患者彩色 M 型图，主要为收缩晚期二尖瓣反流

的超声心动图结果看起来不匹配，运动负荷超声心动图可通过运动过程中加重的 MR 来证实病变的动态特性。

预后

后壁心肌梗死性 IMR 多在缺血发生 30d 内，发病率可达 40% ~ 50%，而中度 IMR 患者的发病率和死亡率则为其 2 倍。由于纵向研究有限、病程和医疗变化以及瓣膜代偿性重塑的多样性，IMR 的自然病程和时间转归仍不完全明确。

IMR 预后较差。在冠心病患者中期和长期生存中，IMR 对其有负面影响。患有重度 MR 的患者，其不良预后在许多临床病例中均有记录，这些病例包括心肌梗死后、冠脉后扩张成形术和冠状动脉搭桥术。慢性心力衰竭、术后或血运重建导管术后的中度 MR 患者发生心肌梗死后其死亡率双倍增加。即使是轻度 IMR 死亡率亦会增加。在急性心肌梗死患者中，IMR 可作为死亡率的独立预测因素，不依赖于其他已知死亡率预测因素，如梗死大小和左心室射血分数。然而，由于纵向研究

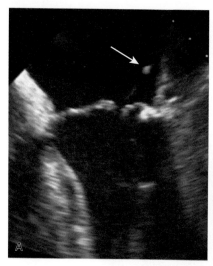
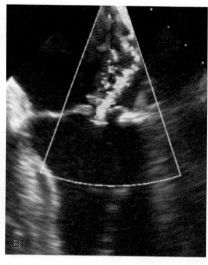
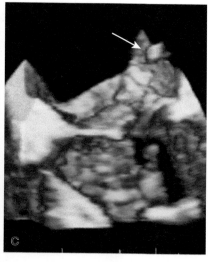

图18.27　乳头肌顶部断裂。A 和 B.左心房乳头肌撕裂点贴于腱索（箭头），瓣膜闭合不全和二尖瓣反流相一致（经食管二维超声心动图）；C.三维图像示乳头肌尖（箭头）

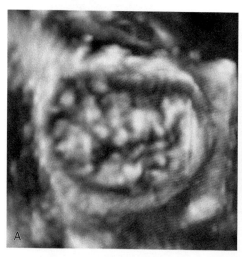
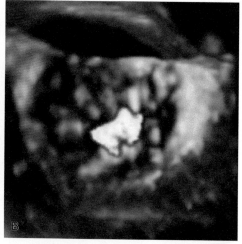

图18.28　A.三维平面显示二尖瓣闭合时呈典型的裂缝样缺血二尖瓣反流孔（术中所见；上：前叶；左：侧壁）；B.相关反流口。注意其半椭圆形状

有限、病程和医疗变化以及瓣膜代偿性重塑的多样性，IMR 的自然病程和时间转归仍不完全明确。

缺血性二尖瓣反流的治疗

尽管对于 IMR 的发病机制有了进一步了解，然而对其治疗方案仍存在争议。通过最佳疗法、血运重建、心脏再同步化治疗和潜在基因/细胞疗法来确诊和处理逆转左心室功能障碍是非常重要的。针对 IMR 手术治疗的选择包括冠脉搭桥术或联合二尖瓣成形术或置换术。目前，治疗 IMR 最常用的技术为置入一个较小尺寸的人工瓣环（缩环术）以减小瓣环尺寸。此方法被证实十分有效，短期成功率大于 90%。不幸的是，该方法并未被证实有助于提高生存率。此外，近期文章提示在 1 年的随访中，尚需改善其手术成功率（多达 30%）、减轻 MR 程度或减少复发。这些失败的发生是由于尺寸较小的人工瓣环不能治疗功能性心室疾病（不利心室重构，如前所述）；可进一步出现心室整体扩张。或者由于生存率可能主要受缺血症状和左心室功能障碍的影响。另外，在一些缺血性心肌病患者中，由于 P2 和 P3 段运动明显受限，可能存在二尖瓣孔不对称形态学改变。对称性人工瓣环的置入可能不足以应对这种非对称性形变。Kongsaerepong 等指出术前超声心动图结果有助于识别 IMR 患者修复失败的高风险。

IMR 是一种合并损伤，可以推断对其发病机制的进一步了解将有助于最佳手术治疗提供合理依据。超声心动图，包括三维超声心动图，可更好洞察这些发病机制。然而，多种因素会增加牵拉，并且他们之间的相对重要性尚不明确。不同的结论和结果导致 IMR 修复方法的分歧。例如，一些研究者认为次级二尖瓣腱索离断（腱索切开）减小了瓣叶牵拉，从而改善瓣叶运动。其他方法包括腱索保留瓣膜置换术、缝合成形术、后叶修补延长术、瓣环折叠术、梗死区域折叠术、乳头肌悬吊、外部牵拉和乳头肌再置。如此多的治疗方法表明并无一种是令人完全满意的。缺乏随机试验证据且关于IMR的最佳治疗方案的争论尚不明确，治疗方案的选择需继续根据患者的临床状态（二尖瓣反流相关症状的严重性、患者的年龄、合并症）、二尖瓣反流的程度和医疗机构及医生本人的评价。制订治疗方案也可受手术进程影响。冠脉搭桥术通常先于瓣膜手术，并且在手术早期如果出现不利情况，可取消另外的手术。

二尖瓣反流程度对于决策制订非常重要，并且对于瓣膜反流严重程度的界定是在心血管疾病中最难解决的问题。术前通过有经验的中心行经胸超声心动图优于术中经食管超声心动图，其更能反映二尖瓣反流的真实程度，这是因为患者在麻醉状态下血流动力学发生改变，故二尖瓣反流程度常被低估。此外，作为美国超声心动图协会的推荐，一种综合的、多方面的、完整的方法应用于二尖瓣反流定量测量（见二尖瓣反流定量评估部分）。单纯依靠反流区面积进行二尖瓣反流定量是不可靠的。

最后，即使二尖瓣修补被选为特定患者的治疗方法，仍然有许多额外技术原因需要外科医生们探讨：

· 硬型对比半硬或柔软人工瓣环；
· 完全对比不全瓣环；
· 尺寸缩小程度；
· 瓣环不对称形变；
· 心室侧对比心房侧（瓣膜置换）支撑缝合。

结论

缺血性二尖瓣反流的主要机制为心室重构，心室重构使得乳头肌顶部和侧面移位，渐次拉长腱索和瓣叶顶端。受牵拉的二尖瓣叶对合点也向顶部移位，并且阻碍正常瓣膜关闭。这通常是由乳头肌下段心肌梗死（通常为侧壁或下壁梗死）引起，进而导致该区域心室重构。瓣环扩张，主要为间隔-侧壁，经常出现。图18.29总结了这些结果。这一病程进展为自我保护，因为二尖瓣反流使心室扩张，进一步发展为乳头肌移位、瓣环扩张以及更为严重的二尖瓣反流（即恶性循环）。

治疗方案主要为外科治疗。缺血性二尖瓣反流的外科方法尚无统一标准。经皮介入治疗理论上可行，但未被广泛接受。外科技术可消除大部分二尖瓣反流病例，但已被证实二尖瓣反流复发增加。外科治疗的进展包括新的瓣环成形装置、瓣膜下技术和IMR的心室面操作。

与单纯射血分数相比，二尖瓣反流的严重程度更多与心室几何形变程度有关。超声心动图可为包含心肌、二尖瓣瓣下结构和瓣环在内的复杂病理生理学提供依据。因此，超声心动图可提供更为直接的方法，使得外科医生和心脏病专家可调整个体化手术方案。最后，缺血性二尖瓣反流介入疗法其长期生存率仍不明确。未来仍需要研究来确定缺血性二尖瓣反流的纠正是否会改变生存率和（或）改善心力衰竭症状。

致谢

本项工作获得法国巴黎Leducq基金会07CVD04部分捐助支持，用于Leducq Transatlantic MITRAL网络，并由国立卫生研究院K24 HL67434，R01 HL72265和HL109506资助。

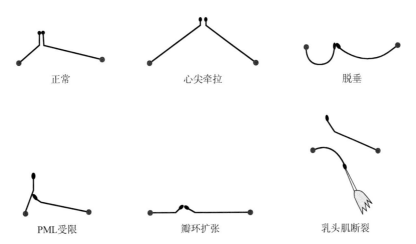

图18.29　由于发病机制不同，各种对合点模式，其中包括正常、左心室扩张引起的对称性心尖牵拉（可发生于前壁心肌梗死后），由二尖瓣脱垂、二尖瓣后叶（PML）受限所致的非对称性牵拉（常发生于下壁心肌梗死后），瓣环扩张，乳头肌断裂。红点表示二尖瓣前叶和后叶附着点

（吴晓霞　译）

第 19 章

三尖瓣反流

第一节　三尖瓣反流的流行病学、病因学及自然病程

在心脏瓣膜病的研究领域，三尖瓣一直没有受到等同于主动脉瓣及二尖瓣的关注，因此被称为"被遗忘的瓣膜"，直到近期，这种情况才有所改变。虽然现代超声技术发现80%～90%的正常个体存在微量或轻度的三尖瓣反流，而且通常是良性的，但是有血流动力学意义的三尖瓣反流仍会导致临床症状出现，并在很多心血管疾病中与不良预后相关。

今天，针对三尖瓣反流的诊断技术及处置策略已基本建立并不断完善。因此，评估反流的严重程度，理解它的病理生理机制，合理选择影像学检查、及时干预以避免恶性后果，对临床医生来说都是重要的任务。

流行病学

在Framingham心脏病学研究中，中或重度三尖瓣反流的超声检出率为0.8%，并有随着年龄的增长而升高的趋势。整体上讲，女性有意义三尖瓣反流发生率是男性的4.3倍。三尖瓣反流还经常与二尖瓣疾病伴发；1/3以上二尖瓣狭窄的患者存在至少中度的三尖瓣反流。在风湿性心脏病二尖瓣置换术后患者中，重度三尖瓣反流的发生率为23%～37%。大多数情况下，三尖瓣反流的发生与瓣膜原发疾病无关，因此，被称为"功能性反流"。这种功能性反流多见于患有左心瓣膜或心肌疾病的高龄患者。在上面提到的二尖瓣置换术后患者中，14%的患者存在这种功能性三尖瓣反流，可能继发于肺动脉高压或左心功能障碍，而不存在三尖瓣结构改变的证据（图19.1）。

最后，左心瓣膜手术时合并的轻度三尖瓣反流，有27%会进一步发展而具有血流动力学意义。在大多数情况下，三尖瓣反流诊断的确立比二尖瓣置换平均晚10年，但也有甚者达24年。据Matsunaga和Duran报道，在缺血性二尖瓣反流修补术后第3年，有74%的患者出现了中度或重度的三尖瓣反流。

病因学及三尖瓣反流的机制

三尖瓣反流的病因一般分为两部分，原发性（或固有性）瓣膜疾病及继发性（或功能性）瓣膜功能不全（框19.1）。原发性三尖瓣反流源于瓣膜及其附属结构的异常，可能为先天性或获得性因素，只占到重度三尖瓣反流的8%～10%（图19.2）。继发性或功能性三尖瓣反流一般源于右心功能不全导致的三尖瓣瓣环扩张。而这种右心功能不全可能源于右心本身的疾病或左心疾病导致的肺动脉高压（图19.3）。虽然目前已经认定，由任何已知因素导致的肺动脉高压与继发性或功能性三尖瓣反流的发生有关，但并不是所有的肺动脉高压患者都会出现有意义的三尖瓣反流，毕竟三尖瓣反流是一个多因素的结果。Mutlak及其团队通过建立队列研究（2139名患者）来确定三尖瓣反流严重程度的决定因素。这些患者存在轻度（＜50mmHg）、中度（50～70mmHg）、重度（＞70mmHg）不同程度的肺动脉收缩压升高。研究发现，在以上患者中，肺动脉收缩压升高与重度三尖瓣反流相关（OR值2.26/10mmHg↑）。然而，肺动脉收缩压升高而轻度三尖瓣反流的患者也不在少数（中度肺动脉高压患者中65.4%为轻度三尖瓣反流，重度肺动脉高压患者中45.6%为轻度三尖瓣反流）。该研究还提示其他因素，如心房颤动、起搏器电极及右心重构也是三尖瓣反流严重程度的决定性因素。其中，肺动脉收缩压升高导致的右心重构是最强的预测因子。先前的一些研究也提示瓣环扩张、右心室扩张或三尖瓣帐篷样改变是功能性三尖瓣反流的决定性因素，而不是肺动脉高压本身（图19.3）。这些结果彼此一致，相互验证。

即使没有肺动脉高压，单纯三尖瓣环的扩张也会导

致三尖瓣反流。在慢性肺动脉血栓及二尖瓣狭窄导致肺高压的患者中，即使通过肺动脉内膜剥脱术和二尖瓣球囊扩张术解除了肺高压，但是三尖瓣环的直径仍然没有改变，三尖瓣反流也只是部分缓解。这些观察性研究提示三尖瓣瓣环的扩张也许是不可逆的，这也是二尖瓣疾病导致三尖瓣反流的主要机制。一旦三尖瓣反流变为重度，则说明由慢性容量超负荷导致的右心室重构及功能障碍在加速进展，进一步出现乳头肌移位、瓣叶对合不良，从而加重三尖瓣反流及右心室进一步扩张。另一方面，由于右心室扩张，通过室间隔对左心室的压迫增加，导致肺动脉压进一步增高，这样就造成了三尖瓣反流的恶性循环。

还有一些导致三尖瓣反流比较特殊的原因，比如胸部钝挫伤或起搏器、除颤器的导线。胸部钝挫伤是导致三尖瓣反流的一个比较少见的原因，主要是交通事故高速撞击引起的。如果瓣膜关闭时右心室压力急剧上升，就会导致腱索断裂（图19.4）；而且前乳头肌断裂合并瓣叶（主要是前瓣）撕裂的也曾见报道。在急性期，这种损伤不易察觉。在慢性期，有些患者有一些右心衰的症状和体征，而有些患者则没有症状。

众所周知，永久性起搏器、除颤器的导线在置入

或拔出过程中可能会导致三尖瓣反流；但相关数据却相互矛盾。有研究称，操作导致中度及以上三尖瓣反流的发生率为7%～39%。但这些研究本身就有一些问题，比如大多数为回顾性研究、入组患者数目有限、随访期限不定、对三尖瓣反流程度的界定标准不一，而且只是定性。右心导线导致三尖瓣反流的机制尚不清楚。一些研究者认为是导线干扰了三尖瓣的闭合（图19.5）。另一些人则认为原因是右心室激动延迟，或右心室几何形态发生了改变，或由于右心起搏导致右心室失同步性。以上因素可能同时存在，但是何者为主还需进一步明确。Sakai及其研究团队通过尸检对26例起搏心脏进行了研究，认为起搏器导线干扰瓣叶的占42%（干扰瓣叶运动的2例，与腱索纠缠的占4例，以上情况同时存在5例）。Lin及其同事在一项回顾性研究中调查了41例患者，认为右心室电极导致三尖瓣重度反流主要是因为以下四个机制：瓣叶穿孔、导线与瓣下装置相互纠缠、导线不断撞击三尖瓣及导线与三尖瓣粘连。

导线置入后，三尖瓣反流如何进展也不甚清楚。一些病理学研究提示导线置入几天后心脏内部会观察到炎症反应。可能是迁延数周的慢性炎症导致纤维组织增生，从而使导线与三尖瓣装置的各个组成成分相互融合

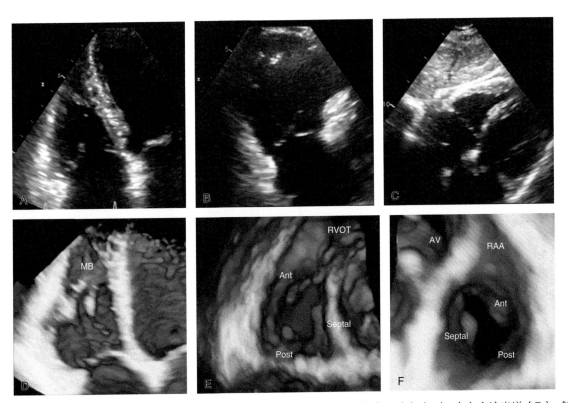

图19.1 二维和三维显示的三尖瓣反流（tricuspid valve，TV）。二维显示的心尖四腔心（A），右心室流出道（B），剑下四腔心（C）切面，其中可见TV。（D）TV装置的容积重建，对其进行了完整再现（瓣叶、腱索、乳头肌），同时还显示了调节束。容积重建从独特的视角展示了三个瓣叶，如从右心室面观（E）、右心房面观（F）。AV.主动脉瓣；Ant.前瓣；MB.调节束；Post.后瓣；RAA.右心耳；RVOT.右心室流出道；Septal.隔瓣

粘连，导致反流。及时发现导线相关的三尖瓣反流非常有意义，因为只要导线置入时间不久，就可以重新放置，解决三尖瓣反流的问题；而一旦时间较长，即使可以重新放置，操作上也很困难。

最后，三尖瓣反流还有可能是医源性的。Franceschi 及其合作者开展了一项前瞻性研究，他们拔除了 208 个患者身上的 237 根右心室导线，这些导线置入时间约为 46 个月。有 19 例（9.1%）患者新发三尖瓣反流，其中 14 例为重度。据此，确定了三个独立的危险因素：使用激光鞘、同时使用激光鞘和套索、女性。但是整体上

框 19.1　三尖瓣反流的病因

功能性因素（形态正常，源于三尖瓣瓣环扩张）（占 75%）

左心疾病（左心室功能异常或瓣膜病）导致的肺动脉高压

原发性肺动脉高压

继发性肺动脉高压（如慢性肺部疾病、肺栓塞、左向右分流）

任何原因导致的右心功能障碍（如心肌疾病、缺血性心肌病）

心房颤动

心脏肿瘤（特别是右心房黏液瘤）

三尖瓣结构异常（占 25%）

风湿性

脱垂

先天性

　Ebstein 畸形

　三尖瓣发育异常

　三尖瓣发育短小

　三尖瓣裂

　双孔型三尖瓣

　部分或全部瓣叶缺如

心内膜炎

心内膜纤维化

类癌

创伤（胸部顿挫伤或撕裂伤）

医源性损伤

　起搏器/除颤器导线

　右心室活检

　药物（如氟苯丙胺-苯丁胺或二甲麦角新碱）

　放疗

看来，最强的危险因素还是由于单纯拔除失败而需要使用特定的拔除工具。从解剖学基础上看，还是因为整个导线上都布满纤维组织，使其与周围组织广泛粘连，其中当然也包括三尖瓣。

另一个医源性原因是反复的心内膜活检。在心脏移植后，三尖瓣反流是最常出现的瓣膜异常。Mielniczuk 及其团队发现，在心脏移植后出现明显三尖瓣反流的患者中，47% 的心内膜活检标本中可以发现腱索组织。这说明，在这些患者中，活检导致腱索损伤进而导致三尖瓣脱垂，是反流的重要因素（图 19.6）。Nguyen 及其团队对 101 例心脏移植术后一年的患者数据进行了研究，25% 的患者发生了严重的三尖瓣反流（4% 因为顽固的右心衰而需要瓣膜置换）。他们发现，那些活检次数小于 18 次的患者基本都没有发生重度三尖瓣反流；而那些心内膜活检次数大于 31 次的患者中，60% 发生了重度三尖瓣反流。

三尖瓣反流处于不断的动态变化之中，其伴随呼吸会发生较大幅度的改变，而这种改变与反流的严重程度、反流的病因、伴随的肺动脉高压程度都无甚关系。Topilsky 及其团队通过一种定量多普勒的技术来阐述呼吸对三尖瓣反流的影响。他们发现，在吸气相，右心室（而不是右心房）的形态和大小都会发生改变，主要是发生右心室的扩大。这是三尖瓣环扩大所致。这样，在心脏收缩期三尖瓣瓣叶不能充分覆盖瓣环面积，瓣叶张力增加，从而对合不良及有效反流孔面积扩大。因此，在吸气相，即使反流压力梯度有所下降，有效反流口面积仍会扩大，导致反流量的明显增加。

自然病程

一些患者是孤立性三尖瓣反流，虽然是长期重度，但没有临床症状；而另一些患者会因为心排血量的减低而出现乏力、运动耐量的减退。随着右心房压的升高，患者会出现右心衰竭的典型表现：外周水肿、腹胀、腹水、肝大及食欲缺乏。右心房的扩大，可能会出现心房颤动，导致右心房与三尖瓣环进一步扩大，临床症状随之恶化。如果放任不管重度三尖瓣反流会导致右心衰，表现为严重的外周水肿、腹水、重度功能受限。有研究报道，三尖瓣反流的增加与预后差相关，并独立于左心功能与肺血管压力。

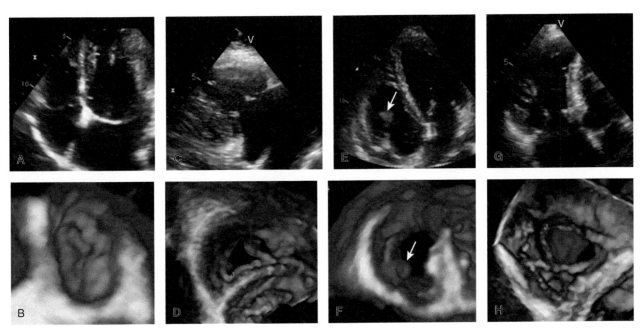

图19.2 二维（A，C，E，G）及三维(B,D,F,H)超声心动图显示的各式三尖瓣反流。在 Barlow 病中，三尖瓣前后叶脱垂，A. 为心尖四腔切面；B. 为通过3D超声显示模拟"外科视角"观察三尖瓣；C. 为风湿性心脏病特征性的三尖瓣瓣叶增厚；D. 可见三尖瓣舒张期开放受限（瓣口面积2.5cm²），联合部融合；E. 箭头所示为心内膜炎赘生物；F. 可见赘生物附着于后瓣；G. 为类癌导致三尖瓣增厚、僵硬，固定于半开放状态，导致狭窄与反流（H）

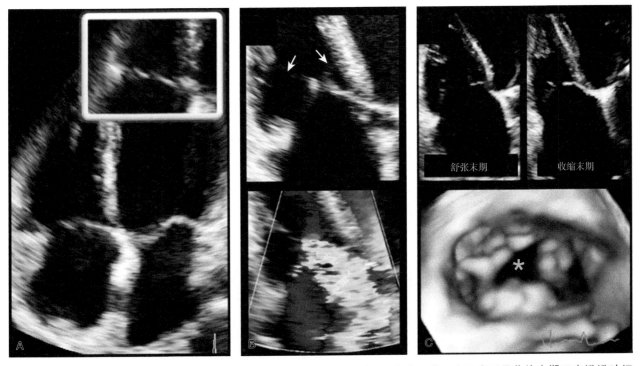

图19.3 功能性三尖瓣反流的机制。A. 舒张末期，右心室和三尖瓣瓣环大小正常，小图中可见收缩末期三尖瓣瓣叶闭合良好，无膨隆；B. 三尖瓣瓣环扩张，瓣叶膨隆、张力增加（白色箭头），三尖瓣反流(彩色多普勒所示)；C. 容量超负荷导致的严重三尖瓣瓣环扩张及重度三尖瓣反流（上图左、右）下图为三维放大模式可见收缩末期三尖瓣瓣叶对合不良（黄星）

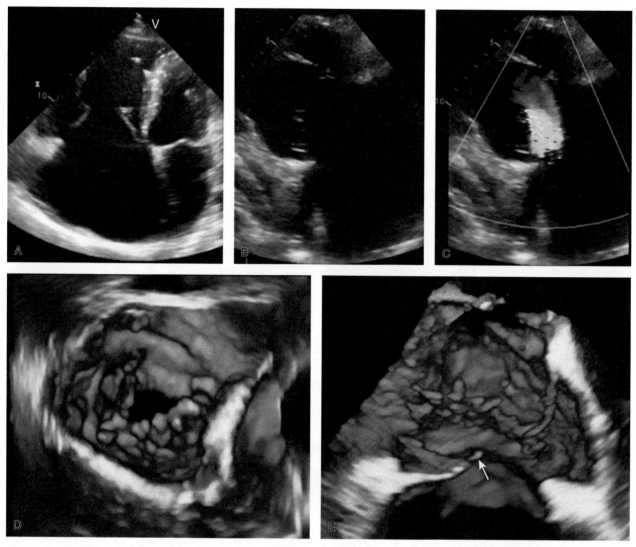

图 19.4　创伤性三尖瓣反流。A ~ C. 二维超声心动图提示典型的功能性三尖瓣重度反流（右心室和三尖瓣瓣环严重扩张，瓣叶膨隆、对合不良，但三尖瓣本身结构正常）；D. 实时三维超声心动图可以在一个视野同时显示三个瓣叶，本图可见由于腱索断裂（E，箭头）导致的前叶脱垂。该患者曾受严重的胸部钝挫伤，三尖瓣病变应与此有关

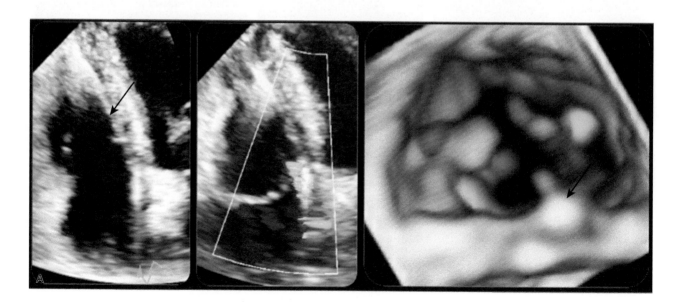

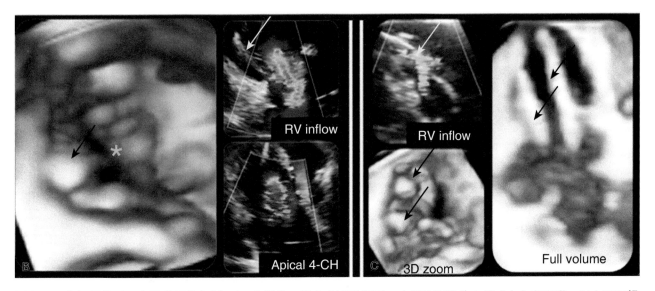

图 19.5 电极导线对三尖瓣的干扰机制。A. 左侧为二维心尖四腔切面，右侧为三维放大模式右心室面观，以上两图提示电极导线（箭头）对三尖瓣隔瓣的撞击导致三尖瓣反流（中图）；B. 三维超声心动图右心室面观可见三尖瓣处由于电极导线（箭头）的存在导致三尖瓣对合不良（黄星），而出现重度反流；C. 三维超声心动图右心室面观可见两条电极导线（箭头）穿过三尖瓣导致中度反流（左上方小图）。RV inflow. 右心室流入道；Apical 4-CH. 心尖四腔心；3D zoom. 三维放大模式；Full volume. 全容积显像

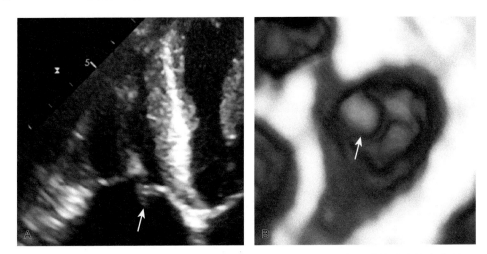

图 19.6 1例心脏移植的患者出现医源性三尖瓣脱垂。A. 2D 四腔切面显示一个瓣叶的游离缘完全脱入了右心房，导致闭合不良（箭头）；B. 三维超声（"外科视角"）显示隔瓣向右心房突出（箭头）

第二节 三尖瓣反流的量化

二维超声心动图结合频谱、彩色多普勒是发现和量化评价三尖瓣反流（tricuspid regurgitation，TR）最精确的方法。如果瓣叶形态、右心大小均正常，TR 则被称为"生理性"（图 19.7）。

当彩色多普勒发现了"病理性" TR 时，就需要清楚瓣叶的形态及反流的病理生理机制。经胸三维超声心动图对三尖瓣装置形态显示较为完整，是分析病因及反流机制的重要手段。

继发性 TR 是三尖瓣瓣环扩张（＞40mm）引起的，

瓣尖距离往往大于 8mm。当三尖瓣重度反流时，瓣叶闭合欠佳，反流口就会很大（图 19.8）。

彩色多普勒和频谱多普勒对 TR 很敏感，可以比较精准的半定量分析 TR 严重程度。

彩色多普勒可以在胸骨旁切面（三尖瓣流入道、大动脉短轴）、心尖或剑下切面（四腔）来观察 TR（图 19.9）。反流束面积在一定程度上可以体现反流的严重程度，小于 5cm² 为轻度，6～10cm² 为中度，大于 10cm² 为重度。但在临床实践中，一般采用目测的方

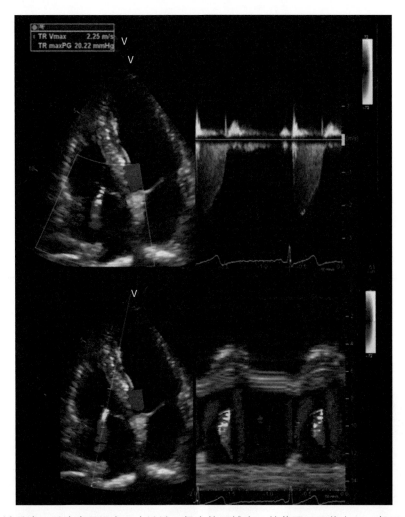

图19.7 生理性三尖瓣反流。反流束局限在三尖瓣瓣口很小的区域内，单薄而且不偏心，一般不会持续于整个收缩期。连续多普勒显示反流速度一般在 1.7 ~ 2.3m/s

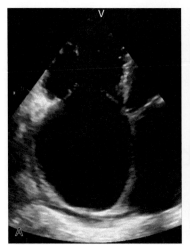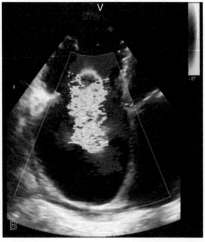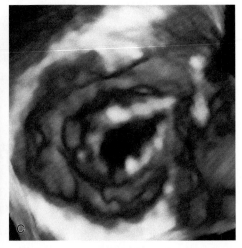

图19.8 收缩中期可见瓣叶挛缩，二维（A）、3D（C）均可见瓣叶对合不良，彩色多普勒提示重度反流（B）

式，而不直接测量。如果反流束偏心、打旋、到达右心房后壁，则可以定义为重度反流。相反，如果反流束很小、颜色较淡，则定义轻度。但是彩色多普勒也有很多不足之处，受到许多技术和血流动力学影响，所以不推荐单独用于评价 TR 程度。应该使用流颈或

近端等速表面积法（PISA）来推断三尖瓣反流的严重程度。

流颈是指血流通过反流口后的横截面；因此，可以代表反流口的大小。在心尖四腔切面，首先仔细调整探头角度以优化血流图像，然后调整尼奎斯特极限（彩色

多普勒范围，40～70cm/s）以获得三尖瓣反流颈，还要使用窄扇面，配合放大模式以获得较高的瞬时分辨率和测量精度（图19.10）。一般测量两到三个心动周期取平均值。流颈直径大于6.5mm可以定义为重度三尖瓣反流（图19.10，右侧）。轻度TR与中度TR之间界定不是很清晰。但是测量流颈时有一个问题需要考虑，那就是反流口的几何形态非常复杂，不一定是圆形（图19.11）。这在一定程度上可以解释二维彩色多普勒测量的流颈与三维超声测定的有效反流口面积相关性较差。偏心性反流也要引起特别注意。通过三维超声测得的有效反流口面积大于75mm²可以认定为重度反流。

　　PISA自身是一个评价反流程度的好办法，但实施起来有一定难度（图19.12）。当尼奎斯特极限为28cm/s时，TR的PISA半径大于9mm，可以定义为重度TR（相当于有效反流口面积≥40mm²，反流量≥45ml，重度TR的量化标准）；而半径小于5mm，则为轻度TR。但是PISA也有很多自身的局限性。偏心性反流与多普勒声束存在角度。还有一个问题是瓣叶膨隆，而不平整，所以在计算PISA时要经过角度修正。此外，TR还受呼吸影响，一般在吸气时（这时血流汇聚最大，而TR速度最低）和呼气时（血流汇聚最小，而TR速度最高）测量多次取平均值（图19.13）。最后还要考虑三尖瓣反流对容量的依赖性（图19.14）。患者的体位、利尿治疗、测量TR的时相都是导致对TR评估变异性比较大的原因。

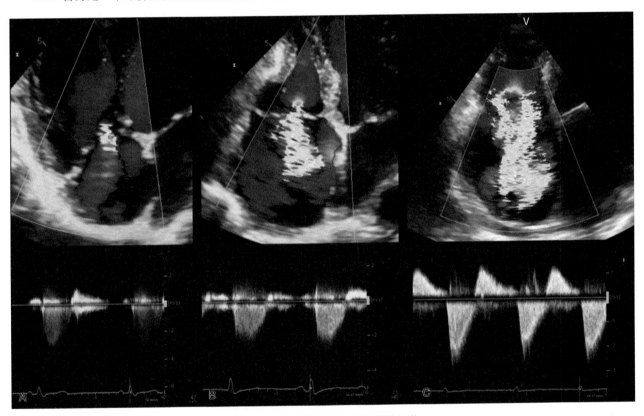

图19.9　三尖瓣轻（左）、中（中）、重（右）度反流的彩色及连续多普勒图像

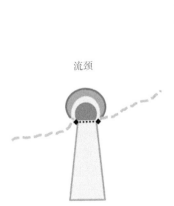

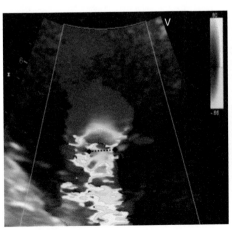

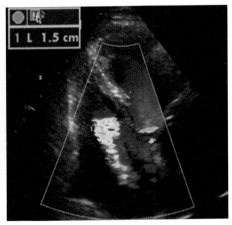

图19.10　二维彩色多普勒显示的三尖瓣反流流颈

三尖瓣反流口不是圆形，限制了 PISA 法的使用。但是 3DPISA 法不依赖于等速表面及反流口的几何假设，可以用于测量 TR 的有效反流口面积，为 TR 严重程度评估独辟蹊径（图 19.15）。

TR 的频谱多普勒反映了收缩期右心房、右心室之间

的压力阶差。连续多普勒显示的 TR 形态首先为这种压力阶差提供了一定线索。一般轻-中度反流的频谱呈现出抛物线型。而在重度反流时，房室压力快速平衡，导致频谱减速时间缩短，呈现出类似于 "V" 字的特征（图 19.9）。

连续多普勒显示的频谱密度也是反流程度的另一个

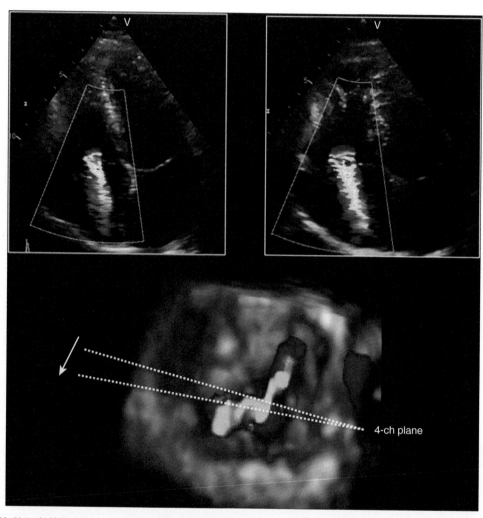

图 19.11　二维彩色多普勒测量 TR 流颈时，探头的角度稍有变化，图像显示变化很大。三维彩色血流图（心室面观）可见功能性三尖瓣反流时流颈类似于裂隙样。白色的虚线是指上方二维图片的角度

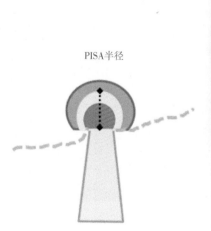

PISA 半径

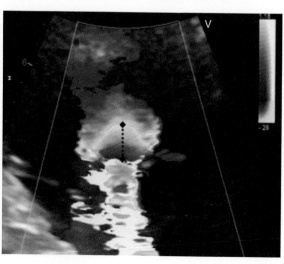

图 19.12　三尖瓣反流通过近端等速表面法（PISA）测量半径。一般心尖四腔切面、胸骨旁长轴、短轴切面均可以获得 PISA 图像。采用降低深度的方法，对目标区域进行放大。尼奎斯特极限一般为 15 ～ 40cm/s。当收缩中期发生第一帧混叠的时候测量 TR 的半径

线索，此外还有右心房室大小、室间隔反常运动、收缩期房间隔突向左心房。肝静脉收缩期逆流也是重度反流的表现。

在临床工作中，超声对TR的评价要包含一系列参数综合分析：二维、三维对瓣膜、右心、间隔运动、下腔静脉的数据，还有多普勒数据。还要注意，使用彩色多普勒时要多角度观察。除了微量和轻度TR，其他的TR应常规采用流颈和PISA半径进行评估（表19.1）。

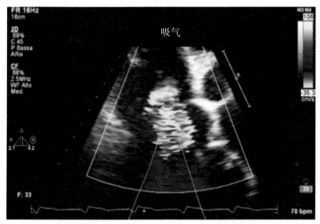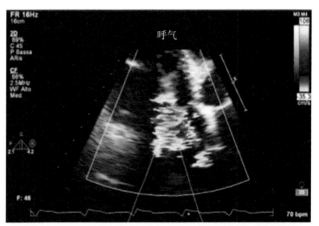

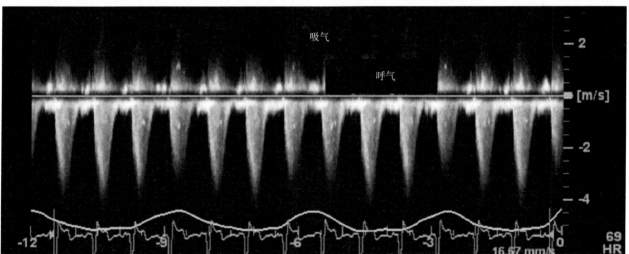

图19.13　彩色多普勒和频谱多普勒显示TR随呼吸变化。三尖瓣反流吸气时加重，呼气时减轻（即所谓的Rivero Carvallo 征）

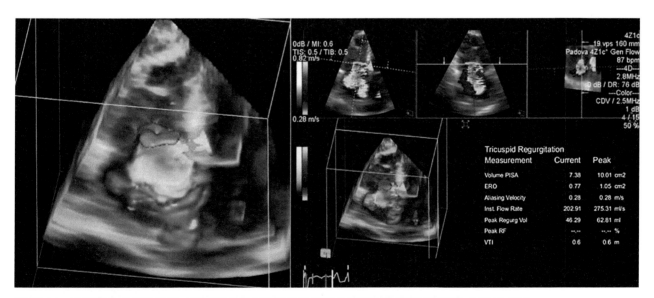

图19.14　三维彩色多普勒显示功能性三尖瓣反流的有效反流口面积在收缩期不断变化（图19.15）

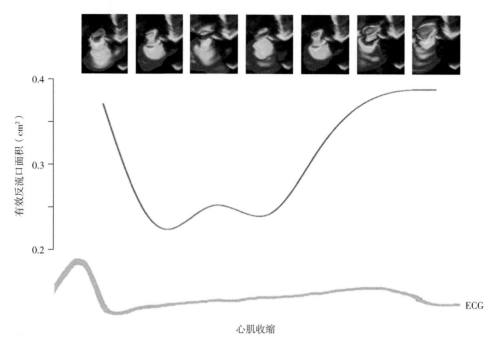

有效反流口面积（cm²）

0.4

0.3

0.2

ECG

心肌收缩

图19.15 采用三维彩色多普勒对三尖瓣反流口面积进行检测。通过对等速表面积的3D重建（上图），显示在心动周期中，有效反流口面积在不断变化（下图）

表19.1	超声心动图对三尖瓣反流程度的评估 *		
参数	轻	中	重
定性指标			
三尖瓣形态	正常/不正常	正常/不正常	不正常/脱垂/较大的闭合缺陷
彩色多普勒显示TR1	小/中心型	中等水平	大的中心型或倒向一边的偏心
TR的连续多普勒频谱	淡/抛物线型	致密/抛物线型	致密/三角形，快速达峰（在极重度TR中峰值＜2m/s）
半定量指标			
反流颈宽度（mm）†	尚未确定	＜7	＞7
PISA半径（mm）‡	≤5	6～9	＞9
肝静脉血流§	收缩期为主	收缩期变钝	收缩期逆流
三尖瓣前向血流	正常	正常	E为主（≥1m/s）¶
定量指标			
有效反流口面积（mm²）	尚未确定	尚未确定	≥40
反流量（ml）	尚未确定	尚未确定	≥45

　*来自Lancellotti P, Tribouilloy C, Hagendorff A等。超声心动图评估瓣膜反流的若干建议。欧洲心脏病学杂志 心血管影像 2013；14:611-644。

　†尼奎斯特极限设定为50～60cm/s

　‡尼奎斯特极限混叠速度为28cm/s

　§除外其他引起收缩期变钝的情况（心房颤动或右心房压力增高）。

　¶除外其他引起右心房压力升高的情况

　∥除非有其他特殊原因，在轻度TR中，右心房、右心室、下腔静脉大小一般正常。收缩末右心室偏心指数＞2提示重度TR。在急性重度TR中，右心室大小一般正常。在慢性重度TR中，右心室一般会扩张。目前公认的右心大小正常值为（心尖四腔切面）：右心室中部≤33mm，右心室舒张末期面积≤28cm²，右心室收缩末期面积≤16cm²，右心室面积变化分数＞32%，二维法测量右心房最大容量≤33ml/m²

　正常下腔静脉内径应小于2.1cm²

第三节　三尖瓣外科手术指征

在所有的心脏外科手术中，三尖瓣（tricuspid valve，TV）手术的患病率与病死率最高。在过去的几十年中，术中超声监测成为常规，从而对TV的评估更加全面，同时在为其他瓣膜行手术治疗时，可以兼顾到TV的情况，使早期干预成为可能。因为TV修复术没有额外增加手术的创伤与风险，所以目前针对TV的手术态度开始改变，从重度反流，到中度反流，甚至对那些未来有反流高风险的患者行预防性手术干预。

大多数三尖瓣反流（tricuspid regurgitation，TR）是功能性的，主要继发于瓣叶牵拉及瓣环扩张，常见于左心（left-side ventricular，LV）疾病及瓣膜病导致

的肺高压（pulmonary hypertension，PHT），从而出现右心重构（图19.16）。表19.2比较了现行美国心脏病学会/美国心脏协会（ACC/AHA）与欧洲心脏协会（ESC）在TR处理上的指南意见。是否应该行及何时行TV修复术取决于以下几个问题：TR的严重程度、右心室的功能、瓣环的大小、临床表现，是否合并PHT或心房颤动。

三尖瓣反流的严重程度

功能性TR的严重程度与RV的前负荷、后负荷、收缩状态有关，而以上均有可能受到麻醉和正压通气的

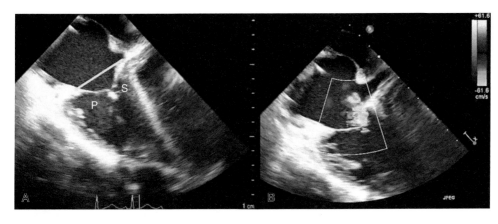

图19.16　功能性三尖瓣反流（TR）。经食管超声食管中段四腔切面显示三尖瓣瓣叶受牵拉（A）从瓣环（黄线）向右室心尖移位（红线），并可见功能性TR（B）。P.后瓣；S.隔瓣

表 19.2 不同情况下，ACC/AHA 与 ESC 指南对比		
	ACC/AHA	ESC
原发性"器质性"TR		
重度TR的症状	等级 II a	等级 I
行二尖瓣手术时伴随中度TR	未提及	等级 II a
继发性"功能性"TR		
行二尖瓣手术时伴随重度TR	等级 I	等级 I
重度TR伴右心衰竭的症状	等级 II a	等级 I
行非二尖瓣手术（如CABG）时伴随重度有症状TR	未提及	等级 II a
行二尖瓣手术时伴随中度TR同时伴随肺动脉高压或三尖瓣瓣环扩张	等级 II b	等级 II a
行左侧瓣膜手术后伴随重度有症状		
单纯TR	未提及	等级 II a
重度单纯TR症状不明显，伴随正常二尖瓣	等级 III	等级 II b

ACC/AHA. 美国心脏病学院/美国心脏协会；CABG. 冠脉搭桥术；ESC. 欧洲心脏协会；TR. 三尖瓣反流
引自Bonow R et al. 2008 focused update incorporated into the ACC/AHA 2006 guidelines for the management of patients with valvular heart disease. Circulation,2008,118: e523–e661. 及 Vahanian A et al. Guidelines on the management of valvular heart disease. Cardiol Eur Heart J,2007, 28:230–268.

影响。所以在心脏外科手术过程中，功能性TR的严重程度是可以变化的。AHA/ACC和ESC均认为在行二尖瓣（Mitral valve，MV）手术时，重度TR是行修补术的指征（Ⅰ类指征）。在MV手术过程中，顺便行TV修补术一般效果较好。但是在冠脉搭桥术（coronary artery bypass graft, CABG）及其他无须打开心脏的手术中，是否应该对重度TR进行修复，指南并未作出明确规定。如果患者有右心衰或肝淤血，出现了与重度TR有关的临床症状，ESC认为应该行手术修复（Ⅰ类指征），而ACC/AHA则列为Ⅱa类指征。而如果TR不是重度，是否应该行TV修复，决心就更难下了。

右心室功能

虽然我们有多种方法测量LV射血分数来决定MV手术时机，但是却没有客观而精确的超声方法来计算RV射血分数，目前其测量往往还只是定性而已。新的技术手段，如三维、应变、应变率，也许能更精确地评估RV功能。但是以RV射血分数为依据来决定TV手术时机，尚未形成定论。虽然目前还缺乏长期随访结果，但是在行MV修复术时同时行TV瓣环成形术对RV重构和TR的进展确实有一定益处。

三尖瓣瓣环扩张

三尖瓣瓣环是一个复杂的3D马鞍状结构，在TV功能中发挥重要作用（图19.17）。三尖瓣瓣环扩张是TR发展的强预测因子及指征是患者预后的重要因素，这种作用独立于MV疾病而存在。

所以，以前那种"处理好左心原发疾病即可，右心疾病无关紧要"的旧观点可能已不合时宜。Dreyfus及其同事总结了1989～2001年行MV手术的311例患者数据。TV瓣环直径是由外科医生直接测量的，遵循从

前隔瓣联合处到前后瓣联合处的原则。当瓣环直径大于正常两倍达到70mm以上时，就施以三尖瓣瓣环成形术（图19.18）。经过平均4.8年随访，行TV修复术的患者较未行修复术的患者TR更小（平均TR分级 0.4 比2.1），围术期一般情况及生存率更高。这篇报道建议行MV手术时，无论TR多少，均应行TV瓣环成形术。ESC的指南也认为行MV修复术时，只要有明显的TV瓣环扩张，无论TR量有多少，均应行TV瓣环成形术（推荐等级Ⅱa）。ACC/AHA的指南同样指出，在行MV手术时，只要有显著的TV瓣环扩张，即使TR没有达到重度，也可以考虑TV修复（推荐等级Ⅱb）。

一般通过经胸超声心动图（TTE）四腔切面或经食管超声心动图（TEE）食管中段四腔切面对TV进行测量。ESC定义的"明显TV瓣环扩张"是指在经TTE四

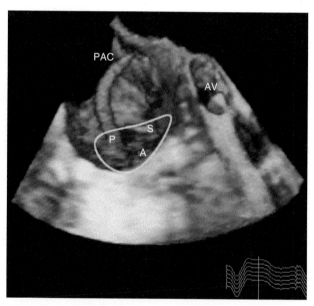

图19.17　三维鞍食管超声心动图全容积重建的"马鞍形"三尖瓣环结构（基于离线软件）

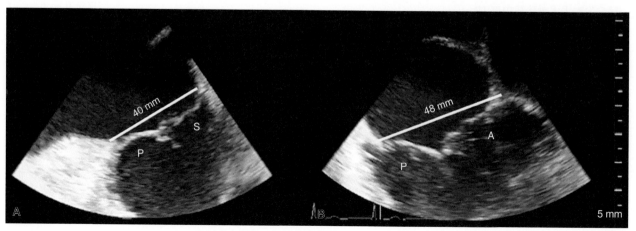

图19.18　三尖瓣瓣环扩张。经食管超声食管中部切面，角度为0°（A）和90°（B）；请注意这两个切面的角度不同。A.前瓣；P.后瓣；S.隔瓣

腔测量大于 40mm，或大于 21mm/m²。Dreyfus 及其同事定义的异常瓣环扩张是指由外科医生直接测量前隔瓣联合处到前后瓣联合处径线大于 70mm。事实上，以上两种测量方式结果并非总能保持一致。主要问题是三尖瓣瓣环并非是圆形，而是存在长短轴。2D TEE 四腔切面也无法保证与以上两个轴平行。而且，探头的位置、RV 重构和负荷状态导致解剖位置的改变都使得 TV 瓣环测量变异性很大。相比而言，3D 超声客观性更好，对描述、测量 TV 瓣环的马鞍状结构可能更可靠（图 19.18 和图 19.19）。

基于前文的讨论，如果行二尖瓣手术时，患者存在显著的三尖瓣瓣环扩张，特别是合并肺动脉高压，那么应该行瓣膜成形术以减少或预防瓣环的进一步扩大。目前 TEE 四腔切面测量结果大于 40mm，是一个被广泛接受的手术标准，但也有些人认为应该更积极一些，可以放宽到 35mm。近来，Benedetto 和他的同事做了一些相关研究。他们将行 MV 手术的患者分成两组，一组 TR 的反流量较大，达到 3 到 4+ 级才行 TV 瓣环成形术；另一组不考虑 TR 的反流程度，只要瓣环大于 40mm 就行手术治疗。第一组，RV 的情况没有好转，而且其中很大一部分 TV 瓣环扩张的患者 TR 与 RV 扩张的情况不断恶化。而另一组则出现了 RV 的逆重构，TR 也没有进一步进展。

二尖瓣术后三尖瓣反流的进展

二尖瓣手术后三尖瓣中 - 重反流的预后很差。如果在二尖瓣手术时没有及时处理 TR，不但对围术期情况有影响，对患者的长期存活率也有负性作用。重度 TR 已明确与不良预后相关。但是对重度晚期有明显临床症状的 TR，处理策略仍有争议。ESC 表示应行 TV 修复术，推荐等级 Ⅱa；但是 ACC/AHA 却持保守态度，可能是因为 MV 修复术后再次行手术纠正晚期重度 TR 具有较高的外科手术死亡率，可达 30%。

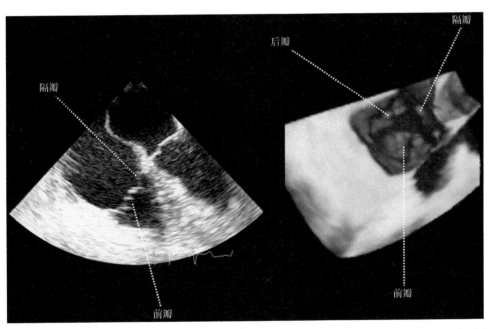

图 19.19　三尖瓣经食管 2D、3D 超声心动图。左侧为经食管中段四腔切面，通常显示隔瓣及后瓣。但是在这例患者中，其实显示的是隔瓣和前瓣。右侧的 3D 金字塔容积成像可以证实这一点。所以使用 2D 超声心动图观察三尖瓣的时候，不要先入为主

第四节　三尖瓣手术操作

功能性三尖瓣反流（TR）往往继发于右心室重构导致的三尖瓣瓣环扩张，而不是瓣叶原发结构异常，如脱垂。所以，外科治疗的常用手段是通过"皱褶"减小三尖瓣瓣环的大小，如使用一系列成形环或缝合。其他旨在减小三尖瓣（TV）瓣口面积的措施包括使其二尖瓣化或边缘缝合，有点类似二尖瓣（MV）的 Alfieri 术式。本节主要介绍外科修复 TV 的各种超声表现。

瓣环成形环

对功能性 TR 来说，置入一个瓣环成形环是最常用修复技术。它将一个 C 型环缝合在瓣环上以减少瓣口面积，防止进一步扩张。一般这个缺口环设计的比瓣环要

小，这样才能起到减小三尖瓣瓣环、促进瓣叶合拢的目的。整个修复过程无须心脏停搏。从解剖角度讲，三尖瓣的隔瓣在室间隔侧，受到室间隔支撑，有点类似二尖瓣的前瓣。所以，瓣环成形术往往沿着前后方向限制三尖瓣瓣环的扩张。同时，为了避免损伤传导系统（例如，房室结，Atrioventircular node，AVN）（图 19.20 A），成形环置入时缺口应对准隔瓣，大小应从隔瓣的一端到另一端（图 19.20B）。

2D 经食管超声心动图（TEE）可见三尖瓣成形环的回声，其周径被切面横断反映为两个高回声的亮点（图 19.21）。因为这个环有缺口，所以 TEE 食管中段四腔切面隔瓣位置只能看到自身瓣环的回声（图 19.21）。3D TEE 就可以把整个三尖瓣成形环尽收眼底了（图 19.22）。

瓣环成形缝合术

最早是 DeVega 及其同事开创了瓣环成形缝合术。该技术就是围着瓣环缝两圈，然后像拉紧布袋口一样，将缝线收紧绑死，这样瓣口就发生了"皱褶"而变小了（图 19.20 C）。相比放一枚坚硬的成形环，这个技术简单、有效、TR 复发率低。从超声心动图上看，DeVega 术后除了三尖瓣瓣环减小了以外，与正常瓣膜相比看不出有什么不同。

二叶化

如前所述，三尖瓣瓣环的扩张一般发生在前后方向，所以二叶化就是把前后瓣联合处带垫片缝合（图 19.20 D），从而使三叶瓣变成二叶瓣，增加瓣叶对合，减小反流。如果前后瓣联合处由于种种原因发生损伤，也可以使用这种办法。如果 TEE 食管中段四腔切面扫查三尖瓣只切到了前叶和隔叶，那就看不出什么异常。但是在食管中段右心室流入-流出道切面，扫查的为前后瓣，这样就可以看到扭曲的闭合线。而在 TEE 经胃短轴切面，可以看到卵圆形的三尖瓣口，而且可以看到缝合线。

边缘缝合

边缘缝合主要用来纠正三尖瓣脱垂，或者作为瓣环成形术的补充。将二个或三个瓣叶的某一部分缝合在一起，形成一种"三叶草"形或某种形状的开口，具体何种形状取决于外科手术的术式和三尖瓣的病理状态。超声心动图的表现取决于缝了哪几个瓣膜，及缝合了瓣膜的哪个位置。如果缝合了联合部，与上面谈到的二叶化表现比较类似。如果缝合比较靠近瓣膜的瓣尖，就形成了一个双孔。如果三个瓣叶的瓣尖被缝合在了一起，从短轴上看，就形成了一个"三叶草"。TEE 食管中段

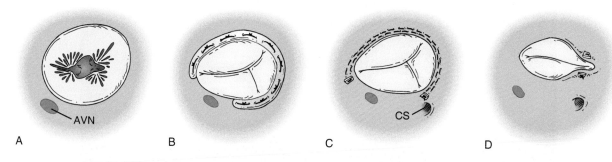

A　　　　　B　　　　　C　　　　　D

图 19.20　三尖瓣修复示例。A. 三尖瓣瓣环扩张。请注意房室结的位置就在隔瓣附近；B. 成形环。请注意环的位置，缺口对准隔瓣以避免损伤房室结；C. DeVega 术式。这里圆形缝合代替了成形环；D. 二尖瓣化。缝合后联合，这样就减小了 TV 瓣口

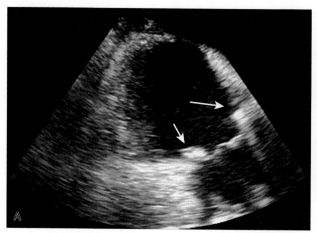
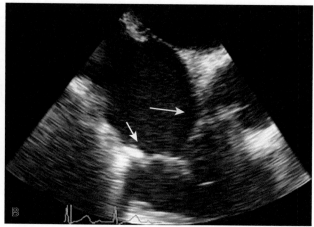

图 19.21　三尖瓣的成形环。A. TEE 食管中段多角度切面显示成形环的二维切面（白箭头）；B. TEE 食管中段多角度切面显示成形环的二维切面（白箭头）。注意三尖瓣的隔瓣部位成形环缺失（黄色箭头）

切面，如果扫查切面正好探及了缝合处，看上去TV活动受限，但是这种情况恰恰就是正常表现。

三尖瓣置换术

在某些情况下，如发生了罕见的三尖瓣狭窄，或三尖瓣的结构实在难以为继(钙化、风湿、类癌、心内膜炎)，实在无法对三尖瓣进行修复，那就只能换瓣了。有些外科医生青睐于生物瓣（图19.23 A和B），因为其

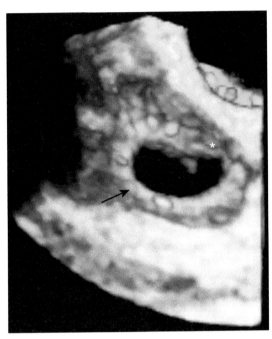

图 19.22　三尖瓣的成形环（箭头）。缺口（星号标志）在隔瓣位置

对三尖瓣的位置来说，足够耐用，同时在低压低阻的右心室中不易形成血栓。但具体使用何种瓣膜，还是要根据TR的病因。例如，一些外科医生认为生物瓣膜较金属瓣膜更容易受到类癌综合征的影响。另一方面，如果患者存在重度肝功能障碍，还是要避免使用金属瓣膜，否则抗凝药物的使用就成了问题。

成功恢复三尖瓣功能的修复术比置换术更受人欢迎，因为在感觉中，后者的并发症和死亡率都比前者要高。但是修复的效果也不总是令人满意。一项涉及315名患者的倾向性分析显示，选择三尖瓣修复或置换，效果并没有什么不同。所以，如果患者修复后反流复发的可能性比较大，那还是建议行三尖瓣置换术。

三尖瓣手术的超声评价

不管是三尖瓣修复术，还是TV置换术，对效果的评价，主要是功能。三维超声心动图对人工瓣或环的解剖、功能评估更为完善，所以对这些患者来说，有更强的治疗指导意义。对术后仍存在的反流，程度的定义很重要。同时，瓣叶的活动情况及是否存在狭窄也是需要标明的。

结论

相比较二尖瓣和主动脉瓣，关于三尖瓣手术及超声表现的文献明显要少。虽然如此，但在三尖瓣修复或置换的围术期，对三尖瓣的超声评估十分重要。只有了解不同外科手术的术式，才能正确识别三尖瓣术后的正常和异常超声表现。

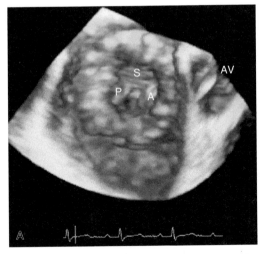
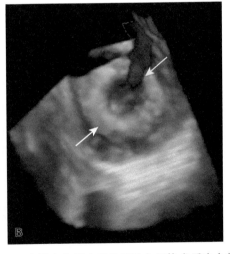

图 19.23　三尖瓣置换。A.生物瓣。A.前叶；P.后叶；S.隔叶；B.三尖瓣生物瓣（黄色箭头）置换术后中心性反流（白色箭头）

（杨 瑛 译）

第 20 章

肺动脉瓣反流

第一节 肺动脉瓣反流的简介和病因

流行病学和病因学

在成年人中，微量的肺动脉瓣反流是一种常见的改变，对不存在器质性病变的肺动脉瓣而言，有40%～78%的个体会出现反流现象。但随着年龄的增长，其严重程度变化较小，通常无须特殊关注，这一点与其他瓣膜不同。然而，严重的肺动脉瓣反流应当引起我们的重视，需要对其进行仔细的评估以明确其潜在的病理生理学机制。

有少数几种器质性病变会导致肺动脉瓣反流，先天性肺动脉瓣异常就是其中之一，常见一个或多个瓣叶的缺失或增加（二叶或是四叶瓣），或因肺动脉狭窄而导致反流。另一大类常见的肺动脉瓣反流见于先天性心脏病修补术后，如法洛四联症、肺动脉狭窄、肺动脉闭锁或者肺动脉瓣缺如综合征，或是Ross手术后（治疗先天性主动脉瓣狭窄或反流）。后天获得性的肺动脉瓣反流较为罕见，主要见于瓣膜黏液样变性、心脏肿瘤（纤维瘤或乳头状瘤）或心内膜炎引起的肺动脉瓣脱垂。除上述病因之外，肺动脉瓣反流最常见的病因还是右心室或者肺动脉的异常所引起的继发性改变，比如特发性的肺动脉瓣环的扩张，伴随肺动脉扩张的肺动脉高压，右心室心肌病及与肺动脉导管操作相关的创伤等。

二维超声心动图评估

与主动脉瓣相同，正常的肺动脉瓣是由三个瓣叶组成的半月瓣，由右心室流出道伸入肺动脉瓣环远端。通常情况下，常规二维超声心动图很难同时清晰的显示全部三个瓣叶，而仅能看到其中的1～2个。幸而在所有患者中，肺动脉扩张是较为容易发现的病变，这在一定程度上可以帮助我们对肺动脉瓣的情况进行初步的了解。

经胸超声心动图

观察肺动脉瓣最佳的切面是心底部主动脉瓣水平胸骨旁短轴切面，能够清晰而完整的显示主肺动脉及其左右分支。将探头从胸骨旁长轴水平向头侧移动，还可以获得右心室流出道切面，但从这个切面评价肺动脉瓣对患者体型有一定依赖。除上述切面之外，剑突下切面也是一个不错的选择，可以清晰显示整个右心室流出道及肺动脉瓣叶。用M型超声也可以记录肺动脉瓣的运动曲线，当患者存在肺动脉高压时，在M型图像上可以见到特征性的"flying W pattern"（飞翔的W征），也为我们提供了其他右心异常的间接证据。

经食管超声心动图

经食管超声心动图也能够被用来评估肺动脉瓣。可用于评估的切面包括：①探头位于食管上段，角度0°～30°，显示肺动脉分叉；②食管中段短轴切面，探头角度40°～60°，逆时针旋转；③胃底切面，探头角度0°～20°，稍向前或向右旋转探头，即可清晰显示右心室流出道和肺动脉瓣顺时针旋转探头至90°～110°亦可；④当探头位于食管上段，角度在70°～90°评估主动脉的同时，也能显示肺动脉和肺动脉瓣。

三维超声心动图评估

在三维全容积成像中，通过胸骨旁流出道切面和右心室冠状切面获得的三维图像均可用于对肺动脉瓣的分析，但因为肺动脉瓣特殊的解剖位置，获得清晰而足以被用于分析的图像有一定的挑战性，因此，不推荐在二维超声评价的基础上增加三维超声的数据。

多普勒超声心动图的评估

彩色血流多普勒成像

彩色多普勒血流成像在肺动脉瓣反流的评价中起到了相当重要的作用（图20.1）。通常情况下，肺动脉瓣反流是一束出现在右心室流出道的逆向血流，出现在瓣膜关闭线之后并指向右心室。不存在器质性病变的肺动脉瓣反流束看起来非常细小、类似于火苗状，源自肺动脉瓣膜关闭线的中点，长度通常小于10mm。而较宽大的反流束则提示肺动脉瓣反流的程度较重，甚至可能存有潜在的结构性心脏疾病。无论如何，反流束的长度高度依赖于肺动脉和右室间的压力阶差。相比于右心导管，当肺动脉和右室舒张末期压力梯度增加时，频谱中反流束面积和长度也有相应程度的增加。同时，这些研究还发现，在不同程度的反流中有相当大的重叠，尤其是先天性心脏病修补术后，比如法洛四联症。另一方面，反流颈宽度在评估肺动脉瓣反流的严重程度上可能更为准确，这一情况在极重度肺动脉瓣反流时尤为重要，因为此时在右心室和肺动脉之间并无明显的压力阶差，且反流的彩色血流束面积和长度都很短。在这种情况下，宽大反流颈结合频谱上的发现，已经足以准确的

评估肺动脉反流的严重程度。但需要引起读者注意的是尽管可以定性鉴别，但尚无明确指南对肺动脉反流颈宽度的标准做出规定。

连续波多普勒

使用连续波多普勒，将取样线置于右心室流出道-肺动脉瓣-肺动脉干，出现于基线之上频谱即为肺动脉瓣反流（图20.2）。伴随心脏舒张期的衰减的微弱的多普勒信号，多提示轻度肺动脉瓣反流。而严重的肺动脉瓣反流表现为密集的多普勒信号，减速阶段曲线斜率较大。在肺动脉瓣反流严重程度的量化研究中，对比连续波多普勒和肺血管造影，100ms的压力减半时间有93%的敏感度和93%的特异度，可据此识别严重肺动脉瓣反流。快速的减速速率通常提示比较严重的反流，但会受包括右心室舒张功能和充盈压在内等几种因素的影响。此外，严重的肺动脉瓣反流通常表现为一个"反复震荡"的正弦波信号，并在舒张中晚期结束，这是因为在肺动脉瓣重度反流的情况下，右心室压力迅速升高，在心脏舒张期结束前就与肺动脉压力相等，反流就此终止，表现为一个提早结束的反流信号（图20.2）。

窦性节律的患者可见心脏舒张晚期的多普勒流入血

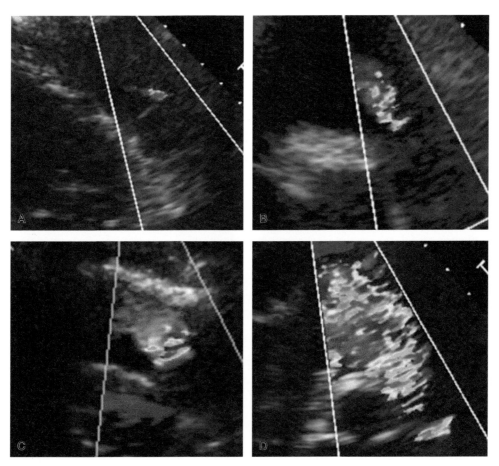

图20.1　彩色多普勒血流成像图。微量（A）、轻度（B）、中度（C）、重度（D）肺动脉瓣反流

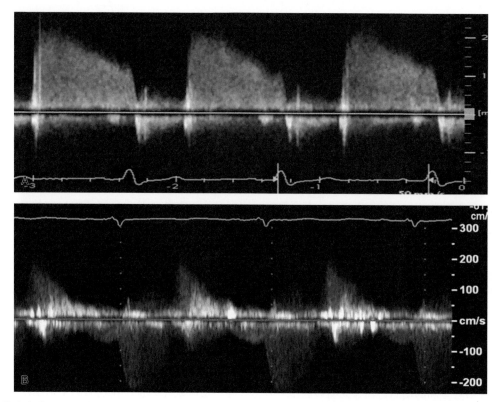

图20.2 连续波多普勒。轻度（A）和重度（B）肺动脉瓣反流，心脏舒张期的提前发生的肺动脉瓣开放

流信号的中断，这提示心脏收缩期的开始。心脏舒张末期肺动脉瓣反流速度也能被用来计算肺动脉和右心室舒张末期的压力阶差，使用改良的伯努利方程，增加一种评估右心房压的方法（RAP）：

肺动脉舒张压（PADP）=RAP+4（V PR)^2。

在右心导管插入时超声心动图描记连续波多普勒的对照研究中，发现当肺动脉压力增加时，肺动脉瓣反流流速更高，舒张压峰值梯度渐变，＜15、15～30、＞30mmHg能够分别被用来区分轻度、中度或严重的肺动脉高压患者。

脉冲多普勒

肺动脉脉冲多普勒的正反向血流可用来计算肺动脉反流容积和反流分数。正反比的速度时间积分能够用来测定反流量，其结果与心脏磁共振具有一定的可比性。无论如何，反流定量的精确评估受限于测量肺动脉瓣环的误差和右心室流出道的动态特性，肺动脉瓣反流容积和反流分数的标准还没有得到很好的验证。

肺动脉瓣反流严重程度的分级

直接评估

肺动脉瓣反流是严重的瓣膜关闭不全的罕见形式，仅占所有严重反流者的1.6%。和其他的瓣膜反流对比，肺动脉瓣反流严重程度的等级指导标准已经

确立。由于目前准确描述肺动脉瓣反流严重程度的数据有限。所以，目前采用一个结合定量、定性和间接证据的半定量方法来评估肺动脉瓣反流的严重程度（表20.1）。

间接评价

在无肺动脉高压的情况下，右心室的大小和功能可以作为评估肺动脉瓣反流严重程度的间接指标。在严重的肺动脉瓣反流所致的右室容量负荷过重情况下，右心室扩张，运动减弱，舒张期房间隔扁平。此外，其他几个现象也能够提示严重肺动脉瓣反流的存在，比如三尖瓣提前关闭，肺动脉瓣全舒张期的逆流，肺动脉瓣提前开放，肺动脉瓣反流呈层流，肺动脉瓣反流射流的低峰速率。在系统评估肺动脉瓣反流的严重程度，特别是未能找到直接证据时，应该仔细寻找这些线索，准确评估瓣膜病变。

肺动脉瓣反流的外科治疗

严重肺动脉瓣反流的患者，如果NYHA分级为Ⅱ级或Ⅲ级，肺动脉瓣换瓣手术指征是明确的。无症状的患者，外科是否进行干预主要取决于患者右心室的大小和功能改变，或由反流分数决定。肺动脉瓣换瓣术常用的术式包括同种瓣膜移植或者异种瓣膜移植，以期术后可以最小化室性心动过速并改善右心血流动力学。

表 20.1　肺动脉瓣反流严重程度

指标参数	轻度	中度	重度
肺动脉瓣形态	正常	正常或异常	异常
彩色多普勒血流			
反流束长度*	短 <10mm	中	长
反流束宽度*	<1/3 右心室流出道直径	>1/3 和 <2/3	>2/3 右心室流出道直径
射流束	细小	中	宽
CW			
反流束密度	稀疏	密集	非常密集
减速率*	慢	变异减速	陡峭
PHT*	>100ms	>100ms	<100ms
PW			
RF/% 反流†	<45%	45% ～ 50%	>50%
肺循环流量	轻微增加	增加	明显增加
直接证据			
右心室大小	正常	正常或增大	增大
右心室功能	正常	正常或降低	降低
			心脏舒张期房间隔扁平
肺动脉发现的情况	正常	不确定	全舒张期反流‡
三尖瓣发现的情况	正常	正常	提前关闭

* 依赖于右心室和肺动脉的驱动压

† 反流容积的边界值不甚明确

‡ 必须将动脉导管未闭区别开来

改编自 Zoghbi WA，Enriquez-Sarano M，Foster E，et al. Recommendations for evaluation of the severity of native valvular regurgitation with two-dimensional and Doppler echocardiography. J Am Soc Echocardiogr，2003，16:777-802.

CW. 连续多普勒；PW. 脉冲多普勒

第二节　肺动脉瓣反流：半定量评估

引言

微量肺动脉瓣反流在正常的心脏中很常见，其发生率在 5% ～ 78%，但通常情况下，成年人不应存在病理性的肺动脉瓣反流。超声心动图评估肺动脉瓣反流程度的精确性稍逊于其他瓣膜，这与重度肺动脉瓣反流的发病率较低有直接关系，有文献表明，在所有重度的瓣膜反流性病变中，肺动脉瓣反流仅占 1.6%。

综述

当合并其他瓣膜病变时，肺动脉瓣反流的评估包括三个基本因素：①确定肺动脉瓣反流的机制；②确定肺动脉瓣反流的严重程度；③评估肺动脉瓣反流对心腔的影响，主要是右心室和主肺动脉。评估肺动脉瓣反流严重程度的最优选择是多普勒超声心动图，而肺动脉瓣反流的机制及其对心腔的影响则更多依赖于二维和三维超声心动图。

美国心脏病学会和美国心脏协会关于心脏瓣膜病指南对肺动脉瓣反流的问题描述较少。美国超声心动图协会关于肺动脉瓣反流严重程度的规范评估包括：肺动脉瓣解剖结构的评价、右心室大小、彩色多普勒所见肺动脉瓣反流束的大小、频谱多普勒反流束的强度、持续时间和减速速率，此外还有肺循环和体循环流量的比值。其他反映肺动脉瓣反流严重程度的参数还包括三尖瓣关闭和肺动脉瓣开放的时间，肺动脉全舒张期逆流，肺动脉瓣反流束低的峰速和层状的逆流。超声心动图评估肺动脉瓣反流严重程度的标准详见表 20.2、图 20.3 和图 20.4。

表20.2　严重肺动脉瓣反流的标准			
	参数	中度肺动脉瓣反流	重度肺动脉瓣反流
彩色多普勒	射流束长度和面积	增强	可以短
	射流湍流	紊乱	层状射流
	流颈	宽	非常宽
连续多普勒	射流密度	密	非常密
	减速斜率	短	非常短
	提前中断的逆流	可以没有	典型出现
	往返血流	不存在	存在
	肺动脉瓣反流的峰值速度	正常	低
	提前开放的肺动脉瓣	无	有
	提早关闭的三尖瓣	无	有
脉冲多普勒	反流量	<60ml	≥60ml
	反流分数	<50%	≥50%
	肺动脉全舒张期的逆流	无	有
其他方面	右心室和肺动脉内径	右心室和肺动脉内径随肺动脉瓣反流严重程度和病情的进展而逐渐增加	

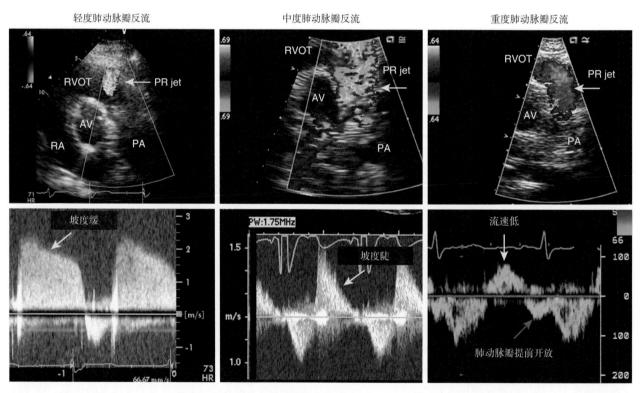

图20.3　彩色和频谱多普勒显示肺动脉瓣反流。经胸短轴切面观察在主动脉瓣水平显示彩色多普勒（上排）和频谱多普勒（下排）发现轻度、中度和重度肺动脉瓣反流。轻度肺动脉瓣反流：彩色多普勒，反流束是小的（箭头），流颈是窄的。频谱多普勒，肺动脉瓣反流束的斜率相对平坦（箭头）中度肺动脉瓣反流：彩色多普勒，反流束大而紊乱（箭头）而频谱多普勒反流束的斜率是陡峭的（箭头）重度肺动脉瓣反流：彩色多普勒，反流束是层流式的，历时短暂（箭头），频谱多普勒，有很低的反流束的峰值流速（黄箭头）和提前开放的肺动脉瓣伴随舒张晚期异常的前向血流。RVOT.右心室流出道；PRjet.肺动脉瓣反流束；AV.主动脉瓣；RA.右心房；PA.肺动脉

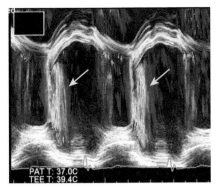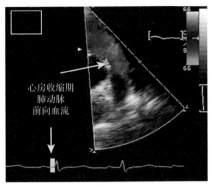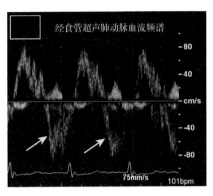

图20.4　严重肺动脉瓣反流的间接征象。A.彩色M型超声模式下，肺动脉瓣反流束反常中止于舒张早期（箭头），而肺动脉瓣反流程度稍轻视，肺动脉瓣反流持续整个舒张期；B.经胸主动脉瓣水平短轴切面彩色多普勒可以看到在心房收缩期反常的前向血流通过肺动脉瓣，表明肺动脉瓣提前开放，起因于严重肺动脉瓣反流增加的右心室压力；C.经食管超声心动图（TEE）频谱多普勒追踪描记显示肺动脉反常的全舒张期逆流（箭头）表明严重肺动脉瓣反流

肺动脉瓣反流的机制

标准的肺动脉瓣是半月形的三叶瓣，位于主动脉瓣前上方稍靠左。瓣叶很薄且非常柔软，因此，肺动脉瓣是在成像方面最具挑战性的瓣膜。肺动脉瓣反流先天和后天的病因已经在之前的章节详细地讨论过，包括最常见的严重的肺动脉瓣反流的病因，像良性肿瘤和法洛四联症外科手术修补后肺动脉狭窄。肺动脉瓣反流的主要机制包括瓣叶扭曲形变和（或）肺动脉瓣环的扩张。

当评估肺动脉瓣反流时，应同时评估右心室流出道、肺动脉瓣和肺动脉。经胸超声心动图（TTE）比经食管超声心动图（TEE）能更好地显示瓣膜前方的情况。2D TTE和TEE都只能显示肺动脉瓣的长轴图像。对于经胸超声心动图，主动脉瓣水平胸骨旁短轴切面和剑突下切面显示肺动脉瓣反流最为直观。

经食管超声心动图在经食管中段和经胃切面，角度约60°时能够显示肺动脉瓣和肺动脉，而三维经胸超声心动图和经食管超声心动图能获得肺动脉的短轴切面。

肺动脉瓣反流严重程度的半定量评估

彩色和频谱多普勒超声心动图是定量肺动脉瓣反流严重程度的主要方法。当伴随其他瓣膜的反流时，肺动脉瓣反流的严重程度取决于反流口的大小、反流量和跨瓣压差（在肺动脉瓣反流的情况下，肺动脉瓣和右心室之间的舒张期的压力阶差）。

在某种程度上，当反流量和肺动脉瓣反流严重程度增加时，反流口的大小和反流束的湍流也同样增加。不管怎样，反流口变大时，肺动脉和右心室间压力阶差的快速消失使反流提前结束（心脏舒张晚期前）。需要注意的是肺动脉瓣反流不仅影响平均压的比率，压力阶差的消失也可被低的舒张期肺动脉压和（或）高的右心室

舒张压调节，这非常重要。所有这些彩色和频谱多普勒成像获得的参数共同组成了肺动脉瓣反流评估半定量的基础。

历史上，心脏导管检查是确认超声心动图中肺动脉瓣反流最主要的研究手段，但最近已经被心脏磁共振取代。

彩色多普勒

彩色多普勒是影响最广的评估肺动脉瓣反流的方法，典型的肺动脉瓣反流束见于舒张期右心室流出道，在正常的心脏中是狭窄或是细长的，并起源于肺动脉瓣叶的中心。

反流束长度

最初的研究建议反流束的长度小于10mm为轻度。理论上，更严重的肺动脉瓣反流应该与更长的反流束相关。可是，反流束的长度并不是一个可靠的评估肺动脉瓣反流严重程度的参数，因为舒张期肺动脉瓣反流的突然中断可以导致相对短的肺动脉瓣射流。而且，最不可能的是，较严重的肺动脉瓣反流，直接喷射的长度能在胸骨旁经胸超声切面看到。

射流束的面积

对法洛四联症修补术的住院患者肺动脉瓣反流严重程度的等级划分，目前采用反流面积与体表面积的比值，已有文献表明，这一参数与血管造影术间有很好的相关性。但是，对于射流束面积，目前依然没有一个经过验证的标准，用于界定肺动脉瓣反流的严重程度上。在此需要再次强调，对于重度肺动脉瓣反流，肺动脉和右心室之间的压力阶差在舒张早期迅速消失，也表现为一个面积较小的彩色多普勒反流束，不应将这种反流面积的反常缩小误认为肺动脉瓣反流程度的减轻。

反流束的湍流与层流

中度肺动脉瓣反流典型地以湍流射流为特点。重度肺动脉瓣反流时，舒张期肺动脉和右心室间的压力阶

差迅速消失，肺动脉瓣反流的射流变成层流。这貌似矛盾其实发现是一个重要的肺动脉瓣反流严重程度的标记。

流颈

流颈宽度在其他瓣膜病变中，都可以用于评价反流的严重程度，但在肺动脉瓣反流上还没有经过确认。当流颈很宽时，即使彩色多普勒射流束面积很小，支持严重肺动脉瓣反流的诊断。

连续波频谱多普勒

所有评估肺动脉瓣反流严重程度的超声心动图的检查都应包括连续波频谱多普勒（CW）检查，但这是一个半定量的评估方式，其具体参数应包括信号的密度、减速率以及反流束终止的时相。

反流束密度

理论上说，严重的肺动脉瓣反流应该与密集的频谱有关。可是，还没有公认的方法证明反流束密度能完全量化肺动脉瓣反流。

减速斜率

舒张期多普勒信号的快速的减速斜率仅是肺动脉瓣反流严重程度的粗略估计，因为尚缺乏经过重复验证，能够反映不同程度的肺动脉瓣反流程度的减速斜率临界值，虽然重度肺动脉瓣反流导致肺动脉瓣反流射流的减速斜率通常较快，不是所有的快速减速斜率都表示严重的肺动脉瓣反流。这是因为减速斜率依赖于反流口的大小和舒张期肺动脉与右心房的压力梯度，因此肺动脉舒张压低和（或）右心室舒张压高的住院患者，斜率加快不应看作存在严重的肺动脉瓣反流。

早期反流的中断

严重的肺动脉瓣反流以多普勒血流逆向频谱的早期中断为特征，与舒张晚期不同，重度肺动脉瓣反流通常结束于舒张中-晚期。可是，并非所有早期的肺动脉瓣反流射流的中断都提示严重的肺动脉瓣反流，这种现象也可以出现在不存在严重肺动脉瓣反流的有低的肺动脉舒张压和（或）升高的右心室舒张压的患者。

往返的血流

有非常严重肺动脉瓣反流的患者，几乎没有实际通过肺动脉的前向血流；大部分血流仅在肺动脉水平循环（舒张期逆向，收缩期前向）。因此有严重肺动脉瓣反流的患者，在CW多普勒上表现为一个典型的正弦曲线样的"往返的"频谱形态。

肺动脉瓣反流的低峰流速

严重肺动脉瓣反流的另一个标志是低的峰值流速，即前文描述的往返血流模式。

提前的三尖瓣和肺动脉瓣启闭

三尖瓣提前关闭和肺动脉瓣提前开放是可见的严重

肺动脉瓣反流的多普勒超声心动图的标志，反映了右心室压力的升高。

脉冲多普勒（PW）

当肺动脉瓣反流束不甚显著时，脉冲多普勒的记录能用于评估肺动脉瓣反流的严重程度，其评估方式与连续多普勒类似。

肺动脉瓣脉冲多普勒测定反流分数

脉冲多普勒可以用于粗略地估计肺动脉瓣反流分数，靠描计逆流和前向的单独的流速变化图获得各自的速度时间积分（VTIs）。假设在心脏收缩和舒张期，肺血管直径不变，逆向的VTI（反流量的测量）与前向的VTI（全部心搏量的测量）的比值，表示反流分数。理论上，0.5以上提示严重肺动脉瓣反流（也就是，反流分数≥50%）。然而，这种评价方式并没有经过验证的临界值。而且，这种方法不能用在伴有肺动脉瓣狭窄的患者，因为有狭窄后的湍流影响前向血流速度。

通过比较肺循环/体循环流量比评估反流量和反流分数

对于肺动脉瓣反流的患者，心脏收缩期通过右心室流出道（RVOT）的前向血流标志着整个心搏量（TSV）。如果患者没有严重的主动脉瓣反流，没有分流，那么心脏收缩期通过左心室流出道（LVOT）的前向血流代表着净搏出量（NSV）。TSV于NSV之差代表着反流量。

通过超声心动图的方式能够分别计算RVOT和LVOT的搏出量（TSV和NSV），在收缩期测量流出道直径，并据此计算流出道横断面的面积（A），[A=(0.5d)$^2 \times \pi$]，然后乘以收缩期的VTI，即可得出反流量和反流分数。

$$反流量=TSV-NSV$$
$$反流分数=反流量/TSV$$

尽管这些计算是可行的，但其临界值还没有经过验证。这种方法主要的局限性在于计算右心室流出道的直径，但超声心动图反流分数的计算结果仅与心脏磁共振得到的测量值呈中度相关。

肺动脉全舒张期逆流

一般地，脉冲多普勒描计的肺动脉血流频谱包含了一个收缩期较大的前向成分和一个限于舒张早期较小的反向成分。当肺动脉瓣反流严重程度增加时，肺动脉逆流的持续时间也随之延长。因此，对于重度肺动脉瓣反流，脉冲多普勒可见有代表性的全舒张期肺动脉的逆流频谱。这一点与重度主动脉瓣反流时，在与胸主动脉和腹主动脉可见全舒张期逆流类似。

M型超声心动图

肺动脉瓣反流评估中M型超声心动图仅有历史价

值。然而，基于其极好的时间分辨率，M型超声可以准确定时某些心脏事件。比如，彩色M型超声能够精确的显示重度肺动脉瓣反流时，局限于舒张早期时长较短的反流束。

最近有学者利用非线性回归的方法，提出了一个基于M型超声心动图评估（肺动脉反流分数PRF）的指标——PRIME。从胸骨上窝切面描计右肺动脉的M型超声，并测量其内径在收缩期的最大值和舒张期的最小值。PRIME值超过1.21能够预测PRF超过25%的患者。这种计算方式与心脏磁共振的比较有一定的精确性，但其重复性还需其他研究加以验证。

肺动脉瓣反流对心腔的影响

长期肺动脉瓣反流与肺动脉和右心室的扩张有关。肺动脉扩张既可以导致严重的肺动脉瓣反流，也可以是严重肺动脉瓣反流的结果。右心室扩张，舒张期室间隔扁平（右心室容量负荷过重的标志）是严重的长期肺动脉瓣反流非特异性的表现。相反的，正常大小的右心室可以排除严重的慢性肺动脉瓣反流。

（杨　瑛　杨　剑　译）

第 21 章

人工瓣

第一节　人工瓣：简介

目前，瓣膜性心脏病在世界范围内的发病率依然居高不下，虽然修复技术已经相当成熟，但仍有一定数量的患者需要接受瓣膜置换。体格检查在某些时候能够提示人工瓣膜出现问题，但综合了血流动力学评价的影像学检查更为重要。（多普勒）超声心动图是目前无创评价人工瓣功能的首选方式。2009 年，ASE 首次出版了关于人工瓣的（多普勒）超声评价指南，并被 AHA、ACC、欧洲超声心动图学会和其他学术组织所接受。本节主要讲解人工瓣功能评价中的一般原则，对其置入部位等方面的内容不作过多讨论，相关内容将在后续章节中详细说明。

概述

在过去的 50 年中，我们研制了各种类型的人工瓣，致力于改善血流动力学、延长使用寿命及减少并发症。然而，十全十美的人工瓣并不存在，任何一种瓣膜都有功能衰竭的风险。目前临床所置入的机械瓣主要分双叶瓣和碟瓣，而生物瓣则分为有支架的猪心包瓣、无支架的猪心包瓣以及来自于其他患者遗体的同种瓣膜。图 21.1 和图 21.2 展示了部分人工瓣的实物和超声图像。ASE 指南强调了对人工瓣功能准确评估的重要性，并详细介绍了体格检查、症状、血压、心率、身高、体重、体表面积等在诊疗过程中必须采集的基本信息（表21.1）。需要指出的是，单纯依靠身高、体重和体表面积，并不能有效指导人工瓣尺寸的选择，事实上，单独应用体表面积筛选可能会增加瓣膜不匹配的可能性，因为当患者过于肥胖，其升高的体重指数与心排血量的增加并不完全成比例。瓣膜置换手术的日期、置入瓣膜的型号、大小等也都是需要关注的信息，尤其是后者，因为瓣膜的尺寸在某种程度上决定了术后血流动力学的基础状态。当然，有条件时，我们应该注意保存患者的电子病历和超声心动图报告，这些资料在其后续的检查随访中也有重要意义。

目前推荐采用经胸超声心动图对人工瓣进行多角度观察，并着重观察人工瓣的运动，辅以多普勒超声测定跨瓣血流速度、压差以及有效瓣口面积。需要了解的是，经胸超声心动图能从更多角度提供瓣膜血流方面的相关信息，并评估双侧心室功能及肺动脉压，而经食管超声心动图（TEE）存在一定的角度误差，对血流动力学的检测稍逊一筹，因此，经胸超声心动图是评价人工瓣置换术后的首选方案。当怀疑瓣膜本身出现问题时，可考虑选用 TEE 明确碟盘的运动情况，是否形成血栓等，或者评价反流的严重程度以及机制等（框 21.1）。此外，经食管超声心动图对二尖瓣的显示较好，对主动脉瓣和其他瓣膜的成像较差。随着实时三维超声心动图的进展，我们可以实时观察整个人工瓣的运动（图 21.3），以及是否形成血栓和瓣周漏的严重程度。此外，由于人工瓣膜都会造成轻度的瓣膜狭窄，因此在术后尽早获取跨瓣流速及压差等基线数据尤为重要，虽然理论上说，术后 2 ～ 3 个月血流动力学稳定后再行超声检查比较合理，但考虑上述因素，通常在出院前即进行超声检查。当然，如心室功能、是否存在心包积液等其他临床信息也非常重要，应当注意收集。

人工瓣功能评价的一般流程

几乎所有的机械瓣都会伴有生理性反流，而生物瓣的反流相对较少。侧倾碟瓣和双叶碟瓣在自身设计上就会出现缝隙，造成反流（图 21.1）。通常来说，评估自体瓣膜时应用的方法都可以用于人工瓣的评价，但是必须记住以下两条原则：第一，必须严格区分人工瓣的生理性反流和病理性反流；第二，经胸超声能检出的反流

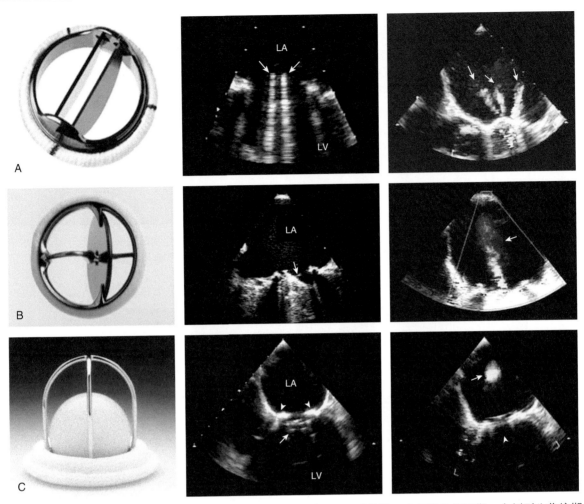

图21.1 不同类型机械瓣的超声心动图表现。A.双叶瓣；B.单叶瓣；C.球笼瓣。中间列为舒张期，右侧列为收缩期。舒张期的箭头示机械瓣对后方结构的遮挡效应，收缩期箭头示正常的生理性反流

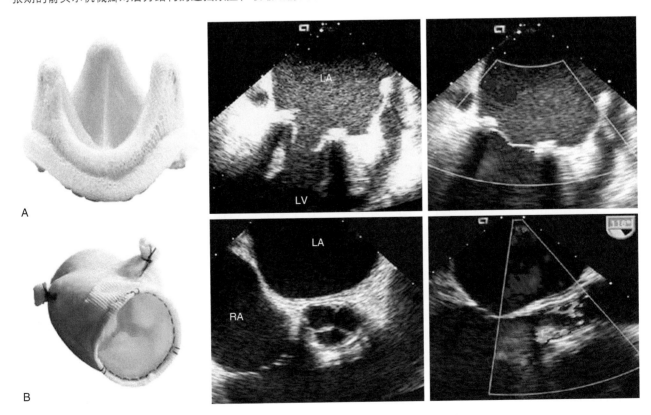

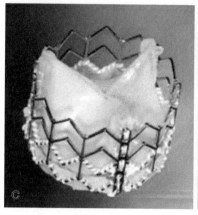 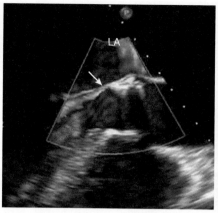 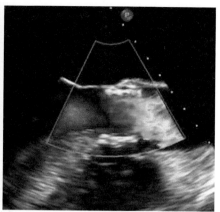

图21.2 不同类型生物瓣的超声心动图表现。A. 有支架；B. 无支架；C. 经皮置入的生物瓣。中间列为舒张期，右侧列为收缩期。其中无支架瓣膜经主动脉根部支持技术置入。箭头示经皮技术置入之后轻度瓣周反流

三维超声心动图

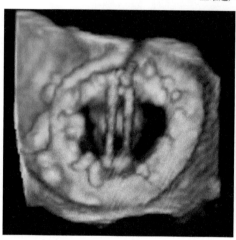 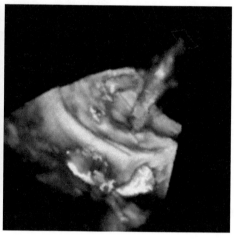

双叶瓣　　　　　　　　　　　　　　　人工瓣反流

图21.3 三维超声心动图显示二尖瓣位机械瓣及其反流（左心房面观）

与人工瓣膜位置有关（图21.4）。当检查二尖瓣或三尖瓣时，机械瓣的后方（心房侧）会形成声影，影响图像质量和测量，此时就需要TEE来帮助观察瓣膜反流的程度和有无相关解剖结构的异常（图21.5）。TEE检查提示可能存在问题的征象包括：高速的前向跨瓣血流（偏高的E峰和DVI比值）、左心室每搏量偏小、明显的肺动脉高压等。

与自然瓣膜相比，人工瓣本身就有一定程度的狭窄，其压差的估计要结合瓣膜尺寸、类型和血流速度综合判断，这也是文献中报道的人工瓣压差正常范围如此之大的原因。通常来说，人工瓣的跨瓣压差采用Buenolli方程$PG=4V^2$来计算，在取样线与血流之间的夹角<20°时，这一数值与导管测得数据的相关性较好。随着血压的回升和瓣膜本身设计的原因，多普勒超声测得的压差可能偏高，这一点在双叶碟瓣或者是瓣膜尺寸偏小，而患者又存在高动力状态时表现尤为显著。双叶碟瓣因自身结构所限，两个碟盘之间预留的空隙本

就小于自然瓣，因此会高估跨瓣压差，根据公式估算的有效瓣口面积则会相对偏小，但这一误差已被学界认可和接受。

我们采用多普勒速度指数（Doppler Velocity Index，DVI）来评价二尖瓣/主动脉瓣人工瓣的功能，前者是对连续性方程的简化，指人工瓣与左心室流出道速度-时间积分（VTI）的比值。对人工主动脉瓣而言，$DVI=VTI_{LVOT}/VTI_{PrV}$，对监测人工瓣是否发生狭窄有很重要的意义，这一参数不依赖于左心室流出道和人工瓣的大小，因为二者之间存在线性的内在关系。由于跨人工瓣的血流加速，这一指标在正常情况下大于0.25。

对于人工二尖瓣，DVI的计算和主动脉瓣相反，$DVI=VTI_{PrV}/VTI_{LVOT}$，通常小于2.2，否则应怀疑是否存在人工瓣的狭窄或反流，因为无论人工瓣发生狭窄或反流，VTI_{PrV}都会增大，而VTI_{LVOT}在人工瓣反流时则会减小。

表 21.1	人工瓣功能评价中的重要参数
	参数
临床信息	瓣膜置换的日期
	人工瓣的型号和尺寸
	患者的身高、体重、体表面积
	症状和其他有关发现
	心率、血压
瓣膜的影像学特点	瓣叶运动情况，声影
	瓣叶有无钙化、人工瓣结构有无异常回声
	成形环的完整性和运动情况
多普勒超声心动图	血流束的形态
	峰值流速和压差
	平均压差
	速度 - 时间积分
	多普勒速度指数
	二、三尖瓣的压力减半时间（PHT）
	有效反流口面积（EROA）
	反流束存在与否、位置及严重程度
既往术后报告	仔细对照上述参数有无变化

人工瓣的并发症

　　术后早期出现的瓣膜功能不全应考虑与感染或手术过程本身相关。钙化斑的清除、反复的瓣膜手术、患者过于年长等因素都可能增加术后瓣周漏的发病风险。而晚期瓣膜功能不全则与置入人工瓣的型号、使用寿命、是否有血栓和患者自身因素（是否患感染性心内膜炎等）相关。血栓的发病风险则与瓣膜类型和患者自身因素有关，通常来说，金属瓣发生血栓的风险更高，但由于这部分患者通常接受适当的抗凝治疗，因此致命性血栓的发病率也很低。此外，无论是金属瓣还是生物瓣，都会在瓣膜和自身组织间生长血管翳，引起进行性的阻塞。对生物瓣而言，瓣膜自身老化导致的狭窄/反流依然是其最常见的并发症。超声心动图，尤其是经食管超声心动图则是评估这些并发症有力的工具，对于有瓣膜血栓的患者而言，TEE 不仅能够准确测量血栓大小，还能够帮助确定后续治疗策略，究竟是使用溶栓剂或再次手术。

框21.1	经食管超声心动图评价人工瓣功能的适应证
瓣膜反流：严重程度和病因（二、三尖瓣优于主动脉瓣）		
怀疑卡瓣：评价瓣叶运动、明确血栓或血管翳		
评价相邻结构异常：赘生物、血栓、环形脓肿、假性血管瘤、心耳血栓、瘘		
经胸超声心动图无法评价		

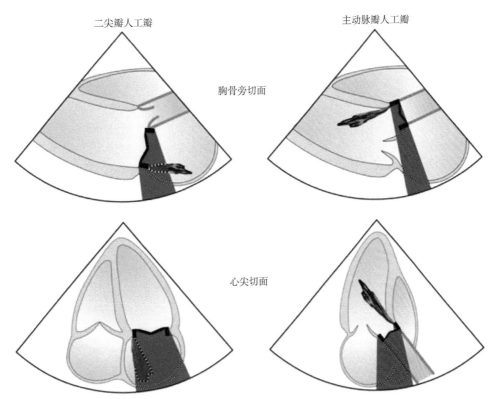

图 21.4　经胸超声心动图观察机械瓣时声影的位置及其对后方结构的遮挡效应。二尖瓣比主动脉瓣遮挡的范围更大

经胸超声心动图   经食管超声心动图

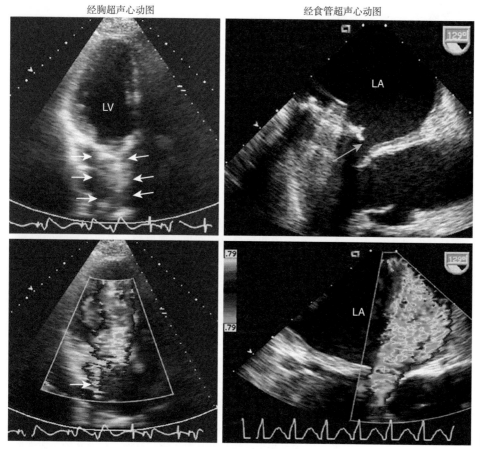

图21.5　经胸超声心动图和经食管超声心动图评价严重二尖瓣瓣周反流的对比，经胸超声心动图上，机械瓣产生的声影明显遮挡了反流束的成像（白色箭头）。而经食管超声心动图则充分显示了瓣叶对合不良及重度反流（绿色箭头）

导管室的影像学检查：瓣膜置换还是修复

在过去的10年里，随着导管介入技术的发展，超声心动图已成为瓣膜性心脏病介入治疗中不可缺少的组成部分，超声医师也因此成为介入治疗团队中的一员。"介入影像学"已经成为结构性心脏病介入治疗中的核心部分，包括经皮主动脉瓣置换术（TAVI）、二尖瓣钳夹术（Mitral Clip）、瓣周漏封堵术等多项操作，在这些手术中，TEE在指导操作中的作用十分关键，尤其是二尖瓣钳夹术或瓣周漏封堵术。目前，评价TAVI术中主动脉瓣的反流程度还存在一定的疑问，包括确定瓣周漏的数量和严重程度。这也是未来的研究方向。

总结

多普勒超声心动图是目前评价自然瓣和人工瓣功能的影像学方法之一，但对人工瓣的评价更为复杂，对不同型号和尺寸瓣膜的观察性研究结果表明，术后人工瓣都存在轻度狭窄的表现。此外，患者的心脏病史也非常重要，我们应该认真记录置入瓣膜的型号和尺寸，以便将来连续评价瓣膜功能。目前，实时三维超声心动图的发展为评价人工瓣功能开辟了新的思路，在我们初次观察瓣膜时，就能提供完整的瓣膜装置和瓣环的运动信息，这对指导介入手术有着十分重要的价值。

第二节　人工瓣的分型及其流体力学特点

据统计，2003年全球共有290 000名患者接受了人工瓣膜置换，到2050年，这一数字将成倍增长，甚至超过850 000。一般来说，一个理想的人工瓣应该能够完美替代患病的自然瓣膜，具有相似的血流动力学特性、有较长的使用寿命、能抵抗血栓的生长且易于置

入。遗憾的是，这样完美的瓣膜并不存在，现在临床中使用的各种瓣膜，都存在着不同的内在缺陷，尽管在过去的几十年中，人工瓣膜的制造工艺取得了突飞猛进的发展，但瓣膜置换手术依然不能解决患者的所有问题，相反人工瓣膜引起的并发症还可能危及生命。幸运

的是，大多数并发症是能够预防的，且通过术前详细的评估，为每一位患者选择最合适的人工瓣并制定完备的术后治疗和随访方案、能够把并发症的发病风险降到最低。基于以上分析，超声心动图是随访评估人工瓣功能中最常用的检查手段之一，总体来说，评估的流程应遵循评估自然瓣时的基本原则，但对于不同类型的人工瓣，应针对各自的流体力学特点详加区分。

人工瓣的不同分型

瓣膜置换术是严重不可修复性瓣膜性心脏病的首选治疗方案。目前外科术中所使用的人工瓣主要分为两大类：机械瓣和生物瓣。其中带支架的生物瓣是使用最多的一种，随后是无支架的生物瓣、同种生物瓣、尸体生物瓣。在过去的 10 年中，美国主动脉瓣置换所使用的人工瓣完成了从生物瓣向机械瓣的转化，同时，经皮主动脉瓣置换术（TAVI）已经成为高危重度主动脉瓣狭窄患者可选的手术方案。截至目前，全世界范围内已有约 1000 人接受了经皮主动脉生物瓣置换术。

外科手术中使用的人工瓣

机械瓣

目前使用的机械瓣主要分为三类：球笼瓣、侧倾碟瓣、双叶碟瓣。这三种瓣膜在设计上迥然不同，其血流动力学特点也有相当程度的差别，此外，任何机械瓣都存在正常的反流，这是由于瓣膜自身的关闭运动和自然空隙引起的。这种"固定"的反流理论上可以保持跨瓣血流的稳定并通过冲刷防止血栓生长。生理性反流的反流束通常较细、时间短、并且是中心性的，这一点与病理性反流不同。

球笼瓣

目前临床唯一使用的球笼瓣是 Starr-Edwards 1260 球笼瓣，它包含一个硅胶制的球体和围绕其成 120°的三条金属弓所组成的笼子（图 21.1C）。前向血流从球体周围流过，其中心形成血流的盲区（图 21.6A）。然而，血流过于分散使这种瓣膜发生血栓的风险很高，且对血流的阻挡也造成了过高的跨瓣压差。生理性的反流主要来自于关闭流量（2 ～ 6 ml/beat），可以通过彩色多普勒超声观察到。由于其使用寿命较长，目前仍有数千人使用球笼瓣，但在实际临床中，这种瓣膜已经被淘汰。

单叶瓣

单叶瓣/侧倾碟瓣仅由一个圆形碟盘和周围其固定作用的瓣环组成，通过碟盘的运动实现完成瓣膜的开放与闭合。碟盘中间有一滑杆，平时起保护作用，瓣膜开放时，碟盘以横轴为界发生运动，与瓣环平面成

60°～ 80°的夹角，形成大小不同的两个开口以供血流通过（图 21.1 B），从短轴上观察，通过主要开口（大者）的血流呈半月形，而另一开口处的血流束形态因滑杆数目的多少而略有不同，可能有一束、两束或三束不等，通常意义上，这一侧的血流速度约比对侧慢30% ～ 40%（图 21.6 B）。另一方面，这种不对称的开放方式会造成血流的轻微受阻，在主要开口侧表现更为明显。

为了最小化湍流对瓣膜的影响，对主动脉瓣位的侧倾碟瓣，最理想的位置应该是使主要开口正对主动脉的右后壁，而对于二尖瓣位人工瓣，最佳位置应该是主要开口正对左心室游离壁（并非室间隔）。另一方面，由于跨瓣血流的偏心性，在测量时，应该选用连续波多普勒，在多个切面分别测量其最高跨瓣流速。单叶瓣生理性的反流量一般是 5 ～ 9ml/beat，这一数值包含了关闭流量和空隙流量，对于美敦力 Hall Valve 而言，在中心横轴的附近会有少量反流（图 21.6 B）。

双叶瓣

这类瓣膜由两片热解碳制造的瓣叶和一个固定用的瓣环组成。开放时瓣叶与瓣环的成角在 75°～ 90°，形成三股血流的通道：两个瓣叶中间的方形通道较小，瓣叶两侧的半月形通道较大（图 21.1 A 和图 21.6 C），正是由于这样的结构，跨瓣血流也分为三束，中间的一束较小，但流速最快（图 21.6 A 和图 21.7）。当瓣环大小一定时，双叶瓣的有效瓣口面积通常大于单叶瓣（表 21.2 和表 21.3），且生理反流量更小（5 ～ 10ml/beat）。在彩色多普勒成像中，常表现为向中心汇聚的两股以及一股中心性的反流，也可见关闭线周围的少量反流。对于主动脉瓣位的双叶瓣，其瓣叶开口的朝向对血流的影响不大，而对于二尖瓣位的双叶瓣，其开口方向与瓣环连线垂直是较为理想的置入部位。目前临床使用的双叶瓣有 St. Jude、Carbomedics、On-X、ATS 等。

生物瓣

生物瓣包括有支架、无支架两类，其材料来源包括猪或牛的心包、来自其他患者遗体的瓣膜或患者自身的肺动脉瓣。

有支架的生物瓣

传统的异体生物瓣是由猪的主动脉瓣或牛心包经戊二醛脱抗原后制作而成的三叶瓣，且绝大多数都经过抗钙化处理。瓣叶附着于金属或聚合材料制作的支撑环上，收缩期开放时形成类圆形的瓣口，在其中心形成一束圆形的，相对稳定的层流，这与自然瓣膜是类似的（图 21.2 A，图 21.6 D 与图 21.7 A），但体内试验表明，生物瓣的前向血流也有一定程度的受阻（图 21.6 D）。通常认为，生物瓣发生血栓的概率较低，但瓣周的湍流

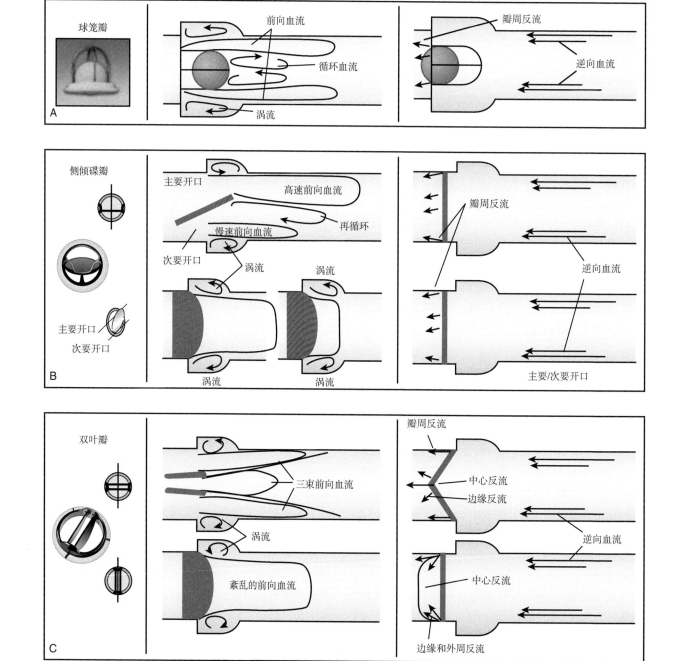

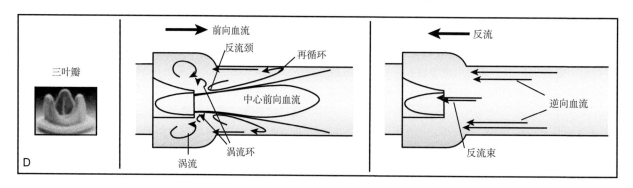

图21.6 不同类型人工瓣的设计及血流示意图。左侧.前向血流；右侧.反流；A. 球笼瓣；B. 侧倾碟瓣；C. 双叶瓣；D. 带支架的生物瓣

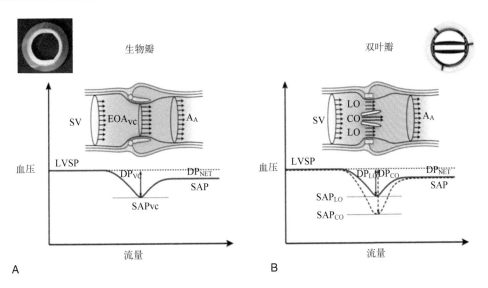

图21.7　血液流经左心室流出道和升主动脉（A_A）时跨瓣流速和压差的变化示意图。A.带支架生物瓣；B.双叶机械瓣，图示压力恢复现象和局部高跨瓣压差。由于压力恢复现象，相比流颈处，远端主动脉处的血液流速更低，收缩压更高，这一现象在生物瓣和机械瓣都可能出现（图中红色实线）。此外，对双叶机械瓣，中心孔处局部流速升高，压差也随之升高。多普勒超声测得的数据通常为流颈处的压力阶差，即峰值压差，而有创手段测得的数据通常是左心室收缩压和主动脉压力之间的差值，即净压差 [引自 Zoghbi WA, Chambers JB, Dumesnil JG, et al. Recommendations for evaluation of prosthetic valves with echocardiography and Doppler ultrasound. J Am Soc Echocardiogr, 2009, 22（9）：975-1014; quiz 1082-1014.已授权] CO.中间孔；LO.侧孔；SV.左心室流出道测得的每搏输出量；LVSP.左心室收缩压；SAP.动脉收缩压

和慢速血流可能会为血栓生长提供条件。

对于固定的瓣环尺寸，带支架生物瓣的有效瓣口面积比双叶机械瓣要小一些，然而新一代的带支架生物瓣的血流动力学参数似乎优于机械瓣（表21.2和表21.3）。

生物瓣的中心反流量通常小于1ml，多见于牛心包瓣（图21.6 D）。目前临床使用的有支架生物瓣有Carpentier-Edwards Perimount瓣、Magna瓣、S.A.V瓣（Edwards Lifesciences）、Biocor瓣（St. Jude Medical）、Hancock II（Medtronic）、Mitroflow（Sorin Group）、Mosaic（Medtronic）和 Trifecta（St. Jude Medical）。

无支架生物瓣

为了进一步改善人工瓣的血流动力学特性，延长其使用寿命，无支架人工瓣应运而生。这类瓣膜的原材料来自于猪的主动脉瓣或牛心包，仅用于主动脉瓣位，可采用冠状动脉下、主动脉根部柱型移植术、全根部置换、部分根部置换等术式。其中冠脉下置入有一定优势，主要是可以避免重建冠脉循环，但术后由于瓣环扩张，可能发生人工瓣的中心性反流。目前临床中，一代的无支架生物瓣包括Medtronic Freestyle瓣、Toronto SPV瓣（St. Jude Medical）以及Prima-Edwards（Edwards Lifesciences）。第二代的无支架生物瓣包括Shelhigh Super Stentless瓣（Shelhigh Inc., Union NJ）、Sorin Pericarbon Freedom瓣（Sorin Group），由于仅需单层缝合，这类瓣膜比较容易置入。

这类瓣膜的超声表现和自然瓣膜类似，但瓣环和主动脉根部因缝合过程，会出现高回声反应。跨瓣流速轻度升高，但主动脉内血流频谱会趋于平缓。相比有支架瓣膜，无支架瓣膜的有效瓣口面积更大，流速更慢（表21.2）。但在术后的3～6个月，无支架生物瓣的血流动力学状态会发生变化，这可能与主动脉根部的重构有关。

无缝线生物瓣

无缝线生物瓣主要用于因自然和（或）人工主动脉瓣疾病或功能不全时的开胸瓣膜置换手术，在无缝线的状态下将瓣膜置入并锚定于既定部位（图21.8 A）。这种瓣膜的优点是可以通过损伤较小的方式置入，比如部分胸骨切除术或右侧开胸术来完成，并且可以减少主动脉阻断时间。目前临床常用的无缝线生物瓣包括Perceval瓣（Sorin Group）、3F Enable Valve（Medtronic）和Intuity瓣（Edwards Lifesciences）。

主动脉自体移植物

主动脉自体移植物来自于患者死亡后24h内摘取的器官，包括升主动脉、主动脉瓣、部分室间隔以及二尖瓣前叶（图21.8 B），经抗生素处理后于-196℃低温保存。目前这种材料应用于全根部主动脉置换加冠状动脉再植术，自体移植物在血流动力学上更接近自然瓣膜，前向血流速度比较理想，反流也非常少见。如果同时接受了冠状动脉再植，术后有25%的患者可能会出现中

表 21.2	主动脉瓣位人工瓣有效瓣口面积的正常参考值					
瓣膜尺寸（mm）	19	21	23	25	27	29
带支架生物瓣						
Mosaic	1.1±0.2	1.2±0.3	1.4±0.3	1.7±0.4	1.8±0.4	2.0±0.4
Hancock II	–	1.2±0.2	1.3±0.2	1.5±0.2	1.6±0.2	1.6±0.2
Carpentier-Edwards Perimount	1.1±0.3	1.3±0.4	1.50±0.4	1.80±0.4	2.1±0.4	2.2±0.4
Carpentier-Edwards Magna	1.3±0.3	1.5±0.3	1.8±0.4	2.1±0.5	–	–
Biocor (Epic)	1.0±0.3	1.3±0.5	1.4±0.5	1.9±0.7	–	–
Mitroflow	1.1±0.2	1.2±0.3	1.4±0.3	1.6±0.3	1.8±0.3	–
Trifecta	1.41	1.63	1.81	2.02	2.30	2.35
无支架生物瓣						
Medtronic Freestyle	1.2±0.2	1.4±0.2	1.5±0.3	2.0±0.4	2.3±0.5	
St. Jude Medical Toronto SPV	–	1.3±0.3	1.5±0.5	1.7±0.8	2.1±0.7	2.7±1.0
Prima Edwards	–	1.3±0.3	1.6±0.3	1.9±0.4	–	–
机械瓣						
Medtronic-Hall	1.2±0.2	1.3±0.2	–	–	–	–
St. Jude Medical Standard	1.0±0.2	1.4±0.2	1.5±0.5	2.1±0.4	2.7±0.6	3.2±0.3
St. Jude Medical Regent	1.6±0.4	2.0±0.7	2.2±0.9	2.5±0.9	3.6±1.3	4.4±0.6
MCRI On-X	1.5±0.2	1.7±0.4	2.0±0.6	2.4±0.8	3.2±0.6	3.2±0.6
Carbomedics Standard and Top Hat	1.0±0.4	1.5±0.3	1.7±0.3	2.0±0.4	2.5±0.4	2.6±0.4
ATS Medical[*]	1.1±0.3	1.6±0.4	1.8±0.5	1.9±0.3	2.3±0.8	-

有效瓣口面积为文献中报道的平均值，仍需大量研究对这些参数进行校正，尤其是新上市的型号
对 ATS 瓣膜而言，瓣膜尺寸应为 18mm，20mm，22mm，24mm，26mm

表 21.3	二尖瓣位人工瓣有效瓣口面积的正常参考值				
瓣膜尺寸（mm）	25	27	29	31	33
带支架生物瓣					
Medtronic Mosaic	1.5±0.4	1.7±0.5	1.9±0.5	1.9±0.5	–
Hancock II	1.5±0.4	1.8±0.5	1.9±0.5	2.6±0.5	2.6±0.7
Carpentier-Edwards Perimount	1.6±0.4	1.8±0.4	2.1±0.5	–	–
机械瓣					
St. Jude Medical Standard	1.5±0.3	1.7±0.4	1.8±0.4	2.0±0.5	2.0±0.5
MCRI On-X[*]	2.2±0.9	2.2±0.9	2.2±0.9	2.2±0.9	2.2±0.9

有效瓣口面积为文献中报道的平均值，仍需大量研究对这些参数进行校正，尤其是新上市的型号
对 On-X 瓣膜而言，瓣膜尺寸应为 27mm，29mm，31mm，33mm

至重度主动脉瓣反流，其中5%在2年后需再次手术处理反流。其使用寿命较难达到目前常用心包瓣的10年之久。

肺动脉移植物（Ross手术）

摘取自体肺动脉瓣时，除瓣膜自身外，还需要包含瓣环及部分近端主肺动脉（图21.8 C），应用于全根部置换加冠状动脉再植术之后肺动脉瓣及右心室流出道的重建。整个过程分为两个独立的瓣膜手术，需要更长的体外循环时间，学习曲线也更长。当然，肺动脉移植物的血流动力学状态也和自然瓣膜类似，在静息或运动状态下的前向速度都很满意，但也有报道称其功能更容易退化和衰竭。由于自体移植物有一定的生长性，更适用于儿童和未成年人，也具有相当的抗血栓和抗感染能力。然而，这种生长能力会导致瓣环过度扩张，引发某些患者主动脉瓣反流。

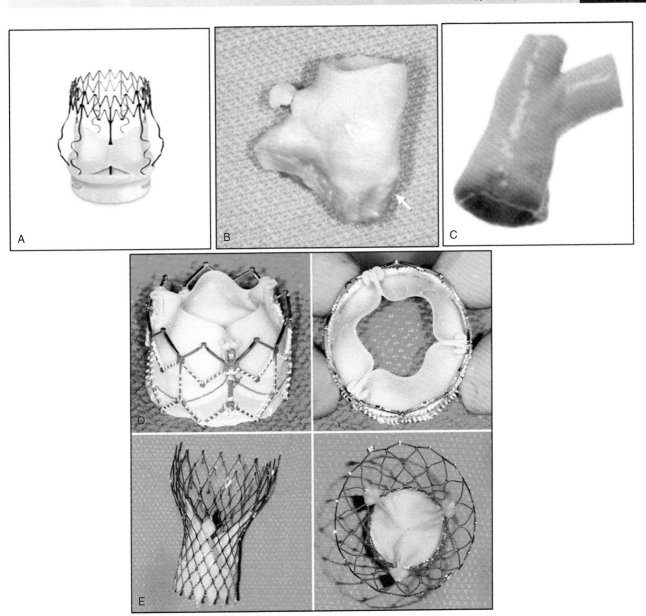

图 21.8　不同类型的无支架生物瓣。A. 主动脉同种移植物；B. 自体肺动脉移植物；C. 球扩瓣；D. 自扩瓣；E. 经导管置入的瓣膜 [引自 Rodes-Cabau J. Transcatheter aortic valve implantation：current and future approaches. Nat Rev Cardiol，2012，9 (1)：15-29. 已授权]

经导管置入的生物瓣

经皮主动脉瓣置换已经成为有外科禁忌的高危有症状主动脉狭窄患者置换瓣膜的可选方案之一，目前有两种款式：球扩瓣和自扩瓣。

球扩瓣

最初两代 Edwards 球扩瓣是由马（Cribier-Edwards Edwards Lifescience）或牛心包（Edwards SAPIEN）制作的三叶瓣固定于不锈钢金属框架上制成的，有23mm 和26mm 两种型号可选，通过22F 或24F 两套输送系统置入。第三代产品 Edwards SAPIEN XT（Edwards Lifesciences）是由牛心包缝合成的三叶瓣固定于钴铬合金框架上制成的。有20mm、23mm、26mm、29mm

四种型号可选，配合18F、19F、22F 三套输送系统（图21.2 C 和图21.8 D）。经股动脉逆向入路，即穿刺股动脉，沿腹主动脉上行经主动脉弓到达主动脉瓣是目前最常用的术式。在这一过程中，对髂股动脉解剖的精确评估尤为重要，这有助于每一位患者顺利完成穿刺和建立轨道的过程。如果股动脉过于细小、纤曲，不合适导管置入，可考虑选用经心尖途径或经主动脉入路替代。其中经心尖入路需要行小范围的左侧胸廓切开术，直接穿刺心尖送入导管，这将对心肌造成极大的损伤。

SAPIEN 瓣的有效瓣口面积在1.3 ~ 2.0cm^2。与外科手术使用的瓣膜不同，这类人工瓣的有效瓣口面积与瓣环尺寸的大小有很大关系。包括 PARTNER-I 试验的

A 队列在内的数个临床试验结果表明，对于给定的瓣环尺寸，球扩瓣相对外科置入的人工瓣压差更低、有效瓣口面积更大。另一方面，与外科置入的人工瓣不同，球扩瓣的瓣周反流更为常见，30%～80%的患者术后会出现轻至中度的主动脉瓣反流，5%～20%的患者会出现中至重度反流。而重度以上瓣周漏的患者，其死亡率是正常患者的两倍。瓣周漏会导致更高的血流剪切力，从而破坏血细胞和凝血因子，增加溶血、血栓和出血的风险。目前最新款的球扩瓣已经设计了裙边用来防止瓣周漏。

自扩瓣

第一代的 Core Valve 系统使用牛心包瓣复合镍钛合金框架，采用25F鞘输送系统（图21.8 E）。第二代自扩瓣系统则采用了猪心包瓣复合镍钛合金框架，且瓣叶的位置高于瓣架，这样就真正实现了"瓣上置入"，此时采用的输送鞘为21F。第三代系统则加入了裙边的设计来防止瓣周漏，并提供了18F鞘和26mm、29mm、31mm三种规格。Medtronic 公司的 Core Valve 系统主要通过股动脉途径置入，若股动脉情况不理想，还有锁骨下动脉和腋动脉入路可供选择。有研究表明，Core Valve 比 SAPIEN Valve 的有效瓣口面积更大，跨瓣压差更小，但发生瓣周漏的风险更高。

经导管置入人工瓣的血流动力学特点与外科置入瓣膜有所不同，主要体现为血流在通过瓣膜时有两次加速过程。第一次是当血液流经瓣架时，第二次是当血液经过瓣膜时（图21.9）。正因为如此，当测量这类瓣膜的每搏输出量和有效瓣口面积需用到左心室流出道的内径和速度时，应当靠近瓣架的心尖端进行

测量。如果瓣架置入的位置过低（通常出现在自扩瓣中），此时应该在瓣架内部尽量靠近心尖部的位置进行测量。

压力恢复

多普勒超声心动图是评估人工瓣功能可选择的方法之一。但有研究表明，与导管相比，多普勒会高估自然瓣、机械瓣和生物瓣的跨瓣压差。当血液流过主动脉瓣和升主动脉后，随着速度的减低，其动能将转化为势能（压力势能），即压力恢复（pressure recovery）现象。此外，左心室和主动脉之间的压力阶差实际上小于多普勒在反流颈处测得的最大压力阶差（图21.7）。压力恢复的程度决定于瓣膜的有效瓣口面积和下游腔室（对自然瓣和人工瓣而言，即升主动脉）的横截面积，在临床上，压力恢复多见于主动脉细小者（窦管交界处直径＜30mm）。对这部分患者，我们推荐使用 Garcia 及其同事研究的方程来评估其能量损耗系数：

$$ELC=（EOA×A_A）/（A_A-EOA）$$

其中，A_A 是指窦管交界处远端1cm处升主动脉的横截面积。当然，这一系数还需要经过体表面积校正（能量损耗指数）来抵消体型对心排血量造成的影响，其数值小于 $0.55～0.6cm^2/m^2$ 时，应考虑人工瓣狭窄或不匹配。如果忽略主动脉细小患者的压力恢复现象，单纯通过多普勒计算其跨瓣压差等指标将会过度估计人工瓣狭窄或不匹配，并带来不合理的治疗方案。对于二尖瓣位人工瓣，通常不考虑压力恢复现象，这是由于其下游腔室（左心室）的面积远大于有效瓣口面积的原因。

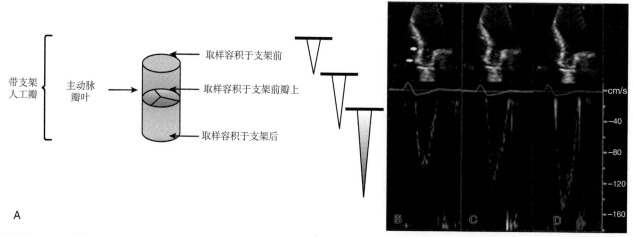

图21.9　经导管置入瓣膜的流体力学特点。A. 取样容积分别位于支架前、支架内瓣膜下的脉冲多普勒以及经主动脉瓣的连续多普勒频谱模式图；B. 取样容积位于支架前时的脉冲多普勒图像。白色箭头示主动脉根部瓣膜的范围，红色箭头示主动脉瓣人工瓣瓣叶的位置；C. 取样容积位于支架内瓣膜下的脉冲多普勒模式图；D. 取样容积位于瓣叶水平的脉冲多普勒模式图［引自 Bloomfield GS, Gillam LD, Hahn RT, et al. A practical guide to multimodality imaging of transcatheter aortic valve replacement. JACC Cardiovasc Imaging, 2012, 5（4）：441-455. 已授权］

双叶机械瓣的局部高压差

无论瓣膜的种类是自然瓣、机械瓣或生物瓣，主动脉瓣处都可能出现明显的压力恢复。但这一现象绝对不应该与双叶机械瓣的局部压差增高相混淆（图 21.7 和图 21.10）。通常情况下，这种局部增高的压差出现在双叶瓣的中心处，会导致高估跨瓣压差和低估有效瓣口面积，这一误差与瓣膜置入的部位是主动脉瓣位还是二尖瓣位无关。由于双叶瓣的中心孔面积小于两个侧孔，血流通过时必然加速，而连续波多普勒也将忠实地记录这一高速血流（图 21.7 和图 21.10）。此现象的发生率、严重程度和预测因素尚未得到充分揭示，目前多认为与人工瓣的尺寸和设计（中心孔和侧孔的面积比值）有关。此外，这一血流加速区的面积通常十分有限，仅位于机械瓣的中心孔处（图 21.10），当然，能够记录到的最快流速差异也很大，这一差异不仅反映在不同患者之间，同一患者的数次随访之间也可能存在较大差异，这与多普勒声束的方向和角度有关。

人工瓣–患者不匹配

人工瓣-患者不匹配发生于功能正常的人工瓣，发生于其有效瓣口面积不能适应患者的体型（心排血量）时，表现为术后跨瓣压差的异常升高。判定是否出现这一现象最常用的指标是标化有效瓣口面积，即有效瓣口面积和体表面积的比值。表 21.4 列出了标化有效瓣口面积在判断是否出现不匹配现象及其严重程度的切点值。对于主动脉瓣（20% ~ 70%）和二尖瓣（30% ~ 70%），中度不匹配是最常见的，而重度不匹配的发病率仅为 2% ~ 10%。从临床特点分析，人工瓣不匹配与血流动力学不稳定、左心室肥厚逆转慢、肺动脉高压、功能分级差、运动耐量差、生活质量低、心血管事件增加、寿命缩短相关。目前，预防不匹配的主要方法是在术前根据文献给出的参考值，仔细的计算每种瓣膜置入后的标化有效瓣口面积，确定选用何种方式（经皮、外科手术）、置入哪种瓣膜（新一代的瓣环上生物瓣/机械瓣、无支架生物瓣、同种移植物），对患者的收益最大。目前，预防二尖瓣位人工瓣发生不匹配的难度较大，这与二尖瓣手术不能扩张瓣环有关，从技术层面上考虑，置入同种移植物或无支架生物瓣可能更优，但其使用寿命又很难保证。此外，目前唯一有效的方法就是在给定的瓣环尺寸下置入一个有效瓣口面积最大的人工瓣，但这也不能完全避免不匹配现象的发生。

结论

目前，有多种不同设计的瓣膜可供瓣膜置换术使用，随着经皮介入技术的广泛开展，未来也会有更多更新的人工瓣问世。利用多普勒超声技术对人工瓣结构和功能评价时，需要充分了解每种瓣膜的设计特点、置入技术及其流体力学特征。

表 21.4	标化有效瓣口面积判定人工瓣 - 患者不匹配及其严重程度的标准		
	轻度 / 无临床意义	中度	重度
主动脉瓣位	>0.85 (0.8 ~ 0.9)	≤ 0.85 (0.8 ~ 0.9)	≤ 0.65 (0.6 ~ 0.7)
二尖瓣位	>1.2 (1.2 ~ 1.3)	≤ 1.2 (1.2 ~ 1.3)	≤ 0.9 (0.9)
括号内数值为文献报道的边界值			

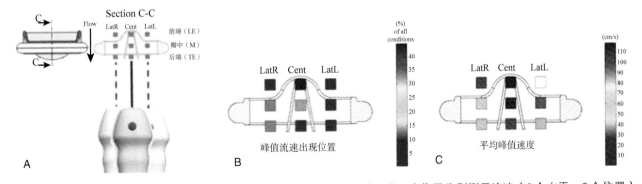

图 21.10　双叶机械瓣最大流速位置示意图。A. 在这一项体内研究中，从 9 个位置分别测量流速（3 个水平，3 个位置）；B. 彩色表示在 81 种测试条件下，出现最大流速的概率；C. 彩色表示不同位置测得的峰值流速。Cent. 中间孔；LatL. 肺静脉侧的边孔；LatR. 房间隔侧的侧孔 [引自 Evin M, Pibarot P, Guivier-Curien C, et al. Localized transvalvular pressure gradients in mitral bileaflet mechanical heart valves and impact on gradient overestimation by Doppler. J Am Soc Echocardiogr, 2013, 26（7）：791–800. 已授权]

第三节 主动脉瓣位人工瓣

经胸超声心动图能够一站式评估心脏的解剖结构、功能和血流动力学参数，并且安全性极佳，目前仍是评价人工瓣的常规影像学检查。然而，人工瓣特有的声学特点有时会影响检查，使临床医生的诊断准确率下降。为了减少结果的误读，必须对人工瓣的结构和血流动力学特点有着十分充分的了解，并且需要严格遵守超声心动图的检查流程，综合考虑二维、频谱、彩色多普勒等信息。此外，由于经胸超声心动图的局限性，特殊患者可能需要经食管超声心动图、CT、核素等额外检查。

经胸超声心动图评价主动脉瓣位人工瓣的标准流程

二维超声心动图

在进行影像学检查之前，必须详细了解人工瓣的型号、尺寸及其置入时间，检查时应描述瓣叶和瓣架的声学特点和运动情况，对声影后被遮挡的部分应着重关注，寻找能清晰显示其结构的切面，以减少误诊。如果能使声束平行于瓣叶开放时的血流，就可以在一定程度上避免声影对瓣叶运动情况的遮挡。对于主动脉位人工瓣而言，心尖五腔切面可以有效改善瓣叶的图像质量。

评估主动脉瓣位人工瓣的多普勒参数

由于设计的原因，所有人工瓣都存在不同程度的跨瓣血流加速，多普勒超声则可以无创测量跨瓣血流速度，并计算压力阶差。和自然瓣狭窄时一样，评估人工瓣时，也应该从多个角度进行测量，努力寻找最快的跨瓣血流速度和最高的压力阶差。重要的是，跨瓣压差由流量和瓣口面积两个因素共同决定，除了血流速度和压差之外，在检查中还应关注有效瓣口面积和多普勒速度指数（DVI）等指标（框21.2）。

多普勒速度指数

多普勒速度指数主要用于评价主动脉瓣人工瓣功能，是一个依赖流量计算的指标，不需要测量左心室流出道直径。对每个患者而言，术前测定的DVI可以作为基线参考值指导随访，如果人工瓣功能正常，DVI应该保持恒定，不因每搏量的改变而有所变化。

有效瓣口面积和标化有效瓣口面积

计算有效瓣口面积的方法已在框21.2中列出，其核心思想仍是连续性方程，在实际操作中，我们应该精确测量左心室流出道的两个相关参数，特别是左心室流出道直径，因为这一参数是在方程中是平方关系，如果测量

错误，瓣口面积计算误差将成倍扩大。与既往ASE的指南相同，左心室流出道的横截面积基于其直径计算，而后者应在胸骨旁长轴切面，人工瓣下从缝合环的外缘到外缘测量。左心室流出道速度-时间积分则基于脉冲多普勒获取，此时应将取样容积置于人工瓣下，避开血流加速区（缝合环下0.5 ~ 1.0cm）。对功能正常的人工瓣而言，有效瓣口面积应该位于该种瓣膜的正常参考值范围内（图21.11）。标化有效瓣口面积则反映了有效瓣口面积与体表面积间的比值，有助于确定人工瓣患者不匹配现象。

经导管主动脉瓣置换术后左心室流出道的测量

与通过外科手术置入的人工瓣不同，经导管置入的瓣膜拥有更长的瓣架，即更加深入左心室流出道，这使得测量左心室流出道直径和速度-时间积分时选择的位置有所改变。瓣膜内和近瓣叶处的血流加速使测得的峰值速度和速度-时间积分偏高，在某种程度上高估有效瓣口面积。因此，ASE/EAE推荐在瓣架外测量左心室流出道峰值流速，同样，流出道直径的测量也应该在瓣架外相同的解剖位置进行。需要说明的是，CoreValve是一个例外的情况，这时应该在瓣架内瓣叶下的位置进行测量。对于TAVI手术而言，置入瓣膜的尺寸与左心室流出道内径之间没有明显的相关性，因而不能互相替代。

正常的多普勒参数

目前，我们已经收集了大量不同类型人工瓣多普勒参数的正常值，一旦测量完成，就应该立刻与该种人工瓣的正常值范围进行比较，确定是否存在问题。

框21.2 评价主动脉瓣位人工瓣功能所用的多普勒参数

主动脉瓣位人工瓣血流（连续波多普勒）
- 峰值流速（V_2）（cm/s）
- 峰值跨瓣压差（$4V_2^2$）（mmHg）
- 平均跨瓣压差（mmHg）
- 速度-时间积分（cm）

左心室流出道血流（脉冲多普勒）
- 峰值流速（V_1）（cm/s）

左心室流出道内径（cm）

多普勒速度指数，$V_1 \div V_2$

有效瓣口面积= { LVOT VTI× [$LVOTd^2$×0.785] /AVR VTI}

= { LVOT VTI×LVOT CSA/AVR VTI}

CSA.横截面积；LVOT.左心室流出道；LVOTd.左心室流出道直径；VTI.速度-时间积分

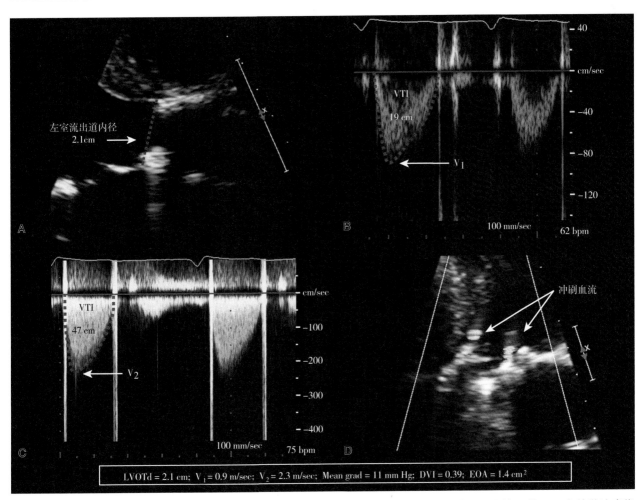

LVOTd = 2.1 cm; V$_1$ = 0.9 m/sec; V$_2$ = 2.3 m/sec; Mean grad = 11 mm Hg; DVI = 0.39; EOA = 1.4 cm^2

图 21.11　评价主动脉瓣位人工瓣的常规方法（21mm St Jude 瓣）。A. 峰值流速（V$_2$）；B. 平均压差；C. 多普勒速度指数；D. 有效瓣口面积，对此患者为主动脉瓣口面积。所有参数均在正常范围内，提示此患者人工瓣功能正常

主动脉瓣位人工瓣功能不良的诊断

跨瓣压升高的解读

通常情况下，我们怀疑主动脉瓣位人工瓣功能不良的首要原因，是由于经胸超声心动图发现跨瓣压差升高。其原因可能为：①人工瓣梗阻；②人工瓣 - 患者不匹配（PPM）；③快速压力恢复现象（RPR）；④大量主动脉瓣反流；⑤高动力状态，比如术后应激、贫血、脓毒症等。对于 PPM、主动脉瓣反流和高动力状态，是跨瓣前向流量增加从而引起压差升高。此时应该借助不依赖流量的参数，比如有效瓣口面积和多普勒速度指数来判断结果，再结合瓣叶、瓣架形态和运动状态的改变，大多数情况下可以完成对人工瓣功能的准确评价。图 21.12 详细描述了主动脉瓣位人工瓣跨瓣压升高的临床分析思路。

人工瓣梗阻

对机械瓣而言，发生梗阻的原因主要是：①血栓；②流入面纤维组织的过度增长（血管翳生成）影响瓣叶开放。而对于生物瓣，瓣叶自身老化则是发生梗阻最常见的原因。因此，发生人工瓣梗阻时，瓣叶自身形态和

运动特点会发生变化。由于金属瓣后方产生的声影，经胸超声心动图在观察人工瓣结构和毗邻结构时有一定的局限性，常需要其他影像学手段的辅助，这一点稍后将会谈到。关于多普勒超声，以下现象可能提示人工瓣梗阻：①跨瓣压差升高；②有效瓣口面积和多普勒速度指数低于正常值的下限；③有效瓣口面积和多普勒速度指数较基线值有明显变化。需要说明的是，虽然以上两个参数的参考值范围与瓣膜的种类和型号有关，但当有效瓣口面积 < 0.8cm^2 和多普勒速度指数 < 0.25 时，一般都存在问题，因此，我们需要记住这两个数值。

人工瓣 - 患者不匹配

人工瓣 - 患者不匹配是跨瓣压升高的主要原因之一，这些患者的人工瓣功能尚可，但尺寸偏小，因此跨瓣血流的绝对速度过快，从而引发过高的跨瓣压差。确定不匹配现象最准确的参数是标化有效瓣口面积，并且对术后跨瓣压异常升高和随后的病情恢复有预测价值，其数值 < 0.85cm^2/m^2 即提示存在人工瓣 - 患者不匹配现象，而小于 0.65 则提示严重不匹配。因此，在以下情况：①人工瓣瓣叶/瓣架无明显结构异常；②有效瓣

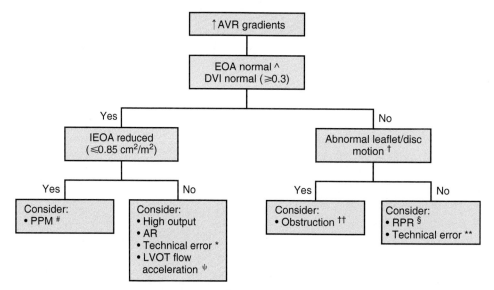

图21.12　Normal value for valve subtype and size.#IEOA and DVI typically unchanged compared with baseline study.^C onsider overestimation of LVOT diameter and/or LVOT VTI.†If leaflet/disc motion unclear by transthoracic echocardiography, consider cine-fluoroscopy.††Consider significant prosthetic valve obstruction when AVR signal has a rounded velocity contour of AVR signal that peaks in mid-systole, when acceleration time (AT) is prolonged (>100 msec) and when the AT/left ventricular ejection time ratio is>0.37.}Bileaflet valves only, small AVR size (19-21 mm) . ΨRecalculate EOA using RVOT stroke volume.**Consider underestimation of LVOT diameter and/or LVOT VTI.*AR*, Aortic regurgitation; *AT*, acceleration time; *AVR*, aortic valve replacement; *DVI*, Doppler velocity index; *EOA*, effective orifice area; *IEOA*, indexed effective orifice area; *LVOT*, left ventricular outflow tract; *PPM*, prosthesis-patient mismatch; *RPR*, rapid pressure recovery; *VTI*, velocity-time integral. (*From Anderson B.A sonographer's guide to the assessment of heart disease.MGA Graphics*, 2014, p.311.Reproduced with permission from MGA Graphics.)

口面积和多普勒速度指数在该瓣膜型号的正常范围内；③标化有效瓣口面积提示可能存在不匹配现象时，如果发现跨瓣压差升高，则应高度怀疑确实发生了人工瓣-患者不匹配现象。多见于瓣膜尺寸偏小或患者年龄偏大及体表面积过大时。

快速压力恢复

快速压力恢复常见于双叶机械瓣，即使功能人工瓣功能正常，也可记录到高速的跨瓣血流。双叶机械瓣的结构设计决定了其中心孔处必然存在高速血流，此外，如果主动脉远端直径偏细，这一现象将更为明显。主要表现为多普勒技术测定的跨瓣压差（常见于19mm和21mm的人工瓣）明显高于导管测值。因此，当置入双叶机械瓣的患者出现：①有效瓣口面积、多普勒速度指数、标化有效瓣口面积低于正常值；②瓣叶运动正常时，应怀疑出现了压力恢复现象。

主动脉瓣位人工瓣反流

生理性反流

绝大多数机械瓣置入后都存在轻度的反流现象，这是由瓣膜的设计原因决定的，不应该同病理性反流混淆。当瓣叶关闭时，沿其关闭线可见细小、多股、较短的反流束，也称"冲刷血流"，顾名思义这种生理性反流可以通过对瓣叶的冲刷防止血栓的生长。部分主动脉

生物瓣也可见少量的中心性反流。

病理性反流

经胸超声心动图即可对主动脉瓣人工瓣反流的严重程度做出评价，其方法和标准与自然瓣类似。胸骨旁短轴切面可以完整观察全部瓣环，是评价反流起源（瓣内或瓣周）的最佳切面，由于反流束通常为多束、偏心、紧贴主动脉壁走行，精确评价瓣周反流的严重程度有一定的困难，这就需要检查者在成形环下仔细寻找反流颈的定位，精确测量其占整个环的百分比，通常情况下，小于10%为轻度，10%～20%为中度，超过20%则定义为重度反流。这一评价方法适合所有类型的主动脉瓣人工瓣，包括TAVI所植入的瓣膜（图21.13）。由于半定量指标的局限性，操作者应综合所有的多普勒参数，选择合适的方法确定反流量的多少。二维超声有助于明确反流发生的原因，如生物瓣的退化或机械瓣瓣叶的活动异常。对于感染性心内膜炎，也可以发现赘生物或瓣叶脓肿、瓣环裂隙等改变。经食管超声心动图有助于明确这些形态学改变，但也可能遗漏瓣叶运动异常和部分前叶瓣环，这将在以后的章节讨论。

经食管超声心动图评价主动脉瓣位人工瓣的局限性

经食管超声心动图在评价二尖瓣位人工瓣时可以提供更清晰的图像，但对于主动脉瓣位的机械瓣，这一优

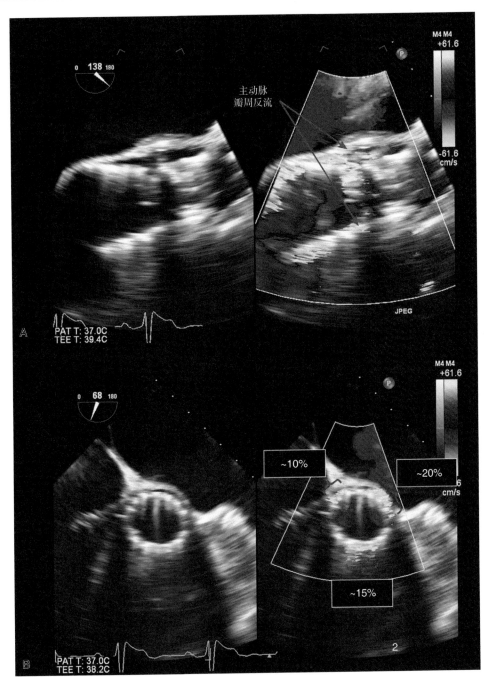

图 21.13　A. CoreValve 的经食管超声心动图图像，示瓣架位于左心室流出道内较低的位置，并伴有明显的瓣周反流；B. 同一患者的胸骨旁短轴图像，可明确计算反流束宽度占整个成形环的百分比，此患者为 45%，提示极重度瓣周反流

势则不甚明显。一项研究指出，对主动脉瓣机械瓣梗阻原因的诊断，经胸超声心动图可达到 10%，而 TEE 可达到 49%。如果二尖瓣也为人工瓣，检出梗阻性血管翳的概率将进一步降低，这与声束投射的角度有关。对于经食管超声心动图，声束的方向位于左心室流出道后方且与其垂直，使人工瓣产生的声影恰好遮挡了瓣环的前半部分（图 21.14）。此时，CT 或核素显像是评价瓣叶运动快捷而安全的方法。另一方面，经食管超声心动图在明确感染性心内膜炎时的效果要强于经胸超声心动图，因此如果没有明确的食管插管禁忌证，每位患者都应接

受 TEE 检查。对于瓣膜反流，TEE 对瓣环后半部的反流显示的更加清楚，而 TTE 则能发现前半部分的偏心反流，因此，应结合这两种技术综合评价整个瓣环的反流情况。

总结

本节着重强调了标准检查流程在评估主动脉瓣位人工瓣功能中的重要地位，阐述了跨瓣压差升高时的诊断思路以及其他影像学检查手段在特殊情况下的应用价值。

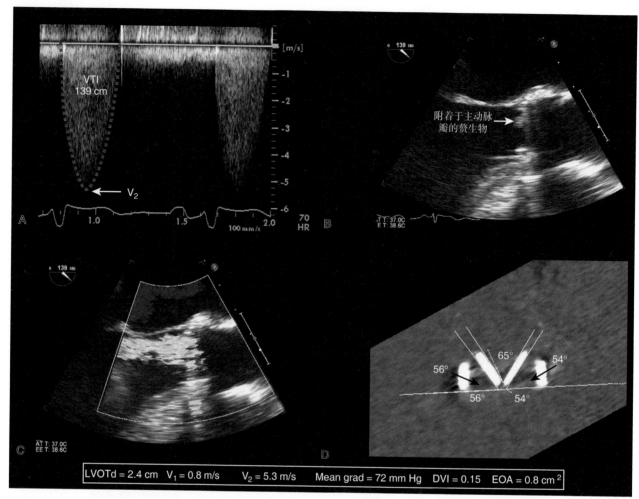

图21.14 示23mm–ATS主动脉瓣置换后跨瓣压升高。A. 瓣叶左心室面可见血栓附着；B. 尽管图像质量欠佳，瓣叶运动显示不清，仍可见明显的主动脉瓣反流，提示血栓确实影响了瓣叶的正常运动；C. 同一患者的CT图像；D. 提示瓣叶的开放角度缩小（正常时应在80° ~ 85°）

第四节 二尖瓣位人工瓣

前一节介绍主动脉瓣位人工瓣时已经提到，经胸超声心动图对人工瓣功能的评价还存在一定局限，遵循规范的流程有助于减少误诊率，这包括：①对人工瓣设计特点的充分了解；②完整测量流程中包含的所有形态学和血流动力学参数；③合理应用经食管超声心动图。由于二尖瓣的解剖位置，经食管超声心动图对某些特殊病例能够提供十分重要的补充信息，帮助诊断。

经胸超声心动图评估二尖瓣位人工瓣功能的标准流程

二维超声

常规二维超声心动图能够提供人工瓣形态学的信息，在检查之前，应该了解患者置入人工瓣的型号和尺寸，检查时应关注瓣叶和瓣架的形态和运动特点，尤其是被声影遮挡的结构，更应变换切面多角度观察，避免漏诊。尽量使声束平行通过开放的瓣叶，对二尖瓣位人工瓣而言，通常选择心尖四腔或两腔切面，具体情况视瓣膜的朝向而定，瓣环短轴切面也是常用于避免声影干扰的选择之一，有助于检出瓣环病变。

用于评价二尖瓣位人工瓣的多普勒参数

多普勒技术的出现使我们能够在无创的条件下获得人工瓣的跨瓣压差，同样，对于狭窄病变，其具体跨瓣压差由流量和狭窄口面积共同决定，因此，除了跨瓣压差之外的衍生参数，如有效瓣口面积（EOA）、压力减半时间（PHT）以及多普勒速度指数（DVI）都是必须考虑的因素，所有评价二尖瓣位人工瓣功能的参数列于表21.5。

有效瓣口面积和压力减半时间

有效瓣口面积通过连续性方程计算，顾名思义需要测量两个不同位置的流量，因此，过量的主动脉瓣和（或）二尖瓣反流（超过1/4级）将对结果造成影响。当存在明显主动脉瓣反流时，测量右心室流出道的流量是一个有效的替代体循环流量的方法。PHT法主要用于自然瓣狭窄时瓣口面积的计算，尚未应用于人工瓣，然而当人工瓣出现梗阻时，PHT较先前相比确实会延长，这就要求我们在每次评价时准确记录PHT并和正常值进行比较，有助于对瓣膜功能的评价。

多普勒速度指数

多普勒速度指数是评价二尖瓣位人工瓣的有效参数之一，且不依赖于流量的变化。其计算也十分简单，仅需要测量二尖瓣和左心室流出道的速度-时间积分，但前提条件是主动脉瓣不能存在轻度以上的反流。这一数值可以作为今后评价人工瓣功能的基线指标，今后无论容量状态如何变化，这一指标均应保持不变，除非出现

表 21.5 定量二尖瓣位人工瓣功能的多普勒参数

二尖瓣舒张早期前向血流速度（E，m/s）	与瓣膜型号相关，通常 < 1.9m/s
平均压差（mmHg）	与瓣膜型号和尺寸相关，通常 < 5mmHg
压力减半时间（ms）	与瓣膜型号和尺寸相关，通常 < 130ms
有效瓣口面积（cm²）	与瓣膜型号和尺寸相关 $EROA = (CSA_{LVOT} \times VTI_{LVOT}) \div VTI_{PMV}$
多普勒速度指数	$MVR_{VTI}/LVOT_{VTI}$，通常 < 2.2

LVOT.左心室流出道；MVR.二尖瓣置换；PMV.二尖瓣人工瓣；CSA.横截面积；VTI.速度-时间积分

人工瓣功能异常，无论是人工瓣梗阻还是狭窄，DVI值都会增大，这是由于人工瓣的速度-时间积分增加而左心室流出道速度-时间积分不变导致的。

正常的多普勒超声参考值

已有大量研究提供了二尖瓣位人工瓣多普勒超声测量的正常参考值，一旦测量完成，就应该立刻与该种人工瓣的正常值范围进行比较，确定是否存在问题。

二尖瓣位人工瓣功能不良的诊断

跨瓣压升高的解读

通常情况下，我们怀疑二尖瓣瓣位人工瓣功能不良的首要原因，是由于经胸超声心动图发现跨瓣压差升高。其原因可能为：①人工瓣梗阻；②人工瓣-患者不匹配（PPM）；③大量主动脉瓣反流；④高动力状态，比如术后应激、贫血、脓毒症等。对于PPM、二尖瓣反流和高动力状态，是跨瓣前向流量增加从而引起压差升高。此时应该借助不依赖流量的参数，比如有效瓣口面积、压力减半时间和多普勒速度指数来判断结果，再结合瓣叶、瓣架形态和运动状态的改变，大多数情况下可以完成对人工瓣功能的准确评价。

人工瓣梗阻

机械瓣而言，发生梗阻的原因主要是：①血栓；②流入面纤维组织的过度增长（血管翳生成）影响瓣叶开放。而对于生物瓣，瓣叶自身老化则是发生梗阻最常见的原因（图21.15）。因此，发生人工瓣梗阻时，瓣叶自身形态和运动特点会发生变化。二维超声在评价瓣叶增厚和运动受限方面有独到的优势，但由于金属瓣后方产生的声影，经胸超声心动图在观察人工瓣结构和毗邻结构时有一定的局限性，此时则需要在心尖切面仔细寻找，但要警惕某些潜在的异常，比如收缩期瓣膜回声缺如和不同心动周期间，存在间断出现的梗阻现象，当有理由怀疑人工瓣梗阻时，应考虑使用经食管超

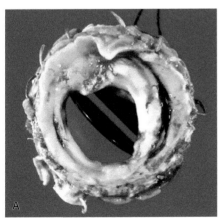
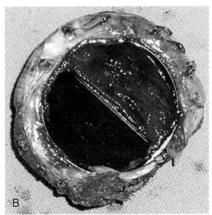
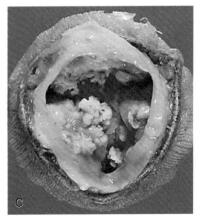

图21.15　A.二尖瓣机械瓣内生长的血管翳；B.二尖瓣机械瓣内生长的血栓；C.二尖瓣生物瓣的瓣叶退行性变

声心动图加以补充。关于多普勒超声，以下现象可能提示人工瓣梗阻：①跨瓣压差升高；②有效瓣口面积低于正常值的下限；③有效瓣口面积较基线值有明显变化；④PHT时间延长；⑤多普勒速度指数升高。需要说明的是，虽然有效瓣口面积、多普勒速度指数、压力减半时间的参考值范围与瓣膜的种类和型号有关，但有效瓣口面积< 1.5cm^2、多普勒速度指数> 2.2和PHT > 150ms时，一般都存在问题，因此我们需要记住这几个数值。

人工瓣-患者不匹配

与主动脉瓣位人工瓣类似，二尖瓣位人工瓣也存在人工瓣-患者不匹配现象，通常来说，由于二尖瓣相对较大，不匹配现象较少出现，一般见于儿童时期置入了一枚较小的瓣膜，随着年龄增长，原先置入的瓣膜不能适应成年后的血流动力学变化。确定不匹配现象最准确的参数是标化有效瓣口面积，并且对病情恢复有预测价值，其数值小于1.2cm^2/m^2，即提示存在人工瓣-患者不匹配现象。因此，在以下情况：①人工瓣瓣叶/瓣架无明显结构异常；②有效瓣口面积和多普勒速度指数在该瓣膜型号的正常范围内；③标化有效瓣口面积提示可能存在不匹配现象时，如果发现跨瓣压差升高，则应高度怀疑确实发生了人工瓣-患者不匹配现象

二尖瓣位人工瓣反流的多普勒定量测量

生理性反流

绝大多数机械瓣和生物瓣置入后都存在轻度的反流现象，这是由瓣膜的设计原因决定的，不应该同病理性反流混淆。当瓣叶关闭时，沿其关闭线可见细小、多股、较短的反流束，也称"冲刷血流"，顾名思义，这种生理性反流可以通过对瓣叶的冲刷防止血栓的生长。一般经胸超声心动图就可以发现生理性反流，但经食管超声心动图则更为常用。

病理性反流

二尖瓣位人工瓣的病理性反流可能来自于瓣叶本身或瓣周，由于声影对后方的左心房及其毗邻结构的遮挡，经胸超声心动图对瓣膜反流的检出、定位和定量有一定局限性，这一点在机械瓣表现得更为明显。针对以上现实，有许多二维或多普勒的测量指标需要考虑，包括：①多普勒速度指数升高；②二尖瓣E峰升高（> 1.9m/s）；③连续多普勒频谱显示致密的反流束，且峰值出现在收缩早期；④人工瓣的左室面出现大面积的血流汇聚区；⑤估测肺动脉压升高。由于多普勒速度指

数在梗阻和反流时都会升高，当PHT正常（< 130ms）且DVI升高（> 2.2）时高度提示存在明显的瓣膜反流，预测准确率在80%以上，此时应该做经食管超声心动图来明确诊断。

经食管超声心动图的合理应用

经食管超声心动图能够清晰观察二尖瓣位人工瓣，推荐在以下情况下使用：①多普勒超声提示可能存在人工瓣梗阻；②怀疑存在人工瓣反流；③怀疑或已证实的感染性心内膜炎

寻找人工瓣梗阻的病因

经食管超声心动图能够提供更为清晰的图像，有助于发现人工瓣瓣叶、瓣架的病变及周围软组织的团块样回声，如血管翳、血栓等，尤其是机械瓣。如果团块表现为中低回声，个体较大，且对抗凝治疗敏感，血栓的可能性较大。此外，三维超声还能够对人工瓣瓣叶和瓣环的图像进行重建并从任意角度观察，这大大提高了诊断的准确性，也减少了CT和核素成像的使用频率（图21.16）。

反流程度的确定

经食管超声心动图对人工瓣反流程度进行半定量测量是其最早的几项应用之一，且其应用领域相较经胸超声而言正在逐渐扩大。具体来说，经食管超声心动图能够帮助确定反流位置，更精确的定量瓣周漏的程度，这在彩色多普勒超声上表现为缝合环外的反流束，而三维超声能够更直观发现回声中断（图21.17）。反流颈和血流汇聚区的检出能够使反流的定量更为精确，其中反流颈宽度的测定与造影之间相关性极佳，当其超过6mm时表明反流为重度。且对于自然瓣，通过血流汇聚区可以利用近端等速表面积法（PISA）计算有效反流口面积，在人工瓣亦然。

感染性心内膜炎

对于感染性心内膜炎，经食管超声心动图提高了发现赘生物和瓣环其他的病变，如脓腔或穿孔的概率。其发现经外科手术或尸检证实赘生物的敏感度为82%，而经胸超声仅有36%。此外，对于疑诊人工瓣感染性心内膜炎的患者，除非存在禁忌证，否则均应接受经食管超声心动图检查。

总结

本节介绍了经胸超声心动图在评价二尖瓣位人工瓣功能方面的基础地位及其优劣，在某些特殊情况下，可采用经食管超声心动图进行补充。

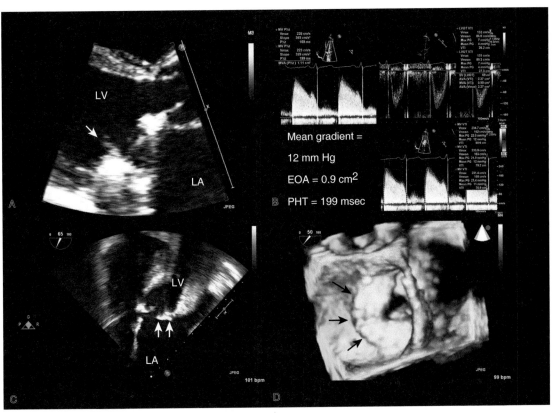

图21.16　A. 二尖瓣机械瓣运动减弱，伴左室面血栓形成（箭头）；B. 多普勒超声提示E峰加快，平均压升高、PHT延长及有效瓣口面积缩小；C. 另一接受二尖瓣生物瓣置入患者，经食管超声心动图发现瓣膜心房面血管翳生成（图中高回声区）；D. 三维超声进一步显示位于瓣膜和缝合环外侧的血管翳。EOA.有效瓣口面积；PHT.压力减半时间

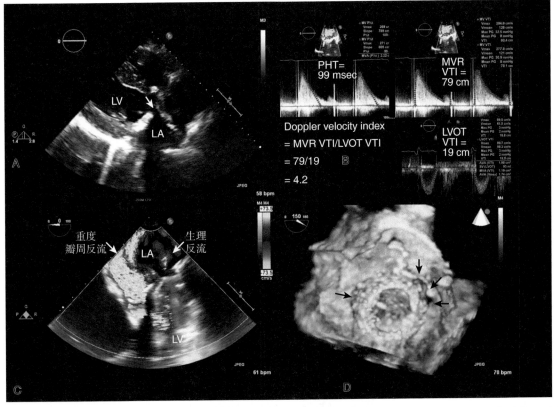

图21.17　A.二尖瓣机械瓣的回声中断，读者需警惕多普勒速度指数（DVI＞2.2）升高但PHT正常时的二尖瓣反流（B）；C.经食管超声心动图提示在正常反流外存在严重的瓣周漏；D.三维超声进一步确定瓣环存在两处回声缺失

第五节　人工瓣瓣周漏

目前，瓣膜置换手术已经是瓣膜性心脏病的常规治疗方式，而瓣周漏依然是较为罕见的并发症，后者是指在两个心腔之间，经由人工瓣瓣环之外（缝合环和自然瓣瓣环之间）出现的异常血流交通。同理，二尖瓣修复术后也可能在同样位置出现瓣周漏。发生人工瓣瓣周漏的原因主要是与人工瓣和自然瓣环之间异常的摩擦力或压差有关，可发生于瓣膜置换术后的早期或晚期。早期瓣周漏的发生主要与手术操作过程本身有关，包括瓣环钙化、解剖形态导致的成形环和自然瓣环之间错位以及缝合技术不当导致的缝线松脱等。而晚期瓣周漏主要与人工瓣感染性心内膜炎对瓣周组织的破坏有关。

近几年来，经皮主动脉瓣置换术（TAVI），术后发生的瓣周漏越来越引起人们的重视，随着 TAVI 手术的广泛开展，其术后发生瓣周漏的报道也逐渐增加，多项注册研究表明，TAVI 术后的瓣周漏与预后不良直接相关，并影响患者早期和晚期的生存率。

发病率

人工瓣瓣周漏的发病率在各家报道之间差异极大，出现这种差异主要是因为入选标准和确诊标准存在差异，究竟是严重/所有瓣周漏、二尖瓣/主动脉瓣瓣周漏、机械瓣/生物瓣瓣周漏，各家报道均不相同。如果不细究瓣周漏的类型，其在置换术后的发生率可高达47%，但严重者的比例则相对较低，多数文献报道，有症状瓣周漏的发病率在1% ~ 5%，而瓣膜成形术后瓣周漏的发病率则更低，为1% ~ 2%。与术后发生瓣周漏的术中因素包括：较长的体外循环时间、瓣上主动脉置换、是否连续缝合二尖瓣、人工瓣的类型等，而相关的临床因素则有：明显的瓣环钙化、术前心房颤动、术后肌酐升高等。

与外科手术相比，TAVI 术后发生瓣周漏的风险更高，但具体数字仍有较大的差异，其主要原因包括：各中心采用的定量方式、瓣膜输送系统、诊断依据的影像学手段和评价是否发生瓣周漏的时间点不同等。总的来说，TAVI 术后早期严重瓣周漏的发病率为12% ~ 17%，其风险因素包括：CoreValve 系统（自扩瓣）、术前主动脉瓣口面积、男性、术前发生心源性休克等。

一年随访结果表明，瓣周漏的病情发展可能表现为恶化、缓解或稳定中的任意一种，但目前为止，尚未发现有意义的预测因素，能够指导或提示瓣周漏的病情转归究竟如何。

临床表现

大多数人工瓣瓣周漏都是在常规随访中偶然发现，进展缓慢，预后尚可，也有许多术后早期发现但一年随访时消失的报道。对于人工三尖瓣和肺动脉瓣而言，发生瓣周漏的报道极其罕见，因此，本节的讨论主要针对主动脉瓣和二尖瓣。过大的瓣周漏会引起相应的临床症状，严重者甚至危及生命。溶血是瓣周漏最严重的并发症，因血流通过漏口时的剪切力导致，提示出现溶血的血清学指标包括乳酸脱氢酶升高、血红蛋白降低、触珠蛋白降低、网织红细胞升高等。研究表明，瓣周漏位点的数目多少可能与溶血性贫血的严重程度相关，而反流的严重程度则没有明显相关性。

人工瓣瓣周漏的另一个临床表现是充血性心力衰竭，其严重程度与瓣周漏的严重程度相关，这一点与溶血性贫血有一定的相似性，而后者可以加重心力衰竭。患者多表现为不同程度的呼吸困难，从轻度的呼吸困难，到失代偿性心力衰竭，包括乏力和心排血量减低的症状等都可能出现。

体格检查多见心功能不全的体征，如颈静脉怒张、肺底啰音等，新出现的心脏杂音多提示瓣周漏的出现，但仍需要相应的影像学检查加以明确，此时通常选择经胸超声心动图，必要时应加做经食管超声心动图进一步明确诊断。

诊断

超声心动图是目前诊断人工瓣瓣周漏最常用的方法。对于主动脉瓣位人工瓣而言，经胸超声心动图（TTE）已经足够满足诊断的需求，主动脉瓣较为靠前的解剖位置决定了大多数情况下，TTE 可以明确瓣周漏的定位和严重程度。在某些特殊情况，如漏口位置位于主动脉瓣后侧，或因瓣环明显钙化形成的声影影响观察时，可选用经食管超声心动图（TEE）加以辅助。此外，当怀疑感染性心内膜炎或脓肿存在时，也可加做TEE。因为发生瓣周漏的部位对后续治疗方案的制定非常重要，所以应该尽可能详细的描述其解剖定位。

主动脉瓣瓣周漏通常表现为偏心反流，并出现在某些特殊的方向上（图21.18），这种偏心的形式，以及声影的遮挡都对精确评价反流的严重程度提出了挑战。通

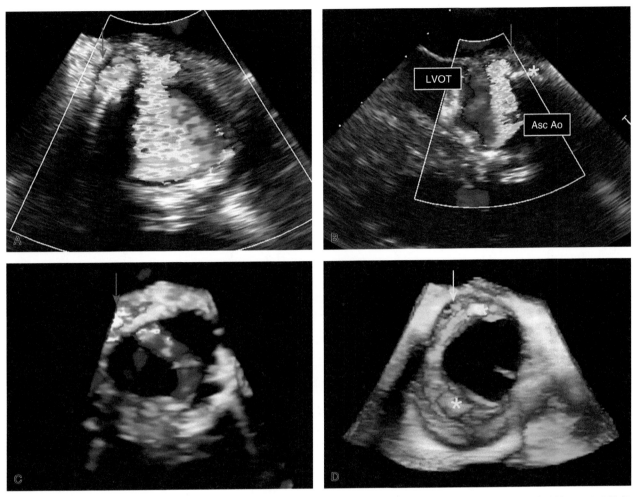

图 21.18 人工主动脉瓣瓣周漏（生物瓣）。A. 主动脉瓣短轴切面，显示瓣周漏起源（红色箭头）；B. 长轴切面显示瓣架（黄色星号）及瓣周漏起源（红色箭头）；C. 三维超声心动图显示主动脉瓣（自主动脉根部观察），彩色多普勒清晰显示瓣周漏起源（红色箭头）；D. 三维超声心动图显示主动脉瓣（自主动脉根部观察），清晰显示瓣架（黄色星号）。瓣周漏表现为正常组织中的回声缺失（黄色箭头）。LVOT.左心室流出道；Asc Ao.升主动脉

常来说，瓣周漏的定量评估应遵循自然瓣反流的评价方法，但是，有些指标并非像自然瓣那样容易获取。例如，由于声影的阻挡，反流颈的宽度以及反流束和左心室流出道之间的相对关系较难测定。特别是当二尖瓣也为人工瓣时，左心室流出道远端也被声影遮挡，测量的难度更大。通过测定容量的方法，比如在没有明显二尖瓣反流的情况下，同时测定左心室流出道和跨二尖瓣的流量，就可以较为准确的计算出主动脉瓣的反流量和反流分数。其他的血流动力学指标也和自然瓣反流时类似，包括 PHT、反流频谱的斜率、降主动脉、腹主动脉全舒张期反流等指标也都可以用于评价人工瓣瓣周漏。

评价 TAVI 术后出现的瓣周漏则更为困难，对于球扩瓣和自扩瓣，瓣周漏出现的位置都有所不同，且常规超声心动图很难发现。人工瓣自身的声影、瓣叶根部的严重钙化、残存瓣叶等都会进一步影响瓣周漏位置和严重程度的判断（图 21.19）。此时通过容量测定的方法测定反流量和反流分数对评价瓣周漏的严重程度有很大帮

助。目前，有学者提出一个新的指标用来评价 TAVI 术后瓣周漏的严重程度 AI index=100×（ADP-LVEDP）/ASP（ADP，主动脉舒张压；LVEDP，左心室舒张末压；ASP，主动脉收缩压）。此指数低于 25 时，患者一年随访时的预后较差。

对于二尖瓣人工瓣瓣周漏的评价更多地依赖于经食管超声心动图，因为二尖瓣位人工瓣的声影恰好遮挡了其后方的左心房，以至于非常明显的二尖瓣反流都可能被漏诊或低估。某些经胸超声的间接征象有助于提示医生进行经食管超声的检查，包括二尖瓣跨瓣流速加快（尤其是体循环流速不快时，VTI$_{人工瓣}$/VTI$_{左心室流出道}$＞2.2）、跨瓣压差升高但 PHT 正常、新出现的肺动脉压力升高等。经食管超声心动图检查不仅能明确瓣周漏是否存在，还能够确定其解剖定位和严重程度。此外，经食管实时三维超声心动图则能够更直观从多个角度观察瓣周漏的位置（图 21.20）。为了便于交流和讨论，我们通常采用标准外科视角（二尖瓣上面观，并把主动脉瓣置

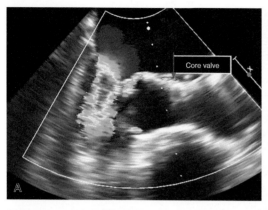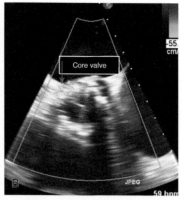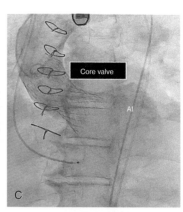

图 21.19　主动脉瓣瓣周漏（Core valve）。A. 长轴切面显示人工瓣及瓣周漏起源（红色箭头）。B. 短轴切面显示人工瓣及瓣周漏起源（红色箭头）。C. 血管造影显示严重的主动脉瓣反流，提示单纯依靠超声心动图评价反流的严重程度有一定困难

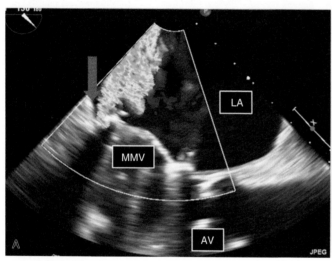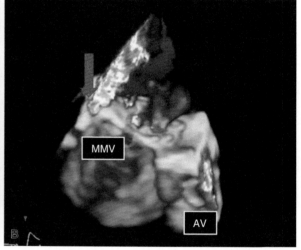

图 21.20　人工二尖瓣瓣周漏（机械瓣）。A. 二维超声显示双叶机械瓣，瓣周漏起源于 5 点钟方向（红色箭头）。B. 三维超声心动图清晰显示二尖瓣机械瓣及瓣周漏起源位置（红色箭头）。LA. 左心房；AV. 主动脉瓣；MMV. 二尖瓣机械瓣

于 12 点钟方向）来对二尖瓣瓣周漏进行规范描述。在这一视角下，左心耳位于 9 点钟位置，而室间隔位于 3 点钟位置，超声检查者据此对任何一个瓣周漏出现的具体位置进行标定，以供其他超声医师、外科医师和介入医师参考。需要注意的是，不要将伪影误认为瓣周漏，应该仔细结合彩色多普勒和临床信息正确探查瓣周漏的具体位置。当然，和主动脉瓣类似，对二尖瓣位人工瓣瓣周漏的精确定量评价也具有相当的困难。

在评估反流量时，可以考虑采用容量学的方法，这需要对左心室容量进行比较精确的定量。由于反流束多为偏心，测定反流束占左心房的比例可能是另一个较为有效的方法，但也许并不能直观反映反流的严重程度。反流颈宽度和近段等速表面积法（PISA）测定的有效反流口面积也是很有意义的指标。然而，当存在多个反流口时，即便每一个单独的反流量不大，其叠加后的总反流量也可能非常大，甚至表现为左心房内的涡流和肺静脉内的收缩期反流。需要说明的是，没有单独某个指标

能够确诊或完全排除重度瓣周漏，充分综合所有临床信息，如心腔大小、心室功能、肺动脉压力等并加以分析，才是确定瓣周漏是否存在及其严重程度的关键。

其他影像学方法

其他影像学方法对人工瓣瓣周漏的诊断和评估也起着非常重要的作用，血管造影对于显示主动脉瓣的三个瓦氏窦具有独到的价值，其不同的投照体位和注射造影剂的方式都有助于明确瓣周漏的存在与否和具体位置如何。而对二尖瓣瓣周漏而言，虽然血管造影对其诊断的价值有限，但依然有助于判断反流的严重程度。血管造影的缺点在于必须使用造影剂，这对于心功能不全的患者可能有一定风险。此外，血管 CT 及三维重建在人工瓣瓣周漏的判断中也起到了相当重要的作用，特别是考虑经皮介入治疗时价值较大。除了能明确瓣周漏存在的位置外，CT 检查还能够明确其周围的解剖学标志，如左室心尖和胸壁的距离、前降支的走行等。当然，应综合 CT 和多普勒超声检

查的结果，准确判定每一个可能存在的漏口。

磁共振也可以用于诊断人工瓣瓣周漏，确定漏口的部位和反流量的多少。

治疗

通常来说，人工瓣瓣周漏的治疗都需要进行再次手术修补漏口或置入一枚全新的人工瓣。虽然手术可以有效改善症状，但围术期依然存在较高的致死率和致残率。实际上，瓣周漏的外科治疗基本上是通过手术完成，其本身对患者而言就有一定的风险，而且需要手术的个体都是有明显的症状的重度瓣周漏患者，这进一步增加了完全治愈的难度。近年来，有研究称可以通过经皮介入的方式完成对瓣周漏的修补。虽然介入依然是一个有创和复杂的过程，但因为不需要开胸和体外循环，相比外科手术而言的风险更小。需要指出的是，实时三维经食管超声心动图的发展，对推动导管治疗技术的开

展起到了重要的作用。

有多种技术可以使导管进入左心，包括穿刺股动脉的逆向技术、穿刺中心静脉（股静脉）和房间隔的正向技术以及直接穿刺心尖部等，在实际操作中采用哪项技术要根据瓣周漏发生的具体位置而定。大多数主动脉瓣周漏会通过逆向技术进入，而二尖瓣瓣周漏采用哪种技术则由漏口的具体位置决定。具体来说，经心尖入路适用于任何位置的瓣周漏，经主动脉逆向入路适用于瓣环前半部的瓣周漏（10 ～ 2 点钟方向），而封堵瓣环外侧（6 ～ 9 点钟方向）的瓣周漏通常采用穿刺室间隔的正向入路。对于后内侧（1 ～ 6 点钟方向）的瓣周漏也可以选用正向入路，但需要十分精准的穿刺房间隔和更高级的封堵装置。

实时三维经食管超声心动图可以提高封堵的成功率，因其可以随时监测导管和器械在心腔内的状态和位置（图 21.21），准确鉴别导丝和导管是通过了漏口还是

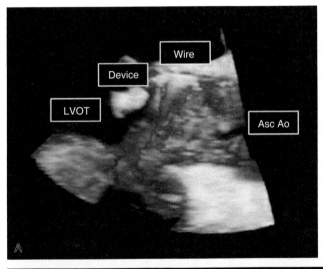
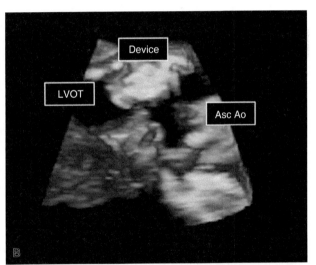
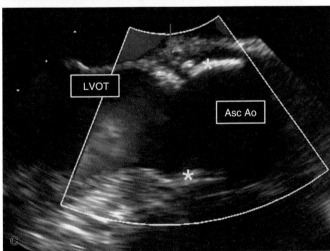
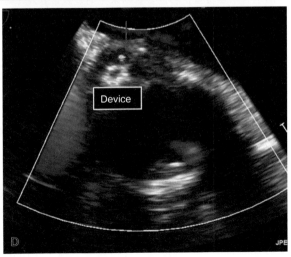

图 21.21　经皮介入治疗人工主动脉瓣瓣周漏（生物瓣）。A. 三维超声心动图长轴切面显示导丝通过漏口及左心室流出道远端的封堵器；B. 三维超声心动图长轴切面显示封堵器置于漏口位置；C、D. 二维彩色多普勒成像显示主动脉瓣长轴（C）、短轴（D）切面显示封堵器位置，有效减少术前的瓣周漏（与图 21.20 B 为同一患者，可对比观察）。LVOT. 左心室流出道；Wire. 导丝；Asc Ao. 升主动脉；Device. 瓣膜装置

瓣口（图21.22），并能实时评价手术的效果和是否出现了并发症。

研究报道，经皮封堵瓣周漏的成功率在85%～90%，术后18个月的生存率为87%，更为长期的生存率尚在统计之中。围术期并发症的发生率约在10%，而死亡率仅有1%，短期并发症包括心脏压塞、封堵器栓塞、人工瓣损坏以及心脑血管事件，亦有极个别晚期封堵器血栓的报道。因此，经皮介入治疗可以成为某些病情危重，不适宜接受外科手术瓣周漏患者的可选治疗方案之一。

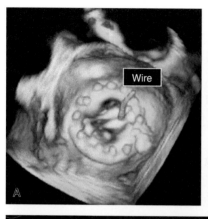
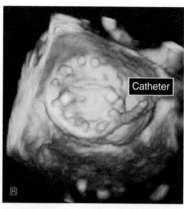
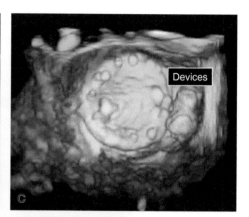
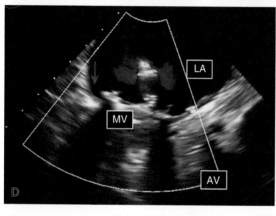
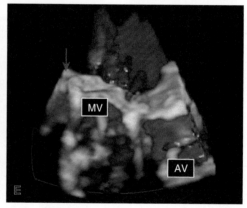

图21.22　经皮介入治疗人工二尖瓣瓣周漏（机械瓣）。A. 外科视角（左房面）观察二尖瓣，导丝经心尖途径进入左心房，可直观显示导丝穿过双叶瓣之间的中间孔；B. 调整位置后，导丝正确通过瓣周漏口（4，5点钟方向）；C. 瓣周漏位置置入两枚封堵器；D. 二维彩色多普勒成像显示瓣周封堵器位置，有效减少术前的瓣周漏（红色箭头）；E. 三维超声心动图示封堵器位置，彩色多普勒未见明显残余分流（与图21.20 B为同一患者，可对比观察）。Wire. 导丝；Catheter. 导管；Device. 封堵器；MV. 二尖瓣；LA. 左心房；AV. 主动脉瓣

第六节　三尖瓣位人工瓣

在过去的50年里，人们研制了多种类型的人工瓣并将其应用于临床。然而，三尖瓣人工瓣置换依然是一类相对罕见的手术，有研究报道称其仅占所有瓣膜手术的2%。目前指南推荐，对于继发于瓣叶病变和（或）畸形的严重三尖瓣反流，若单纯瓣环成形或修补术不能处理，可考虑行三尖瓣人工瓣置换。但是，三尖瓣置换术后30天内的死亡率较高，为12%～26%，且10年生存率也不甚理想。目前尚缺乏有效证据支持机械瓣或生物瓣哪一个效果更好，一项纳入了11项研究的meta分析指出，究竟使用哪类瓣膜应该由外科医生综合患者的病情来做出最后决定。

三尖瓣位人工瓣功能不全

瓣膜狭窄和（或）反流都会引起三尖瓣位人工瓣功能不全。引起瓣膜狭窄的原因包括生物瓣瓣叶退行性变、感染性心内膜炎导致瓣叶损坏、机械瓣瓣膜血栓或血管翳生长等，都会造成瓣膜狭窄。对生物瓣而言，瓣叶退行性变的发生率为0.4%～2.2%/（人·年），而血栓的发生率则为0.5%～3.3%。人工瓣反流通常由感染性心内膜炎引起的瓣膜损害导致，而瓣周漏发生的原因

主要是由于缝线松脱或感染性心内膜炎。

多普勒超声心动图常用于三尖瓣位人工瓣功能的评估，有研究表明其对于瓣膜狭窄时的评估效果与有创性血流动力学检查相关性较好。然而，其诊断的准确性与图像和信号的质量有关，且对三尖瓣功能的详细评估需要二维、M型、连续多普勒和彩色多普勒超声的密切配合。

超声心动图对三尖瓣位人工瓣功能的评估

二维超声心动图

经胸超声心动图的标准切面很容易观察到三尖瓣位人工瓣，包括右心室流入道、心尖四腔、胸骨旁短轴和剑突下切面等，都是评价三尖瓣位人工瓣时必须观察的切面。二维超声心动图可以帮助确定瓣叶运动和瓣架的位置有无异常，瓣叶退变的程度，有无增厚、钙化以及瓣膜的具体型号也可一并确定。此外，经胸超声心动图和经食管超声心动图也可以发现血栓、赘生物、血管翳等导致瓣膜功能不全的病因。

彩色多普勒成像

彩色多普勒成像反映了通过人工瓣的血流状态，对正常瓣膜而言，其前向血流表现为较宽的中心性射流束（图21.23和图21.24），观察三尖瓣位人工瓣最理想的切面是右心室流入道和剑突下切面，因为这两个位置与心尖四腔切面相比受声影的干扰最小。对狭窄瓣膜而言，通常能发现通过狭窄瓣口的加速血流，射流束一般较窄，提示血流为湍流（图21.25）。

多普勒超声心动图

三尖瓣位人工瓣的评估与自然瓣类似，应参照指南的推荐，利用多普勒超声心动图计算平均跨瓣压差和有效瓣口面积。然而，既往研究纳入的患者同时包含术后早期和晚期，且数量较少，然而近期有研究纳入了较大数量的患者，并把术后早期（30d内）和晚期的数据进行了比较。通常来说，功能正常的人工瓣不会有明显的阳性体征，瓣叶的运动和血流模式也比较正常。目前指南推荐应至少测量5个心动周期的数据并取平均值，因为三尖瓣血流受呼吸影响较大。Connolly和Blauwet的团队分别测定了10个心动周期的数据，结果表明9个心动周期的平均值和5个心动周期没有明显差异。当然，如果呼吸对血流的影响非常明显，也应该测量超过5个心动周期的数据，或在呼气末进行测量。

平均压差

人工瓣的跨瓣压差通常依据改良Bernoulli方程 $\Delta P=4v^2$ 计算，V代表连续多普勒测得的峰值血流速度，且必须多角度测量以保证能够获得最高的跨瓣流速。同样，在评价三尖瓣位人工瓣功能时也必须考虑人工瓣的尺寸和型号，此外，贫血、甲状腺功能减退、败血症等

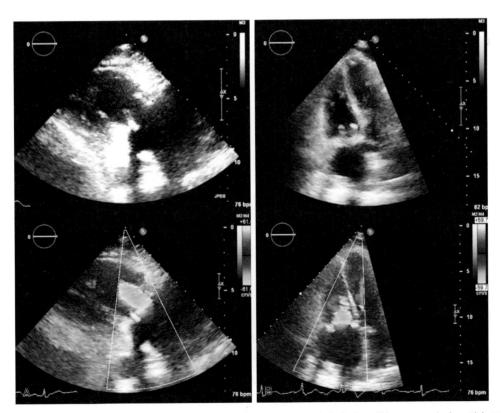

图21.23 A.66岁女性，正常三尖瓣位人工瓣二维及彩色多普勒成像，右心室流入道切面；B.心尖四腔切面，显示均匀一致的跨瓣血流

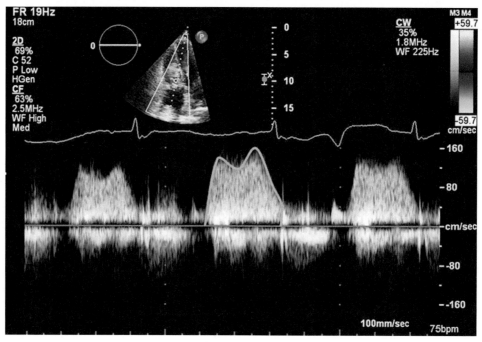

图21.24　经胸多普勒超声，心尖四腔切面连续多普勒显示术后早期三尖瓣人工瓣跨瓣血流频谱，平均跨瓣压差4.8mmHg

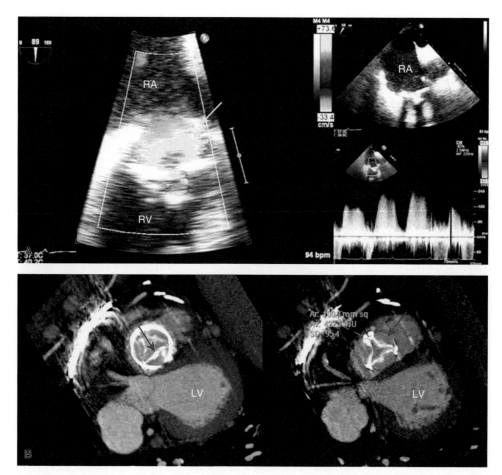

图21.25　经食管超声心动图显示40岁女性严重三尖瓣人工瓣狭窄。A.示三尖瓣人工瓣（31 mm Carpentier-Edwards Perimount bioprosthesis）严重钙化伴狭窄，彩色多普勒显示明显的近端等速表面；B.多源CT显示人工瓣，短轴切面见明显退化及钙化瓣叶，解剖学开口近1.01cm²。LV.左心室；RA.右心房；RV.右心室

高动力状态也可能引起正常人工瓣的跨瓣血流加速，其他因素如右心室舒张压升高、缩窄性心包炎等都会干扰跨瓣流速的测量，在实际工作中应注意分辨，而跨瓣压差的测量是通过描记连续多普勒，测得的舒张期三尖瓣流入道血流频谱完成（图21.24）。

目前指南认为，人工瓣跨瓣压差超过6mmHg则认为出现了人工瓣狭窄，最新一项研究纳入了大量生物瓣置换术后早期患者，结果表明跨瓣压差超过9mmHg高度提示出现了人工瓣狭窄，需要进行TEE检查进一步加以明确（表21.6）。目前已有多项研究评估了Carpentier-Edwards Duraflex，Medtronic Mosaic，St. Jude Medical Biocor，Carpentier-Edwards Perimount，Medtronic Hancock II等人工瓣膜的功能。在下一版指南中，一项大

规模研究指出，对三尖瓣位的双叶机械瓣，平均跨瓣压差小于5mmHg被认为是正常的，而超过6mmHg则提示人工瓣狭窄（表21.7、表21.8和表21.9）。

压力减半时间

压力减半时间是瓣膜开放时，跨瓣压差从峰值减低一半时所耗费的时间，前期研究表明，三尖瓣位生物瓣的PHT正常值为200～238ms，而Medtronic机械瓣的正常值为102～127ms。其他研究也指出，生物瓣PHT超过200ms，机械瓣PHT超过130ms提示人工瓣狭窄。

根据现有指南，异种生物瓣的PHT正常值为（146±39）ms，球笼瓣为（144±46）ms，St.Jude瓣为（108±32）ms，而PHT超过230ms则提示人工瓣狭窄。

表 21.6　三尖瓣位人工瓣多普勒参数正常值

参数	ASE2009指南	阈值
峰值流速	≤ 1.7m/s	< 2.1 m/s
平均压差	< 6 mmHg	< 8.8 mmHg
压力减半时间	< 230ms	< 193 ms
有效瓣口面积	无数据	无数据
VTI_{TVP}/VTI_{LVOT}	无数据	< 3.3

LVOT.左心室流出道；TVP.三尖瓣位人工瓣；VTI.速度-时间积分

引 自 Zoghbi WA，Chambers JB，Dumesnil JG，et al. Recommendations for evaluation of prosthetic valves with echocardiography and Doppler ultrasound. J Am Soc Echocardiogr，2009，22：975-1014, and Blauwet LA，Danielson GK，Burkhart HM，et al. Comprehensive echocardiographic assessment of the hemodynamic parameters of 285 tricuspid valve bioprostheses early after implantation. J Am Soc Echocardiogr, 2010，23：1045-1059.

表 21.7　三尖瓣位机械瓣和双叶瓣多普勒参数正常值

参数	机械瓣	双叶瓣
峰值流速	≤ 1.7 m/s	< 1.9 m/s
平均压差	< 6 mmHg	≤ 5 mmHg
压力减半时间	< 230 ms	< 130 ms
有效瓣口面积	无数据	无数据
VTI_{TVRP}/VTI_{LVOT}	无数据	< 2

LVOT.左心室流出道；VTI.速度-时间积分

引　自Zoghbi WA，Chambers JB，Dumesnil JG，et al. Recommendations for evaluation of prosthetic valves with echocardiography and Doppler ultrasound. J Am Soc Echocardiogr，2009，22：975-1014, and Blauwet LA，Burkhart HM，Dearani JA，et al: Comprehensive echocardiographic assessment of mechanical tricuspid valve prostheses based on early postimplantation echocardiographic studies，J Am Soc Echocardiogr，2011，24：414-424.

表 21.8　三尖瓣位人工瓣反流严重程度的评估

参数	轻度	中度	重度
瓣叶形态	正常	瓣叶形态不清	瓣叶形态不清
反流束形态	< 5cm^2	5～10cm^2	> 10cm^2
反流颈宽度	未定义	未定义，但 < 0.7cm	> 0.7cm
反流频谱强度	不完全	致密	致密，早期加速
肝静脉收缩期血流	正常/低钝	低钝	会收缩期逆流
右心房右心室下腔静脉内径	正常	扩张	明显扩张

引自Zoghbi WA, Chambers JB, Dumesnil JG, et al. Recommendations for evaluation of prosthetic valves with echocardiography and Doppler ultrasound.J Am Soc Echocardiogr，2009，22:975-1014.

表 21.9　三尖瓣位生物瓣的多普勒指标正常值

人工瓣类型	患者数	平均压差	峰值流速	VTI_{TVP}/VTI_{LVOT}
Carpentier-Edwards Perimount	12	3.5 ± 1.31	1.3 ± 0.24	1.8 ± 0.29
Medtronic Mosaic	49	5.1 ± 1.52	1.5 ± 0.21	2.1 ± 0.53
Carpentier-Edwards Duraflex	177	5.5 ± 1.8	1.5 ± 0.26	2.3 ± 0.53
St. Jude Medical Biocor	36	4.3 ± 1.34	1.4 ± 0.28	2.0 ± 0.56
Medtronic Hancock II	11	5.6 ± 1.51	1.5 ± 0.25	2.3 ± 0.49

数据以平均值 ± 标准差表示

LVOT.左心室流出道；TVP.三尖瓣位人工瓣；VTI.速度 - 时间积分

引自 Blauwet LA，Danielson GK，Burkhart HM, et al. Comprehensive echocardiographic assessment of the hemodynamic parameters of 285 tricuspid valve bioprostheses early after implantation. J Am Soc Echocardiogr，2010，23：1045-1059.

三尖瓣位人工瓣的速度时间积分比值

Blauwet 及其同事利用三尖瓣人工瓣（VTI_{TVP}）和左心室流出道VTI（VTI_{LVOT}）的比值来评价三尖瓣人工瓣功能。这一比值可以用于鉴别人工瓣狭窄和反流，因为这两种状态都会引起跨瓣压差升高，对正常生物瓣而言，此比值应小于3.3。三尖瓣E峰超过2.1m/s、VTI_{TVP}/VTI_{LVOT}超过3.3、PHT小于200ms都提示生物瓣存在明显反流，三尖瓣E峰超过1.9m/s、VTI_{TVP}/VTI_{LVOT}超过2.0、PHT小于130ms则提示机械瓣的明显反流。需要说明的是，这一指标主要用于彩色多普勒未能发现明显漏口时。

有效瓣口面积

有效瓣口面积是评价三尖瓣人工瓣功能的有效指标，通过左心室流出道流量除以三尖瓣人工瓣VTI计算，而左心室流出道流量$SV_{LVOT}=$左心室流出道面积 × VTI_{LVOT}。有效瓣口面积是判断是否出现人工瓣狭窄的有效指标，对存在明显主动脉瓣反流的患者，可用右心室流出道VTI代替，但对于混合病变（既有狭窄又有反流）的患者，有效瓣口面积的计算会受到影响。此外，需要说明的是，通过PHT估测有效瓣口面积的方法并不适用于三尖瓣位人工瓣。

人工瓣反流

病理性三尖瓣位人工瓣反流可以表现为跨瓣反流，也可以表现为瓣周漏，跨瓣病理性反流通常由瓣叶退行性变引发，包括钙化、增厚、撕裂或感染性心内膜炎造成的瓣膜损害。对于机械瓣，跨瓣反流通常伴发于瓣膜狭窄（血栓），活动受限的瓣叶在收缩期不能正常关闭是导致反流的根本原因。瓣周漏则是一种罕见但危险的并发症，通常由感染性心内膜炎或缝线松脱导致，需要说明的是，人工瓣也存在生理性反流，具体来说，对机械瓣而言，生理性反流束通常较小，持续时间较短，而

生物瓣在术后早期也可能出现轻度的跨瓣反流。目前指南推荐采用二维超声、彩色多普勒、频谱多普勒等方法评价瓣膜反流（表21.10）。

二维超声心动图

所有经胸超声心动图的标准切面都可以用于三尖瓣位人工瓣的评价，必要时可加做经食管超声心动图。对于存在明显反流的患者，其右心房和右心室通常增大，且由于右心房压力升高，下腔静脉通常增宽，且不随呼吸变化。虽然这些表现在右室功能不全时也可出现，但依然应有意识寻找是否存在明显的三尖瓣反流，此外，人工瓣的异常启闭也是提示出现反流的线索之一。

彩色多普勒成像

彩色多普勒成像可以提供反流的定位、严重程度、发病机制等信息，对人工瓣反流的评价尤为重要（图21.26），通过肉眼即可辨别反流是来源于瓣周或是跨瓣。通过汇聚区面积和反流颈的测定可以明确反

表 21.10　三尖瓣位双叶瓣的多普勒参数正常值

人工瓣类型	患者	平均压差	峰值流速	VTI_{TVP}/VTI_{LVOT}
St Jude Medical Standard	51	3.0 ± 1.22	1.3 ± 0.28	1.4 ± 0.29
CarboMedics	17	3.5 ± 1.28	1.3 ± 0.17	1.7 ± 0.38
Starr-Edwards	10	5.1 ± 1.52	1.7 ± 0.33	1.9 ± 0.42

数据以平均值 ± 标准差表示

引自 Blauwet LA, Burkhart HM, Dearani JA, et al. Comprehensive echocardiographic assessment of mechanical tricuspid valve prostheses based on early post-implantation echocardiographic studies. J Am Soc Echocardiogr，2011，24：414-424.

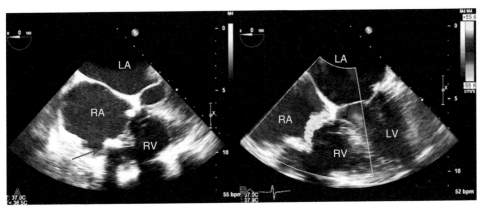

图21.26　经食管超声心动图显示83岁女性的三尖瓣生物瓣。A.食管中段四腔切面显示三尖瓣人工瓣向右侧倾斜（红箭）；B.同一切面显示偏心反流。LA.左心房；LV.左心室；RA.右心房；RV.右心室

流的严重程度，心尖四腔切面测得的反流颈宽度超过0.7cm，提示可能存在严重的三尖瓣反流，然而，人工瓣自身造成的声束衰减或反射在某种程度上可能干扰对反流的判断，此时应通过经食管超声心动图加以明确。

多普勒频谱

连续多普勒和脉冲多普勒都可用于三尖瓣位人工瓣的评估，致密、峰值提前的CW频谱通常提示较为严重的三尖瓣反流，这样的特点是右心房压（V波）明显升高的结果。PW测得的收缩期肝静脉反流也是提示重度三尖瓣反流的有用线索，但并不是见于所有患者。同时三尖瓣E峰升高（超过1.9 ~ 2.1m/s），也是一个常见但不特异的表现。

三尖瓣位人工瓣与经食管超声心动图

经食管超声心动图是评价人工瓣功能的重要手段，目前指南推荐使用经食管超声心动图评价人工瓣的结构、功能以及是否出现瓣周脓肿。TEE通常用于疑似感染性心内膜炎或瓣膜血栓的患者，除了评估病变之外还可以指导治疗，在诊断之余，TEE也可以实时引导导管操作，完成某些介入治疗。对于人工瓣血栓，TEE能够精确测定血栓大小，从而有助于决策是否采用溶栓治疗。评价三尖瓣人工瓣的标准切面包括食管中段四腔心切面、食管中段流入-流出道切面、食管中段右心两腔切面、胃底右心室流入-流出道切面等。此外，TEE还可以观察瓣叶运动、瓣架定位以及鉴别赘生物和血栓等。结合彩色多普勒还能够发现异常的血流模式（湍流）以及反流。同经胸超声心动图类似，TEE也可以测定跨瓣压差，并计算有效瓣口面积。然而，如何使取样线与血流方向完全平行依然有一定难度。

三维超声心动图

目前，三维超声心动图已经应用于二尖瓣（自然瓣）功能不全的评价，但关注其对人工瓣的评价效果的研究仍有所欠缺，因此，只能作为评价人工瓣功能不全的补充手段。目前指南并未纳入三维超声心动图评价人工瓣功能的相关流程。经食管超声心动图的相关文献提到，可以在食管中段四腔心切面（0° ~ 30°）和胃底四腔心切面（40°）来观察三尖瓣位人工瓣，但对其模式没有具体规定。三维超声的优势在于可以通过三维重建更直观地明确瓣叶的运动和结构改变，并通过随意变换角度观察跨瓣血流的特点。三维超声心动图既可以明确定位反流束、回声中断、瓣周漏的数量和位置，还能够明确某些导致瓣膜狭窄的病因，比如因血栓或赘生物引起的瓣叶启闭障碍。当然，三维超声心动图也有其局限性，帧频和空间分辨率较低不可避免，人工瓣造成的伪影、反声等也会造成图像质量降低，尤其是对于合并心律失常的患者，这一缺点更为明显。

经导管"瓣中瓣"技术

目前，经皮介入治疗技术飞速发展，通过导管为生物瓣功能不全的高危患者置入第二枚瓣膜已经成为可能。目前，仅有少数个案报道评价了这项技术的价值，其入路包括经心房、颈静脉或股静脉等，置入的瓣膜包括Melody Valve（Medtronic公司）和Edwards SPAIEN瓣。虽然目前尚缺乏长期随访的随机对照研究结果，但这项技术依然是高危患者的福音。二维和三维超声心动图都能对这类经皮植入的人工瓣功能进行有效的评估。

第七节　二尖瓣修补术

对拟接受二尖瓣修补术的患者而言，超声心动图检查者应在围术期反复检查，从而帮助外科医生做出最优的决策。这意味着，我们必须对患者的病因、发病机制和二尖瓣反流的严重程度有着清晰的认识；第二，明确任何一个和患者预后相关的超声心动图指标；第三，对二尖瓣装置做出相对准确的测量，辅助手术方案的确定；第四，对术后并发症做出准确及时的诊断。

体外循环前的经食管超声心动图检查

临床研究已经证实，在体外循环前接受经食管超声心动图检查，可以把二尖瓣修补术的成功率提高9% ～ 13%。在术前检查中，我们能够发现二尖瓣疾病的严重程度、病因以及病变位置，这包括瓣下结构是否受累、瓣环有无钙化或扩张、瓣叶运动有无异常，同时还可以评估左心室功能，从而帮助确定究竟应该行二尖瓣置换、修补或其他合适的术式。

对复杂二尖瓣修补术而言，确定危险因素也有十分重要的意义。对功能性二尖瓣反流而言，术后6个月内有高达30%的失败率。造成手术效果不佳的危险因素包括左心室几何形态明显扩张、瓣环扩张、二尖瓣向心尖部固定以及重度二尖瓣反流。对二尖瓣退行性疾病，出现巨大二尖瓣前叶或者受累区域呈扇形则提示手术为高难。这些患者也可能会有二尖瓣前叶前向运动或左心室流出道梗阻的风险，特别是对前叶过长、后叶冗长且超过前叶、二尖瓣-主动脉夹角过小或左心室未扩张的患者。最后，对风湿性心脏病而言，二尖瓣环或瓣环下严重的钙化、前叶的长度如何也关系到手术的难度如何。

在术中确定二尖瓣反流的严重程度有相当大的难度，因为在全身麻醉下，负荷状态的改变会对跨二尖瓣的血流动力学造成影响，从而使TEE低估二尖瓣反流的严重程度。此外，ASE指南也推荐同时采用定性和定量的方法对二尖瓣反流的严重程度进行评价。

体外循环后的经食管超声心动图检查

有研究表明，在二尖瓣修复后再次进行超声心动图检查，可以发现5% ～ 10%的患者存在额外需要手术处理的病变，体外循环后进行TEE检查首先能够明确瓣膜置换或修补成功与否，其次，观察修补术后的二尖瓣需要对整个手术过程有十分深刻的理解和认识，在复杂的手术操作中找出整个瓣环上缺失的部分（图21.27）。需要说明的是，许多微小瓣周漏很难被识别，而某些"较大"的瓣周漏也可能是由溶血、血流动力学不稳定等因素引起。因此，在评估二尖瓣残余漏时，必须把负荷状态和左心室功能考虑进去（图21.28）。冗长的前/后叶、成形环过小或位置不当、左心室肥厚或高动力状态时，修补后出现SAM现象的可能性更大。最后，医源性二尖瓣狭窄，虽然很罕见，但依然有2%的发生率，由于心排血量对血流动力学的干扰，跨瓣压差有相当程度的改变，这使得通过常规超声心动图诊断医源性二尖瓣狭窄尤为困难。

二尖瓣手术与三维超声心动图

围术期三维超声心动图相对二维超声心动图，可以为二尖瓣修补术提供更多的信息，术前检查可以明确发病机制，从而选择更优化的术式，而术中检查可以提供更有效直观的途径来全面、多角度观察二尖瓣的形态结构，能在术中这一不稳定状态下及时有效提供充分的信息给术者，这对术中决策的制定意义非凡。

术中三维超声心动图可以提供更精确的诊断，并增进介入医生和外科医生之间的联系，不同于传统的二维超声心动图，三维超声心动图可以提供二尖瓣的心房面图像，更好地观察其解剖结构、功能状态和病理生理学改变，从而减少了扫描过程、模式选择和几何假设对成像的影响（图21.29）。独特的成像平面也能够帮助不熟悉二维超声图像的医生提供更熟悉的诊断信息（图21.29）。此外，精确定位二尖瓣反流的位置和严重程度也有助于快速做出决断，是否需要紧急干预等（图21.30）。最后，三维超声心动图有助于明确某些动态病理生理变化是否需要外科干预，比如肥厚梗阻型心肌病和SAM现象等。

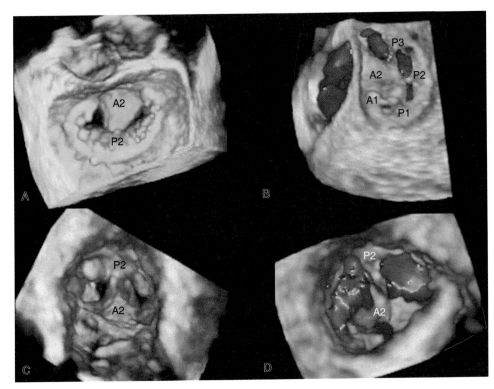

图21.27　黏液样变性患者需接受二尖瓣修复。A.三维经食管超声心动图显示二尖瓣P1，P2脱垂区域被切除，可见成形环回声及A2-P2之间缘对缘缝合痕迹；B.修补后，彩色多普勒仅见极少量反流信号；C.三维经食管超声心动图（左心室面观）显示修补术后A2-P2之间缘对缘缝合痕迹；D.三维经食管彩色多普勒超声心动图（左心室面观）显示修补术后A2-P2之间缘对缘缝合痕迹及彩色血流。A1.前外侧叶；P1.后外侧叶；P3.后内侧叶

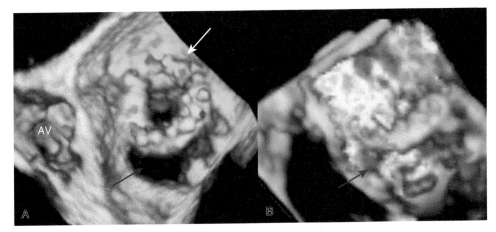

图21.28　修补术后多年二尖瓣成形环回声缺失。A.经食管三维超声心动图显示成形环（白箭头）外侧回声缺失（蓝箭头）；B.彩色多普勒显示回声缺失区域明显二尖瓣反流信号（蓝箭头）。AV.主动脉瓣

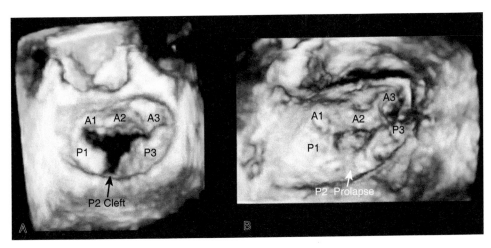

图21.29　三维经食管超声心动图全容积成像二尖瓣左心房面观，显示瓣膜不同程度的退行性改变。A.P2区瓣叶裂；B.P2，A2，A3区脱垂。A1.前外侧叶；P1.后外侧叶；A2.前中侧叶

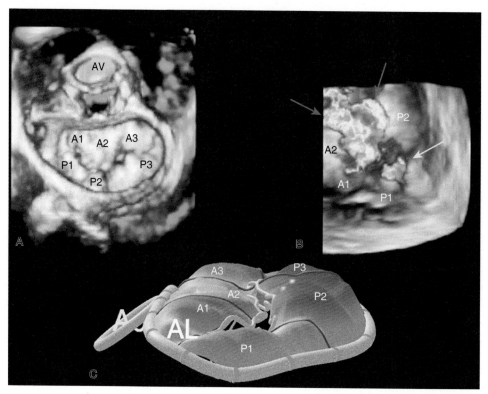

图21.30　二尖瓣黏液样变性。A.三维经食管超声心动图显示A2，A3，P2区脱垂。B.彩色多普勒显示独立的反流束，为脱垂所致（蓝箭头为前叶脱垂，红箭头为后叶脱垂），P1,P2之间亦可见反流信号，不排除存在瓣叶裂（黄箭头）。C.二尖瓣重建图像（Q-labs；Philips Healthcare，Inc）。AL.前联合；A1.前外侧叶t；Ao.主动脉瓣；P3.后内侧叶

（穆 洋 译）

第 22 章

感染性心内膜炎

第一节　感染性心内膜炎的超声心动图特征

感染性心内膜炎（IE）是心内膜或心内植入材料的微生物感染，室壁、起搏电极、人工植入物、管路等都是潜在的感染源。通常来说，病变更容易发生在左心系统，主要表现为瓣叶末端随血流摆动的赘生物，然而，对于一名静脉药瘾者或先天性心脏病患者而言，右心系统更容易受累。

虽然目前抗生素更新换代越来越快，感染性心内膜炎的发病率和死亡率依然居高不下。这与临床医生很难在感染早期明确诊断相关，然而对这种疾病而言，尽早明确诊断并开始合理治疗是保证其预后良好的关键因素。

借由 M 型、多普勒、二维、三维超声心动图的帮助，我们能够对心脏的结构和血流动力学状态进行非常直观的评估，与传统的放射诊断不同的是，超声心动图没有射线暴露，可在危重患者的床旁进行，十分便于 IE 的系列观察评估。超声心动图对诊断 IE 的重要性已在 1994 年发表的 Duke 诊断标准中阐明，2000 年的改良版本（框 22.1 和框 22.2）中同样证实了这一点，与之前沿用的 von Reyn 标准相比，Duke 标准对诊断病理学证实的 IE 具有更高的敏感度（80% 比 51%）。目前，超声心动图在感染性心内膜炎的影像学检查中依然处于核心地位，不仅体现在诊断方面，对明确感染并发症、评价疗效和赘生物相关的栓塞风险中的作用也不容小觑。

赘生物

赘生物是感染性心内膜炎最典型的超声心动图特征，赘生物的检出提示我们，患者心内膜内皮功能已经受损，其原因可能与先天性心脏病、瓣膜功能不全、人工瓣膜或心内分流有关。微生物形成的小团块借由血小板和纤维蛋白的帮助，黏附于受损的内皮表面，随着时间的进展，慢慢形成感染性赘生物。

一般来说，赘生物表现为形态不规则的低回声团块，不一定有蒂相连，其整体形态较为松散，与血栓或肿瘤等较为紧致的心内肿物有所区别。由于受高速血流的影响，赘生物通常表现为混乱无序的高频振动，且与瓣膜自身的活动无关。这样的运动特点增加了栓塞的发病风险，特别是赘生物大于 10mm 时。栓塞的发病率在抗生素治疗 2 周后达到最高，超声心动图上赘生物的消失可能提示疾病的康复，但也不除外赘生物脱落而诱发外周血管的栓塞，具体情况要根据其临床表现加以判断。赘生物通常附着于瓣膜朝向高速血流的一面，比如主动脉瓣的左心室面或二尖瓣的左心房面，也可能累及腱索或瓣叶，其对瓣膜整体结构的破坏可能引起瓣叶的连枷样运动及反流，进一步诱发血流动力学改变以及失代偿性心力衰竭。

其他

患者具备以下临床特点时应该怀疑感染性心内膜炎的可能：新发的心功能不全、新发的瓣膜杂音、持续发热、细菌/真菌血症、外周栓塞表现（Janeway 损害）、免疫性血管损害（肾小球肾炎、Osler 结节、Roth 斑等）。其他的危险因素还包括静脉药瘾、免疫抑制状态、先天性心脏病、心脏植入物等。

在临床实践中，超声心动图发现瓣膜赘生物基本可以明确感染性心内膜炎的诊断，然而在某些情况下，超声心动图仅能发现某些非特异性的表现，这与患者声窗不理想、图像质量差、伪影等技术因素相关，或缺乏足够的分辨力发现疾病早期的赘生物，这一点在经胸超声表现的比较明显。此外，其他如血栓、钙化、置入物的缝线、肿瘤、Chiari 网、Lambl excrescence 小结等都会干扰赘生物的确定。

框22.1 诊断感染性心内膜炎的改良 Duke 标准

确诊感染性心内膜炎

病理标准或临床标准

1. 血培养、赘生物病理切片、赘生物形成栓塞、心内脓肿形成

   或

2. 组织病理学检查确诊活动性心内膜炎的病理学特点（赘生物或心内脓肿）

1.2 条主要标准

或

2.1 条主要标准加 3 条主要标准

或

3.5 条次要标准

可疑的感染性心内膜炎

1.1 条主要标准加 1 条次要标准

   或

2.3 条次要标准

排除感染性心内膜炎

1. 明确可以解释感染性心内膜炎症状的其他诊断

   或

2. 使用抗生素后 4d 内，感染性心内膜炎的症状好转

   或

3. 应用抗生素小于 4d，外科手术或尸检未能发现明确的病理学证据

   或

4. 不满足上述可以诊断的标准

框22.2 改良 Duke 标准的诊断细则

诊断细则

主要标准

1. 血培养阳性

   A. 2 次独立血培养发现典型微生物：草绿色链球菌、牛链球菌、HACEK、金黄色葡萄球菌、社区获得性肠球菌等

   B. 连续血培养阳性：间隔 12h 以上的血标本，超过 2 次阳性；或连续 3 次血培养阳性；超过 4 次以上取血的，需半数以上血培养阳性（首尾两次取血时间必须间隔 1h 以上）

   C. 单次血培养阳性，检出贝氏立克次体或其抗体滴度 > 1∶800

2. 心内膜受累的证据

   A. 超声心动图的阳性发现（对人工瓣置换、可疑 IE、可疑瓣周脓肿者推荐采用经食管超声心动图，其余患者首选经胸超声心动图）：瓣膜或其附属物上摆动的赘生物，恰好位于反流束所在通路上，或位于心内置入物上，不能用其他原因解释的附着物；脓肿；人工瓣的开裂

   B. 新出现的瓣膜反流

次要标准

1. 有易感因素，静脉药瘾

2. 发热，体温 > 38℃

3. 血管表现，大血管栓塞、感染性肺梗死、细菌性动脉瘤、颅内出血、结膜出血、Janeway 损害

4. 免疫学表现：肾小球肾炎、Osler 小结、Roth 斑、类风湿因子

5. 微生物感染证据，但不满足前述的主要标准；或 IE 相关微生物活动性感染的血清学证据

HACEK. 流感嗜血杆菌（副流感嗜血杆菌、嗜泡沫嗜血杆菌、副嗜泡沫嗜血杆菌）、伴放线杆菌、人心杆菌、啮蚀艾肯菌、金氏杆菌属

　　如果没能检出赘生物，其他表现也对感染性心内膜炎的诊断有一定价值。比如脓肿、瘘道、心包积液、瓣膜损害（穿孔、血管瘤、脱垂等）、人工瓣血流动力学改变、瓣叶裂、瓣周漏等。脓肿在超声心动图上表现为瓣叶不能闭合的区域，可以表现为无回声，也可以是高回声，如果累及相邻结构，则可能引发瘘管、分流和传导系统疾病。若脓肿破裂则会形成假性血流瘤，表现为向外凸出的无回声区，其内可见血流信号。

第二节　感染性心内膜炎：经胸超声和经食管超声

感染性心内膜炎的流行病学

感染性心内膜炎是最严重的感染性疾病之一，部分原因是诊断的延迟导致合理治疗的延误。虽然诊断和治疗手段有了很大进步，感染性心内膜炎仍被认为预后不佳且死亡率高，住院时间长且手术风险高。感染性心内膜炎的发病率地区差异大，从 3/10 万人年到 10/（10 万人·年）不等，随着年龄增长发病率显著增加，70～80 岁患者的发病率峰值可达 14.5/（10 万人·年）。在所有流行病学研究中，男女患者的比例超过 2：1。男性患者的比例较高是由于女性瓣膜手术的比例低于男性。

从 1885 年首次描述开始，本病的流行病学发生了巨大变化。在发达国家，由于糖尿病、需要透析的慢性肾脏疾病以及心脏瓣膜修补/置换手术相关的血管内装置的增加，感染性心内膜炎已出现新的微生物谱，包括葡萄球菌、肠球菌、真菌以及其他医院获得性耐药菌，特别是对于那些植入人工瓣膜或患有退行性瓣膜疾病的老年患者。

相反，发展中国家的疾病特点是链球菌感染和血培养阴性的年轻人感染性心内膜炎，以及易患疾病的发病率高，如风湿性疾病和未治疗的先天性心脏病。有证据显示由经验丰富的术者早期手术干预可以显著改善预后，发展中国家因为缺乏早期手术干预的设备，疾病预后相对更差。

感染性心内膜炎的类型

根据最新欧洲感染性心内膜炎的指南，这是一组临床疾病，根据感染的部位和心脏瓣膜不同来划分：左侧自然瓣膜感染性心内膜炎，左侧人工瓣膜感染性心内膜炎，右侧感染性心内膜炎和装置相关的感染性心内膜炎（取决于起搏器或除颤仪的电极有无累及瓣膜）。

根据已有信息进行分类：①社区获得性感染性心内膜炎（如果症状在入院后 48h 内出现，不符合医院获得性感染性心内膜炎）；②医院获得性感染性心内膜炎（院内感染：在感染性心内膜炎症状和体征出现前患者已住院超过 48h，院外感染：入院 48h 内出现症状的患者在症状出现前 90d 内入住过急症监护病房，或是长期居住在照顾机构或养老院；③静脉毒品滥用者的感染性心内膜炎。

根据微生物检查结果分类：①感染性心内膜炎血培养阳性（＞85% 的感染性心内膜炎），致病菌通常是葡萄球菌、链球菌和肠球菌；②抗生素的应用导致感染性心内膜炎血培养阴性；③HACEK 革兰阴性杆菌组（副流感嗜血杆菌，嗜沫嗜血杆菌，副嗜沫嗜血杆菌，流感嗜血杆菌，伴放线菌放线杆菌，人心杆菌，啮蚀艾肯菌、金氏杆菌，脱氮金氏杆菌），布鲁士菌和真菌导致感染性心内膜炎血培养常为阴性；④感染性心内膜炎血培养持续阴性（5% 的感染性心内膜炎），病原菌是胞内菌如伯纳特氏克次体、巴尔通体属、衣原体，以及近期发现的 Whipplei 病致病菌（Tropheryma Whipplei 菌）。

病理生理

感染性心内膜炎的病因复杂，如一过性菌血症，局部心内膜炎症和（或）组织破坏，以及免疫易感性。长期持续的菌血症，特别是对心内膜组织有特殊趋向性的病原菌，在感染性心内膜炎的发病过程中至关重要。但是，拥有免疫防护的正常健康的心内膜组织能够预防疾病的发生。局部损伤导致心内膜连续性中断是疾病发生的必要条件，随之而来的是细胞外蛋白暴露，组织因子活化，以及纤维蛋白和血小板的聚集导致非感染性血栓形成，成为一过性病原菌黏附和感染的良好基质。没有组织破坏的心内膜炎症可以促进整联蛋白的表达，整联蛋白是连接细胞内骨架和细胞外环境的跨膜蛋白。整联蛋白结合循环中的纤连蛋白到心内膜表面，金黄色葡萄球菌及其他致病菌表面携带有纤连蛋白结合蛋白，从而构架出一座进入心内膜细胞的桥梁。

诊断

感染性心内膜炎的诊断基于临床表现，超声心动图和微生物学检查。Duke 标准及其修订版具有较高的诊断敏感度和特异度（表 22.1）。感染性心内膜炎可以表现为急性败血症和快速进展的感染，也可以是亚急性或慢性病程，表现为低热和非特异性症状，这种类型可能延误诊断，特别是既往没有瓣膜病史的患者。多种疾病如风湿性疾病，慢性感染，肿瘤和自身免疫性疾病，在感染性心内膜炎确诊前都有嫌疑。

金黄色葡萄球菌等毒性较强的致病菌所致的感染性心内膜炎，如果主要表现为心脏外的感染体征，并且缺乏或难以判断的瓣膜疾病临床表现，则易漏诊 IE。有

表22.1	感染性心内膜炎诊断的修订版 Duke 标准

主要标准

血培养阳性

· 两次不同的血培养均为IE的典型致病菌

· 草绿色链球菌、牛链球菌、HACEK组细菌、金黄色葡萄球菌或社区获得性肠球菌而无原发病灶

· 或非上述细菌但与IE一致的微生物持续性血培养阳性

　持续性阳性定义为相隔＞12h的2次或2次以上血培养阳性

　或首末次血培养相隔时间＞1h的3次血培养全部阳性、4次全部阳性

· 单次血培养阳性为贝氏柯克斯体或Ⅰ期IgG滴度＞1∶800

超声心动图发现

· 超声心动图发现感染性心内膜炎的阳性表现：

　赘生物，心脏脓肿，新发生的人工瓣膜裂开

· 新发生的瓣膜反流

次要标准

· 易患因素：基础心脏病或静脉吸毒成瘾

· 发热：体温＞38℃

· 血管损害征象：大动脉栓塞，脓毒栓塞性肺梗死，真菌性动脉瘤、颅内出血、结膜出血、Janeway损伤等

· 免疫异常征象：肾小球肾炎、Osler结节、Roth出血点及类风湿因子

· 微生物学证据：血培养阳性但未能达到主要标准要求；或与感染性心内膜炎一致的活动性细菌感染的血清学证据

确定诊断：2条主要标准；或1条主要标准＋3条次要标准；或5条次要标准

可能诊断：1条主要标准＋1条次要标准；或3条次要标准

引自Li JS, Sexton DJ, Mick N, et al. Proposed modifications to the Duke criteria for the diagnosis of infective endocarditis.Clin infect Dis，2000，30: 633-638.

必要对所有败血症患者筛查有无感染性心内膜炎，特别是出现不明原因发热和栓塞事件的患者不论有无心脏病史。

超声心动图的种类：适应证和诊断

不论是否怀疑感染性心内膜炎，需尽快完成经胸超声心动图（TTE）进行初筛。30%的患者可能没有阳性发现或诊断依据不足，特别是有人工瓣膜或心腔内电子装置的患者，TTE的关键作用是检查有无并发症并对患者进行风险评估。结合疾病发生的验前概率可以避免过度应用超声心动图检查。TTE作为一种无创检查不仅能够提供有效的诊断信息，同时能够评估感染性心内膜炎的严重程度，因而是检查诊断的首选。检查心脏前壁脓肿以及评估瓣膜功能障碍的血流动力学方面，TTE优于经食管超声心动图检查（TEE）。

由于良好的图像质量和较高的敏感性，TEE被推荐用于大部分怀疑感染性心内膜炎的患者。对于TTE有阳性发现的患者，也需要应用TEE检查瓣周是否受累，尤其是有人工瓣或心脏装置的患者。在初始研究中，三维TEE明显优于二维TEE，包括精确判断和定位赘生物以及明确脓肿、穿孔和腱索断裂等并发症。

对于临床可疑度低的患者，只有在TTE阴性且图像质量满意的情况下，单独TTE检查足够满足临床。如果赘生物已经发生栓塞，或是临床早期阶段赘生物尺寸很小，超声心动图检查容易发生漏诊。因此，即便初次影像是阴性的，不论是否高度怀疑感染性心内膜炎，TTE/TEE也应该在7～10d后复查。TTE假阴性也可能是图像的伪像，如人工瓣伪影，声窗不佳，或是空间分辨率不能检测到的微小赘生物。另一方面，瓣膜表面黏附的可活动肿物也有可能是陈旧的感染性心内膜炎，非感染性心内膜炎，撕裂或冗长的腱索，Lambl赘生物（主要是左心瓣膜的细丝状凸起），纤维弹力瘤或其他良性肿瘤等。基于此，对于自然瓣膜感染性心内膜炎临床可疑度低的患者，即便有典型的超声心动图阳性结果也有可能是假阳性。代表感染性心内膜炎的三种主要超声心动诊断标准：赘生物，脓肿和人工瓣的新发开裂（图22.1和图22.2）。

超声心动：检测和并发症

虽然TTE和TEE有很高的一致性，对于中度和高度可疑的感染性心内膜炎，特别是并发症高危患者，应该即刻行TEE检查，这些患者多表现为持续的症状，不

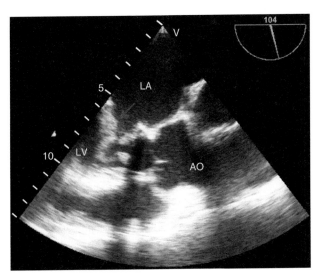

图22.1 经食管超声心动显示一个大块可活动的赘生物附着于二尖瓣生物瓣的心室侧（红色箭头），并且突向左心室流出道。AO.主动脉；LA.左心房；LV.左心室

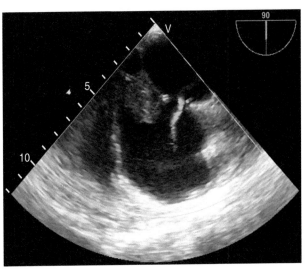

图22.2 经食管超声心动显示一大块圆形的肿物附着于房间隔的右侧，靠近下腔静脉和右心房连接处。彩色多普勒可以检测到卵圆窝处左向右分流

稳定的血流动力学，新发充血性心力衰竭或新发传导异常。

感染性心内膜炎的栓塞事件发生率高（30%～50%），更多表现在脑血管系统，超声心动的关键作用是通过评估赘生物的大小和活动性来评估栓塞风险。需要强调的是，赘生物长度是栓塞的强有力预测因子，赘生物长度超过10mm并且合并严重关闭不全的患者在48h内进行外科手术是获益的。

人工瓣相关的感染性心内膜炎常发生瓣膜外感染，表现为瓣周脓肿，通常会导致人工瓣开裂或瓣周瘘。自然瓣膜感染性心内膜炎出现的脓肿通常是主动脉瓣感染后的并发症，主要累及主动脉瓣环，二尖瓣和主动脉瓣间的纤维膜，主动脉室间隔连接处，也可能累及房室传导系统从而导致心脏传导阻滞。对于抗感染同时仍持续发热或持续菌血症的患者，人工瓣的高危患者，金黄色葡萄球菌感染的患者，TEE是诊断脓肿的金标准。近期数据显示其他影像学检查如心脏CT探查瓣周合并症（脓肿、假性动脉瘤），以及18氟脱氧葡萄糖正电子发射断层扫描（18F-FDG PET）和放射性标记的白细胞单光子发射计算机断层扫描（SPECT），可用于早期诊断人工瓣膜/起搏器/除颤器心内膜炎。

新发或恶化的充血性心力衰竭的原因可以是瘘管或瓣膜功能不全导致心脏内或瓣膜旁分流（大块赘生物，瓣膜穿孔或感染腱索的破裂导致瓣膜接合处受损）。如果患者出现纽约心脏协会Ⅲ级或Ⅳ级心力衰竭症状，应考虑早期或即刻外科手术治疗。在某些情况下超声心动图是非常有用的，如区分心力衰竭的其他潜在病因及其并发症，评估心室功能，并规划适当的手术修复。

感染性心内膜炎患者手术过程中必须应用TEE，为外科医生提供最终解剖结构从而评估瓣膜和瓣周损伤，特别是评估瓣膜修复/置换的即刻效果。此后应在患者抗生素治疗结束后和（或）手术后第一年的1、3、6和12个月进行详细的临床和超声心动图随访。

治疗

现有文献无法明确手术的时效和早期手术的益处，主要是因为人群的异质性，临床表现微妙，以及关于手术治疗的作用和确切时机的临床随机试验结果相对较少。基于影像的手术指征仍有争议；针对心力衰竭（或心力衰竭高危）患者，高栓塞风险患者和不受控的感染患者，最新欧洲指南的手术建议主要基于观察研究和专家建议。虽然meta分析显示早期手术有益于生存率改善，特别是对于复杂的感染性心内膜炎患者，但本病在医院死亡率仍然很高，可达16%～25%。

只有多学科团队，包含心脏病专家，传染病学专家，微生物学家和外科医生，通过增加早期诊断的概率，准确进行风险分层和迅速制定正确的抗生素治疗以及适当和及时的外科手术才能改善死亡率。

致谢

作者衷心感谢Joe Grundle、Katie Klein的编辑协助和Brian Miller、Brian Schurrer对图表的帮助。

第三节　超声心动图预测心源性栓塞风险

引言

超声心动图已成为心源性栓塞患者的重要检查诊断工具。识别心源性栓塞的病因有利于选择适当的药物，外科手术或介入方法来治疗这些患者。多种可选择的治疗手段不仅可以预防心源性栓塞事件复发，在某些情况下，甚至可能改变预后。

心源性栓塞疾病谱

心脏和主动脉是心源性栓子的主要来源。主要临床表现包括急性神经功能障碍-短暂性脑缺血发作（TIA）或卒中或外周血管疾病（即急性肢体缺血）。从实践的角度来看，所有导致TIA/卒中的心源性栓塞也会造成急性肢体缺血，栓塞也可能来源于降主动脉和腹主动脉的血栓/动脉粥样化斑块。因此，需要经胸超声心动图（TTE），甚至在相当比例的患者中，需要联合经食管超声心动图（TEE）来排除这些可能性。

卒中

卒中是发达国家的第三大死亡原因。最常见的是缺血性卒中，占所有卒中患者的85%。缺血性卒中最常见的原因是原位动脉粥样硬化及其并发症。用于分类卒中的TOAST标准是一种有用的流行病学工具，其中超声心动图应用于心源性栓塞和隐源性卒中患者（表22.2）。心源性栓塞导致的卒中占缺血性卒中的15%～30%。目前，大多数卒中患者都会检查超声心动图。这是由于心源性栓塞可导致卒中，或是患者存在卒中和心脏疾病共同的危险因素如高血压。TIA/卒中患者常合并心脏疾病，并且卒中发病后6个月内以及TIA患者的主要死亡原因是心源性的，因此这些心脏疾病不仅是卒中的可能病因，更重要的是增加患者远期发病和死亡风险。此外，心源性卒中的预后较差，3年死亡率有时高达50%。因此，不论是TIA还是卒中患者，都需要应用TTE完善心脏评估，同时必须有详细的系统超声探查心源性栓塞的基础疾病（框22.3）。但是也需谨慎使用TTE，在许多情况下，TEE仅用于评估心源性栓塞卒中疑似患者的心脏和神经系统，而非推荐每个患者常规应用TTE和TEE。

心源性栓塞卒中：临床警告

完整的病史是诊断心源性栓塞的重要线索。神经功能障碍突然发作并在起病时最明显，不伴有口吃症状

和严重的头痛是提示心源性栓塞的重要线索。若合并癫痫也提示心源性栓塞。这些临床特征并不常具有诊断意义，因为在某些情况下栓塞片段和再闭塞并不产生破坏性。无论是计算机断层扫描或磁共振脑成像均为栓塞提供了有效的诊断依据（框22.3）。额外的线索包括心悸或心房颤动（AF）病史或累及其他器官的体循环栓塞。一些研究表明心源性栓塞最特异的表现是多部位梗死伴发体循环栓塞。在没有其他卒中可能机制的情况下，结合临床和神经系统影像学资料才能识别潜在的心源性栓塞。纤维束或不复杂的二尖瓣脱垂等低危病理改变，不能用于推断因果关系。颅内压增高也是评估的重要内容，合并颅内压增高的栓塞低危患者或TTE正常的患者早期应用TEE是相对禁忌。TEE操作过程中不适当的转动/牵拉可能会加重颅内压升高。

隐源性卒中

若栓塞的临床表现不明显但TTE显示清楚，考虑为隐源性卒中。这类患者，特别是55岁以下者多与卵圆孔未闭相关。但卵圆孔未闭与栓塞事件的因果关系很难证明，如果临床没有反复发作的神经系统事件，手术

表22.2	卒中 TOAST 标准
类别	超声心动图特征
1	大动脉粥样硬化（动脉到动脉栓子/大动脉原位血栓）
2	心脏栓子
3	小动脉狭窄
4	非动脉粥样硬化性卒中
5	不明原因卒中

引自 Kolominsky-Rabas PL, Weber M, Gefeller O, et al. Epidemiology of ischemic stroke subtypes according to TOAST criteria. Stroke, 2001, 32: 2735-2740.

框22.3	心源性栓塞的大脑成像依据
陈旧梗死灶	
多发梗死，特别是在不同的动脉区域	
出血性梗死	
梗死灶脑皮质延展	
大豆纹动脉栓塞	
经典栓塞部位	
大脑中动脉主干阻塞	
双侧峡部裂隙梗死	

干预 PFO（闭合 PFO）的预后效果有待商榷。

超声心动图评估

经胸超声心动图是评估心源性血栓的首选影像技术，其应用广泛且便携，具有成本效益，配合使用谐波成像和造影剂可以评估心源性栓塞主要的易感因素。经胸超声心动图应分三步明确病理生理状态。首先应仔细、系统地查看解剖结构以明确有无团块，如心脏内的血栓，肿瘤和赘生物，主动脉内的动脉粥样化斑块及其并发症。接着评估有无血栓易发的基础疾病，如老年心肌梗死，严重的左心室（LV）功能障碍和瓣膜疾病（如二尖瓣狭窄）。最后应系统性评估有无可能造成异常栓塞的疾病，如 PFO 和房间隔缺损。对于左心耳内的血栓（LAA）和微小赘生物，以及人工瓣膜血栓或心内膜炎，经食管超声心动图均优于 TTE。造影剂或震荡生理盐水可用于证实有无分流。经食管超声心动图可用于评估 PFO 和小房间隔缺损，以及胸主动脉病变，如血栓，动脉粥样硬化斑块和主动脉夹层。如果临床高度怀疑心源性血栓而经胸超声心动图检查正常，则需要 TEE 进一步检查以便更好地鉴定。

特殊类型的心源性栓塞

心房颤动

心房颤动是心源性栓塞最常见的原因。区分瓣膜或非瓣膜心房颤动，超声心动图至关重要。这个区分很重要，因为瓣膜性心房颤动发生卒中的风险更高且治疗有差别，例如新型抗凝剂目前只推荐用于非瓣膜性心房颤动患者。此外，除了应用 CHA2DS2 VASc 评分评估非瓣膜性心房颤动患者的抗凝治疗外，识别左心室肥厚和心功能不全也很重要，可能影响临床决策。血栓形成最常见的部位是左心耳，当然也可能发生在左心房内的任何部位。

血栓

血栓是一个具有明确边界的不均质回声团块，区别于室壁。理想情况下应该在两个不同平面看到血栓。血栓可见于左心室，左心房或左心耳。TTE 可以清晰观察左心室内的血栓，而 TEE 评估左心室心尖能力不足，这可能是与距离较远且视觉缩短有关。

室壁异常（运动减弱或无运动）或室壁瘤处易发生左心室血栓。在梗死后室壁瘤中，高达 50% 的患者可能存在左心室血栓。如果室壁运动正常的部位发现血栓代表高凝状态，更少见的是转移血栓。对左心室进行全面且分段式评估，不仅观察室壁运动，还要查看有无血栓附着。这可能需要离轴二维（2D）TTE，X 平面/双平面 TTE 成像或三维（3D）TTE。当心尖/室壁图像不

清时，使用造影剂可以提高血栓检出率和心功能评估准确度。左心室血栓必须同假腱索、肌小梁和伪影区分。排除肿瘤有时也很困难，因为肿瘤也会合并血栓。单纯左心室致密化不全很少出现左心室血栓，应注意鉴别血栓和肌小梁（图 22.3）。明确左心室血栓后，评估血栓是否有分层、钙化、带蒂、移动度或中央透亮区有助于确定血栓形成时间。中央透亮区提示新发血栓且心源性栓塞风险增加（图 22.4）。血栓形成的机制不仅仅是室壁解剖异常，如果同时存在血液淤滞，如低射血分数，或合并高凝状态（例如围生期心肌病），则更易形成左心室血栓（图 22.5）。

左心房血栓

左心房血栓最常发生于心房颤动时，但也可能发生在左心耳内血流淤滞时，不论是否是窦性心律，如二尖瓣狭窄。评估左心房的最佳选择是 TEE，需要多角度探查才能同左心房内突出的梳状肌相鉴别。LAA 内的自发显影提示血栓的可能性大，但单纯影像不能解释心源

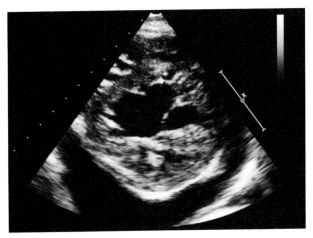

图 22.3　单纯左心室致密化不全患者的心脏超声短轴面显示小梁间隙内血栓（红色箭头），很难与周围的肌小梁相鉴别

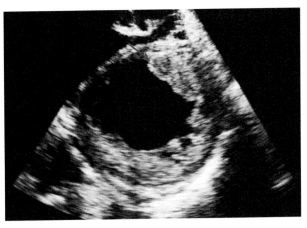

图 22.4　年轻的卒中患者左心室心尖部可见一大块中央透亮的血栓（红色箭头）

性栓塞的因果关系。LAA 腔内的血流速度小于 20mm/s 提示重度血液淤滞，在某些研究中，这与卒中高风险相关。目前已经进入经皮介入封堵 LAA 的时代，TEE 对于患者选择和术中监测都至关重要，能够确保手术操作成功从而降低无法服用抗凝剂患者的心血管风险。

肿物

左心内最常见的肿物是恶性转移性肿瘤，包括转移性肺癌，乳腺癌和前列腺癌、黑色素瘤和淋巴瘤。心脏受累之前，通常有证据提示肿瘤广泛转移。累及心脏的转移性肿瘤也可能出现脑转移，其临床表现同卒中相似。原发性肿瘤很少出现心脏栓塞性卒中，如果发生可能是由于肿瘤脱落或附着于其上的血栓栓塞。黏液瘤是最常见的肿物，多有蒂附着于房间隔，乳头状纤维细胞瘤不常见，多附着于瓣叶上。如果成功切除这些肿瘤可以预防卒中复发。区分肿瘤与血栓经常具有挑战性。如果存在血性心包积液，肿物扩大至心肌内或边缘不规则，提示肿瘤的倾向性大。如果没有肿瘤的广泛转移证据或特殊良性肿瘤的经典特征，可以采用心脏磁共振成像，从而提高血栓与肿瘤的鉴别能力。

心内膜炎

心内膜炎可导致心源性栓塞，而超声心动图的诊断至关重要。赘生物、脓肿或新开裂的人工瓣膜是 DUKE 标准中诊断感染性心内膜炎的主要超声特征，并且可能是心源性栓塞的来源。TTE 往往错过微小赘生物和人工瓣膜上的赘生物，因此 TEE 具有优势（图 22.6）。超声心动图也可以预测心源性栓塞的发生。二尖瓣上大于 10mm 的赘生物可用于预测心脏栓塞。最近的数据表明在预测赘生物大小和心脏栓塞的风险方面，3D TEE 优于 2D TEE。

主动脉病理

复杂的主动脉斑块同卒中关联最为重要。特别是直径大于 4mm 的伴有凸起，可活动的或溃疡斑块。这些斑块多位于降主动脉，与心脏栓塞性卒中以及周围血管栓塞相关。老年患者以及合并传统危险因素如糖尿病和血脂异常的患者中更为常见，非瓣膜性心房颤动患者出现的比例高达 35%。因此，到底是由于这些斑块本身引起的心脏栓塞还是由于其合并症导致的卒中仍值得探讨。表面覆盖有活动团块的复杂主动脉斑块被认为是更加直接的原因（图 22.7）。第二种情况较少见，是胆固醇栓塞，偶尔继发于导管手术或主动脉手术。

通道

存在左到右分流的任何解剖通道都能产生异常栓塞。房间隔缺损，单纯 PFO 或合并房间隔膨出瘤是最常见的异常通道（图 22.8）。这种心源性栓塞的假设最主要的问题是不能合并静脉血栓。因此，根据卒中的临床表现，谨慎评估心脏和神经系统，从而判定这种异常的解剖通道是否是卒中的可能原因。心源性栓塞与 PFO 的技术诊断问题和临床相关性将在本书其他章节讨论。

人工瓣膜

人工瓣膜易产生心源性栓塞，可以是瓣膜表面形成的血栓造成栓塞，也可能是人工瓣膜心内膜炎的结果。不论何种原因，TEE 都是首选。由于心内膜炎与血栓有时很难鉴别，TEE 检查图像需要密切结合临床。人工瓣膜上的纤维蛋白可能是心源性栓塞的来源，特别是反复发作心源性栓塞事件的患者持续检查阳性。最后，阵发性心房颤动是不太常见的心源性栓塞的病因，可以发生在功能正常的人工瓣膜或功能异常的人工瓣膜（例如，由于血管翳或严重左心室功能障碍导致的人工瓣膜狭窄可能与当前正常功能的人工瓣膜无关）。因此，超声心动图检查者需要审慎评估左心室、左心房解剖和功能以

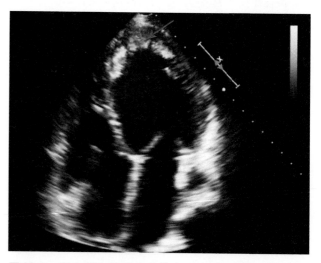

图 22.5　围生期心肌病患者的心尖四腔切面显示三个大小不一的栓子（红色箭头）

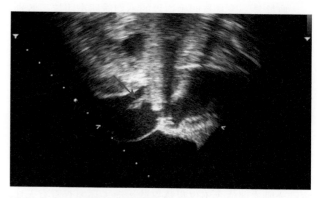

图 22.6　经食管超声在食管中部水平可见人工瓣膜上附着一可移动肿物（红色箭头），提示赘生物。经胸超声心动未能发现，同时患者血培养阳性

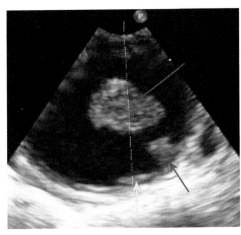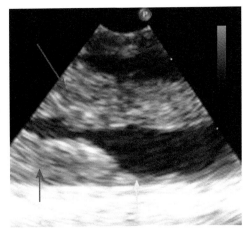

图22.7 急性肢体缺血患者经食管超声提示降主动脉血栓（红色箭头）。胸主动脉内可见轻度粥样硬化斑块（黄色箭头），没有主动脉夹层和斑块破裂

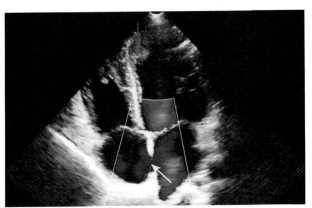

图22.8 经胸超声心动显示左室心尖血栓（红色箭头），同时存在左向右分流的继发性房缺（黄色箭头）

及人工瓣膜从而发现任何潜在的心脏栓塞机制。

心源性栓塞风险很低/不确定的疾病

心源性栓塞风险低或不确定的疾病包括二尖瓣脱垂、二尖瓣环钙化、主动脉硬化/狭窄和兰伯赘疣。这些病理改变和心脏栓塞之间没有一定的因果关系，某些改变也能见于正常人，老年人中更常见。没有显著反流、心房颤动或相关性心内膜炎的二尖瓣脱垂不会增加卒中风险。

结论

超声心动图是检查临床可疑心源性栓塞患者的的重要工具。应用多部位超声可以系统评估患者，考虑到因果关系，要有选择将检查结果融入临床决策。因此，在使用合适的临床路径基础上，超声心动图提供额外的信息探索发病机制，指导治疗，并预防事件发生，在某些情况下有可能改变预后。

致谢

作者衷心感谢 Joe Grundle 和 Katie Klein 他们的编辑协助和 Brian Miller 和 Brian Schurrer 他们的图像帮助。

第四节　超声心动图和手术决策

感染性心内膜炎（IE）的诊断和治疗具有一定挑战性。IE临床表现多样，目前的诊断方法包括临床、病理、血清学和超声心动图标准，综合各项结果制定诊疗策略从而提高敏感度和特异度。多种诊断方法结合的模式可以早期诊断，从而尽早实施适当的治疗方法。超声心动图是诊断IE及局部并发症的重要手段。熟知经胸超声心动图（TTE）与经食管超声心动图（TEE）的应用时机，了解具有手术指征的关键并发症的超声表现，对IE的成功诊治至关重要。

经胸超声心动图和经食管超声心动图在感染性心内膜炎中的应用

在疑似IE患者中选择正确的超声检查，可以提高早期诊断率，从而进行抗菌治疗并确定需要手术治疗并发症的高危患者。IE的超声特征是修订版Duke标准的主要内容，进一步突显超声的关键作用。已建立标准指导临床医生如何选择初始辅助检查是TTE或TEE。如果IE临床可疑度低的患者同时具备良好的声窗，可以首选TTE。如果IE的临床可疑度增加，或者TTE发现IE可疑特征，应进一步完善TEE检查。如果最初评估为低风险的患者出现不明原因的持续性发热，房室传导阻滞（AVB）或心力衰竭，建议应用TEE评估IE，而不推荐TTE。另一方面，如果患者经胸超声图像不佳，或者初始发病就考虑高危IE，敏感性高于TTE的TEE则为首选。IE的临床高危因素包括心脏人工瓣膜，既往IE病史，先天性心脏病，新发杂音和栓塞造成的皮肤红斑以及血管征象。此外，持续性葡萄球菌感染且感染灶不明的患者应考虑TEE检查，这是Ⅱa类证据。

根据上述影像方案可以早期检测和治疗IE，从而改善患者预后。此外，对于需要手术治疗的局部并发症应尽早发现并处理，避免临床恶化和进展为手术禁忌。

超声心动图和外科决策

已有标准指导临床医生何时对IE患者进行瓣膜手术。而这些标准中有一些涉及IE的心脏外并发症，多为局部病变，IE的心脏并发症通常由超声诊断并监测。虽然自然瓣膜与人工瓣膜IE的手术指南存在一些差异，其适应证及主导思想大体相似。

一般来说，所有人工瓣膜心内膜炎的患者都应该接受心脏外科医生的评估。另外，不论是自然或人工瓣膜IE患者，外科手术干预都有数个Ⅰ类适应证。

第一，最明确的手术指征之一是IE相关的瓣膜狭窄或反流造成的心力衰竭。心脏衰竭可以单独根据临床诊断也可以结合某些特定的超声结果。二尖瓣早期闭合伴急性主动脉瓣反流，连续多普勒测定二尖瓣反流速度快速降低和中重度肺动脉高压均提示左心室和左心房压力升高。在这种情况下快速识别心力衰竭至关重要，因为一旦心功能进一步恶化并出现肾功能不全时，会因风险过高而丧失手术机会，特别是老年人。

第二，手术适用于因真菌或其他耐药病原体引起的IE。真菌IE虽然比较少见，但会造成大块赘生物，特别是念珠菌，因此在有人工瓣膜，免疫抑制或静脉注射毒品的患者中应考虑此病。真菌性心内膜炎特别具有破坏性，因为抗真菌药物穿透赘生物的能力较差。总之，若超声探见大块赘生物（＞1cm），应考虑真菌或HACEK菌群感染（嗜血杆菌、放线杆菌属、心杆菌属、啮蚀艾肯菌和金氏杆菌属）。大块赘生物的栓塞风险增加，特别是附着于二尖瓣前叶的时候。

第三，手术适用于出现局部病变进展和有并发症的IE。这些并发症通常是临床和微生物检查可疑，而后被超声证实。例如瓣周脓肿；穿透性病变（Valsalva窦瘘管）；主动脉瓣心内膜炎累及二尖瓣前叶；和房室（AV）传导阻滞。此外，电视荧光镜或超声检查发现人

工瓣膜开裂也是手术适应证。

瓣周脓肿增加患者发病率和死亡率。早期识别和手术干预对患者预后至关重要。TTE敏感度低，可能漏诊瓣周脓肿。TTE和TEE诊断瓣周脓肿的敏感度分别为28％和87％。因此，可疑瓣周脓肿应行TEE检查，特别是人工瓣膜相关的IE。

在超声图像中，瓣周脓肿表现为瓣环组织内的强回声或无回声团块。瓣周脓肿常见于人工瓣膜，因为感染多由瓣环开始，而非瓣叶。自然瓣膜心内膜炎也可形成脓肿，最常见于主动脉瓣膜心内膜炎，脓肿多位于室间隔膜部和房室结附近，这是主动瓣环最薄弱的地方。而这些部位的受累也是人工瓣膜和自然瓣膜心内膜炎都会出现房室传导阻滞的原因。

由于循环血管内压力，瓣周脓肿可能导致心脏瘘管的形成。这些瘘管与心腔或心包相通，造成血流动力学不稳定，需要紧急外科手术。最好选择经食管超声并应用彩色多普勒成像探查此并发症。

对于自然瓣膜和人工瓣膜的IE，如果给予适当的抗生素治疗后仍有持续菌血症，赘生物或反复发作的栓塞事件，手术是Ⅱa类适应证。自然瓣膜上大于10mm的赘生物因为栓塞风险增加也是Ⅱb类手术适应证。

图22.9，图22.10和图22.11展示的病例为血培养阴性的主动脉生物瓣膜心内膜炎患者，新发的心力衰竭和超声特征均提示需紧急手术干预。TTE发现瓣膜心室面上的纤维细丝，考虑IE，人工瓣膜的"摇摆"运动和多处反流都提示瓣膜开裂。当天就进行了TEE检查。这项检查没有发现明显的赘生物，这在人工瓣膜心内膜炎中是常见的，然而检查发现了一个复杂的环绕瓣周的脓肿合并中度瓣周漏和部分瓣膜开裂（图22.9）。当天的心电图显示新发的左束支传导阻滞，为此紧急检查TTE。这项检查发现室间隔基底部新的线性无回声区，与延伸的瓣周脓肿一致（图22.10）。患者接受了紧急手术切除感染的生物瓣膜，瓣环清创术，以及异体主动脉瓣移植。术中TEE也显示出脓肿延展至二尖瓣前叶，导致主动脉二尖瓣隔不稳定和中重度二尖瓣反流（图22.11）。

结论

总之，IE是一个复杂的疾病过程，需要多种手段诊治。其中超声心动必不可少，特别对外科手术的决策尤其重要。知道何时选择经胸或经食管超声心动图，可以早期识别需要手术的患者并进行相应治疗。此外，临床医生必须了解自然和人工瓣膜IE的手术适应证，并认识到超声心动图在其中的重要性。

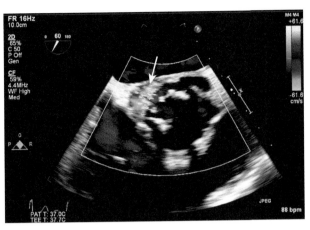

图22.9　经食管超声发现了一个复杂的环瓣周脓肿合并中度瓣周漏（箭头）和部分瓣膜开裂

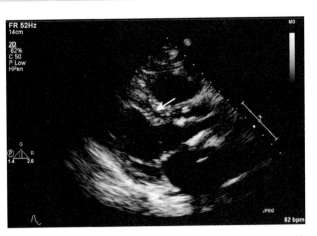

图22.10　心电图显示新发的左束支传导阻滞后行TTE检查，发现室间隔基底部新的线性无回声区（箭头），与延伸的瓣周脓肿一致

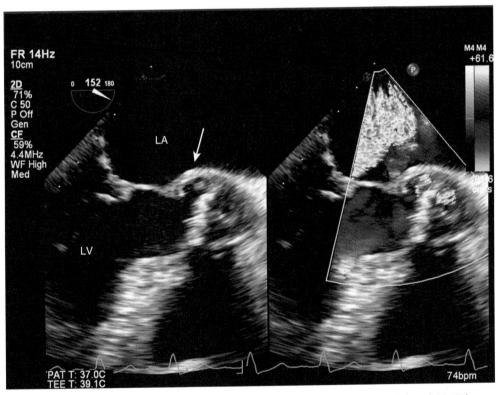

图22.11　术中TEE也显示出脓肿延展至二尖瓣前叶，导致主动脉二尖瓣隔不稳定和中重度二尖瓣反流

第五节　感染性心内膜炎术中超声心动图

感染性心内膜炎（IE）可能产生灾难性后果，至少30%的急性发病患者可能需要手术治疗。IE的并发症包括但不只局限于栓塞事件、瓣周延展、瓣膜破坏和心力衰竭。超声心动图长期用于诊断和预后，以及术中监测。经食管超声心动图（TEE）在感染性心内膜炎诊断中起关键作用。鉴于术中TEE的重要性，美国和欧洲的瓣膜心脏病指南均给予推荐。

术中TEE非常有用，因为IE的病情演变非常迅速。赘生物可以变化尺寸，延伸到瓣膜外组织，形成脓肿，并累及其他瓣膜。瓣膜反流的程度也会快速恶化。除了确认瓣膜反流量，还要评估赘生物的大小，瓣膜脱垂，IE是否累及瓣膜连接处，是否存在腱索断裂，瓣叶穿孔，瓣叶脓肿和瓣环脓肿。因此，术中TEE可以最终评估心内膜炎的程度。

术中 TEE 也有助于确定瓣膜修复的可行性。研究表明，术中 TEE 不仅可以确定瓣膜是否可修复，而且经常可以改变原定手术计划。一项研究显示有 11% 的 IE 患者因为术中 TEE 改变了手术方案。术中 TEE 也可明确造成体外循环脱离延迟的问题和排气时间。人工瓣膜心内膜炎有其独特的挑战性。机械瓣心内膜炎常合并瓣周脓肿，开裂和瘘管形成，而生物瓣心内膜炎常累及瓣叶从而导致穿孔。下述病例是 1 例人工主动脉瓣患者术中 TEE 遇到的难点。图 22.12 是 1 例生物瓣心内膜炎患者术中食管中段 TEE 的典型图像。在该图中，可以观察到主动脉瓣环后方的强回声，与瓣周脓肿一致。此外，在主动脉瓣环的短轴图像中，可见一活动的强回声，并非正常的人工瓣膜。仔细评估所有的其他瓣膜，包括二尖瓣和主动脉二尖瓣隔，以确保没有赘生物或脓肿延展。由于人工瓣膜的伪影，有时难以辨别瓣膜赘生物的大小，使得三维（3D）超声心动图变得至关重要。图 22.12B 是人工瓣膜上移动赘生物的 3D 超声心动图。图 22.12A 中，由于人工瓣膜的伪影影响了赘生物

大小的评估。人工瓣膜的伪影有时也会阻碍 TEE 在食管中段水平探查瓣环前方。图 22.12C 可见为了规避这个问题，将探头置于胃水平从而获得主动脉瓣环前方的图像。这样可以再次看到主动脉瓣环前方的强回声结构。事实上，这位患者有一个环绕主动脉瓣的瓣周脓肿。图 22.12D，显示尽管有心内膜炎，该患者只有轻度的主动脉瓣反流。

图 22.13 显示的是患者的手术视野图。图 22.13A 显示的是术中 TEE 探查到的瓣膜赘生物，图 22.13B 显示的是瓣周脓肿对缝合环的破坏。

结论

术中 TEE 对 IE 患者的手术治疗至关重要。仔细而慎重的检查可能会改善患者的预后。因为感染性心内膜炎是充满变数的疾病，术中 TEE 可能揭示术前未能发现的病理改变。因此，临床医师和超声技师需要精通术中 TEE，特别是感染性心内膜炎手术，需要高水平的专业知识。

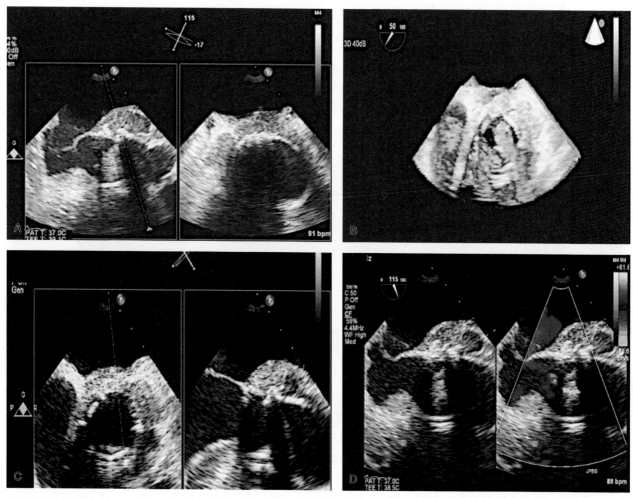

图 22.12　A. 术中 TEE 在食管中段水平发现主动脉瓣后方的瓣周脓肿（红色星标）；B. 三维超声心动显示赘生物；C. 从胃水平观察瓣周脓肿，主动脉瓣环前方也有脓肿；D. 轻度主动脉瓣反流

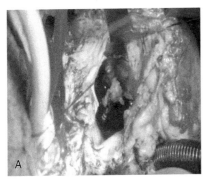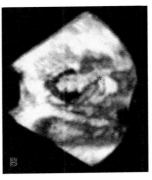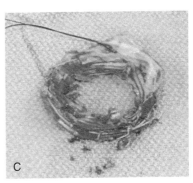

图22.13 A.术中所见赘生物（红色星标）；B.三维经食管超声图像；C.瓣周脓肿对生物瓣缝合环的破坏

第六节 局限性和技术思考

多个指南推荐超声心动图用于心内膜炎患者的诊断和治疗。经胸（TTE）和经食管（TEE）超声心动图的诊断局限性取决于若干因素：心内膜炎相关的特殊异常（即赘生物，瓣膜功能障碍或瓣周病变延展）；自然与人工瓣膜受累；以及接受检查的患者人群（高度与低度临床可疑）。

经胸（TTE）和经食管（TEE）确定心内膜炎的三个主要发现：赘生物，瓣膜功能障碍和瓣周延展，根据灵敏度和特异性有不同层次。根据患者人群研究，TTE检测值灵敏度一般介于40%～80%（表22.3）。相当一部分人群会出现TTE假阴性。声窗不佳导致图像质量差（即身体状态，机械通气患者，慢性肺部疾病），不能完整看清自然瓣膜或人工瓣膜装置（例如，由于钙化或人工材料引起的声窗伪影）会显著影响TTE的准确性。赘生物的大小影响成像的敏感性。TTE检查中，只有25%的赘生物小于5 mm，70%的赘生物在6～10 mm（图22.14）。如果合并有非赘生物性质的瓣膜病变，也会出现TTE假阳性（框22.4）。仪器的敏感度是影响TTE诊断心内膜炎准确性的另一个因素。研究表明，相比于基础成像，谐波成像可以提高TTE探查赘生物和瓣周脓肿的灵敏度。尽管TTE成像有进展，有些研究仍显示TTE检测心内膜炎的灵敏度有限，另一些研究则提示高质量图像的TTE灵敏度更高。TEE近场声窗和高频率、多平面探头的使用显著增加了赘生物和瓣周延展检测的灵敏度（表22.3）。Bordejo及其同事表示使用三维技术可进一步提高赘生物检测率。

感染在瓣环周围的延展使得患者预后不良的风险增加。Graupner和同事研究了211例左侧心内膜炎患者，发现主动脉感染、人工瓣膜心内膜炎、新发房室传导阻滞和凝固酶阴性的葡萄球菌感染是瓣周并发症的独立危险因素。国际合作心内膜炎合并数据库（ICE-MD）报道了311例主动脉瓣内膜炎患者，其中22%的患者有瓣周脓肿，先天性心脏病和人工瓣膜患者更易出现这种并发症。这些临床特征使TTE的诊断容易出现问题。TTE很少检测出瓣膜脓肿（表22.3）。TEE在诊断瓣周病变如脓肿、动脉瘤或瘘管形成方面具有很高的特异性和阳性预测值。Hill和他的同事表明，漏诊的脓肿多位于二尖瓣环后方，经常在后环状钙化的周围。TEE也未能发现脓肿的患者，手术明显延迟，但对死亡率无显著影响。

TEE诊断人工瓣膜心内膜炎的敏感性高，使之成为影像检查首选。与自然瓣膜心内膜炎相似，评估包括瓣膜功能、有无赘生物或瓣周延展病变。根据美国超声心动图协会的建议，对人工瓣膜功能的综合评估需要置入瓣膜的临床信息以及瓣膜特异性成像和多普勒评估。多个人工瓣心内膜炎研究显示（表22.4），TEE诊断赘生物的敏感度是86%～94%，特异度是88%～100%，而TTE的敏感度仅为28%～69%。TTE评估人工瓣膜心内膜炎及其并发症时具有局限性，临床可疑的IE或复杂的IE（例如瓣周脓肿），推荐使用TEE。人工材料造成大量超声伪像，包括声影、混响、折射和镜像。对于TTE或TEE，血栓和血管翳以及缝合材料和纤维蛋白链可能被误认为是感染表现。超声心动检查人工二尖瓣和人工主动脉瓣的难点不同（表22.5）。对于人工二尖瓣，可以准确评估舒张期流入左心室以及人工瓣膜左心室侧的血流；但是由于左心房位于TTE检查的远场，彩色多普勒评估二尖瓣反流存在困难。TEE能完好观察到左心房和肺静脉以及人工瓣膜的左心房侧，多普勒探查也得以优化。对于人工主动脉瓣（图22.15），TTE可以很好观察到前缝合环以及内侧和外侧缝合环的前部，TEE则能探查到相反面（后缝合环图像改善）。另外，应用多普勒精确评估功能需要多个经胃层面。因此，对于人工二尖瓣和人工主动脉瓣，准确评估功能需要联合TTE和TEE检查。

TTE和TEE检查的特异性在很大程度上取决于患

者自身和疾病的临床可疑度。临床可疑度高的患者，赘生物的特异性和阳性预测价值很高，而临床可疑度低的患者，特别是瓣膜退行性变高发患者，超声心动图的特异性和阳性预测价值显著降低。Lindner 及其同事发现 TTE 或 TEE 检查出赘生物的概率与疾病可疑度的高低一致。临床可疑度低的患者，82%～85%被 TTE 和 TEE 归为疾病低概率人群，而临床可疑度高的患者，这两种检查都可以明确患者是高概率或低概率人群。TTE 和 TEE 在临床中度可疑患者间的差别最大。事实上，疾病的临床可疑度可以预测 TTE 的阴性结果。Greaves 和同事研究显示如果缺乏五个特定的临床表现（栓塞事件，中央静脉通道，静脉注射毒品，人工瓣膜和血液培养阳性），TTE 不可能探查到心内膜炎的证据。许多研究已证实 TTE 阴性的临床预测价值高。表 22.6 总结了临床可疑患者目前适用的超声心动图准则。TTE 和 TEE 的灵敏度和特异度也可能受到赘生物位置的影响。虽然有些

学者提出所有瓣膜的检查应保持一致，有学者则认为在静脉吸毒导致的右心系统内膜炎患者中，TEE 检测肺动脉瓣和起搏器相关的赘生物灵敏度较高。

　　总之，TTE 和 TEE 在心内膜炎中的诊断局限性取决于若干因素：心内膜炎相关的特殊异常（即赘生物、瓣膜功能障碍或瓣周病变延展）；自然与人工瓣膜受累；以及接受检查的患者人群（高度与低度临床可疑）。

框22.4　赘生物的鉴别诊断
退行性或黏液性瓣膜疾病
系统性红斑狼疮（炎性 Libman-Sacks 病变）
类风湿病
原发性抗磷脂综合征
瓣膜血栓
晚期恶性肿瘤（大西洋心内膜炎）
腱索断裂
微小的心内肿瘤（例如纤维母细胞瘤）

表 22.3　经胸和经食管超声心动图在自然瓣膜心内膜炎的赘生物诊断中的敏感性和特异性

研究	数量	瓣膜	TTE		TEE	
			敏感度	特异度	敏感度	特异度
TTE 或 TEE 探查自然瓣膜赘生物						
Erbel（1988）	96		63%	98	100%	98%
Shively（1991）	66		44%	98%	94%	100%
Pedersen（1991）	24		50%		100%	
Birmingham（1992）	61	主动脉瓣	25%		88%	
		二尖瓣	50%		100%	
Sochowski（1993）	105				91%	
Shapiro（1994）	64		60%	91%	87%	91%
De Castro（1997）	57		80%		95%	
Reynolds（2003）	50	All	55%		NA（TEE 作为标准）	
		AV	50%			
		MV	62%			
Jassal（2007）	36		84%	88%	TEE 作为标准	
Casella（2009）	75	All	87%	86%	NA（TEE 作为标准）	
		AV		71%		
		MV		87%		
Kini（2010）	511		45%	79%	NA（TEE 作为标准）	
范围			25%～87%	79%～98%	87%～100%	91%～100%
TTE 或 TEE 探查自然瓣膜瓣周病变（如脓肿）						
Daniel（1991）	118		28%	99%	87%	95%
Leung（1994）	34	主动脉瓣	36%		100%	
Choussat（1999）	233		36%		80%	
Graupner（2002）	211				80%	92%
Hill（2007）	115	手术	26 PVE	NA	NA	48%
范围			28%～36%	99%	80%～100%	95%

AV. 主动脉瓣；MV. 二尖瓣；NA. 不合适；PVE. 人工瓣膜心内膜炎

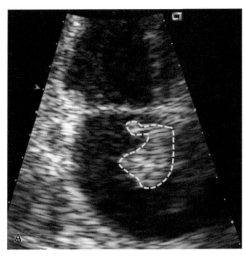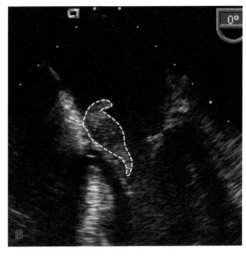

图 22.14　大块赘生物的超声图像。A.经胸超声两腔切面可见清晰的大块赘生物（黄色界线）；B.经食管超声四腔切面可以看见该赘生物在舒张期跨过二尖瓣环脱入左心房

表 22.4	经胸和经食管超声心动图在人工瓣膜心内膜炎诊断中的敏感度和特异度						
			TTE或TEE探查人工瓣膜心内膜炎				
				TTE		TEE	
研究	数量	标准	瓣膜类型	敏感度	特异度	敏感度	特异度
赘生物							
Shively（1991）	61	临床或病理	3 PVE	44%	98%	94%	100%
Daniel（1993）	126	手术或活检	生物瓣（n=101）	65%	78%	87%	91%
			机械瓣（n=28）	22%	48%	83%	87%
			总计	57%	63%	86%	88%
Kini（2010）	114/511	TEE	NA	64%		NA	NA
范围				22%～65%	48%～98%	83%～94%	87%～100%
环周病变探查							
Daniel（1991）	46/118	手术或活检	12 PVE	28%	99%	87%	95%
Zabalgoitia（1993）	44		生物瓣	25%		100%	
Choussat（1999）	233	手术	77 PVE	36%	NA	80%	NA
Hill（2007）	44/115	手术	26 PVE	NA	NA	48%	99%
范围				28%～36%	99%	48%～87%	95%～99%

NA.不合适；PVE.人工瓣膜心内膜炎

表 22.5	经胸和经食管超声心动图评估人工二尖瓣和人工主动脉瓣的作用	
	人工二尖瓣	人工主动脉瓣
TEE优于TTE	二尖瓣反流评估 瓣膜病心力衰竭 血栓/血管翳 赘生物/瓣周病变	瓣后病变
TEE和TTE相当	多普勒评估二尖瓣梯度/面积	主动脉瓣反流评估 瓣膜病心力衰竭
TTE优于TEE	左心室功能和瓣下结构	瓣上病变 多普勒评估二尖瓣梯度/面积

表 22.6 超声心动图在感染性心内膜炎中的适用标准			
适应证	评分	非适应证	评分
血培养阳性或有新发杂音的可疑感染性心内膜炎患者的初始评估	9	一过性发热，没有新发杂音以及细菌感染的证据	2
病情进展，或出现并发症，或临床状态或心脏检查发生变化的感染性心内膜炎患者的再次评估	9	一过性菌血症，但非感染性心内膜炎或记录的非血管内感染的典型致病菌	3
中度或高度可疑的感染性心内膜炎患者诊断（如金黄色葡萄球菌血症、真菌血症、人工瓣膜、心脏内装置）	9	治疗无改变的非复杂感染性心内膜炎的常规监测	2
		临床低可疑度感染性心内膜炎患者诊断（一过性发热，已知感染源，血培养阴性或非典型致病菌）	3

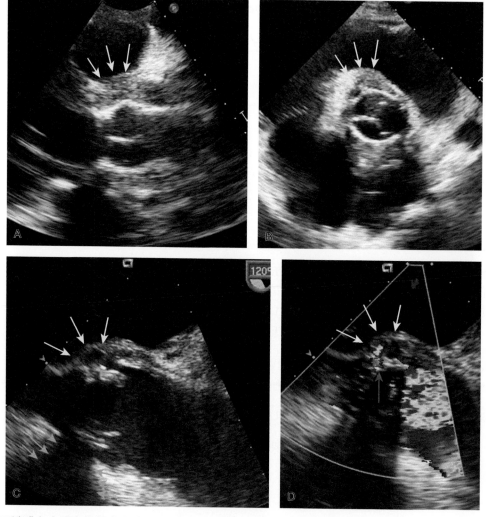

图 22.15 人工瓣膜心内膜炎的超声心动图（A 和 B）图像。经胸超声心动图（A 和 B）探查到无支架主动脉生物瓣前方的脓肿腔（黄色箭头）。A. 胸骨旁长轴；B. 短轴图像。经食管超声（C 和 D）探查到含支架的主动脉生物瓣瓣后脓肿（黄色箭头），但是明显的声影（C，蓝色箭头）影响了前瓣环成像。D. 脓肿腔内的彩色多普勒血流（红色箭头）伴随有瘘管和假性动脉瘤

（李丽君　译）

第 23 章

心包疾病

第一节　心包疾病：简介

希波克拉底曾这样形容心包："心包是一个包绕心脏光滑的套膜，其内含有少量类似尿液的液体。"这个描述非常接近我们对正常心包的理解。

正常的心包囊腔包括一个外层，即纤维心包，厚约几毫米，还包含一个内层，即浆膜心包，其沿着心包外膜分布。正常的浆膜心包很薄，通常只由几层细胞构成。浆膜心包可以分为包绕心脏的脏层心包（心外膜）和贴着纤维心包的壁层心包。通常情况下，心包腔大都是生理性的结构，成人的心包腔内含有不超过50ml的液体。

心包具有维持胸腔内心脏位置的作用，防止心脏向左移位。它还可以润滑心脏，减小与周围器官的摩擦，防止心脏受到外部感染，并且能够防止心腔急性扩张，以及在高强度运动下导致的心肌肥厚。心包的存在也使得心室之间相互依赖，正常情况下会有不同程度的表现，但在心脏压塞和缩窄性心包炎时会变得更为突出。在心室收缩时，正常心包内的压力会下降，这有利于心房血液的充盈。

然而，相对人的健康，机体功能及寿命来说，心包并不是必备的。因此先天或者后天获得性因素导致心包缺如的患者，他们可以没有任何临床症状，并且具有正常的血流动力学。

由心包导致的临床疾病非常容易被识别，Richard Lower（1631～1691年）对心脏压塞的病理生理学定义和我们现在的描述几乎一致，"当心脏周边充满了液体，由于整个心脏都受到液体压迫，导致心脏舒张不良，充盈受限，此时就会发生心脏压塞"。

Lower 对缩窄性心包炎的描述也十分准确："当心包内缺乏液体，心包就会与心脏紧密粘在一起……毫无疑问，心包会和心脏结合起来，一起运动……这极大妨碍和阻止了心脏的运动。"

和很多其他结构相比，只有当心包发生病变时，它才会被患者和医生注意到。心包疾病的症状很多，包括胸膜炎样胸痛，这是由于吸气时心腔变大，使得发生炎症的心包舒张而产生的，还包括由于心室舒张充盈受限导致的舒张期心腔内压力升高，心力衰竭，甚至还包括因心脏压塞和缩窄性心包炎导致的死亡。全科医生和专科医生都应该能够识别和诊断出心包疾病，包括过敏症专科医生、免疫科医生、内分泌科医生、肿瘤科医生、肾脏科医生、感染科医生、心胸外科医生、创伤专家、急诊室员工、放射科和心脏科医生。

心包疾病的早期诊断是至关重要的，通常可以挽救生命；然而这也是困难的，且具有挑战性。患者的病史和体格检查很重要。通常这两项都有助于诊断，但是多数情况下还需要进一步检查和影像学资料来确诊。有时候，鉴别诊断需要额外的检查。

过去，很多心包疾病的确诊需要借助有创手段。通过静脉注射二氧化碳显示心脏轮廓与右心腔之间的间隙，或者通过对比血管造影技术来确定心包积液的存在。过去我们只能通过心脏导管技术来确诊心脏压塞或缩窄性心包炎。

在一个极富创新的期刊中，Feigenbaum 和他的同事报道了他们使用超声来显示静止的心包和运动的左心室后壁之间的回声缺失区，并进而确定心包积液的存在图23.1。"超声心动图"这个名词也是后来由 Feigenbaum 提出的。这个开创性的发现使得超声心动图在美国临床医疗中得到应用，并进而发展到其他国家。

在之后的五十多年中，超声心动图取得了巨大的发展，如今包括二维和三维超声，经食管超声，彩色多普勒超声，组织多普勒超声和斑点追踪技术。这些超声技术提高了我们无创精确诊断心包疾病的能力。尽管多数情况下，仅仅依靠超声心动图就足以诊断和指导临床治疗，但有时候我们还需要一些其他的现代影像技术来帮助我们进一步优化诊断，采取更合适的治疗措施。这些影像学技术包括心脏CT和心脏磁共振。这些技术都可以用来帮助评估病变心包的结构，血流动力学和功能异常。表23.1描述并对比了这些技术的优缺点。表23.2总

结了众多影像学技术在评估心包疾病中的表现。

当非侵袭性的检查仪器解决不了临床问题时，我们仍然需要通过侵袭性的血流动力学研究手段来进一步评估病情。本节着重讲解一些常见及罕见心包疾病的超声心动图表现。

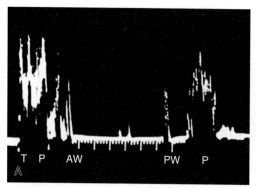
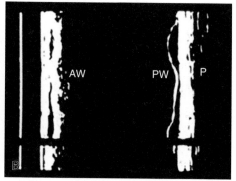

图23.1 These early A-mode（A）and M-mode tracings（B）are diagnostic of pericardial effusion. Pericardial effusion is clearly visualized between the pericardium（P）and the posterior left ventricular wall（PW）and also between the anterior pericardium and the anterior wall of the heart（AW）.（*From Feigenbaum H, Zaki H, Waldhausen LA. Use of ultrasound in the diagnosis of pericardial effusion.* Ann Intern Med *1966;65:443–452.*）

表23.1	多种影像学手段评价心包疾病的对比		
	超声心动图	心脏CT	心脏磁共振
适应证/优势	评价和随访的一线手段 适用范围广 安全 廉价 对血流动力学不稳定患者可 　行床旁检查 便携，可移动 帧频高 可协同呼吸机	为获得更佳解剖信息的二线检查 评估其他非心脏疾病 手术策略制定 评估心包钙化	为获得更佳解剖信息的二线检查 最佳的分辨率
禁忌证/劣势	声窗有限 对COPD和术后患者有一定 　困难 操作者依赖 对心包而言，信噪比较低 组织分辨率有限	有放射性 使用含碘造影剂 功能评价仅依赖于有限的回顾性 　研究（高放射剂量、时间分辨 　率有限） 不适用于心动过速和心律失常 　患者 需要屏气 仅限于血流动力学稳定者	耗时长，花费高 需要心律整齐 置入起搏器或ICD患者禁忌 肺组织无法显示 钙化组织无法显示 严重肾功能不全（GFR＜30ml/min） 　者禁用含钆造影剂 部分序列需要屏气 仅限于血流动力学稳定者

COPD.慢性阻塞性肺病；ICD.置入性心脏除颤器；GFR.肾小球滤过率

表 23.2　多种影像学手段评价心包疾病的步骤

超声心动图	心脏CT	心脏磁共振
二维超声心动图 积液（位置、深度、性质、是否适合心包穿刺） 心包厚度（尤其是TEE） 右心是否受压（舒张期持续时间及其与呼吸的关系） 舒张早期的室间隔摆动 室间隔是否随呼吸摆动 下腔静脉增宽 胸腔积液/腹水 右心房内手振盐水滞留（烟雾状回声）	**轴位成像** 心包增厚、钙化 心包积液、囊肿、肿物的定位和性质 肺部（胸腔积液、纤维化、肿瘤）和肝脏（肝硬化、腹水）的病变情况 桥血管的近段情况 胸骨后纵隔内其他器官的情况（手术策略制定）	有无胸腔积液、腹水 下腔静脉有无增宽 心包有无增厚
多普勒超声心动图—同时配合呼吸运动描计 * 二尖瓣血流限制性充盈模式 二尖瓣（三尖瓣）血流随呼吸变化率 肝静脉舒张早期前向血流速度与舒张末期逆流 二尖瓣环组织多普勒速度 二尖瓣血流彩色M型 二维长轴和环向应变	**多平面重建** 心腔大小（有无右心房增大、心室重构） 评估冠脉血流情况	**黑血序列** 组织分辨率，测量心包厚度 评估心包炎症及肿物（STIR序列）
M型超声 舒张期左心室后壁固定 心室大小随呼吸变化	**容积成像** 心包钙化的分布及严重程度	**栅格视频** 心外膜/心包固定程度
	CT视频（仅后期处理可用） 功能评价（室间隔弹动、心包固定）	心房、心室的大小和功能 有无舒张受限 有无心室重构 有无心肌活动受限 舒张期室间隔弹动 有无心包增厚、心包积液 **钆延迟增强显像** 评估有无心包炎症反应 监测室间隔运动是否受呼吸影响

TEE.经食管超声心动图
*.在怀疑缩窄性心包炎，但无阳性发现时，应嘱患者处于坐位（减少前负荷），再行多普勒超声心动图相关参数测定

第二节　正常心包的解剖

心包是一个几乎包绕了整个心脏（除左心房的肺静脉开口处）和心脏大血管（升主动脉、主肺动脉和腔静脉）起源处的膜性腔隙。"pericardium"的本意是"围绕心脏的物质"，它是希腊单词περικάρδιον的拉丁文变体。心包作为一个解剖术语，至少从希腊罗马时期内科医生盖伦那个时代就已经开始使用；比如，在公元160年，他用这个词描述角斗士因刺伤而导致的心包积液。在英文中，"pericardium"这一词最早于1425年出现在一本中级英文翻译 *Chirurgia Magna* 中，其原文是由法国医生 Guy de Chauliac（c. 1300～1368年）用拉丁文写的一篇外科论文。

组织胚胎学

所有的脊椎动物，包括鱼、两栖动物、爬行动物、鸟类和哺乳类动物的心脏都有心包。像这样一个古老的发育系统结构，它在人类胚胎早期（从妊娠

约5周开始）随着体腔囊（早期的内脏囊泡）的分离形成心包腔、胸膜腔和腹腔。一些未完全明确的机制显示胚胎发育异常可能导致先天性心包或心包囊腔的缺失。

基本解剖结构

正常心包（图23.2）含有一个双层的囊腔：外层的纤维膜（纤维心包）和内层的浆膜（浆膜心包）。浆膜心包可以分为外层的壁层心包和内层的脏层心包。壁层心包通常和纤维心包粘连在一起，形成心包紧致的外层。纤维层心包和大动脉外膜紧密相连。脏层心包是心外膜的延续。两层心包间含有少量透明的液体。

心包位于第三和第七肋之间，牢固的胸骨上、下心包韧带将心包腔固定在胸骨后方。此外疏松结缔组织将心包和膈膜黏附在一起，并且包绕着含有胸膜的胸腔内结构。左、右膈神经走行于纤维心包和胸膜之间的结缔组织。心包的动脉血供来自乳内动脉的分支（尤其是心包膈动脉）和降主动脉段。心包的主要静脉是心包膈静脉，其最终汇入头臂静脉。心包的神经来自交感神经干、迷走神经及膈神经。

心包增厚

正常心包厚度1～2mm。需要特别强调的是经胸超声（TTE）并不能很好显示心包边缘，因此，美国超声心动图学会和欧洲心脏病学会指南都不建议在心包疾病中使用经胸超声来测量心包厚度。相反，经食管超声（TTE）可以观测到心包厚度，其测量结果与计算机断层扫描（CT）、心脏磁共振（CMR）等金标准结果相近（图23.3）。因纤维化和钙化导致的心包增厚是缩窄性心包炎的特点。

心包液体

生理情况下，心包内只有极少量的（通常＜50 ml）、清澈的、颜色如稻草样的液体，类似于血浆超滤液。心包脏层和壁层之间的间隙在超声上很难观察到，或仅在心室收缩期才能在两层心包之间看到裂隙样的无回声区。这些少量的心包液体有多种生理功能：减少心包脏层和壁层的摩擦，保护心脏免受轻微的损伤，提供可以调节心脏和冠状动脉功能的血管活性物质。

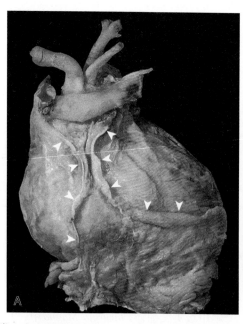
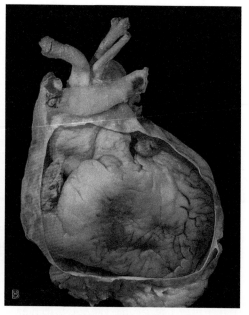

图23.2   正常人心包的简要解剖。A. 完整的壁层心包前面观。从底面可以看到膈膜纤维囊的附件。心包和膈膜的连接处可以非常清楚地看到大量的心包脂肪。纵隔胸膜参与组成纤维心包的侧面部分。白色箭头指示了纵隔胸膜前部的回声。箭头之间的空隙为胸骨后心包附件所在的位置。在其上方，可以看到左侧无名静脉和上腔静脉汇合。主动脉弓的动脉分支在无名动脉的后方；B. 在解剖位置上去掉心包的前部，显示心脏和大血管。清晰显示了大动脉的近端位于心包内。在这个位置，大血管的外膜和纤维心包融合 [引自 Klein AL，Abbara S，Agler DA，et al. American Society of Echocardiography clinical recommendations for multimodality cardiovascular imaging of patients with pericardial disease. J Am Soc Echocardiogr, 2013, 26（9）:965-1012.e15.]

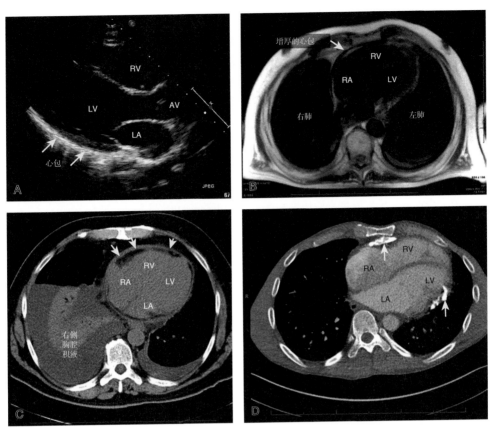

图23.3　心包增厚和钙化的影像学表现。A. 经胸超声心动图（TEE）：虽然心包可以在经胸超声中看到（箭头），但不能准确地测量其厚度；B. 心脏磁共振T$_2$加权像显示出紧邻右心增厚的心包（箭头所示），这个序列也是显示心包增厚情况最好的序列；C和D，计算机断层扫描术（CT）。C. 胸部平扫CT。轴位显示心包增厚，心包前部最明显（箭头）；D. 胸部增强CT，轴位图像显示心包局灶性增厚伴钙化（箭头）。AV. 主动脉瓣；LA. 左心房；LV. 左心室；RA. 右心房；RV. 右心室

心包内压力

心包内压力（P）取决于心包内液体容量（V）和心包壁的僵硬度（ΔP/ΔV）：

$$P = V \times \frac{\Delta P}{\Delta V}$$

心包僵硬度是心包顺应性的倒数，是心包内压力-容量曲线的斜率。因为生理性呼吸时正常的心包并不妨碍胸腔内压力变化对心包容量的影响，而且心包内液体量很小，所有正常心包内压力接近0mmHg，甚至是负的（低于大气压）。

病理情况下，心包内液体增多（如心包积液）或心包僵硬度增加（短期内迅速增多的心包积液或渗出性缩窄性心包炎）都有可能导致心包内压力升高。

心包内压力和容量关系是非线性的；起初曲线上升缓慢，随后变的陡峭。这种非线性关系揭示了当心包积液量较低，随着心包积液量增加，最初只会轻度增加心包内压力。然而一旦积液量达到曲线快速上升阶段，即

使心包积液量只增加一点，也会使得心包内压力大幅度升高（图23.4 A）。

在心动周期的任一时相中，当心包内压力大于任意一个心腔内压力时，就会产生心脏压塞。相反，如果去除较少量的心包积液，心脏压塞的体征也会迅速缓解。与急性心包积液相比，当心包积液缓慢增加时，心包的僵硬度会逐渐降低，因而在较长时间内心包压力接近于正常。理论上，这种现象和心包压力-容量曲线右移相符合（图23.4 B）。

心包内与心包外结构

掌握心包腔内、外心脏结构对于我们全面理解心包的病理生理非常重要。如前所述，大动脉的近端（如升主动脉和主肺动脉）位于心包腔内，而左心房上部和肺静脉开口处则位于心包腔外。所以如果大动脉近端发生夹层或受到其他损伤，将会产生心包积液。

相比之下，在心脏压塞和缩窄性心包炎患者中，位于心包外的肺静脉会产生十分明显的呼吸变化。简而言之，生理情况下，吸气时胸腔内压力下降，这会导致肺

静脉和心包内压力下降。反之，呼气时其内压力会升高。由于胸腔内压力变化对肺静脉和左心产生几乎相同的影响，所以肺静脉和左心房之间的压差不会有太大的变化。因此，正常吸气时，左心充盈只会轻微下降。

大量心包积液和缩窄性心包炎会隔离心腔，使其不受呼吸时胸腔内压力变化的影响。因此，在这样的病理状态下，正常吸气时胸腔内的压力下降会使得肺静脉压力降低，然而左心房压力并不减少。由此导致的肺静脉和左心房之间压力差减小，会使得吸气时左心充盈显著减小。本书其他章节也会深入讨论在发生心脏压塞和缩窄性心包炎时，心脏充盈随呼吸变化这一问题。

心包脂肪

心包腔内或心包周围有一些数量不等的脂肪，通常称为心包脂肪垫。心包内脂肪往往会先沿着冠状动脉或在房室间沟内聚集，即心外膜脂肪。心包外靠近纵隔的地方，尤其是右心前部也会聚集一些脂肪，这些脂肪称为纵隔脂肪。在影像学图像上，我们不能将心包外脂肪和纵隔脂肪误认为局限性心包积液。

超声心动图上，心包脂肪随着心脏运动而移动，是局限性的、具有不同回声的物质。相反，心包积液是绝对静止的无回声区，围绕在心脏周围，它不像心包脂肪那样局限在右心表面。心脏 CT 和 MRI 可以很好地识别心包脂肪（图23.5）。

心包拓展

心包主要表现为几个延伸部分，即心包窦和心包折返。心包有两个窦部（斜窦和横窦）和多个心包折返。

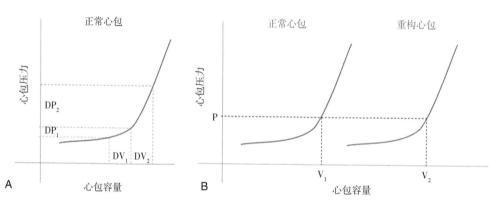

图23.4　心包内压力 – 容积关系。A. 正常心包：正常心包内压力 – 容积关系是非线性的。注意到心包积液的体积等速增长（$\Delta V_1 = \Delta V_2$）可产生明显不同的心包内压力的变化（$\Delta P_2 = \Delta P_1$），这取决于压力 – 容积关系的斜率。斜率越大，随着心包积液体积的增多，心包内压力增加越大。B. 正常的与重构的心包：左边的曲线表明在正常心包僵硬度下，急性心包积液压力 – 容积关系。右边的曲线表明慢性心包积液心包压力关系，心包重塑以适应缓慢增加的液体。值得注意的是，要达到相同的心包压力（P），需要产生更大量的心包积液（V_2 和 V_1）

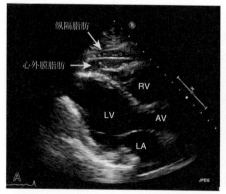
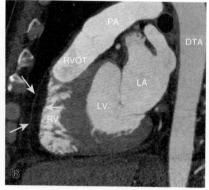
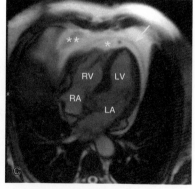

图23.5　心包脂肪显像。A. 经胸超声心动图：心包脂肪垫包含心包内的心外膜脂肪和心包囊腔外的纵隔脂肪。在 TTE，心包脂肪（箭头）表现为随着心脏运动，在心包内分布不均、回声不等的物质。与此相反，心包积液通常表现为固定的、无回声并且是环绕性的，而不是在右心区域的局限影。B. 计算机断层扫描（CT）：增强 CT 在矢状面显示位于右心室（RV）和纤维心包（细箭头）之间的心包脂肪垫（粗箭头）。C. 心脏磁共振：SSFP（steady-state free precession）在轴位显示出环绕着心包的脂肪（箭头）。心外膜脂肪（星号）在心包内，而纵隔脂肪（双星号）在心包外。AV. 主动脉瓣；DTA. 降主动脉胸段；LA. 左心房；LV. 左心室；PA. 肺动脉；RA. 右心房；RV. 右心室；RVOT. 右心室流出道

两个窦部并不直接相通。有时心包积液并不存在于心包腔的主体,而只存在于一个或多个心包窦部和折返处(图23.6)。心包斜窦是一个位于左心房后方的盲袋,通常介于四条肺静脉和部分右心房之间。横窦位于大动脉起始部前方,左心房顶下方,上腔静脉、心房和左心耳后方。横窦延伸至主动脉上隐窝(介于升主动脉和上腔静脉之间)、主动脉下隐窝(介于升主动脉和右房之间)和左、右肺动脉隐窝(介于左、右肺动脉之间)。横窦和心包折返内的心包积液不能误诊为类似于A型主动脉夹层这样的疾病。下腔静脉折返是心包腔主体的延伸,它位于上腔静脉的右后方。

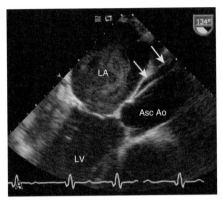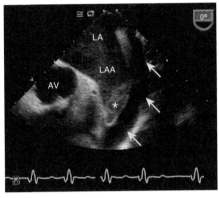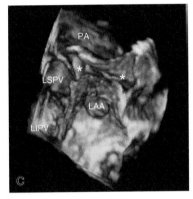

图23.6　心包拓展。A. 二维经食管超声心动图显示心包横窦主动脉隐窝内少量心包积液(箭头);B,C. 二维(B图中箭头)和三维(C图中*号)经食管超声心动图显示左心耳后肺动脉隐窝内少了心包积液。Asc Ao.升主动脉;LA.左心房;LIPV.左下肺静脉;LSPV.左上肺静脉;LV.左心室;PA.肺动脉

第三节　心　包　炎

定义

心包炎是指具有症状的心包炎症,其可表现为急性、慢性或复发性。心肌心包炎通常是心包炎症且伴随心肌组织坏死。急性心包炎是最常见的心包疾病。

流行病学

由于心包炎是亚临床疾病,其临床表现的多样性、缺乏统一的诊断标准及转诊偏倚使得心包炎的发病率和患病率很难确定。曾报道过一个大样本的尸检中,心包炎患病率为1.06%。

病因学

任何一个临床诊疗过程都可能遇到急性、复发性或慢性心包炎。心包炎的病因分类简要分为:①感染;②自身免疫;③反应性;④代谢性;⑤创伤;⑥肿瘤。西欧和北美大多数患者是由于病毒感染引起,通常认为是原发的。全球范围有着传染性的地区分布差异,结核性和人类免疫缺陷病毒性心包炎多分布在低和中等收入国家。心包炎常继发于心胸手术、经皮装置置入术后。近年来,经导管心内膜和心外膜消融引起的心包炎也越发常见。

诊断方法

符合以下四条标准的两条或以上可以诊断为急性心包炎:①心前区疼痛;②出现心包摩擦音;③具有心电图(ECG)特征;④新发或增多的心包积液(PE)。诊断过程中最重要的方面就是将心包炎和其他潜在的致命病因相鉴别,如急性冠脉综合征、肺动脉栓塞和主动脉夹层。已公布的指南给出了一个实用的诊断方法。

临床特征

症状

胸痛是最常见的症状。起始可突然发生或逐渐加重,是一种类似于胸膜炎样的锐痛,多数患者分布局限。通常疼痛会放射到斜方肌脊,患者卧位时加重,前倾坐位时减轻。病毒性心包炎发生前可发生类似流感的症状。若急性心肌梗死发生心包炎样疼痛,须格外关注因假性室壁瘤或心肌破裂引起的心包激惹,此外,心肌的透壁性损伤也会出现这种情况。

体征

心包摩擦音是听诊的特异性发现。它是一种粗糙

的"沙沙"样声音，强度不等，可以在心房收缩期、心房舒张期和心室舒张早期这三个时相的部分或全部中听到。

心电图检查

除心外膜炎外，心电图的心包炎也有诊断意义。这些变化可以分为四个阶段：①广泛导联（除aVR）ST段呈马鞍型抬高且伴有T波垂直改变；②除aVR（其PR段抬高）外，其他所有导联PR段压低；③广泛T波倒置；④心电图的变化呈可逆性。心包炎的广泛性、弓背向下ST段抬高很容易和急性心肌梗死的局限性、弓背向上ST段抬高相鉴别。窦性心动过速也较为常见。如果出现低电压提示有心包积液的可能，若这种情况交替出现则应高度怀疑心脏压塞。图23.7列举了急性心包炎主要的心电图特征。心电图的变化可以出现于心肌梗死后、外科手术及心包炎术后，其变化可以是细微的。

胸部X线检查

心包炎患者胸部X线检查一般是正常的。有时候大量心包积液会在胸片上表现为心影扩大。如果同时合并胸膜炎，有可能出现少量左侧胸腔积液。

实验室检查

发生心包炎时，炎症标记物如红细胞沉降率（ESR）和（或）血清超敏C反应蛋白（hs-CRP）通常会升高，但不持续。如果hs-CRP持续升高，提示患者复发风险较高，应给予长期治疗。心肌标志物如（CK-MB）分数和肌钙蛋白升高提示有心肌心包炎的可能。

超声心动图方法

对于可疑心包炎的患者，超声心动图是众多影像评估方法重要组成部分。美国超声心动图学会近期公布的指南建议所有急性心包炎患者都应做经胸心脏超声，以此评估心包积液和血流动力学情况，同时评估受累心肌以排除心肌心包炎。绝大多数患者没有明显的超声心动图表现。心包增厚和心包积液有助于我们诊断急性心包炎。超声上，正常的心包非常薄，以至于难以和心外膜辨别。当心包发生炎症且厚度达到5mm以上，在二维和M型超声上则表现为一个强回声带。当存在心包积液时，此表现更为明显。如果出现心包增厚，患者很有可能进展为缩窄性心包炎。血性或脓性心包积液会让心包变得僵硬。若心包炎患者出现心包积液，通常积液量很少且血流动力学几乎不受影响。但是

如果患者使用了抗凝药，则即使少量的积液也会迅速聚集增多，并产生心脏压塞。心脏手术或心脏导管术可能产生局限性或后壁积液，我们必须多切面仔细观察寻找。大量心包积液和心脏压塞是缩窄性心包炎的潜在危险因素。若出现心室球样扩张、左心室功能弥漫性或局部降低、射血分数下降或病变累及右心室，此时应想到可能出现了心肌心包炎。超声最大的优势是可以床旁快速获取信息，而且可以提供解剖和生理学方面的详细资料，并指导诸如心包穿刺术等临床治疗。除此之外，超声也有助于对冠状动脉缺血、主动脉疾病等进行鉴别诊断。

磁共振检查

尽管我们不能对急性心包炎患者的心包炎症有着直观的视觉感受，但是心包脏层的增厚或心包外膜的出现给诊断提供了影像学线索，尤其是在该患者伴有胸痛、典型的心电图特征及无节段性室壁运动障碍的情况下。

图23.8、图23.9显示了1例心包脏层增厚的急性心包炎症患者。图23.10显示了1例伴有少-中量心包积液的急性心包炎患者。慢性、复发性心包炎患者心包最终可能增厚，超声上表现为心包高回声或者钙化。

在某些因超声图像不清或临床表现复杂而诊断不明的患者，建议将心脏磁共振（CMR）作为次选的影像检查方法。心脏磁共振能够十分清晰地显示组织特征，并且能够对心包炎症、心肌炎、心包积液、心包缩窄和心肌缺血状况进行评估（图23.11）。

计算机断层显像

心脏CT上出现心包积液，并且心包表现为非钙化性增厚，这些表现支持心包炎的诊断。

治疗措施

对于简单的自发性心包炎患者，非甾体抗炎药（NSAIDs）是首选的有效治疗措施。此外，秋水仙碱和NSAIDs合用会加速缓解症状并且可以防止复发。肾功能不全是NSAIDs的禁忌证，这种情况下，单独使用秋水仙碱也可能有效。心肌梗死后心包炎患者也可以使用阿司匹林，因为NSAIDs和皮质醇药物会增加心肌变薄和破裂的风险。皮质醇类药物也可能有增加心包炎复发的风险，因此，它的使用仅限于那些对上述治疗无效或者不耐受，以及患有自身免疫性疾病和（或）尿毒症的患者。对于非自发性的心包炎患者，应该治疗原发病。

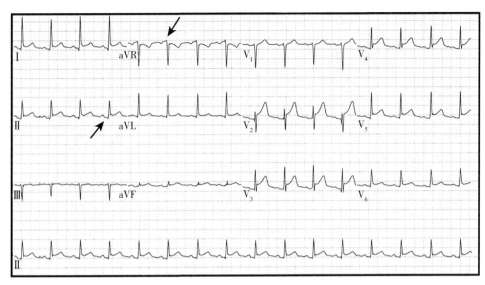

图23.7 急性心包炎的典型表现。弥漫性ST段下斜型上抬（出现J点），aVR导联ST段压低。在1～2期急性心包炎时，aVR导联PR段抬高，Ⅱ导联PR段压低（黑色箭头）

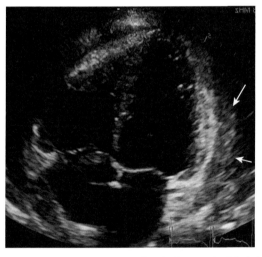

图23.8 心尖四腔切面显示急性心包炎后，脏层心包继发性增厚，形成"盔甲"，在左心室侧壁最为明显（白色箭头）

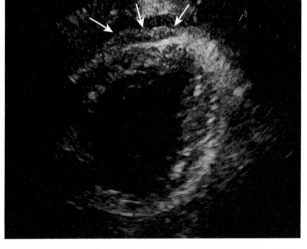

图23.9 改良心尖两腔切面进一步显示急性心包炎后，脏层心包继发性增厚，形成"盔甲"，在左心室侧壁最为明显（白色箭头）

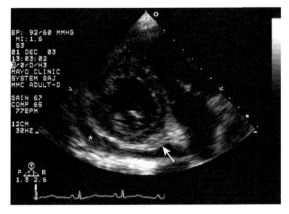

图23.10 急性心包炎后急性胸痛患者胸骨旁短轴图像，显示少－中量心包积液（*），脏层心包增厚，未发现左心室节段性室壁运动障碍

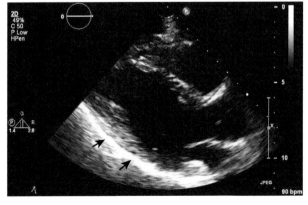

图23.11 复发心包炎患者胸骨旁长轴切面，显示心包增厚、钙化（黑色箭头）

第四节　心包积液和心脏压塞

正常心包结构

　　心包是一个包绕心脏的双层纤维膜/腔，它与部分主动脉、肺动脉、肺静脉和腔静脉相邻。正常情况下，位于外侧的纤维性心包壁层和位于内侧的浆膜脏层之间有少量的生理性液体，通常这些心包内的血浆超滤液为10～50ml，来自于心包脏层。心包内液体从胸导管和右淋巴导管排出。正常人的心包腔是一个潜在的腔隙，而非肉眼可见，其内含有极少量的液体就足以让心包浆膜层随着心跳而光滑地运动。然而，许多影响到心包的疾病可以使心包内液体异常增加。心包内增加的液体将两层心包分开，使得原本正常的心包潜在腔隙变为一个肉眼可见、有限大小的心包间隙。

心包积液

　　心包积液异常增加的原因有很多。几乎任何损伤，心包都会反应性渗出积液。比如淋巴管阻塞或中心静脉压升高等情况都会增加心包内液体。框23.1 将心包积液的病因做出分类。

　　心包积液有无症状取决于很多因素，包括产生积液的病因、积液量大小和积液产生的速度。通常少量非炎性心包积液是没有症状的，一般是在做影像学检查（通常是超声心动图或者胸部CT扫描）寻找其他病因时偶然发现的。如果大量积液增长缓慢，患者也可能没有症状；然而当大量心包积液引起心包内压力升高（随后在心脏压塞中会叙述）或者压迫到心脏周边结构时，就会产生症状。尤其是压迫到食管会引起吞咽困难，压迫到气管/支气管会引起咳嗽，压迫到膈神经会引起呃逆，反复压迫喉神经会引起声音嘶哑，压迫肺或者使得肺不张会引起呼吸困难。

　　对心包积液的程度有不同的、简要的定义。通常少量积液在50～100 ml，中量积液在100～500 ml，大量积液在500 ml以上。

心包积液的超声心动图表现

　　在过去40多年里，超声心动图一直被认为是检测心包积液的首选影像学方法。超声的优点是，在超声图像上，心包积液具有和心肌、壁层心包不同的声窗，心包积液是典型的无回声区，而心肌和心包膜是高回声区。检测心包积液是超声心动图在临床上首次有实际意义的应用，直到现在仍然是诊断、半定量和随访监测心包积液最重要的手段。

　　极少量或少量心包积液通常先在左心室后壁的斜窦中聚集，胸骨旁长轴切面是最佳的观察切面。一般只在心脏收缩期可以观察到（少量积液），表现为左心室后壁心肌与心包之间的无回声区。随着积液量增加，左心室后壁的无回声区在收缩期和舒张期都会出现。当积液量超过100ml，就会变成弥漫性，心脏前壁和后壁都将出现无回声区。在二维超声上，以毫米为单位，测量心包反声带和心肌/心外膜之间的距离是公认的半定量检测心包积液的方法（表23.3）。

　　有些正常的解剖结构和非心包物质在超声上容易和心包积液相混淆（框23.2）。如框23.1中所示，左侧胸腔积液在心脏后方也表现为无回声区。然而，在胸骨旁长轴二维图像上，胸腔积液在胸降主动脉后方，而心包积液在降主动脉前方分布（图23.12）。心包囊肿和左心室假性动脉瘤有时会被误认为局限性心包积液（框23.2）。心包回声带的前方和后方心包外脂肪会表现为

框23.1　心包积液的病因
炎性
感染
自身免疫
恶性肿瘤
内分泌/代谢相关
黏液性水肿
尿毒症
创伤/医源性/手术
放射线相关
容量负荷过重
充血性心力衰竭
肝硬化
心肌梗死
特发性

表23.3　心包积液的超声定量	
微量	液性暗区＜10mm，仅收缩期可见
少量	液性暗区＜10mm，收缩期、舒张期均可见
中量	液性暗区10～20mm
大量	液性暗区＞20mm

相对的无回声区。然而，心包外脂肪更常出现在心包回声带的前方，通常会产生回声-通常用"斑点状回声"来描述（图23.13）。此外，老年人，尤其是肥胖女性，其增多的心包脂肪更为常见。

超声上，心包积液并不一直都是无回声的，它可以产生不同程度的回声，这和积液内的纤维蛋白/血块、蛋白含量、乳糜、肿瘤细胞和细菌等有关。有时候其他影像学方法，如CT和心脏磁共振（MRI）能更准

框23.2　容易误诊为心包积液的病变
胸腔积液
心外膜脂肪
左心室假性室壁瘤
心包囊肿

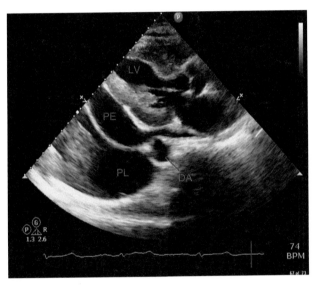

图23.12　同时存在心包积液（PE）和胸腔积液（PL）患者的胸骨旁长轴切面图像，注意心包积液位于降主动脉（DA）前方。LV. 左心室

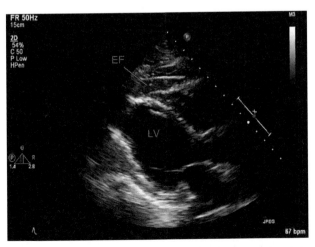

图23.13　胸骨旁长轴图像显示心外膜脂肪（EF），注意脂肪组织的斑点样特征表现。LV. 左心室

确地确定积液密度。然而，在超声报告上，我们应该对积液的回声强度特征进行描述，因为积液的形态（清澈的和含有丰富丝状物、机化物的积液对比）有时能提供心包积液的病因线索，并且能够帮助我们选择心包穿刺术还是手术更有利于积液的引流（如果有引流积液的指征）。

心脏压塞

心脏压塞是指心包腔内液体或者血液的异常积聚，压迫心房心室，妨碍心脏充盈，且导致不同程度的心排量降低。重度的心脏压塞其特征为舒张期心腔和心包内压力均升高且相等，吸气时血压大幅度下降（奇脉-吸气时收缩压下降10mmHg以上），低血压（表23.4）。值得注意的是，心脏压塞是一个连续性过程，从轻度（没有临床或者床旁表现）到重度（心源性休克和死亡）。引起心脏压塞积液/血液的量主要由两个相互作用的因素决定：①积液聚集速度（从慢到非常迅速）；②心包顺应性/弹性。

急性心脏压塞

即使是少量的积液如150ml的液体/血液迅速聚集，也会产生明显的心脏压塞表现。这种急性心脏压塞是由于血液突然流入较为僵硬的心包腔，引起心包内压力迅速升高，压迫心腔，产生低血压并最终导致心源性休克的一种表现。胸部穿刺伤、侵袭性诊疗操作造成的医源性心腔穿孔、急性心肌梗死引起的左心室游离壁破裂和近端主动脉夹层破入心包腔等情况均可引起急性心脏压塞。

亚急性心脏压塞

当心包积液缓慢增加时，心包延伸扩大且可以容纳大量的心包积液（＞1000ml），而心包内压力却没有明显的升高。当心包积液增加到某个临界点的时候，心包不再延伸，此时即使只增加少量的积液也会明显增加心包和心腔内的压力，并最终导致心脏压塞。这种亚急性或慢性心脏压塞最常见于肿瘤、尿毒症和一些原发性疾病。

心脏压塞的超声表现

如前所述，相对少量的心包积液可以产生心包压塞，而有时大量心包积液却并不发生血流动力学变化。因此，超声或多普勒检查需要评估心包积液的血流动力学影响。下面几个段落会详细介绍心脏压塞的超声图像和多普勒频谱的特征表现（表23.4）。在任何一个病例中，当患者心包积液的血流动力学和临床表现加重时，心脏压塞的超声或多普勒的异常征象量会增多。

心腔塌陷

随着心包积液增多，心包内的压力随之升高，当心包内压力超过舒张期心腔内压力时，会引起部分心腔塌陷，这种现象通常发生在右心室，特别是当右心室舒张期压力低，且右室壁薄、顺应性好的时候（图23.14）。

1.右心房塌陷（右心房壁反转）。随着心包内压力升高，在舒张末期会首先超过右心房压-此时心房刚开始舒张，右心房压力最低。右心房塌陷常常见于心脏压塞早期，通常比低血压或者奇脉等典型的临床或床旁表现出现的早。因此，右心房塌陷可以说是心脏压塞的一个敏感但不特异的指征。然而，当右心房塌陷的时间超过心动周期的30%，这个指标的特异性就升高了。心尖或剑下四腔是观察右心房塌陷最好的切面。

2.右心室塌陷（右心室壁反转）。右心室壁塌陷通常发生在舒张早期，此时右心室腔内压力或容量是最低的。和右心房壁塌陷一样，当心脏压塞的血流动力学加重时，舒张期右心室壁塌陷的时间会延长（更长的时相）。胸骨旁长轴是超声上观察该现象的最佳切面，当二尖瓣开放时，右心室流出道前壁会出现短暂的凹陷。

若患者心动过速，有时使用M型超声记录舒张早期右心室内向运动的时间是个不错的方法。出现右心室腔受压迫两个迹象的前提是心包内压力大于心腔内压力；因此，任何与右心室内压升高相关的情况都可能掩盖这些迹象。这些情况包括右心室肥大和显著的肺动脉高压。此外，在有感染、机化的心包沉积物（结核性和化脓性）情况下，也可以出现无右心塌陷的心脏压塞，这可能是粘连的心包阻止了室壁塌陷的发展（图23.14）。

3.左心腔塌陷。左心房和左心室壁的塌陷几乎仅和患者心脏手术或胸部手术后出现的包裹性/局限性积液相关，这在后面也会介绍到。然而，在重度肺动脉高压情况下，弥漫性心包积液导致左心室舒张受限的心脏压塞却少有报道。

下腔静脉扩张

随呼吸变化很小（<50%）且扩张的（≥2.1cm）下腔静脉（IVC）是心脏压塞的一个敏感指标，它反映升高的心包内压已经影响到右心腔。研究发现超过90%的患者出现奇脉，并在心包引流后缓解。因为许多其他情况也会出现下腔静脉扩张，扩张的下腔静脉并不是心脏压塞的特异性表现。然而，在中-重度心包积液患者中如果出现下腔静脉扩张，则提示心包积液产生了血流动力学变化。有经验的超声医师通常可以从剑下二维图像发现下腔静脉扩张，下腔静脉的M型超声可以具体表现这个征象，并且能够测量下腔静脉内径及其随呼吸的变化率（图23.15）。

心脏压塞的另一种类型，低压力性心脏压塞也会发生，它有着不同的超声心动图表现。这是一种具有相对低心包压力的心脏压塞，是由于心脏充盈压低（血容量减少）而导致的心脏压迫。此种情况下超声表现为典型的右心腔塌陷，而没有下腔静脉充盈或扩张，这种情况下会有中量以上的心包积液。

表23.4	心脏压塞的临床和超声心动图表现
临床表现	**超声心动图表现**
低血压	心包积液
颈静脉怒张 　静脉压升高	心腔受压
奇脉	下腔静脉增宽
心动过速/呼吸加速	肝静脉血流模式改变
心音遥远	右心腔大小和多普勒血流频谱 　随呼吸运动明显改变 心脏活动度增大

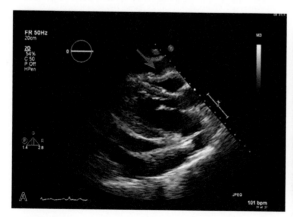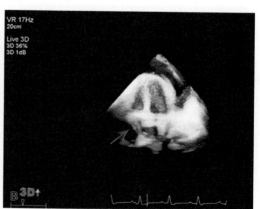

图23.14　心腔塌陷。A.胸骨旁长轴切面示舒张末期右心室受压。B.三维超声心动图心尖四腔切面示右心房受压。注意，二尖瓣处于开放状态，提示右心室舒张期受压塌陷，另外在胸骨旁短轴切面也可见右心室受压

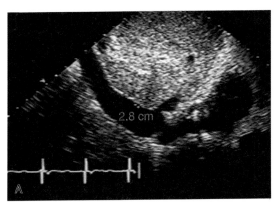
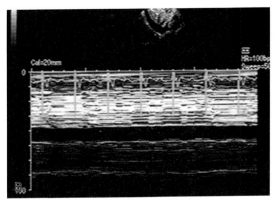

图 23.15　A.剑突下切面显示下腔静脉增宽；B.M 型超声提示下腔静脉不随呼吸塌陷

心室间相互依赖的超声或多普勒表现

随着心包积液增多，心包内压力随之升高，心腔间相互竞争越来越少的空间。因此，一个心室充盈增加会导致另外一个心室充盈减少。这是一个与呼吸相关的现象，其发生有以下两个原因：①吸气时减小的胸腔内压力（和肺静脉内压力）并没有传播到心脏和左心腔（被心包内高压力或容量隔离）；因此，吸气时肺静脉和左心房间的压力差减小，使得吸气时流入左心的血液减少。②吸气时上、下腔静脉和右心房间的压力影响较小，因此流入右心的血液也几乎不受影响。右心室壁受到的唯一影响是吸气时室间隔的左向移动。室间隔的左向移动增加了右心室的大小，同时减少了左心室的大小和充盈。

二尖瓣和三尖瓣舒张期多普勒血流速度是量化呼吸时左右心室之间充盈显著差异的最有效方法。

特别是吸气时二尖瓣的 E 峰速度会明显下降（与呼气时相比）；严重的心脏压塞通常会下降 30% 以上。明显的呼吸变化在三尖瓣的 E 峰速度也会体现出来，呼气时的第一个心动周期和吸气时的第一个心动周期相比，三尖瓣 E 峰会下降 60% 以上。心尖四腔切面的低扫描速度脉冲多普勒辅以呼吸记录仪将这些变化很好表现出来（图 23.16）。与之相关的二维超声表现是吸气时室间隔会明显的突然向左心室移动。这个现象在心尖四腔切面最容易观察到。

这些心室间相互依赖的多普勒超声征象和临床上与之相关的奇脉（图 23.17）并不是心脏压塞的特异性表现（表 23.5）。严重的呼吸困难、重度慢性阻塞性肺疾病和肺栓塞都可以出现奇脉和前述的超声/多普勒表现。因此，结合病史有无心包积液通常可以确定病因。

某些情况下，患者会有心脏压塞的其他表现，这会妨碍或减轻心室之间的相互作用（表 23.5）。如左心室舒张压显著升高，奇脉和心室之间相互作用的超声/多普勒表现就可能不会发生。同理，房间隔缺损的患者也可能

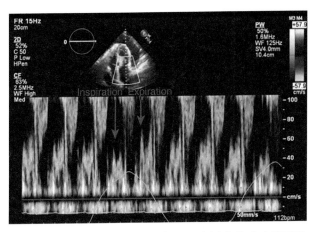

图 23.16　多普勒超声心动图提示二尖瓣血流速度随呼吸明显变化，吸气时前向血流减少

不会发生这些表现，因为吸气时增加的体循环静脉回流会通过缺损散布在心脏的左右两侧。心脏压塞时奇脉不会出现的另外两个原因是重度主动脉瓣反流和正压通气。

注意事项

1.局限性心包积液会导致局部的心脏压塞。这种情况最常见于早期心脏手术后的患者，并且通常和血液或血凝块的聚集压塞了某个心腔有关，最常见的是心房。鉴于这类患者经胸超声声窗的局限性，以及心包内聚集物分布局限的特点，通常通过临床相关表现和经食管超声来诊断这类疾病。

2.有时左侧大量胸腔积液会引起心脏压塞，有时会伴随类似舒张期右心室塌陷的超声表现。这种情况下通常会存在心包积液，并且很难确定哪种积液对病情影响更大。临床经验通常支持先抽取容易引流胸腔积液，然后通过临床表现和超声心动图再次评估病情。

3.尽管肝静脉多普勒超声不太容易获取，但是心脏压塞时它有着特征性表现。尤其是可以看到收缩期血流速度减少（正常人 50cm/s，心脏压塞时下降到

20 ～ 40cm/s）且占据主导地位的血流波形。此外，呼气相的第一个心动周期可以看到心脏压塞最具特征性的表现，舒张期血流波形消失或反转。这些征象的出现对心脏压塞的诊断具有较高的特异性。然而，除了获取这些超声图像技术上的困难外，心房颤动或重度三尖瓣反流也会掩盖肝静脉的这些变化。

4.大量心包积液和心脏压塞时会发生心脏摆动，随着心脏的摆动，心脏会靠近或远离胸壁，这在二维超声图像上很容易看到。这种心脏过度运动是心电图经典电交替的基础（图23.18）。这种现象产生的原

因是心室大小随心动周期的相互变化。即使引流很少量的积液也可能减轻心脏压塞和心脏的这种过度运动。

超声心动图对于评估心包积液的存在与否，大小和血流动力学的重要性非常重要。结合详细的临床评估，超声/多普勒通常有助于决定心包积液是否需要引流以及何时引流，甚至是如何引流（手术或心包穿刺引流术）。当心包积液是大量、环绕性及未机化时，大多数中心目前支持使用心包穿刺作为临床治疗选择。相比之下，如果心包积液是局限性的，或者积液内有产生较多回声或机化的物质，那么外科手术引流是个更好的方法。

超声引导下的心包穿刺术

大多数医院现在都通过超声引导来实施心包穿刺术。梅奥诊所倡导这项技术，穿刺前需要做经胸超声，选择胸壁上心包积液最多、最直接的位置，且穿刺点和积液间的距离尽可能最小，避开一些重要结构（如左肺或胸腔内动脉）。超声引导下最常用的入路是心尖区域。经验丰富的医生在此处实施心包穿刺术的成功率在99%以上，且无死亡，并发症发生的概率很低。穿刺全程需要超声引导，有时会注射震荡的生理盐水以确保穿刺针或导管在心包内位置正常，并确保积液引流的成功。

致谢

特别感谢上一版本心脏压塞章节的作者Drs. R. Parker Ward 和 Roberto M. Lang，感谢他们为这一版本提供心包的结构图和相关的超声/多普勒资料。

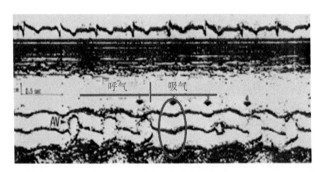

图23.17　心脏压塞患者出现奇脉，注意吸气时主动脉并未开放，这是1例左心室每搏输出量减少的极端个案

表23.5 奇脉和心脏压塞的关系	
有心脏压塞时的奇脉	无心脏压塞时的奇脉
缩窄性心包炎	正压通气
肺动脉栓塞	房间隔缺损
慢性阻塞性肺病	主动脉瓣关闭不全
明显的呼吸困难	左室充盈压升高

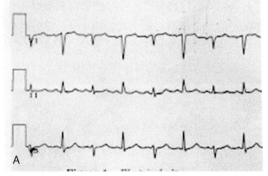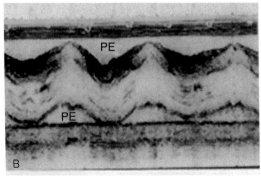

图23.18　心电图（A）和M型超声（B）示交替脉，由于存在大量心包积液，每次收缩时心脏位置都会变化，使心电图各导联每个波形都有差异

第五节　缩窄性心包炎

缩窄性心包炎（CP）是一种相对罕见的疾病，表现为心包僵硬、顺应性差，心室充盈障碍，舒张压升高，也会导致心房压力升高。这种情况会导致一种特殊形式的舒张功能障碍及以被动顺应性异常为特征的舒张性心力衰竭，且无心肌受累或收缩功能障碍，也无主动舒张功能异常。缩窄性心包炎可以是急性、一过性或慢性、进展性的。因为心包切除术可能完全治愈此疾病，使得对此疾病的认知尤为重要。鉴别诊断包括限制型心肌病（RCM），由于心肌顺应性差导致的其他形式心室顺应性异常，包括左心室充盈障碍、左心室舒张压升高。显然，心包切除术对RCM没有任何帮助。

CP和RCM临床表现相似，所以鉴别诊断极其困难。临床症状、体格检查及通常使用的诊断方法往往不能正确诊断。有时，只能通过开胸探查术来确诊。

在过去的20年间，超声心动图被证明可作为诊断CP的一种检查方法。超声心动图的检查需要顶尖的设备、理解疾病潜在的病理生理机制并且注意到一些容易被常规检查遗漏的细节。表23.6和表23.7总结了CP和RCM的临床及超声心动图表现。

人口统计学和主要症状

CP的病因包括心包炎症、感染、钝挫伤、放射及心脏手术。在30%～70%的患者中找不到明确病因（特发性CP）。病因的分布有地域区别。在美国和其他西方国家，医源性CP（因心脏手术和放射治疗造成的）更常见。预计有0.3%接受心脏手术的患者可能发展为CP。霍奇金淋巴瘤患者的生存期延长也造成越来越多的患者在接受放射治疗后的10～20年发展成CP。在发展中国家，感染是更常见的病因，此外，结核、细菌、真菌以及寄生虫感染性的CP也更为流行。

其症状为心房压升高和低心排血量。典型表现为舒张期左右心腔压力升高且相等；然而，升高的右心房压力即使在较低水平时也会产生症状，包括全身不适、虚弱、下肢水肿、腹水及气短。

病理生理

由于整个心脏被僵硬、顺应性差的心包包裹，因此心脏舒张充盈受损。舒张末期压力容积相关曲线向左上

方移动，整个舒张期压力升高且相等。因为心包内的空间有限且固定，所以一个心室的容积增加会迫使另一个心室的容积减少。

吸气时，胸内压会降低。肺静脉作为胸腔内的结构，其压力也相应地降低。相反，心脏被增厚且僵硬的心包隔离开而使得减小的胸腔内压力并未传递至心脏内。因此，肺静脉和左心房间的压力差降低，使得流入左心房的血液减少。这将进一步导致吸气时经二尖瓣的流量和左心室充盈压下降。因为吸气时左心室容积变小，使得右心室在心包内可利用空间变大，从而可以通过扩大心腔来适应增加的体静脉回心血量。由于吸气产生的这一变化，使得室间隔向左移位。呼气时，胸腔内压力增加，肺静脉和左心房之间的压力差增加，使得呼气时经二尖瓣的流量和左心室体积增加。扩大的左心室

表23.6	缩窄性心包炎和限制型心肌病的鉴别诊断、临床特征	
	缩窄性心包炎	限制型心肌病
病史		
右心功能不全	存在	存在
左心功能不全（肺淤血）	不常见	常见
心排血量下降	存在	存在
心悸、心律失常	存在	存在
体格检查		
心包叩击音	存在	不存在
S3，S4	不存在	存在
心尖冲动	减弱	正常
心包摩擦音	存在	不存在
心导管检查		
舒张压升高	存在	存在
平方根征	存在	存在
左右心室舒张压对比	相等	不等（通常左心室＞右心室）
其他		
心包钙化	可能存在	不存在
心包增厚	存在	不存在
心电图低电压	可能存在	可能存在（见于淀粉样变性）
心肌活检	正常	异常

表 23.7	缩窄性心包炎和限制型心肌病的鉴别诊断：超声心动图	
	缩窄性 心包炎	限制型 心肌病
M型和二维超声心动图		
下腔静脉增宽	存在	存在
肺动脉瓣提前开放	存在	不存在
室间隔弹动	存在	不存在
多普勒超声心动图		
二尖瓣E峰速度	增快	增快
E/A	增大	增大
二尖瓣减速时间	＜160ms	＜160ms
二尖瓣前向血流呼吸变化	≥25%	不存在
肝静脉回流	呼气时存在舒 张期反流	无变化
肺静脉血流速度	呼气时加快	无变化
彩色M型血流传播速度	正常或增加	降低
二尖瓣环组织多普勒		
e′速度	正常或增加	降低
E/e′	正常或降低	增加
侧壁e′＜间隔e′	存在	不存在
长轴应变	不变	降低

体积使得呼气时右心室在心包内空间减少，所以在舒张末期不能充分扩张。这导致呼气时体静脉血液逆流，即使是在心房收缩之前（超声上，这一异常现象在肝静脉处表现的最显著）。

诊断

体格检查有右心衰竭体征。颈静脉充盈，可见一个迅速下降的Y波。心脏听诊主要表现为杂音减少。在舒张早期偶可闻及心包叩击音。心电图无特异性，可有非特异性ST-T段改变和低电压（＜50%）。胸部X线片和透视肺野清晰，可见正常或较小的心脏轮廓。也可见心包钙化。

心导管检查曾被认为是术前诊断的金标准，表现为舒张期整个心腔内压力均等的升高，左、右心室舒张压呈典型的下降和平直表现（"平方根征"）。肺动脉压升高不明显，另外，右心室舒张压可达到收缩压的1/3或更多。相反地，RCM患者收缩期右心室压力可能增高，且左心室舒张压比右心室高。有时当左、右心室舒张压相等时，负荷情况下（如静脉注射500ml生理盐水）的变化是鉴别诊断CP和RCM所必需的。CP患者的舒张压将继续保持平衡，而RCM患者的左心室舒张压会超过右心室。

CT扫描显示心包增厚且偶可见钙化。CMR也可见心包增厚（＞3mm）。然而，心包没有钙化或增厚也不能排除CP，因此根据这些表现有时并不能做出诊断。Cine-CMR检查显示室间隔抖动，心室相互依赖，以及由于心包和心肌粘连导致心包增厚。

超声心动图检查

图23.19和图23.20总结了超声心动图的检查所见。M型和二维超声可以显示舒张期室间隔抖动（图23.19 A）。心室容积随呼吸改变。下腔静脉扩张，并且如果内径随呼吸无变化，则高度提示右心房压显著升高（图23.19 B）。右心室舒张压升高，且伴随正常或接近正常的肺动脉压可能会导致舒张末期肺动脉瓣提前开放。有时可以见到心包增厚和少量的心包积液（在缩窄性心包炎向渗出性心包炎转变时）。

脉冲多普勒检查

经二尖瓣血流速度图像的特点是显著升高的左心室充盈压（限制性充盈模式）。左心房内高压力和二尖瓣开放时左心房、左心室间的高压力阶差有关，因此，产

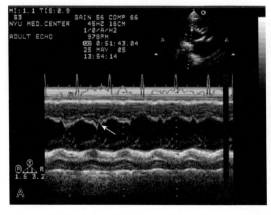
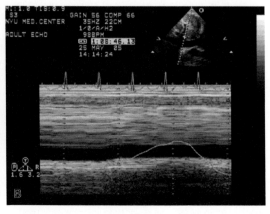

图23.19　缩窄性心包炎的M型超声心动图表现。A. 舒张期室间隔弹动；B.下腔静脉增宽，内径不随呼吸变化

生了高的 E 峰速度和低的 A 峰速度，E/A 比值大于正常值（图 23.20 A）。左心室顺应性差会导致舒张早期左心室压力迅速升高，这会使得左心室和左心房间的压力差迅速减小。因此，舒张早期跨二尖瓣血流会迅速减少，即减速时间小于正常值（< 160 ms）（图 23.20 A）。缩窄性心包炎和限制型心肌病都会有这些表现。

跨二尖瓣血流受呼吸显著变化在缩窄性心包炎中较为常见（限制型心肌病中不常见）。吸气时，舒张早期血流速度（E 峰）减小，下降 25% 以上被视为有意义（图 23.20 B）。缩窄性心包炎患者吸气时，经主动脉瓣血流速度会明显减少，而经右心瓣膜血流速度会增加。在这类患者中，吸气时跨三尖瓣舒张早期血流速度（E峰）会增加 40% 以上。

经胸超声可以评估肺静脉血流情况，而经食管超声可以更精确的评估。在缩窄性心包炎和限制型心肌病患者中，舒张期肺静脉前向血流速度大于收缩期，心房收缩期（AR）肺静脉反流速度大于正常值。然而，只有在缩窄性心包炎患者中，呼气时舒张期血流速度才会增加。

剑突下切面可以获得肝静脉血流的脉冲多普勒信息。在缩窄性心包炎和限制型心肌病患者中，舒张期肝静脉前向血流速度大于收缩期。呼气时肝静脉舒张期反流在缩窄性心包炎患者中（而不是限制型心肌病患者）

较为常见（图 23.20 C）。

组织多普勒

缩窄性心包炎患者的心肌是正常的，所以舒张早期左心室主动舒张是正常的。将取样容积放在二尖瓣瓣环所测得的舒张早期左心室纵向组织多普勒速度是正常的，甚至会增加（图 23.20 D）。所以，尽管二尖瓣 E 峰速度比正常值高，E/e′ 的比值还是在正常范围内，或者降低（≤ 8）。这种异常的左心室高充盈压但 E/e′ 比值正常，是缩窄性心包炎的特异性表现。在这些患者中，E/e′ 比值和左心室充盈压（楔压）呈负相关（瓣环矛盾运动）。相反，在限制型心肌病患者中，舒张早期左心室心肌主动舒张是异常的。其 e′ 波峰值速度小于正常值，故 E/e′ 比值升高，通常大于 15。

缩窄性心包炎患者正常的主动收缩和左心室心肌可以通过左心室彩色 M 型超声表现出来。缩窄性心包炎患者其传播速度是正常的（通常是 45cm/s 或更多），而限制型心肌病小于正常值。

缩窄性心包炎患者由于二尖瓣侧壁瓣环和增厚的心包粘连在一起，故舒张早期二尖瓣侧壁瓣环运动（e′）受限。因此室间隔侧二尖瓣瓣环组织运动速度 e′ 要高于侧壁的二尖瓣瓣环组织运动速度。这种现象（称为"瓣环反转"）在限制型心肌病和正常人上是观察不到的（图 23.21）。缩窄性心包炎患者的右室壁运动也可受限，

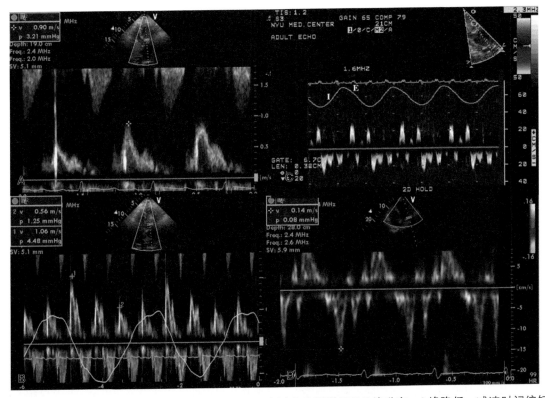

图 23.20　缩窄性心包炎的多普勒超声心动图表现。A. 二尖瓣血流频谱显示 E 峰升高，A 峰降低，减速时间缩短（限制性充盈模式）；B. 脉冲多普勒显示吸气时 E 峰血流速度降低；C. 脉冲多普勒显示呼气时肝静脉逆流频谱；D. 组织多普勒提示二尖瓣环运动速度正常

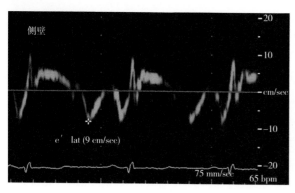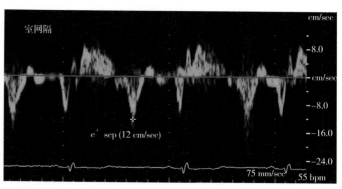

图23.21　"瓣环反转"，侧壁组织运动速度低于室间隔组织运动速度

其运动速度可能比正常人慢。

应变成像也有助于鉴别缩窄性心包炎和限制型心肌病。缩窄性心包炎患者，其心脏圆周变化、扭转和舒张早期解旋运动减弱，而其整体长轴应变、位移和舒张早期组织运动速度不变。限制型心肌病患者，其心脏长轴应变减小，而圆周应变和舒张早期扭转力不变。

右心衰竭症状明显的患者，要诊断其缩窄性心包炎，多普勒超声比其他所有有创和无创检查手段都具有优势。结合跨二尖瓣血流和肝静脉血流随呼吸的特征性变化，以及正常的组织多普勒 e'波速度和 E/e'比值，能够正确预测90%以上的缩窄性心包炎患者，这些患者都由外科手术确诊。

最近美国超声心动图协会发表了一份专家共识，详细描述了超声心动图和其他影像手段在心包疾病患者诊疗中的作用。

治疗

由各种原因引发的初始有症状的CP可能是一过性的，可在平均2个月的时间内很好恢复。在非急性期，CP患者应密切观察并用药物治疗。在慢性有症状的CP中应考虑心包切除术。围术期的死亡率是5%～8%。幸存者有较少或没有症状，并且NYHA心功能分级显著提高。与年龄及性别相匹配的对照组相比，手术者后期的生存率较低。长期死亡率的预测因素包括年龄大于55岁，有放射接触史，术前NYHA评级IV级以及不完全的心包切除术。

第六节　渗出性缩窄性心包炎

渗出性缩窄性心包炎是心包约束综合征（pericardial constraint syndromes）中最罕见的疾病。它是因心脏压塞行心包穿刺术后出现的持续性心腔内压升高。在20世纪20～30年代，心包切除术成为治疗缩窄性心包炎的既定方法，与此同时，本病也被第一次认识到。此综合征包括了脏层缩窄性心包炎中少许的心包积液或心脏压塞。

流行病学

不同表现形式的渗出性缩窄性心包炎的患病率不同。曾有报道显示在心包炎的患者中患病率是1.3%，在有心包积液的患者中是1.4%～3.6%，而在心脏压塞的患者中可高达6.9%～7.9%。曾有一个手术病例报道，有24%的患者因缩窄性心包炎行心包切除术后出现渗出性缩窄性心包炎。由于其中许多数据是在患者行心脏导管插入术后所得，所以渗出性缩窄性心包炎的实际患病率可能会更高。

病因学

渗出性缩窄性心包炎的病因与地域有极大的关系。在结核病流行的地区，结核是心包疾病的最主要原因。例如在南非，70%的心包积液是结核性的。在流行地区，患结核性心包炎的患者中，渗出性缩窄性心包炎的发病率是2.6%～15%。一项研究表明，患者应用有创的方法引流结核性心包积液时，38%的患者会符合渗出性缩窄性心包炎的血流动力学诊断指标。但在结核少见的西方国家，这些研究结果恰恰相反。研究结果反映心包疾病更广泛的病因学，其中特发性的最为常见。然而，与慢性非渗出性缩窄性心包炎相比，与放射相关的和与肿瘤相关的比心包切除术后出现此病更为常见。

病理生理学

心包是由两层膜形成包裹心脏的腔，即脏层和壁层。脏层心包是黏附在心肌表面的单层细胞，而纤维壁层则是由包含 10～15ml 润滑液的空间分隔开。这两层相对没有弹性的心包向心腔施加压力。这一机制作用最明显的地方是室壁较薄的右心房和右心室，其正常舒张压的 50% 以上源于心包作用。

尽管缩窄性心包炎和心包积液的特点有重叠，但仍有一些渗出性缩窄性心包炎特有的表现。这些特征性表现是在心包切除术中发现的，包括壁层和脏层心包的增厚伴纤维化以及伴有局部粘连和积液的非特异性炎症。

尽管能发现脏层和壁层心包增厚，这种心脏受压迫独特的病理生理学特征是脏层心包受限，同时可伴随心包积液。这两种疾病过程相结合，从而减小了心肌透壁压并限制心腔充盈。受到影响的脏层心包产生的压迫最终会导致心肌纤维萎缩。与慢性缩窄性心包炎不同，心包钙化很少见，且钙化多发生于不常见的地方。

尽管此病表现具有多样性，但患者通常表现为以下 3 种临床状况。

1.第一种情况是患者最初的血流动力学与心脏压塞相似。渗出性缩窄性心包炎的特点与心包积液去除和心包内压降低有关。一旦心包内压正常，就会表现出心腔内持续性舒张充盈异常，尽管这一现象不太明显。此时，一旦心脏舒张充盈超过临界值就会产生压迫效应，从而由心脏压塞转变为缩窄性心包炎。这种持续的血流动力学异常可由持续升高的左、右心的充盈压体现，这在临床上也会表现出右心衰竭的症状。

2.伴心包积液的慢性或亚急性缩窄性心包炎，其内物质通常部分机化，且由可产生回声的物质组成。

3.伴有右心衰竭症状和体征的慢性心包积液。

在后两种情况中，有创和无创的检查结果都会类似于缩窄性心包炎的最初表现。

诊断试验

有创的血流动力学检查以往一直作为诊断渗出性缩窄性心包炎的金标准。检查通常是在患者出现心脏压塞或大量心包积液需要心包穿刺时进行。心包穿刺时可检测心腔内和心包内的压力，在心包内压恢复正常后，可以观察到患者右心房压力下降 50% 以下，或压力在 10mmHg 以下。此外，心室压力波会转变为平方根形，且无舒张末压的显著下降。

当任一患者伴有右心衰竭、心包积液，或近期有心包穿刺术史，都必须与渗出性缩窄性心包炎鉴别。此外，近期患有急性心包炎，尤其是伴随心包积液的患者，在数周内刺激损伤出现右心衰竭的症状和体征时，应做进一步检查以排查渗出性缩窄性心包炎。

超声心动图

所有怀疑渗出性缩窄性心包炎的患者都应行超声心动图检查。并格外注重寻找心包增厚和心包积液的存在。此外，还应进行完整全面的心脏舒张功能评价。

渗出性缩窄性心包炎的超声检查特征基于临床表现。当患者出现大量心包积液时，其最初 M 型超声、二维超声（2D）和多普勒超声表现非常符合大量心包积液和心脏压塞的特征（图 23.22）。这些表现包括下腔静脉扩张，心腔受压塌陷，心腔大小和跨瓣血流速度受呼吸变化明显，吸气时等容舒张时间增加，肝静脉血流速度减小且舒张期呼气相出现反流。随着心包积液的引流，超声心动图的特征从心脏压塞转变为缩窄性心包炎的表现。这些表现包括舒张期左室后壁内膜扁平，且随呼吸运动变弱或消失，舒张早期左心室后壁运动减弱，室间隔抖动，下腔静脉显著扩张，而没有或只有微弱的塌陷，吸气后的第一个心动周期跨三尖瓣血流速度增加 40% 以上，呼气相变化相反，且肝静脉血流速度降低，呼气时舒张期肝静脉血流速度减小并伴有大的舒张期反流波。心脏压塞和缩窄性心包炎的超声特异性表现在各自章节都有讲解。尽管没有证实，引流心包积液后可能立即出现的早期超声特点是 M 型和二维图像显示下腔静脉持续性充盈且无塌陷（图 23.22 B、D）。这意味着右心房压力持续性升高。

对于慢性心包积液或慢性缩窄性心包炎的患者，其心包内物质通常表现或转变为机化的物质，这由可以产生回声的心包积液证实（图 23.22 C）。心包积液的图像可表现为一些带状的纤维丝状物，这些纤维丝状物横跨心包的脏层和壁层，产生局限性的积液。患有局限性或机化的心包积液患者，当其体位改变时，心包积液的位置一般不变。脏层心包有时表现为不规则的增厚。

其他方法

计算机断层扫描（CT）和心脏磁共振（MR）可作为怀疑有渗出性缩窄性心包炎患者的超声心动图补充检查方法。CT 可通过测量心包增厚程度来评估心包状况。当增厚超过 3mm 时，心包被认为是异常的。其他的 CT 表现包括积液中含有高衰减物质，增强的心包层伴或不伴有丝状物，心包表面结节样增厚，心包钙化以及腔隙的形成。

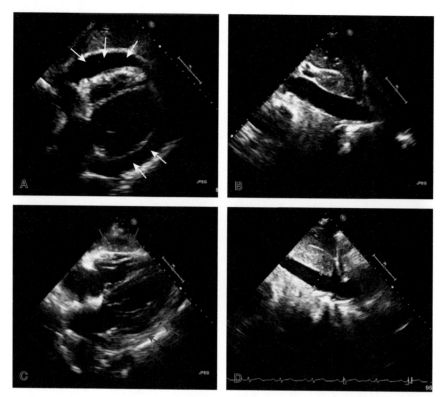

图23.22 尿毒症缩窄性心包炎患者。A. 大量心包积液（白色箭头），有部分心脏压塞超声心动图特征；B. 增宽、未塌陷的下腔静脉。接受心包剥脱术后，患者依然存在右心功能不全，复查超声心动图提示，右心室游离壁外侧依然存在局限性，等回声心包积液（C，红色箭头），以及增宽、未塌陷的下腔静脉（D）。提示右心房压力下降小于50%

心脏MR是另一种可以评估心包增厚程度的影像方法。缓慢相位对比血流MR可以鉴别来自心包的液体并进行炎症检测（图23.23）。标记序列可显示无心包积液的黏附区，通常是一个腔隙。对心腔形态和容积的功能性研究显示心室依赖性的增强会导致室间隔波动或反转。

治疗

治疗应注重缓解任何出现的血流动力学压迫。如果出现或怀疑心脏压塞，应及时引流心包积液。此外，如果患者有难治性的心力衰竭伴终末器官低灌注，应考虑早期行外科手术。很多患者可能最终都会需要手术治疗。一项研究表明，多达65%的患者在诊断此病1年内需行手术治疗。心包切除术（例如切除脏层心包）及其他办法，都是合理选择。

尽管很多患者需要外科手术治疗，但也有一些患者应避免手术。将近一半的渗出性缩窄性心包炎的患者其病程可能有明显的3个分期。I期是任何原因引起的心包炎伴心包积液的急性表现。在II期，心包积液会有明显改善和消退，但心脏缩窄和心力衰竭症状还在持续。在III期，心脏缩窄和心力衰竭症状更加明显。病变发展到III期的平均时间是2.7个月（12d到10个月不等）。患有一过性心脏缩窄的患者更易患特发性或非钙化结核性

渗出性缩窄性心包炎。

在这些患者中，药物保守治疗可完全或部分缓解。临床策略的重心应是治疗心包疾病的根本原因。临床表

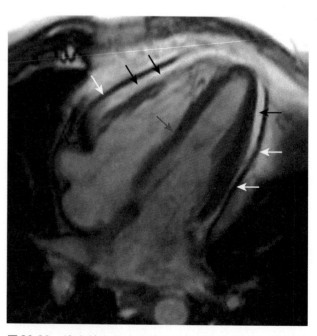

图23.23 渗出性心包炎患者的心脏磁共振图像。长轴动态显示较低密度且增厚的心包（白色箭头）以及较高密度的心包积液（黑色箭头）。此外，亦可见右室游离壁外心包固定和室间隔弹动（红色箭头）

现应作为决定是否使用抗炎药物的一个因素。血流动力学受损严重的患者，可以使用大剂量的类固醇。血流动力学受损较轻的患者，可以考虑使用少量强效抗炎药物。因为手术具有高发病率和死亡率，所以用充分的时间来评估药物治疗的反应性是非常重要的。一些研究报道早期手术死亡率高达15% ~ 30%。尽管有这些发现，那些对药物治疗有效或心包切除术后存活的患者，仍具有良好的长期预后。

第七节　心包囊肿和先天性心包缺如

心包囊肿

心包囊肿是胸腔内的良性病变，占所有纵隔内肿物7%。先天性囊肿发病率很低，约十万分之一。它们通常是单腔室的，内含浆液，直径在1 ~ 5cm，也曾报道过巨大的心包囊肿。心包炎症或由于手术、创伤、心包炎、慢性细菌性或结核性感染造成的局限性积液都可以产生炎性心包囊肿或假性心包囊肿。寄生的或包虫心包囊肿通常是多腔室的。

临床表现

大多数心包囊肿是由于其他临床表现去做影像检查时而发现的。尽管很多人没有症状且该病是一个良性病变过程，仍有高达1/3的患者诉有非典型的胸痛，呼吸困难或者持续性咳嗽。可能发生的并发症包括囊肿感染、出血或破裂、侵及邻近结构，如上腔静脉（SVC）或右心室（RV）游离壁、心脏压塞、右心室流出道梗阻、心房颤动、右主支气管堵塞或猝死。

影像学检查

胸片的特征性表现是一个位于右心膈角，靠近隔膜的圆形占位，其边界清楚且不透射线。也曾报道过其他位置的心包囊肿，如位于左心膈角，肺门或上纵隔。

超声上，心包囊肿表现为一个靠近右心房的圆形，无回声囊状结构。经食管超声可能会看得更清晰。通常借助心脏磁共振（CMR）或计算机断层扫描（CT）来确诊，明确其具体解剖结构，区分肿瘤或动脉瘤。图23.24显示了1例邻近右心房的典型心包囊肿。图23.25、图23.26显示了1例邻近左心室的巨大心包囊肿。因X线胸片发现明显异常而行心脏超声检查也发现了巨大心包囊肿（图23.27）。

鉴别诊断

主要的鉴别诊断是心脏和纵隔内的肿瘤，非心源性囊肿、脓肿和腹内疝。

治疗

无症状患者需要定期随访。对一些症状或诊断不明的患者，推荐乙醇硬化后经皮吸引。必要时可行胸腔镜或开放手术切除。禁止手术切除包虫囊肿。推荐乙醇或硝酸银滴注后使用阿苯达唑进行预处理。

心包缺如

心包缺如非常罕见，可以是先天性的，也可以是后天获得性的。

流行病学

先天性心包缺如是一个不常见的疾病（发病率

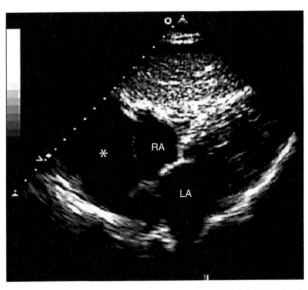

图23.24　剑突下切面示右心房（RA）外侧心包囊肿（ * ），边缘光滑，未压迫右心房。LA.左心房

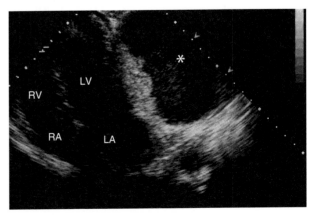

图23.25　心尖四腔切面示左心房（LA）和左心室（LV）外侧巨大心包囊肿（ * ）。RA.右心房，RV.右心室

＜1：100 000），男性比女性多发，男女比为3：1或4：1。左侧心包缺如最为常见，占67%。全部心包缺失、右侧心包以及邻近横膈心包的缺如较为少见。获得性心包缺如几乎全部是由心包切除术导致的。

发病机制

在胚胎发育过程中，左心静脉过早萎缩会导致心包缺如，从而引起心包低灌注和发育不全。

相关畸形

30%的先天性心包缺如患者合并其他相关畸形。与心脏相关的包括房间隔缺损、主动脉瓣二叶畸形、动脉导管未闭及法洛四联症。心肺隔离症、支气管囊肿和先天性膈疝也有发生。已被报道的相关综合征有VATER综合征（脊椎缺损、肛门闭锁、气管食管瘘、桡骨与肾发育不良），马方综合征和Pallister–Killian综合征。

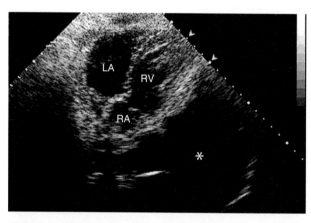

图23.26 图23.25同一巨大囊肿，剑突下切面更完整的显示了病变的大小，穿刺后共引流出约1100ml液体

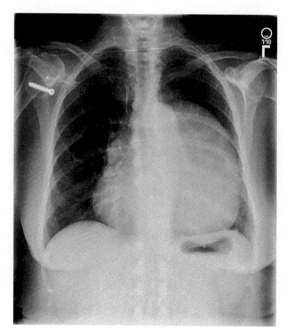

图23.27 图23.25患者的胸部X线结果，由于巨大囊肿的存在，心影明显增大

临床表现

大多数患者没有症状。影像学的偶然发现使得某些诊断趋于明确，如心脏手术或尸检。心包稳定性的丧失及随之发生的心脏向左后摆动产生了临床和影像学的表现。一名具有典型症状的年轻男性患者，会出现间歇性的非劳力性、针刺样胸痛，呼吸困难或在左侧卧位时感到心悸。较为少见的后遗症有因腱索断裂或瓣环扩张导致的三尖瓣反流，也可能会发生心脏疝。体格检查可能只会发现向左侧移位的心尖冲动或非特异性的心脏收缩期杂音。完全性的心包缺失通常是良性的，而心包的部分缺失可能会导致心脏压迫。

诊断方法

心电图（ECG）可见电轴右偏，不完全性右束支传导阻滞和心前区导联R波递增不良。心电图的电轴和ST-T波的形态都可能随着患者的体位不同而变化，这可能是诊断的一条重要线索。胸片的异常表现包括左旋位的心脏，细长的左心室轮廓影，以及位于心脏和膈膜之间或主动脉和肺动脉之间的一个射线透明区，其内包含有肺组织。

超声心动图

曾报道过具有典型特点的超声图像。探头的位置通常在胸骨旁和心尖的侧方。心脏的左旋以及向左后方的运动会导致一些异常表现，如室间隔的反常运动和右心腔扩大。我们用"泪滴样"来描述细长的心房和圆形的心室。M型超声可以很好显示扩大的右心室和室间隔的反常运动，以及收缩期前向移动和舒张期的后向移动。图23.28、图23.29显示了心包完全缺失的典型特征。图23.30显示了1例伴有心脏疝和心脏压迫的部分心包缺失。心包内压力的缺失会减小收缩期心房的充盈，这会产生特征性的脉冲多普勒图像。下腔静脉和肺静脉收

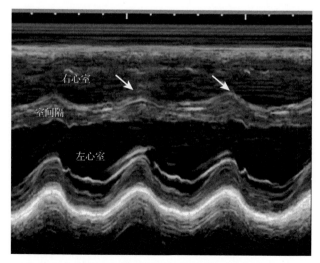

图23.28 胸骨旁长轴M型超声示室间隔异常运动，注意白色箭头所指，室间隔在收缩期向前运动，舒张期向后运动

缩期血流也会减小，肺静脉收缩期和舒张期血流比会下降。

治疗

　　大多数患者都没有治疗的指征。左侧心包部分缺如的患者具有心脏疝的风险，特别是左心房，可能需要行心包成形术。

心脏磁共振和心脏断层扫描术

　　对症状明显、有相关异常表现或要行手术评估的患者，应该给予额外的影像检查。推荐使用 CMR 或 CT 来确诊，并显示其他结构的缺陷。

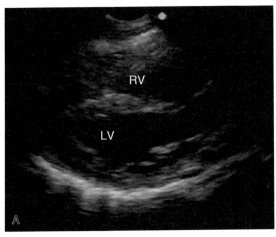
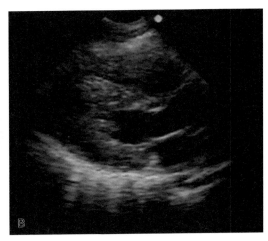

图23.29　完全性心包缺如患者胸骨旁长轴切面。A.舒张末期；B.收缩末期显示在无限制状态下，心脏的自由运动和室间隔异常摆动；LV.左心室，RV.右心室

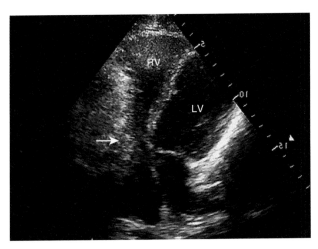

图23.30　部分心包缺如患者的心尖四腔切面。由于心包缩窄（白色箭头），右心室（RV）呈"泪滴状"，右心房（RA）狭长，左心室（LV）依然为类圆形

（李苏雷　译）

第 24 章

肿瘤和团块

第一节　超声心动图对心脏肿物的评估

无论是良性还是恶性，心脏肿瘤都是极为罕见的，很难做出明确诊断，只有在综合临床症状和影像学检查等多方面信息，才能在疾病的早期做出诊断，并及时给予合适的处理。超声心动图是筛查心脏肿物的一线手段，随着三维超声心动图的发展，我们可以更为精确的探查肿物的解剖特点及毗邻关系，在一定程度上明确肿物的病理学诊断。此外也应该时刻注意鉴别心脏肿物与正常结构、解剖变异以及伪像，避免不必要的检查及手术操作。

心脏肿物可以分为心内肿物和心外肿物两大类，包括心包肿物、中纵隔肿物及囊肿、非肿瘤包块，以及其他肿瘤类似物，比如血栓、赘生物、浸润性改变和医源性植入物等（图24.1）。

心脏肿瘤患者可能会出现梗阻、瓣膜受累造成的反流、心肌受累造成的收缩功能障碍、心律失常和传导功能异常、心包积液、栓塞等心脏相关症状和其他心外的伴随症状。虽然症状多种多样，心脏肿瘤还是多在因其他适应证行超声心动图检查时偶然发现。

心脏原发肿瘤可于各年龄段发病，在 12 000 例尸检中的发病率不到0.1%。超过75%的心脏原发肿瘤为良性，起源于间充质，其中一半以上为黏液瘤。剩余25%心脏肿瘤为恶性，最常见的为肉瘤，其次是淋巴瘤，绝大多数心脏恶性肿瘤都是稳定的，进展极为缓慢，没有明显的临床表现，因此，大多数心脏肿瘤发现时已经有浸润表现甚至是全身转移。肿瘤可能侵入心腔内，也可向心肌内生长，一般来讲，大多数心房肿瘤向心腔内生

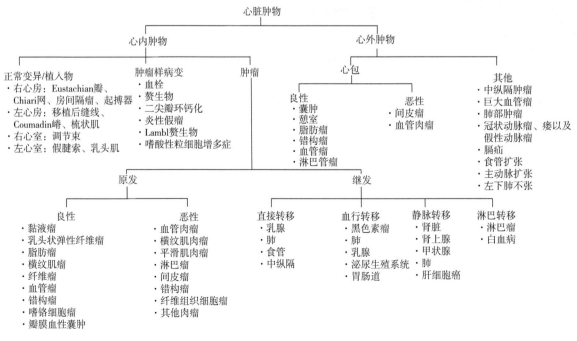

图24.1　心脏肿物和正常变异的分类概览

长（超声表现为心腔内的团块样回声），而心室肿瘤多侵入心肌（超声表现为增厚的心肌或结节）。

心脏继发肿瘤比原发肿瘤的发病率高20～40倍，心包是转移瘤最好发的部位，癌是最常见的组织学类型，转移的途径包括直接浸润、血行转移、静脉转移以及淋巴转移。考虑到发病率，最常见的心脏转移瘤是肺癌，但是最容易转移到心脏的恶性肿瘤是黑色素瘤，其次是生殖细胞瘤和白血病。这些转移瘤在超声上表现为室壁局部增厚以及心包积液，或者是向心腔内生长的肿块。

经胸超声心动图是怀疑心脏肿瘤患者最常接受的检查，它能帮助我们明确肿瘤的形态、大小、活动度及其毗邻关系，文献表明，经胸超声心动图检出肿瘤的敏感度在55%～93%，这与病灶的大小、位置和声学特点有关。经食管超声心动图能比经胸超声观察到更清晰的图像，特别是距胸壁较远，或者是累及左心耳的病变，前者的效能更高。对左心系统的肿瘤而言，经胸和经食管超声心动图对其检出率类似，而对于右心系统的肿瘤，经食管超声心动图的敏感度更高。此外，经食管超声心动图还能提供更多额外的信息，比如肿物的附着点、其他相邻结构有无浸润和受压等，这对肿瘤良恶性鉴别及后续治疗方案的选择有很大的帮助。双平面经食管超声心动图能够清晰显示上腔静脉，并鉴别附着于起搏器导线或其他管路的血栓、来自左心耳的血栓以及主动脉的粥样硬化斑块。此外，一些新兴技术，比如超声造影也能够帮助鉴别无灌注的血栓和有灌注的肿瘤，甚至在某种程度上判断肿瘤的良恶性，血供丰富的恶性肿瘤注射造影剂后明显增强，而良性肿瘤的增强程度较弱。三维超声心动图也能够帮助获取肿瘤的位置、大小、活动度等信息。CT和MRI不受声窗的限制，能够提供更大的视野显示肿瘤，但对1mm以下，活动度较大的肿瘤，超声有其时间和空间分辨率的优势。CT的优势在于对软组织的显示，避免钙化和脂肪的影响，并通过衰减的测定鉴别肿瘤的性质（如脂肪瘤）。心脏磁共振可以基于T_1和T_2加权对组织的类型进行判断，或者是基于造影剂和延迟成像判断肿物的纤维化和血管生长情况。

总之，超声心动图是评价心脏肿瘤的主要手段之一，在经胸超声不能提供充分信息的情况下，需要经食管超声心动图进行辅助。对某些特殊病例，还需要CT和磁共振做出进一步的鉴别诊断和评估。对病史、临床表现和影像学信息的综合分析是明确诊断、正确处理疾病的关键。

第二节　心脏的原发良性、恶性及转移瘤

心脏肿瘤因其罕见性，始终是病例报告的常见题材，这一点也对我们的诊断技能提出了更高的要求，即便是经验丰富的主治医师也不例外。近年来，三维超声心动图、CT、磁共振等影像学技术不断发展，进一步增强了我们对心脏肿瘤的鉴别诊断能力。

一般来说，超声心动图是最早发现心脏肿物的检查手段，由于发病率太低，其敏感性和特异性无法准确评估，仅有一些小样本研究关注了二维超声心动图对心脏肿瘤的诊断能力，一项149例患者的研究结果表明，超声心动图对肿瘤的检出率约为93.3%，最小可检出肿瘤的大小为0.5～1.0cm²，二维超声心动图的敏感性约为96.8%。

在二维超声心动图的基础上，三维超声心动图能够更进一步明确肿物的位置、大小、附着点等，并为手术计划提供支持。一项研究指出，三维经食管超声心动图能够更精准的测定肿瘤大小，与实时三维相比，二维经胸超声对肿瘤直径的低估约为24.6%，而二维经食管超声的低估约为19.8%。而在临床实践中，准确测定肿物的大小非常重要，这不仅能够帮助明确其性质究竟是赘生物、血栓还是肿瘤，也对患者预后和潜在血栓风险有重要意义。

肿瘤的分类和发生率

心脏肿瘤可分为原发和继发、良性和恶性，或者按其部位，分为心室、心房和瓣膜相关肿瘤。表24.1和表24.2显示了以上肿瘤的发病率，图24.2提示了肿瘤定位对其良恶性以及病因的判断价值。

原发良性肿瘤

黏液瘤是成人最常见的心脏原发肿瘤，其症状多种多样，可以毫无表现，也可以病入膏肓，具体来说，有些患者可能仅表现为轻度乏力，而某些患者则表现为严重的心力衰竭，甚至因为肿瘤生长过大阻塞流出道导致晕厥，也有患者表现出栓塞相关的症状，比如肿瘤表面组织或血栓脱落引起的卒中等。通常来说，黏液瘤是左心房内的分叶状肿瘤，活动度较好，一般有蒂相连于房间隔（多见于卵圆窝处，图24.3），当其位置特殊，形态细小时不易与血栓相鉴别。此时应着重关注病史中有无促进血栓形成的因素，比如房性心律失常、近期射频消融手术史、二尖瓣狭窄等。黏液瘤是一类实性肿瘤，一

表 24.1 1976 ～ 1993 年心脏良性及恶性肿瘤状况统计

肿瘤	总计	外科手术	尸检	发病年龄＜15 岁
心脏原发良性肿瘤				
黏液瘤	114	102	12	4
横纹肌瘤	20	6	14	20
纤维瘤	20	18	2	13
血管瘤	17	10	7	2
房室结肿瘤	10	0	10	2
颗粒细胞瘤	4	0	4	0
脂肪瘤	2	2	0	0
副神经节瘤	2	2	0	0
心肌细胞错构瘤	2	2	0	0
组织细胞样心肌病	2	0	2	0
炎性假瘤	2	2	0	1
纤维样组织细胞瘤	1	0	1	0
支气管囊肿	1	1	0	0
畸胎瘤	1	1	0	0
总计	1	0	1	1
	199	146（73%）	53（27%）	45（23%）
心脏原发恶性肿瘤				
肉瘤	137（95%）	116	21	11（8%）
血管肉瘤	33	22	11	1
未分类	33	30	3	3
纤维组织细胞肉瘤	16	16	0	1
骨肉瘤	13	13	0	1
平滑肌肉瘤	12	11	1	1
纤维肉瘤	9	9	0	1
黏液性肉瘤	8	8	0	1
横纹肌肉瘤	6	2	4	3
滑膜肉瘤	4	4	0	0
脂肪肉瘤	2	0	2	0
施万细胞肉瘤	1	1	0	0
淋巴瘤	7（5%）	1	6	0
总计	144	117（81%）	27（19%）	11（8%）

注：除外乳头状弹性纤维病和房间隔脂肪增生

改编自 Burke A, Virmani R. Atlas of tumor pathology. Tumors of the heart and great vessels. Washington, DC: Armed Forces Institute of Pathology，1996:231.

且明确诊断，手术切除的预后良好，复发率在2% ～ 5%，复发者一般位于前次切除的部位，这可能与切除不完全有关，提示我们可能需要术中经食管超声心动图加以引导。

乳头状弹力纤维瘤是心脏第二好发的良性肿瘤，表现为圆形的实体瘤，常见于主动脉瓣（44%），其次为二尖瓣（35%），也可累及三尖瓣（15%）和肺动脉瓣（8%）。好发于瓣膜的特点、类圆形的外观，在超声上光滑的边缘是乳头状弹力纤维瘤区别于黏液瘤的特点

（图24.4）。此类肿瘤常在行超声心动图检查时偶然发现，当肿瘤活动度过大时也可能并发栓塞事件。如果二维超声图像不够满意，三维超声的切割功能能够帮助寻找与瓣膜相连的蒂，蒂的检出是鉴别 Libman-Sacks 心内膜炎的重点，而后者的病变通常较为细小，且多位于瓣叶的联合点处。由于其位于瓣膜的特殊位置，乳头状弹力纤维瘤常与赘生物相混淆，此时应当注意排除感染性心内膜炎的相关症状体征。赘生物通常形态不规则，容

表 24.2 尸检发现的心脏转移瘤（按发病率由高到低排列）

原发肿瘤	尸检例数	心脏转移例数
肺	1037	180（17%）
乳腺	685	70（10%）
淋巴瘤	392	67（17%）
白血病	202	66（33%）
食管	294	37（13%）
子宫	451	36（8%）
黑色素瘤	69	32（46%）
胃	603	28（5%）
肉瘤	159	24（15%）
口腔和舌	235	22（9%）
结直肠	440	22（5%）
肾	114	12（11%）
甲状腺	97	9（9%）
喉部	100	9（9%）
生殖细胞瘤	21	8（38%）
膀胱	128	8（6%）
肝及胆道	325	7（2%）
前列腺	171	6（4%）
胰腺	185	6（3%）
卵巢	188	2（1%）
鼻	32	1（3%）
咽部	67	1（1%）
其他	245	0
总计	6240	653（10%）

注：在所有常见的恶性肿瘤中，黑色素瘤是尸检中发现最多的转移癌。改编自 Burke A, Virmani R. Tumors of the cardiovascular system. Atlas of tumor pathology. Washington, DC: Armed Forces Institute of Pathology，1996:231 and Mukai K, Shinkai T, Tominaga K, Shomosato Y. The incidence of secondary tumors of the heart and pericardium: a 10-year study, Jpn N Clin Oncol，1988，18：195-201.

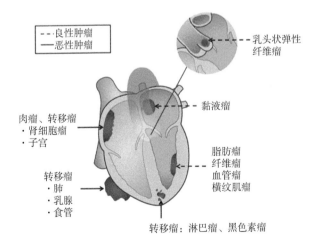

图 24.2　心脏常见良性、恶性肿瘤及转移瘤与其好发部位

易引起瓣膜损害，而乳头状弹力纤维瘤形态更为规则，很少伴发狭窄或反流等瓣膜病变。此外还应注意鉴别 Lambl 赘生物，后者常表现为纤细的纤维丝状物。

在儿童中，横纹肌瘤和纤维瘤是比较常见的类型，尽管这两类肿瘤都是良性的，但也可能伴发一系列的传导系统障碍和心律失常，甚至猝死。与黏液瘤不同，这两类肿瘤常位于室间隔，横纹肌瘤通常较小，常为多发的实体瘤。纤维瘤的个体通常较大，因此会伴随相关症状，在超声上多表现为强回声（图 24.5），而其他良性肿瘤如血管瘤等富血供的肿瘤在超声造影时，其内部会有明显显影（图 24.6）。

原发恶性肿瘤

肉瘤是最常见的心脏原发恶性肿瘤，按发病率高低依次为血管肉瘤、横纹肌肉瘤、纤维肉瘤及平滑肌肉瘤，肿瘤体积一般较大，且好发于右心房，当肿瘤具有以上两种特征时应高度怀疑恶性（图 24.7）。此外，心脏恶性肿瘤还具有基底宽、分叶多等特点，或可向心肌内生长，甚至侵入下腔静脉，有些骨肉瘤亦可见钙化灶。心脏肉瘤属于侵袭性肿瘤，可以迅速从心肌内的原

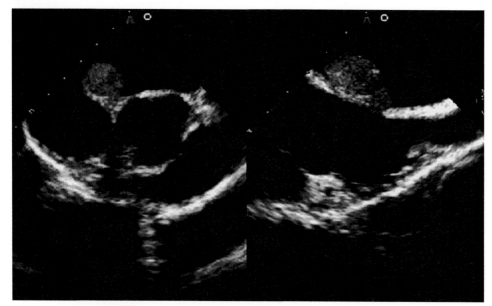

图24.3 左心房黏液瘤。黏液瘤多发于30～60岁，经超声心动图检查者年龄多偏大。在此例中，肿瘤附着于房间隔卵圆窝处，未见有蒂与房间隔相连，这一点与大多数黏液瘤不同。黏液瘤在肉眼下多为圆形，但仔细观察可发现其表面为松散易碎的乳头状结构，病理上也能够证实，黏液瘤的主要成分为胶质样物质

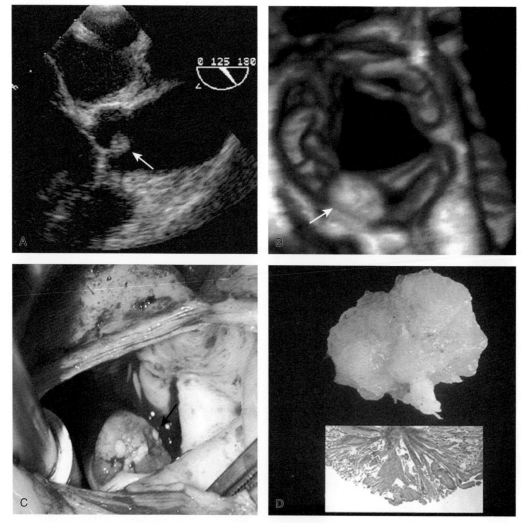

图24.4 主动脉瓣的乳头状弹力纤维瘤。95%的纤维弹性瘤都位于左心系统，常见于瓣叶的中段，该肿瘤的特点包括：类圆形外观、活动度大、与瓣叶间有蒂相连。与黏液瘤类似，此类肿瘤易伴发外周系统血栓。与黏液瘤不同的是，此类肿瘤极少见于瓣膜之外的部位，也很少见到其他相关的伴随症状。虽然大多数弹力纤维瘤都是在检查中偶然发现，但此例患者却是因为卒中就诊的。A.经食管超声心动图显示为与主动脉瓣相依附的胶冻样高回声结构；B.三维经食管超声心动图显示肿物黏附于无冠瓣中段；C.外科手术；D.病理证实为乳头状弹力纤维瘤

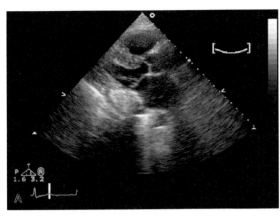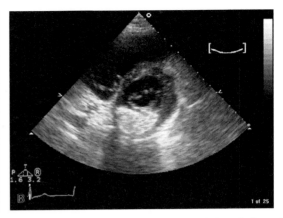

图 24.5 纤维瘤。此类肿瘤源于成纤维细胞,累及心室多于心房。A.超声心动图表现为依附于心肌的高回声类圆形团块;B.通常可见钙化斑点。曾有合并心律失常及猝死的个案报道。因为此类肿瘤可能与冠状动脉极为接近,术前超声明确肿瘤的大小及累及范围对手术有重大指导意义

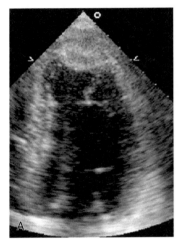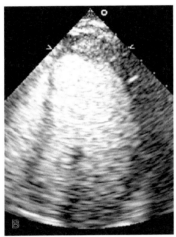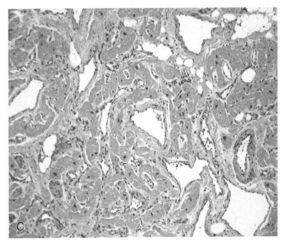

图 24.6 左心室心尖部的血管瘤,通过常规超声心动图很难明确其血管成分。A.无声学造影剂;B.声学造影模式下,可清晰显示肿瘤内部对造影剂的摄取,也进一步明确了肿瘤的血管结构,提示病理诊断;C.血管瘤通常生长于心肌内,多见于心底,并伴有心包积液。这类肿瘤虽然为良性,但可见极为严重的并发症,如心律失常及猝死

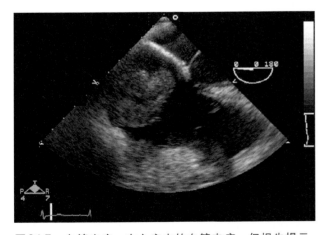

图 24.7 血管肉瘤。右心房内的血管肉瘤,但报告提示,患者四个心腔内均可见肿瘤存在,考虑到该肿瘤的侵袭性和快速生长的特点,如此大的瘤体并非偶然。在该病例中,肿瘤附着于右心房游离壁,部分堵塞三尖瓣口,造成了右心衰竭的症状。在这样的情况下,通常可见血性心包积液

发部位向心腔内或心包播散,表现为梗阻相关症状和右心充盈不良、心包积液、心脏压塞等,亦可见心律失常和栓塞等事件,甚至在刚发现时就有转移表现。横纹肌肉瘤更好发于儿童,心室和心房均可见累及。肉瘤的治疗方法包括放化疗及手术切除,但其大小和部位会对治疗方式造成很大的影响,预后也多不良,中位生存期仅有 6 ~ 12 个月。

肉瘤必须与原发心脏淋巴瘤进行鉴别,当然,转移的淋巴瘤更为常见,后者与肉瘤类似,同样好发于右心,特别是右心房。转移淋巴瘤的形态学没有固定特点,心包积液也不常见,淋巴瘤常见的伴随症状也出现甚少,心前区不适或呼吸困难则是患者最常见的主诉。病理学方面,心脏原发淋巴瘤的主要类型是弥漫大B型。与肉瘤不同,淋巴瘤对手术和蒽环类药物为基础的化疗方案都比较敏感,因此当怀疑心脏原发恶性肿瘤时,尽快明确其病理学诊断对患者预后十分重要。

转移瘤

有10%～25%的肿瘤患者尸检时会发现转移瘤的存在。在临床实践中，大多数转移灶在超声心动图发现心脏受累前就已经明确，相关的症状包括栓塞事件、充血性心力衰竭、心脏压塞、心室腔内梗阻、心律失常等，而转移灶可能为多发，也可能是单发。对肿瘤向心脏转移的机制，目前认为有如下四种：通过中纵隔直接播散、血行转移、静脉转移和淋巴转移。右心系统的转移瘤常源于下腔静脉的原发灶，常见于肾细胞癌、平滑肌肉瘤、生殖系统恶性肿瘤等。在左心系统，肺静脉是肺癌向心脏转移的主要途径（图24.8）。除了实体瘤之外，血液系统的恶性肿瘤也会累及心脏，特别是心包和心肌。对淋巴瘤而言，即便有很多关于心脏转移的报道，但依然存在原发于心包的个案，且白细胞浸润并不明显。一般来说，一旦肿瘤转移到心脏，无论其原发灶是良性还是恶性，都是疾病晚期的表现，预后通常较差，绝大多数的治疗方案仅限于对症治疗。

总结

心脏肿瘤是临床上的罕见病种，准确诊断具有相当的难度，准确评估其病变特点，如部位、大小、附着方式、病史等都是帮助鉴别诊断的重要信息。目前，二维超声心动图能够发现绝大多数的肿瘤，而实时三维超声则在明确肿物性质具有独到的价值，而且通过容积数据的收集，三维超声还能提供肿瘤大小和血栓栓塞相关事件的预测信息，这对评估患者预后意义重大。此外，在已经决定手术的前提下，二维/三维经食管超声心动图在寻找手术入路方面有一定的帮助。

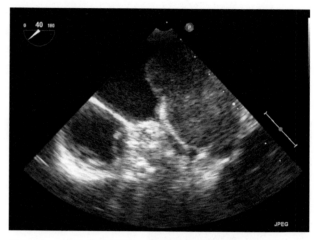

图24.8　肺癌心脏转移。肿瘤通过肺静脉向左心房内生长，在所有转移瘤中，肺癌是最常见的类型，非典型的黏液瘤和血栓是需要考虑的鉴别诊断

第三节　左心室血栓

左心室血栓的形成似乎是对Virchow三要素的挑战，然而，左心室内的血栓通常都出现在射血分数明显降低，血流明显淤滞的区域。有多种疾病都可能导致左心室血栓形成（框24.1），经胸超声心动图是检出左心室血栓最经典的检查方式，有左心室血栓风险的全部患者都应接受此项检查，以避免血栓栓塞并发症的出现。

左心室功能不全与血栓

据文献报道，在急性心肌梗死后24h内，左心室就可能出现血栓，血栓在2周左右达到最大，心肌梗死后的最初3个月是病程中最高危的时间段（图24.9）。一般情况下，急性心肌梗死后左心室血栓的发生率为7%～46%，这与检查方式有一定的关系。近年来，急性心肌梗死后左心室血栓的发生率有下降趋势，这与经皮冠状动脉介入（PCI）手术的普及有相当大的关系，有报道称，此类术后左心室血栓的发生率在5%～15%。前降支病变合并血栓比非前降支的梗死病变合并血栓的概率更大，约11%的血栓出现在室间隔，3%出现在后壁，特别是梗死扩展到侧壁时更为多见。

左心室射血分数小于40%、多支病变、肌酸激酶水平升高、二尖瓣E峰减速时间缩短都会增加左心室血栓的发病风险，此外，有研究表明，心尖部血流的多普勒超声能帮助鉴别血栓的高危患者，血流停滞或持续的低速涡流是心尖部形成血栓的危险因素。对于假性室壁瘤的患者，在心室壁破裂处的心包表面会形成线样血栓。

血管紧张素转化酶抑制剂的使用虽然会逆转心肌梗死后的心室重构，但对减少血栓的形成没有明显帮助，研究表明可溶性组织因子、D-二聚体、抗心磷脂抗体等可能与血栓形成相关，但这些指标对血栓形成的预测作用尚未可知。另一方面，对于扩张型心肌病的患者，射血分数小于20%患者有超过50%的概率出现左心室血栓（图24.10），而二尖瓣反流似乎是其保护因素，这一点与急性心肌梗死后的左心室血栓不同。

左心室收缩功能保留与血栓

曾有学者报道射血分数正常患者也可发现左心室

血栓，常见于心内膜受损、嗜酸性粒细胞增多症（图24.11）、肿瘤或有电极植入（图24.12）等。治疗主要以抗凝和针对病因为主。

左心室血栓的诊断与超声心动图的作用

左心室腔内的占位性病变可以分为两类：肿瘤和非肿瘤。血栓就是非肿瘤病变中的一种，虽然超声心动图无关给出准确的组织学诊断，但某些典型的特征依然能够帮助我们诊断左心室血栓。出现在左心室收缩运动减弱、无血流（多普勒或声学造影证实）的区域内的占位性病变，是血栓的可能性非常大。新鲜血栓可伸向左心室腔内，活动度较大，而陈旧血栓则相对固定。

经胸超声心动图检出血栓的敏感度依赖于能否清晰

框24.1 可能引起左心室血栓的疾病	
收缩功能减低（常见）	收缩功能正常（罕见）
心尖部室壁瘤	高凝状态
心肌梗死后心尖部无运动	抗磷脂抗体
前降支供血区域以外的心肌	蛋白C缺乏
梗死	骨髓增生异常
左心室假性室壁瘤	特发性血小板增多症
扩张型心肌病	骨髓纤维化
Takotsubo心肌病	沙门菌属败血症
	心脏外伤
	嗜酸性粒细胞心内膜炎
	结缔组织病
	系统性红斑狼疮
	白塞综合征
	左心室肿瘤
	心室内置入电极
	使用大剂量促红细胞生成素

显示心室内膜，因此，必须仔细地进行观察，一旦内膜显示不够满意，应考虑使用造影剂，其敏感度和特异度分别为92%～95%和86%～88%，血栓的个体越大，超声的检出率也就越高。可能造成误诊的情况包括：假腱索、异位的乳头肌、肌小梁等。另一方面，内膜显示不清、血栓个体过小、附壁血栓或图像短缩可能会漏诊左心室血栓。

心脏磁共振对检出心室血栓更为敏感，当超声图像不够理想时应该考虑。经食管超声心动图和其他影像学检查一样，对检出左心室血栓有较高的特异度，但敏感度较低（35%～40%）。

预后和治疗

左心室血栓只要存在，患者就有罹患血栓栓塞事件的风险，尤其是卒中。血栓的活动度是栓塞事件的主要危险因素，其他因素还包括心功能不全、心房颤动、高龄、既往血栓栓塞事件以及周边节段运动增强等。心尖部室壁瘤似乎是一种保护因素，因为无运动的心室会减少血栓脱落的可能，另外，线状的血栓发生栓塞事件的风险也相对较低。

一旦证实血栓存在，应该立即开始抗凝治疗，并持续对血栓进行监测，评估其是否缩小，根据2013年ACCF/AHA指南推荐，抗凝治疗应至少持续3个月以上，当然，这一时限要根据患者的实际情况以及血栓的溶解情况进行调整。此外，针对病因治疗也非常重要，对于结缔组织病和嗜酸性粒细胞心内膜炎的患者，免疫抑制疗法也非常重要。

左心室血栓患者的预后与其病因和左心室功能衰竭的程度明显相关。

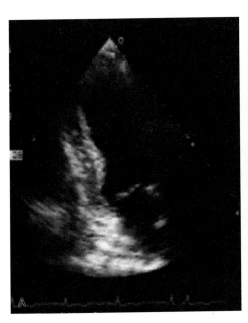
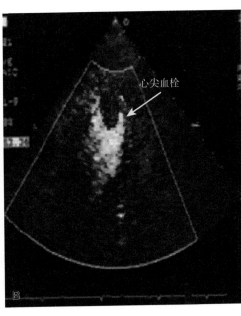

图24.9 前壁心肌梗死患者，常规图像中（A）未见明显血栓，但心尖部显影不满意；而声学造影模式（B）能清晰显示心尖部血栓，注意血栓内部没有造影剂摄取

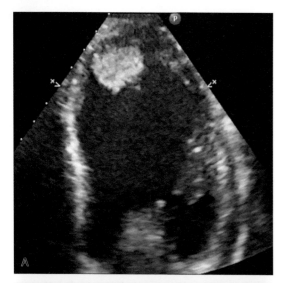

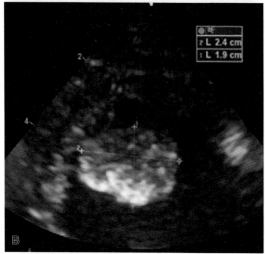

图 24.10　扩张型心肌病患者心尖四腔切面，示心尖部血栓凸向心室腔内，表面可见活动成分（A），聚焦后图像显示血栓大小为 2.4cm×1.9cm

总结

　　左心室血栓常见于收缩功能不全患者，特殊情况下在心室功能正常的患者中也可出现。经胸超声心动图是检出左心室血栓最有效的无创手段，声学造影剂的使用可以进一步提高其敏感度和特异度。血栓向心室腔内生长和高活动度是栓塞的高危因素。目前的主要治疗方法主要是抗凝及针对病因治疗。

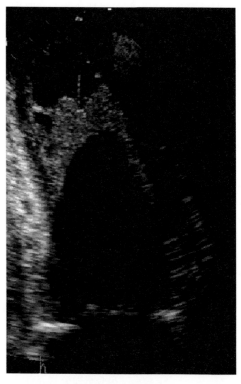

图 24.11　嗜酸性粒细胞增多症患者心尖二腔切面，显示左心室血栓

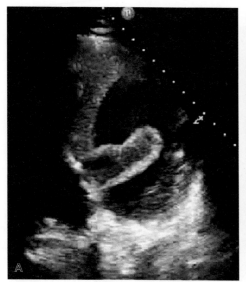

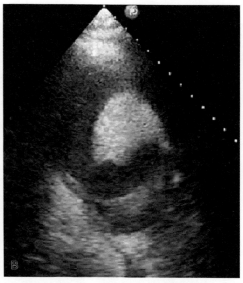

图 24.12　扩张型心肌病患者非标准左心室短轴切面，显示附着于置入性心脏除颤器电极上的血栓。A. 常规超声；B. 声学造影

第四节　左心房血栓

左心房血栓是脑栓塞和体循环栓子的主要来源。经食管超声心动图（TEE）是确诊左心房血栓的重要检查方式。目前，明确左心房血栓是否存在已经成为临床工作中的常规流程，特别是在电转复之前。

左心房血栓形成的病理生理机制

左心房/左心耳血栓形成的前提是血液减慢，高凝状态、心内膜损伤在其中也起了一定作用，这三者统称 Virchow 三联征，特别是对于心房颤动的患者。左心房静止是指左心房/左心耳的收缩功能障碍，通常与房性心律失常有关（心房颤动/心房扑动）。然而，左心房收缩功能受损的程度与房性心律失常的特点相关，包括房性心律失常的类型（房扑的心房收缩功能优于心房颤动）、持续时间（时间越长，心房收缩功能越差），以及其他通过升高左心房压和左心房扩张促进左心房静止的因素，比如左心室功能不全［舒张功能不全和（或）收缩功能不全]、二尖瓣狭窄和二尖瓣位人工瓣等。

对窦性心律者，TEE 检查极少发现左心房血栓，仅在严重左心房静止或房颤患者刚刚转为窦性心律的间期内可偶然发现。对于阵发房颤的患者，在心律失常发作和刚刚转复后的初期，由于一过性的左心房功能不全（顿抑），有可能出现左心房血栓，无论是电转复、药物转复或是自行转复，都可见左心房血栓的出现。在特殊情况下，没有房性心律失常的患者也可发现左心房功能不全，比如心肌淀粉样变性的患者，由于左心室和左心房心肌被淀粉样物质浸润，导致了左心房收缩功能不全和严重的左心室舒张功能不全。

针对左心房的操作（导管/外科手术射频消融）会引起左心房心内膜的损伤，左心房器械的植入（房间隔/左心耳封堵器）也会造成左心房内血栓的生成。

绝大多数的左心房血栓都出现在左心耳内，这与其狭长的结构，容易引起血流淤滞相关。左心房内的血栓相对少见，这与是否存在容易引起血栓的其他病变相关。通常来说，左心耳血栓常见于非瓣膜性心房颤动患者，而左心房血栓常见于瓣膜性房颤或非瓣膜性心房颤动合并左心室收缩功能不全者，其中前者（非瓣膜性心房颤动）是左心耳封堵的适应证，而后者的效果欠佳。

经食管超声心动图对左心房血栓的诊断

经食管超声心动图是观察左心房最理想的检查方法，因为左心房位于心脏的后方，与食管更接近。在检查时，应分别扫查左心房的主体和左心耳，明确血栓是否存在。其中左心耳是检查的重点，因为其形态多变，常有多个分叶，容易隐藏血栓。扫查应该从食管中段切面开始，探头稍向前屈，自 0°到 140°～ 150°连续扫查，大角度时可显示左心耳的最大开口。

左心房主体的血栓相对少见，扫查时应从 90°开始，顺时针旋转探头，自左肺静脉向右肺静脉方向扫查。一旦发现血栓，应在垂直扫查的基础上附加水平方向（0°），随探头的后退，自下而上的观察左心房。

左心房血栓属于心房腔内的占位性病变，其形态和大小多变，回声多不均匀，通常低于附近的心房组织（图 24.13、图 24.14）。而陈旧性血栓的回声更强，甚至可能出现钙化。一旦诊断血栓的存在，应同时评估其引发栓塞的可能，包括血栓的形态、大小、与心房壁连接的稳固程度、活动度（不活动的扁平附壁血栓/仅与心房有一短蒂相连，突向腔内的活动性血栓/二尖瓣狭窄患者罕见的左心房内游离血栓）。

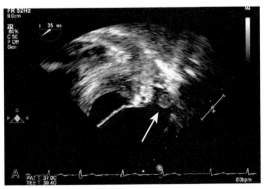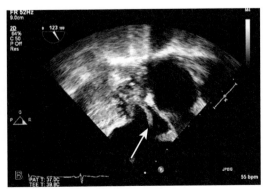

图 24.13　A. 小而圆的左心耳血栓（箭头）；B. 充满整个左心耳的较大血栓，尖端凸向心房内，活动度较大（箭头）。除 24.20 B 之外，本节所有的超声图像均为经食管超声心动图，心脏后方结构在图像底部。特此说明

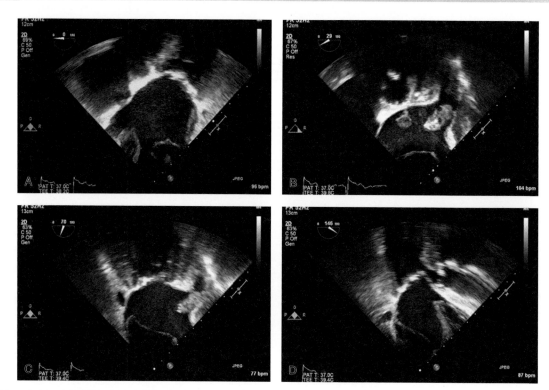

图 24.14 重度二尖瓣狭窄合并心房颤动患者，左心房（A～D）及左心耳内（B，C）多发血栓。注意靠近探头一侧图像质量欠佳，影响了心房顶部血栓的诊断，通过调整全局增益能够弥补这一限制

按照上述方式仔细扫查左心房和左心耳，可以避免很多的误诊，比如：①将左心耳内的梳状肌误认为血栓（图 24.15 A、B）；②在多分叶左心耳中过度诊断血栓；③将各种伪像误认为血栓（图 24.15 D 反射伪像）；④左心房的近场伪像。

除了明确诊断左心房血栓之外，超声还能提示其他高栓塞风险的现象，比如血流自显影（SEC）以及左心房收缩功能的定量评估。已有研究探讨了半定量评估 SEC 的标准，以足够运用于临床实践（图 24.16）。由于仪器的模式调校对 SEC 的严重程度有很大影响，必须精细调整全局增益以及心房壁和其他周边结构的图像质量，避免高估或低估 SEC 的程度。另外当出现严重的自显影时，应更为细致的扫查左心耳，明确是否有血栓存在。另一方面，由于 SEC 常常和左心房血栓相关，当没有自显影现象时，应该警惕假阳性的存在，并小心分辨是否因伪像而造成误诊。

由于严重的自显影现象常呈现"泥沙样"，因此很难辨别自显影现象与血栓（图 24.16 B，C），为安全起见，对于心房颤动拟行电转复患者，出现自显影现象时应等同于血栓，属于电转复的禁忌证。

通过脉冲多普勒在左心耳开口处测量血流速度，或者是通过组织多普勒测量左心耳壁的组织运动速度，可以在一定程度上反映左心耳的收缩功能。就现有知识和研究而言，仅需要在左心房血栓不明确时才需要对左心

耳收缩功能进行定量评价。一般来说，窦性心律的患者很少见到左心耳收缩功能不全，除非是合并了左心室收缩功能明显障碍或二尖瓣狭窄（图 24.17）。这在某种程度上可以解释没有房性心律失常的患者为什么会出现左心房血栓。另一方面，对于房性心律失常的患者，左心耳收缩功能保留（无自显影）时很少合并左心耳血栓，此时左心耳的占位多为正常变异（梳状肌）或伪影。目前，左心耳收缩功能的评价一定程度上可以提示电转复的成功率、预测窦性心律的维持时间，评估心房颤动患者的血栓风险等，但对临床决策的指导意义尚不明确。

三维超声心动图能更清晰显示左心房/左心耳血栓（图 24.18），双平面成像有助于同时显示左心耳的多个分叶，帮助鉴别梳状肌与血栓（图 24.15 C），三维重建也有同样的作用。三维重建后，通过外科视角显示左心耳开口有助于评估外科缝扎或经皮封堵的适应证，并且评估合并栓塞的风险。三维经食管超声心动图有助于显示器械（房间隔缺损/左心耳封堵）相关的左心房血栓，但其重要性不够明确。

其他诊断技术

经胸超声及对比增强超声心动图（声学造影）

经食管超声心动图可以发现左心耳内较小的血栓，对于较大的左心房/左心耳血栓，经胸超声也能做出诊断。一项研究纳入了 118 例心房颤动超过 48h 的患者，

经胸超声（结合对比增强和组织多普勒测量房壁速度）对血栓的检出率和经食管超声类似。当然，在这种诊断方式在临床推广之前，仍需要大样本临床试验数据的支持。造影剂的使用对于经食管超声心动图也有一定帮助，尤其是对不能明确的充盈缺损，但其具体价值同样需要临床试验的结果加以支持。

计算机体层成像（CT）和磁共振成像（MRI）

心脏CT也能发现左心房血栓（图24.20），但在临

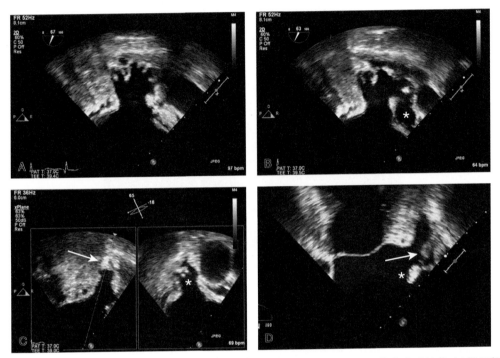

图24.15　容易误诊为血栓的左心耳正常结构。A.左心耳内粗大的梳状肌；B.左心耳的多分叶结构（＊提示额外的分叶）；C.左图可见左心耳尖端明显高回声团块，但双平面成像（C，右图）明确提示为梳状肌（＊），不应误诊为血栓；D.左心耳（箭头）和左上肺静脉之间的粗大分隔（＊，Q-tip，Marshall韧带），容易造成血栓的假阳性和假阴性诊断

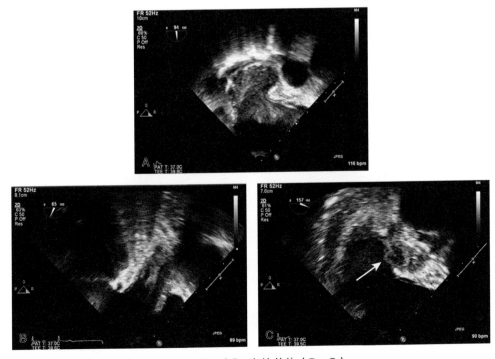

图24.16　严重的左心耳自显影（A）以及"泥沙样回声"/血栓前体（B，C）

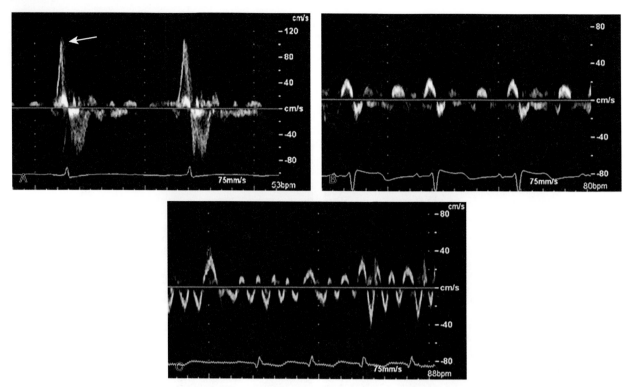

图24.17   左心耳开口处多普勒超声频谱。A.窦性心律的正常人；B.窦性心律合并明显左心室功能不全；C.心房颤动。箭头指示在P波后测量的左心耳排空速度，图A相对较快，图B明显减低，即使患者为窦性心律，心室功能不全也会引发心房静止，与图C所示防线患者的典型频谱类似

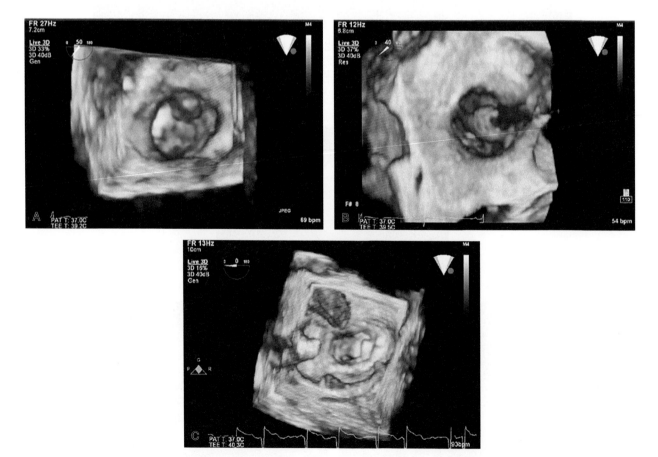

图24.18   图24.13 A（A），图24.13 B（B），图24.14（C）中所示血栓的三维超声心动图，图A、B为左心耳开口平面图像，图C同时显示二尖瓣口和左心耳（左侧）

床实践中既不能用于诊断也不能用于排除，仅当存在经食管超声存在禁忌时其辅助作用，或在行其他部位检查时偶然发现左心房血栓。

有至少19项研究纳入了近3000例患者（主要是心房颤动合并卒中，拟行射频消融者）评价了增强CT诊断左心耳血栓的准确性，其敏感度接近100%，但特异度随方法和人群的不同有很大差异，也就是说，阴性预测值接近100%，而阳性预测值波动于25% ～ 100%。

虽然CT检出左心房血栓并不需要门控，但目前CT的标准流程依然是心电门控的，当团注造影剂之后，造影剂到达左心房或主动脉时开始成像。这样能够确保血液与造影剂迅速的混合，清晰显示心腔与室壁组织（图24.19）。但对于左心耳血流缓慢的患者，特别是合并心房颤动或出现自显影时，造影剂与血液的混合不够充分，极易产生充盈缺损，做出假阳性的诊断，避免误诊的方法包括：①延迟成像的时相，观察充盈缺损是否存在，如果持续存在，则高度提示血栓，如果是一过性的，则高度提示为血流缓慢；②测量左心耳内可疑区域的CT值，并与主动脉比较，有一定的鉴别意义（图24.20）。

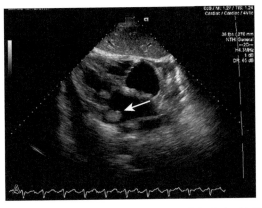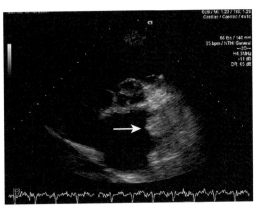

图24.19　严重二尖瓣狭窄合并房扑患者，经胸超声心动图显示左心耳血栓。A.剑突下切面；B.胸骨旁短轴切面

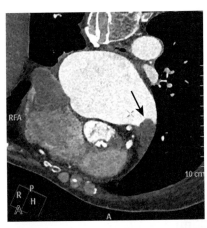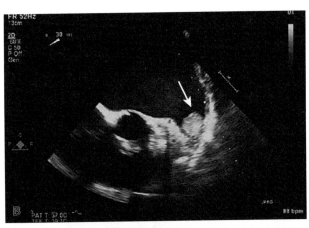

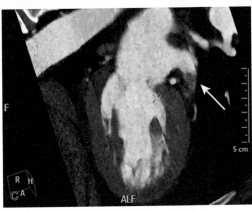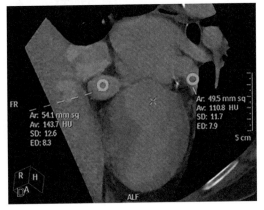

图24.20　CT检出的左心耳血栓（A）及对应的经食管超声心动图（B）。另一患者早期扫描提示左心耳充盈缺损（C），1min后再次成像，缺损消失（D）。增强区域与主动脉CT值之比超过0.5，高度提示充盈缺损是因血流减慢引起，而非血栓。TEE检查证实左心耳内并无血栓生长

磁共振成像对心腔内血栓也具有高度的敏感性，但很少有专门研究磁共振对左心房血栓检出作用的研究发表，因此其临床应用价值不明。

TEE 诊断左心房血栓的适应证详见框 24.2。

心源性栓塞

对于出现脑缺血或体循环缺血事件的患者，经食管超声心动图是用来寻找有无心源性栓子来源的常规检查方式，特别是其他检查没有发现栓子或心源性栓子的存在与否能够影响治疗的时候。对合并心房颤动（阵发性/持续性）的缺血事件者，左心房血栓的检出率相当高，即便没有发现血栓，也推荐此类患者终身接受抗凝治疗，由于 TEE 检查不会改变患者的治疗方案，因此，不推荐对这类患者行 TEE 检查。

对没有房性心律失常的血栓栓塞症患者，TEE 是否适用仍在争论之中，一般说来，对于存在诱发左心房静止的血流动力学因素的高危患者，TEE 仍有其应用价值。目前认为，房性心律失常的自发终止是血栓形成和诱发栓塞的高危因素，但由于其一过性的特点，在栓塞事件出现前很难记录到。此外，由于"隐匿性"心房颤动的存在，所有无房性心律失常病史的栓塞患者可能都需要接受 TEE 检查。有研究纳入了超过 20 000 例窦性心律患者，TEE 检查发现 380 例左心房血栓，其中绝大多数有心房颤动病史，而单纯窦性心律患者中仅有 20 例血栓，占所有患者的 0.1%。其中 19 例有明确左心房功能不全的危险因素，或有明确的心房颤动病史。以上研究证实，隐匿性心房颤动左心房血栓的发病率极低，提示可能没有必要对所有血栓栓塞症的患者都行 TEE 检查以排除血栓。然而，由于 TEE 可以检出其他心源性栓子的来源，对于合并缺血事件的患者，特别是年轻、没有其

他栓塞危险因素的患者，TEE 检查的阳性结果很可能改变患者的治疗方案。

心房颤动的转复

对未经过充分抗凝治疗（至少 3～4 周）的患者而言，TEE 是节律转复前必需的检查。TEE 引导的转复过程是非常安全的，与延长抗凝时间相比，血栓栓塞和出血的风险更低，且转复成功率更高，但对窦性心律的维持时间没有明显延长。除了 TEE 之外，某些评分，如 CHADS2 评分也对血栓栓塞事件有一定的预测作用，但准确率较低，需要结合 TEE 检查，不推荐在转复前单独使用。

框 24.2　经食管超声心动图（TEE）诊断左心房血栓的适用标准

1. TEE 用于初始检查—心房颤动/心房扑动
   （a）帮助确定抗凝、转复和（或）射频消融等治疗方案—适用（9）
   （b）已经明确进行抗凝治疗或不进行射频消融—不适用（2）
2. TEE 用于初始检查或辅助检查—栓塞事件
   （a）在没有非心源性栓子来源的情况下，寻找心源性栓子的具体来源—适用（7）
   （b）有明确非心源性栓子来源的情况下，寻找心源性栓子的具体来源—不确定（5）
   （c）有明确非心源性栓子来源的情况下，TEE 不改变治疗方案—不适用（1）
3. TEE 用于初始检查或辅助检查—常规应用
   确定治疗方案后，复查 TEE，明确上次检查后病变的进展（如评价抗凝治疗后血栓是否溶解）—适用（8）

适用性评价标准：7～9：适用；4～6：不确定；1～3：不适用

第五节　右心系统血栓

右心系统血栓（RHT）通常没有临床症状，在常规超声心动图检查中很难发现，其确切发病率尚未知晓，但随着影像学技术的进步，可检出的 RHT 越来越小，这一疾病的发病率似乎有所提高。本节将逐一讨论右心系统血栓的病因、特点以及与其他心内占位病变的鉴别诊断，并简单叙述目前临床应用的治疗方案。

发病率

很难明确估计右心系统血栓的确切发病率，但目前已有针对高危发病人群的相关研究，可据此推测全体

人群的相对发病率。有文献指出，急性肺血栓栓塞症（PTE）的发病率为 4%～18%，其发病率的波动可能与不同的"右心系统血栓"的诊断标准、是否纳入了有症状和无症状的所有患者、右心置入器械的类型和部位等因素有关。

当合并肺血管血栓栓塞症时，右心系统血栓通常是下肢静脉血栓脱落，随血液循环进入肺血管床所致。此外，目前文献报道了大量的与右心系统血栓发病相关的危险因素，充分了解这些危险因素有助于我们在检查过程中更加有的放矢，在此基础上严格的判读结果更能提

高右心系统血栓的早期检出率（表24.3）。

右心系统血栓的危险因素

中心静脉导管是目前临床常用的医疗操作之一，但这部分患者罹患右心系统血栓的风险也相对更高，有文献指出，这部分人群发病率在35%～67%，其患病风险是正常人群的6倍。

在一项大样本前瞻性研究中，研究者在拔除中心静脉导管24h内对患者进行了诊断性超声心动图检查，右心系统血栓的检出率高达33%（锁骨下静脉10%，颈内静脉42%）。更重要的是，这些血栓都没有完全堵塞管腔。对于上肢深静脉血栓的患者，有1/3会出现肺血管血栓栓塞症，而中心静脉导管相关的上肢深静脉血栓合并PTE的风险为15%。

机械通气设备在心衰患者中也并不少见，此类设备与右心系统血栓的关系尚未明确，但基于其潜在的发病可能，较差的心脏功能以及插管可能造成的损伤，我们认为机械通气的心力衰竭患者有极大可能发生右心系统血栓，应常规基于抗凝治疗。

特殊的好发人群

心房颤动

心房颤动是老年患者的常见疾病，但心房颤动患者的右心耳血栓却常常被忽略（图24.21）。实际情况中，我们对左心耳血栓及其引发的体循环栓塞及卒中非常关注，在择期电复律之前均需行经食管超声心动图检查排除左心耳血栓。右心耳的开口更大，隐窝更浅，但心耳内血流同样较慢，也会出现自显影现象，在心房颤动时一样会生成血栓，同样需要仔细评估。一项经食管超声的研究结果表明，心房颤动患者与对照组相比，右心耳的面积更大、射血分数更低，血流速度更慢。即使右心耳血栓的发生率（N=6）比左心耳（N=11）低，但仍具有可比性。

在另一项针对心房扑动患者的小样本研究中，左心耳和右心耳的自显影比例相同，但并未在右心耳发现血栓，这可能与心房颤动和心房扑动血栓的发生率不同、样本量过小（仅3例左心耳血栓）、TEE探头的模式不同（34%单平面/双平面）等因素有关。也有报道称，左心耳未见血栓时，右心耳基本不可能出现血栓。

右心房孤立的自显影现象是出现血栓的预测因子，在左心室大小和收缩功能相近的情况下，7%的患者在肺闪烁显影检查中会出现肺野的灌注缺损，而对右心房自显影的患者，这一比例则高达40%。此外，D-二聚体和血清纤维蛋白原也可作为血栓的预测因子。

炎性肠病

一项回顾了70余例溃疡性结肠炎和Crohn病合并血栓患者的研究表明，炎性肠病患者比普通患者静脉血栓形成的风险高出3倍（活动期高15倍）。造成这一现象的原因很多，主要与凝血级联反应中血栓前体的改变和其他合并症有关。

儿童

按照成人右心血栓形态的分类方式，有研究者将50例合并右心室血栓的儿童分为了高危组和低危组，其中高危组的形态特点包括蛇形、活动度大、超过2.0cm（任意切面）、有蒂等，这一组的死亡率（16%，3/18）明显高于低危组（0，0/32）。

另一项meta分析纳入112例儿童右心房血栓患者（35篇文献，绝大多数为婴儿和新生儿），超过90%的患儿都与植入中心静脉导管有关，25%的患儿出现于外科术后，20%的患儿为恶性肿瘤。50%以上的患儿都是无症状行超声心动图检查偶然发现，并且预后良好。

表24.3 右心系统血栓的危险因素

患者	疾病	器械	药物	部位
高凝状态	心肌病	中心静脉导管	两性霉素B	颈内静脉
蛋白C/S缺乏	致心律失常性右心室心肌病	起搏器（临时）	全肠外营养	锁骨下静脉
易栓体质	慢性心功能不全	多处置入	无预防	超过6d
年龄≥65岁	恶性肿瘤	经外周中心静脉导管（PICC）	吸烟	
男性	心房颤动		避孕药	
外伤/手术史	慢性阻塞性肺病			
肥胖	肺心病			
长期卧床	右心室心肌梗死			
妊娠	长期透析			
	炎性肠病			
	白塞综合征			

右心系统血栓的超声心动图检查

超声心动图是便携、实时、无创的检查方式，对右心系统血栓的识别能力毋庸置疑，并且能够及时提供血栓的大小、形状、活动度、部位、附着点等信息。连续的监测可以发现病情的恶化，以及有无新发血栓。二维经胸超声心动图目前也是评估心内占位病变的首选检查方法。

相对经胸超声，经食管超声心动图能够发现体积更小的血栓，并且能够清晰显示上、下腔静脉及其与右心房的连接，敏感性高达 97%，而经胸超声仅有 50%，这意味着其假阴性率高达 50% ~ 60%。这对于先天性心脏病、心脏术后和起搏器置入患者更为重要。同时，TEE 也有助于鉴别右心房内的胚胎残留结构。

尽管心脏 CT 和磁共振发展迅速，超声心动图依然是心脏疾病的首选检查，特别是右心系统血栓。目前超声探头的进步提供了更为优质的图像，使我们能够检出更小的血栓，而声学造影剂的使用则进一步强化了诊断能力（图 24.22）。

影像技术的发展使得我们能够更加清晰的了解右心的形态特征，但与此同时，各种临时、长期、永久性的植入器械和导管的使用频率也越来高。总体说来，我们对血栓的检出能力在逐渐提高，然而血栓的发生率同样也在攀升。

对经胸超声心动图而言，检出右心系统血栓的关键是如何获取满意的图像，这需要从胸骨旁、心尖、剑突下、胸骨右缘等多个切面，综合 M 型、二维、三维、彩色多普勒、脉冲多普勒、连续多普勒、组织多普勒等

多种成像方式综合判断。因为是否存在右心室扩张和功能不全是决定治疗策略的重要信息，因此，理解右心室相对复杂的解剖结构是非常必要的。

瓣下右心室/左心室内径是目前肺栓塞置入器械临床试验中主要的检测指标，目前，该比值大于 1.0 是许多临床试验的排除标准，应该非常准确的测量（图 24.23）。

对无症状的患者，超声心动图常在右心房内发现血栓，然后是三尖瓣及其相关结构、右心室和肺动脉。对于有症状的患者，超声心动图常提示急性肺心病的表现（右心室/左心室内径＞1.0；右心室功能不全；三尖瓣反流速度＞2.8m/s）。目前样本量最大的，针对有症状的右心漂浮血栓患者的临床研究表明，79% 的血栓位于右心房，16% 位于右心室，剩余 5% 位于其他部位。超过 90% 的患者合并有深静脉血栓，所有患者均证实有肺血栓栓塞症，仅有 1 人例外（97%）。

右心系统血栓的形态学及预后

有文献报道，合并有上/下肢深静脉血栓的右心游离血栓患者，其死亡率高达 40%。此外，右心室血栓还可能在收缩功能不全的部位、心内膜损伤的部位或者是异物植入的部位生长。由于在发现之前患者没有任何临床表现，这使血栓有充分的时间生长到非常巨大的程度。肿瘤的形态常与其所在的腔室类似，如静脉内的血栓通常为条索样，而右心房内的血栓通常为球形。

目前临床上已有较为成熟的分类方法，在临床中应注意使用，因为这一方法与栓塞的发生率和后续的

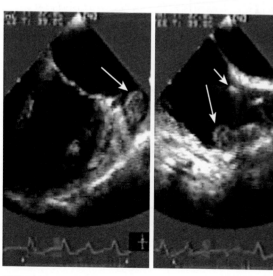

图 24.21 心房颤动患者经食管超声心动图检查，90°平面，探头稍左旋即可显示右心耳内巨大血栓（箭头），上腔静脉内线样回声为起搏电极

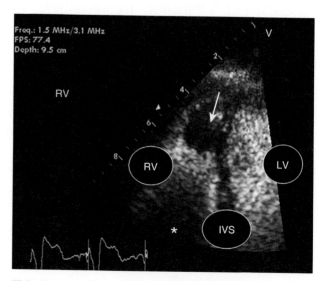

图 24.22 经胸超声心动图，聚焦于右心室的心尖四腔切面。右心室充满造影剂时，可见心尖部巨大充盈缺损（＞1.0cm），*区域为伪像。IVS.室间隔；LV.左心室；RV.右心室

死亡率等指标密切相关（表24.4）。高危的右心血栓是活动性较大的条索样血栓，从右心房穿过三尖瓣，延伸到右心室甚至肺动脉的类型（A型），最长的甚至可以从下腔静脉一直延伸到肺动脉主干甚至其分支（图24.24）。有时，右心系统的血栓会恰好跨过卵圆孔，形成横跨左心房和右心房的血栓，这大大增加了体循环血栓（矛盾栓塞）和卒中的发病率（图24.25）。这类患者深静脉血栓的发病率更高，也有合并右心室心肌病的可能。

低危的右心系统血栓表现为固定或薄层的附壁血栓，通常没有固定形态（B型）。此类血栓通常生长于右心腔内，常继发于其他心脏疾病。除了形态学方面的不同，两类血栓预后也不尽相同，A型血栓常合并肺栓塞，检出后1周之内与其相关的死亡率高达42%。排除6例与急诊手术相关的死亡病例，死亡率也依然有30%左右，主要死因为急性肺血栓栓塞症和矛盾栓塞导致的脑梗死。

尽管B型血栓合并非致死性的肺血栓栓塞症发病率可达40%，但其预后通常良好。在这类人群中，血栓相关的死亡均来自于需要早期手术的患者（围术期死亡率为4%）。此外，还存在形态和预后介入以上两种之间的类型，我们通常称之为AB型。这类血栓通常表现为高活动度，但形态并不是条索样，发病率也通常较低，约12%（图24.26）。

右心系统血栓的特殊超声心动图表现

B型血栓常见于右心室心尖部，在心尖切面和剑突下切面可以清晰显示，所有可应用于左心室血栓优化的方法都可应用。深度（聚焦）应尽量减低，取样框尽量缩小，尽可能使用高频探头，调节探头频率以获取最高的时间/空间分辨率。始终保持较低的能量和全局增益有助于获得更优质的图像，避免产生伪影。有时需要使用其他非标准切面，确保成像区域包含整个心腔，并储存多个心动周期的图像用于后续分析。在观察近场区域时可采用谐波成像，可避免伪像产生。

调节束通常出现在右心室远端1/3近心尖处，正常情况下，调节束比较细小，但在肺动脉压力升高时，调节束明显肥厚，容易被误认为右心室血栓。

目前临床使用的声学造影剂不仅能够改善左心室的内膜成像，对右心室内膜成像也有一定的改善（图24.22），虽然手振生理盐水是一种价格低廉的造影剂，已经常规应用于临床显示右心室心腔和心尖，应用于TEE检查时，能够及时简便的反映右心室腔内的充盈缺损，但与正规的市售造影剂相比依然存在不稳定、性质不均一等缺点。

表24.4 右心系统血栓的形态学特点

特点	A型	AB型	B型
形态	条索样	混合	圆形
活动度	+++	+/++	-/+
深静脉血栓	可能出现	不详	罕见
右心系统疾病	无	不详	常见
肺血管血栓栓塞（所有）	100%	不详	40%
肺血管血栓栓塞（致命）	27%		0%

引自Kronik G, Baumgartner H, Nesser HJ, et al. The European cooperative study on the clinical significance of right heart thrombi, Euro Heart J, 1989, 10(12):1046–1059.

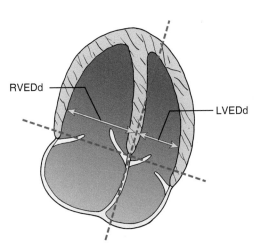
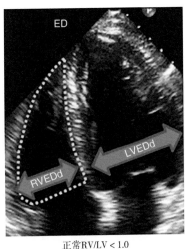
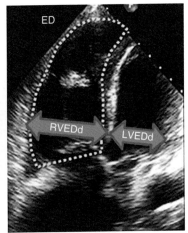

正常RV/LV < 1.0　　　　异常RV/LV > 1.0

图24.23 心尖四腔切面测量右心室和（或）左心室内径比值的示意图。图中穿过十字交叉的蓝色虚线是参考线，需要在与参考线平行的平面上，分别测量右心室和左心室的舒张末期内径。右图为正常和异常比值的示意。RVRDd.右心室舒张末期内径；LVEDd.左心室舒张末期内径

心腔内超声仅将一个微小的导管置入右心腔内，即可提供右心房和右心室壁的高分辨率图像，弥补 TEE 和 TTE 的不足。该检查常伴随着介入操作一起进行，虽然有一定的有创性，但对于有经验的术者，仍不失为一项有价值的诊断方式。其超高的频率（10MHz）能够提供

更清晰的图像，分辨更细小的结构，但穿透力较差，需要将待观察的结构尽量靠近探头，才能获得较好的图像（图 24.27）。

右心系统血栓的组织学特点和声学造影

陈旧性血栓通常表现为附着于心肌表面的高回声薄层结构，与周围组织之间没有蒂，也不会呈现肿瘤侵袭性生长的特点，血流自显影是血栓生长的支持点之一。实时三维超声能够进一步明确对血栓的大小、形态、活动度、稳定性和累及范围，也是鉴别血栓和其他占位病变的重要检查手段（图 24.28）。新鲜血栓表现为活动度较大的低回声结构，常有线样结构与周围结构相连，这也给其与瘤蒂的鉴别带来了一定困难。

在怀疑存在血栓的情况下，可以使用声学造影剂，根据肿物的摄取和排空速度鉴别其良恶性。在心腔充满造影剂后，可在瞬间提高机械指数打碎所有微泡（flash 技术），随后观察肿物对造影剂的摄取速度，如摄取极快，提示肿物血供丰富，恶性病变的可能性较大，相反，如果肿物对造影剂没有摄取，则高度提示病

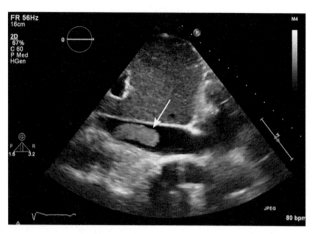

图 24.24 经胸超声心动图，剑突下切面，探头偏向右侧，可见下腔静脉内巨大可移动高回声团块（箭头），考虑为血栓

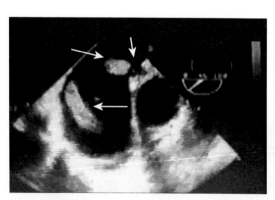
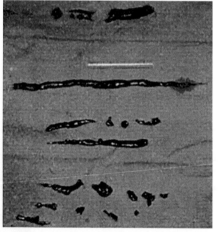

图 24.25 经食管超声心动图。45°观察房间隔及卵圆孔，可见右心房内多个漂浮的蛇形条带样回声（箭头），部分穿过卵圆孔（细箭头）。患者立即手术取栓，右图为手术结果

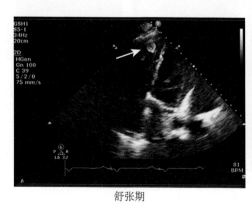
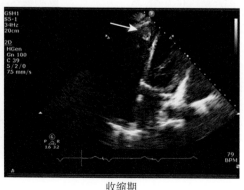

舒张期   收缩期

图 24.26 经胸超声心动图。以右心室为主的心尖四腔切面，患者伴有明显的右心室功能不全，在右心室心尖部可见 AB 型（圆形，有一定活动度）血栓

变为血栓，间质瘤（如黏液瘤）的摄取模式介于以上两者之间。当然在某些特殊情况下，也可能出现假阳性。例如正在服用抗凝剂时，血栓也可能出现造影剂的摄取。

曾有研究验证了声学造影剂对血栓和肿瘤的鉴别能力，一项研究纳入了 31 例经磁共振证实的血栓或肿瘤患者，仅采用常规超声和临床标准进行判断，准确度仅有 77%。重要的是，其中 13 例病变（42%）位于右心，其中 6 例为肿瘤，7 例为血栓，且血栓全部位于右心房（图 24.29）。

对肿物组织学本质的探求也推动了造影剂研究的进展，我们更希望新的造影剂能够与血栓特异性结合，从而更明确的做出诊断。分子影像学研究的进展使这一设想成为可能，体内和体外试验证实，对于急性动脉闭塞血栓，新型造影剂的微泡能够通过其表面的配体特异性的与血栓表面的血小板糖蛋白 IIb/IIIa 受体结合，从而增强对血栓的显示能力。

有些情况下，需要借助额外的手段明确肿物的组织学本质。当诊断尚未明确时，心脏磁共振也是重要的参考检查方式，并且同样是无创的。随着这项技术的广泛应用，更多常规超声无法确定的血栓得以确诊。右心室心尖部的固定血栓也很难与增厚的乳头肌相鉴别（图

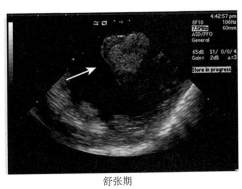

舒张期　　　　　　　　　　　　收缩期

图 24.27　心腔内超声，超高频探头显示右心房内巨大血栓

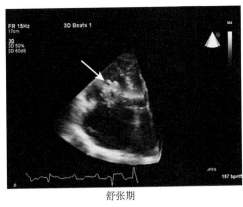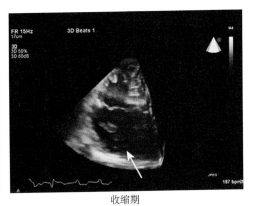

舒张期　　　　　　　　　　　　收缩期

图 24.28　经胸三维超声心动图，以右心室为主的心尖四腔切面，显示典型的右心室 A 型血栓，血栓自下腔静脉延伸并锚定于右心房，舒张期跨过三尖瓣口

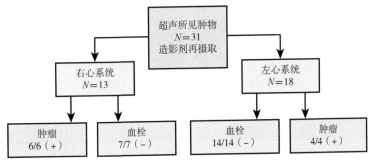

图 24.29　对比增强超声心动图（声学造影），利用再摄取判断左右心腔内肿物的具体性质，+：有摄取（增强），提示为肿瘤；-，无摄取，提示为血栓

24.30），此外，薄层的附壁血栓也常与增厚的右心室壁相混淆，在临床工作中也应该多加关注。

常规处理策略

右心系统血栓形态学特点和心脏基础状态决定了治疗方案，当血栓分型确定后，最好将患者移至重症监护病房（ICU）看护，并迅速制订个体化的治疗方案，一旦延误，血栓将有可能脱落至肺部，并导致心源性猝死。由于疾病进展迅速，任何延误都可能造成患者生命危险，其他如CT血管造影、肺灌注闪烁显像或肺动脉造影等诊断性检查都可以安排在治疗开始之后再进行。一项针对A型右心血栓的大样本研究表明，无论是接受溶栓治疗，或是手术取栓，在发病24h内即有超过1/5的患者宣告死亡（接近每小时1人）。

手术取栓和静脉溶栓都能在一定程度上挽救血栓和肺血管血栓栓塞症的患者。对于后者，当伴有血流动力学不稳定或右心功能不全时，溶栓治疗是理想的治疗方案，并且对遗留的深静脉血栓也有一定的疗效。巨大右心血栓、三尖瓣梗阻、经卵圆孔转移至左心的矛盾血栓、溶栓失败或合并其他溶栓禁忌证时，应该考虑手术取栓。但这一手术需要体外循环，应尽量安排有经验的术者进行开胸和取栓的操作。如果患者既往有PTE病史、心肺储备差，或有其他合并症时，应该考虑更为个体化的治疗方案。当巨大A型右心血栓表面栓子脱落，经卵圆孔进入体循环并导致栓塞时，应该考虑手术取栓（IIb，C）。

辅助治疗方案

由于A型右心血栓常发展为肺栓塞，因此充分理解其治疗原则尤为重要，但现有治疗手段预后都不甚满意，这也促使学界开展了一系列研究，试图探索一种基于心脏导管的治疗方案。

当声波与声学造影剂接触时，微泡在场强的作用下破裂，这一过程释放的生物能量有一定的溶栓作用。而高频低能的声波也能使较大的纤维蛋白裂解，在一定程度上也可以加速血栓溶解过程。因此，声波裂解法可能在安全性方面优于目前2/3高危患者所使用的常规溶栓疗法，因为后者有13% ～ 20%的大出血风险，2% ～ 3%为颅内出血。

将传统器械与药物输送系统结合，并辅以声波裂解法，这样的治疗方案也许是目前高危患者最好的选择。已经有大量研究证实，导管相关技术对右心系统血栓（绝大多数是肺动脉栓子）的治疗效果令人满意，虽然这一方案能减轻栓塞负荷，但仍缺乏随机对照试验加以证实。现有研究结果显示，接受新疗法后，患者右心室/左心室内径比值迅速恢复正常（基线1.28，24h后0.99），而常规肝素治疗组基线1.20，24h后1.17。在90d后，两组之间结果均回归正常，提示我们还需要更多的研究明确其他临床终点的情况以及准确的风险/收益比。

另一个决定患者是否应该接受手术取栓的重要因素是是否出现心脏骤停。Clarke等报道，有心脏骤停的患者，术中死亡率和术后短期死亡率分别为74%和84%，而无心脏骤停者仅为3%和22%。

结论

目前，我们对右心系统血栓的认识正在逐渐深化，一些重要的危险因素也已经确定。超声心动图能准确对病变分型，识别哪些患者需要更为积极迅速的干预措施。造影剂成像能够帮助鉴别血栓和肿瘤。新的治疗方式，包括导管相关的声波裂解法和真空吸除法正在研究之中，但仍有很大的未知领域需要探索。这些都依赖于超声心动图对右心结构和功能做出精确判断，三维超声在这方面或许有其优势。经食管超声在诊断中能够发挥作用，而心腔内超声可以辅助新兴的导管相关治疗。

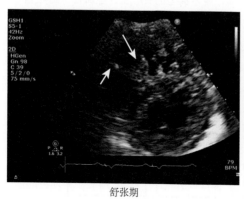
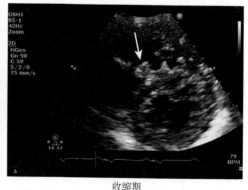

舒张期　　　　　　　　　　　收缩期

图24.30　经胸超声心动图，胸骨旁短轴切面。75岁老年男性患者，慢性心房颤动、心功能不全、肺动脉高压，右心室明显肥厚、肌小梁增多。箭头示起搏电极上附着的AB型血栓

第六节　正常解剖变异及伪像

超声心动图是心脏病学中不可或缺的一部分，然而在实际应用中，我们应该有能力鉴别正常的解剖变异和真正的病理改变。经胸超声心动图（TTE）和经食管超声心动图（TEE）都有出现误诊，虽然TEE的分辨率更高，但误诊在TEE反而更为常见，因为这一检查方式能发现更多的结构。一般来说，容易造成误诊的部分包括胚胎结构的残留以及正常解剖结构的变异。框24.3和框24.4分别列出了容易造成误诊的分类和具体结构。

界嵴

界嵴（终嵴）是半月形（C形）的肌性组织，自右心房的前内侧壁靠近右心耳处延伸至下腔静脉附近，特殊情况下可能与下腔静脉瓣（欧氏瓣）融合，长度可达4～5cm。界嵴由胚胎期假隔退化形成，一般情况下

框 24.3　可能被误诊为病理改变的超声伪像、变异等分类
正常解剖结构（如左心耳梳状肌）
正常解剖结构的变异（例如粗大的下腔静脉瓣）
类似更严重病变的病理改变（如房间隔膨出瘤、二尖瓣环干酪样钙化等）
超声伪像（反射伪像等）

框 24.4　可能被误诊为病理改变的超声伪像和正常变异
右心房
界嵴
Eustachian瓣（下腔静脉瓣）
Chiari网
房间隔脂肪瘤样肥厚
三尖瓣环脂肪浸润
房间隔膨出瘤
左心房
左心耳梳状肌
左心耳和左上肺静脉之间的嵴
横窦
二尖瓣环干酪样钙化
房间隔膨出瘤
主动脉瓣和胸主动脉
未能完全显示的左冠窦被误诊为赘生物或肿瘤
横窦和左冠状动脉
非切线位显示的主动脉瓣四叶畸形
瓣膜丝状物
伪像被误认为主动脉夹层内膜片

和静脉窦一起与右心房壁融合，但退化速度却完全因人而异，因此，在影像学上的表现也不尽相同。如果退化的不够完全，这一纤维肌性组织就会突向右心房，极易被误认为肿瘤或血栓，只要稍加注意，就能够避免误诊的发生。曾有因将界嵴误诊为肿瘤，导致患者接受了不必要开胸手术的病例报道。经食管超声心动图双心房切面可清晰显示界嵴起自上腔静脉并延房壁向右心房内延伸，长度因人而异（图24.31），由于窦房结位于该结构的上方，且对电生理检查有重大意义，界嵴的关注度正在逐渐提高。此外，有研究表明心房扑动的患者，界嵴的长度、宽度和面积都高于正常人，而房扑和其他的折返性心律失常都可以通过消融界嵴来进行治疗。

Eustachain 瓣

Eustachain瓣，又称欧氏瓣、下腔静脉瓣，是胚胎期静脉窦右侧瓣的残留。在胚胎循环中，欧氏瓣发挥着极其重要的作用，确保富氧血自右心房通过卵圆孔进入左心房。欧氏瓣通常在儿童时间退化完毕，但也有少数个体到成年阶段仍有残端遗留，导致其形态差异很大。早在1563年，Eustachius首次描述了下腔静脉瓣的存在，并对其做了分型，在超声上表现为多种形态。极端情况下，下腔静脉瓣可能完全缺如或仅表现为极细小的嵴，大多数情况下，欧氏瓣是表现为半月形的折叠组织，由下腔静脉前缘向右心房内延续，可随血流轻微摆动（图24.32，图24.33）。另一极端时，欧氏瓣可长达数厘米，完全深入右心房，呈波浪样摆动。有报道称，欧氏瓣的

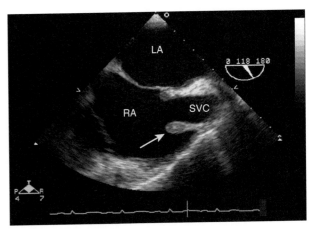

图24.31　经食管超声心动图双心房切面显示粗大界嵴（黄色箭头）。LA. 左心房；RA. 右心房；SVC. 上腔静脉

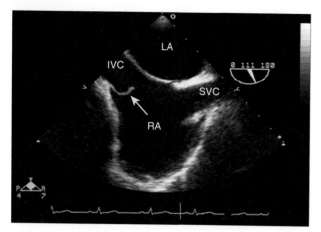

图 24.32　经食管超声心动图双心房切面显示下腔静脉汇入右心房处粗大下腔静脉瓣（黄色箭头）。LA. 左心房；RA. 右心房；SVC. 上腔静脉；IVC. 下腔静脉

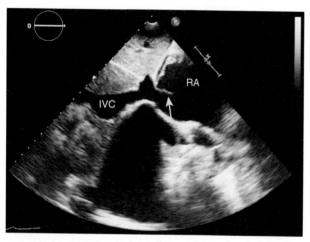

图 24.33　经胸超声心动图剑突下切面显示下腔静脉（IVC）与右心房（RA）连接处，黄色箭头示下腔静脉瓣

平均长度为 3.6mm，最长可达 22mm。在经食管超声心动图食管中段四腔心切面或双心房切面，下腔静脉与右心房连接处可见波浪样摆动的组织，极易被误认为右心房肿瘤、血栓或赘生物。

绝大多数情况下，过于粗大的下腔静脉瓣是良性发现，但也有极少数的并发症报告，如心内膜炎和血栓。更为罕见的，曾有右心房黏液瘤和乳头状弹力纤维瘤发自下腔静脉瓣的报告。此外，也曾有将下腔静脉瓣误认为房间隔缺损的残端，在介入或外科手术过程中将其错误关闭的报告（图 24.34）。

Chiari 网

Chiari 网是胚胎期右静脉窦瓣未能完全退化融合的残留，可表现为完整的网状或带孔的花边样结构，并与界嵴、冠状窦瓣、房间隔或右心房壁的上缘、右心房顶部冠状静脉窦开口等部位相连。1897 年，解剖学家 Hans Chiari 报道了 11 例异常的下腔静脉瓣，这些瓣膜与单纯连接于下腔静脉的经典瓣膜不同，而是表现为与其他部位广泛相连的网状结构。到目前为止，仍然没有明确的标准界定下腔静脉瓣和 Chiari 网是否是两种不同的结构，但绝大多数学者都强调，区分这两种结构十分必要，Chiari 网通常面积较为广泛，相连接的结构较多，表现为网状结构，而下腔静脉瓣仅仅是单纯的瓣膜，没有更多额外的附着点。

从超声心动图的角度，Chiari 网表现为长而薄的网状结构，活动度较大，自下腔静脉瓣延伸并附着于上述的其他位置。由于其活动度较大，在图像上常表现为

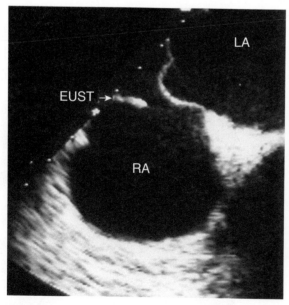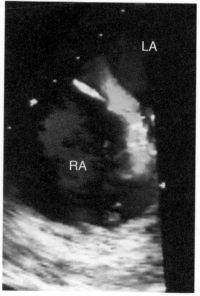

图 24.34　左图显示经食管超声心动图显示粗大下腔静脉瓣如何被误认为房间隔，右图显示正常经下腔静脉进入右心房的血液被误认为房间隔缺损的过隔血流。EUST. 下腔静脉瓣；RA. 右心房；LA. 左心房

时隐时现。尸检中的发病率为2% ~ 3%，经胸超声心动图的检出率极低，仅为0.6%，而经食管超声的检出率与尸检类似。超声医师责任在于准确识别Chiari网，并与其他右心房的病理改变，如血栓、赘生物、带蒂肿瘤和三尖瓣腱索断裂相鉴别。作为胚胎结构的残留，Chiari网没有任何临床意义，极少数情况下，可能与血栓形成，心律失常、肿瘤生长、感染以及房间隔封堵器的缠结相关（框24.5）。

房间隔脂肪瘤样肥厚

房间隔脂肪瘤样肥厚（LHAS）是指房间隔脂肪组织异常堆积，导致房间隔明显增厚的现象，需要指出的是，这种肥厚主要因成熟脂肪细胞增生引起，而非心肌细胞肥大，但命名时依然沿用了"肥厚"（hypertrophy）一词。

房间隔脂肪瘤样肥厚属于良性病变，1964年在尸检中首次发现，1982年通过CT在活体患者中首次诊断该病。随后关于该病的报道才逐渐增多，根据入选队列和监测方法的不同，发病率在1% ~ 8%（表24.5）。Mcallister和Fenoglio等研究了32例尸检标本，报道的病变直径在1 ~ 8cm。病变的典型特点是房间隔组织明显肥厚，但不累及卵圆孔，因此，形成了"哑铃型"或"沙漏型"的独特形态（图24.35，图24.36）。病变头端的肥厚程度要超过尾部。特殊情况下，脂肪组织的堆积可能越过房间隔，对室间隔造成一定影响。由于病变特点非常典型，通过经胸或经食管超声心动图可以很容易诊断该病，一般不需要其他检查，特殊情况下可以考虑

CT或磁共振。

房间隔脂肪瘤样肥厚与年龄和肥胖程度相关，一般也是在行影像检查、手术或尸检时侯发现。患者绝大多数情况下没有任何主观症状，但有文献报道其与室上性心律失常有关，极端情况下可能导致上腔静脉梗阻，此时应该通过外科手术松解梗阻。但切除过多的房间隔组织会引起并发症，必要时应考虑使用心包或涤纶片重建房间隔。

三尖瓣环脂肪浸润

如前所述，房间隔脂肪瘤样肥厚是脂肪组织浸润了房间隔，极少数的情况下，脂肪组织也能浸润三尖瓣环。在正常状态下，三尖瓣环会随心脏搏动而产生位移，因此，明显的脂肪浸润团块极其类似活动的肿物，容易造成误诊。以下要点可以帮助鉴别：①脂肪浸润通常为三角形；②三尖瓣前叶的基底部是三角形"肿物"的一部分。

左心耳的梳状肌

左心房、右心房和左心耳内部会出现一系列平行排列的梳状肌，仅在经食管超声心动图下可见，如果过于发达，就会凸向心腔内，容易被误认为血栓（图24.37）。以下特点有助于梳状肌和血栓的鉴别：①自身活动度较差，仅随心房壁运动；②相对细小；③多发，平行排列，类似于梳齿状。

左心耳和左上肺静脉之间的嵴

左心房内有时会出现一粗大的肌束，分隔左心耳和左上肺静脉，组织学上主要由心肌和心内膜构成。如果过于粗大，这一结构容易被误认为占位，甚至误诊为血栓或肿瘤（图24.38、图24.39）。有经验的检查者能够准确辨认这一类似火柴棒或棉签样的正常结构，避免误诊。

心包横窦内的积液

横窦是升主动脉和左心房之间的潜在间隙，只有

框24.5	Chiari网的临床意义（罕见）
血栓形成部位	
感染性心内膜炎	
捕获移动中的血栓（预防其进入肺动脉）	
缠绕起搏电极或Swan-Ganz导管	
心律失常	
肿瘤生长部位	
缠绕房间隔封堵器	

表 24.5 房间隔脂肪瘤样肥厚的发病率

作者	年份	诊断策略	n	%	病例数
Reyes	1979	尸检	38/4591	0.8	50
Pochis	1992	经食管超声心动图	8/107	7.6	51
Heyer	2003	多排CT	28/1292	2.2	52
Kuester	2005	PET-CT	23/802	2.8	53
Czekajska-Chehab	2012	多排CT	56/5786	0.96	54

CT.计算机体层成像；PET.单光子体层成像

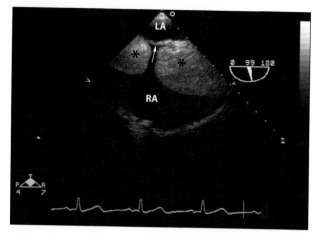

图 24.35 经食管超声心动图显示房间隔脂肪瘤样肥厚典型的"哑铃"样结构，病变未累及卵圆窝（箭头），* 表示肥大的区域。LA. 左心房；RA. 右心房

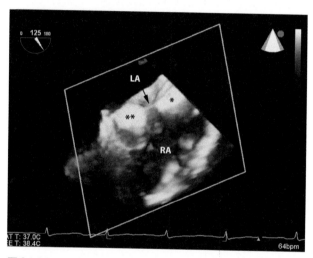

图 24.36 三维超声心动图显示房间隔脂肪瘤样肥厚，典型的"哑铃"样结构，病变未累及卵圆窝，头端（**）肥厚程度较重，尾部（*）肥厚程度较轻，箭头指示原发隔。LA. 左心房；RA. 右心房

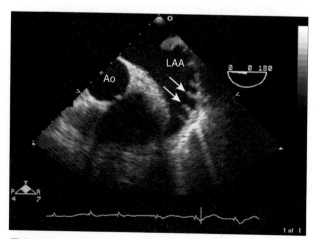

图 24.37 经食管超声心动图显示左心耳内粗大梳状肌，表现为平行排列并深入心耳腔内的肌束。LAA. 左心耳；AO. 主动脉

存在积液时，可由经食管超声心动图检出。此时，左心耳的尖端会在液性暗区内摆动，形成类似于占位性病变样的图像（图 24.40）。仔细调整探头角度，变换不同切面详细扫查有助于避免误诊。此外，心包积液本身也会产生纤维素样物质沉积并被误认为肿瘤。也有将横窦误认为左冠状动脉的报道，经过仔细扫查不难发现，在某些切面，横窦并没有典型的血管结构（图 24.41），彩色多普勒和脉冲多普勒也不能检出典型的冠脉动脉血流频谱，从而做出鉴别。

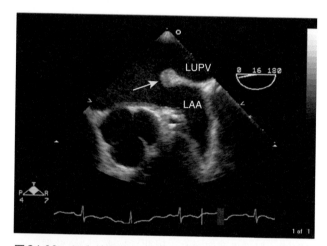

图 24.38 经食管超声心动图显示左心耳（LAA）和左上肺静脉（LUPV）之间的粗大"棉签样"肌束

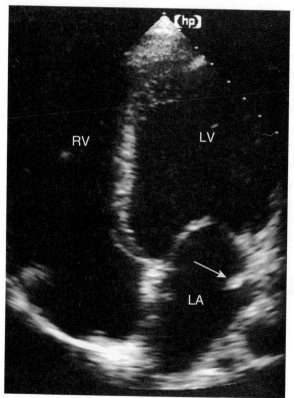

图 24.39 经胸超声心动图心尖四腔切面，显示左心耳（未显示）和左上肺静脉（LUPV）之间的粗大肌束（黄色箭头）。LA. 左心房；LV. 左心室；RV. 右心室

二尖瓣环干酪样钙化

二尖瓣环钙化是常见的心脏纤维骨架退行性改变，常见于老年和终末期肾病患者。干酪样钙化是二尖瓣环钙化中比较罕见的类型，文献对这类改变也有很多不同的命名（框24.6），病理上表现为中心的液性坏死，伴周边的钙化、脂肪酸和胆固醇结晶，形成牙膏样的混合物。Pomerance对50岁以上的二尖瓣环钙化患者进行尸检，该病的发现率为2.7%，Harpaz利用超声心动图进行诊断，该病在二尖瓣环钙化患者中占的比例为0.63%（19/3007），而在正常人中的发病率仅为0.067%（19/28 364），与Kronzon等报道的0.055%（5/9000）接近。和其他病变类似，二尖瓣环的干酪样钙化也多为行TTE或TEE检查时偶然发现，典型特征为二尖瓣周的较大圆形团块，伴团块中心的无回声区（图24.42）。团块后方不伴声影，这一点与常见的二尖瓣环钙化不同。前文已经谈到，我们对这类病变的认识较少，容易被误诊为心肌脓肿或肿瘤，也使相当数量的患者接受了不必要的开胸探查。

胸主动脉的伪像

近端升主动脉伪像极似主动脉夹层的内膜片，特别是升主动脉扩张时，产生伪像的原因可能是粥样硬化斑块的反声、窦管交界处的钙化沉积（图24.43）、右心

框24.6 文献中对二尖瓣环干酪样钙化的其他表述
二尖瓣环干酪样"肿瘤"
二尖瓣环钙化伴中心干酪样变性
二尖瓣环无菌性干酪样脓肿
肿瘤样二尖瓣环轻度钙化伴中心液化
二尖瓣无菌性干酪样肿瘤
二尖瓣环钙化伴液性坏死

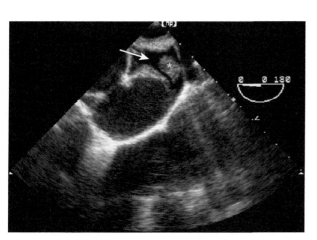

图24.40 经食管超声心动图显示横窦内（箭头）的左心耳外肌束，极似肿瘤（黄色*）

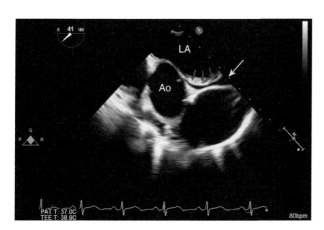

图24.41 经食管超声心动图显示横窦（红色箭头）内心包积液，类似冠状动脉。注意此结构的外壁并不规则（黄色箭头），与冠状动脉应有的平行管状外壁不同。Ao.主动脉；LA.左心房

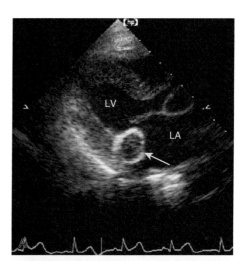

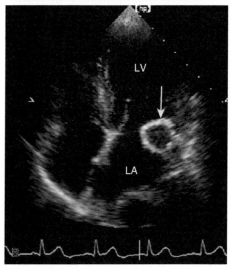

图24.42 经胸超声心动图胸骨旁长轴（A）和心尖四腔切面（B）显示二尖瓣环处较大的圆形高回声团块，中间伴有无回声区，是二尖瓣环干酪样钙化的典型改变。LA.左心房；LV.左心室

内导管或起搏电极的反声等等。与夹层时产生的内膜片不同，伪像可能会出现在主动脉的区域之外，这也是两者之间主要的鉴别点。此外，彩色多普勒也能够帮助鉴别，如果未能发现湍流或流速差异（真假腔之间速度差），则高度提示为伪像。由于反射的存在，经食管超声心动图有时会产生镜像伪像，在显示器的远处显示一个同样的结构，即"镜像"。这类伪像在长轴切面显示降主动脉时最为常见（图24.44），不应将这两条"升主动脉"误认为主动脉夹层的真假腔。另外，由于血流可能在降主动脉内产生螺旋，因此在短轴切面可能发现双色血流，同样也不应将这种现象误认为主动脉夹层的真假腔（图24.45）。

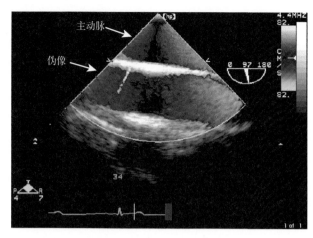

图24.44　经食管超声心动图长轴切面显示降主动脉中段，显示真、假（伪像）两条主动脉

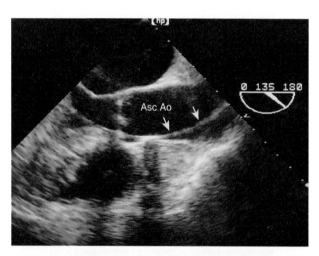

图24.43　主动脉根部长轴切面，窦管交界处的钙化斑块造成后方的伪像，容易被误认为夹层内膜片（箭头）。Asc Ao.升主动脉

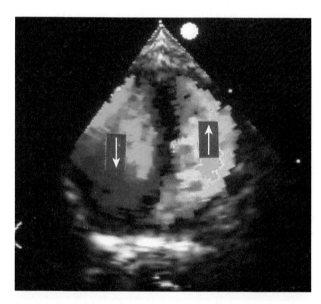

图24.45　经食管超声心动图降主动脉中段短轴切面，因血流在降主动脉内产生螺旋，彩色多普勒显示黄色和蓝色双向血流，可能被误诊为主动脉夹层时的真假腔内的双向血流

第七节　对比增强超声心动图对心腔内肿物的鉴别

　　早在16世纪，人们就对心脏肿瘤有所认识，1951年，我们的前辈通过血管造影首次诊断了心腔占位，1955年成功完成了首例黏液瘤切除手术。1959年通过M型超声首次诊断了左心房黏液瘤。虽然心脏磁共振能够提供肿物解剖学和组织学的详细特征，但超声心动图依然是检出和诊断心脏肿瘤的首选无创检查手段。对心脏内肿物的准确鉴别及其治疗方案十分关键，一般来说，除非在病程的极早期发现并切除，恶性肿瘤（无论是原发或转移）的预后较差，治疗上以对症治疗为主。

而良性肿瘤通常预后较好，但也需要手术切除来预防栓塞、心律失常、梗阻等并发症。血栓是最常见的心腔内肿物，一般通过抗凝治疗可以治愈，但较大的血栓需要手术处理。

常规超声心动图诊断

　　超声心动图能提供相关信息用于鉴别良性肿瘤、恶性肿瘤及血栓。首先，肿物位置是最重要的信息。心房内的肿物，尤其是附着于房间隔的，绝大多数是黏液瘤。非血栓性的右心系统肿物通常为经静脉系统转移的恶性肿瘤，也有极少数为原发恶性肿瘤。而心包肿物则通常是其他部位肿瘤（肺癌或中纵隔恶性肿瘤）直接浸润所致。左心室心尖部，特别是在室壁瘤或存在室壁运动异常部位出现的肿物多为血栓。

　　超声心动图还能表明肿物与心脏之间的相互作用，这种交互行为在某种程度上有助于对肿物的鉴别诊断。一般来说，宽基底的肿物多为肿瘤，而原发恶性肿瘤或转移瘤则多合并心包积液。在此基础上，肿物的回声特点也对鉴别诊断有一定提示作用，实体肿瘤或血栓的回声通常比较均一，而恶性肿瘤通常表现出回声不均的特点。

利用造影剂检出并确定心腔内肿物

　　有多篇医学文献曾报道心腔内肿物的误诊病例及其所造成的严重后果，有患者接受了不必要的开胸手术，也有患者接受了不适宜的抗凝治疗，而这些本可以通过无创的方式确诊肿物，并加以避免。当然，任何额外的诊断方式都应建立在能否改变治疗策略的基础上。

　　造影剂的使用能够改善心腔的成像质量，明确区分心肌和血液成分，特别是声窗较差的患者。此外，对比增强成像还有助于清晰显示肿物（图 24.46），造影剂对心腔内膜的清晰显示有助于发现心尖部的微小肿物，明确其大小，形态，与室壁的连接关系等，特别是对心尖部运动障碍和声窗不佳的患者，效果更为明显。造影剂对心肌运动的显示有助于识别肿瘤的浸润，以及肿物周边的血供情况。发泡试验也能够明确左心耳的血流淤滞状态以及是否存在血栓。

对比增强成像对心腔内肿物的鉴别诊断

　　造影剂对肿物的灌注成像可以提供很多额外信息用于鉴别诊断，造影剂对心肌的灌注可以鉴别正常、缺血和梗死心肌，同样的概念可以用于肿物的鉴别诊断。

　　心肌组织是高度血管化的，毛细血管密度高达 $2500 \sim 3000/mm^3$，而恶性肿瘤内部通常也富含毛细血管，具有极高的血液摄取能力，其血管分布密度甚至超过心肌本身。黏液瘤等其他良性肿瘤的血管主要分布在蒂的部分，瘤体本身血管极少，而血栓内部则根本没有任何血管成分。通过造影剂灌注成像，分析肿物的血管化程度，并与心肌组织进行对比，理论上就能够对肿物的具体性质做出鉴别。

　　通常情况下，我们通过静脉输注来保证心肌内的微泡造影剂（Definity 或 Optison）的浓度维持相对恒定，成像时，需要将机械指数调整到一个较低的范围内（0.1 ～ 0.6），保证成像效果的同时又不致使微泡破裂。可以通过聚焦的方式提高图像的分辨率，但在取样框内必须包含与感兴趣区相邻的心肌组织。随后在深度不变的情况下，瞬间调高机械指数（1 ～ 1.5），打碎心肌和肿物内的所有微泡，用于鉴别伪影和真实的灌注。再将机械指数调回，记录肿物和相邻心肌对造影剂的再摄取情况，可以记录完整心动周期，或关键帧，或根据 R 波设定心电门控的触发采集方式。这种触发采集的方式可以减少超声脉冲发射的频率，最大限度避免微泡的破坏。在心尖四腔切面，通过对比肿物和正常心肌对造影剂再摄取的速率以及最大密度（图 24.46）就可以区分良性肿瘤、恶性肿瘤或是血栓。

　　在这一过程中，我们能够通过图像分析软件定量计算心肌或肿物对造影剂的摄取参数，这包括：① 稳定状态下微泡的密度 A，反映容量情况；② 高机械指数破坏后，微泡密度随时间增高的速率，反映组织对造影剂的再摄取速度（β）及血液流速。计算时需要操作者手动勾画感兴趣区，软件自动测定区域内的微泡密度。在勾画时，应避开回声失落和钙化的区域。由于微泡密度受成像平面、深度、微泡输注速度的影响，应该

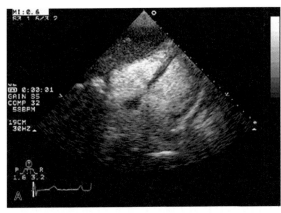
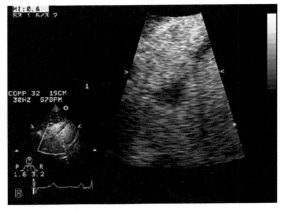

图 24.46　A. 剑突下四腔切面显示造影剂充满四个心腔，可见一肿物附着于房间隔的左房面；B. 聚焦后显示肿物基底部较宽，附着于房间隔中部，高度怀疑为黏液瘤。手术切除后的病例诊断也证实了这一点

将感兴趣区和相邻心肌的 A 和 β 值进行比较，做出最终的判断。图24.47 ~ 图24.51展示了这一技术的应用实例。

限制

超声造影对远场的肿物成像效果较差，所形成的伪像也会干扰图像观察，很难将肿物和相邻心肌同时清晰显示在同一声窗内。虽然有经验的判读者可以定性鉴别黏液瘤和血栓，但两者的定量测量并未表现出显著的统计学差异。

结论

心腔内肿物的检出和鉴别诊断非常关键，心内肿物常常产生一些非特异的症状，在行超声检查时可能偶然发现肿瘤的存在，并且能够排除相关的心肌病、节段性室壁运动异常、室壁瘤和其他代谢性疾病等。患者的治疗方案和预后取决于肿物本身的性质特点，对比增强超声心动图能够帮助检出肿物的存在，而灌注成像通过定量和定性的方式，能够帮助区分恶性肿瘤、良性肿瘤和血栓。

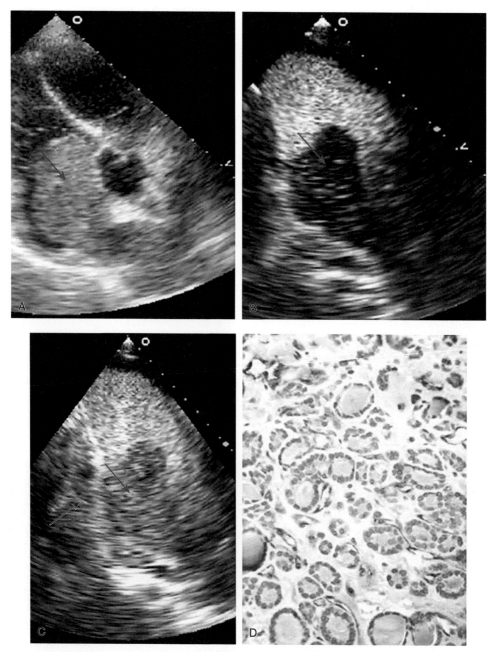

图24.47 A.低位胸骨旁四腔切面，显示右心房内肿物（A ~ C图中红色箭头）脱入三尖瓣口；B.高机械指数"爆破"破坏肿物和心肌内的微泡，用于鉴别真实灌注和伪像；C.肿物对造影剂的摄取等同或稍高于相邻心肌组织（蓝色箭头）；D.病理切片，内皮相关抗体染色显示血管，证实为甲状腺滤泡细胞癌

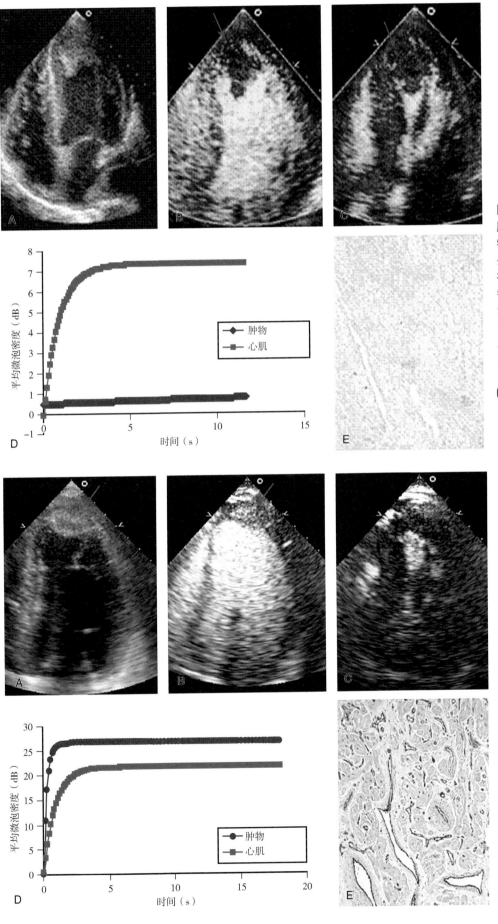

图24.48　A.心尖四腔切面显示心尖部肿物（A～C图中红色箭头）。注射微泡后，低机械指数条件下显示肿物。B.肿物内未见造影剂显影，高机械指数"爆破"破坏肿物和心肌内的微泡，用于鉴别真实灌注和伪像，随后采集图像用于后期分析（C）。D.肿物内微泡密度并未随时间而增加。E.病理切片并未显示血管结构，证实为血栓

图24.49　A.心尖四腔切面显示心尖部肿物（A～C图中红色箭头），未见心尖部室壁运动障碍，注射微泡后，低机械指数条件下可显示肿物；B.与心肌相比，肿物内显影更高，高机械指数"爆破"破坏肿物和心肌内的微泡，用于鉴别真实灌注和伪像，随后采集图像用于后期分析（C）；D.与相邻心肌相比，肿物内微泡密度更高，上升速率更快；E.病理切片，内皮相关抗体染色显示存在血管结构，证实为血管瘤

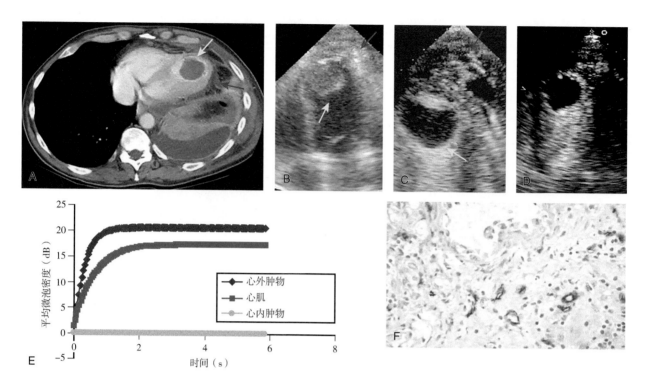

图24.50 A.增强CT显示心腔内巨大肿物位于左心室心尖部（黄色箭头）和另一附着于左心室侧壁的肿物（红色箭头）；B.心尖四腔切面显示心尖部肿物，注射微泡后，低机械指数条件下可显示肿物；C.与心肌相比，心腔内肿物未见灌注，而心腔外肿物显影更高，高机械指数"爆破"破坏肿物和心肌内的微泡，用于鉴别真实灌注和伪像，随后采集图像用于后期分析；D.C图的聚焦显示；E.与相邻心肌相比，心外肿物内微泡密度更高，上升速率更快，而心内肿物内微泡密度并未随时间而增加；F.心外肿物病理切片，内皮相关抗体染色显示存在血管结构，证实为腺瘤

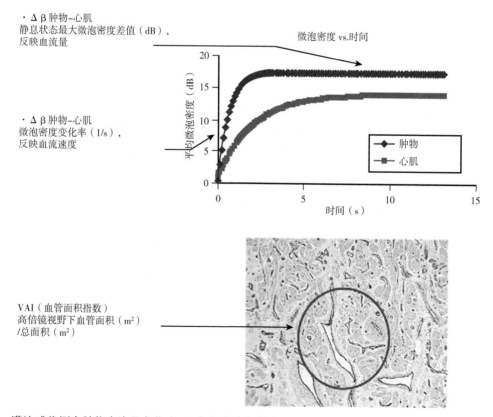

图24.51 灌注成像测定肿物内流量变化（ΔA）和流速变化（Δβ），以及血管面积指数（VAI）

第八节　超声引导心内肿物穿刺活检

心腔内肿物大体上可分为肿瘤、血栓、赘生物三大类，原发心脏肿瘤极为罕见，在尸检中报道的发病率在0.001% ~ 0.03%。绝大多数的心脏原发肿瘤为良性，黏液瘤是其中最常见的类型，而继发（转移）的心脏肿瘤发病率比原发者高20 ~ 40倍，但是累及心内膜和心腔内部也并不常见，仅3% ~ 5%的心脏转移瘤有可能出现。依据肿瘤在心脏内的发病位置和组织病理学的不同，患者会出现各种临床表现，如流入道/流出道梗阻、全身静脉/肺栓塞、心脏节律/传导系统异常，心功能不全、心包病变等。血栓是最常见的心腔内异物，主要出现在心室收缩运动不良的部位（如前壁心肌梗死后的左心室心尖部），或附着于心内的导管、起搏电极，还可能来源于静脉血栓脱落。赘生物多见于有能引起感染性心内膜炎的致病菌造成的菌血症、真菌血症等，主要附着于房室瓣的心房面、半月瓣的心室面或者是高速血流通过的狭窄口，并随血流摆动。

诊断性评估

当临床怀疑心脏肿瘤而又不能明确诊断时，应尽快对其进行鉴别，范围包括正常心脏结构、假瘤（如二尖瓣环干酪样坏死）、伪像、血栓、赘生物。二维/三维超声心动图是首选的无创检查方式，二维经胸超声心动图能够对肿瘤的部位、大小、活动度、血流动力学状态等信息做出详细评价，在此基础上可应用三维超声加以补充，一般来说，通过上述信息就可以大致推断肿瘤的病理类型。但常规超声心动图也有其不足，它只能发现与心脏相连的结构，不能评估病变的组织学特点以及肿物内部的血供情况。当需要这些额外信息用于辅助诊断时，心脏磁共振和CT是较好的选择，这两项技术都能较好显示心脏结构，并能进行多个角度和平面重建。对心脏磁共振而言，通过钆增强显影即可直接对肿物的组织学特点和血供情况进行评价，此外，磁共振成像能够评估心外结构和血管，并推测肿瘤可能的来源以及心脏受累情况。在特殊病例中，还可以采用分子影像技术（如[18]F-FDG PET-CT），通过[18]F-FDG的摄取量来判断肿瘤的良恶性程度。

经过一系列的无创检查，我们能够对肿物的位置和良恶性程度有一定的了解，并做出是否手术的决定来明确病理学诊断。对某些病例而言，只有明确病理诊断之后才能开展下一步治疗，特别当患者存在心包积液时，应该考虑一些简单的有创检查，如非心脏组织的活检或心包穿刺术等。

心内膜心肌活检的适应证

当病理诊断对决定治疗方案至关重要，且通过其他方式无法明确诊断时，应该考虑心内膜心肌活检，有多篇病例报道及一项队列研究报告，在超声心动图引导下，对左心和右心内的肿瘤进行经皮活检都是安全的。图24.52和图24.53列出了适合心内膜心肌活检的右心系统肿瘤（心脏肉瘤、淋巴瘤等）。当常规无创方法（如根据病变位于左心、瘤体表面呈多分叶的胶冻样等特征足以诊断黏液瘤）能够明确诊断时（图24.54），不应考虑心内膜心肌活检。目前AHA/ACC/ESC指南（框24.7）列出了心内膜活检的部分适应证（Ⅱa，C）。

心内膜心肌活检的技术

在超声心动图引导下，四个心腔都可以进行心内膜心肌活检，右心系统活检可用的入路包括颈内静脉（常为右侧）、锁骨下静脉以及股静脉，而左心系统的病变通常采用右侧股动脉入路。所用鞘的尺寸通常依据活检钳的类型而定，一般来说，长鞘可以避免损伤三尖瓣装置，而短鞘能够让术者更为灵活的操控活检钳，一次钳取多个标本，而不必每次采样前都调整鞘的位置。图24.55展

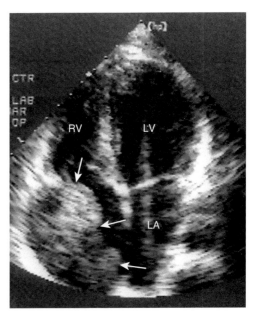

图24.52　心尖四腔切面显示右心房内肿物（箭头），侵及右心房壁并占据大部分心腔。活检证实肿物为血管瘤。LA.左心房；LV.左心室；RV.右心室

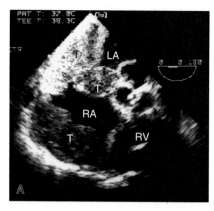
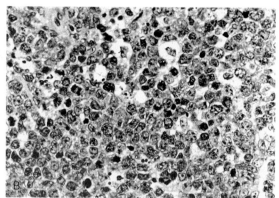

图24.53　A.经食管超声心动图短轴切面显示肿瘤（T）广泛侵及右心房（RA）、房间隔及部分左心房（LA）和右心室（RV）；B.病理检查证实为高级别弥漫大B细胞淋巴瘤

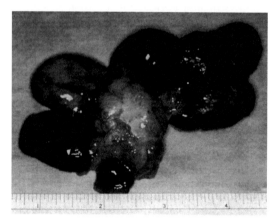

框24.7　怀疑心脏肿瘤时，心内膜心肌活检的适应证
在下列情形中，心内膜心肌活检是合理的： 1.通过无创检查（如磁共振）或微创检查（非心脏活检） 　无法确定诊断 2.病理诊断对治疗方案的确定至关重要 3.有一定的活检成功率 4.必须由有经验的术者执行操作

图24.54　手术切除的巨大右心房多分叶黏液瘤，贸然对此类肿瘤进行活检有极大的血栓风险

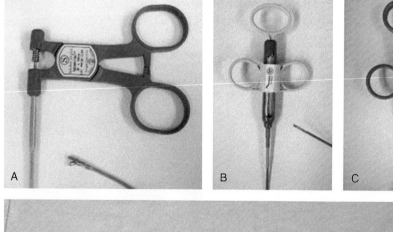
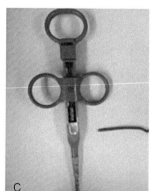
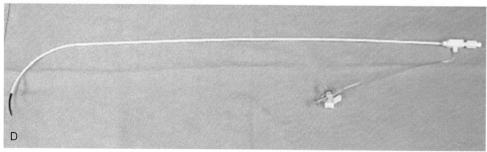

图24.55　常用的活检钳。A. 一次性50cm活检钳，配有2.3mm头端，需搭配9F鞘；B. 心内膜活检钳，1.8mm头端搭配6F鞘，2.3mm头端搭配7F鞘；C. 7号活检钳，50cm/104cm，2.3mm头端，配合7F鞘；D. 使用104cm 7号活检钳时，可搭配使用的8F间隔穿刺鞘，用于帮助改善头端的操控性

示了常用的活检钳，大多数活检钳都可以塑形以便其直达取样部位，其核心的细针则用来获取特定的组织样本，应注意进行多点取材以避免采样不足，并采用冷冻切片对获取的组织进行诊断。在经胸超声心动图引导时，心尖四腔、以右心室为主的心尖四腔以及剑突下切面都能清晰显示活检钳的尖端，指导手术顺利完成（图24.56），而在经食管超声心动图引导时，最常采用的是经食管中段四腔心切面。在操作过程中，必须时刻注意图像中活检钳前端的位置，避免采集到非目标组织。目前实时三维超声心动图能够使术者同时看到活检器械和病变部位的相对定位，极大保证了取材的成功率。此外，心腔内超声因其极高的图像质量和对心内病

变部位的清晰显示，也已经被用于心内膜心肌活检的引导。

心内膜心肌活检的并发症

目前，心内膜心肌活检并发症的发生率还没有明确的统计数据，已经报道的并发症包括：穿刺点出血和血肿、一过性/永久性传导异常、室性/室上性心律失常、三尖瓣反流、深静脉血栓及肺栓塞，其中与穿刺过程相关的严重并发症的发病率不到1%，包括心脏穿孔、冠状动脉-心室瘘、心脏压塞、体循环动脉血栓、猝死等。与肿瘤活检相关的特殊并发症还包括组织栓塞和肿瘤的针道转移。

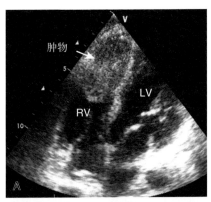
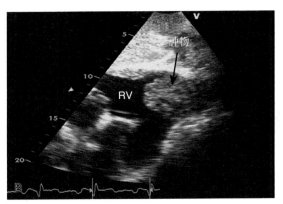
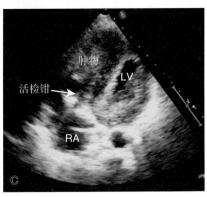

图24.56　A. HIV感染后免疫力低下患者，心尖四腔切面示右心室内巨大肿瘤；B. 剑突下短轴切面显示肿瘤向心腔内生长，累及右心室流入道及流出道心肌；C. 非标准心尖四腔切面显示活检过程，图示活检钳正在超声引导下向肿瘤前进。病理切片证实为B细胞淋巴瘤。LV. 左心室；RA. 右心房

第九节　心源性栓塞

当患者突然出现神经系统或远端肢体或内脏供血突然受阻的症状时，高度提示可能发生了栓塞事件。除了原位血栓形成、血管变异等因素，心源性栓子也是必须要考虑的可能性之一。有研究表明，相当数量的栓子确实来源于心脏，其发病率与患者的年龄和是否合并其他血管疾病相关。在实际工作中，某些事件和心源性栓子

的因果关系是相当明确的，但仍有相当一部分用心源性因素无法解释。

多数心源性栓塞的研究结果都来自于非随机对照试验，研究者仅通过比较有栓塞的病例组和无栓塞的对照组之间的发病率，发现了一些与血栓发病相关危险因素，但依然缺乏事件复发率和疗效相关的数据。许多病

理表现，如二尖瓣环钙化、二尖瓣脱垂等和栓塞事件之间的相关性尚未明确。超声心动图医师的职责在于识别能引发心源性栓塞的潜在病变，以及哪些患者是栓塞事件的高危者（框24.8）。

需要接受进一步评估的患者都是容易发生心源性栓塞事件的高危者（框24.9），应视患者危险因素（临床表现、年龄、合并症等）的多少决定是否行经食管超声心动图（TEE）检查。另一个决定患者是否需要接受TEE检查的关键因素就是能否找到其他合理的原因解释其临床表现，例如，与非隐源性卒中相比，隐源性卒中的栓子更可能来自心脏。最后，我们应该了解，如果明确栓子来源于心脏，这将改变患者的治疗方案。

通常情况下，年轻患者比老年患者出现心源性栓塞的概率更高，因为这可能是此年龄段患者出现临床事件的唯一合理解释，而高龄患者合并症更多，栓子可能的来源也比年轻患者更多。此外，既往有心脏病史，比如心房颤动、心肌病、前壁心肌梗死的患者更易发生心源性栓塞。

虽然经胸超声心动图（TTE）能够明确大部分心源性栓塞的病因，但经食管超声心动图的诊断价值始终超

过经胸超声心动图（表24.6）。TEE不仅能够明确栓子的来源（赘生物、黏液瘤、卵圆孔未闭），还能观察到经胸超声不能发现的情况，如左心耳血栓和主动脉粥样硬化病变。当然，发现栓子可能的来源并不能证实任何事情，但这一隐患本身确实是栓塞患者评估的重要组成部分。

是否存在左心房和左心耳血栓是体循环栓塞患者评估的关键，这一内容在本书中已有详细介绍。左心室血栓是体循环动脉栓子的主要来源，通过谐波成像和声学造影，经胸超声心动图已经可以排除绝大多数的左心室血栓。

瓣膜疾病是心源性栓子的另一个潜在来源，感染性心内膜炎患者的栓塞事件率高达34%，最常见于开始治疗的初期，晚期卒中的风险相对较低，这可能与抗感染治疗有关。相比主动脉瓣赘生物，二尖瓣赘生物更容易造成栓塞，特别是金黄色葡萄球菌引起的赘生物。赘生物的形态学特征也与栓塞的发生率有关，比如其大小、长度、活动度等。目前已经证实，TEE比TTE更容易发现瓣膜赘生物，因此，对于已经发生栓塞事件的亚急性感染性心内膜炎患者，必须接受经食管超声心动图检查。

由于经食管超声心动图的分辨率极高，我们很容易发现瓣膜上细小的漂浮物，对已经罹患栓塞事件的患者，这一发现提示了一系列相关鉴别诊断。对于菌血症患者，应该考虑为感染性赘生物；对于红斑狼疮或其他慢性疾病患者，应该考虑为非血栓性感染心内膜炎；如果没有其他临床表现，这种细小的漂浮物很可能仅是单纯的瓣膜退行性变，特别是高龄患者。也就是说，当瓣膜功能正常时，这一发现更倾向于非病理性

框24.8	心源性栓子的可能来源
主动脉粥样斑块
房间隔膨出瘤
心内肿瘤
左心房/左心耳血栓
左心房/左心耳血流自显影
左心室血栓
卵圆孔未闭
瓣膜（自然瓣/人工瓣）血栓或赘生物

框24.9	ACC/AHA 对血管事件患者行超声心动图检查的推荐
Ⅰ类推荐
较大的外周血管或内脏血管突然出现的闭塞
年轻患者（＜45岁）出现神经系统症状
老年患者（＞45岁）出现神经系统症状，但现有证据不支持脑血管病，也没有其他能够解释症状的病因
需要超声心动图结果决定治疗方案（如抗凝）
Ⅱa类推荐
有脑血管病的患者怀疑心源性栓子，行超声心动图检查明确栓子来源
Ⅱb类推荐
有脑血管病的患者出现神经系统症状，现有证据能够解释该症状
Ⅲ类推荐
超声心动图检查的结果对治疗方案（如抗凝）的改善没有任何意义

表 24.6	经胸超声心动图和经食管超声心动图评估心源性栓子来源的有效性比较
	经胸超声心动图	经食管超声心动图
左心房/左心耳血栓	+/-	++++
左心房/左心耳血流自显影	-	++++
左心室血栓	++++	++
瓣膜赘生物	++	++++
人工瓣血栓	+	++++
心内肿瘤	+++	+++
卵圆孔未闭/房间隔膨出瘤	++	++++
凸起或摆动的主动脉粥样硬化斑块	-	++++

-，无法评价；+/-，可能有效，+，+越多，有效性越强

改变。

对于人工瓣置入患者，若其出现了栓塞事件，则必须行超声心动图检查明确人工瓣是否存在血栓或赘生物。经食管超声心动图能明确检出机械瓣血栓，虽然此类患者常规接受抗凝治疗，但机械瓣血栓的检出率依然以1%～2%/年的速率递增，而生物瓣的增长速度为0.7%/年。不规律服用抗凝药物和二尖瓣位人工瓣的患者似乎更容易发生血栓，主动脉瓣位人工瓣血栓的发病率相对较低。

心脏肿瘤虽然极为罕见，但一旦出现，也是栓子的潜在来源，特别是黏液瘤和弹力纤维瘤。黏液瘤是最常见的心脏原发良性肿瘤，多见于30～60岁，有50%的可能出现神经系统症状，1%的概率可能发生卒中。总体来看，75%～80%的黏液瘤都位于左心房，有蒂与房间隔卵圆窝处连接。弹力纤维瘤是更为罕见的瓣膜相关肿瘤，多见于老年患者的主动脉瓣，此类肿瘤有多个分叶，很容易成为血小板和纤维素沉积的温床，引发血栓。

房间隔也是为明确心脏栓子来源所必须评估的部分，房间隔缺损是明确矛盾血栓的解剖基础，但更多的栓塞事件其实都源于卵圆孔未闭（PFO）。糟糕的是，尸检中PFO的发现率为25%～30%。观察性研究结果表明，存在卵圆孔未闭和房间隔膨出瘤更容易出现栓塞事件，特别是不明原因的栓塞事件。然而，目前的指南对PFO和卒中之间的相关性，以及药物治疗和经皮封堵之间的有效性都存在质疑。框24.10列出了PFO引发栓塞事件的支持点。

规范操作的经胸超声心动图加谐波成像可以诊断绝大多数PFO，虽然经食管超声心动图的分辨率更高，多数情况下我们依然选择采用手振生理盐水发泡试验来确诊PFO，该试验可在非镇静状态下由经胸超声配合完成。框24.11列出了实施手振生理盐水发泡试验的部分技术要点。当存在以下情况时，可以考虑行TEE检查：①经胸超声未能确诊PFO；②由于房间隔右向左的运动，诊断PFO的依据不足；③左心在3个心动周期以后才出现微泡，难以明确分流是来源于心房水平还是肺循环水平。

在行TEE检查时，使用彩色多普勒仔细寻找过隔血流是确诊PFO的关键，尽管过隔血流的检出已经足以诊断，但仅仅凭彩色多普勒的阴性结果依然不能完全排除PFO，必须同时发现房间隔的右向左运动，两者

同时存在才能明确排除PFO。当右心房充满发泡的手振生理盐水时，如果房间隔凸向右侧，我们很难发现PFO的存在，而吸气能够增加右心房压，使房间隔向左侧移动，利于PFO的检出。

PFO的大小和分流量差异极大（表24.7），而卒中的风险与其大小明显相关，缺损越大，卒中风险越高。此外，一项多中心前瞻性研究结果表明，PFO合并房间隔膨出瘤患者，4年随访的卒中复发风险更高。

房间隔膨出瘤是指房间隔中部存在一个菲薄的、活动度极大的区域，基底部宽于15mm，凸向心房的深度需超过10mm。

最后，我们需要通过TEE来评估主动脉粥样硬化病变。最新研究认为，外科手术和冠状动脉造影等在主动脉内的器械操作可能会使本就存在的主动脉粥样硬化斑块脱落，造成栓塞。当动脉粥样硬化极为严重时，主动脉内甚至可能出现自发血栓。也有研究指出，主动脉粥样硬化斑块与新发卒中有明显相关性，并与卒中的复发率呈正相关。

框24.10	支持PFO作为心源性栓子来源的因素
患者出现栓塞的临床表现（框24.9）
静脉血栓持续存在
较大的卵圆孔未闭
年龄较轻（＜40～50岁）

框24.11	手振生理盐水发泡试验的标准
右心房必须完全充满手振生理盐水
房间隔存在右向左运动，自发或诱导（咳嗽、Valsalva动作）均可
充分显示左心房
微泡达到右心房时开始采集图像
右心房完全充满微泡后继续采集7～10个心动周期的图像

表24.7	评估卵圆孔未闭大小的半定量方式		
	较小	中等	较大
进入左心房的微泡数	＜5	5～20	＞20
直径	＜2mm	2～4mm	＞4mm

（李苏雷　穆　洋　译）

第 25 章

主动脉疾病

第一节 简 介

主动脉疾病是导致心血管疾病发病和死亡的一个重要原因。主动脉瘤、主动脉夹层、壁内血肿、主动脉穿透性溃疡与胸部钝性或医源性主动脉创伤是导致主动脉疾病的主要原因。虽然在这个过程中，动脉粥样硬化起到一定作用，但是高血压在这些过程中起到举足轻重的作用。同时主动脉疾病和遗传性疾病之间的关系变得越来越明显。

健康的成年人升主动脉直径不超过40mm。直径受到年龄、性别、体型（身高、体重、体表面积）和血压等多种因素影响。主动脉扩张率约为0.9mm/10年（男性），0.7mm/10年（女性）。虽然正常主动脉内径应该是根据体型和年龄进行标准化测量和计算，但一般临床实践中认为升主动脉内径正常值为21mm/m^{2}和16mm/m^2。

评估主动脉的成像技术

在过去的10年中，主动脉疾病的非侵入性成像技术取得了显著的进步。包括计算机断层扫描（CT）、磁共振成像（MRI）、超声和主动脉造影，都可以用于胸主动脉的成像（表25.1）。

经胸超声心动图

虽然经胸超声心动图（TTE）不是整体评估主动脉的首要检查方法，但是TTE对于一些主动脉疾病的诊断和随访十分重要。因此，标准的超声心动图应当包括对主动脉的检查。主动脉根部和升主动脉最佳成像角度为左侧胸骨旁切面。在一些患者中，右侧胸骨旁长轴切面可以提供补充信息。胸骨上的角度可以描述主动脉弓和主动脉的三大分支血管（无名动脉、左颈总动脉和左锁骨下动脉），与升、降主动脉的可变长度。从这个声窗检查，连续多普勒超声可以检测出主动脉缩窄和动脉导管未闭。对于胸降主动脉TTE无法使用。降主动脉的短轴切面视图可以在胸骨旁长轴切面和四腔切面的左心房后方成像。与左侧下腔静脉相比，腹主动脉在肋缘

下矢状切面更容易成像。TTE很容易排除腹主动脉下段肾动脉以下的腹主动脉瘤。

经食管超声心动图

在邻近主动脉的食管内可以利用经食管超声（TEE）获得高分辨率的图像。但是，TEE是半侵入性检查，与TTE相比，TEE需要静脉镇静且要求检查者有更丰富的操作经验。升主动脉、主动脉根部和主动脉瓣的TEE最重要的检查角度是高位长轴（120°～150°）和短轴（30°～60°）切面。远端升主动脉右支气管后方的一小段是TEE检查的盲点。左锁骨下主动脉到腹腔干之间的降主动脉很容易在短轴

表 25.1 各种主动脉成像方法的优缺点

优点	TTE	TEE	CTA	MRA	Angio
方便操作	+++	++	+++	+	+
很快完成	+++	++	++	+	+
床旁完成	+++	+++	-	-	-
无创	+++	+	+++	+++	
无碘造影剂	+++	+++	-	+++	
无电离辐射	+++	+++	-	+++	
评估主动脉整体	+*	++†	+++	+++	+++
评估左心室功能	+++	+++		+++	+++
评估主动脉瓣关闭不全	+++	+++	-	++	+++
评估有无心包积液	+++	+++	++	+++	+
评估主要分支血管	+	+	+++	++	+++
评估主动脉血肿	-	+	+++	+++	

TTE.经胸超声心动图；TEE.经食管超声心动图；CTA.CT血管成像；MRA.磁共振血管成像；Angio.经导管血管造影术

＊.主动脉根部为+++，主动脉弓和腹主动脉为++

†.主动脉根部和降主动脉为+++，主动脉弓为++

（0°）和长轴（90°）切面看到。进一步回撤探头，可以显示出主动脉弓。锁骨下动脉是主动脉以上唯一可以成像的动脉。TEE 在诊断急性主动脉综合征方面十分精确，而且为分析主动脉瓣反流的机制和严重程度、主动脉口部撕裂的部位和主动脉夹层的类型提供重要的信息。对于计划行胸部外科手术治疗的患者，TEE 是必不可少的。同时，TEE 可以指导胸部的血管内治疗。但是，TEE 的诊断精确性很大程度上依赖于检查者的操作技巧和分析影像的能力。与二维 TEE 检查相比，实时的三维经食管超声心动检查（3D TEE）在发现主动脉夹层方面有更大的优势。

计算机断层扫描（CT）

CT 作为较为完善、广泛使用的诊断主动脉疾病的检查技术手段，有许多优点。CT 用途广泛，而且可以通过 3D 成像和心电（ECG）门控技术很快地获得主动脉根部和升主动脉的静态图像。CT 平扫和增强 CT 被推荐使用，尤其是怀疑主动脉壁内血肿时。不论是急性还是慢性主动脉疾病，在其诊断及预后评估中，CT 造影（CTA）是最为常用的。

通过 CT 成像可以获得对于诊断和治疗至关重要的主动脉疾病的重要特征。其中包括对于病变节段的定位、主动脉扩张的最大直径、主动脉粥样硬化、血栓、壁内血肿、穿透性溃疡及钙化等。在一些特殊病例中，CT 可同时发现冠状动脉疾病。对于主动脉夹层，CT 检查可用于判断夹层开口的定位和范围大小的评估，评估受累面积，同时可以帮助制订外科或血管内治疗的相关策略。

磁共振成像（MRI）

MRI 是一种非侵入性检查方法，可用于整个主动脉疾病的研究。它提供了形态学和功能学的相关信息。这种成像方式，可以用于对主动脉瘤、主动脉溃疡和主动脉夹层的定位及病变大小的评估。MRI 还可以用于主动脉炎或壁内血肿引起的内膜增厚程度的评估。传统的 ECG 门控自旋回波成像和视频梯度回波成像已经使 MRI 作为评估主动脉的理想工具获得广泛赞誉。对比增强 3D MR 血管造影允许快速采集和多平面成像与最小的去相位伪像。相位对比成像是另一种技术，能够通过峰值速度和前向和反流的精确量化来评估大血管中的血液流动情况。MR 对比增强血管造影可以提供主动脉和分支血管的 3D 数据集，可通过后处理技术（如最大强度投影和多平面重新格式化）描述主动脉的复杂解剖和术后变化。

多模态成像在主动脉疾病中的应用

在评估主动脉疾病过程中，应当根据患者的临床表现、怀疑的主动脉疾病、待分析的主动脉段以及需要解决的诊断问题等综合考虑，选择最合适的成像模式。

TTE 可以充分评估几个主动脉段，特别是主动脉根部和近端升主动脉。然而，TTE 在远端升主动脉、主动脉弓和降胸主动脉成像中结果不太一致。CTA 和 MRA 是评估这些区段的优选技术。主动脉造影术很少用于胸主动脉疾病的常规成像，因为它是侵入性的，仅能看见主动脉管腔，并且不能进行准确测量。TEE 并不用于常规主动脉成像，因为 TEE 检查为半侵入性并且在检查过程中会引起患者的不适感。同时 TEE 不能完全显示主动脉和血管管腔，而且在连续的检查相对比时没有容易识别的区分标志。在主动脉瘤患者的随访中，最好使用相同的成像模式以便于比较相关数据获得更准确的诊断信息。

超声心动图、CT 和 MRI 都是用于评估胸主动脉的较好的成像技术。检查方法的选择应基于患者的基本情况、所寻求的诊断信息及当地制约因素（如专业知识和仪器设备可用性）的考虑。

第二节　主动脉粥样硬化和栓塞事件

约 150 年前，Panum 指出主动脉内的动脉粥样硬化成分可以引起外周动脉栓塞。在 1945 年的一篇基于尸体解剖的论文中，Flory 表示动脉闭塞是主动脉粥样硬化斑块的结果。现代成像技术包括对比血管造影、计算机断层扫描（CTA）、磁共振成像（MRI），经胸和经食管超声心动图，都可以用来评估体内主动脉粥样硬化。目前，二维和三维（3D）经食管超声心动图（TEE）可以提供胸主动脉壁准确的、高分辨率的图像。这种技术还用于评估主动脉斑块的严重程度与卒中和外周动脉粥样硬化栓塞之间的相关性。框 25.1 显示了医学文献中用于定义这种主动脉病变的多种名称。为了简单起见，我们将使用术语——主动脉斑块。

经食管超声与主动脉斑块

经食管超声几乎可以看到整个胸主动脉。多平面切面可对每个主动脉段成像，除了在主动脉弓和升主动脉的连接处的短段，其由气管中的空气柱掩盖。通常主动脉内膜是平滑和薄的。没有不规则、突出、钙化或溃

框 25.1 医学文献中用来描述主动脉斑块的名称
主动脉斑块
复杂主动脉斑块
被侵蚀的主动脉斑块
主动脉粥样斑块
主动脉粥样硬化
突出的主动脉粥样硬化
主动脉粥样硬化病
动脉粥样硬化碎片

痛的迹象。当内膜厚度为 3mm 或更小时，认为主动脉斑块是轻度的。当内膜厚度 ≥ 4mm 时认为时严重的主动脉斑块。如果斑块不稳定，可能会出现破裂和血栓形成。斑块还可以表现为钙化或溃疡。三维超声心动图可以提供主动脉斑块的详细图像，包括确切的位置、形状和厚度。

厚度为 4 mm 或更大的斑块和（或）包含溃疡或血栓的斑块被定义为复杂斑块。研究表明，复杂的斑块与脑卒中和栓塞事件有关。非复杂斑块（即 < 4 mm，没有溃疡或血栓迹象）相对安全。主动脉斑块（也称为动脉粥样硬化负荷）的量从升主动脉向远端增加。还显而易见的是，主动脉斑块仅是动脉粥样硬化的一种表现，因此，其与发病率较高的冠状动脉疾病、颈动脉疾病、肾动脉狭窄、腹主动脉瘤和所有动脉粥样硬化危险因素相关。

其他成像方法

经胸腔超声心动图可显示升主动脉斑块。可以使用胸骨上面评估主动脉弓斑块。降主动脉可以从肺尖切面看到。这些图像的质量通常不是最佳的。当 TEE 不可用或成像不清时，可使用增强磁共振成像（MRI）或增强计算机断层扫描（CT）评估主动脉斑块。两种技术都可以显示整个主动脉，包括主动脉弓近端（在 TEE 上可能无法看到）、腹主动脉和主动脉分支。CT 可以评估主动脉壁钙化，而 MRI 可以提供斑块成分的相关信息（例如纤维含量与脂肪比）。

血栓栓塞与胆固醇栓塞

主动脉粥样硬化与两种不同的栓塞综合征有关。第一种是血栓栓塞。据估计，与主动脉斑块相关的所有栓塞病例中，99% 是在血小板基础上的血栓形成。栓子栓塞中等大小或大动脉，引发脑卒中导致脑梗死或脾、肾及肢体等重要器官的梗死。

第二种栓塞综合征是胆固醇晶体栓塞，相对来说并不常见。据估计，只有 1% 的主动脉斑块栓塞事件与胆固醇栓塞相关。在这种综合征中，斑块的自发性或医源性破裂导致其内容物的栓塞，其包括大量的胆固醇晶体。这种栓塞可能导致双侧蓝趾综合征、肾功能不全和弥漫性脑功能障碍。

高危险度斑块

栓塞风险与斑块厚度直接相关。一项研究中发现，厚度小于 4mm 的斑块相对危险度为 4，而厚度为 4mm 或更大的斑块相对危险度为 13.8。栓塞的分布与胸主动脉中的斑块位置直接相关。因此，在升主动脉和主动脉弓中具有斑块的患者可能发生脑栓塞，而仅仅只有降主动脉动脉斑块形成的患者相比较不容易发生脑栓塞事件。三个不同研究发现，主动脉弓复杂斑块患者的栓塞性脑卒中发生率在第一年为 12%。斑块形态可能有助于栓塞风险评估，非钙化斑块具有最高的栓塞风险。此外，当较高比例的血小板被脂质占据（其通过超声心动图显示为低回声）或当斑块有血栓形成时，栓塞风险也较高。

主动脉斑块和栓塞事件与心脏外科手术和血管内介入手术

心导管介入手术具有较低但是确定的栓塞性脑卒中风险（< 1 : 1000）。其他栓塞性血管并发症（下肢、肠、脾、肾等）也是已知的。在经皮导管冠状动脉血管成形术（PTCA）期间，发生脑栓塞事件的可能性约为 0.2%。这些脑栓塞事件大多数发生在患有主动脉斑块的患者中。在心导管插入或介入术中，已确诊的升主动脉和主动脉弓斑块或有栓塞性脑卒中史的患者具有较高卒中风险。在这些患者中，经右肱动脉入路可以通过避开远端主动脉弓（同样避开降主动脉和腹主动脉）减少这种栓塞风险。然而，到目前为止，没有数据显示这种方法确实可以预防脑卒中。

脑卒中在接受心脏外科手术的患者中并不罕见。这些患者脑卒中的风险可能达到 7%。在进行冠状动脉旁路移植的患者中，25% 患有复杂的主动脉弓斑块，并且已经证明，对这些患者进行主动脉置管可能会导致脑栓塞这种灾难性后果。在接受开放心脏手术的患者中，具有复杂主动脉弓斑块的患者中栓塞并发症和死亡的风险高出 6 倍。采用非体外循环的完全胸骨切开术或微创胸廓切开术（mini-thoracotomy），术中脑卒中发生率较低，因为这两种术式避免了对主动脉的操作（主动脉置管和主动脉阻断）。

治疗建议

主动脉斑块的最佳治疗是未知的。然而，对于反复出现脑栓塞的患者，他汀类药物似乎可以改善长期预后。目前尚无前瞻性随机临床试验评估抗凝药物和抗血小板药物的价值。几项小的回顾性研究表明，使用华法林的抗凝治疗优于阿司匹林，可降低复杂斑块患者的发病率和死亡率。然而，正在进行的多中心研究可能在不久的将来解决这个问题。在冠状动脉旁路期间避免对主动脉的操作可降低脑卒中并发症的发生率和减少脑卒中患者的数量。

第三节　主动脉瘤

主动脉扩张定义为主动脉的尺寸测量超过了给定年龄和身体尺寸的正常范围，并且通过比正常直径范围增加超过50%来确定主动脉扩张。从实际的角度来看，当升主动脉直径超过50mm和降主动脉直径为40mm时，可诊断为主动脉瘤。胸主动脉瘤的发生率在5.6～10.4例/(100 000患者·年)。主动脉根部和（或）升主动脉瘤约占60%，降主动脉约占40%，主动脉弓约占10%，胸腹主动脉约占10%，一些不止累及一个节段。腹主动脉瘤比胸主动脉瘤更常见。根据危险因素（即男性65岁，吸烟者和家族史）筛选的亚组中平均发病率为5.5%。不同节段的胸主动脉瘤的病因、病史及治疗各不相同。

病因

胸主动脉瘤的形成和扩张是多因素的，涉及遗传因素、细胞失衡和血流动力学因素的相互作用。胸主动脉瘤的常见病因见表25.2。在老年患者中，最常见的病因是与高血压、高脂血症或吸烟相关的退行性改变过程。然而，在年轻患者或没有心血管危险因素的患者中应怀疑遗传因素所致。

形态学

主动脉瘤的形态可分为两种：梭状和囊状。主动脉根和升主动脉的形态学形状主要有：①主动脉瓣环扩张，其特征在于"梨形"主动脉根扩张局限于瓣环和Valsalva窦；②涉及瓣环的扩张，Valsalva窦和升主动脉的管状部分；③从窦管连接处开始扩张，但并不涉及Valsalva窦和主动脉瓣环（图25.1）。

主动脉瓣环扩张在Marfan综合征患者中很常见。然而，该表现也可以存在于没有其他病症的患者中。其他的升主动脉瘤病例多与双叶主动脉瓣相关，其中扩张位置最常见于升主动脉的管状部分的水平处，约占44%，但另外有20%出现在窦水平处。近端动脉粥样硬化动脉瘤通常是梭形的并且可以扩展到主动脉弓。这种也是引起降胸主动脉和腹主动脉瘤的主要原因。

诊断

胸主动脉扩张通常在无症状进行影像学检查时发现。胸部X线上发现上纵隔的异常轮廓应怀疑主动脉扩张。经胸超声心动图（TTE）对于主动脉根部动脉瘤的诊断和随访非常有用，尤其对于主动脉瓣环扩张或Marfan综合征的患者至关重要。因为扩张的主要部位在近端主动脉中，因此TTE通常足以进行鉴别。这种检查方法可用于主动脉根最大直径的连续测量、主动脉瓣反流的评估和外科最佳手术时机的选择。主动脉根部四个直径大小可在舒张末期的胸骨旁长轴切面水平进行评估：主动脉瓣环，Valsalva窦，主动脉上脊和近端升主动脉。使用垂直于主动脉长轴的切面，采用"前缘-前缘"

表25.2　胸主动脉瘤常见病因

退行性改变	与年龄、高血压相关
	伴有动脉粥样硬化性疾病，常发生在降主动脉
	伴有主动脉瓣疾病，常涉及升主动脉
遗传性疾病	
Marfan综合征	＞70%病例为主动脉根部扩张
	主动脉瓣环扩张
	降主动脉扩张不多见
Loeys-Dietz综合征	进行性血管病变
	动脉曲折
	出现夹层的风险高于马方综合征
双叶主动脉瓣	≥50%出现升主动脉扩张
	≥20%出现Valsalva窦扩张
	比三叶瓣进展速度更快
特纳综合征, Ehlers-Danlos综合征	升主动脉中更为常见
家族性非综合征动脉瘤	新突变：ACTA-II等
	可能涉及多个主动脉段
主动脉炎	
感染性的	梅毒、沙门菌、分枝杆菌等
炎症性的	巨细胞和Takayasu动脉炎等
创伤性	典型位置在主动脉峡部（主动脉弓远段至胸主动脉连接处）

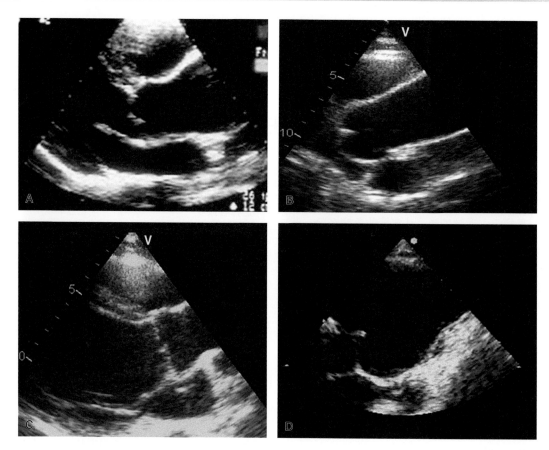

图25.1　经胸超声心动图的胸骨旁长轴切面。A.位于窦管结上部的升主动脉瘤；B.主动脉根和升主动脉轻度扩张；C.主动脉根部的扩张；D.具有梨形体形态的主动脉瓣环扩张

技术测量直径大小。虽然一些专家倾向于 MRI 和 CT 匹配方法测量内边缘到内边缘尺寸，但是使用这种方法对直径大小的测量可能会出现 3 ~ 4 mm 误差，据此优先推荐外科手术可能会产生危险。TTE 和经食管超声心动图（TEE）对远端升主动脉直径大小的测量都有局限性。在一些情况下，右胸骨旁切面可以更好地观察主动脉段。然而，增强 CT 和 MRI 可以观察整个主动脉及其主要分支，并准确检测胸主动脉瘤的大小。多层螺旋 CT 的多维成像功能及其亚毫米级空间分辨率为诊断胸主动脉瘤提供了最好的信息。该技术能够容易地识别最大主动脉直径平面，但必须与主动脉段的纵向平面双重正交。在随访过程中，使用矢状面旁平面，斜率最大强度投影（MIP）平面是可重复的、可比较的。

　　MR 血管造影在主动脉瘤诊断中提供的信息与 CT 类似。建议采用 cine-MR 序列对主动脉瓣进行功能性研究，以排除与主动脉扩张相关的主动脉瓣膜疾病。最近，MRI 被确立为一种用于准确评估主动脉扩张性和脉搏波速度的无创性检测技术。这些方法已用于评估马方综合征、二叶式主动脉瓣或主动脉瘤患者的主动脉弹性。最近，一些研究表明，通过四维（4D）- MRI 评估的升主动脉血流模式是评估二叶式主动脉瓣患者主动脉瓣扩张的主要检测手段。

自然病程和并发症

　　主动脉的内径大小是出现主动脉破裂或夹层的主要预测因子，对于直径大于 60mm 的患者，每年出现上述情况的风险约为 7%。与较小直径相比，破裂的风险增加 27 倍。Davies 等研究表明主动脉内径指数是主动脉破裂的重要预测因素，当主动脉内径指数大于 $2.75cm/m^2$ 时具有中度风险。降主动脉的扩张速度（3mm/年）明显大于升主动脉的扩张速度（1mm/年）。然而，随着扩张速度加快，动脉瘤扩大，动脉瘤扩张的速率不是恒定的。胸主动脉瘤生长增加的危险因素包括年龄较大、女性、慢性阻塞性肺病、高血压和阳性家族史。每年生长速率 > 5 mm 与动脉破裂风险相关。

连续成像

　　仔细随访最大主动脉直径对于正确的治疗管理该疾病至关重要。如果超声心动图声窗允许，影响主动脉根部的动脉瘤可以用 TTE 随访。在该水平测量极好的可重复性和可以获得其他参数（如主动脉瓣反流严重程度和心室功能的信息）更有利于利用该项技术进行随访。

　　应每 6 ~ 12 个月通过超声心动图对近端升主动脉直径进行连续性随访，主要评价指标有主动脉内径，扩张速度和主动脉瓣功能障碍。然而，当主动脉根部或升主动脉直径45mm 时，建议进行 CT/MRI 检查以确认测量一致性，排除主动脉截面不对称，并可以在扩张到接近手术指征时获得基本测量数据。在位于升主动脉的上部或更远端段中的主动脉瘤的随访中，CT 或 MRI 是可供选择的方法。在同一部位的检查中，可获得匹配的、可供对比的解剖学图像。在肾病患者或年轻患者中，MRI 比 CT 更为合理。为了正确监测，有必要在相同的位置和相同的切面中测量主动脉直径。在无症状的主动脉瘤患者中，对比成像应以 6 个月的间隔进行，直到主动脉大小保持稳定，在这种情况下随访可以是每年一次。当主动脉大小接近手术指征时，建议每 6 个月进行一次检查。

外科手术指征

测量主动脉最大直径的临床意义在于准确地评估是否符合外科手术指征（图25.2）。手术适应证主要基于主动脉直径，并且源于病史中有相关并发症风险与选择性手术风险的出现。虽然多种检查方法可以达到该目的，但 CT 最为常用，因为它提供了整个主动脉的全面成像，提供高空间分辨率的数据，并可以评估冠状动脉异常，减少对侵入性冠状动脉造影可能性（图25.3）。修复升主动脉瘤外科手术的选择取决于主动脉瓣疾病的存在、

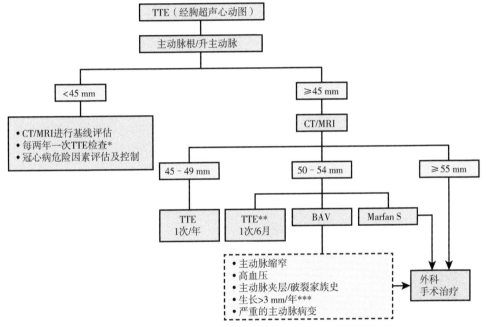

图25.2 推荐升主动脉扩张的监测和手术指征的流程图。注意：*主动脉瓣疾病不需要更频繁的研究。 **当 TTE 具有与 CT / MRI 类似的最大主动脉直径；如果不是，使用CT/MRI。 ***使用相同的 ECG 门控成像技术重复测量，在同一主动脉水平测量并比较。CT.计算机断层扫描；MRI.磁共振成像；Marfan S.马方综合征；TTE.经胸超声心动图

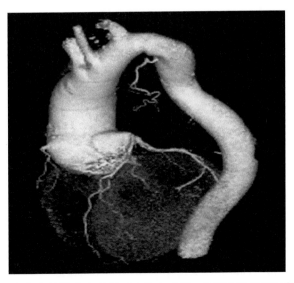

图25.3 升主动脉瘤患者的术前检查中采用 CT 检查成像。注意主动脉和冠状动脉血管的优良质量

Valsalva 窦的扩张和动脉瘤向主动脉弓的远端延伸。术中 TEE（可用于评估主动脉瓣以确定是否可行瓣膜置换手术，定义主动脉瓣环直径相对于窦管结（主动脉窦与升主动脉 交界部）的直径，以确定是否需行主动脉根部置换术，以及检测和量化评估瓣膜修复术后主动脉瓣反流。

第四节　Valsalva 窦瘤

Valsalva 窦是主动脉壁上的杯状扩张，位于主动脉瓣的三个瓣叶之上。这些窦一部分作用是将主动脉瓣悬置在瓣膜环和窦管状脊之间。此外，左、右窦包含左右冠状动脉的开口（图25.4）。Valsalva 窦的动脉瘤首先由 Hope 在1839年描述。在1840年，Thurnam 首先发现了6例患者，描述 Valsalva 窦瘤通常进入心室。随后，Smith 描述了在尸检中发现的 Valsalva 窦瘤（SOVAs）。Valsalva 窦瘤被认为是由主动脉的中间层与主动脉瓣的纤维环的不完全融合引起的。中间层缺少弹性薄片，这在主动脉壁中产生薄弱点，这使得其易于扩张和形成动脉瘤，特别是在存在高血压的情况下。

临床意义

一般来说，Valsalva 窦瘤是罕见的，可能与后天获得因素或先天性因素相关（表25.3）。SOVAs 不常与其他先天性心脏病，例如室间隔缺损，异常冠状动脉或异常主动脉瓣（双叶瓣和四叶瓣）相关。在二叶式主动脉瓣的情况下，瓣膜先天性异常不仅导致并发症，例如反流或狭窄，而更有可能伴发主动脉瘤。主动脉疾病最常影响升主动脉。然而，SOVA 也可以是伴随于双叶瓣或四叶瓣主动脉瓣。

Valsalva 窦瘤的临床表现随发生部位、大小以及是否发生压迫性症状或破裂入心室或心外部位而变化。因此，当 Valsalva 窦引起右心室流入或流出道梗阻时，主要表现为右心功能不全症状。破入右心房（RA）或右心室（RV）的瘘将呈现相同的结果，而破入左心房的瘘主要呈现左心功能不全（图25.5）。

典型的 Valsalva 窦瘤破裂会进入到相邻的心腔内（表25.4和图25.5）。这种病因通常被认为是先天性的血管壁中层的异常结构，但也可能因感染性心内膜炎引起，还有极少一部分是医源性原因引起如冠状动脉造影后或主动脉瓣手术后。在已知的结缔组织疾病异常如马

表 25.3　Valsalva 窦瘤的病因

先天性	后天获得
双叶主动脉瓣	心内膜炎
结缔组织疾病	医源性主动脉瓣置换术后或心导管术后
马方综合征	动脉粥样硬化病变
Ehlers-Danlos 综合征	

表 25.4　SOVAs 可能侵入心室并破裂，形成管状的通道

破裂的窦	未破裂的窦
RSOVA 可能破裂进入右心房、右心室或邻近的肺动脉干	RSOVA 可能引起右心室流出道梗阻
LSOVA 可能破裂进入左心房、右心房	LSOVA 可能引起左心房受压
RSOVA 可能导致右冠状动脉夹层或受压引起急性心肌梗死	RSOVA 可能压迫传导系统引起传导阻滞
RSOVA 可能破裂进入心包引起心脏压塞	

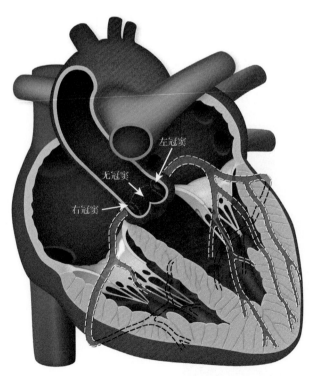

图25.4　心脏示意图，在矢状剖面显示 Valsalva 窦与主动脉瓣叶，窦管结和冠状动脉口的关系

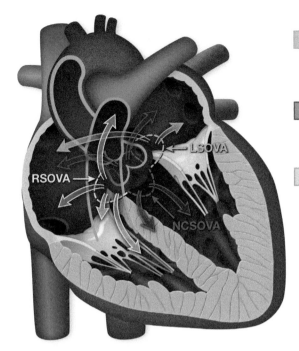

LSOVA
- 破裂进入左心房、右心房
- 引起左心房受压

NCSOVA
- 破裂进入左心房、右心房、左心室或室间隔

RSOVA
- 破裂进入心包引发心脏压塞
- 破裂进入右心房、右心室或邻近的肺动脉干
- 压迫传到系统引起传导阻滞
- 引起 RCA 夹层或受压引发急性心肌梗死
- 引起右心室流出道梗阻

图25.5　动脉瘤可能突出或破裂的可能的腔。箭头的颜色显示每个窦和扩大或破裂的方向：LSOVA（绿色）；NCSOVA（紫色）；RSOVA（黄色）

方综合征或双叶主动脉瓣、四叶主动脉瓣或主动脉缩窄的患者中，同样可观察到与异常弹性组织的关联。

当存在室间隔膜部缺损（VSD）时，在风袋机制的作用下，无冠瓣或左冠瓣可能全被吸入缺口之中。在一项跨越近半个世纪的 SOVA 大型研究中，63%受试者为男性；无症状偶发性杂音占20%；45%受试者有疲乏症状；呼吸困难和胸痛分别占36%和19%；并且有5%出现心悸症状。SOVA 引起的症状主要取决于瘤体膨胀程度、大小和与相邻结构的关系。症状可能是由于瘤体压迫冠状动脉或引起右心室流入道或右心室流出道（RVOT）梗阻；也可能是由于出现从左到右或从左到左的分流；或不太常见的一种情况，即可能通过瘤体撞击在室间隔或心室的传导纤维引起传导系统异常。瘤体破裂进入心包腔或纵隔内是非常罕见的。右冠窦引起的动脉瘤占70%；无冠窦起源约占25%；在5%的患者动脉瘤发生于左冠窦。在29例患者中出现动脉瘤破裂（34%）。其中20%破裂进入右心室，13%进入右心房。所有的瘤体破裂均出现于右冠窦（76%）或无冠窦（24%）。源于无冠窦的动脉瘤易破裂进入右心房（86%），右冠窦起源的动脉瘤更容易破裂进入右心室（73%）。大多数右冠状窦瘤破裂进入右心室，包括进入腔内或流出道。Mayo 诊所的结果，所有 SOVAs 中有20%进入右心室，13%进入右心房。在右冠状动脉窦瘤中，大多数（73%）进入右心室。

86%的无冠窦瘤破裂进入右心房。几乎很少有瘤体破裂进入左心室、左心房、肺动脉、心包、室间隔或上腔静脉。可以说，约2/3的 SOVA 由 Valsalva 右冠窦产生；2/3会破裂进入右心室；2/3是男性；1/3来自Valsalva 的无冠窦；1/3破裂进入右心房；1/3将出现瘤体破裂；20%~25%是无症状的查体过程中偶然发现。约6%伴有心内膜炎。并不十分少见的是，该描述可能对几年内逐渐出现症状的患者是无效的。SOVA 可能因为偶然的影像学检查或临床听诊出现连续性杂音而被发现。亚急性或隐性的表现是因容量负荷过重或右心室流出道梗阻（RVOT）引起的充血性心力衰竭。

临床表现通常是胸痛或更常见的急性心力衰竭。急性或亚急性呼吸困难通常是因为出现右心衰，其原因多是因为动脉瘤引起右心系统梗阻或瘤体破裂进入右心房或右心室，或因为 RVOT 阻塞三尖瓣使得血流受阻。图25.6概述了右冠窦和无冠窦 SOVA 可能引起的腔室扩大的一些例子。值得注意的是，SOVA 和冠状动脉的关系（图25.6）显示了冠状动脉受压进而引起心绞痛或急性冠状动脉综合征的机制。

诊断

在存在显著主动脉瓣反流的患者中，体检时可能发现脉压差增大，并且可能听到舒张期杂音或者连续性杂音。12导联心电图检查一般没有病理性发现，但左心室肥大是常见的表现。胸部X线可以显示主动脉增宽，临床上更常见的是心脏肥大和充血性心力衰竭的症状。

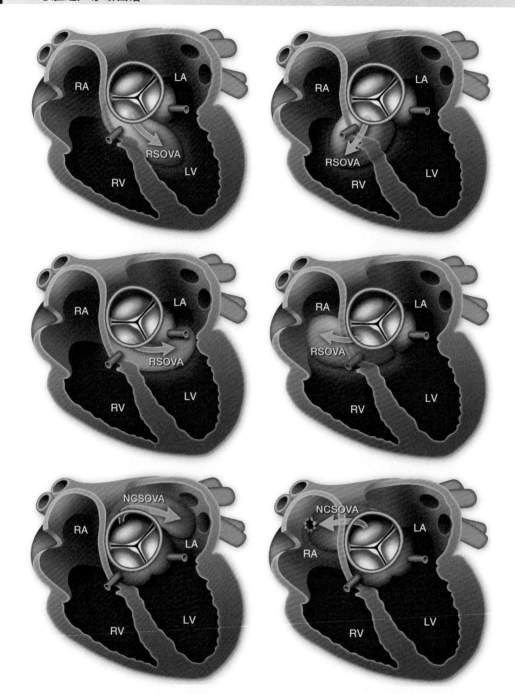

图25.6　概述了 NCSOVA 和 RSOVA 及其可能引起的心脏腔室扩大。注意，SOVA 和冠状动脉的关系显示冠状动脉受压和可能导致的心绞痛或急性冠状动脉综合征的机制。LA. 左心房；LV. 左心室；RA. 右心房；RV. 右心室

　　经食管超声心动图（TEE），二维或实时三维（3D）TEE 可以更容易提供关于部位、大小和累及腔室的诊断信息，包括破裂的大小和位置，形成窦道或受压的腔室等。超声心动图在诊断 Valsalva 窦瘤和破裂中起重要作用。根据过去发表的病例报告，超过90%的病例通过彩色多普勒超声心动图诊断。二维超声心动图可显示动脉瘤的位置及其与相邻结构的关系（图25.7和图25.8）。图25.9，右图显示了 RSOVA 破裂进入右心室的胸骨旁长轴切面，左图显示了高速血流进

入右心室的彩色多普勒。彩色多普勒显示在破裂部位的湍流，并且超声多普勒证实了在整个心动周期中的高速血流分流。全心动周期的高速连续性血流有助于鉴别窦瘤破入右心室与 VSD（其中流动主要限于收缩期）（图25.10）判断为右心室。虽然在一些具有室间隔缺损和左心室舒张末期压力增加的成年患者中，可存在舒张期左至右分流，但舒张流速通常较低（<2m/s），因为左心室舒张压明显低于升主动脉中的舒张压。随着窦瘤破裂，多普勒探查在降主动脉也可以表现出

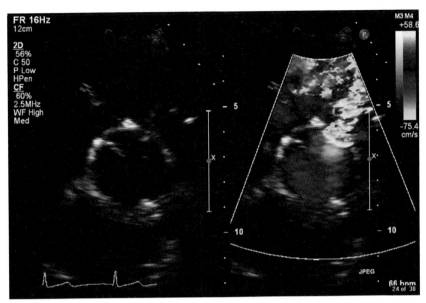

图25.7　经胸超声心动图Valsalva 窦短轴切面（左）和彩色多普勒（右）。注意到破裂进入右心室流出道（RVOT）（箭头）。显示了从 SOVA 到 RVOT 的血流。彩色多普勒成像显示突出的血流进入 RVOT。 SOVA.Valsalva 窦瘤

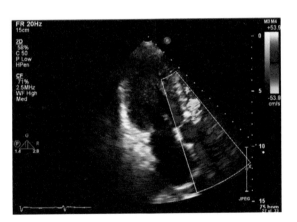

图25.8　经胸超声心动图，三腔心长轴切面彩色多普勒显示 Valsalva 窦射出的血流到右心室流出道

舒张期反流。在主动脉瓣解剖异常的患者中，超声心动图对于患者的长期随访和监测也很重要。在图25.11所示的实例中，左图显示了39岁男性的二叶主动脉瓣的胸骨旁短轴切面，他 12岁时接受手术以修复主动脉缩窄。常规经胸超声心动图展示了右冠窦和无冠窦的 Valsalva 窦瘤（图25.11）。此外，当对已诊断 SOVAs 的患者进行随访时，超声心动图是可供选择的主要检查方法，以发现是否存在内径的变化或并发症的出现如主动脉瓣反流。TEE 可以展示更清晰的解剖结构。三维实时成像越来越多地用于临床，因为其可以提高窦、破口和与相邻结构的解剖关系，可视化图像的清晰度。

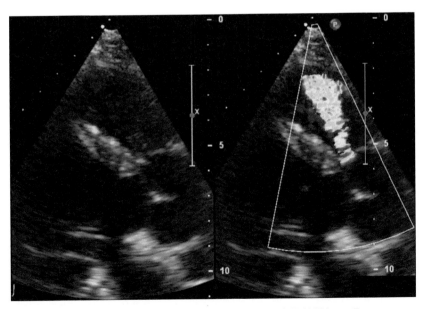

图25.9　33岁的室间隔缺损患者伴有气短和胸痛症状，经胸超声心动图胸骨长轴切面观

心脏计算机断层摄影血管造影（CTA）有益于诊断及制订外科手术计划。更重要的是，经皮介入封堵术可受益于超声心动图和胸主动脉造影的联合信息。同样，心脏磁共振成像可被用于最优手术方案的评估。

迄今为止，血管造影术被认为是诊断的黄金标准。然而，心脏计算机断层造影（CT）或心脏磁共振成像，已越来越多地用作确认诊断和辅助手术管理的相关工具。动脉瘤解剖的进一步描述可以通过心脏磁共振和心电图门控对比增强计算机断层扫描来获得。这些技术还为心脏结构提供了更好的空间分辨率，并可以对 Valsalva 窦瘤与周围结构的解剖关系进行详细描述。心脏 CT 也有助于鉴别可能伴随异常主动脉瓣形态或主动脉异常（如主动脉缩窄）的冠状动脉异常。

治疗

一般来说，如果伴随有症状，不管是破裂的还是未破裂的 SOVA 都需要行外科手术治疗。对于无症状的 SOVAs，取决于瘤体大小，也可能需要手术以避免

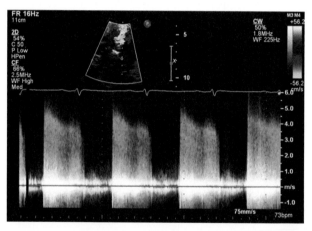

图 25.10　多普勒成像显示突出的血流喷射进入右心室流出道（流速 5m/s）

并发症的发生，例如急性破裂，因为其可能导致灾难性的血流动力学障碍甚至可能导致死亡。SOVA 还可能因为伴有心内膜炎和出现外周或中枢性栓塞而复杂化。最近，越来越多的经皮介入修复术成功完成。3D 实时成像是一个重要的新兴工具，可以很容易地描述 SOVA 的特点，这对于外科手术或经导管修复的术中指导是重要的。心脏计算机断层摄影血管造影有益于诊断及制订外科手术计划。更重要的是，经皮介入封堵术可受益于超声心动图和胸主动脉造影的联合信息。同样，心脏磁共振成像可被用于最优手术方案的评估。

最新的经皮介入封堵术在经验丰富的术者操作时具有良好的安全性和有效性。这种手术方法对于外科手术高危患者伴有合并症和之前曾行胸骨切开术的患者特别有益，特别是如果仅仅只有 SOVA 需要处理。与外科手术相比，选择有经验的术者行该治疗方案能使患者获得更好的短期和中期预后。

当不治疗时，破裂的 SOVAs 1 年死亡率极高，诊断后平均存活时间为 3.9 年。因此，破裂的 SOVA 几乎都需要外科干预。当未破裂的 SOVA 出现以下情况时也需要行外科干预：压迫冠状动脉，引起右心室流入道梗阻出现心力衰竭，压迫传导系统引起心律失常，怀疑合并心内膜炎时。无症状未破裂的 SOVA 应当严密监测。如果出现症状、主动脉瓣反流、有证据表明的伴有或不伴有瘘管形成的窦瘤快速生长或严重增大，均需要行外科手术。手术指征可采用与升主动脉瘤类似的标准。尽管很少有数据支持这种观点，但它为临床决策提供了一个框架。如果在这些患者的随访期间，出现破裂、压迫症状或感染，则应再次推荐外科手术。在不复杂的 SOVA 中，手术死亡率低于 1%。然而，在心内膜炎或急性血流动力学障碍的情况下，死亡率可能更高。外科修复术长期生存率较为理想，5 ～ 10 年生存率在 82% ～ 97%。

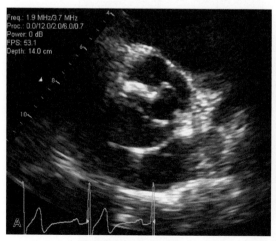 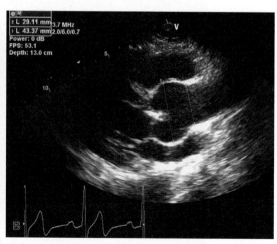

图 25.11　39 岁的双叶主动脉瓣男性患者，12 岁时行主动脉缩窄修复术。A. 显示经胸超声心动图主动脉瓣短轴切面；B. 胸骨旁长轴切面常规随访发现 Valsalva 窦瘤

第五节　急性主动脉综合征

急性主动脉综合征（AAS）是一组威胁生命并有相似临床表现的疾病，包括突发性胸痛、主动脉破裂等，通常需要及时的临床治疗。由西班牙医师Vilacosta和San Román在2001年首次提出。最初包括：主动脉夹层、主动脉壁内血肿（IMH）和穿透性溃疡（PAU）。由于钝性减速性损伤造成的创伤性主动脉破裂（TAR）、主动脉瘤瘘和破裂，也可以包括在AAS中（图25.12）。

这一节讨论主动脉夹层，它是AAS最常见的临床表现。其他AAS疾病在本书的其他部分讨论。主动脉夹层的主要特征包括：①内膜撕裂（原发或继发性）；②通常由于慢性高血压、结缔组织疾病或创伤（中层退行性改变）引起异常血流从动脉腔进入薄弱的中层；③血流引起主动脉管壁纵向撕裂，撕裂的内膜将动脉分成真腔和假腔；④继发的并发症如心脏压塞、主动脉瓣关闭不全和主动脉分支血管灌注不足；⑤长期动脉结构改变（如假腔血栓和动脉瘤形成）。

历史

急性动脉综合征最早由1555年欧洲解剖学家Andreas Vesalius（1514 ~ 1564年）提出，他记载了一个从马背上坠落导致创伤性腹主动脉瘤的人。此后在1557年由他的同事经尸检证实了他的诊断。德国解剖学家Daniel Sennert（1572 ~ 1637年，拉丁文为Sennertus）可能首先在尸解中提到内膜撕裂是主动脉夹层的特征，并于他死后的1650年出版。英国皇家医师Frank Nichols（1699 ~ 1778年），第一个明确描述了主动脉夹层：1760年英国国王乔治二世如厕时用力太猛死在马桶上，尸检后显示死于主动脉夹层。Nichols将主动脉异常描述为主动脉干的"横裂"。

1802年瑞士外科医师Jean Pierre Maunoir（1768 ~ 1861年）首次在血管和主动脉使用"夹层"一词。几年之后，1826年，法国医师René Laennec（1781 ~ 1826年）描述了夹层动脉瘤（anévrysme disséquant）一词。1929年葡萄牙医师Reynaldo dos Santos（1876 ~ 1970年）发明主动脉造影之前，主动脉夹层一词只用于死后诊断。直到20世纪后半叶现代影像技术如超声、计算机断层扫描（CT）和磁共振成像问世之前，主动脉造影是诊断主动脉夹层的主要手段。1955年具有黎巴嫩血统的美国外科医师Michael DeBakey（1908 ~ 2008年）和他的同事报道首例成功修补降主动脉夹层。1962年美国外科医师Frank Spencer 和Hu Blake报道了成功修

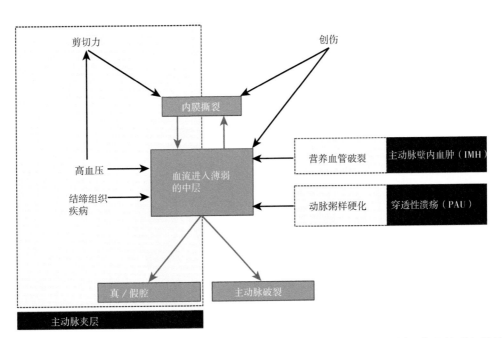

图25.12 急性主动脉综合征。注意，虽然原发性内膜撕裂、营养血管破裂或动脉粥样硬化斑块引起的溃疡导致连锁反应，之前存在的异常如高血压、CTD或创伤促使急性主动脉综合征发生。CTD.结缔组织病（例如马方综合征、Loeys-Dietz、Ehlers-Danlos 4型、特纳综合征和二叶式主动脉瓣）

补升主动脉夹层。

DeBakey 和 Stanford 是主动脉夹层的两种主要分型，在后文详述。DeBakey 在 1966 年提出此分型，另一个由加州斯坦福大学的研究者 1970 年提出。因为主动脉夹层是一个罕见诊断，在任何一个医院都是少数病例，于 1996 年成立国际急性主动脉夹层登记（IRAD），统计来自北美、欧洲及亚洲主要中心的数据。在 21 世纪初，已经发展了经皮血管内修补主动脉夹层技术。

主动脉夹层分型

主动脉夹层可分为按时间和部位两种形式。

发病时间

发病起 2 周内确诊的夹层为急性期；超过 2 周为慢性夹层。

发病部位

按累及部位分类，Stanford 和 DeBakey 是两个最常用的方法（图 25.13）。Stanford 分为 A 型和 B 型。所有累及升主动脉，无论是否累及降主动脉都属于 A 型，包括升主动脉或自升主动脉远端累及至主动脉弓、降主动脉、腹主动脉及以远。B 型夹层仅累及降主动脉。

DeBakey 分型较 Stanford 分型更具体。DeBakey Ⅱ型仅局限于升主动脉。而 DeBakey Ⅰ型为起自升主动脉至任何远端的夹层。DeBakey Ⅰ型和Ⅱ型相当于 Stanford A 型。DeBakey Ⅲ型局限于降主动脉，相当于 Stanford B 型。DeBakey Ⅲ夹层仅局限于胸主动脉为Ⅲa；延伸至腹主动脉为Ⅲb。

流行病学

主动脉夹层是最常见的致死性动脉疾病，占所有

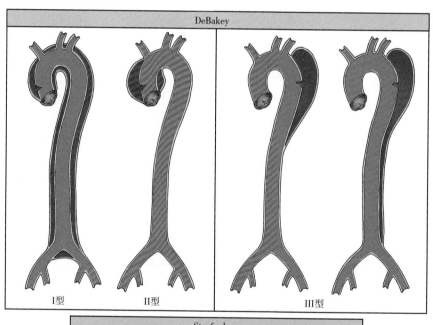

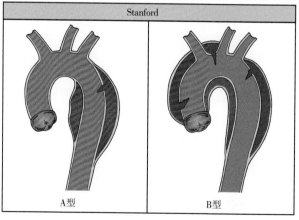

图 25.13　主动脉夹层分型 DeBakey（上）和 Stanford（下）是最常见的主动脉夹层分型。注意，DeBakey Ⅰ型和Ⅱ型对应 Stanford A 型，而 DeBakey Ⅲ型对应 Stanford B 型。图像基于原始出版物（1966 年 DeBakey 和 1970 年 Stanford）

AAS疾病的2/3 ~ 3/4。主动脉夹层的整体发病率低，每年平均0.5 ~ 4.0/10万。因此每年全世界只有几千例新增病例。男性发病约为女性的2倍。起自升主动脉的夹层比降主动脉更常见；在IRAD原始数据中，所有主动脉夹层中Stanford A型约占2/3，Stanford B型约占1/3。

主动脉夹层的患病率呈双峰分布，一个集中于中青年人（40岁左右），另一个集中在老年人（60岁左右）。结缔组织疾病（如马方综合征、Loeys-Dietz、Ehlers-Danlos 4型、特纳综合征和二叶式主动脉瓣）是较年轻患者的主要危险因素，而高血压在老年患者中尤为普遍。

危险因素诱发主动脉夹层的发病机制包括触发初始事件（内膜撕裂或营养血管破裂）或通过加速慢性中层退行性改变，导致随后的夹层发生。

全身性高血压促使内膜撕裂和慢性中层退行性改变。高血压是主动脉夹层患者最常见的危险因素，占患病人数的3/4。因使用可卡因发生的夹层部分是由于全身性高血压。有趣的是可卡因使用更易发生B型夹层。

某些遗传性结缔组织疾病是发生主动脉夹层最重要的危险因素，尤其是A型夹层。除了特纳综合征，这些疾病往往有常染色体显性遗传。包括马方综合征（原纤维蛋白基因突变所致），Loeys-Dietz综合征（编码转化生长因子β受体1和2的基因突变），Ehlers-Danlos综合征4型（胶原蛋白基因突变），二叶式主动脉瓣与先天性主动脉管壁异常相关（如NOTCHI1基因突变），主动脉缩窄（如特纳综合征X染色体单体）。尽管这些疾病罕见，它们在主动脉夹层中占有很高比例，尤其是40岁以内患者。例如，马方综合征在普通人群的发病率约0.02%（1/5000人），但在原始IRAD记录中约占所有主动脉夹层的5%。

由于未知原因，妊娠是主动脉夹层一个危险因素，尤其患马方综合征和二叶式主动脉瓣病变。40岁以下女性主动脉夹层患者约50%发生在妊娠期间，尤其是最后3个月和产褥期。主动脉夹层偶有医源性，继发于主动脉插管（如动脉造影时或插入主动脉内球囊反搏期间）或手术（主要由于主动脉瓣膜手术）。动脉粥样硬化虽然和很多其他主动脉疾病相关，但通常不认为是主动脉夹层的直接危险因素，除非发生穿透性动脉粥样硬化溃疡。

病理生理学

主动脉管壁有三层结构。中膜含有强大的弹性纤维，其内是血管腔侧薄的内膜，其外是被覆血管外壁的外膜，是血管壁抗张强度的主要来源。管壁有营养血管，即从管壁外膜穿透的小动脉，提供营养。主动脉管壁夹层形成的病理生理学包含3个元素：基本特征、并发症和长期主动脉管壁的变化。

基本特征

主动脉夹层发生是由于正常的主动脉腔内血液得以进入主动脉中层，并沿纵向方向向近端或远端撕裂。撕裂产生的主动脉内膜将主动脉腔分为真腔和假腔。尽管大部分膜片起自撕裂的中膜，内中膜经常被称为内膜。

中层的破坏引起各种并发症，临床表现因位置不同而异。A型夹层可引起心脏压塞、主动脉瓣关闭不全、冠状动脉或脑循环灌注异常。B型夹层可导致脊椎和内脏动脉循环灌注不良。

典型的主动脉夹层主要以内膜从管腔的一侧撕脱开始，血流启动了随后的连锁反应，主动脉血管壁纵向撕裂和继发并发症。收缩压升高幅度和速率越高，主动脉中层的切割力越大。

既往存在的中层结构异常（如结缔组织疾病或慢性高血压）加重撕裂蔓延程度。从历史上看，中层变化诱发主动脉夹层被描述为"中层囊性坏死"。这个术语并不准确，因为改变既非囊性变也不是坏死。中层退行性改变可能是一个更好的词。

虽然主动脉内膜的撕裂可能影响任何部分，但通常发生在剪切应力最高的两个点之一：① A型夹层升主动脉右冠状动脉开口以远；② B型夹层锁骨下动脉开口以远并靠近动脉韧带附着处。

壁内血肿可以被认为是主动脉夹层的另一种形式，最初营养血管破裂导致壁内血肿侵蚀到管腔，造成中层和主动脉腔之间的内膜撕裂。因此，壁内血肿的内膜撕裂不是主要事件（如典型夹层），而是继发现象。由壁内血肿进展为主动脉夹层这一观点并不新，可追溯到1920年尸检的描述。

1934年首次描述穿透性动脉粥样硬化性溃疡也可能导致主动脉夹层，尽管主动脉破裂在这类溃疡中更常见。

不论主动脉夹层如何发生，沿夹层撕裂的内膜片有入口和出口。

并发症

主动脉夹层可能并发灌注不良综合征，主动脉瓣关闭不全，并破裂到邻近的空腔内。灌注不良综合征在主动脉分支区域可能会导致A型夹层的冠状动脉和脑缺血；A或B型夹层的脊柱、四肢和（或）腹部缺血。主动脉瓣关闭不全可能是A型夹层的一个并发症。主动脉瓣关闭不全的机制是多因素的，包括窦管交界消失和小叶支持丧失，以及撕脱内膜经主动脉瓣脱垂进入左心室。主动脉夹层可能破裂至心包、胸腔和或腹膜间隙，导致积血。心脏压塞是最常见的导致 A 型夹层死亡的原因。对这种并发症的治疗方法是紧急外科手术修补主动脉夹层而不是心包穿刺引流。

长期改变

如果患者存活并且在发生后 2 周内没有进行外科手术，主动脉夹层进入慢性期，假腔内血栓形成或持续存在。血栓栓塞使真腔缩小，并重建真腔内的正常血流。假腔内血栓形成之前有血流淤滞，超声心动图表现自发显影（"烟雾"）。假腔由于再入口而持续存在。持续存在的假腔的内膜片可内皮化产生所谓的双腔主动脉。而且，假腔外壁进行性薄弱可引起继发性主动脉瘤。

主动脉夹层诊断

因为该疾病的患病率低，主动脉夹层的诊断需要

高度怀疑。典型的主动脉夹层表现为剧烈的、沿病变发展方向的撕裂样或刀割样胸痛，因撕裂引起的经常转移胸痛是撕裂或撕裂性质。物理诊断并不可靠；1/3 或更少病例出现特殊体征（如脉搏消失或局灶性神经系统症状）。

目前有 4 种成像技术可用于主动脉夹层诊断：超声心动图、计算机断层扫描（CT）（图 25.14 A 和 B）、磁共振成像（MRI）（图 25.14 C 和 D）和主动脉造影。经食管超声心动图或计算机断层扫描是急性主动脉夹层首选的诊断方法。然而，虽然偶尔可以通过经胸超声心动图诊断主动脉夹层（图 25.15），但这种成像技术并没有足够的诊断灵敏度或特异性，因此，应仅作为一个粗略的筛选工具。

磁共振成像是最适用于慢性夹层。主动脉造影在四项技术中最具有侵入性，与非侵入性技术相比对诊断没

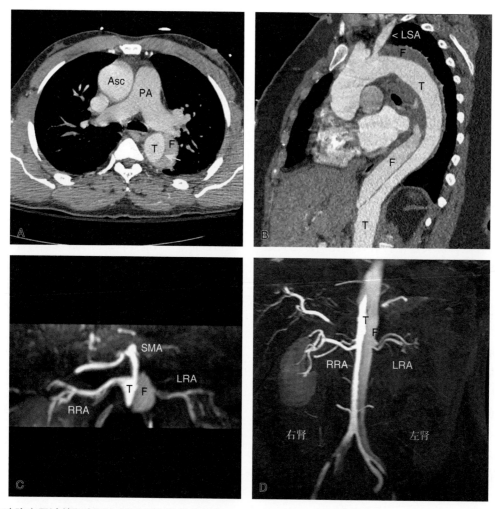

图 25.14　主动脉夹层计算机断层扫描和磁共振成像显像。A 和 B，增强计算机断层扫描显示急性 B 型主动脉夹层。A. 横断面显示胸主动脉内膜撕裂的典型外观（箭头），将主动脉腔分为真腔（T）与假腔（F）。注意在升主动脉（Asc）中没有夹层。PA. 肺动脉。B. 矢状面显示 B 型夹层通常始于紧邻左锁骨下动脉（LSA）起始处以远。C 和 D，磁共振成像显示从胸主动脉延伸到腹主动脉的慢性 B 型主动脉夹层。横断面（C）和冠状面（D）证明右肾动脉（RRA）起自真腔（T），而左肾动脉（LRA）起自假腔（F），导致左肾灌注不足。SMA. 肠系膜上动脉

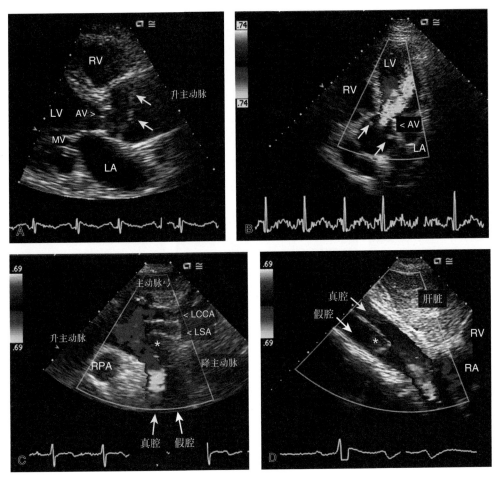

图 25.15　经胸超声心动图显示主动脉夹层。A. 在胸骨旁长轴切面显示急性 A 型夹层患者主动脉根部的撕裂内膜（箭头）；B. 在心尖五腔心切面显示 A 型主动脉夹层（箭头）导致严重主动脉瓣反流；C. 胸骨上窝显示 B 型主动脉夹层。注意左锁骨下动脉（LSA）起始处以远的典型夹层部位（星号）；D. 剑突下显示撕裂内膜从胸主动脉远端延伸到腹主动脉。星号代表真腔和假腔之间交通；AV. 主动脉瓣；LA. 左心房；LCCA. 左颈总动脉；LV. 左心室；MV. 二尖瓣；RA. 右心房；RPA. 右肺动脉；RV. 右心室

有额外价值。然而，主动脉造影在放置支架或在内膜撕裂处医源性开窗进行治疗或减轻主动脉夹层程度有益。

主动脉夹层超声心动图表现

超声心动图、CT 或 MRI 对主动脉夹层成像的主要目的是辨认主动脉夹层的 3 个基本特征：主要发现、并发症和长期的变化。由于经胸超声心动图诊断主动脉夹层缺乏敏感性和特异性，选择经食管超声心动图（图 25.16 和图 25.17）进行诊断。尽管如此，经胸超声心动图检查主动脉夹层并发症可能是非常有价值的。

超声心动图上真、假腔之间撕脱的膜样回声似飘带平行于动脉长轴。短轴比长轴更容易看到。升主动脉内的线性混响伪像不应该被误认为是 A 型夹层。同样，奇静脉和降主动脉之间的带状组织不应该被误认为是夹层（图 25.18）。

真腔收缩期扩大，舒张期缩小，且往往小于假腔。

因为真腔管壁是内膜，假腔管壁是撕裂的内膜，内膜动脉粥样硬化改变有助于确定真腔。假腔内更易血流淤滞，产生自发显影（"烟雾"）和血栓形成。微泡造影有助于鉴别真、假腔，造影剂在进入假腔之前先进入真腔（图 25.19）。

真腔进入假腔的好发部位（A 型位于右冠窦远端几厘米处，或 B 型位于紧邻胸主动脉左锁骨下动脉起始远端）。同样，可以在夹层远端看到出口，彩色血流由假腔进入真腔。

标准的经食管和经胸超声心动图技术很容易观察到主动脉夹层的并发症：主动脉瓣关闭不全；由于冠状动脉受累引起的左心室节段性室壁运动异常；心脏周围无回声的心包积液；夹层累及主动脉分支血管。尽管经胸超声心动图诊断主动脉夹层是不够的，但经胸超声心动图检查发现已知并发症是诊断患者可能有主动脉夹层重要的线索。

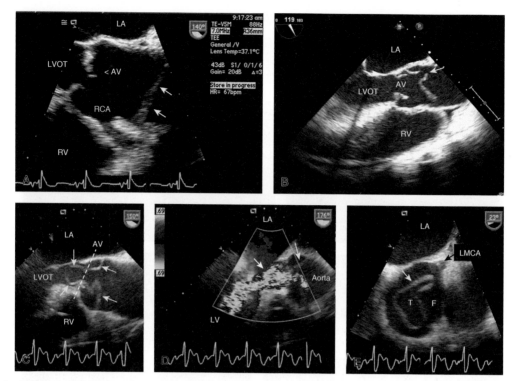

图25.16　经食管超声心动图显示 A 型夹层。A. A 型主动脉撕裂内膜（箭头）通常始于紧邻右冠状动脉（RCA）开口远端。B. 撕裂内膜（箭头）收缩期（原文为舒张期）在升主动脉内，未脱入患者的主动脉瓣内。相比之下，C 和 D 显示撕裂内膜（黄色箭头）舒张期脱入主动脉瓣（AV）。撕裂内膜脱垂是导致 A 型夹层主动脉瓣反流（白色箭头）的几种机制之一。E. 短轴切面显示环形撕裂内膜将升主动脉分为真腔（T）和假腔（F）。LA. 左心房；LMCA. 左冠状动脉主干；LV. 左心室；LVOT. 左心室流出道；RV. 右心室

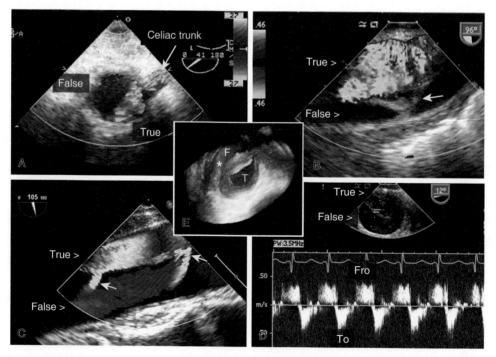

图25.17　经食管超声心动图（TEE）显示 B 型主动脉夹层。A. 腹腔干真腔内彩色充填。假腔位于真腔左侧，彩色多普勒显示少许血流；B. B 型胸主动脉降段夹层。箭头所指该水平中层不完全撕脱。残存中层组织有助于确定假腔；C. 真腔和假腔之间显示入口和再入口（箭头）；D. 频谱多普勒显示进出血流信号；E. 三维 TEE 图像显示了撕裂的内膜将管腔分为真腔（T）和假腔（F）。注意在假腔和撕脱内膜之间的锐角（星号）。该锐角有助于识别假腔

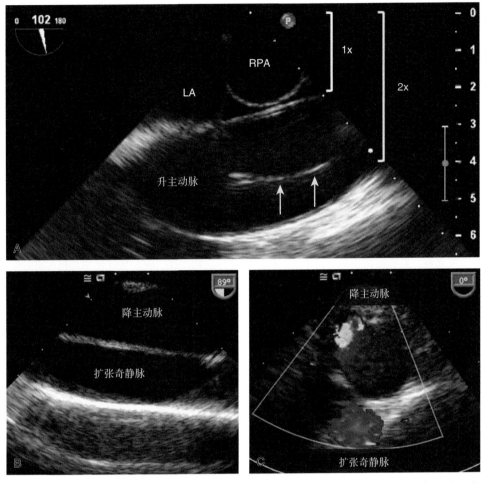

图 25.18　主动脉夹层伪像。A.升主动脉内的线性混响伪像不应该被误认为是 A 型夹层。注意伪像是位于主动脉前壁（1X）的两倍深度处（2X）产生的混响伪像；B 和 C.奇静脉和降主动脉之间的带状组织不应该被误认为是 B 型主动脉夹层。本例奇静脉异常增大，是因为先天性肝段下腔静脉（IVC）缺如，奇静脉延续了下腔静脉。LA.左心房；RPA.右肺动脉

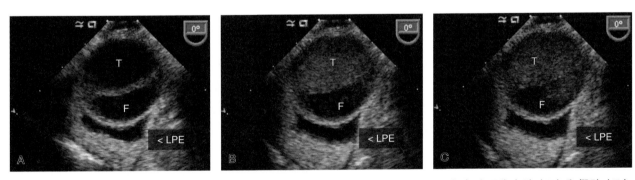

图 25.19　使用微泡造影诊断主动脉夹层。静脉注射超声微泡造影（如 perflutrane）有助区分真腔（T）和假腔（F）。该患者胸主动脉夹层（A），造影剂先充填真腔（B），然后进入假腔（C）。图像还显示了左侧胸腔积液（LPE），这往往是主动脉夹层的并发症

长期变化引起假腔内超声自发显影，最终导致血栓形成和假腔消失（图 25.20）。经食管超声心动图也可用于连续监测主动脉夹层后可能形成的动脉瘤。

经食管超声心动图的主要缺点是无法观察到胸主动脉头臂干的起始部位；由于这个位置主动脉弓后方有食管、气管、左主支气管，所以是一个盲区。然而，这个部位往往可以在胸骨上窝经胸检查。

治疗和预防

A 型主动脉夹层是绝对急危重症，由于生存的可能性以小时递减，所以需要及时手术修复。未手术的 A 型患者 3 个月内死亡率高达 90%。对于 B 型夹层，药物治

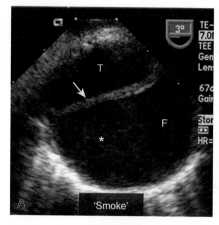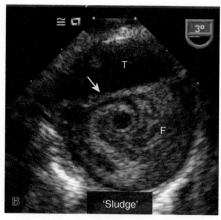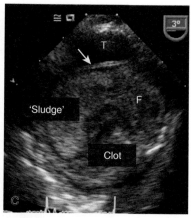

图25.20 假腔的长期变化。A.近端胸主动脉假腔（F）内只有少量的自发显影或"烟雾"（星号）。这表明在假腔内血流淤滞。注意真腔（T）内没有"烟雾"；箭头指向撕裂的内膜；B."烟雾"变成更密集的"泥"状，表示胸主动脉假腔中血流淤滞程度更高。箭头指向撕裂的内膜；C.在胸主动脉远端，在"泥"状沉淀中血栓形成，箭头指向撕裂的内膜

疗比手术修复平均死亡率更低。因此，除非合并并发症，药物是治疗首选。经皮血管内支架置入术是手术修复B型夹层的替代疗法。无论患者是否手术，均给予药物治疗。多种药物治疗方案包括推荐使用β受体阻滞剂控制全身血压和降低全身血压升高的速率。

总结

当血液进入主动脉中层并纵向撕裂时发生主动脉夹层。急性主动脉夹层是绝对急危病症需要及时诊断，并且通常需要急诊手术。急诊优先选择经食管超声心动图和增强CT，而MRI更适用于慢性夹层。通过这些成像技术诊断主动脉夹层的3个影像学特征包括：①基本发现（撕裂内膜、假腔、真腔、入口和再入口）；②并发症的表现（主动脉瓣关闭不全，主动脉分支的灌注不足；心包或胸腔积液）；③长期变化（假腔的血栓形成、双腔主动脉、继发性主动脉瘤）。

第六节　穿透性动脉粥样硬化溃疡和主动脉壁内血肿

穿透性动脉粥样硬化溃疡

穿透性主动脉溃疡（PAU）指动脉粥样硬化病变的溃疡穿透主动脉内弹性膜进入中层（图25.21）。虽然PAU的临床表现与典型的主动脉夹层相似，但PAU被认为是一种内膜疾病（即动脉粥样硬化），而主动脉夹层和壁内血肿（IMH）主要是中层疾病，涉及弹性纤维和平滑肌细胞的退行性变化。

病因学

PAU最常见的病因是动脉粥样硬化斑块的侵蚀或破裂，纤维帽的破坏导致溃疡。这种溃疡可以局限于内膜或穿透至中层甚至外膜，取决于内弹性膜是否被破坏。营养血管破坏后继发形成IMH。（溃疡斑有破口的局部主动脉IMH经常长度不等，延伸至主动脉中层外1/3，并且有时破裂可能通过中层。产生的血肿可能局限于此或穿透中层，从外膜向中膜撕裂）。在这种情况下，可能形成主动脉外膜包绕的假性动脉瘤，并伴破裂。一旦

形成，PAU可能保持静止，但薄弱的主动脉管壁可能形成囊状、纺锤状或假性动脉瘤。血管外层破裂可能进入纵隔、右侧或左侧胸腔，但这种情况不常见。也可能发生溃疡的血栓或动脉粥样硬化碎片栓塞到远端动脉循环。偶尔，中层血肿破裂到主动脉腔内，导致典型的夹层两个腔内均出现血流。

PAU可发生在主动脉的任何部位，但最多的是在胸主动脉的中间和远端部分。PAU发生在升主动脉和弓部相对不常见。PAU有时有多个病灶，这是因为主动脉粥样硬化是一个弥漫性过程。它们可以发生在管径正常的主动脉，但更多发生在直径增宽的主动脉。

影像学特点

PAU的诊断需要显示溃疡或管壁类似火山口样改变（成像时看不到内弹性膜）（图25.22和图25.23）。因为无法识别内弹性膜的隆起，PAU只有当凸出到主动脉管腔之外才能被检测到。动脉粥样硬化性溃疡没有进入中层可能难以与PAU区分开（图25.24和图25.25）。因

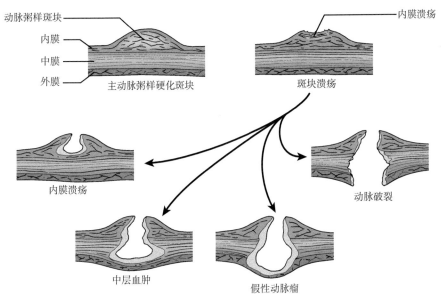

图25.21 从主动脉粥样硬化发展到动脉破裂的主动脉粥样硬化溃疡(引自Stanson AW, et al.Penetrating atherosclerotic ulcers of the thoracic aorta: natural history and clinicopathologic correlations.Ann Vasc Surg, 1986, 1:15-23.)

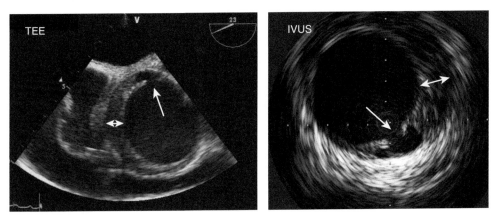

图25.22 Visualization of a penetrating aortic ulcer in the ascending aorta in combination with an intramural hematoma showing a typical crescent shape with thickening of the aortic wall. Transesophageal echocardiographic (TEE; *left*) and intravascular ultrasound (IVUS; *right*) images，demonstrating aortic ulcer (*single-headed arrows*)，fibrous cap，and intramural hematoma (*double-headed arrows*). (*From Janosi RA，et al. Recent advances in the diagnosis of acute aortic syndromes.* Expert Opin Med Diagn *2012; 6:529–540*).

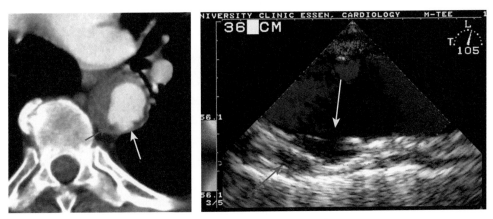

图25.23 经食管超声心动图（右图）显示降主动脉穿透性动脉粥样硬化溃疡，动脉粥样硬化破裂和残留的纤维帽。此外，计算机断层扫描（左图）和经食管超声心动图（右图）显示壁内出血（红色箭头）和斑块溃疡（黄色箭头）征象

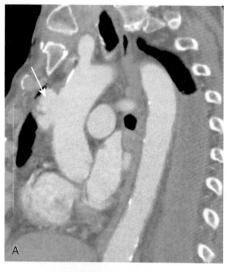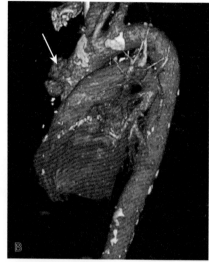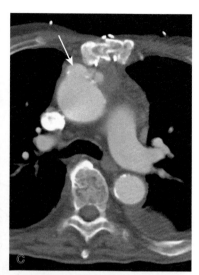
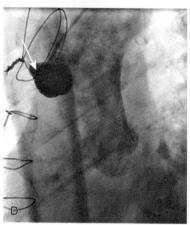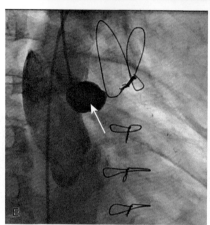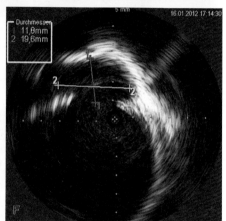

图25.24　Penetrating aortic ulcer of the ascending aorta by computed tomography in a surgical view（*top；left and right*）as well as threedimensional computed tomography（*top，middle*）.During angiography（*bottom；left and middle*），contrast injection into the aorta clearly depicted the penetrating atherosclerotic ulcer. Intravascular ultrasound（*bottom, right*）allowed measurement of the penetrating atherosclerotic ulcer.（*From Janosi RA，et al. Recent advances in the diagnosis of acute aortic syndromes. Expert Opin Med Diagn 2012；6：529-540*）.

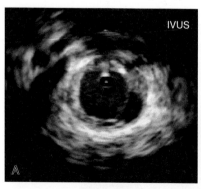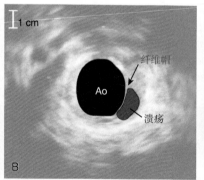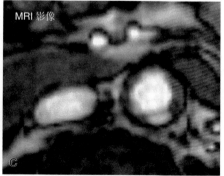

图25.25　血管内超声（IVUS；A和B）和磁共振成像（C）显示穿透性动脉粥样硬化溃疡。Ao.主动脉；MRI.磁共振图像（引自Erbel R. Diseases of the thoracic aorta. Heart，2001，86:227-234.）

此，PAU的诊断必须特别小心，尤其是偶然检测到疑似主动脉损伤。

　　如前所述，另一个可能被误认为是PAU的是IMH形成的溃疡状凸起。这些局限的充血的袋经3mm以上的交通孔凸入IMH。溃疡状凸起被认为是局限性夹层和短的撕裂内膜，导致中层内部小的血液积聚。与PAU

的区分可能是困难的。一般来说，PAU具有锯齿状边缘，在内膜层有多个不规则边，并可伴有局部血肿。

　　经食管超声心动图（TEE），计算机断层扫描（CT）和磁共振成像（MRI）都可以检测PAU及其并发症。一旦确诊，应注意评估：①溃疡穿透的最大深度，从主动脉腔测量；②其最大入口处宽度；③其相关的中层血肿的轴向长度。应报告的检查结果见框25.2。

影像学检查

计算机断层扫描

CT典型表现是局限性，造影剂填充时主动脉管壁与管腔连通。它的外观被比作"领扣"。如上所述，PAU最常见于胸主动脉的中间或远端。内膜钙化部位外侧的主动脉管壁增厚（增强）表明存在局部IMH。这些通常与严重动脉粥样硬化一起被发现。CT与TEE相比具有一定的优势，因为它可以检查TEE无法检查的主动脉区域，可以更完全地识别由PAU产生的外凸。此外，CT还可以检查钙化的动脉粥样硬化包绕的溃疡斑块。CT血管造影（CTA）也比TEE更能展示腔外异常，包括纵隔或胸腔的假性动脉瘤或液体。

表25.5 穿透性动脉粥样硬化溃疡成像方法选择的建议

方法		优点	缺点
CT扫描	1	检查PAU，特别是小的PAU优于TEE；可以评估整个主动脉和其他胸腔结构；检测管腔外异常优于TEE（如假性动脉瘤，纵隔积液）；推荐CT扫描随访	电离辐射和碘造影剂
MRI	2	显示多个非造影图像；适合检测相关性IMH并发的PAU；适合区分原发性IMH和主动脉粥样硬化斑块及管腔内血栓	不如CT应用广泛；依赖操作者
TEE	3	鉴别诊断PAU和ULP	比CTR和MRI研究少半侵入；依赖操作者

CT.计算机断层扫描；IMH.壁内血肿；MRI.磁共振成像；PAU.穿透性动脉粥样硬化溃疡；TEE.经食管超声心动图；ULP.溃疡样凸起，数字1，2和3指一线，二线和三线成像方法

大多数由CT偶然发现的PAU无症状（82%）。位于胸主动脉的PAU比位于腹主动脉更可能产生症状（22.8%对6.7%）。如上所述，PAU预后较差，特别是当存在IMH时。

经食管超声心动图

已描述A型PAU的经胸超声心动图（TTE）诊断。TTE并不总能提供足够的决策信息，需要额外的成像以确诊。TEE用于诊断PAU的研究比CT和MRI少，但TTE不能确诊时可能是有价值的。TEE有助于观察在升主动脉、主动脉弓和降主动脉的PAU（图25.22和图25.23；图25.26和图25.27）。特别是当位于主动脉弓时，PAU可能在扫描范围之外而被漏掉（图25.24和

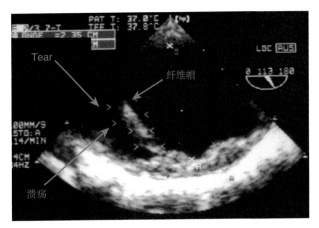

图25.26 降主动脉穿透性动脉粥样硬化溃疡破裂后，主动脉壁严重受损，纤维帽自由漂浮在主动脉腔内

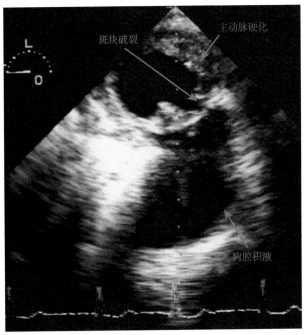

图25.27 病变严重的穿透性动脉粥样硬化溃疡进入胸腔。箭头所示胸腔积液、斑块破裂和主动脉硬化

图25.25）。特征性发现类似于CT和MRI观察到的主动脉管壁的火山口样隆起，常具有锯齿状边缘，一般与广泛的主动脉粥样硬化有关。出现局部主动脉夹层虽然不多见，但是如果存在撕裂膜，往往是厚的、不规则的、不飘动并且往往长度有限。有限的长度可能是由于动脉粥样硬化继发的瘢痕形成或萎缩导致撕裂面缺失。

血管内超声

用血管内超声检测PAU的报告有限（图25.22，图25.24，图25.25和图25.28）。主要用于介入放射学判断PAU确切的位置及设计支架置入术治疗。

磁共振成像

MRI可不用造影剂在多平面中观察整个主动脉。MRI检测局灶性或广泛的IMH非常适合，表现为在T_1加权图像上主动脉管壁内高密度信号影（图25.25）。已经证明MRI在区分急性IMH、动脉粥样硬化斑块和慢性腔内血栓方面优于常规CT。

血管造影

由于TEE轴向成像模式的优越性和高分辨率，基于导管的主动脉造影很少用于诊断PAU。这些成像技术也较好地提供了血管壁周围的情况，使判定相关壁内血肿更加容易。主动脉造影的特征性表现是造影剂填充的

龛影，类似胃肠道溃疡，通常是由于主动脉管壁溃疡区"鹅卵石"。不存在撕裂内膜或假腔情况下与弥漫性动脉粥样硬化是一致的（图25.24和图25.28）。

成像算法

CTA是首要的诊断性成像方法。应用广泛，评估其他胸腔结构，为拟订手术计划或胸主动脉血管内修复提供必要的三维重建图像。此外，检测小溃疡CT优于TEE，能有效评价溃疡穿透程度、主动脉管壁内或外出血程度。MRI对于区分PAU、IMH、动脉粥样硬化斑块和管腔内慢性附壁血栓效果出色。然而，MRI不如CT应用广泛，而且不能检测通常伴随PAU的内膜钙化位移。诊断PAU推荐成像方法见表25.5。尽管对PAU的自然史和处理方法各持己见，但都认为对于所有PAU，即使是偶然发现，也要保证密切的临床和影像学随访，通常使用CTA。病情进展的表现包括主动脉直径的增加或管壁增厚，或薄壁的囊状动脉瘤。存在主动脉外血液表明管壁破裂。

穿透性动脉粥样硬化性溃疡的连续随访

PAU的自然史仍是未知。和IMH一样，已报道几种结局。许多PAU患者不需要实时主动脉修复，但他们需要通过CT或MRI一系列影像学检查的密切随访，并记录疾病进展。虽然许多作者已经报道了主动脉溃

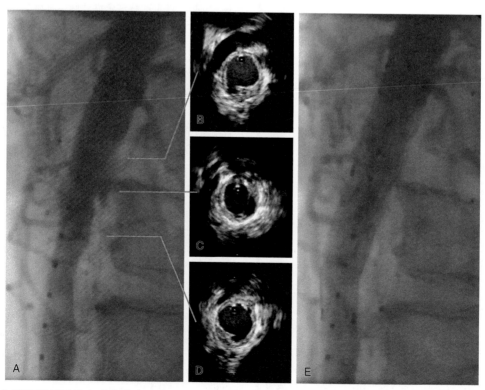

图25.28　A.血管造影显示降主动脉内多处穿透性动脉粥样硬化性溃疡；B～D.血管内超声，显示溃疡穿透不同深度；E.使用腔内金属支架固定主动脉壁

疡倾向于发展为进行性动脉瘤扩张，但这一进程通常很慢。自发性完全性主动脉破裂不常见，但可能会发生。偶然发现的一些PAU患者，大小和进行性增大是并发症唯一的预测因子。CT和MRI优于TEE随访评估PAU。成像间隔时间同主动脉夹层。

治疗

CT和其他影像技术的出色成像提高了复杂性PAU局部切除和支架置入术的能力。这种技术局限于症状显著的患者，其死亡率为7.2%。血管内治疗（图25.28）目前似乎可行，侵入性较小，具有较低的发病率和死亡率。

结局及预后

PAU预后不良，特别是证明有IMH存在时。预后不良的患者通常有持续或复发性疼痛、胸腔积液、大的主动脉直径或溃疡深度。PAU合并IMH、假性动脉瘤的患者占40%，而没有IMH的PAU患者为9%。

壁内血肿

与典型的主动脉夹层相比，壁内血肿没有撕裂的内膜、再入口或双腔动脉。通常，IMH表现为主动脉管壁呈新月形或环形增厚，达0.5cm以上（图25.29～图25.31），如前所述，不存在活动的撕裂内膜。与动脉粥样硬化和PAU粗糙不平的管壁相比，壁内血肿保留了主动脉腔的形状，管壁呈曲线且通常光滑。然而，这两种管腔结构可同时存在。主动脉管壁间血肿也有低回声区。

Evangelista等描述了IMH中的七种演变模式：消退，典型的纵向夹层，局限性夹层，梭形或囊状动脉瘤，假性动脉瘤和持续IMH。因此，只接受药物治疗的患者需要不间断成像检查排除病情进展，因为临床体征和症状无法进行预测。

值得注意的是，IMH可能难以与典型的主动脉夹层假腔内的血栓形成区分，因为这两者都可以表现为主动脉管壁的新月形增厚。

IMH通常被认为是主动脉夹层的变异，占急性主动脉的10%～25%。被认为是由于营养血管破裂，导致主动脉中层内弹力层之间的出血。然而，最近的研究结果表明，至少有一些IMH可能是由小的内膜撕裂引发，通过现有的主动脉成像技术无法检测。IMH和自发性（典型）主动脉夹层、穿透性溃疡、主动脉创伤、心导管术和心脏手术导致的医源性损伤有关。

IMH必须与管壁血栓区分开来。鉴别诊断主要基于内膜和钙沉积的检测。进一步的鉴别诊断特点见表25.6。IMH A型和B型进展到夹层或破裂的预测因素见框25.3。

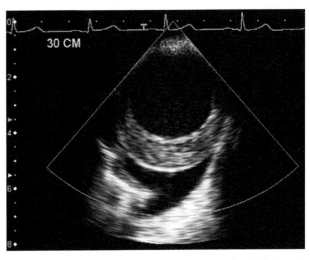

图 25.29　壁内血肿管壁增厚，0.9mm，呈典型的新月形。无回声腔（如三角形）表示左侧胸腔积液

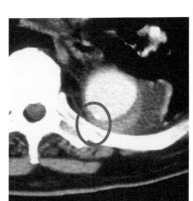
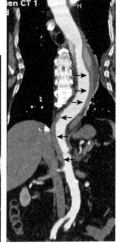

图 25.30　纵断面观察壁内血肿及移位到管腔的钙化（红色圆圈）、胸腔积液（左图）、增厚的主动脉壁（右图）

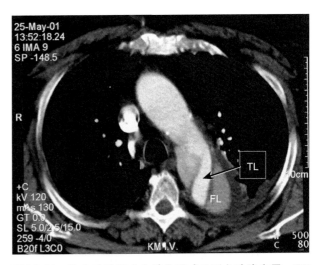

图 25.31　降主动脉壁内血肿发展成B型主动脉夹层，CT扫描显示真腔受压，低密度影的假腔扩大。真腔（TL.箭头所示）和假腔（FL）

致谢

我们感谢 Thomas Schlosser，MD 和 Michael Forsting，MD（诊断和介入放射学研究所）提供 CT 和 MRI 图像。

表 25.6　壁内血肿（IMH）与管壁血栓形成特征

	IMH	主动脉血栓
主动脉内径	通常正常	主动脉假性动脉瘤
内膜	＋	－
钙化移位	＋	－
表面	光滑	不平整，粗糙
分层	可有	可有
分层变化及无回声区	可有	－
主动脉周围血肿	可有	－

框 25.3　A 型和 B 型壁内血肿进展致破裂的不良预测因素

较年轻
持续性疼痛
主动脉直径 ≥ 50 ～ 53mm
主动脉壁厚度 ≥ 11 ～ 16mm
壁内血肿扩张
主动脉受压
穿透性溃疡
主动脉周围出血
心包积液
胸腔积液增多
未长期使用 β 受体阻滞剂
马方综合征

（引自 Pelzer JM, et al J Am Soc Echocardiogr，2007，20：1260-1268.）

第七节　主动脉创伤

钝性主动脉创伤（BAT）是一种危及生命的损伤，因为大多数患者死于事故现场和住院期间可能发生的迟发性外膜破裂。多平面经食管超声心动图（TEE）和增强螺旋计算机断层扫描（CT）诊断需要修补的 BAT 有相似的准确度。既往，进行紧急手术以避免致命的外膜破裂。最近，延迟修复已成为新的处理标准，主动脉支架置入术逐渐取代了传统手术。也有轻微的主动脉损伤后自发治愈的报道。

病理学

约 90% 的 BAT 病例累及主动脉峡部。这段主动脉位于左锁骨下动脉和第一肋间动脉之间，可活动的主动脉弓此处变得相对固定于胸廓。当突然减速时（例如正面碰撞、侧向碰撞、垂直减速）产生的牵拉力、旋转力和剪切力最大程度地作用在这个地方。送至医院救治的 BAT 患者很少累及主动脉其他解剖节段。主动脉直接损伤不常见。因为钝性心脏损伤有相同的病理生理学，它们可能与 BAT 相关联。

最常见的 BAT 包括整个内层和中层的断裂。在这种情况下，外层和周围组织可暂时止血。因为破裂的致命风险，所以广泛提倡及时诊断、严格控制血压和快速修复 BAT。创伤性主动脉夹层和壁内血肿发生频率较低。浅表性主动脉损伤仅涉及内层。它们太小且位置表浅，不会对外层产生过大的压力，因此，具有良好的自然病史。然而，内膜撕裂导致胶原纤维暴露的部位可能形成急性血栓，发生相关的动脉栓塞。

统计学和表现症状

BAT 通常发生在高速机动车事故、高空坠落的患者，或被机动车辆撞击的行人。有 BAT 的患者经常没有直接胸壁损伤的外部体征。已报道大量 BAT 相关放射学检查结果，显然，正常的纵隔轮廓不能排除潜在的 BAT。因此，没有临床或放射学特征能准确识别 BAT 患者。提示身体高能量冲击指数可用于筛选高危患者，进行额外的检查，以明确地排除 BAT（框 25.4）。

超声心动图检查

TEE 检查外膜下（含外膜）BAT 通常发生在主动脉峡部，必须与自发性主动脉夹层区分（表 25.7）。厚且不规则的血管中膜或主动脉腔内有撕裂的附壁物，反映了内中层的损伤。在长轴切面（90°），因为中断局限于主动脉峡部（图 25.32），中间膜片通常几乎垂直于主动脉管壁贯穿整个血管腔。不像主动脉夹层的内膜

框 25.4　持续钝性主动脉创伤患者高风险的识别因素

• 剧烈减速（正面碰撞、侧面碰撞、从高度 > 4m 坠落），未系安全带从汽车弹出者，行人或骑自行车者被机动车辆碰撞，死于事故
• 需要机械通气的胸部创伤，冲击时创伤所受明显剪切力作用于内在器官（例如膈肌破裂、肠系膜撕裂）
• 假性主动脉缩窄综合征，左侧大量胸腔积血，不明原因的低血压或休克
• 与放射学检查结果一致的纵隔血肿/假性动脉瘤形成，异常纵隔轮廓

表 25.7	经食管超声心动图鉴别诊断钝性主动脉外膜下创伤和主动脉夹层

钝性主动脉外膜下创伤	主动脉夹层
二维图像	
• 主动脉壁破裂显示中间膜片（整个内膜和中层）：厚的，几乎垂直于主动脉壁（90°），移动性减少	• 主动脉夹层显示撕裂的内膜（形成两个不同的管腔）：薄的、几乎平行于主动脉壁（90°）
• 假性动脉瘤形成：异常动脉轮廓不同程度扩张	• 没有假性动脉瘤；主动脉轮廓正常，呈均匀性扩张
• 纵隔血肿：常见（大量）	• 纵隔血肿：不常见
• 左侧胸腔积血：常见（大量）	• 左侧胸腔积血：不常见
彩色多普勒	
• 中间膜片两侧的血流速度相近	• 假腔内血流速度较缓＋血栓形成
• 主动脉壁破裂处周围五彩血流（血流湍流）	• 近层流（除入口及再入口）
• 无入口和再入口	• 存在入口及再入口
超声心动图所示病灶部位	
• 局限于主动脉峡部（距门齿 25～30cm）范围不同	• 根据解剖类型，胸主动脉受累

（引自Vignon P, et al. Role of transesophageal echocardiography in the diagnosis and management of traumatic aortic disruption. Circulation，1995，92：2959-2968.）

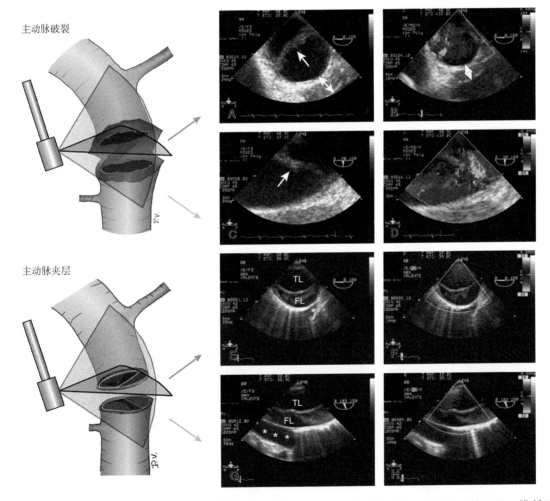

图 25.32　经食管超声心动图比较主动脉峡部血管外膜下破裂（上排）和主动脉夹层（下排）图像不同，横断面（0°，A，B，E，F）和纵轴切面（90°，C，D，G，H）。主动脉破裂（A，箭头）厚的中间膜片、轻度纵隔积血（A和B，双头箭头）。彩色多普勒（B）不能区分主动脉双腔，由于纵轴切面几乎垂直于血管壁且局限于主动脉峡部（C，箭头）。彩色多普勒显示主动脉壁破裂周围的湍流血流（D）。相比之下，主动脉夹层的撕裂内膜更薄且区分真和假腔（E和G，TL和FL）。由于病变涉及解剖范围更广（G和H），纵轴切面几乎平行于主动脉壁。彩色多普勒（F和H）反映假腔中血流速度较低及血栓形成（E至H）。注意少量左侧胸腔积液（E和G，星号）

片，中间膜片在心动周期中不来回摆动，没有形成明确的主动脉双腔。因此，彩色多普勒评价的血流速度通常在中间膜片两侧相似。主动脉管壁破裂处和附近经常发现花彩血流，是由于局部存在湍流（图25.32）。管壁破坏引起的血管阻塞可识别假性主动脉缩窄综合征（图25.33）。血管局部形变引起外层压力增加导致急性假性动脉瘤，主动脉增宽。常发现纵隔血肿和左侧胸腔积血（表25.7）。虽然非特异，大量纵隔血肿和BAT相关性更大。主动脉假性动脉瘤的大小和纵隔血肿间接反映外膜破裂的风险。

任何年龄都可发生继发于严重钝性胸部创伤的创伤性主动脉夹层。TEE检查所见与自发性主动脉夹层相似（表25.7，图25.34）。创伤性壁内血肿可累及升或胸主动脉。表现为环形或似新月形主动脉管壁增厚，无撕裂的内膜。

浅表的主动脉损伤包括内膜撕裂和潜在的活动性血栓。通常它们也位于主动脉峡部或主动脉峡部附近。主动脉宽度和外形无变化（图25.34），彩色多普勒评估血流仍为层流。罕见纵隔血肿。撕裂的内膜表现为薄且在管腔内移动的主动脉附壁物。附壁血栓可能体积大、活动度好，导致动脉栓塞（图25.34）。因为血管造影术无法检测，可能低估了这些主动脉损伤的频率。

诊断

TEE和螺旋CT诊断BAT具有相似的准确性，但TEE对浅表的主动脉病变和钝性心脏损伤的诊断更敏感。TEE非常适用于机械通气，血流动力学不稳定的患者。诊断BAT的准确性已被回顾。主动脉分支损伤导致TEE假阴性。假阳性可能与超声伪像或动脉粥样硬化变化有关。简单的区分方法是准确判断腔内线样伪像和主动脉

内膜。经胸超声心动图不足以准确识别BAT，因此，不予使用。推荐血管内超声检查替代增强螺旋CT。后者适用于多系统创伤血流动力学稳定的患者，因为它可以精确识别常见的创伤性损伤。磁共振成像已被用于连续评估稳定患者BAT，但患者不易接受成像时间和过程，使其不能成为不稳定创伤患者的常规检查。主动脉造影适应证有限，怀疑主动脉分支破裂或不确定的筛选试验。

早期治疗

广泛提倡严格控制血压和迅速修复BAT以防止致命的外膜破裂。传统上，实时手术修复是推荐治疗方法。最初，对因手术或循环辅助可能使损伤恶化的患者（如严重的头部创伤）推荐择期外科修复BAT。随后，择期BAT修复术成功用于没有严重损伤或主要并发症的低风险患者，看似提高存活。然而，直接BAT修复仍然存在血液外渗（大的纵隔血肿），深的假性动脉瘤形成或假性主动脉缩窄综合征。TEE可准确发现这些异常（图25.34）。

在过去10年中，血管内修复BAT逐渐取代常规手术。在非随机试验中，虽然这个替代方法比开放式修复BAT有较低的死亡率，但仪器相关的并发症频繁。报道的并发症包括残余血管内漏，侧支动脉闭塞（如左锁骨下动脉），支架移位或塌陷，开伞失败导致假性主动脉缩窄综合征，和由于管腔内异位导管引起的逆行主动脉夹层。虽然BAT的血管内修复中期和长期结果仍然不足且相互矛盾，目前2C级推荐，除非有严重损伤，建议早期（24h内）血管内修复BAT。TEE适用于引导血管内支架置入和诊断早期并发症（图25.35）。浅表的主动脉损伤通常采用连续的成像随访，进行非手术治疗，因为它们通常自发复原（图25.34）。

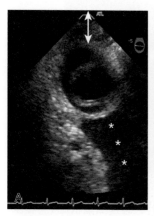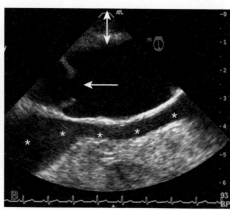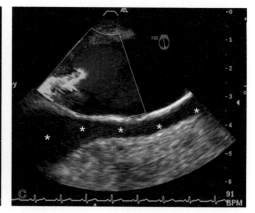

图25.33 完全性主动脉外膜下破裂及相关性假性主动脉缩窄综合征。经食管超声心动图（TEE）横断面（A）主动脉峡部视图，证实与主动脉壁环形破裂一致的圆形中间膜片。注意存在的轻度纵隔积血（A和B，双头箭头）和左侧胸腔积血（星号）。TEE纵轴切面，主动脉壁回缩的撕裂导致假性狭窄综合征（B，箭头），彩色多普勒显示明显湍流和狭窄的降主动脉血流（C）

浅表的主动脉损伤　　　　　　　主动脉外膜下破裂

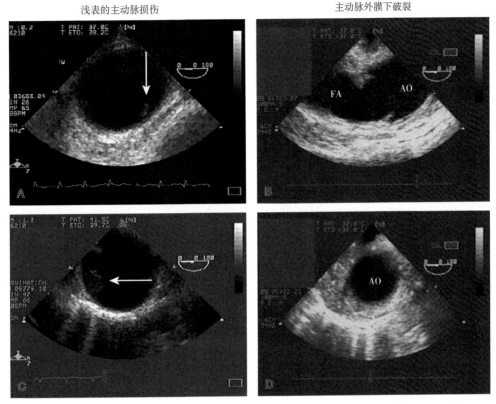

图25.34　经食管超声心动图横断面显示表面钝性损伤所致主动脉峡部（A、C）和严重主动脉破裂（B、D）。内膜撕裂（A，箭头）和附壁血栓（C，箭头）和主动脉轮廓异常或大小不相关，或与纵隔积血相关。这些表面损伤非手术治疗后通常自行复原。相反，主动脉外膜下破裂形成大的假动脉瘤（B，FA）和降主动脉周围继发性大量纵隔积血（D，AO；星号）是严重征象，间接反映即将破裂的危险。这些主动脉损伤必须立即修复（详情见正文）

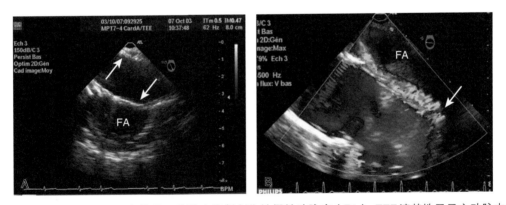

图25.35　经食管超声心动图（TEE）指导下胸腔内修复创伤性假性动脉瘤（FA）。TEE清楚地显示主动脉支架移植物正确使用及其位置，在降主动脉近端完全覆盖假性动脉瘤体颈部（A，箭）。TEE还可以准确识别早期手术相关的并发症，如颜色多普勒清晰显示内漏。纵轴切面心脏收缩期显示主动脉峡部，主动脉假性动脉瘤支架置入物和动脉瘤之间的再灌注证明存在缺陷（B，箭头）

结论

对持续性严重钝性胸部创伤的患者，特别是通气不稳定的患者，TEE可安全、快速、准确地诊断心血管损伤。TEE还有助于指导BAT患者的早期治疗。具体来说，TEE可以监测血管内支架置入和诊断早期并发症。高风险的BAT患者和主动脉修复后的随访经常使用螺旋CT作为首选成像模式，但对于浅表性主动脉损伤和潜在的心脏创伤的诊断敏感度比TEE低。

第八节　术中超声心动图

经食管超声心动图（TEE）探头在20世纪80年代问世，就用于手术室内心脏术中监测和诊断的工具。1980年纽约市第一个报道术中不同时间使用经食管M型超声心动图监测左心室内径。发现TEE图像与经胸标准胸骨旁图像相关性良好，而且观察到的心排血量和心房压力的变化与肺动脉导管测量结果一致。1982年，采用3.5MHz相控阵TEE探头显示心脏的二维图像，多普勒测量二尖瓣口血流。由于可以实时获得高质量图像而不影响外科手术，TEE迅速广泛应用于心脏手术。1985年，Smith和同事报道冠状动脉旁路移植术（CABG）或血管手术的高风险患者，心肌缺血出现的节段性室壁运动异常，二维TEE检测比心电图（ECG）是更敏感的指标。

从那时起，TEE已经成为心脏手术患者诊断和治疗的常规监测方法。其优点是微创，容易插入，不干扰手术区域，血流动力学骤然改变时提供实时心功能监测。可以评估心脏结构和功能，作为实用的血流动力学监测工具，可以提供术中条件改变时心排血量和容量反应性信息。最后，TEE还可以识别手术后残余，以便在必要时能够立即校正。

术中TEE的发现可以影响7 %～25 % CABG和（或）瓣膜的外科决策。TEE也在手术期间为先天性心脏病和日益增加的心室辅助装置植入术提供有用的信息。TEE有助于心脏手术中的麻醉操作，包括输液、开始抗局部缺血治疗、血管加压药或正性肌力药物，血管扩张治疗和调整麻醉深度。这些研究表明TEE监测是一个安全可行的方法，显著影响心脏手术术中护理的决策，有助于患者得到最佳护理。

术中TEE与标准诊断性TEE主要不同在于：时间受限，术中可能需要更集中的检查；全麻时负荷改变可能会影响瓣膜和心室功能不全的评价；干预前后的评价应该在负荷条件一致下进行，以便于有效比较；基于成像信息做出的紧急决策可能是必要的。美国超声心动图协会（ASE）和心血管麻醉医师协会（SCA）已经针对术中TEE和围术期超声心动图培训发表指南。

术中经食管超声心动图：胸主动脉

ASE / SCA术中TEE指南中有六个切面用于显示胸主动脉，包括短轴和长轴：①升主动脉近端和中段；②胸主动脉；③主动脉弓远端和中段。探头经食管插入深度约30cm，食管中段切面显示升主动脉近端和中段。探头位于右肺动脉水平。升主动脉短轴切面将升主动脉位于图像的中央，并在0°～60°进行多平面的角度调整，直到它显示为一圆形结构。然后，多平面角度在100°～150°旋转显示升主动脉长轴，呈一管状结构（图25.36 A和B）。评价胸主动脉是从患者食管中段四腔心切面逆时针旋转整个探头到患者左侧，直到胸主动脉呈短轴。图像深度减小到6～8cm，并将聚焦场调整到近场以优化画面质量。探头在食管和胃内之间显示整个胸主动脉和腹主动脉上段。调整多平面角度0°～90°和110°之间显示降主动脉长轴切面（图25.36C和D）。最后，多平面角度在0°显示主动脉弓切面。通常先找到胸主动脉短轴，然后外撤探头，同时保持图像在屏幕中心，至食管上段，离前切齿为20～25cm，显示主动脉弓远端长轴。继续外撤探头，并向右旋转显示主动脉弓横部，保证血管位于图像中。调整角度至90°，显示

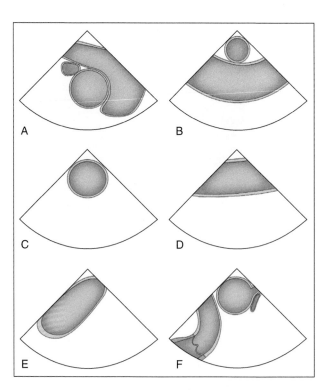

图25.36　典型TEE平面。A.升主动脉短轴切面；B.升主动脉长轴切面；C.胸主动脉断轴切面；D.胸主动脉长轴切面；E.主动脉弓长轴切面；F.主动脉弓短轴切面

主动脉弓短轴（图25.36 E和F）。探头向患者右侧旋转以观察主动脉弓的近端，或向左侧旋转观察主动脉弓的远端。TEE应仔细检查从膈肌到主动脉瓣之间的胸主动脉并寻找异常，例如动脉粥样硬化、动脉瘤和夹层。

在成人心脏手术中TEE评估胸主动脉的主要目标之一是评估动脉粥样硬化负荷。心脏手术通常涉及插管和阻断升主动脉。众所周知，套管插管和心肺分流术（CPB）过程中，升主动脉和主动脉弓的动脉粥样硬化是围术期继发脑卒中的重要危险因素。为明确手术期间发生动脉粥样化栓塞的风险，提出了几种分级系统，使TEE成像可以量化斑块负荷的严重程度。大部分分级系统包括内膜厚度的程度、斑块凸出到主动脉腔内的距离和其他任何异常可活动成分的存在。到目前为止没有研究证实哪个分级系统更好。然而，已经有一些研究证明了斑块的严重程度和由栓塞引起神经系统不良损伤的关联。文献认为某些斑块特征与高风险的神经损伤相关，包括高度/厚度大于3mm，位于升主动脉，或斑块存在任何活动性成分。因此，行TEE检查胸主动脉时务必识别这些特征，如果有异常发现应在主动脉操作之前与外科团队讨论。

虽然大多数胸主动脉可以用多平面TEE显示，但在升主动脉远端和主动脉弓近段有一个"盲点"，因为食管和主动脉之间有含气的气管。而这个部位通常是心脏手术（CPB主动脉插管，主动脉阻断和近端旁路吻合）在主动脉操作的地方。Konstadt和同事发现这个"盲点"是长0.2～4.5cm的任何一处主动脉，无法用TEE评估。胸骨切开术后可用主动脉血管外膜超声（EAU）检查这个区域，将无菌鞘套在高频探头上直接放置在升主动脉上。

血管外扫查："盲点"的解决方案

术中心血管外膜超声心动图作为TEE的辅助技术在心脏手术中应用多年。最早的应用包括心脏病理学的诊断，尤其是瓣膜疾病。然而，最近提倡升主动脉EAU成像作为多方面检查的一部分，减少术中动脉粥样硬化栓塞。Wareing和同事报道了EAU在确定升主动脉动脉粥样硬化斑块的大小和程度比单独手术触诊更为有效。

2008年，ASE和SCA发表了详细的术中EAU检查指南。根据现有证据，撰写委员会推荐对所有有栓塞风险的心脏病患者进行EAU检查；这包括有脑血管病史或外周血管疾病的患者，和通过其他影像学技术诊断的动脉粥样硬化疾病的患者，包括术中TEE、术前TTE、胸部磁共振成像、计算机断层扫描或放射线检查。

指南建议使用高频（＞7MHz）线阵或相控阵探头EAU。手术之前将探头放入充满无菌水或超声耦合剂的无菌套囊中，并放置在主动脉上。心包腔内注满温生理盐水，以增强超声波传导。完整的EAU检查包括多个从窦管交界处到无名动脉起始段的升主动脉短轴和长轴切面及主动脉弓长轴切面。近端升主动脉定义为从窦管交界处到右肺动脉近端交叉处的区域。升主动脉中段为在右肺动脉前方的主动脉。远端升主动脉从右肺动脉交叉点至无名动脉的起始。从近端升主动脉短轴开始扫查。探头标志指向患者的左肩并尽可能靠近。必要时微调探头角度，以使主动脉在图像居中并呈圆形结构。然后，沿主动脉缓慢向头侧移动探头，获得升主动脉中段的图像（图25.37）。继续沿主动脉移动检查升主动脉远端。接近无名动脉时经常需要顺时针旋转探头以保持短轴方向。长轴切面通过在短轴方向旋转探头90°获得。再次，尽可能从近端开始沿着升主动脉向头侧移动探头，根据需要改变旋转和成角以保持主动脉的管状结构（图25.38）。升主动脉的成像应包括无名动脉的起始。

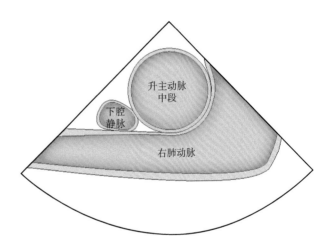

图25.37 主动脉外膜超声心动图短轴切面

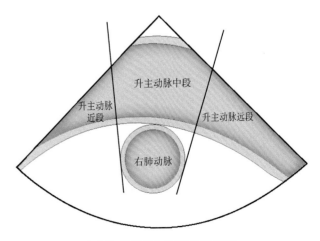

图25.38 主动脉外膜超声心动图长轴切面

可稍移动探头，显示主动脉弓和其他大血管的起始。

升主动脉的三个节段，每一个都应记录和报告四个测量值：最大主动脉直径，最大斑块高度/厚度，升主动脉内最大斑块的位置，以及任何活动成分。因为斑块大于3mm或活动成分增加脑栓塞的风险，在主动脉手术之前应该和外科医师讨论这些斑块的存在和位置。

一些研究试图评估EAU对手术决策和心脏手术患者结局的影响。Wareing和同事首次报道对有中至重度主动脉粥样硬化的患者用EAU评价升主动脉斑块和修改手术方式，可降低术后脑卒中的发生率。随后的研究显示类似的结果。虽然EAU是一种非常敏感的技术，用于心脏手术中识别和描述升主动脉粥样硬化，但基于此信息的外科手术修改是否真正改善临床预后还尚不明确，有待验证。

第九节　主动脉术后超声心动图

主动脉根部和主动脉术后成像

随着成像的进展，急诊和择期主动脉手术有助于改善预后。这些进步可以早期诊断和更及时的外科手术干预。同时随着成像的改进，手术方式和术后护理的改善提高了疗效。因此，更多的患者进行随访护理。

累及升主动脉的主动脉瘤和主动脉夹层，外科医师通常切除病变段和放置涤纶人工血管。重要的是，这种方法偶尔不处理近端主动脉根部、弓部或降主动脉段，导致病变段由于原发疾病的影响而薄弱。因此，最初得以修复的幸存者在未来仍然可能有发生并发症的高风险，包括动脉瘤样扩张并最终破裂。因此，恰当的随访需要长期的临床监测和影像检查，发现这些并发症并及时手术或经皮再次介入。原始图像对随访比较主动脉大小和外观提供了一个参考。此外原始成像可以检测手术失败、错误或不完整的修补，其可能导致潜在的并发症发生。

影像学医师的评估

为了准确评估术后结果，影像学医师必须对主动脉疾病手术术式和个体患者完整的外科手术细节有一个大致的了解。在大多数情况下，术后的图像在一些重要方面可能和术前不同。必须认识这种术后图像和任何可能变化的相应成像。这样才能准确识别潜在的术后并发症和术后预期图像。

常用主动脉手术术式

框25.5和框25.6列举了最常见的主动脉术式和一些替代或不常用的术式。简短介绍比较常见的手术方法。篇幅所限，本章不能详细讨论改良的标准术式或较不常用的手术。

介入技术

目前标准的技术包括切除原升主动脉病变段，用涤纶（Dacron）移植物替代（图25.39）。近端吻合口通常是冠状动脉上方窦管结处，远端吻合口紧邻头臂动脉近端。吻合口常用环形聚四氟乙烯（DuPont，Wilmington，Delaware）带加固。

包裹技术

包裹技术包括主动脉切开术，患病处放置人工移植物，并用原主动脉封闭或包裹移植物，或在移植物周围缝合。移植物和主动脉管壁之间产生潜在的间隙有重要的影像学意义。这项技术的使用已经显著减少（在很大程度上具有历史意义），因为移植材料和技术的改进可以减少出血（这个技术用于提供间隙，使可能发生的渗漏

框25.5 常见主动脉外科手术
1.无瓣升主动脉移植
a.置入技术
b.包裹技术
2.复合移植物
3.主动脉弓移植
4.降主动脉移植物
5.血管内支架移植
6.主动脉瓣的再悬吊
7.保留主动脉瓣根部置换
8.使用生物黏合剂和密封剂
9.冠状动脉再植术

框25.6 较少的主动脉外科手术
1.象鼻手术
2.Cabrol分流手术
3.冠状动脉移植术
4.主动脉修剪（主动脉成形术）
5.开窗
6.清除假腔（首要修复）
a.注胶主动脉成形术
b.插入异物
c.血栓清除
7.主动脉包裹（用Dacron网包裹主动脉）

通过相对多孔的移植物，已尽量减少广泛的纵隔出血）。

复合移植

急性 A 型主动脉夹层修复的标准方法是主动脉瓣膜、根部和升主动脉的复合移植物替换主动脉根部。复合材料移植物或导管是人工材料合成（通常是涤纶），包括直接连接的机械瓣（因为目前没有预制的生物瓣，所以较少见）。复合移植物替换是将冠状动脉口连同周围动脉从原主动脉切割下来（button 技术），再单独吻合到复合移植物。对非病理性主动脉瓣患者再置入或瓣膜重塑已替代保留瓣膜的方法。新的移植方法，如Valsalva 法移植，重建主动脉窦更接近于正常的主动脉根部形状和大小。这种移植（图 25.40）理论上刺激窦部扩张，改善冠状动脉血流量，且降低机械瓣应力。

升主动脉成形术

升主动脉成形术（RAA）是用人工合成移植物替代升主动脉，尤其用于只有中度扩张的主动脉而主动脉根部没受累的患者，减少阻断主动脉的时间。RAA 的优势是比 Dacron 移植操作更简单，阻断时间更短，出血少，较低的死亡率和发病率。值得注意的是 RAA 有再扩张、破裂或夹层的风险，因为它从本质上保留原有患病主动脉管壁组织。有一些升主动脉成形术的改良，有或没有包裹。不同技术的详细操作超出本章的范围。按照 Laplace 定律，所有这些方法都是缩小主动脉内径，理论上恢复正常管壁张力。

成形术是纵向切除扩张的主动脉管壁椭圆部分。然后两层缝合封闭，通常用 Teflon 毡垫加固调整主动脉外形，获得一个正常的直径（图 25.41）。一些学者建议完成缝合后，对这一部分进行缠绕，以加固血管壁，防止进一步扩张。

外部加固（包裹）

主动脉包裹（或环割）是一个相对简单的传统移植物置换术治疗轻至中度扩张的升主动脉。包裹最适合老年人和（或）有多种并发症的高危患者，对这类患者延长手术时间意味着死亡率显著增加。从理论上讲，通

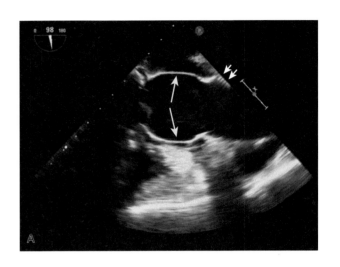

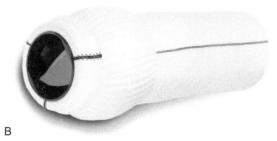

图 25.40　A. 经食管超声心动图（主动脉纵轴切面）显示Valsalva 移植物。大的黄色箭头指示该处重建 Valsalva 窦的移植物。小箭头表示超声显示移植物的"波纹状"外观。B. 一个实际复合 Vascutek™Gelweave™Valsalva移植物含机械二叶瓣的倾斜假体瓣膜（Sorin Group, Arveda, Colorado, and Vascutek Ltd., Inchinnan, Scotland 所赠）。Vascutek™和 Gelweave™是商标的Vascutek Ltd）

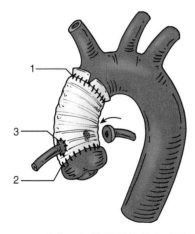

图 25.39　Bentall 手术。切除扩张的升主动脉，用涤纶移植物替代移植物。冠状动脉"口（button）"（弯箭头）从切下的原主动脉分离，并准备缝合到移植物上。数字 1，2 和 3 表示假性动脉瘤形成的潜在位点：1 和 2 表示移植物吻合口的近端和远端，3 表示再移植冠状动脉的吻合部位

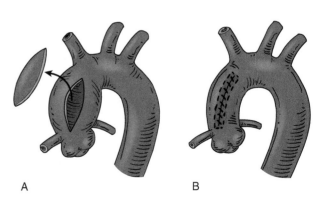

图 25.41　升主动脉复原成形术。A. 从升主动脉最凸出部分切除椭圆部分（箭头）；B. 主动脉直径缩小到正常，主动脉切开术用连续缝合垫等缘不可吸收缝线缝合

过包裹主动脉防止进一步扩大扩张。虽然如前所述，通常联合主动脉成形术，包裹也可以作为一个明确的手术（图25.42），尤其是当进行冠状动脉旁路手术和（或）主动脉瓣置换术。用于包裹的材料包括涤纶、牛心包，细胞外基质和绷带。包裹潜在的缺点包括包裹下血肿形成的风险，这可能会导致主动脉的受压和管腔狭窄，或下方主动脉管壁的退行变和腐蚀。

主动脉弓移植

主动脉弓受累的患者，开放性手术可能替换部分或完全主动脉弓部，有或没有一个或多个分支血管离断和复位。

象鼻手术

外科治疗弥漫性和（或）广泛的胸主动脉疾病（例如，累及升、降主动脉或大动脉的动脉瘤）通常用象鼻手术分两期修复。1983年由Borst等提出，由于无法在单一切口同时暴露升、降主动脉，所以需要分期操作。第Ⅰ期，通过胸部正中切口，修复升主动脉、主动脉弓和重建大血管（如需要）；ET置放于主动脉移植物的远端，在降主动脉内游离（如大象脸上的鼻子自由悬摆）。第Ⅱ期，行左侧胸廓切开术，承接Ⅰ期手术放置的腹主动脉内悬挂的ET，修复降主动脉或胸腹动脉。另外，第Ⅱ期可以经动脉血管内支架完成。ET重要的技术优点是第Ⅱ期避免了切除原吻合口牢固且危险的粘连的困难。

ET技术历经大量修改，外科医师之间手术细节有所不同，且就个体情况而定。影像医师必须知道特定患者的特殊外科手术细节，以及术后潜在并发症，包括扭结、梗阻和移植物诱发的假腔。

Cabrol 分流手术

Cabrol分流手术是不常见的辅助移植技术，如前所述，用以防止进行性出血进入移植物和主动脉管壁之间的潜在间隙。该技术是在这个间隙和右心房之间由手术构建分流以缓解移植物周围的压力。因为该技术已经失去了青睐，今天很少做Cabrol分流手术。

技术辅助

对于所有类型的移植，环形绷带或心包条经常用来支撑吻合。绷带也用在术中加强移植物或主动脉管壁套管的位置。这些绷带对每种成像技术有影响，如其他不明原因的增厚、混响和声影。各种黏合剂或生物胶已被用来作为达到标准吻合口止血的方法（如缝线和止血钳）的辅助。这些生物胶也被用于注入假腔，消灭主动脉夹层，由鞣法加强薄弱的主动脉组织。尽管这些组织黏合剂的价值已被认可，但有组织坏死导致假性动脉瘤的报道。此外，这些物质可能产生水肿、炎症和纤维化导致主动脉管壁或邻近组织增厚。成像上这种增厚和渗

漏、血肿可能混淆。

正常术后特征

手术的细节决定术后升主动脉的成像。升主动脉重建后的超声心动图的描述为数不多。计算机断层扫描（CT）和磁共振成像（MRI）提供更多的信息。主动脉内置移植物是一个薄的波纹状管腔（图25.43）。移植物和主动脉之间通常有明显变化。用于加固吻合口的绷带是吻合的标记。偶尔，主动脉移植物有角度，特别是在吻合口附近。这些角度临床上不显著，但它们近似夹层膜，特别是在轴向CT图像上。

术后常见轻度移植物周围增厚（厚度 < 10mm）。

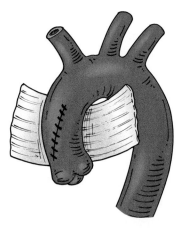

图25.42 包裹技术。主动脉成形术后主动脉直径缩小，由缝合线缝合Dacron并固定到主动脉近端和远端（未显示）

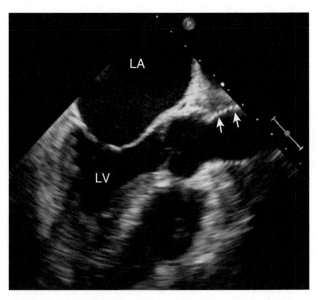

图25.43 经食管超声心动图（纵轴方向显示主动脉）显示移植物近端部分始于窦管交界处。小箭头显示超声心动图观察Dacron移植物的典型"波纹状"。LA.左心房；LV.左心室

这可能是由于吻合口缝合线产生的针孔少量渗漏和（或）水肿或炎症。向心性均匀的增厚有助于区分严重渗漏。另一个病理学相似处是在冠状动脉吻合处。当冠状动脉与周围主动脉组织切除（button 技术），此处局部的膨胀可被误解为初始假性动脉瘤。重要的是，包裹移植术在移植物及其包裹的主动脉之间产生潜在间隙。这个间隙内通常有流体和（或）血肿，可以表现正常而没有临床意义，尤其间隙小于 10mm。

A 型夹层修复后，在 80% 的患者中可发现移植物远端持续存在的撕裂内膜片。这种术后的主动脉双腔只要腔径不增加，并不被认为是并发症。慢性夹层残留的内膜片由于胶原沉积而变厚且活动幅度减少或甚至静止不动。

许多早期术后 CT 研究显示存在胸膜或心包渗出，纵隔淋巴结肿大和（或）左侧肺不张。这些发现随着时间推移发生频率降低，可能是正常的术后发现，无不良的临床后果。

主动脉修复术后并发症

外科修复主动脉损伤（例如动脉瘤和夹层）完全切除病变主动脉通常是不可能的。移植物和主动脉之间的吻合是潜在的问题。因此，强调由熟悉主动脉疾病和外科手术的心血管病影像的专家定期术后监视。早期发现并发症可以有助最佳治疗，包括再次手术。潜在的术后并发症列在框 25.7 中。意识到这些并发症并能和正常的术后表现鉴别显得尤为重要。下文讨论一些更常见并发症。

假性动脉瘤

动脉瘤择期手术后或急性主动脉夹层急诊术后，假性动脉瘤是一种重要的早期或晚期并发症。在大多数患者中，假性动脉瘤没有任何临床症状。危及生命的无症状的潜在并发症需要影像监测。假性动脉瘤通常发生在吻合口（图 25.44）。即使缝合线是完整的，它们也可以在针孔的部位形成。更常见的是它们起源于缝合线开裂处的近端或远端，或冠状动脉移植部位。假性动脉瘤的大小随着时间的推移变化，患者的临床症状将确定治疗。不予干预小的，不发展的假性动脉瘤可保持多年稳定。CT 和 MRI 都很容易检测到假性动脉瘤。经食管超声心动图（TEE）也能可靠检测主动脉根部和近端升主动脉假性动脉瘤。然而，由于气管遮挡 TEE 可能会漏掉在升主动脉远端的病变。

假腔扩张

A 型主动脉夹层的手术通常仅限于升主动脉。升主动脉移植物远端，约 80% 的患者存在撕裂内膜和有血流的假腔存在。严格来说，这并不是并发症，而是存在假腔扩张的可能。通常情况下，主动脉弓、胸主动脉和腹主动脉的直径在 A 型主动脉夹层修补术后轻度扩大。虽然扩张的速率低，但是由于薄弱且变薄的管壁，常发生永存假腔持续扩张。这可能会导致在晚期主动脉破裂或真腔受压。在少数患者中，假腔内血栓形成。虽然假腔内血栓形成对长期生存的影响仍然是推测性的，它可能和生存提高有关。

主动脉分支受累

夹层内膜和或壁间血肿的蔓延可能导致主动脉分支管腔狭窄或完全梗阻。此外，假腔扩张和真腔塌陷也可能会影响分支血管。这些并发症可能在冠状动脉，主动脉弓上血管，或内脏血管发生。

感染

修复主动脉移植术后 0.5% ~ 5% 的病例并发早期或迟发感染。CT 被认为是主动脉移植物的标准成像技

框 25.7　主动脉手术可能的术后并发症
1. 吻合口漏 / 中断裂开
2. 假性动脉瘤（在近端、远端或冠状动脉吻合处）
3. 进行性主动脉瓣反流
4. 累及主动脉分支
5. 移植物周围感染
6. 血肿压迫移植物（包裹技术）
7. 假腔的动脉瘤扩张（s / p 夹层修复）
8. 真腔的受压 / 塌陷（扩张的假腔引起）
9. Frank 破裂
10. 吻合口狭窄
11. 已经做过冠状动脉手术患者，夹层复发或移植物近端动脉瘤
12. 主动脉食管瘘或主肺动脉瘘
13. 移植物进入开胸处形成疝

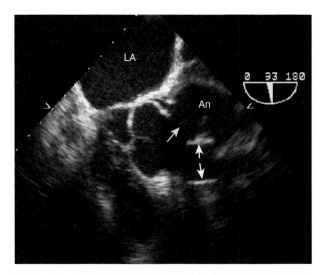

图 25.44　经食管超声心动图（纵轴方向显示主动脉），Dacron 移植物（小白色箭头）近端吻合口处出现假性动脉瘤（An），最初位于窦管交界处，但现在部分裂开。黄色箭头表示假性动脉瘤入口。LA. 左心房

术。没有充分探究检测移植物感染的作用。图25.45显示TEE检测移植物感染。图25.39显示假性动脉瘤形成典型的部位。

系列成像技术和时间的建议

目前仍未确定使用何种影像学方法检查评价术后主动脉。CT和MRI都是合理的选择。这些技术只需一项检查，就能提供比TEE精确、可重复测量、包括主动脉上和内脏血管在内的各水平主动脉直径。

经胸超声心动图（TEE），尽管是许多心脏病患者的常规检查方法，但对术后随访作用有限。TTE可以评估主动脉瓣、主动脉根部和近端升主动脉，但难以观察主动脉其他部位。

增强CT扫描是主动脉疾病术后患者随访的首选诊断工具。MRI也有随访价值。图像分辨率和CT扫描相

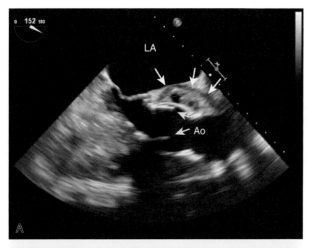

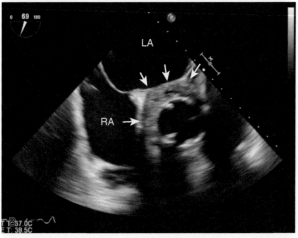

图25.45 经食管超声心动图显示患者合成材料Valsalva移植感染。A.纵轴方向显示移植物周围脓肿，3个小白色箭头指示。合成材料移植物包括生物瓣膜。可见3个支架中的2个（小的白色箭头）；B.短轴切面显示脓肿侵犯程度（4个小的白箭头）；Ao.升主动脉移植物段；LA.左心房；RA.右心房

媲美。在一些患者中，MRI可能是最好的，因为既没有辐射也不需要造影剂。然而，MRI不适合作为首选检查，因为它比CT扫描更昂贵、更少使用。

TEE在某些方面优于CT扫描和MRI。它便携、可提供优异的主动脉根部图像，精确评估主动脉瓣的形态和功能，并提供左心室功能信息。然而，它不可能显示远端升主动脉（远端吻合部位）、主动脉弓、腹主动脉和主动脉分支血管。而且，它不能评估假性动脉瘤与其他结构的关系（例如肺或纵隔）。最后半侵入性是系列、重复评价的缺点。

随访不应只靠临床医师或单独的心脏病学家。应明确主要责任、外科医师进行参与。理想情况下，将每个有主动脉疾病的患者输入计算机数据库。记录术中和术后发现的详细信息。如前所述和表25.8所示，基于疾病的进展和专业知识应定期随访、进行图像检查。通常情况下就近即可，但是患有主动脉疾病的患者应被送到可以进行比较和重新评估的地方。指南表25.8根据主动脉内径进行修改。小内径的主动脉患者比那些内径较大的主动脉患者可以降低随访频率。

无论怎么强调主动脉术后不间断监测的重要性都不为过。影像医师必须了解胸主动脉手术技术，必须知道正常和病理特征，以排除临床显著异常。因此，理想的是，心血管或熟悉主动脉疾病和手术的放射专家完成解释这些检查。

表25.8 随访：研究方法，适应证和时间

时间	方法	适应证
出院前	CT 扫描	每位患者
	TTE	每位患者
	TEE	瓣膜重建
	MRI	年轻患者（如有条件，替代CT扫描）
出院后初步检查		
出院后3个月	CT 扫描（MRI）	主动脉残余扩张
	TTE/TEE	瓣膜重建
出院后6个月	CT 扫描（MRI）	主动脉内径正常
	TTE/TEE	瓣膜重建
后续检查		
每6个月	CT 扫描（MRI）	主动脉疾病进展
每12个月	CT 扫描（MRI）	主动脉内径≥4.5 cm
每24个月	CT 扫描（MRI）	主动脉内径＜4.0cm

CT.计算机断层扫描；MRI.磁共振成像；TEE.经食管超声心动图；TTE.经胸超声心动图

（赵 蓓 译）

第 26 章

成人先天性心脏病

第一节　简　介

传统认为先天性心脏病（CHD，简称先心病）属于儿科或者儿科心脏病的范畴。但随着先天性心脏病患者早期成功进行药物治疗和外科干预，长到成人的先心病患者数量不断增加。基于几个代表性人口数据库的资料分析，现在成人CHD比例约为0.3%。加拿大数据管理部门的Marelli和同事应用图表生动描述了成人CHD数字在不断扩大（图26.1）。在他们研究中显示，在每个调查的时间点上成人CHD的数量都超过了儿童CHD的数量。随着20世纪70年代正式开展复杂的先天性病变的婴幼儿期治疗，患者生存质量逐步改善，在美国ACHD中心看到的大多数的成人CHD患者的年龄在18～30岁（图26.2）。随着幸存者的年龄增长及成功手术的CHD患儿长大成人，成人心脏科医师面临着更新知识和技能以满足这一部分患者的需求。

如图26.3所示，大多数成人CHD的种类为心脏病学家所熟悉的简单的病变：如主动脉瓣二叶畸形，肺动脉瓣狭窄，单独的房间隔或者室间隔缺损。中重度病变或者复杂的成人CHD是比较少见的，这部分特殊的人群得益于早期手术及介入干预治疗，增加了成人CHD的人口数量。虽然病变严重程度分类掺杂某种程度的主观因素，但病变分类大致遵循了32届Bethesda成人CHD大会及ACC/AHA2008年成人CHD管理指导所推荐的指南（框26.1～框26.3）。中度或者复杂病变的患者有可能需要频繁的随访及当地的成人CHD中心的指导。

成人先心病患者不仅要面临原发病变引起的解剖和

美国成人先心病患者的年龄分布

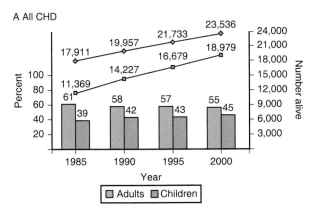

图26.1　Graphic depiction of the increase in the number and proportion of adults with congenital heart disease（CHD）between 1985 and 2000 obtained from an administrative database in Quebec，Canada.（Modified with permission from Marelli AJ，Mackie AS，Ionescu-Ittu R，et al.Congenital heart disease in the general population：changing prevalence and age distribution. Circulation 2007；115：163-172.）

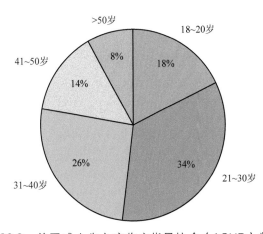

图26.2　美国成人先心病临床指导协会（ACHD）数据显示不同年龄阶段的成人CHD所占比例。ACHD数据显示年龄在18～30岁的成人CHD所占比例过半（改编自Patel MS，Kogon BE. Care of the adult congenital heart disease patient in the United States：a summary of the current system. Pediatr Cardiol，2010，31：511-514.）

生理变化的挑战还要面临随着年龄增长和（或）既往姑息或不完全的干预治疗对显像的干扰。大多数外科修复的CHD患者面临术后残留及后遗症的问题。掌握有关初始诊断、修补类型和预期并发症的相关知识对指导这组患者来说至关重要。心律失常、心力衰竭、心内膜炎、获得性瓣膜功能异常及冠状动脉疾病也是成人CHD患者中的常见问题。先心病女性到了育龄阶段，就需要在产前仔细评估解剖结构及心脏功能，认真监测妊娠及分娩期间的动态变化以保障母婴健康。

心脏影像学的发展为先心病患者的解剖诊断及功能评价提供极大便利。二维及多普勒超声仍然是主要的诊断手段，而食管超声对于声窗较差者及三维超声对于复杂的三维解剖都提供重要的额外的补充。三维超声实时显示及测量心室容量功能大大增强了其在评估成人CHD患者中应用价值（图26.4）。超声对于评估成人CHD患者心室的收缩和舒张功能具有特别的优势，尤其是对于许多右心室充当体循环泵作用的先天心脏异常（例如先天的矫正型大动脉转位，D型心房调转术后，左心室发育不良，房室通道不匹配）。右心室功能的连续定量评估对于法洛四联症患者选择肺动脉瓣置换时机至关重要。另外一些超声心动图技术也常用于成人先心病，包括负荷超声、超声造影、超声指导心脏再同步化治疗。食管超声在术中发挥着重要作用，包括外科手术修复及导管介入治疗方面，如间隔缺损封堵、支架置入、经皮瓣膜置换。

下面章节系统的介绍超声评估成人CHD的方法，以及详细回顾一些病变，包括心内分流、流出道梗阻、复杂的先天性心脏病及术后注意事项等。

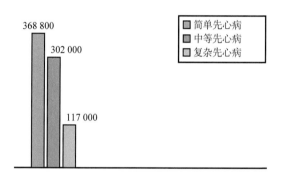

2000年美国成人先心病患病人数

368 800　简单先心病
302 000　中等先心病
117 000　复杂先心病

图26.3 2000年美国各种成人CHD，包括简单的，中度的及复杂的先心病的预计数量（引自Warnes CA, Liberthson RR, Danielson GK, et al. Task Force 1: the changing profile of congenital heart disease in adult life. J Am Coll Cardiol, 2001, 37: 1170-1175.）

框26.1　简单先心病
主动脉瓣二叶畸形/先天主动脉瓣狭窄
轻度肺动脉瓣狭窄
PFO/小 ASD
小 VSDx
先天性二尖瓣病变（除外降落伞型二尖瓣或二尖瓣裂）
修补后没有残余漏的 ASD，PDA，VDS

引　自Warnes et al. ACC/AHA 2008 guidelines for the management of adult congenital heart disease.J Am Coll Cardiol, 2008, 52: 1172.

框26.2　中度复杂先心病
主动脉瓣上/下狭窄
主动脉缩窄
三尖瓣下移畸形
动脉导管未闭
心内膜垫缺损（部分或完全）
静脉窦型房间隔缺损
法洛四联症
肺动脉瓣或者漏斗部的中度或重度狭窄
室间隔缺损合并其他病变
瓦氏窦瘤破裂/瘘
完全/部分型肺静脉异位引流

引　自Warnes et al.ACC/AHA 2008 guidelines for the management of adult congenital heart disease J Am Coll Cardiol, 2008, 52: 1172.

框26.3　复杂先心病
三尖瓣闭锁
肺动脉瓣闭锁
二尖瓣闭锁
大动脉转位
共同动脉干
心室双出口
单心室
房室或心室大动脉连接不一致（十字交叉心，内脏异位等）
发绀型先心病
艾森门格综合征/肺动脉瓣梗阻性疾病

引　自Warnes et al. ACC/AHA 2008 guidelines for the management of adult congenital heart disease.J Am Coll Cardiol, 2008, 52: 1172.

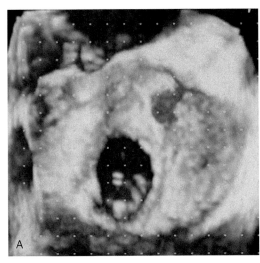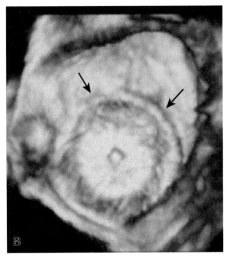

图26.4　三维食管超声显示房间隔的正面向切面。A.显示巨大的继发孔型房缺的位置、大小及形状，重叠的网格线可以定量测量房缺和边缘的大小；B.显示Amplatzer房缺封堵器位置良好，充分覆盖缺损部位

第二节　成人先天性心脏病系统评估方法

为了更有效地做好成人先心病患者的超声心动图检查，理解下面内容是非常重要的：①病史及自然病史的意义；②外科手术瘢痕的位置和可能的手术修复方式；③节段性分析方法；④儿童特殊的超声切面及重要性；⑤食管超声（TEE）对于成人CHD的意义。

病史及自然病程

因为初始诊断和可能的治疗发生在童年，相当多的成人CHD患者不了解自己病情或者诊断。由于时间久远或者由人转述，他们提供的病史信息会有偏差。如果患者知道初始诊断，这将为技师行超声心动图检查提供很多的帮助。患者可能不知道准确的诊断，只能提供此类线索，如"我的动脉在后面"可能意味大动脉转位，或者"我出生只有半个心脏"可能是某种单心室。"我心脏上有个洞"可能是简单病变也有可能是复杂病变。也有患者只知道自己有心脏杂音，并不知道其代表的意义。

在开始超声心动图检查前，回顾既往的医疗记录有关信息是非常值得的。如果没有医疗记录，医师应尝试了解患者既往做过什么相关治疗。掌握外科手术的相关信息对于理解病情或者解释超声心动图相当重要。了解一些细微但重要的细节有利于超声心动图检查顺利完成，如肺动脉缺如或者右位主动脉弓。

先心病的自然病程根据病变的不同而千差万别。不是所有的先心病都是致命的。CHD在新生儿中的发病率约为0.8%。现在随着生存率的改善，复杂的成人

CHD人数超过了儿童。据估算成人CHD数量超过了100万。声称自己有先心病的患者有可能为常见病变。各种先心病的实际患病率根据引用或者诊断方法的不同而差别很大。二叶式主动脉瓣可能是最常见先心病类型，但经常在先心病分类中被漏掉。室间隔缺损是最常见的先心病，占整个先心病的比例为18%～28%。各种先心病的大体发病率在表26.1中。当一个不知道病情的成人CHD做超声心动图检查时，了解哪种类型先心病最常见对于诊断是有帮助的。

一些细节如外科手术时间及手术次数可以有助于我们判断患者曾经做过哪一类型的修补手术。关于外科手术路径的细节将在另外章节讲述。心脏超声技师或者心内科专家需要注意这方面的细节。大动脉转位（D-TGA）是一个很好的例子。在1954年外科开展了心房调转手术（Mustard或Senning术式）。1976年开展第一例动脉调转手术（Jatenes术式）。这个新的手术方式被人们接受需要一个过程。如果一个出生在1976年以前或者在1976年和1980年之间的患者做过完全型大动脉转位的外科修补，手术方式只可能是心房调转术而不可能是动脉调转术。同样如果患者曾经做过导管介入，如封堵器或者支架，肯定是在20世纪90年代中期之后，因为之前这项技术很少开展。另外，许多患者常混淆导管介入治疗或者诊断和外科手术的区别。

瘢痕的位置：线索

许多年来先心病手术时机的选择一直在变化，无论

是姑息手术或者早期矫正治疗（表26.2）。使用体外循环的开胸修复手术常是胸骨正中切口和中线切口，而早期的姑息手术都是侧切口和后外侧切口。一个正中胸骨切开术瘢痕和左右侧开胸瘢痕可以帮助辨别可能手术修复方式和在某些情况下可能的诊断。一部分心脏手术不用打开心脏而是通过胸骨侧面切口完成的（图26.5）。

节段分析

利用超声心动图方法确定先心病的血流方向称为节段性分析法。这包括按顺序确定心尖的位置，心房的位置，房室的关系，心室及大动脉的关系。每一个做超声检查患者都有血液流入和流出心脏。每一个存活的个体必须具有基本的心脏解剖结构。在先心病中，血液流经的路径是关键点。特别是在复杂的先心病的初始诊断中尤其重要。标准的ASE图像流程将使检查者能够发现解剖的关键点。这个检查流程不是必须要求的而是为节段分析提供更多的思路，节段分析思路包括：

1. 心脏和内脏的位置
   a. 心脏在胸腔的位置，内脏位置
   b. 心房的相对位置
   c. 心室的相对位置，心室形态的确定
2. 进入心脏的血流
   a. 外周静脉识别
   b. 肺静脉识别

c. 静脉异常的识别
3. 流过心脏的血流
   a. 根据解剖形态确定房室连接
   b. 根据解剖形态确定心室动脉的连接
   c. 分流
   d. 梗阻
4. 流出心脏的血流
   a. 主动脉弓开放及分支情况
   b. 肺动脉分叉、大小及开放情况
   c. 动脉导管的存在及大小
5. 冠状动脉解剖

心脏位置及内脏位置

复杂的先心病常伴随着心脏和内脏位置的异常。心脏和内脏位置的确定有利于复杂的比较容易混淆的解剖结构变得清晰。不正常的心脏位置（右位心、中位心）并不意味着不能在标准的左侧胸骨旁切面显示心脏。但

表 26.2	打开心脏手术与非打开心脏手术的例子	
非打开心脏手术	**打开心脏手术**
动脉导管结扎	房缺修补
主动脉缩窄修复	室缺修补
肺动脉环扎	法洛四联症修复
血管环/双主动脉弓切除	主动脉/心房调转
B-T 分流	Fontan 手术
经心室的主动脉瓣或肺动脉	完全心内膜垫缺损修复
瓣切开	

非打开心脏手术指不需要体外循环。打开心脏手术指需要体外循环及正中位置切开胸骨

表 26.1	先天性心脏病的发病率和性别比例：单个缺陷构成比	
心脏畸形 *	**%** CHD	**M/F** Ratio
室间隔缺损	18 ～ 28	1 ：1
动脉导管未闭	10 ～ 28	1 ：（2 ～ 3）
法洛四联症	10 ～ 13	1 ：1
房间隔缺损	7 ～ 8	1 ：（2 ～ 4）
肺动脉狭窄	7 ～ 8	1 ：1
大动脉转位	4 ～ 8	（2 ～ 4）：1
主动脉缩窄	5 ～ 7	（2 ～ 5）：1
心内膜垫缺损	2 ～ 7	1 ：1
主动脉狭窄	2 ～ 5	4 ：1
共同动脉干	1 ～ 2	1 ：1
三尖瓣闭锁	1 ～ 2	1 ：1
完全型肺静脉异位引流	1 ～ 2	1 ：1

*除外二尖瓣脱垂及主动脉瓣二叶畸形

引　自 Hoffman JL，Kaplan S. The incidence of congenital heart disease. J Am Coll Cardiol，2002，39：1890-1900.

胸骨正中切口

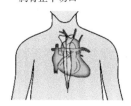

胸骨正中切口
• 绝大多数体外循环的手术采用此切口（ASD、VSD、法洛四联症、Fontan术、Mustard术等）

胸廓外侧切口

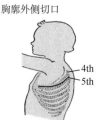

4th
5th

胸廓右侧切口
• 右侧B-T分流术
• Waterson分流术

胸廓左侧切口
• 左侧B-T分流术
• 肺动脉环孔
• 主动脉缩窄修补
• PDA结扎
• Potts分流术

图26.5　胸部瘢痕的图示以及通过瘢痕可能实施的心脏手术。对那些不知道自己做过手术或手术类型的患者来说这些信息有很大帮助。ASD.房间隔缺损；PDA.动脉导管未闭；VSD.室间隔缺损

是在这个位置就会出现异常或迷惑。

心脏和腹部脏器的位置确定最好在剑突下切面。探头放在剑突下3点钟位置有利于确立腹部器官的相对位置关系。

内脏的位置

复杂的先心病中常伴随心脏和内脏位置的异常。位置确定后对于图像显示困难或解剖复杂的患者更容易做出诊断。不正常的心脏位置（右位心、中位心）常意味着在标准的左心室长轴切面显示心脏图像比较罕见和混乱的。

确定心脏和内脏的位置最好的切面是剑下或者肋下横切面。探头刻度线指向3点钟位置可以更好显示腹部脏器的相对位置。

内脏位置

· 正位（正常）：胃和相邻器官（脾、胰腺、乙状结肠）在左侧，肝和相邻器官（盲肠和阑尾）在右侧（图26.6A）。

· 反位：正常图像的镜像反位（图26.6B）。

· 不定位：腹部/胸部器官增加或者缺如造成排列不一致或者不对称（图26.6C）。

· 探头向患者左肩膀倾斜可显示四腔切面，心尖的指向决定心脏的位置（图26.7）。

· 心尖指向左侧：左位心（正常）。

· 心尖指向右侧：右位心。

· 心尖指向中线：中位心。

心房的位置

心房的独特的形态学特性确定其是左侧或者右侧心房，而不是根据他们在胸部的相对位置。心耳的外观形态能帮助识别心房。右心耳位于右心房前部，凸起呈宽大的三角形，而左心耳位于左心房后方，形态狭长像手指一样。有趣的是，某些复杂的先心病中形态右心房可位于心脏和胸腔左侧，而形态左心房可位于心脏和胸腔右侧。实际上从心耳的超声图像上来判断左右是具有挑战性的。从剑下切面观察心房的位置和腹腔脏器是一致的。我们有理由认为右心房接受外周静脉血，而左心房接受肺静脉血。

心房位置可以是正位（正常）、反位或不定位（也称心房异构）。

心室形态和位置的确定

左右心室的确定也是由它们特殊的解剖形态决定而不是它们在胸腔的相对位置。右心室呈三角形，心尖部有粗大的肌小梁，沿室间隔表面有明显突出的调节束。相对于右心室，左心室呈圆锥形，肌小梁较细小，室间隔表面光滑，没有调节束，二尖瓣位置更高。有二个乳头肌和左心室游离壁相连而不与室间隔相连。同样重要

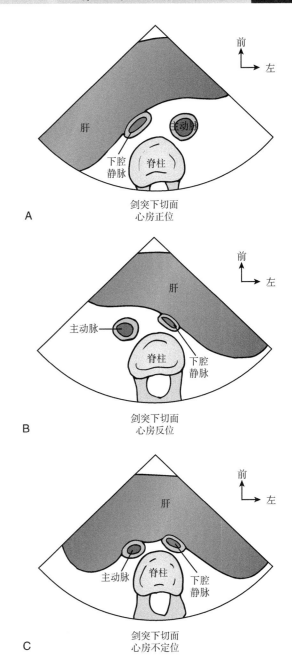

图 26.6　A. 正常的内脏位置为内脏正位，即肝大部分在右侧，胃在左侧，主动脉在脊柱的左侧。内脏位置异常经常并发复杂的心脏畸形。尤其是内脏位置和心脏位置不一致时。例如，内脏正位而心脏右位时先心病的发病率是很高的，同样，内脏反位而心脏左位也是这样；B. 内脏反位指肝大部分位于左侧，胃及主动脉位于脊柱右侧；C. 当血管和肝的位置不能确定时，即内脏不定位。内脏不定位时先天性心脏畸形发病率更高

的是从胎胚血学上讲房室瓣来源和各自的心室密不可分。无论三尖瓣位置及心房和大血管的情况，三尖瓣总是和右心室相连。同样规则也适用于二尖瓣和左心室。另外在给先心病患者检查过程中，同样记住三尖瓣相对二尖瓣更靠近心尖部，这对确定心室更加方便有用。

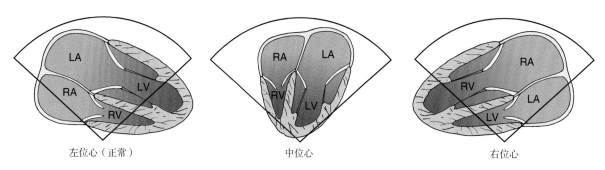

左位心（正常）　　　　　　中位心　　　　　　右位心

图 26.7　最好确定心脏位置的是剑下切面。这个切面获得是通过放置探头在剑突下，探头刻度指向患者左侧。"心尖向下"切面是最好的解剖调整，使人不会迷惑心尖的方向。心尖指向患者左侧就是左位心，指向中部就是中位心，指向右侧就是右位心。尽管这个示意图显示的右位心的左心房及左心室仍然在解剖左侧，但实际案例中并不都是如此。右位心也可以和左位心呈镜像关系，即左心房和左心室在患者右侧。真正的中位心是十分罕见的，心尖总是在一侧或者另一侧。超声检查者必须准确显示原始图像。患者的左右方向应该保持固定不变，而不应尝试为了使图像更像正常而改变左右方向。LA. 左心房；LV. 左心室；RA. 右心房；RV. 右心室

流入心脏的血流

超声显示外周静脉和肺静脉需要一定技巧，需要培训才能认识正常变异。了解和掌握外周静脉和肺静脉回流异常及超声图像表现同样重要。胸骨上窝切面和肋下或剑下切面联合应用对于确定静脉解剖结构是有帮助的。心脏的各个节段形态学识别随着流经心脏的血流进程开始。

经过心脏的血流

右心房的血进入右心室或左心室取决于房室关系正常与否。当解剖右心房连接于解剖右心室，就称为房室连接一致（正常），当解剖右心房连接于解剖左心室，就称为房室连接不一致。另外，对心内分流需要做出全面评估，其发生的位置可以在心房、心室或大动脉。对通过瓣膜的血流评估可判断是否存在梗阻、狭窄或关闭不全。

流出心脏的血流

确定流出心脏的血流首先要确定心室和动脉的关系，心室和动脉的连接关系包括连接一致（正常），不一致，右心室双出口或左心室双出口。掌握大动脉关系异常的相关超声知识对于先心病患者的检查至关重要。肺动脉/肺动脉瓣的确定主要依靠肺动脉分为左右肺动脉。主动脉或主动脉瓣的确定主要依靠冠状动脉的起源及头部和颈部血管分支。主动脉弓的方向及开放也是顺序节段分析法的一部分。右心室连接肺动脉和左心室连接主动脉就是心室大动脉连接一致，反之就是连接不一致。当两个大动脉超过50%都起源一个心室，就称为右心室双出口或者左心室双出口。

冠状动脉

在儿科超声心动图检查中，评估冠脉起源及其近端是常规。由于声窗原因在成人超声心动图检查中显示冠脉解剖是比较困难的。但是，只要有可能，探查冠脉起源也是很重要的。我们知道某些先心病常合并冠脉的

异常，另外在许多先心病中外科干预会产生冠脉的并发症。

特殊的儿科切面和意义

美国超声心动图协会规定在做儿科超声心动图全面检查时五个不同的位置是必须要做的，包括肋下/剑下，心尖，左侧胸骨旁，右侧胸骨旁，胸骨上窝。在本节中我们将详细讲述一些特殊的儿科切面和它们在诊断先心病中的作用。

动脉导管切面可以从高位的左心室长轴位置（刻度线位置在12点钟和1点钟之间）调整探头到矢状位获得（图26.8），此切面主要是在一个平面内显示主肺动脉，动脉导管，降主动脉。彩色多普勒可以确定动脉导管的存在与否及导管内血流方向。这个切面也是观察动脉导

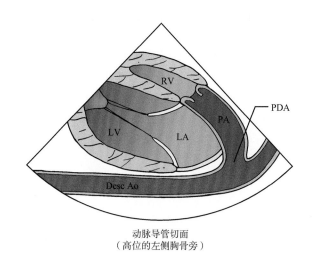

动脉导管切面
（高位的左侧胸骨旁）

图 26.8　把探头放在高位的左侧胸骨旁切面的矢状位可获得动脉导管切面。其可连续显示主肺动脉、动脉导管、降主动脉。彩色多普勒是图像重要一部分。发现蓝色血流（代表导管的右向左分流）需要谨慎。LA. 左心房；LV. 左心室；RA. 右心房；RV. 右心室

管大小的较好视角。如果声窗良好，此切面也可以非常好的显示主动脉峡部和降主动脉上段。因此，这个特殊切面对于判断是否存在主动脉缩窄及其严重程度具有重要意义。

肋下/剑下长轴切面（四腔切面）对于评估心房腔大小及显示房间隔方面非常有用。探头指向左肩，刻度线对向左侧。在此切面彩色多普勒对于确定有无房水平分流及分流量和方向有很大的作用（图26.9）。对剑下切面图像欠佳的患者，胸骨左缘短轴切面对显示房间隔非常有用（探头在左侧胸骨旁，刻度线指向3点钟位置）。在肋下/剑下长轴切面逆时针旋转探头约45°并向前向倾斜可显示右心室流出道切面（图26.10）。这个切面对于评估右心室流出道非常好，特别是怀疑有狭窄或者发育不良时候。

主动脉弓病变在先心病中较常见，显示主动脉弓

结构是超声心动图检查的重要组成。显示主动脉弓最好的切面是胸骨上窝长轴切面（探头放在胸骨上窝，平行于左肩和右臀的连线），探头指示线几乎在1点钟的位置，患者仰卧位，肩膀向下使头和颈部尽量后伸（图26.11）。在胸骨上窝长轴切面顺时针旋转探头约60°可以得到胸骨上窝短轴切面（探头指示线在3点钟的位置），胸骨上窝短轴切面对于评估肺静脉和上腔静脉非常有用（图26.12）。这也是非常好的显示右肺动脉的切面，右肺动脉是这个切面重要标志。在此切面基础上顺时针旋转探头并向上部肩膀倾斜就可以显示无名动脉及分支，以帮我们确定主动脉弓的方向（图26.13）。

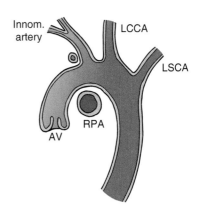

图26.11 通过胸骨上窝长轴切面可以显示主动脉弓及其分支，超声探头应放在胸骨上窝处，探头方向平行于左肩和右跨连线。对于主动脉缩窄的患者应特别注意头和颈部血管之间的距离，彩色多普勒也是必须。AV. 主动脉瓣；Innom artery. 无名动脉；LCCA. 左颈总动脉；LSCA. 左锁骨下动脉；RPA. 右肺动脉

剑突下四腔心切面

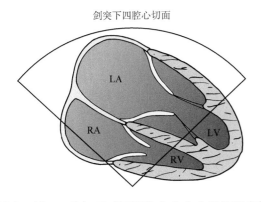

图26.9 剑下四腔切面对于评估心房大小及发现房缺特别有用。把探头放在剑下位置以获得图像，探头方向指向左肩，刻度线指向患者左侧。LA. 左心房；LV. 左心室；RA. 右心房；RV. 右心室

剑突下右心室流入/流出道切面

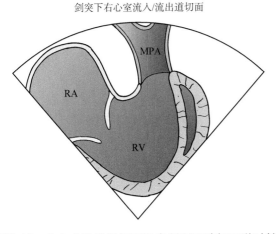

图26.10 右心室流出道切面是在剑下四腔切面逆时针旋转探头45°获得。这是一个非常好的评价右心室流出道的切面，特别是在右心室流出道存在一处或者多处狭窄或者发育不良时。这个切面也经常应用多普勒评价。MPA. 主肺动脉；RA. 右心房；RV；右心室

胸骨上窝短轴切面

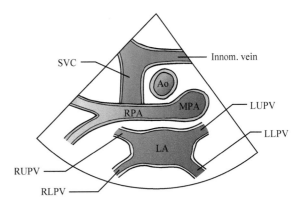

图26.12 在胸骨上窝长轴切面顺时针旋转探头约60°可获得胸骨上窝短轴切面。这个切面对于评估肺静脉及上腔静脉非常有用。右肺动脉是胸骨上窝切面的标志，所以其也是评价右肺动脉非常好的切面。Ao. 主动脉；Innom. vein. 无名静脉；LA. 左心房；LLPV. 左下肺静脉；LUPV. 左上肺静脉；MPA. 主肺动脉；RLPV. 右下肺静脉；RUPV. 右上肺静脉

连续扫描是确定相邻脏器结构的重要一步。左侧胸骨旁短轴切面扫描时（探头在左侧胸骨旁，指示线指向2点钟位置）探头向右肩部倾斜，扫描从基底段持续到心尖部。这个扫描对于评价室间隔特别重要。彩色多普勒和二维超声检查一样有用。当向心尖部扫描时，重要的技巧是在肋间隙之间向下滑动探头以显示整个室间

胸骨上窝短轴切面

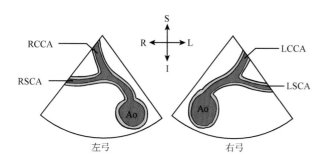

图26.13　从胸骨短轴切面继续顺时针旋转探头并轻微调整探头向对侧肩膀倾斜可以显示无名动脉分支并能帮助确定主动脉弓的方向。无名动脉第一分支朝向右侧并有分叉常为左弓，第一分支朝向左侧并有分叉常为镜像右弓。Ao. 主动脉；LCCA. 左颈总动脉；LSCA. 左锁骨下动脉；RCCA. 右颈总动脉；RSCA. 右锁骨下动脉

胸骨旁短轴切面

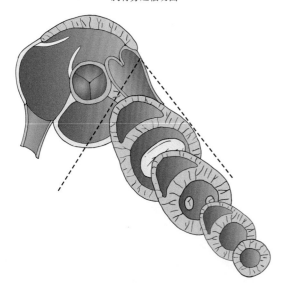

图26.14　连续扫描对于确定相邻脏器结构关系非常重要。左侧胸骨旁短轴切面连续扫描时探头放在胸骨旁短轴位置连续横扫。这个切面对于评价从基底段到心尖段的室间隔完整性特别重要。彩色多普勒对于确定通过室间隔的分流及瓣膜反流很有帮助

隔，特别是室间隔心尖部（见图26.14）。除了可以清晰显示室间隔及主动脉瓣、肺动脉瓣外，这个切面对于观察二尖瓣及乳头肌也很好。

经食管超声在成人先心病中的作用

TEE检查在成人先心病中适应证包括疾病诊断及引导经皮介入治疗和外科手术修补。除了视野范围较窄的技术限制外，TEE对成人先心病的诊断和指导治疗方面帮助巨大。与经胸超声比较，TEE可以提供更好的视角来显示心内分流、肺静脉回流、主动脉夹层、血肿及主动脉瓣反流、心内血栓、心内板障及人工瓣膜。TEE比经胸超声更好地显示外科板障和管道。在导管室及手术室，TEE对显示心脏图像有极大帮助，常作为标准的监测，在某些病例中TEE可以作为心脏MRI的替代，另外在一些病例中可作为补充。尽管TEE的应用还有许多问题，但相对其他检查更有优越性。对于心内和心外的板障和管道，心脏MRI可以提供额外信息。心脏MRI可以为法洛四联症患者定量右心室容积、评估肺动脉反流分数、定量分流量以及侧支循环提供了更好的选择。心脏MRI也被推荐用于主动脉瓣二叶畸形及马方综合征的主动脉根部的内径测量。现在心腔内超声（ICE）在一些中心介入治疗中应用逐渐增加。三维TEE已经开始应用临床的诊断和介入治疗中。Hahn及其同事推荐一些特殊的三维TEE切面应用于某些成人先心病特殊诊断。Hahn及其同事同时也提醒临床工作者这组患者做TEE密切观察时需要麻醉支持。

总结

病史是线索（包括外科的具体细节）。

成为一个侦探——寻找手术修补的时间，瘢痕在哪里等。

通过瘢痕位置在正中或者外周知道手术方式。

知道不同手术方式的时间点，哪些手术方式当前在用，哪些手术方式已经被淘汰。

理解顺序分析法判断心脏的解剖结构。

知道不同心脏的结构（心腔）特殊的解剖形态。

掌握和实践儿科特殊的切面。

掌握先心病的常见并发症及不同类型先心病的预后。

了解TEE、ICE及心脏MRI在先心病的作用。

第三节　常见左向右分流的先天性心脏病

左向右分流的畸形是最常见的先天性心脏病变。常见左向右分流畸形包括房间隔缺损（ASD）、室间隔缺损（VSD）、心内膜垫缺损（AVSD）、动脉导管未闭（PDA）（表26.3）。它们的基础临床表现为容量过多、充血性心力衰竭、肺动脉高压及心内膜炎。许多心脏病变是可以自愈的，如动脉导管未闭，继发孔房缺，肌部室缺及极少量的膜周部室缺。另外一些可以用器械封堵，包括继发孔ASD，肌部VSD，膜周部VSD及PDA。其余的一些类型病变需要外科手术治疗。在这一节我们重点讨论一些常见的、不合并其他畸形的病变。比较少见的左向右分流病变包括各种瘘，动静脉畸形，主肺动脉窗不在本节的讨论之列。超声心动图的目的就是确定病变的类型、大小、数量、位置、房室腔大小、分流的量及肺动脉压力。

如果早期不进行治疗，房间隔缺损（ASD）由于容量负荷增加会引起肺动脉血流增多，右心扩大，运动耐力下降及肺动脉高压。最常见的房缺类型是继发孔型ASD，其主要位于卵圆孔周围（图26.15）。许多继发孔型ASD可以通过封堵治疗。第二常见的是原发孔型ASD，其位于房间隔下部紧邻房室瓣的位置。典型的这种病变常合并二尖瓣裂，属于心内膜垫缺损的范畴（图26.16）。静脉窦型ASD位于腔静脉和心房交接处，典型的缺损常合并右侧肺动脉部分异位引流。上腔型ASD比下腔型更常见（图26.17）。冠状静脉窦型ASD比较

表26.3　左向右分流的先心病	
房间隔缺损（ASD）	
类型	描述
继发孔型	在卵圆孔附近，可以有多个孔，通常可以封堵治疗
原发孔型	在房间隔的近心尖部，合并二尖瓣裂，属于心内膜垫缺损范畴
静脉窦型	上腔静脉型比下腔静脉型常见，常合并右肺静脉异位引流
冠状静脉窦型	通过冠状静脉窦分流，常合并部分或完全无顶冠状静脉窦及永存左上腔静脉
室间隔缺损（VSD）	
类型	描述
肌部VSD	被室间隔心肌完全包绕；可能在不同位置和多发
膜周部VSD	膜部室间隔及其周围的缺损，与三尖瓣、二尖瓣和主动脉瓣有纤维连接
主动脉瓣下VSD	圆锥肌分离，多见法洛四联症，右心室双出口，主动脉弓离断
流出道VSD	流出道室间隔部分缺损或发育不良，见于共同动脉干及双动脉下室间隔缺损
流入道VSD	由于房室间隔的缺损或发育不良
房室间隔缺损（AVSD）	
类型	描述
原发孔ASD	位于房间隔下部位置，合并二尖瓣裂
过渡型	包括原发孔型ASD，有独立分开的共同房室瓣及有膜部瘤形成的流入道型VSD
完全型	包括原发孔型ASD，完全融合的共同房室瓣及流入道型VSD
动脉导管未闭（PDA）	
类型	描述
幼儿型	可以引起肺血流量增多和充血性心力衰竭，能被服用吲哚美辛或者外科手术闭合
成人型	很少引起充血型心力衰竭，常规可以经皮介入封堵治疗

少见，常合并永存左上腔静脉和无顶冠状静脉窦（图26.18）。

室间隔缺损（VSD）是比较常见的先天性心脏病，其可以单独存在或和其他多种病变并存。在本章我们重点讨论单发的 VSD。如果 VSD 早期没有治疗就会引起肺血增多，左心扩大，充血性心力衰竭，运动耐力下降及肺动脉高压。

肌部 VSD 周围被室间隔心肌包绕。可以单发或者多发，大小差异明显，但是小的更为常见，位置多在室间隔调节束或者心尖部位置（图26.19和图26.20）。婴儿期的肌部 VSD 可以自发愈合。大的或者多发的肌部 VSD 可能需要封堵介入或外科手术治疗。

膜周部 VSD 涉及室间隔膜部及其周围组织（图26.21）。三尖瓣、二尖瓣和主动脉瓣之间有联系。膜周部 VSD 常会见到缺损的三尖瓣侧有袋状组织形成并部分遮挡缺损。一部分缺损可以封堵治疗，另外需要外科手术治疗。

错位 VSD（malaligned VSD）是由于室间隔心肌的排列紊乱及缺失引起的。没有造成流出道梗阻的圆锥肌向前偏移是最常见的错位 VSD 类型之一，又称为艾森曼格型 VSD。大多数错位 VSD 常合并其他异常，如在偏向前侧的错位 VSD 常合并法洛四联症和右心室双出口（图26.22），偏向后侧的错位 VSD 常合并主动脉缩窄和主动脉弓离断（图26.23）。这种病变一般需要外科治疗。

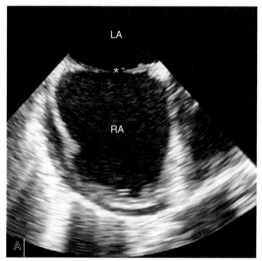
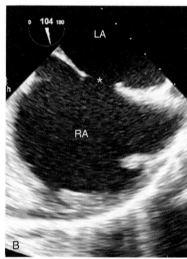
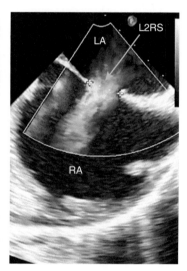

图26.15　食管超声在短轴切面（A）及长轴切面（B）显示继发孔型 ASD（星号位置），彩色多普勒显示左向右分流。LA. 左心房；RA. 右心房

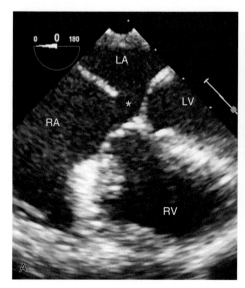
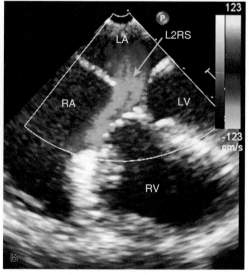

图26.16　A. 食管超声在食管中段四腔切面显示原发孔型房缺。B. 彩色多普勒显示左向右分流（L2RS）。LA. 左心房；LV. 左心室；RA. 右心房；RV. 右心室

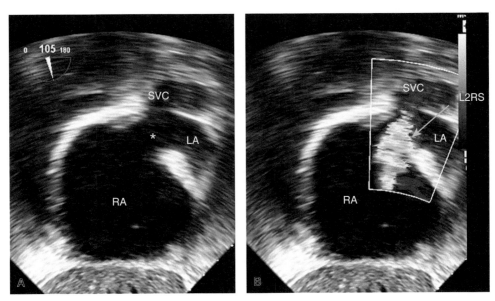

图26.17　A.食管超声胃底切面显示上腔静脉窦型 ASD（箭头）。B.彩色多普勒显示左向右分流（L2RS）。LA.左心房；RA.右心房；SVC.上腔静脉

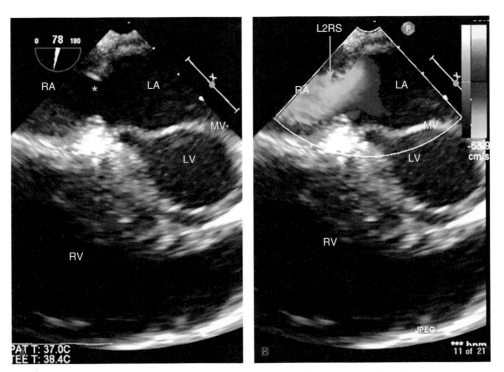

图26.18　A.通过食管超声显示冠状静脉窦型房缺（星号）。B.彩色多普勒显示左向右分流（L2RS）。LA.左心房；LV.左心室；MV.二尖瓣；RA.右心房；RV.右心室

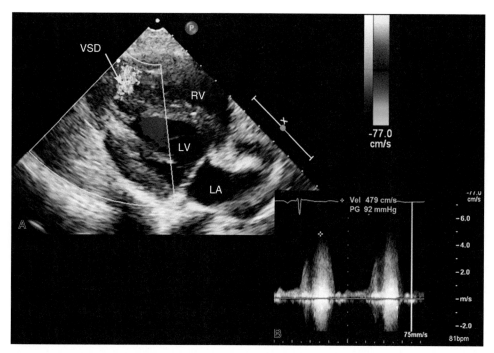

图26.19　A.经胸超声胸骨旁长轴切面彩色多普勒显示心尖部的肌部室缺；B.频谱多普勒显示 VSD 是局限的，峰值压差超过90mmHg。LA.左心房；LV.左心室；RV.右心室

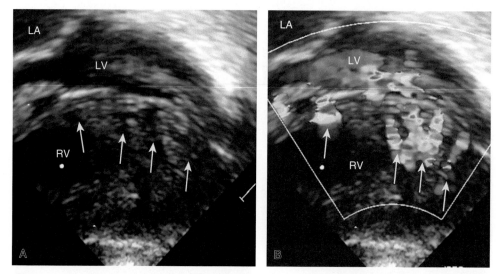

图26.20　A.经胸超声在剑下切面显示多发小的肌部室缺（箭头）；B.彩色多普勒显示多发左向右分流，所以又称为瑞士奶酪

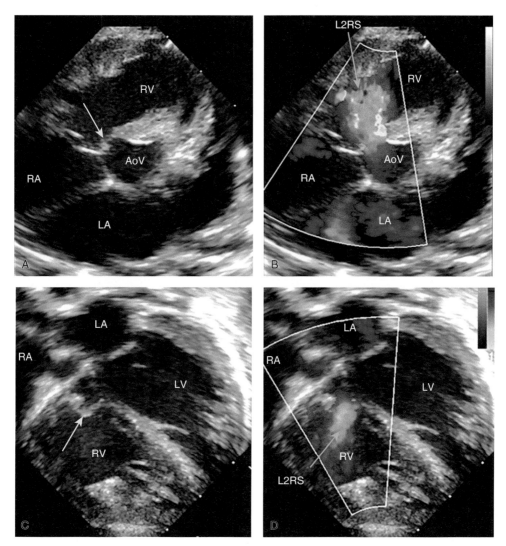

图 26.21　A. 经胸二维超声在胸骨旁短轴切面显示膜周部室缺（黄箭头）；B. 彩色多普勒显示室间隔缺损；C. 二维剑突下切面显示同一个室间隔缺损，右室面三尖瓣参与形成的囊袋样组织（黄箭头）；D. 彩色多普勒显示左向右分流（L2RS）。AoV. 主动脉瓣；LA. 左心房；LV. 左心室；RA. 右心房；RV. 右心室

　　流出道型 VSD 位于半月瓣下心室流出道位置，一般需要外科手术闭合。这些缺损有时候又称为干下 VSD 或者双动脉下 VSD（图 26.24）。它们还可以由于主动脉瓣脱垂到室缺引起主动脉瓣关闭不全。这种类型 VSD 也存在于共同动脉干中（图 26.25）。

　　流入道型 VSD 位于心室间隔流入道部分，常在三尖瓣及其附属结构附近（图 26.26）。其特征就是存在共同房室瓣及合并有二尖瓣前叶裂。流入道型 VSD 存在于房室间隔缺损并且需要外科手术治疗。

　　房室间隔缺损（AVSD）也称为房室通道缺损或心内膜垫缺损。其由于房室间隔部缺损导致房间隔、室间隔及房室瓣的异常（图 26.27）。部分房室间隔缺损有原发孔型 ASD、二尖瓣裂，其内容在前面章节已经讨论过。过渡型 AVSD 有原发孔型 ASD，可以分成左右入口的共同房室瓣，由于房室瓣的粘连形成膜样组织部分或者全部封闭的流入道型 VSD（图 26.28）。完全型房室间隔缺损有原发孔型 ASD，只有一个入口的共同房室瓣，流入道 VSD（图 26.29）。

　　PDA 是由于胎儿时期连接主肺动脉和降主动脉的动脉导管持续开放所引起（图 26.30）。婴儿期动脉导管自发的闭合失败会引起肺血容量增多。这种情况下，PDA 可以用吲哚美辛治疗或者治疗失败后采用外科手术治疗。有 PDA 的老年患者会出现临床症状，常需要介入封堵治疗，外科治疗基本上被介入所取代。

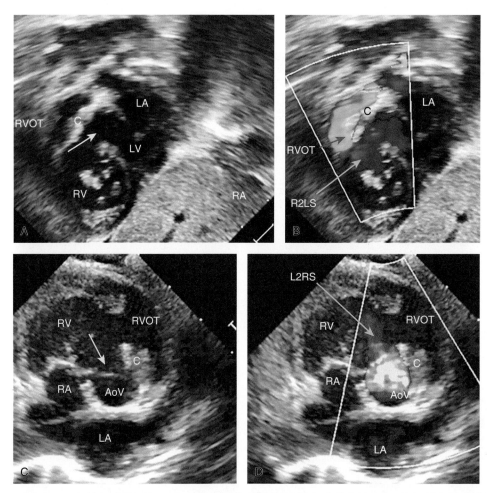

图 26.22 由于圆锥肌（C）前向移位引起法洛四联症错位的室间隔缺损（黄箭头）及右心室流出道狭窄。A.经胸超声在剑下切面二维显示室缺；B.左向右分流；C.剑下二维切面显示同一个错位室间隔缺损的右室面三尖瓣囊袋样组织；D.显示左向右分流。AoV.主动脉瓣；LA.左心房；LV.左心室；RA.右心房；RV.右心室

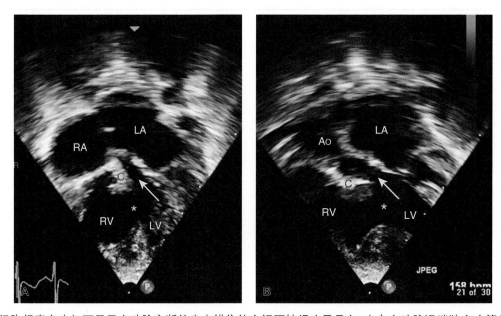

图 26.23 经胸超声心尖切面显示主动脉离断的患者错位的室间隔缺损（星号），也有主动脉远端狭窄（箭头）。A.圆锥肌（C）向后移位；B.直角 90°旋转仍有同样的显示。Ao.升主动脉；LA.左心房；LV.左心室；RA.右心房；RV.右心室

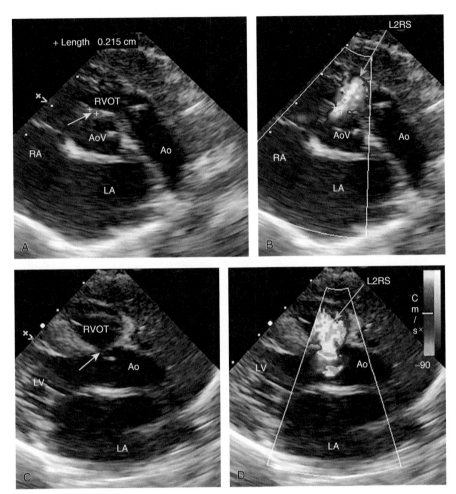

图 26.24　A. 经胸二维超声胸骨旁短轴切面显示干下型室缺（黄箭头）；B. 显示彩色多普勒图像；C. 二维胸骨旁长轴切面显示同一个干下型室间隔缺损（黄箭头）；D. 显示左向右分流。Ao. 升主动脉；LA. 左心房；LV. 左心室；RA. 右心房；RVOT. 右心室流出道

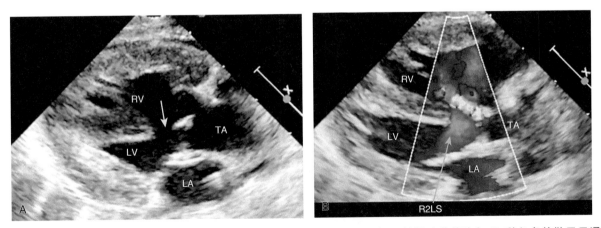

图 26.25　A. 经胸二维超声胸骨旁长轴切面显示共同动脉干患者流出道室间隔缺损（黄箭头）；B. 彩色多普勒显示通过室缺的右向左分流及发育不良的共干瓣膜反流。LA. 左心房；LV. 左心室；RV. 右心室；TA. 共干

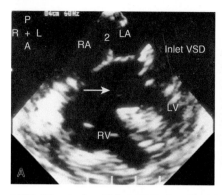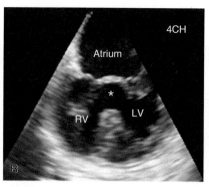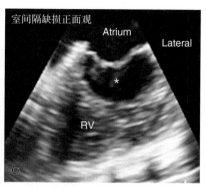

图26.26　A.在四腔切面显示流入道型室间隔缺损（箭头）及继发孔型房间隔缺损（2）；B.从四腔切面显示完全性心内膜垫缺损的流入道型室间隔缺损（箭头）；C.正面观切面显示室间隔缺损。LA.左心房；LV.左心室；RA.右心房；RV.右心室；VSD.室间隔缺损

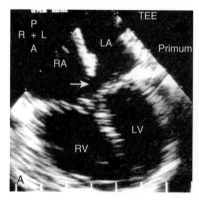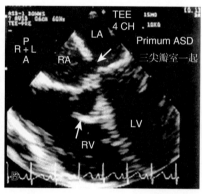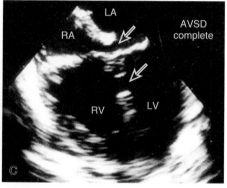

图26.27　从四腔切面显示三种类型的心内膜垫缺损。A.原发孔型房间隔缺损（箭头）；B.过渡型心内膜垫缺损，包括原发孔型房间隔缺损（顶部箭头），流入道室间隔缺损及房室瓣的囊状组织（底部箭头）；C.完全型心内膜垫缺损，包括原发孔型房间隔缺损（顶部箭头），没有囊状组织的流入道室间隔缺损（底部箭头）。ASD.房间隔缺损；LA.左心房；LV.左心室；RA.右心房；RV.右心室

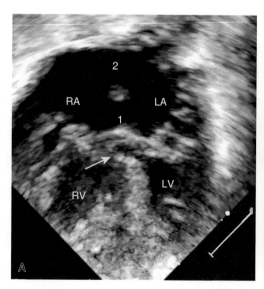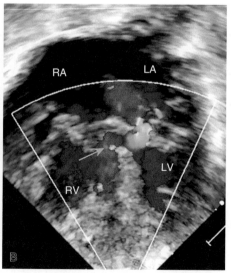

图26.28　从四腔切面显示过渡型心内膜垫缺损。A.二维图像显示原发孔型房缺（1）和带有房室瓣囊状组织的流入道室间隔缺损（黄箭头），以及继发孔型房间隔缺损（2）；B.彩色多普勒显示通过流入道室间隔缺损的左向右分流（蓝色箭头）。LA.左心房；LV.左心室；RA.右心房；RV.右心室

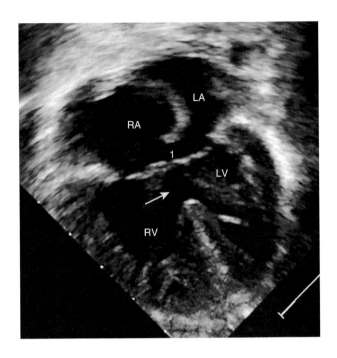

图26.29　从心尖四腔切面显示完全型心内膜垫缺损。二维超声图像显示原发孔型房间隔缺损（1）及流入道型室间隔缺损（箭头）。LA.左心房；LV.左心室；RA.右心房；RV.右心室

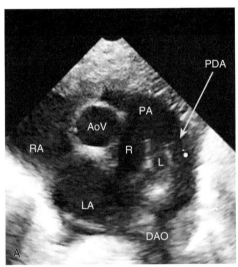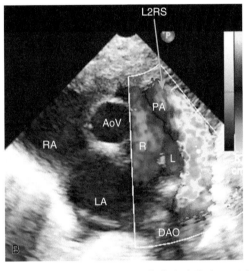

图26.30　从胸骨旁短轴三手指切面显示大的动脉导管（PDA）。A.二维图像显示PDA从降主动脉（DAO）延续到肺动脉（PA）；B.彩色多普勒证明从PDA大量的左向右分流。AoV.主动脉瓣；L.左肺动脉；LA.左心房；R.右肺动脉；RA.右心房

第四节　梗阻性病变

右心室或左心室流出道的梗阻型病变发生位置可能在半月瓣或者瓣下流出道或者瓣上大动脉。最近几十年发布的关于先心病的发病率的相关研究已经超过40个，相关荟萃分析证实肺动脉狭窄（PS）在常见先心病中排第4位（在活胎出生人群中占73/10 000），主动脉缩窄（CoA）排在第6位（在出生活胎中占41/10 000），主动脉瓣狭窄（AS）排在第7位（在活胎出生人群中占40/10 000）。根据波士顿儿童医院的心血管研究项目从

1988～2002年对60 000例儿童患者进行了调查，肺动脉瓣异常在儿童常见诊断中排第4位，约为5.7%，主动脉瓣异常排在第5位，约为5.5%。在左心室流出道梗阻的患者中，主动脉瓣狭窄是最常见的，其后依次为主动脉缩窄、主动脉瓣下狭窄和主动脉瓣上狭窄。主动脉缩窄可以是一个单独的异常，或者伴随其他心脏病变，特别是主动脉瓣二叶畸形、其他左心流出道病变或者室间隔缺损（VSD）。右心室流出道病变包括肺动脉瓣狭窄

(PS)，右心室双腔心（DCRV），肺动脉瓣上狭窄及肺动脉远端狭窄（PPS）。主动脉的梗阻比肺动脉主干或分支梗阻更常见。

流出道和胸主动脉的解剖

正常的流出道解剖分为三个部分：大动脉下的部分，半月瓣及大动脉近端。动脉圆锥或漏斗部是在大动脉下部从房室瓣到相应的半月瓣之间的肌肉腔。在正常心脏，肺动脉下圆锥是由右心室腔漏斗部的肌小梁分割出来或部分室间隔、调节束等组成。

正常半月瓣由三个瓣叶和周围结构组成，形态像半月形或皇冠形，位于从心室大动脉连接到窦管交接处的大动脉根部。所谓的超声检查中半月瓣瓣环其实不是一个解剖相关的结构而只是一个诊断性结构，因为这个区域代表在心室主动脉交接处的最接近半月瓣的附属结构。瓣叶由联合部分成三部分，舒张期由房室结合部瓣叶中心区向窦管交接区心房壁后方延伸。

横弓的起始端位于右侧无名动脉（头臂干）和左颈总动脉之间；横弓的末端位于左颈总动脉和左锁骨下动脉之间；峡部位于左锁骨下动脉和动脉韧带或动脉导管之间；随后为降主动脉。超过99%的患者是左位主动脉弓（走行于气管左侧）。几种常见的良性变异包括：①右侧无名动脉和左侧颈总动脉共同起源（称为牛角弓）；②左侧椎动脉起源于主动脉；③左侧锁骨下动脉异常起源于右侧锁骨下动脉远端。

临床表现

梗阻性病变会引起心室压力负荷增加，造成心室逐渐肥厚及纤维化。有上述病变的患者常在相应部位有收缩期杂音，杂音的程度和频率取决于梗阻的程度。偶尔，可以听到收缩期喀喇音。尽管严重的梗阻特别是左心室流出道梗阻会引起胸痛、晕厥或运动耐量下降，但大多数患者在早期很少出现症状。由于严重的心肌肥厚能逐渐导致收缩和舒张功能障碍，少数年长儿童或成人会出现右室或左心室衰竭的症状。在新生儿期严重的流出道梗阻常引起严重心室功能障碍、房室瓣的反流及心排血量的下降。在一些引起心排血量不足危重的 AS 或 PS 中，必须要维持动脉导管的开放。

主动脉缩窄通常都是后期偶然发现的，尽管主动脉缩窄可以引起严重的并发症，包括颅内出血，主动脉夹层或感染性心内膜炎等。常见的临床表现为收缩期杂音、股动脉的无脉或脉搏减弱，上肢高血压，高血压视网膜病变，运动不耐受或下肢无力，或间歇性跛行。超声心动图显示左心室肥厚，胸片显示特征性的3字征和肋骨压迹。

主动脉瓣狭窄

主动脉瓣先天畸形的最主要的原因是二叶畸形，也是最常见的先天性心脏病，普通人群发病率为0.4%～2%。真正只有两个瓣叶的主动脉瓣二叶畸形是比较少见的。相反常见三叶瓣融合成二叶或者三叶瓣中某一个瓣发育不良而用二叶畸形代表这类病变。融合多发生在左冠瓣和右冠瓣交接处（70%）（图26.31），其次是右冠瓣和无冠瓣交接处（28%），左冠瓣和无冠瓣交接处是非常少见的。在成人，瓣叶融合引起的主动脉瓣狭窄发展速度更快。而相关研究显示在儿童中右冠瓣和无冠瓣融合的二叶畸形发展为主动脉瓣狭窄和关闭不全更为迅速，一般需要早期干预。主动脉瓣狭窄常见合并症包括主动脉缩窄，主动脉瓣下狭窄，室缺，冠状动脉畸形，Tumer综合征及主动脉扩张和主动脉瘤形成（图26.31C）。

新生儿主动脉瓣狭窄最多见为偏心型开口的单瓣畸形，通常在左冠瓣和无冠瓣结合部（图26.31D），表现为瓣叶增厚、运动幅度减弱，主动脉根部和升主动脉细小，或心内膜纤维化造成的左心室肥厚肌心腔变小，或者左心室扩大、收缩功能减低、二尖瓣反流和左心房扩大。主动脉瓣狭窄的其他形态学异常包括瓣叶和主动脉瓣环的发育不良。

超声评价主动脉瓣狭窄最好在胸骨旁切面仔细观察瓣叶及其结合部的形态学变化。在短轴切面主动脉瓣二叶畸形开放线在收缩期呈横向水平线的多为左冠瓣和右冠瓣的边缘融合（图26.31A），如开放线为垂直水平的二叶畸形多为右冠瓣和无冠瓣的边缘融合（图26.31B）。瓣叶结合部不完全的分开会限制瓣叶移动，在胸骨旁长轴切面可以出现收缩期的圆顶征。梗阻的程度评估常用超声心动图连续多普勒测量峰值及平均压力阶差，常用切面在心尖切面、右侧胸骨旁切面、胸骨上窝切面，尽管用超声测量即时峰值压差和导管测量的值是有差别的。虽然儿童主动脉瓣严重狭窄程度的标准还没有建立，但成人的瓣膜狭窄的标准指南已经出版，包括计算主动脉瓣瓣口面积，已经参考应用于儿童。儿童三维超声心动图也已经证实和成人应用一样有帮助。超声心动图其他相关评价包括：评价左心室肥厚的程度，是否有心内膜纤维化及升主动脉的宽度。

许多严重主动脉瓣狭窄的新生儿，由于合并严重左心室发育不良，在早期就要面临重要选择：双心室修复或者单心室的姑息手术。患儿手术死亡率的多重因素分析显示危险因素包括主动脉瓣环和二尖瓣环的大小，左室相对长度以及心内膜纤维化的分级。

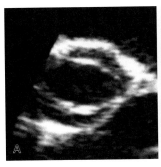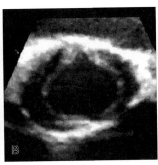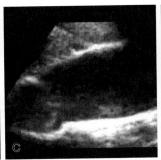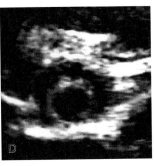

图26.31　A.胸骨旁短轴切面显示主动脉二叶畸形为左右冠瓣的融合。提示主动脉瓣开放线是水平方向；B.胸骨旁短轴切面显示主动脉二叶畸形为右冠瓣和无冠瓣的融合。提示主动脉瓣开放线是垂直方向；C.胸骨旁高位长轴切面显示主动脉瓣二叶瓣畸形合并升主动脉扩张；D.胸骨旁短轴切面显示婴儿的主动脉瓣狭窄和单瓣畸形，只有在左冠瓣和无冠瓣之间有特殊的对接

主动脉缩窄

CoA是累及主动脉峡部的典型局部缩窄。狭窄的部分可以是不连续或较长的一段。横弓部的狭窄或者发育不良多见于胎儿或者儿童早期，不连续的狭窄的晚期患者多有侧支循环的建立。绝大多数主动脉缩窄患者在婴儿期就被诊断。男性发病率是女性的1.7倍，其中12%～17%是Turner综合征患者。在几个主动脉缩窄的大型报道中，14%～17%患者有明显的主动脉瓣狭窄或者关闭不全。并发症多见于主动脉缩窄修复术后，手术时的年龄也是一个危险因素。后期心血管并发症包括外周高血压、再缩窄、夹层、动脉瘤、破裂和早期冠脉疾病。

主动脉缩窄的特征为由于后方嵴样凸起或周围组织造成主动脉腔内狭窄。主动脉缩窄的解剖定义是内径等于或小于主动脉横弓近端的60%，或远端50%，或峡部的40%。超声心动图是诊断主动脉缩窄的有用工具，但有时在大龄儿童和成人显示主动脉峡部或降主动脉远端是比较困难的（图26.32）。在一些患者中，另外的影像检查如MR或CT更有指导价值。

超声心动图在检查评估中的作用包括评估主动脉弓的方向及侧支循环，严重程度及缩窄的长度，另外部分主动脉内径（包括主动脉瘤），左心其他结构（包括主动脉瓣形态结构），侧支、左心室大小及功能（包括左心室占位）及相关的损伤。显示主动脉弓的最佳切面为胸骨上窝切面及高位左侧胸骨旁切面，新生儿甚至可以在剑下切面显示。胸骨上窝短轴切面可以评估主动脉弓分支，正常结构中第一分支为右侧的头臂干（与主动脉弓走行相反）图26.34。正常变异的头臂干也可能发至于右侧锁骨下动脉。有时候用左侧高位胸骨旁切面以肺动脉作为声窗可以更好显示主动脉缩窄及近端降主动脉范围。左锁骨下动脉起源涉及主动脉缩窄的局部范围。如果起源异常，锁骨下动脉可以在主动脉缩窄的上部或下部。

主动脉瓣下狭窄

许多人把主动脉瓣下狭窄归类为获得性心脏疾病而不是先天性的，因为这种疾病很少在母体或新生儿期被诊断出来。然而，它确实是由于各种左心室流出道解剖形态异常造成的渐进性加重性疾病，如主动脉和室间隔的夹角陡峭，二尖瓣和主动脉瓣的纤维连接过长，主动脉骑跨过大，左心室流出道肌束明显突出，靠近室间隔的二尖瓣附属结构异常。孤立的主动脉瓣下狭窄最常见的表现为从室间隔延续到主动脉瓣下的纤维膈膜或纤维肌肉组织（图27.23A），偶尔膈膜会延续到二尖瓣前叶（图26.34B）。偶尔，肌肉组织明显向流出道突出，导致左心室流出道像隧道一样，引起明显梗阻。当有VSD存在时，主动脉瓣下梗阻常有圆锥肌向后偏移引起，常合并主动脉弓缩窄或者离断。另外VSD时引起主动脉瓣下梗阻的机制还有心内膜的折叠、肌部室间隔的纤维肌性组织嵴样凸起，或者二尖瓣周围瓣器连接室间隔异常（特别是未修补或者已经修补的心内膜垫缺损患者）。另外，主动脉瓣下狭窄合并的异常，包括主动脉瓣二叶畸形、DCRV及主动脉瓣关闭不全，这种疾病在成人进展缓慢但在儿童患者中进展迅速需要早期外科干预。超声心动图评估主动脉瓣下狭窄时应在心尖切面和胸骨旁切面评估梗阻的原因及部位，在心尖切面、右侧胸骨切面和胸骨上窝切面评价梗阻的程度。另外，需要排查主动脉瓣关闭不全和其他有关的异常。

主动脉瓣上狭窄

主动脉瓣上狭窄偶有家族性常染色体显性遗传或散在的特发的异常，但通常情况下主动脉瓣上狭窄和Williams综合征有关，后者包括一系列临床问题，如钙代谢异常，发育延迟，成熟障碍及特征性脸部异常。常分为三种解剖亚型：最常见类型为沙漏型即主动脉根部

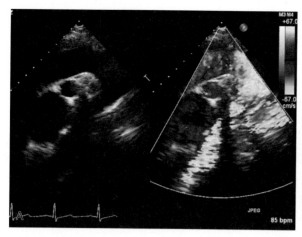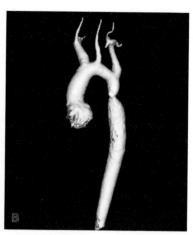

图26.32 A. 1例有主动脉轻度缩窄及主动脉瓣二叶畸形但没有狭窄和关闭不全的青少年患者，胸骨上窝切面显示主动脉长轴的二维和彩色图像对比。缩窄的区域在二维图像上显示并不清晰，彩色多普勒显示局部有明显彩色叠加的加速血流；B.三维容积核磁增强显像证实同1例患者降主动脉峡部狭窄及降主动脉近端轻度狭窄后扩张，无动脉瘤形成

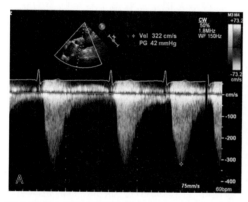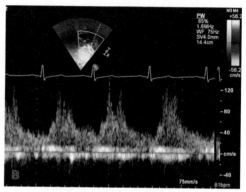

图26.33 A.同1例青少年患者在胸骨上窝切面用CW显示缩窄部位舒张期峰值压力阶差为42mmHg。收缩期上、下肢压力阶差为20～25mmHg；B.同1例患者在降主动脉膈膜水平用多普勒追踪显像显示低速持续的舒张期血流

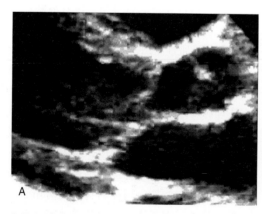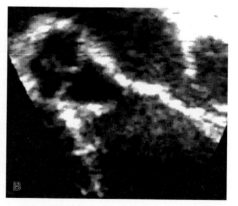

图26.34 A.胸骨旁长轴切面显示由于主动脉瓣下的肌性纤维嵴型凸起造成主动脉瓣下狭窄；B.心尖切面显示由于二尖瓣前叶肌性纤维延伸造成的主动脉瓣下狭窄

扩张及升主动脉局部的狭窄，另外是膜性狭窄或隔膜型狭窄，比较少见类型是管状型，即升主动脉弥漫性发育不良。梗阻随着时间发展逐渐进展，评估时应在心尖切面、右胸骨缘切面及胸骨上窝切面测量最大压力阶差。Williams 综合征也可能有肺动脉分支狭窄，主动脉缩窄及肾动脉狭窄。另外合并异常包括主动脉瓣，冠脉（包括扩张，开口狭窄或开口被瓣叶遮挡），主动脉分支及肺动脉分支的异常。超声心动图检查时应该仔细检查上述结构。

肺动脉瓣狭窄

肺动脉瓣狭窄常表现为瓣叶纤细粘连呈圆顶征，肺动脉主干狭窄后扩张。瓣叶交接处的融合或发育不良会导致窦管交接位置的动脉壁和瓣叶之间增厚凸起,有时候这种病变很难和肺动脉瓣上狭窄相区别。实际上肺动脉根部瓣叶连接处的发育不良导致的狭窄比半月瓣本身病变更常见。偶尔肺动脉瓣狭窄也会表现为瓣叶发育不良、瓣叶边缘增厚、瓣环发育不良及主肺动脉发育纤细。在那些病例中瓣叶以半月瓣形式附着于肺动脉根部。所以超声检查时应仔细评估肺动脉瓣叶、肺动脉根部及主肺动脉的解剖特征。由于大多数明显肺动脉瓣狭窄的患者可以通过经皮肺动脉瓣球囊扩张治疗,所以区分肺动脉瓣狭窄和瓣上狭窄非常重要,特别是在新生儿期这是一个很大的挑战。一般用 CW 测量肺动脉流出道的速度来评价梗阻的程度,常用切面有剑下切面,改良的心尖切面(探头角度向前倾斜),胸骨旁切面。患者常合并 ASD 和 PFO,所以超声检查时应仔细检查房间隔。

右心室双腔心(DCRV)

DCRV 主要有漏斗部的异常突出的肌束造成梗阻引起的病变,右心室腔被分成两个心腔:下方的高压流入心腔和上方的低压流出心腔。不像法洛四联症由于圆锥肌的前移造成肺动脉瓣下的狭窄及肺动脉瓣下结构发育不良,DCRV 的瓣下结构发育良好、流出道是扩大的。与肺动脉瓣下狭窄相似,DCRV 早期症状并不明显,但超声检查仍可以发现增厚的调节束的向上移位并逐步造成漏斗部的肥厚。另外,部分 DCRV 中的异常突出的肌束和正常的调节束是有区别的。DCRV 最常合并的畸形是膜部 VSD,比例高达 67%。另外,10% 的室间隔缺损手术患者可以合并 DCRV,所以仔细检查室间隔缺损患者右心室腔是非常必要的。像以前讲过的一样,另一个常见合并畸形是主动脉瓣下狭窄,发生在 25% 的 DCRV 和 VSD 患者中。实际上不管有无梗阻,高达 88% 的患者都需要处理主动脉瓣下室间隔顶部突出的肌性组织。DCRV 的梗阻是渐进性发展的,通常都要求外科干预处理。多数患者在童年或青少年出现症状,少数患者在成年后才被发现。

超声心动图除了在多角度观察肺动脉瓣下圆锥肌和异常突出的肌束解剖特征外,还要评估梗阻的程度,常用切面有剑下切面及改良的心尖切面(向前倾斜探头角度)。胸骨旁切面一般帮助不大,因为很难显示向前移位异常肌束以及切面垂直于梗阻的流出道血流很难测量。应仔细检查室间隔以确定是否合并 VSD。大多数情况下,VSD 都和下边的高压心腔相通,如果 DCRV 的梗阻比较明显那么 VSD 的分流都是低速血流。少数病例 VSD 和低压心腔相通,通过 VSD 的血流就会出现涡流,异常肌束造成的梗阻程度就不能被很好反映出来。另外,还应该注意在 VSD 时候左心室流出道室间隔异常肌束,以排除主动脉瓣下狭窄。

肺动脉瓣上狭窄及外周肺动脉狭窄

先天性肺动脉瓣上狭窄常见于 Noonan 综合征,PPS(肺动脉分支狭窄)常见于先天性综合征如 Williams 综合征、Rubella 综合征、Alagille 综合征。那些病变的发病机制还没有完全搞清楚。超声评估应包括狭窄动脉的大小及其他节段肺动脉大小,多普勒速度及右心室肥厚(及三尖瓣反流)或右侧心力衰竭。前面提到过,肺动脉瓣上狭窄必须和肺动脉瓣狭窄区别开,肺动脉瓣狭窄是位于窦管交接的瓣叶和连接处的异常增厚。在婴儿期分支肺动脉重构过程中会有生理性轻度 PPS。分支肺动脉狭窄可以是单侧或者双侧。

显示主肺动脉和分支肺动脉一般是在胸骨旁切面和胸骨上窝切面,尽管剑下切面对新生儿和儿童有用。应用多普勒检查时候,尽量选择长轴切面使超声束平行于肺动脉,而且要求选择和肺动脉内径测量不同的切面。如果有双侧分支肺动脉狭窄,肺动脉血流减少,多普勒检查会低估梗阻的严重程度。其他的显像模式如 MR 及 CT 对于显示大龄儿童或者成人的肺动脉是非常需要的。

第五节 未经手术矫正的成人复杂先天性心脏病

在大多数病例中,复杂先心病患儿出现发绀越早,越需要在成年之前进行外科手术根治,或者至少姑息治疗。相反,没有发绀的成人复杂先心病由于没有没有明显的相关并发症,可能许多年都无法检出。超声心动图(ECHO)检查是有效的诊断方法:在最初的诊断中,顺序分段法是比较常用的;在与介入心脏病学家和外科医师进行术前讨论指定治疗计划时,超声心动图检查结果是非常有用的;在一个诊断已经明确的随访检查中,应该遵循成人超声检查流程的标准化。心脏超声专家想了解心脏的解剖和干预治疗时,不同时间段的超声心动图检查结果是非常有临床价值的。由于成年人声窗的限制,可能需要做食管超声(TEE)、磁共振成像(MR)

和（或）心脏计算断层扫描（CT）作为补充。成人患者随着病情的不断发展及频繁住院或多次手术治疗造成的焦虑状态，患者可能不能忍受长时间的影像检查。

在这一节我们重点介绍两个方面内容：①简要介绍顺序分段法分析评估复杂先心病；②发绀型和非发绀型成人复杂先心病的诊断要点。

顺序分段法诊断复杂先心病

在顺序分段法检查中，各心腔和血管的认定不是根据其在胸部左或者右的位置而定，而是根据本来的解剖形态，或相对其他心室腔的位置，以及与体循环和肺循环的连接来确定的。心脏被分为三个节段（心房，心室及大动脉，各部分特征概括在表26.4）。房室瓣总是连接于相应的心室。除心内膜垫缺损和左心室双入口外，三尖瓣比二尖瓣更靠近心尖部。

腹部 / 心脏位置

检查的第一步就是从剑下切面确定腹部脏器位置和心房的排列（心脏位置）（图26.35）。由于经胸超声不能直观地区别左心房和右心房的特征，心脏位置确定要依靠以下特征：①右心房几乎都是接受下腔静脉血；②心脏和腹部脏器位置是一致的。基于腹主动脉和下腔静脉的解剖关系，心脏位置有三种：心房正位（正常图26.36A），心房反位（图26.36），心房不定位（内脏异位综合征，腔静脉和腹主动脉都在脊柱的同一侧，图26.37）。

心脏位置

心脏位置的评估最好在剑下切面，包括两个不能互换的内容：心脏在胸腔的位置（左位、右位、中位）及

心脏的轴位。心脏在纵隔腔内位置不正常可能是其他的因素造成的，包括胸廓不正常，纵隔和心腔内异常结构及外科手术的结果。心脏轴位是心脏从基底部到心尖部长轴走向（左位心、右位心、中位心）。

连接的定义

只有确立三个节段的位置（心房，心室及大动脉，见图26.35）才能很好定义房室连接和心室大动脉的连接。连接可能是一致，不一致，异构或单心室。正常状态下房室连接和心室大动脉连接是一致的。房室连接及心室大动脉连接都不一致是生理性或者先天性矫正型大动脉转位的特征（图26.38A），而房室连接一致而心室大动脉连接不一致是完全型大动脉转位的特征（图26.38B）。当心脏位置是不确定（异构的），房室连接也是异构的，既不是一致也不是不一致。单心室的连接可

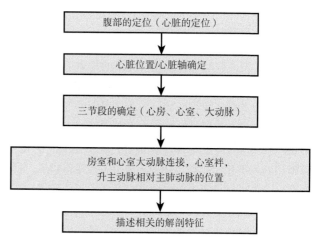

图26.35　顺序节段分析法

表26.4　三节段和各部分形态特征		
心房	右心房	左心房
心耳	基底部宽的三角形	扁平的像手指一样的管状结构
界嵴	有	无
梳状肌	很多，延续到房室瓣/欧式瓣	很少，局限于左心耳
卵圆窝	可见卵圆窝的边缘	
心室	右心室	左心室
房室瓣	三尖瓣的附着点更靠近心尖	
心室嵴	有	无
半月瓣到房室瓣纤维连接	无	有
肌小梁	心尖部肌小梁粗糙	心尖部肌小梁纤细
连于室间隔的腱索	有	无
大血管	主动脉	肺动脉
	发出冠脉/颈动脉分支/主动脉弓	分叉到分支肺动脉

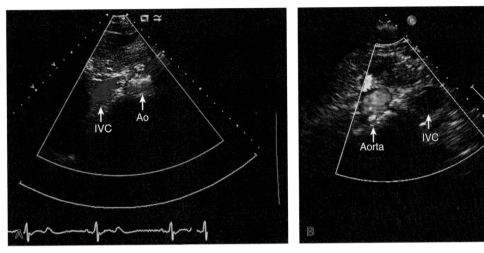

图26.36 剑下切面确定内脏的位置。A.内脏正位：下腔静脉（IVC）在脊柱右侧，主动脉（AO）在脊柱左侧；B.内脏反位：下腔静脉（IVC）在脊柱左侧，主动脉（Ao）在脊柱右侧

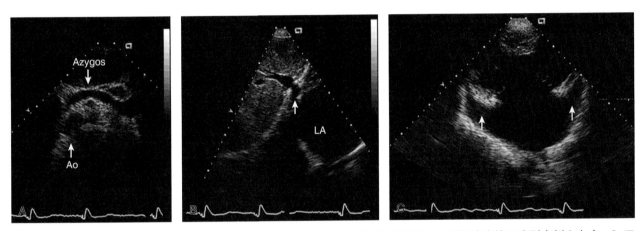

图26.37 左房异构。A.主动脉在脊柱右侧，下腔静脉上段缺如合并脐静脉连接；B.肝静脉直接回流到右侧左心房；C.四腔切面显示双侧左心耳结构

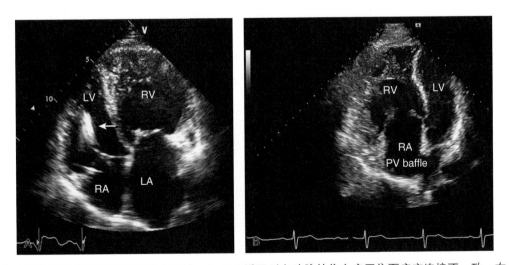

图26.38 心尖四腔切面显示房室连接和心室袢。A.显示矫正型大动脉转位心房正位而房室连接不一致。右心室在左心室的左侧，说明心室左袢；B.1例实行了心房调转手术（Mustard）的患者，心房正位，心房连接正确的心室（矫正的房室连接）。LA.左心房；LV.左心室；PV.肺静脉板障；RA.右心房；RV.右心室。箭头：与肺动脉相连的左心室内起搏电极

能存在于任何类型心脏位置，可能缺少右侧或者左侧房室瓣（图26.39A，箭头所示为室间隔缺损），或者有双心室入口（图26.39B）。当房室瓣有骑跨时（房室瓣瓣环排列紊乱或者房间隔相对室间隔位置紊乱），骑跨率是否超过50%决定了连接是双心室（骑跨率小于50%，房室瓣的连接一致）或者单心室（房室瓣的骑跨率超过50%，图26.39B）。接受血流的心腔可能是解剖右心室、解剖左心室（图26.39B）或者不定心室。最好用短轴切面显示心室和大动脉的连接（一致，不一致，双出口或共同动脉干）以评价同一平面室间隔相对大动脉的位置。肺动脉的确定主要依据主干较短及动脉分叉等特征。主动脉的确定主要根据冠状动脉起源及向颈部的血管分支。在胸骨旁短轴切面可以显示升主动脉和主肺动脉关系（主动脉可以在肺动脉右前，左前，或者前后关系；图26.40A）。

心室袢（ventricular-loop）

心室袢决定冠状动脉和传导系统的分布。心尖四腔切面可以区分心室是右袢（正常，解剖右心室位于解剖左心室的右侧，见图26.38B）还是左袢（解剖右心室位于解剖左心室的左侧，见图26.38A）。重要的是，探头位置应根据标准的心脏轴位放置而不是为了看起来更熟悉进行翻转。

并发的畸形

最后一步应该描述心脏并发的畸形，包括并不仅仅局限于心内分流（在任何水平），瓣膜功能，左、右心室流出道梗阻，体静脉或肺静脉畸形连接，主动脉缩窄，主、肺动脉侧枝，姑息性人造分流。经胸超声确定成人冠脉异常是非常困难的。

复杂发绀型先心病

成人非手术先心病患者出现中心性发绀主要有三个机制，其之间是相互影响的而不是各自独立的：肺动脉和主动脉血流中心性混合，肺动脉血流的减少，和（或）艾森门格综合征导致的心内逆向分流。现在我们复习下常见发绀型心脏病及最复杂的先心病（单心室）和姑息性分流。

法洛四联症（TOF）

TOF是成人中最常见的发绀型先心病，典型的TOF有肺动脉狭窄（在多个水平），室间隔缺损（VSD），主动脉瓣向右侧偏移造成主动脉骑跨于室间隔，右心室肥厚（图26.40）。室间隔漏斗部（流出道）向前向上移位导致多种类型的室间隔缺损，主动脉部分连接于右心室以及肺动脉瓣下梗阻（见图26.40B）。室间隔两端肌小梁肥大也是一个诊断特征。胸骨旁长轴切面典型地显示流出道VSD及主动脉的骑跨（如果主动脉骑跨 > 50%，更倾向于诊断右心室双出口，见图26.40A）。大动脉短轴水平可以最好地显示室间隔漏斗部向前及向上错位的程度，以及肺动脉瓣下狭窄也在这个平面开始出现（图26.40C）。胸骨旁及剑下短轴切面对于显示右心室流出道梗阻的位置及结合多普勒评估梗阻的程度非常有帮助（图26.40C及D）。胸骨旁短轴切面能很好显示肺动脉瓣和瓣上狭窄。确定肺动脉分支狭窄常需要磁共振和

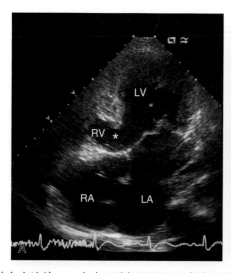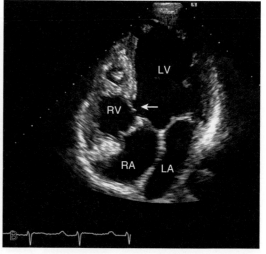

图26.39　单心室连接。A.心尖四腔切面显示三尖瓣闭锁，继发性房间隔缺损，室间隔缺损（箭头）。提示缺少右侧的房室瓣（三尖瓣）；B.心尖四腔切面显示左心室双入口。由于右侧房室瓣骑跨（超过50%）造成房间隔和室间隔排列紊乱，双侧的房室瓣都主要连接于左心室。箭头所示室间隔缺损和右侧房室瓣腱索骑跨连接室间隔的双侧。右侧和左侧房室瓣在同一个平面。LA.左心房；LV.左心室；RA.右心房；RV.发育不良的右心室

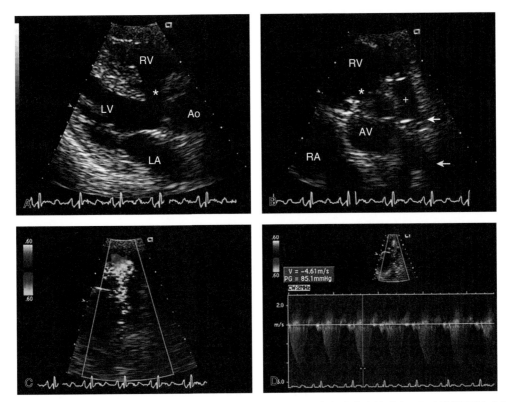

图26.40　外科手术前的法洛四联症。A.胸骨旁长轴切面显示室缺和主动脉骑跨（箭头），主动脉瓣环相对室间隔排列紊乱；B.胸骨旁短轴切面显示漏斗部室间隔向前上侧错位导致室间隔缺损（箭头）及肺动脉瓣下流出道梗阻（加号）。白色箭头：右心室流出道肌束。黄色箭头：主肺动脉分叉延续为左右肺动脉；C.彩色多普勒显示肺动脉瓣下流出道血流加速；D.CW显示严重的右心室流出道梗阻。Ao.主动脉根部；AV.主动脉瓣；LA.左心房；LV.左心室；RA.右心房；RV.右心室

CT检查。由于存在心室水平的右向左分流肺动脉梗阻的严重程度会被低估。并发的其他畸形也应该被评估，包括继发孔型房缺（法洛五联症），其他部位VSD，房室间隔缺损，右位主动脉弓（左锁骨下动脉镜像分支或畸形造成动脉环形成），以及和（或）冠状动脉的异常起源。主动脉根部和升主动脉扩张也很常见。外科手术可以改善TOF的长期愈合，经典手术包括缓解肺动脉瓣下和瓣上狭窄，肺动脉瓣切开术及室间隔的补片修补。

完全型大动脉转位（TGA 或 D-TGA）

完全型或经典的大动脉转位（TGA）是仅次于法洛四联症的排第二位的发绀型先心病，特征就是房室连接一致而心室大动脉连接不一致，即主动脉瓣下右心室和肺动脉瓣下左心室。然而许多成人大动脉转位已经在儿童时期做了心房或者动脉调转手术，未做外科手术的此类病变为学习分段诊断法方面提供了很好的素材。此类病变心脏多为正位，主动脉位于肺动脉右前侧。在胸骨长轴切面两个大动脉呈平行关系是本病的特征。主动脉从右心室起源向上发出头颈部动脉血管，而肺动脉特征是起源左心室、主干较短并有分叉。并存的其他畸形包括PDA和PFO（通常在出生

就存在）、VSD、右心室或左心室流出道梗阻、房室间隔缺损、房室瓣发育不良、主动脉缩窄、双主动脉弓等。

单心室

单心室是一组疾病的总称，主要特征是缺少两个发育良好的心室，心房的血流大部分流入到一个功能心室内。经典结构应该是有一个主心腔和一个未发育或附属心腔（图26.39）。绝对的单心室是比较罕见的。超声心动图可以特征性区分出主心腔是左心室（特征是室壁光滑，肌小梁纤细，房室瓣的腱索不连接于室间隔），还是右心室（特征是肌小梁粗大，房室瓣的腱索附着于室间隔表面），还是不定心室。左心室型单心室其附属心腔（未发育的右心室）的位置可能在前，右心室型单心室附属心腔（未发育的左心室）可能在后。房室连接可能是单入口，双入口，或者共同入口。房室瓣解剖形态和心室类型相一致。如果是心室双入口，右侧和左侧房室瓣形成共瓣就很难区分二尖瓣和三尖瓣（图26.39B）。另外还需要明确室间隔缺损的位置和数量及半月瓣或大血管的位置和功能。如果没有外科手术干预治疗，单心室患者很少能长到成年，右心室型单心室较左侧型死亡率更高。如果一个发绀单心室成人

以前做过姑息性分流术，就是做Fontan姑息手术的禁忌了。

姑息性分流

体肺姑息性分流有助扩大肺动脉血流。常见类型包括连接锁骨下动脉到肺动脉的B-T分流（典型常在主动脉的对侧，图26.41A及B），从升主动脉到右肺动脉的Waterston分流，以及从降主动脉到左肺动脉的Potts分流（图26.41C及D）。上述分流显示的最好切面是胸骨上窝切面以及高位的胸骨旁切面，或导管斜切补充显示B-T分流和胸骨旁短轴切面显示Waterston分流。腹主动脉的舒张期逆向血流是分流通畅一个重要信号。上述分流的并发症包括肺动脉高压和分支动脉狭窄。连接右侧上腔静脉到结扎的右肺动脉之间的Glenn分流是一个经典的手术方法。如果主肺动脉没有结扎，左右肺动脉之间是相通的，Glenn分流是双向的，或者左右上腔静脉的双侧分流（如果没有无名静脉的连接）。多普勒检查显示Glenn分流为受呼吸影响的低速血流。由于肺动脉的结扎隔离，同侧的肺动静脉畸形会发展成为经典Glenn分流（因为没有肝脏因素的影响），并通过同侧右臂静脉注射气泡混合造影显影来证实。

复杂的非发绀型先心病

三尖瓣下移畸形

三尖瓣下移畸形是一组疾病，有的在出生时候就很严重，预后很差，有的症状很轻，到了成年以后才变得明显。三尖瓣组织从内层心肌中分离不良导致后叶和隔叶向心尖部移位。三尖瓣瓣叶向心尖的移位导致右心室流入道的上升，使右心室分为两个部分：房化右心室和功能右心室（图26.42A）。隔叶和后叶下移程度决定了疾病的严重程度，从隔瓣的轻度下移到到膜状膈膜。前叶很少下移，但多发育冗长，或像帆一样（图26.42A）。正常三尖瓣瓣叶相对于二尖瓣附着的有些下移，但一般不超过8mm/m²。

在心尖四腔切面显示三尖瓣下移畸形是比较明显的，但是还需要另外的切面来充分显示瓣膜解剖结构及功能右心室的大小。三尖瓣瓣叶异常可能会导致三尖瓣的狭窄或关闭不全，而且关闭不全更为常见（图26.42B）。瓣叶像窗式启闭很常见，特别是前叶。另外，也可以看见前叶开放受限，主要是由于附着于游离壁的腱索或者下移乳头肌的阻挡。前叶通常会变长，如果过于冗长会引起右心室流出道的梗阻。并

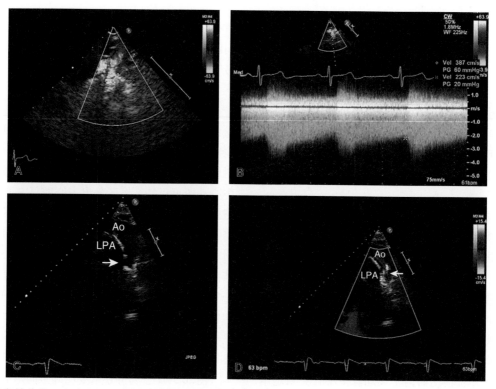

图26.41 姑息性分流。A ~ B. CW显示左侧B-T连续分流信号；C ~ D. Potts吻合术（箭头）。提示由于舒张期左侧肺动脉高压力高于体循环，左侧肺动脉血流逆流到胸主动脉

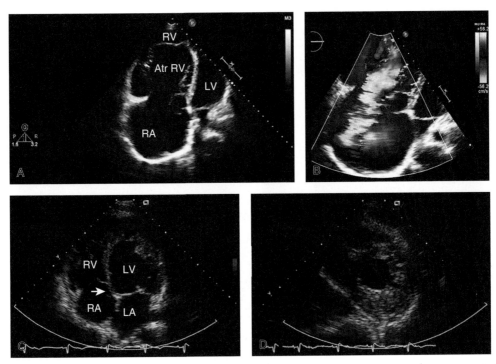

图 26.42　Ebstein 畸形。A. 严重的 Ebstein 畸形：隔瓣向心尖部明显移位导致小的功能右心室（RV）和大的房化右心室（Atr RV）。三尖瓣前叶冗长像风帆一样。左心室很小；B. 彩色多普勒显示三尖瓣大量反流；C. 轻度的 Ebstein 畸形和左心室致密化不全。心尖四腔切面显示三尖瓣隔叶（箭头）轻度下移（9mm/m²）。提示左心室侧壁中段和心尖部心肌增厚；D. 胸骨旁长轴切面显示在收缩早期室间隔中段和心尖部节段的心肌致密化不全。LA. 左心房；RA. 右心房

发畸形包括：房水平分流（PFO/ASD），VSD，或左心室致密化不全（图 26.42C 和 D）。超声评估三尖瓣可指导外科手术选择适宜治疗方案：瓣膜修补或瓣膜置换。超声心动图检查者应该熟悉不同机构手术患者对三尖瓣修复的不同的手术方式及超声检查的要求。外科治疗包括封闭心内分流，折叠房化右心室或右心房减容，或双向 Glenn 连接减少功能右心室的负荷。

符合生理的矫正型大动脉转位

生理型或先天性大动脉转位（C-TGA）主要特征是房室连接及心室大动脉连接都不一致。由于两次连接不一致使心脏的循环得以纠正，患者不出现发绀症状，如果不合并其他心脏畸形或者没有心脏杂音患者可以长到成人才被诊断发现。房室连接和大动脉连接不一致不能被认为是解剖性矫正，因为主动脉瓣下心室是右心室需要支持体循环，而肺动脉瓣下左室连接肺动脉。称为生理性矫正型大动脉转位更为合适，并不是解剖性矫正。大多数患者是心脏正位及心室左袢（图 26.38A），但是有 5% 的患者是心脏反位，右位或中位（图 26.43A）。和单心室类似，在胸骨旁长轴切面只能显示一个心室，说明生理型大动脉转位左心室和右心

室是并行关系。典型的患者大动脉都是平行关系，心脏正位的患者主动脉通常在左前（图 26.44A）。超过 90% 患者合并其他先天性心脏病，常见的是 VSD，左心室（肺动脉瓣下）流出道梗阻（图 26.43B ~ D），三尖瓣异常。三尖瓣发育异常更常见多为后叶或隔叶向心尖部的移位。这种像三尖瓣下移畸形的三尖瓣发育异常和经典的三尖瓣下移畸形是不同的，很少能外科修补。这种患者的预后取决于合并先心病的复杂和严重程度及三尖瓣的反流严重程度。主动脉瓣下右心室的传导阻滞或心功能衰竭可能是此类患者的首发症状。主动脉瓣下右心室三尖瓣的中度或重度反流是预测外科死亡率或预后不良的一个指标。

超声心动图评价复杂先心病的局限性

一些心外结构，如肺静脉、主肺侧支、主动脉弓、降主动脉，在经胸超声评估时候有限制，需要做 MRI 或 CT 来补充。MRI 能提供一些关于血流特征的额外信息，能定量分流或反流，以及被认为是评估成人先心病患者心室结构和功能的参考标准。CT 能为起搏器或金属支架或装金属导线患者提供额外的选择，以及对评价冠状动脉解剖也有帮助。

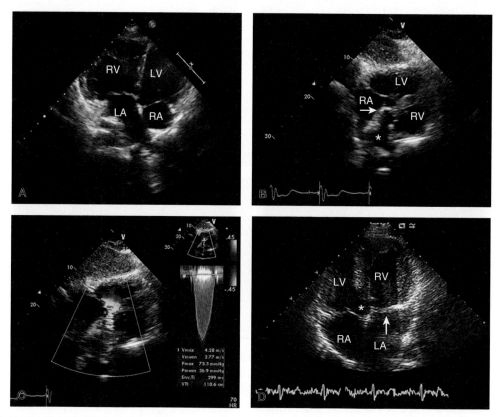

图26.43 生理矫正型大动脉转位合并心脏畸形。A.从右侧位获得心尖四腔切面显示心房反位及右位心。三尖瓣解剖特征为更靠近心尖部的房室瓣，而且和对应的右心室相通。右心室在右侧提示心室右袢及完全型大动脉转位；B.剑下切面显示内脏正位和左位心。探头前向横扫显示左心室流出道的血流方向和超声声束向平行。箭头提示肺动脉瓣下的膜状结构引起肺动脉流出道的梗阻。星号提示肺动脉分叉；C.彩色多普勒显示左心室流出道瓣下的膜状结构造成血流加速。CW显示收缩期的峰值/平均压差73/37mmHg；D.心尖四腔切面显示心房正位和左位心。生理性矫正型大动脉转位及膜周部延续到室间隔流入道的室缺（星号）。箭头指示是三尖瓣，其比二尖瓣更靠近心尖部。LA.左心房；LV.左心室；RA.右心房；RV.右心室

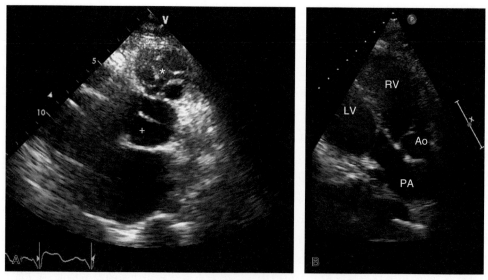

图26.44 大动脉的平行关系。A.胸骨旁短轴切面显示内脏正位及生理矫正型大动脉转位。主动脉（星号）位于肺动脉主干（加号）的左前；B.心尖斜四腔切面的平扫显示内脏反位和生理矫正型大动脉转位。提示探头是经过了反转来显示大动脉镜像异位。右心室和主动脉实际是在右侧而不是被认为的左侧——所以心室袢是右袢。Ao.主动脉根部；LV.左心室；PA.带分叉的肺动脉；RV.右心室

第六节　外科手术治疗的成人先天性心脏病

用来根治或缓解先天性心脏病的许多外科手术方式常以术者的名字首字母来命名。在这节里我们将为临床医师或超声心动图检查者提供一份实用指南，避免在某些领域产生误解。

给成人先心病术后患者做检查时候应了解一些有关既往手术的历史和知识。缺乏这方面的知识来做超声心动图检查常会引起迷惑或导致错误发生。熟悉和掌握先心病术后患者相关知识是完成高质量检查的基础。

历史回顾和时间表

在过去 60～70 年，先心病外科手术方法有了巨大发展，过去一些先心病患者无法治疗最终引起致命的危害，现在随着外科手术的开展生存率有了很大提高。最近几年随着技术和理念的不断更新，先心病的治疗也随之发展。一些诊断技术如超声心动图和心导管技术也在这方面不断进步。近几年的发展趋势是先心病要早期进行手术矫正，一些过去常做的所谓姑息手术被停止。随着体外循环技术不断改进，更小的新生儿进行早期手术已成为可能。这些手术名称及时间发展见表 26.5。早期尝试的心脏手术是没有体外循环的，心脏缺损的闭合手术是在跳动的心脏上进行。许多手术常为姑息性手术。在当时大多数姑息性手术的作用是有限的，因为没有办法进行矫正手术。体外循环技术的出现为打开心脏并进行复杂的、可以根治的外科矫正创造了条件。20 世纪50 年代中期开始，这项技术在外科领域迅速发展。随着体外循环经验的不断积累，特别是在 20 世纪 70 年代后期，体外循环机器可以应用在更小的婴儿身体上。手术年龄也越来越小，越来越多的手术在出生几个月的婴儿就可以实施。另外，一些患儿以前只能做姑息手术，现在也可以成功进行根治矫正手术。另外一些精细技术的变化，例如 1979 年引进了体外循环时心脏的低温停跳技术，有助于保护心脏功能及提高手术质量。20 世纪 80 年代后虽然手术的时间及手术的复杂性在增加，而患者心肌功能却得到更好的保护。了解每一种心脏外科手术方式的出现时间非常有用，特别是对一些不清楚自己手术细节的病例。例如，一位 40 岁的完全型大动脉转位的患者有可能实施了 Mustard 心房调转术而不太可能做 Jatene 心房调转术。这个表列出不同外科手术方式出现的时间点。另外列出一些在心脏外科领域有

代表性的事件如前列环素 E_1 应用（1973 年被提出应用，1978 年开始临床试验）及 20 世纪 70 年代末二维超声开始应用。

外科手术的基本概念

外科手术修复的概念非常简单：①缺损，不正常的分流——闭合它们（补片或缝合）；②血流出现梗阻——打开狭窄的区域（梗阻切除、瓣膜切开、嫁接管道）；③肺动脉少血流——增加血流（从体循环）；④肺动脉多血流——抑制血流（关闭缺损，环缩肺动脉）；⑤仅仅一个心腔有泵功能——用作体循环（fontan/单心室概念）。

总之，外科手术修补术可以分为三个类别：姑息性手术，解剖根治术和非解剖根治术。

表 26.5	先心病治疗的重要的事件	
年份	医师	手术方式
1938	Gross	动脉导管的结扎
1944	Blalock Taussing	体肺分流
1945	Gross Crafoord Nylin	主动脉缩窄的修复
1952	Muller	肺动脉环缩
1953	Gibbon	ASD 修补
1954	Lillehei	VSD 修补
1954	Glenn	上腔静脉肺动脉分流
1955	Lillehei Kirlin	法洛四联症修补
1959	Senning	大动脉转位的心房调转
1960	Waterston	主肺动脉分流
1963	Mustard	大动脉转位的心房调转
1964	Rastelli	肺动脉外管道
1966	Rashkind	房间隔球囊造瘘
1971	Fontan，Kreuter	三尖瓣闭锁的修补
1973	Heymann，Rudolf	前列腺素 E 维持 PDA 开放
1976	Jatene	大动脉转位动脉调转
1983	Norwood	左心室发育不良综合征姑息治疗
1988	Deleval	全腔静脉肺动脉吻合
1990	Marcelletti	心外 Fontan
1999	Sano	右心室肺动脉分流

姑息性手术

姑息手术通常涉及到对肺动脉血流的控制。目前，这类手术操作常用于复杂的先心病患者初期治疗，或者有时候是仅有的治疗。它可以在没有体外循环下完成，手术时间短，手术风险低。姑息性手术介绍见图26.45。

在先心病修补，特别是复杂缺损的修补方面，控制肺动脉血流是一个重要的问题。过多的肺动脉血流虽然使婴儿得到充分的氧合（粉红婴儿），但也会因为肺水肿导致心力衰竭。外科的解决方案是通过闭合异常的分流或者给主肺动脉姑息性缩窄以减少到肺部的血流。环缩的目的是减少过多肺血流及降低肺动脉压以保护肺血管床。因为不需要体外循环，既往肺动脉环缩术常规应用出现分流损伤的婴幼儿患者，以保证让孩子年龄和体重增加到可以安全应用体外循环。随着体外循环不断应用于越来越小的婴幼儿患者上，肺动脉环缩术不再大规模应用，仅仅应用在一些不能进行安全根治手术的复杂病例中。对一些体重更小的婴幼儿或早产儿，肺动脉环缩术仍在应用。

肺动脉血流不足或有心内右向左分流会导致发绀（蓝色婴儿）。如果不能及时实行完全根治手术，就需要姑息性外科手术增加肺动脉额外的血流。这就可以做主肺动脉分流。分流的类型包括B-T分流，Waterston分流或Pott分流。改良的B-T分流是目前最常用的分流方式。因为一些并发症，如过多的肺血和肺动脉畸形，Waterston分流和Pott分流已不再使用。经典的Glenn分流是右上腔静脉吻合到从主肺动脉截断的右肺动脉上。尽管现在这项技术已经不用了，但这项手术确实能在没有心室泵的情况下被动增加肺血流，具有早期单心室修

复的概念，后面一章会有具体描述。

解剖根治手术

解剖根治手术的目标就是修复具有四个心腔及两个泵心室的先心病患者。修复可以是非常简单的，如间隔缺损的闭合，或者复杂的，像多个缺损联合病变。这些手术可以在一个阶段完成或者多个阶段完成。这类手术常常是最终手术。大多数手术在患者1岁内完成。通常体外循环是必需的。

如果分流性缺损（洞）非常简单，修补手术通常是直接缝合或者用一块补片。补片的材料可能是自体心包或人工材料如涤纶布。早期手术也许是非常完美的，但是许多因素（如缺损的位置特殊，早产儿等）妨碍早期解剖根治手术，只能做初期姑息手术。分流被认为是高压力的结果［高压的心腔和血管（左心室或主动脉）相通于低压的心腔和血管（右心室或肺动脉）］。例如室间隔缺损（VSD）和动脉导管未闭（PDA）都是高压分流。当压力和血流通过分流从高压区向低压区转移时，尽早外科手术的需要就更加迫切，早期实施手术可以更好地保护肺血管床。相反，低压分流（当一个低压区相通于另外一个低压区，如房间隔缺损）很少要求外科早期手术，一般可以等到患者年龄和体重达到一定标准后实施。

如果心内病变是梗阻性且牵涉心脏瓣膜，修复方式可能是瓣膜打开（瓣膜切开术）或瓣膜切除或梗阻肌肉的切除。手术或导管介入的时机取决于梗阻的程度。超声心动图评价瓣膜的跨瓣压差是决定手术时间和手术必要性的重要因素。狭长或完全梗阻的病变可能需要切开并利用补片修补瓣膜或需要置入管道或人工瓣。管道和

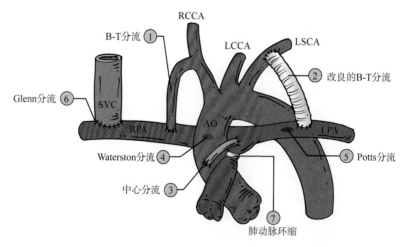

图26.45 姑息性手术。1.经典的B-T分流术是将锁骨下动脉和同侧肺动脉直接吻合；2.改良B-T分流术是左锁骨下动脉和肺动脉之间建立分流管道；3.中央型分流术是指将主动脉和主肺动脉间置入分流管道；4.Waterson分流术是指升主动脉和右肺动脉（RAA）间行侧一侧吻合；5.Potts分流术是指升主动脉和左肺动脉（IPA）间行侧一侧吻合；6.经典的Glenn手术是指上腔静脉（Svc）和右肺动脉间的侧一侧吻合；7.常用于限制肺动脉血流指对主肺动脉行环扎手术。LCCA.左颈总动脉；LSCA.左锁骨下动脉；RCCA.右颈总动脉

人工瓣的明显缺陷就是其不能随着患者生长而生长。所以在早期置入的管道和瓣膜可能最后需要被替换。这些患者会因为快速生长发育的需要而要多次手术。

非解剖根治手术

非解剖矫治手术大多数是针对功能性单心室的分期手术，称为Fontan手术。在这类手术中，唯一具有泵功能的心室与体循环相连接，上下腔静脉的血流直接回流到肺动脉，与肺动脉相连的心室被绕过，从而将肺循环和体循环分隔开。这种血液循环通路虽然失去了肺动脉的泵功能，但患者能够获得相对正常的氧饱和度。目前完整的Fontan手术分三期进行。如果患者是某一类型的功能性单心室，三期手术应在生后几年内完成。如果患者是在1985年前做过手术的大龄患者，Fontan手术可能分两期完成，其中二期手术在大龄时完成。

Fontan一期手术用于更好地控制肺循环血流。手术方法多种多样，取决于心脏解剖形态和肺血流的状态。这类手术包括环缩主肺动脉以限制肺血流量的Banding手术和放置人工管道进行分流以增加肺血流的Shun手术，还包括体循环流出道狭窄时重建大动脉的Norwood手术。当体循环的单一流出道足够宽时，可以进行人工分流手术，包括一些医疗中心常用的B-T分流，或者右心室肺动脉人工管道连接术（改良的Sano手术），这两种术式中动静脉混合血被运送到主动脉及全身。还有一些先心病患者，如果肺血流量或肺动脉压在可接受范围内，体循环流出道没有受阻的情况，一期手术是能够略过的（但很少）。

Fontan二期手术是指从上腔静脉到肺动脉的连接。这种手术被称为半Fontan手术或双向Glenn手术，一般在分娩后6个月左右完成。由于通过下腔静脉回流的静脉血仍然进入体循环，使得这一期术后患者血氧饱和度仍较低。

Fontan手术的第三阶段即最后阶段常称为Fontan手术的完成。其中术后下腔静脉的血流直接回流到肺动脉，完成了肺循环和体循环的隔开。最后阶段手术一般在18个月到3岁进行，这取决于改良Fontan手术的连接和解剖状况。不同医学中心对最后阶段手术时间的要求不同。在某些病例中Fontan术后的循环中允许通过心房水平开孔达到部分右向左分流。

外科手术后超声心动图检查的注意事项

先心病外科修复术后在超声心动检查中会有一些特殊的如下表现。

·肺动脉瓣是可忽略的，即使出现肺动脉瓣关闭不全也可以坚持很多年才需要干预。

·在许多先心病病例中，外科手术的首要目的是控制肺动脉血流。于是仔细检查肺动脉解剖、肺动脉血流及肺动脉压力也是非常重要的。肺动脉压力可以从三尖瓣反流速度估测或者从室缺的分流阶差估测（如果存在的话）。

·补片放入心脏内就会随着时间内皮化，变成心脏的一部分。一个相对大的补片放入婴儿心脏内到成人后就变成很小的一部分，超声心动图可能看不出了。整个超声心动图检查过程中，检查重点应该是否有存在任何的残余分流。这对于预防心内膜炎有重要临床意义。

·详细的心腔和瓣膜的功能检查对于先心病管理有重要意义。

·成人先心病患者心脏经常会有无法显示的部分，不要以为无法显示的心腔或者瓣膜是技术原因或者声窗不好引起的。其实一部分先心病就包含心腔或瓣膜的缺失。例如，法洛四联症术后患者因为跨瓣补丁的修复有可能造成肺动脉瓣的缺失。

·不同先心病的血流进入或流出心脏的方式可能不同。遵循节段分析法探寻血流的流出和流入非常重要。

·许多成人先心病患者术后声窗很差，经胸超声不是最佳选择。食管超声（TEE）会扮演更重要的角色，MRI对这类患者也会有很大作用。在某些MRI检查禁忌的患者中CT也是一个很好的替代选择。

典型病例

下面介绍一些病例以帮助读者了解先心病术后患者的情况。

病例1

1例33岁男性门诊患者就诊于心脏诊所。其叙述既往有2次心脏手术经历，目前感觉良好。他描述既往心脏病变是"有个洞在心脏上"。他认为第一次手术大概在2个月，第二次手术在4岁时候。体格检查，胸骨左上缘有一个2/6全期杂音。心电图显示窦性心律及右束支传导阻滞。前正中（胸骨正中切开术）及右侧肋骨间（右旋胸骨切开术）可见手术瘢痕（图26.46及图26.47）。

圆锥动脉干缺损的修复

不同类型的缺损，包括法洛四联症、永存动脉干、右心室双出口等疾病由于共同的解剖特征都可以归入到同一类疾病"圆锥动脉干缺损"。这类疾病由于有四腔结构而采用相同的手术方式。共同的特征包括大的室间隔缺损及不同程度的肺动脉流出道梗阻。外科手术修复主要是闭合室缺让左心室的血泵入主动脉及右心室的血泵入肺动脉。不同的外科手术方式的差异主要在于对肺动脉流出道梗阻的修复。手术方式有肺动脉瓣上梗阻的切除（包括或不包括肺动脉瓣的切除，图 26.48）或放置从右心室到肺动脉的管道（图 26.49）。典型的法洛四联症的手术修复包括切开狭窄的肺动脉瓣及通过放置跨瓣补片扩大狭窄的流出道。补片虽然成功的缓解了梗阻，但是会引起瓣膜运动丧失及肺动脉瓣大量反流。现在早期手术都是在婴儿期实行。当早期手术应用了跨瓣补片，后期都需要做肺动脉瓣膜的置换术。置换手术的时间窗仍需要公开讨论。患者通常在青少年后期或成人前期需要进行肺动脉瓣的置换。通过磁共振造影（CMR）测量右心室容量大小来决定手术的时机。外管道通常应用于特殊情况下，如由于各种解剖原因造成本身的肺动脉流出道无法使用时。原因是有一类疾病如果切开流出道进行修复会危及冠脉的完整性及心肌灌注，这类疾病包括肺动脉瓣的闭锁，特殊类型右心室双出口，合并 VSD 及肺动脉狭窄的大动脉转位，或者合并少见的冠脉畸形法洛四联症。

术后并发症

随着外科技术的进展，先心病患者的整体预后是好的。VSD 的外科修补已不是技术性问题。修补圆锥动脉干缺损时会引起主动脉根部逐步扩张。术后患者最需要关注的问题是肺动脉流出道及肺动脉分支。患者可能出现心功能不全，主动脉瓣反流，残余肺动脉狭窄，最常出现的问题是不同程度的肺动脉瓣反流。明显的肺动脉瓣反流随着时间推移会引起右心室扩大。如果没有肺动脉流出道梗阻，肺动脉收缩压升高多见于外周肺动脉分支的狭窄，超声检查很难显示。这些患者会增加出现致命的心律失常及传导阻滞的风险。

术后患者检查备忘录

1. 右心室扩大 / 功能失调
2. 肺动脉流出道梗阻
3. 肺动脉瓣反流
4. 残余肺动脉狭窄
5. 主动脉根部大小及主动脉瓣反流

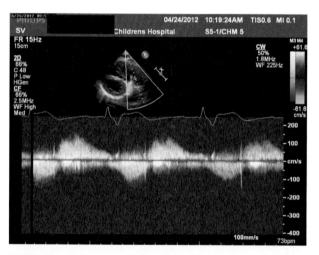

图 26.46 右心室流出道频谱显示此处血流往返（肺动脉瓣大量反流）

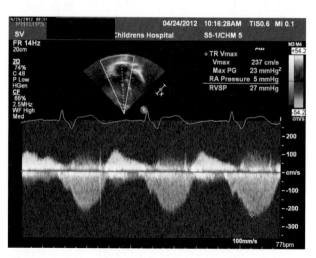

图 26.47 三尖瓣反流的频谱显示右心室收缩压正常。尽管有肺动脉瓣反流造成容量负荷过重，但右心室压正常，这是比较典型的表现

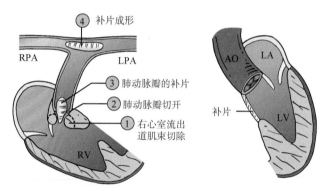

图 26.48 法洛四联症的手术修复步骤。① 右心室流出道肌束切除；② 肺动脉瓣切开；③ 有可能跨肺动脉瓣的补片；④ 利用补片尽可能扩大肺动脉主干。另外，闭合室间隔缺损（补片），让左心室血流直接进入主动脉。AO. 主动脉；LA. 左心房；LPA. 左肺动脉；LV. 左心室；RPA. 右肺动脉；RV. 右心室

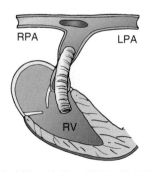

图 26.49 圆锥动脉干缺损：利用外管道缓解右心室到肺动脉的梗阻。LPA. 左肺动脉；RPA. 右肺动脉；RV. 右心室

6.右心室收缩压

病例 2

28 岁男性患者，主诉经常心悸和全身乏力。他述说在 3 岁时候进行了一次手术来修复"反方向的动脉"。查体见正中的瘢痕（胸骨正中切口）。心电图显示缓慢的房性心律（心室率 45 次/分）及右心室高电压（图 26.50）。

完全型大动脉转位的修补术

在一些年龄大的成人患者中，完全型大动脉转位（D-TGA）有可能实行了心房调转术（Mustard 或 Senning 手术），即通过复杂的心房内板障使血流在房水平改变方向（图 26.51）。手术修复过程中转位的大动脉保持不变。在二尖瓣水平通过两个独立管道，血流被改造成从右心房进入左心室再泵入肺动脉。两个管道分别连接于上腔静脉及下腔静脉，各自称为上腔静脉板障及下腔静脉板障。左心房的血被改造为进入右心室并泵入到主动脉。在这里特别强调右心室变成体循环泵。完全型大动脉转位患者合并室缺（VSD）修复采用的方式可能是把 VSD 连接于主动脉而用外管道连接右心室和肺动脉（图 26.52），这种手术称为 Rastelli 手术。肺动脉管道就是因为修复这种畸形而最先提出的，以后就应用到另外一些圆锥动脉干畸形的修复中。在 20 世纪 70 年代末和 80 年代初，动脉调转手术（Jatene 手术）非常流行，目前该方式几乎是所有完全型大动脉转位手术选择。从理论上讲该手术方式是把不在位置的心房移位到正常位置并对应相应心室（图 26.53）。

术后并发症

Mustard-Senning 手术在早期应用时非常成功。在儿童时期术后存活率非常高，患者临床感觉良好。在后期心房板障被认为会引发许多问题及造成潜在的梗阻。

梗阻可能发生在上腔静脉板障的任何位置（很少发生在下腔静脉板障）。上腔静脉梗阻容易导致血流通过奇静脉分流到下腔静脉，而且不会产生任何临床症状。静脉血流板障梗阻严重时候会引起三尖瓣的问题。血流动力学变化类似于二尖瓣狭窄。Mustard-Senning 手术后，作为体循环心室的右心室容易出现心力衰竭。由于过多的缝线及复杂的心房内板障，手术后心律失常问题也很常见。如果这类患者出现心律失常，预示预后不好，包

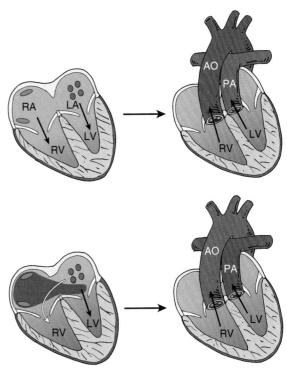

图 26.51　完全型大动脉转位：心房调转手术。Mustard 或 Senning 手术都是通过建立心房内板障来导引原来回流到肺动脉的上腔静脉和下腔静脉血流到二尖瓣，肺静脉血流也通过心房内板障回流到三尖瓣，这就是心房调转。Senning 手术大部分用心房壁的内折来做板障，而 Mustard 手术是通过自体材料做出裤型的板障。超声心动图很难把二者区分开来。AO.主动脉；LV.左心室；PA.肺动脉；RA.右心房；RV.右心室

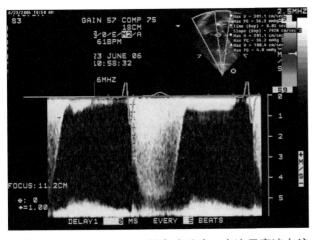

图 26.50　CW 显示三尖瓣的高速反流。在这里高速血流不代表肺动脉高压，因为现在三尖瓣是连接体循环的房室瓣而不是连接肺循环的房室瓣

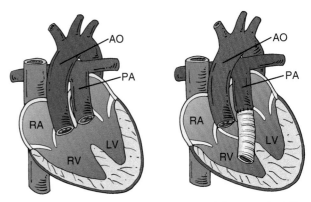

图 26.52　完全型大动脉转位：Rasteli 手术。AO.主动脉；LV.左心室；PA.肺动脉；RA.右心房；RV.右心室

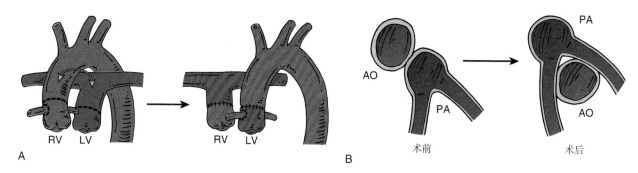

A

B

术前　　　　　术后

图26.53　完全型大动脉转位：动脉调转术。A.半月瓣以上大动脉被调转，冠状动脉从主动脉根部移除。肺动脉被截断移开以后，主动脉被依次调转并连接到肺动脉根部残端，再吻合冠状动脉到肺动脉根部残端。移开肺动脉被连接吻合到主动脉根部，即完成大动脉调转术；B.图示一般描述大动脉调转都是边对边的动脉对调。其实，大动脉的排列是前后方向，需要依次移位调转。动脉的重新排列导致肺动脉骑跨于主动脉。AO.主动脉；LV.左心室；PA.肺动脉；RV.右心室

括猝死。

　　Rastelli 手术后患者易出现外管道蜕变的问题。当患者在幼年做了手术，随着身体发育管道就会发生相对狭窄。右心室功能也会逐渐减退。

　　Jatene 手术后心脏接近正常。大多数患者很少出现问题。但是也有一些患者在肺动脉调转后出现上肺动脉或外周肺动脉的狭窄。更少见是在吻合口位置（上肺动脉和主动脉根部）出现狭窄。在一些病例也会见到主动脉根部扩张及主动脉瓣反流。冠状动脉也要从原来转位的主动脉移植到调转主动脉窦部。也有很少的患者在冠脉开口的地方出问题，造成狭窄和缺血。

　　术后超声心动图检查内容

　　1.体循环心室功能。

　　2.肺动脉瓣上面积，肺动脉分支及肺动脉血流。

　　3.主动脉根部及肺动脉根部的大小。

　　4.右心室收缩压。

　　5.在心房调转术后，需要观察心房板障：包括外周静脉板障（上腔静脉及下腔静脉板障）及肺静脉板障。

病例 3

　　既往有先心病手术史的22岁女性和医师讨论怀孕生产的问题。她过去一直在儿科心脏病专家那里复诊，但是已经5年没有复诊了。她叙述既往做了3次心脏手术及描述自己只有"半个心脏"。她自我感觉良好，但是有轻微肥胖及不爱运动。

　　单心室的Fontan类手术

　　当一类先心病患者缺失一个泵心室，或一组特殊的瓣膜，或多组瓣膜，或发育极度不良时候，就不能进行四腔心的修复。当心脏不能进行四腔心和两个泵心室解剖修复时就需要行Fontan手术，即只能有一个泵心室用在体循环（框26.4）。了解手术的相关知识非常重要，因为尽管此类手术临床应用较少，但从整体来看，这类疾病有不少患者及不少疾病类型。随着那些患者预后的

改善，他们有可能存活到成年。引起单心室相同的生理改变的病变类型很多，例如：①左心发育不良综合征；②右心发育不良综合征；③三尖瓣闭锁或二尖瓣闭锁；④双入口单心室；⑤共同入口单心室；⑥复杂的房室瓣骑跨导致一个心室发育不良。

　　右心部分循环的概念是1958年Glenn医师首先提出的。后经过Fontan和Kreutzer医师的不断改进和普及。最初的手术方法是通过一个有瓣的管道连接右心房和右心室流出道。后来改进成右心房不经过瓣膜直接和肺动脉相连（图26.54）。这是一个比较合理的姑息方法，但时间长了随着右心房扩大也会出现血流动力不好及心律失常问题。更多的改良方案被引进来解决右心房扩大的问题。最新的改良方法是经过右房内隧道把上下腔静

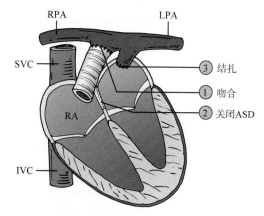

图26.54　改良的Fontan-Kreutzer 手术。早期的Fontan手术应用牛瓣膜来引导血流方向。这种方法是成功的，但是随着时间推移最终瓣膜会出现问题。整个20世纪80年代及90年代初期，手术方式都采用如图所示，即右心耳和肺动脉下段相吻合以及利用其他材料尽可能扩大吻合口。结果是心房和肺动脉紧密相连。闭合任何房水平的分流及隔离右侧的房室瓣。如果肺动脉还有血流，结扎肺动脉。ASD.房间隔缺损；IVC.下腔静脉；LPA.左肺动脉；RA.右心房；RPA.右肺动脉；SVC.上腔静脉

脉直接和肺动脉相连接，即腔静脉肺动脉吻合术（图26.55）。Fontan手术一般在患儿18个月～3岁分三个节段完成。一些新的改良手术用于复杂的外周静脉异常的患者，称为心外Fontan手术，即通过一个心外管道直接把下腔静脉和肺动脉相连接。这类改良手术逐渐应用于有外周静脉畸形患者及做过老式Fontan类连接的年长患者。当肺动脉压增高或者心室功能出现问题时，外管道可以开窗让血流直接进入和肺静脉相连的左心房（体循环心房）。

尽管有不同的技术及改良方式，其基本结果是一样的：外周静脉血（蓝色血）被动的进入肺动脉；肺静脉血（红色血）经过仅有的一个心室泵入到外周动脉。

术后并发症

Fontan手术只是一个姑息手术，而不是一个可以改变早期预后的解剖纠正手术。术后的问题包括静脉压升高导致的严重后果如静脉曲张，肠道疾病引起的蛋白丢失，腹水及肝损伤。也会遇到多种心律失常问题。如果这些患者年轻时就出现心功能不全及房室瓣反流死亡率就会增加。做过Fontan手术的患者怀孕是中危因素，对患者及胎儿都不利。

术后超声复查内容

不像大多数人想象的那样，单心室患者图像却相对容易显示。当然也需要实践经验和相关知识，这只能在患者多次检查过程中获得。Fontan手术患者的超声心动图评估应留给有经验的专家来完成。但是即使这样对一个有经验超声心动图检查者来说仍有部分图像无法显示。

1. 评价修复的位置/腔静脉吻合术
2. 体循环心室的功能
3. 心包积液
4. 瓣膜的完整性/功能（心室大动脉瓣/半月瓣）

框 26.4　Fontan 手术

Fontan 手术的目标
1. 隔开体循环和肺循环
2. 减轻泵心室的容量负荷
Fontan 手术概念
1. 外周静脉血直接回到肺
2. 肺循环中没有泵心室

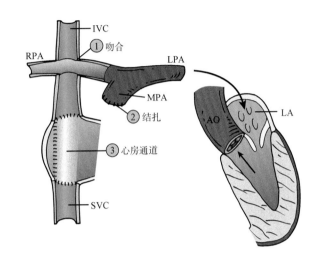

图26.55　Deleval 医师在1988年提出新的技术方法，在单心室修复第二阶段中上腔静脉直接和肺动脉相连接。此类手术的不同技术在结构上稍有差异但本质都是一样的，称为双向Glenn或半Fontan手术。肺动脉其他的血流通常都被截断。第三阶段常被称为完全Fontan手术，下腔静脉血流也汇入到肺动脉循环中。这个手术常通过右房内管道来完成。但是由于解剖的复杂和外科简化的需要，通常改用外管道来吻合下腔静脉以完成Fontan手术。这就是心外Fontan手术。AO.主动脉；LA.左心房；LPA.左肺动脉；MPA.主肺动脉；RPA.右肺动脉

（侯海军　译）

第27章

全身系统疾病

第一节　高　血　压

系统性高血压是导致心血管疾病发生和死亡的重要原因，也是目前导致死亡的最重要因素之一。高血压主要会导致心脏和血管的功能和结构改变，并且会加速动脉粥样硬化的进展。压力负荷增大会导致左心室向心性肥厚，尽管刚开始是属于适应性改变（通过降低增高的室壁压力）。高血压同时会导致基因突变和心肌结构改变，引起心肌收缩和舒张功能障碍，最终导致心力衰竭的发生。主动脉壁增厚和动脉粥样硬化的加重，主动脉扩张及增加的管壁僵硬程度会导致左心室后负荷增加，主动脉瓣关闭不全及动脉夹层的发生。超声心动图在通过精确测量左心室容积，功能及质量，心脏力学及动脉的动力学变化在高血压的管理中发挥着关键作用（图27.1）。

左心室的大小，功能以及质量

M型超声通过测量左心室舒张末期内径、收缩末期内径及舒张末期左心室后壁和室间隔厚度计算出左心室缩短分数（FS）和相对室壁厚度（RWT），同时通过假设左心室为一标准球体计算出左心室容积及射血分数（EF）和左心室质量（表27.1）。向心性肥厚定义为左心室质量增加（女性 > 90g/m^2，男性 > 115g/m^2）及相对室壁厚度增加（RWT > 0.42）；然而向心性心肌重构则定义为相对室壁厚度增加但左心室质量指数正常，这种现象一般会在高血压心脏病发展至后期时出现。尽管M型的时间分辨率和空间分辨率都相对较高，但是它的缺点在于只能呈现心脏的某切面上的线性图像，M型超声应用的前提心室具有规则的形态和运动。另外，当左心室为非规则形状时，加上潜在的成像角度问题，这种情况下应用Teichholz或者立方公式方法计算会高估左心室的容积和质量。二维超声心动图能够解决以上这些问题，但是它增加了测量难度，因其需要更为清晰的心

内膜定位；这种方法也是基于规则几何形态的假设，同时它需要避免图像出现心尖缩短的现象（表27.1）。因此，在二维图像评价心功能时准确性是提高的，但在质量和容积的评价中容易造成低估，同时其可重复性不佳也是问题之一。以心脏磁共振成像作为评价标准，实时三维超声心动图（RT3DE）在评估左心室容积、射血分数和左心室质量中的准确性和可重复性均较好。然而实时三维超声心动图中相对低的时间及空间分辨率及扇角大小调节问题成为其在日常临床工作中应用受限的主要因素。

高血压中的肥厚心肌超微结构的改变是通过超声图像中视频密度或超声背向散射积分来评估的；其也成为心肌纤维化程度的加重，胶原纤维结构的改变和早期心功能不全的标志。高血压患者中的左心室肥厚同时还与心肌背向散射积分周期变化相关，同时血管紧张素醛固酮系统的阻断后左心室质量的减轻会使后背向散射积分趋于正常。

左心室肥厚往往伴随冠脉血流的异常。高血压患者中冠脉血流储备的降低可以通过经胸多普勒对前降支血流进行测定，亦可以通过在腺苷或双嘧达莫负荷前后对心肌灌注速度进行测定。前降支血流的测定相对容易，但在测定冠脉时需要应用具有较高的脉冲重复频率（4 ~ 8MHz）及较高的时间和空间分辨率的高频小探头。然而这项技术的难点在于时间耗费较长及专业性较强，并且只能在前降支范围内测定。冠脉血流储备可以应用定量心肌声学造影技术进行评价，通过分析感兴趣心肌区域内造影微泡的再充盈曲线，但这项技术目前还未在临床开展应用。

心脏力学

在高血压患者中通过左心室射血分数或缩短分数

654

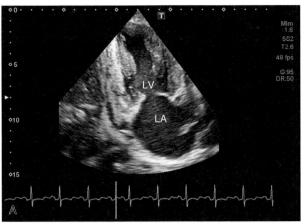
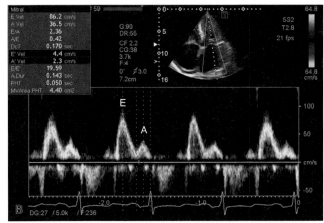
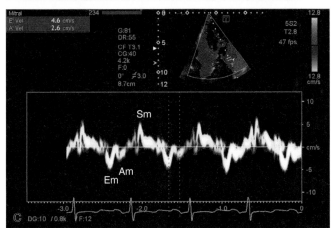
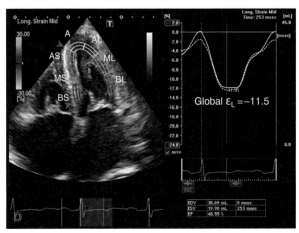

图27.1　患者心脏收缩功能正常，左心室肥厚以及E/A呈假性正常化，左心室整体长轴应变降低。A.两腔心观察左心房和左心室；B.二尖瓣瓣口舒张早期E峰和舒张晚期A峰；C.左心室侧壁瓣环处组织多普勒速度，舒张早期Em，舒张晚期Am，以及收缩期Sm；D.心尖四腔心左心室长轴应变图

评价左心室收缩功能时往往都是正常或相对偏高的。这些指标是通过评价心内膜的运动进而评价心腔的力学改变，并不是评价心肌力学变化。相反的，在更能够明显反映心肌纤维缩短率的左心室室间隔短轴切面观察时，心肌纤维的缩短率在高血压心肌肥厚伴或不伴有向心性重构的患者中是降低的（表27.2）。同样的，瓣环位置的收缩期组织多普勒速度（Sm）和形变指标（应变及应变率）在左心室射血分数正常的高血压患者中也是降低的。

左心室整体长轴应变的异常通常在高血压前期或高血压早期就会出现，然而环向应变及径向应变在高血压患者中的表现与运动员生理性心肌肥厚和对照组中表现差别不大。高血压患者应用实时三维超声心动图测量可见心腔面积的缩小，长轴应变及径向应变的降低（不是环向应变），以上指标与血压值和左心室质量指数均有独立相关性。然而，在射血分数正常或轻度升高的高血压患者中，收缩期的心肌扭转指标（扭转和旋转）一般保持正常或者升高，这可能是对心肌长轴应变降低的补偿机制。尽管早期高血压患者由于向心性肥厚或者向心性心肌重构导致心肌扭转力增强，在高血压发展至后期时出现心肌离心性肥厚后心肌扭转力也会降低。

左心室舒张功能不全是高血压心脏病的最早期表现之一，其可能出现在左心室肥厚之前，左心室舒张功能不全是高血压危险分层的指标之一。舒张早期二尖瓣及肺静脉的血流多普勒频谱、二尖瓣瓣环组织多普勒频谱（E′）及左心房容积大小是常规描述左心室舒张功能不全包括轻度舒张功能受损，假性正常化及限制性充盈的指标（分别为Ⅰ，Ⅱ，Ⅲ级），其反映了左心室松弛率，左心室被动舒张僵硬度及左心房压力。然而，以上指标均反映容量负荷，因为均是等容舒张期之后测定，其容易受到左心房压力的影响。另外，一般认为二尖瓣瓣环位置的组织多普勒精确测量能够反映左心室整体松弛率。在等容舒张期的左心室整体应变与左心室舒张期的血流动力学指标明显相关。同时在反映左心室充盈压上，二尖瓣瓣口血流速度E峰与等容舒张期整体应变率的比值相较与E/E′更为准确。

舒张期的心肌扭转和心肌形变在高血压患者中往往也会受到影响。有症状的高血压患者的左心室舒张早期和末期的左心室长轴应变及应变率一般会降低（对症状的发生也有预测作用），同时这部分患者往往伴有舒张功能不全及左心室壁的增厚和左心室质量指数的增加。心脏舒张早期心肌扭转力学是评价心肌功能较准确的指标。心肌的解旋（或回弹）反映了心肌收缩期回复力的释放，并且对心肌的舒张能力进行准确的判断。心肌达到最大扭转速度的时间的延长以及舒张早期心肌解旋及心肌解旋率的下降与左心室质量指数在评价心肌功能上有同样的意义。

动脉动力学

高血压加速了年龄相关动脉僵硬程度的发展，并且现在也成为心血管疾病发病率和死亡率的重要危险因素。动脉僵硬导致左心室收缩时后负荷明显增加，同时由于左心室和主动脉之间的偶联状态，动脉硬化还可能会导致左心室收缩末期的僵硬并降低收缩效率。动脉硬化还会导致血流反射波速度和大小的增加，最终导致动脉收缩末期压力的增高（左心室后负荷）。增高的动脉压和增加的压力剪切力会导致动脉结构变化，左心室增厚，舒张功能障碍，心内膜下心缺血，并降低心脏整体储备能力。超声心动图经过验证确实可以对动脉动力学进行准确评估，并能对脉搏波传播速度测量技术进行补充；同时可以对血压计测量增高的中心动脉压进行分析，证实了以往金标准的方法对动脉力学测量的准确性。

目前一般应用M型测量动脉直径和颈动脉组织多普勒应变图像（组织速度及径向应变）对动脉硬化进行分析（组织速度及应变率降低即表示硬化程度的增加）；另外可以应用二维及三维超声心动图对动脉弹性度（即测量动脉血流的输入阻抗）及心室-血管偶联进行分析（表27.3）。根据以上三种技术手段，可以表明高血压患者动脉僵硬程度的增加，动脉血管壁应变降低与左心室肥厚、舒张功能障碍以及脉压的升高显著相关；同时高血压导致血管硬化的患者中肱-踝脉搏波传导速度的变化与超声心动图中根据斑点追踪技术测得的心肌收缩动能（左心室整体长轴应变降低）及舒张动能（舒张早期左心室应变率降低）受损，以及早期的左心室扭转力的代偿作用减弱相关。根据M型超声定义，动脉硬化（动脉应变性和扩张性程度）与动脉脉冲速度变化一致性较高，并与难治性高血压的发生显著相关。

过去曾应用二维超声与桡动脉压力测定长期降血压治疗后的高血压患者心脏机械功能最佳时的最大心搏量的偶联比判断动脉弹性（Ea，收缩末期压力/每搏输出量），左心室收缩末期弹性（Ees，收缩末期压力/收缩末期容积）及心室和动脉的偶联（Ea/Ees）。与实时三维超声心动图相比，Ea，Ees，心室和动脉的偶联及收缩期动脉顺应性（每搏量/动脉压）应用证明可行的，但是其测量的准确性和重复性，以及对高血压预后的预测还需要进一步研究。

表 27.1　超声心动图测量左心室大小，房室腔功能以及心脏质量

测量方法	测量指标	公式
M型超声	左心室容量（长椭圆形）	$\pi/3$（EDD）^{3}
	左心室容量（Teichholz）	［7/（2.4+EDD）］/（EDD）^{3}
	左心室射血分数	（EDD−ESD）/EDD
	左心室缩短分数	（EDD+IVSd/2+PWd/2）−（ESD+心内膜厚度），心内膜厚度=［（EDD+IVSd/2+PWd/d）^{3}−EDD^3+ESD^3］$^{1/3}$−ESD
	相对室壁厚度	（2-PWd）/EDD
	左心室质量	0.8-{［（EDD+IVSd+PWd）^{3}−（EDD）^{3}］}+0.6
二维超声	左心室容积	推荐双平面法，单平面法及面积−长度法也可以接受
	左心室每搏量	EDV−ESV
	左心室射血分数	（EDV−ESV）/EDV
	左心室质量（面积-长度）	1.05{［5/6 A1（a+t）］−［5/6 A2（a）］}

$b=\sqrt{A_2/\pi}$，$t=\sqrt{A_1/\pi-b}$，A_1.为短轴舒张末期面积；A_2.为短轴收缩末期面积；EDD.左心室舒张末期内径；ESD.左心室收缩末期内径；IVSd.舒张期室间隔厚度；PWd.舒张期左心室后壁厚度

表 27.2	高血压患者左室力学评价的超声指标

方式	指标	变化
收缩功能		
M 型，二维，三维	左心室内径/容积；FS/EF；	无或 ↑
	左心室中层缩短率	↓
组织多普勒	收缩期瓣环速度	↓
应变图像：形变	长轴应变；	↓
	环形应变；径向应变	无或 ↓
应变图像：扭转指数	旋转，扭转，扭曲	无或 ↑
舒张功能		
频谱多普勒	二尖瓣口舒张期血流，肺静脉血流	Ⅰ 级 E/A < 0.8；DT > 200ms；Ar-A < 0
		Ⅱ 级 E/A=0.8 ～ 1.5；DT 160 ～ 200ms；Ar-A > 300ms
		Ⅲ 级 E/A > 2；DT < 160ms；Ar-A > 300 ms
组织多普勒	舒张早期瓣环速度，Em	↓
应变图像：形变	舒张早期/晚期应变	↓
	SRE，SRIVR	↓
应变图像：扭转指数	解旋，解旋速度	↓
	PVNT 时间	↑
左心室重构		
M 型，二维，三维	左心室质量指数；整体室壁厚度；	↑
	左心房容积指数	↑
组织特性	IBS	↓
冠脉血流储备	彩色多普勒；	↓
	定量心肌灌注	↓

FS/EF.缩短分数/射血分数；SRE.舒张早期应变率；SRIVR.等容舒张期应变率；PVNT.最大解旋速度；IBS.心肌背向散射积分

表 27.3	高血压患者动脉血流动力学的超声指标

方式	指标	变化
M 型	主动脉应变（%）=100［（ASD–ADD）/ADD］	↓
	主动脉扩张性（cm^2/g）=（2× 主动脉应变）/PP	↓
二维；实时三维超声	EES（mmHg/ml）=ESP/ESV	↑
	EA（mmHg/ml）=ESP/SV	↑
	V-V 偶联=EA/EES	无或 ↓
组织多普勒	射血做功密度=压力–应变曲线下面积	↓
	主动脉最大径向应变	↓
	收缩期扩张速度	↓
	舒张早期回缩速度	↓

ASD.主动脉舒张期直径；ADD.主动脉收缩期直径；EA.主动脉弹性；EES.收缩晚期弹性；ESP.收缩晚期压力（收缩压×0.9）；ESV.收缩晚期容积；PP.脉搏；SV.每搏输出量；V-V.左心室-动脉偶联

第二节　糖　尿　病

病理生理

糖尿病（DM）最常见的并发症就是心脏功能不全引起的死亡和残疾。糖尿病可以直接引起心脏的病理生理改变，也可以通过作用于心肌，如糖基化物质的沉积，或通过对冠脉循环或心脏自主神经的作用继发引起心脏的病理生理改变。此外，糖尿病还能够引起相关的血脂、血压异常（通常也是代谢综合征的一部分），从而进一步加剧心肌和血管的疾病进程。糖尿病可以导致或者加剧心脏老龄化的一些改变，例如，心肌细胞的减少、水肿、肥厚，导致左心室的重构，主要表现为室壁肥厚（左心室向心性肥厚肥大）。此外，胶原的沉积，作为一种修复的方式，进一步加重心肌的排列紊乱，导致心室功能减低。糖尿病的重要特征是代谢失调，可以直接或者间接引起心肌细胞减少、肥大、胶原沉积和纤维化。糖尿病相关的微血管病也加重心肌功能的下降或糖尿病心肌病。这种微血管病与血管内膜的病变和氧化应激有关，并伴有内皮祖细胞的消耗。

糖尿病的进程：解剖和超声心动图概述

表27.4总结了糖尿病心肌病早期、中期、终末期左心室解剖、收缩和舒张功能异常的进展。糖尿病早期，心肌组织相对正常，心肌细胞没有纤维化或肥大。糖尿病中期，心肌细胞的糖基化产物增多、纤维化、肥大，这些均引起左心室松弛能力、顺应性，以及左心室静息舒张功能的下降。糖尿病终末期，心脏发生重构，心脏重量增加、向心性肥厚、心脏容量增加，心室顺应性降低。超声心动图在糖尿病早期表现为心脏解剖结构正

常，而运动负荷组织多普勒成像（TDI）和静息斑点追踪成像测量的应变和应变率可以检出轻度的收缩和舒张功能不全；糖尿病中期，开始出现一些早期的左心室、左心房解剖的改变，运动负荷下收缩功能减低及静息状态下舒张功能的明显减低（1度甚或2度）；终末期糖尿病，心脏解剖重构比较显著，并且伴有左心室舒张功能的明显下降，并可能伴有静息状态下左心室射血分数的下降。

左心室收缩功能

糖尿病左心室收缩功能不全的最早期表现（表27.4）为整体长轴应变峰值（GLS）降低、应变率降低以及左心室瓣环组织多普勒收缩运动速度的降低（运动或静息状态下）。这些测量指标的降低可能出现在传统超声指标，包括左心室舒张功能指标，降低之前。STE的出现使得临床工作者可以运用运动或多巴酚丁胺负荷来发现潜在的心脏功能不全。使用STE可以在更显著的糖尿病性心脏功能不全出现之前，就能检出临床前期的功能不全（图27.2）。有数据证实长轴应变和应变率的异常出现早于圆周应变和应变率的异常。有报道认为长轴应变的下降与糖尿病的时间相关。随着糖尿病的进一步进展至终末期，最终发展为运动诱发的甚至是静息的左心室射血分数减低。

左心室舒张功能

糖尿病左心室舒张功能不全最早期的改变（表27.4），1例运动负荷下二尖瓣瓣环E′/A′比值中的E′降低，以及应变率曲线早期舒张峰值的下降。1度舒张功

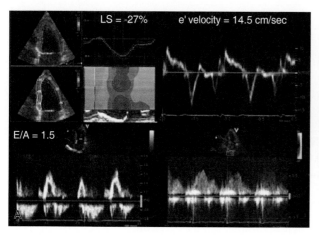

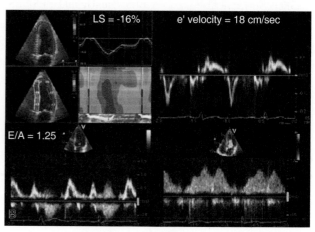

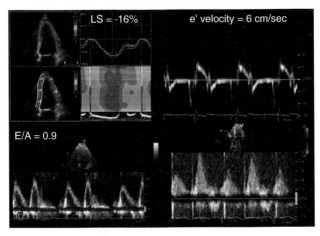

图27.2 以3例糖尿病患者为例，评价收缩期长轴应变和舒张功能，长轴收缩功能和舒张功能正常（A），长轴收缩功能减低而舒张功能正常（B），长轴收缩功能不全伴2级舒张功能不全（C）。LS，长轴应变（引自Ernande L, Bergerot C, Rietzschel ER, et al. Diastolic dysfunction in patients with type 2 diabetes mellitus: is it really the first marker of diabetic cardiomyopathy? J Am Soc Echocardiogr, 2011, 24:1268-1275.e1）

表27.4	糖尿病心肌病变：多普勒超声心动图表现		
	解剖	收缩功能	舒张功能
早期	超声心动图 ·左心室内径、容积、室壁厚度和重量正常	超声心动图 ·静息LVEF正常 应变 ·LV整体收缩GLS降低（＞-18%）SR降低（≤0.90s⁻¹） TDI ·卧位踏车试验（EX）二尖瓣环S′升高；静息S′可能减低	频谱多普勒 ·正常跨二尖瓣E、E/A及IVRT 应变 ·左心室整体舒张早期SR减低（＜1.0s⁻¹） TDI ·二尖瓣环E′和E′/A′（＜1.0） ·EX二尖瓣环E′升高
中期	超声心动图 ·LV室壁厚度可能增加（向心性），LV重量指数和LA容积指数（＞28ml/m² BSA）	超声心动图 ·静息LVEF正常 ·运动负荷是LVEF升高 ·整体MPI（Tei指数）升高 应变 ·与早期相同 TDI ·与早期相同	频谱/彩色M型多普勒 ·1级舒张功能不全 -E峰（＜0.6m/s），E/A（＜1.0），Vp（＜45cm/s）减低 -IVRT（＞90ms）和DT时间（＞250ms）延长 ·可能出现2级舒张功能不全 -E/E′增高（＞15ml/m²） E、E/A、IVRT、Vp正常 应变 ·与早期相同 TDI ·与早期相同
晚期	超声心动图 ·LV向心性重构或LVH（向心性或离心性） ·LV内径、容积指数、重量指数升高 ·LA容积指数升高（＞28ml/m² BSA）	超声心动图 ·LVEF可能降低 应变 ·与早期相同 TDI ·与早期相同	频谱/彩色M型多普勒 ·2级舒张功能不全（与中期相同） ·可能出现3级舒张功能不全（如果LVEF降低） E和E/A（＞1.0） IVRT（＜60m/s）、DT（＜150ms）和Vp（＜45cm/s）缩短 应变 ·与早期相同 TDI ·与早期相同

BSA.体表面积；DT.减速时间；E.二尖瓣舒张早期充盈速度峰值；E/A.E与二尖瓣舒张晚期充盈速度峰值的比值；E′.二尖瓣环组织多普勒舒张早期速度峰值；E′/A′.E与二尖瓣环舒张晚期速度的比值；EX.卧位踏车试验；MPI.心肌做功指数；S′.LV瓣环组织多普勒收缩期速度；SR.应变率；TDI.组织多普勒；Vp.LV流入道传播率

修改自Otto CM（ed）. The practice of clinical echocardiography，ed 4，Philadelphia: Saunders，2012

能不全主要表现为心肌松弛的延迟，IVRT（等容舒张时间）的延长，伴有二尖瓣E峰峰值的降低以及E/A比值的降低。心房应变在糖尿病的患者与对照组相比也是下降的，这也是糖尿病的一种亚临床表现及疾病进展情况的标志（图27.3）。

右心室功能

糖尿病与一些亚临床的右心室收缩、舒张功能不全相关，包括右心室游离壁基底段和心尖节段应变率收缩峰值和早期舒张峰值的降低。并且，糖尿病患者主要表现为早于双心室收缩功能障碍出现的舒张功能，尤其是松弛障碍。这种右心室功能的改变不仅与心室依赖相关，也是由于糖尿病导致的心肌功能改变。

主动脉瓣和主动脉弹性

除了前面提到的解剖改变，糖尿病也是主动脉瓣

狭窄（AS）的危险因素之一。中度钙化AS的患者2.5年随访发现，据报道主动脉瓣面积减小的速度在糖尿病患者（0.25cm²/年）高于非糖尿病患者（0.14cm²/年）（$P=0.0016$）。在AS患者糖尿病还可以加剧肥厚，压力负荷引起的肥厚性重构，包括增加左心室重量、左心室向心性肥厚以及腔室大小增加，并伴有收缩应变的减低。此外，糖尿病患者主动脉的弹性减低、僵硬度增加，也造成器官供血减少。

超声心动图评价治疗的有效性

超声心动图对于评价糖尿病的疾病进展和治疗有效性也是重要的工具。很多糖尿病的治疗方案都需要超声心动图来评估，例如，二甲双胍和罗格列酮都被证实对于心脏重构有正性作用，吡格列酮则没有表现出对心脏功能的影响。

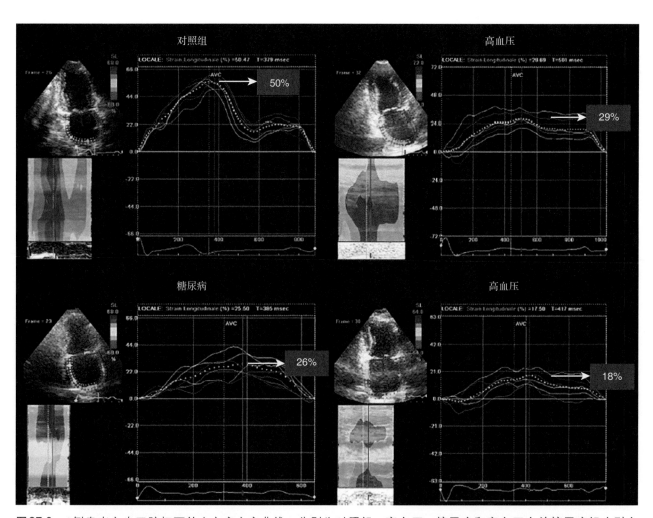

图27.3　4例患者心尖四腔切面的左心房应变曲线，分别为对照组、高血压、糖尿病和高血压合并糖尿病组（引自 Mondillo S，Cameli M，Caputo ML，et al. Early detection of left atrial strain abnormalities by speckle-tracking in hypertensive and diabetic patients with normal left atrial size. J Am Soc Echocardiogr, 2011, 24:898-908）

糖尿病心脏功能的新测量：旋转与扭转

早期的研究提示 STE 可以测量旋转与扭转来评价糖尿病的疾病进展，还提示左心室肥厚可以引起扭转与解扭转的减低，多见于糖尿病的中晚期。左心室收缩期旋转的定义为心尖与基底转动角度的差值，而扭转则是扭转角度除以左心室基底至心尖的距离。左心室扭转的峰值在早期左心室舒张功能不全患者（29.7±9.0）°较对照组（15.6±4.0）°或中度（19.3±4.8）°、重度舒张功能不全（17.3±9.3）°更高。磁共振测量的转动角度正常范围在为心尖（10±2.3）°，基底（4.4±0.4）°。在糖尿病左心室舒张功能不全的患者扭转角度升高，而轴向应变减低。重要的是，根据磁共振的报道，旋转与扭转的减低通常早于整体收缩应变率的降低或运动负荷相关的应变率变化。

第三节　终末期肾病

流行病学

慢性肾功能不全是一个重要的公共健康问题。终末期肾病（ESRD）患者的人群也在扩大，美国有 2 600 000 万患者（13%）患有慢性肾病，而且大多数都处于未诊断的状况。另外，还有 2000 万具有患病风险的人群。心血管疾病是 ESRD 患者的首要的致死因素。透析患者的心血管死亡率高于同年龄、同性别、同种族一般人群 5 ～ 30 倍。2008 年美国 ESRD 患者的总治疗费用高达 26.8 亿美元。慢性肾衰竭（CRF）患者的心血管病发病率较高，包括高血压、左心室肥厚、充血性心力衰竭、钙化和心包炎等。这些情况都是通过超声心动图来测量和评估（表 27.5 和表 27.6）。

高血压和（或）左心室肥厚

CRF 患者高血压比较常见，文献报道可高达 90%。LVH 在 CRF 患者也比较常见。LVH 在慢性肾功能不全患者的发生率约为 32%，当进入透析治疗阶段时则发生率可上升到 75%。

LVH 发生的主要危险因素包括高血压、年龄增长、贫血、慢性容量超负荷。左心房扩大越来越多被认为是 CKD 患者预后不良的因素。CRF 患者左心房扩大的原因比较多，这些患者多有舒张功能不全（75% 的 3 ～ 5 期 CKD 患者可出现）、容量超负荷和炎症。

肾移植后 LVH 可以逆转，在一项研究中，24 个患者在肾移植后 1 年中进行序列的超声心动图检查，LVH 的发生率由 75% 降低至 52.1%（图 27.4）。

充血性心力衰竭

随着肾功能的下降，CHF 发生率上升。CKD 患者的 CHF 诊断比较困难，因为 CKD 患者通常由于容量超负荷可以出现运动耐量下降、乏力、水肿的临床表现，这些表现在非 CKD 的 CHF 患者也会出现。因此，超声心动图在这些患者的评估中非常重要，由于 LVH 而引起的舒张和收缩功能不全、瓣膜及心包疾病均可以用超声心动图来评估。左心室舒张功能不全在 CKD 患者中比较常见，舒张功能不全的出现于 CHF 的发生以及死亡率增加相关，而舒张功能不全的原因之一就是心肌的纤维化。CKD 患者存在的几种情况可以加速 CHF 的发生。容量超负荷主要是由于肾功能减低而引起的体液过多潴留；压力超负荷主要是由于高血压和血管硬化引起。这些因素导致左心室壁张力升高。多种因素引起心肌的功能不全，从而导致心脏的异常改变。血液透析可以引起进展性左心室收缩功能不全。

CKD 患者发生 CHF 及其他由心肾综合征引起的心血管异常。心肾综合征是存在于心脏和肾的功能不全，一个器官急性或慢性的功能不全会引起另外一个器官的急性或慢性功能不全（图 27.5 和框 27.1）。

瓣膜性心脏病

多数肾疾病的患者常常出现瓣膜性心脏病。流行病学数据表明二尖瓣环钙化发生率为 10% ～ 50%，25% ～ 60% 的透析患者发生主动脉瓣钙化。ESRD 的透析患者与一般人群相比较，主动脉瓣钙化发生早 10 ～ 20 年。

主动脉瓣狭窄是该类患者最常见的瓣膜狭窄病变，而且主动脉瓣狭窄进展更快，约每年的发生率为 3.3%。目前的肾病整体预后改善指南建议肾病合并主动脉瓣狭窄的患者每年进行超声心动图检查。反流性病变也比较常见，一项研究表明，约 40% 的透析患者发生中或重度的二尖瓣反流，18% 发生中或重度三尖瓣反流。主动脉瓣反流发生率相对低，研究中仅有 4% 的患者发生中度主动脉瓣反流。

瓣膜反流的程度受到多种因素的影响，包括患者的容量负荷状态。一项 21 例透析患者超滤对重度瓣膜反流的影响的研究，13 例患者没有二尖瓣反流，14 例患者没有三尖瓣反流，其余患者的反流程度均降

表 27.5 慢性肾病心脏病变的类型

CVD 类型	病理或结构表现	危险因素	指征/诊断检查	临床转归
动脉病变	动脉粥样硬化：斑块引起的动脉管腔狭窄	血脂异常 糖尿病 高血压 其他经典或非经典的危险因素	核素显像上可诱发的缺血 心脏导管	心肌梗死 心绞痛 心脏性猝死 心力衰竭
	动脉粥样硬化：弥漫性扩张合并大血管壁肥厚伴有动脉弹性消失	高血压 容量超负荷 甲状旁腺功能亢进 高磷酸盐血症 其他可以引起钙化的因素	血管钙化 脉搏压升高 主动脉血流速度 CT 其他动脉成像 超声心动图 心脏磁共振	心肌梗死 心绞痛 心脏性猝死 心力衰竭LVH
心肌病	LVH心脏需求量升高引起的适应性肥厚	压力超负荷 血压升高、瓣膜病和动脉粥样硬化引起的后负荷升高 容量超负荷 进展性肾病或（和）贫血引起的容量潴留	超声心动图 心脏磁共振	心肌梗死 心绞痛 心脏性猝死 心力衰竭
	LV 收缩力减低	缺血性心脏病 高血压 LVH 其他经典或非经典的危险因素	超声心动图	心肾综合征 心脏性猝死 心力衰竭 心肌梗死 心绞痛
	LV 松弛障碍	高血压 贫血和容量超负荷 离子代谢异常 其他动脉粥样硬化危险因素 其他经典或非经典的危险因素	超声心动图	心力衰竭 心肌梗死 心绞痛 心脏性猝死
结构性疾病	心包积液	透析推迟或不足	超声心动图	心力衰竭 低血压
	主动脉瓣和二尖瓣病变	CKD3-5 期 钙/磷/PTH 代谢异常 老龄化 长期透析	超声心动图	主动脉瓣狭窄 心内膜炎 心力衰竭
	二尖瓣瓣环钙化	CKD3-5 期 钙/磷/PTH 代谢异常	超声心动图 二尖瓣后叶基底部僵硬的强回声带	心律失常 血栓栓塞 心内膜炎 心力衰竭
	心内膜炎	瓣膜病变 长期静脉置管	超声心动图	心律失常 心力衰竭 血栓栓塞
心律失常	心房纤颤	缺血性心脏病 心肌病	心电图	低血压 血栓栓塞
	室性心律失常	缺血性心脏病 心肌病 电解质紊乱	心电图 电生理检查	心脏性猝死

CKD.慢性肾病；CVD.心血管疾病；LV.左心室；LVH.左心室肥厚；PTH.甲状旁腺激素（修改自 Gilbert S，Weiner DE. Cardiac function and cardiovascular disease in chronic kidney disease. In: National Kidney Foundation primer on kidney disease，6th edition, St Louis，Saunders，2013:491.）

表 27.6 慢性肾病的超声心动图表现

瓣膜病变	结构异常	舒张功能不全	收缩功能不全
传统 M 型 / 二维 / 多普勒超声心动图	传统 M 型 / 二维 / 多普勒超声心动图	应变 / 组织多普勒成像	应变成像
主动脉瓣钙化（见于 28% ～ 60% ESRD 患者）	向心性 LV 肥厚 离心性 LV 肥厚	↓ LV 整体和中段（< 1.2s）舒张早期 SR 峰值	↓ LV 整 体（< -15%）和节段性长轴应变
二尖瓣瓣环钙化（见于 10% ～ 36% 透析患者）	非对称性 LV 肥厚 LV 肥厚（见于 70% ESRD 患者 /34% ～ 78% CKD 患者）	↑ 节段 Tei 指数	↓ LV 整 体（< 0.7 s）和节段 SR
主动脉瓣反流（见于 13% CKD 患者） 二尖瓣反流（见于 38% CKD 患者）	LV 肥厚—女性高于男性 2.5 ～ 4 倍		
主动脉瓣和二尖瓣狭窄	LA 增大 LV 增大		
三尖瓣和肺动脉瓣关闭不全（继发于肺动脉高压而不是钙化）	扩张性心肌病（与继发性甲状旁腺功能亢进相关）		
	集成超声背向散射	传统多普勒超声心动图	传统二维超声心动图
	↑ 心肌反声	舒张功能不全 1 级： ↓ E（< 0.6 m/s） ↓ E/A 比值（< 1.0） ↑ IVRT（> 90ms） 舒张功能不全 2 级（假性正常）3 级（限制性充盈）	↓ LVEF（见于 33% 新透析患者） 血液透析患者出现整体和节段性心肌顿抑

CKD. 慢性肾病；ESRD. 终末期肾病；IVRT. 等容舒张时间；LA. 左心房；LV. 左心室；LVEF. 左心室射血分数；SR. 应变率
引自 Stoddard MF. Echocardiography in the evaluation of cardiac disease resulting from endocrinopathies, renal disease, obesity, and nutritional deficiencies. In Otto CM, ed. The practice of clinical echocardiography, 4th ed., Philadelphia: Saunders, 2012:746

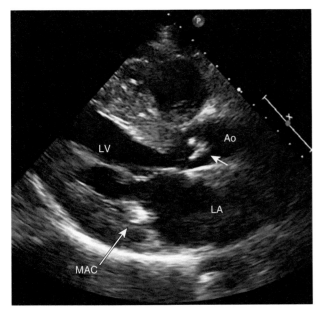

图 27.4 高血压性心脏病。Ao. 主动脉；LA. 左心房；LV. 左心室；MAC. 二尖瓣环钙化（引自 Otto C. Cardiomyopathies, hypertensive and pulmonary heart disease. In: Otto CM, ed. Textbook of clinical echocardiography, 5th ed, St. Louis: Saunders, 2013, 245.）

框 27.1 心肾综合征的定义和分级

慢性心肾综合征（2 型）
慢性心脏病变引起肾功能不全
急性肾 – 心综合征（3 型）
肾功能急性恶化引起心脏功能不全
慢性肾 – 心综合征（4 型）
慢性肾功能异常引起心脏病变
继发性心 – 肾综合征（5 型）
系统性因素同时引起心脏和肾的病变

引自 Ronco C, et al: Cardiorenal syndrome. J Am Coll Cardiol 2008，19:1527-1539.

低了。

感染性心内膜炎也是已知的透析合并症。

心包炎

肾功能不全与心包积液、心包炎及（偶有）慢性缩窄性心包炎。有高至 20% 的肾功能不全患者发生心包疾病。超声心动图是心包积液首选的诊断方法，CRF 相关的心包疾病主要由两种类型，肾功能不全患者开始透析时或开始后尿毒症性心包炎发生率为 6% ～ 10%，其病

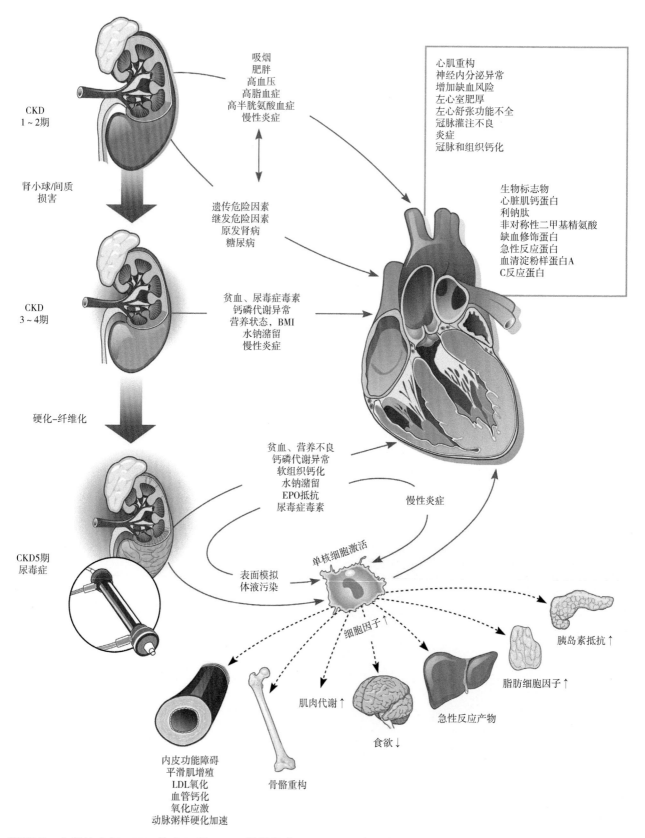

图27.5 心肾综合征。BMI.体表面积；CKD.慢性肾病；EPO.红细胞生成素；LDL.低密度脂蛋白；(引自Ronco C，et al: Cardiorenal syndrome. J Am Coll Cardiol, 2008, 19:1527−1539.)

因为心包的炎症，后者与氮血症程度有关。据报道维持性透析的患者约13%发生透析相关的心包炎，透析相关心包炎的病因包括透析不足和（或）液体超负荷。其治疗包括强化血液透析，推荐进行序列的超声心动图检查随访心包积液的量（图27.6）。

肺动脉高压

CKD患者中的肺动脉高压越来越多被认识和诊断。其病因包括高血压、慢性液体超负荷、心肌僵硬、动静脉瘘的开通及使用。CKD5期肺动脉高压的发生率为9%～39%，血液透析患者发生率为18%～69%，腹膜透析患者的发生率为0～42%。超声心动图诊断肺动脉高压在本书其他章节已经讨论过。

心脏活动性钙化沉着症

钙化沉着症是ESRD患者已知的一种并发症。ESRD继发心脏的钙化病变，包括广泛的瓣膜钙化和二尖瓣环钙化，ESRD的钙化还可以表现为心房钙化。ESRD相关的另外一种心脏综合征是活动性钙化沉着症，钙化沉着与卒中及外周栓塞相关（图27.7）。

指南

肾疾病透析患者心脏病预后改善的临床指南

肾疾病预后改善（K/DOQI）提供以下指南：

1.所有患者开始透析时均需要进行超声心动图检查，当患者到达干体重［理想情况下在透析开始后1～3个月（A），此后每3年检查一次（B）］。

2.透析患者超声心动图检查的特殊考虑。

（1）检查进行前需达到优化干体重，以利于检查结果的判读分析（B）。

（2）心动图评估的解读应结合超声心动图与血液透

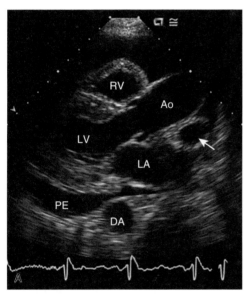
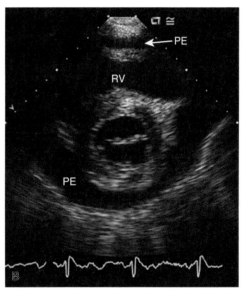

图27.6 超声心动图观察心包积液。Ao.主动脉；DA.降主动脉；LA.左心房；LV.左心室；PE.肺栓塞；RV.右心室（引自Otto C，Pericardial disease. In Otto CM, ed. Textbook of clinical echocardiography, 5th ed, St Louis: Saunders，2013，256.）

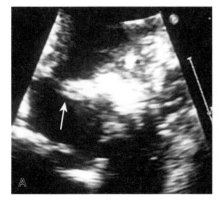
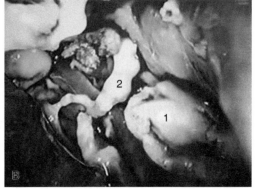

图27.7 A～B.活动性心脏钙化沉着（修改自Kubota H，Fujioka Y，Yoshino H，et al. Cardiac swinging calcified amorphous tumors in end-stage renal disease patients. Ann Thorac Surg, 2010, 90:1692-1694.）

析（HD）或腹膜透析（PD）后腹腔是否仍有液体的关系（B）。

3. 无症状的透析患者如果已经在等候肾移植器官供体，且伴有中重度主动脉瓣狭窄（主动脉瓣瓣口面积 < 1cm²），需要每年进行多普勒超声心动图检查（因为主动脉瓣狭窄的进展在透析患者中较一般人群更快）（C）。

4. 伴有瓣膜病，且新出现症状或者症状加重的患者（例如呼吸困难、心绞痛、乏力或者透析期间血流动力学不稳定），应进行超声心动图评估。

5. 透析患者与一般患者一样，应进行超声心动图筛查心肌病（C）。

2012 年肾病：全球慢性肾病预后改善的临床诊断治疗指南

该指南包括以下内容：

1. 建议所有 CKD 患者均作为心血管病高危人群（1A）。

2. 建议所有临床工作者均应熟悉了解非侵入性心脏检查手段的局限性，并相应解读检查结果。

等待肾、肝移植患者心脏疾病的评估和治疗

该指南包括如下内容：

1. 准备进行肾移植的患者，如果没有活动的心脏情况而存在多种冠心病危险因素，无论心脏功能情况如何，均推荐进行非侵入性负荷试验。准备移植患者的相关危险因素包括糖尿病、既往心血管病病史、1 年以上透析史、左心室肥厚、年龄大于 60 岁、吸烟、高血压及高脂血症。如果危险因素超过某个数值，应推荐进行检查，但目前还不明确，专家委员会一般建议 3 种或以上比较合理（Ⅱb 级，C 类证据）。

2. 可能进行肾移植的患者，在围术期需要进行超声心动图检查评估左心室功能（Ⅱa 级 B 类证据）；如果患者列入等待心脏移植名单，是否还需要进行反复的左心室功能检查，目前还没有相关证据。

第四节　肥　　胖

美国约有 7250 万肥胖成人，这些人群的动脉高血压、脑卒中、冠心病、胰岛素抵抗、2 型糖尿病、高脂血症、呼吸睡眠暂停综合征、某些癌症及早逝的风险均增加。肥胖的定义为体重指数（BMI）增加，后者是预测心血管死亡的相关指标。虽晚 BMI 已经是定义肥胖的公认指标，腹型肥胖或中心性非肥胖是心血管病致残、致死率升高的主要因素。正常人群如果 BMI 正常而身体脂肪量增加或中心肥胖（正常体重型肥胖），也可以导致胰岛素敏感性下降、血清 C 反应蛋白增加及左心室收缩、舒张功能减低。BMI 正常的中心性肥胖的冠心病患者心血管死亡发生率更高，相反的，肥胖伴有体重增加，则对某些特定人群的心血管死亡率有保护作用（肥胖矛盾）。

病理生理学

脂肪组织并不仅是能量的被动储存，它合成、释放促炎介质入血，导致一种低水平的慢性炎性状态，后者继而诱发胰岛素抵抗和内皮细胞功能障碍（图 27.8）。脂肪组织周围丰富的毛细血管网，需要额外的血流量，最终增加整体的循环血量。肥胖还伴随着骨骼肌质量的增加，以支撑增加的体重。除了在空腹状态，骨骼肌由于其代谢率较高，其静息血流量显著高于脂肪组织。这些额外的血流量或前负荷，增加了整体循环血量，导致左

心室容量、每搏量以至于心排血量的增加。左心室重量的向心性或离心性增加也是独立的心血管危险因素，LVM 从轻度、中度至重度每一分级的增加，死亡或心血管事件风险增加 1.3 倍。心外膜及心肌的脂肪组织增加会导致心肌细胞的退行性变、压力相关的心肌细胞萎缩、传导障碍，并进一步加重 LVM 的升高。肥胖常常合并高血压，因而更加重左心室的扩张和肥厚。

去脂体重主要包括脏器和骨骼肌，是能量要求最主要的决定因素，与 LVM 有很强的相关关系。相反的，脂肪组织的增加主要引起代谢及能量相关的负性改变，并有可能从而改变心肌的功能。脂肪组织在心脏内或心脏表面（心外膜）的累积，可能加重心室的收缩、舒张功能不全。虽然肥胖患者的充血性心力衰竭可能表现为舒张性或收缩性功能不全，多数收缩功能不全，主要通过射血分数来测量（肥胖性心肌病），不会仅由肥胖引起。肥胖相关的舒张功能不全是独立于 LVM 存在的，心肌的主动舒张是钙平衡和心肌能量学的结果。静息或多巴酚丁胺负荷状态下心肌能量的减低，用磷酸肌酸/ATP 比来计算，可以有助于解释肥胖时左心室峰值充盈速度的减低。

超声心动图评估心脏

肥胖患者的超声心动图评估，首先评估是患者的

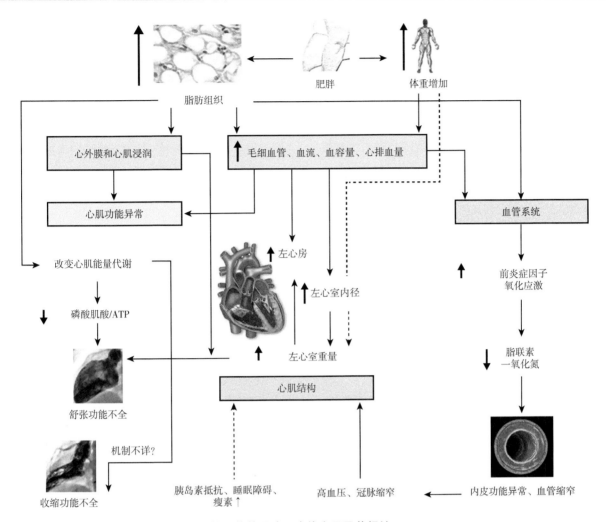

图27.8　肥胖影响心脏、血管结构功能可能的通路。虚线表示显著相关

年龄、性别、体重、身高及血压等，因为这些因素会影响肥胖相关的指标测量。病史、体格检查等临床信息有助于影像上异常发现的病因明确，以及鉴别患者相关的合并症、主动脉瓣狭窄、肥厚性心肌病等。肥胖患者通常有一些技术上的困难，例如声窗不佳，导致无法获得合理的影像质量。下腔静脉通常受压，为了提高测量的准确性，尤其是在重度肥胖的患者，需要使用对比造影剂来改善左心室内膜及左心房边界的显示（图27.9）。

将腔室大小进行指数化时，应考虑到左心房和左心室的增大与体表面积并不是呈线性关系的。因此，左心房、左心室大小及左心室重量指数化之前可能比非肥胖的正常人群高，而以体表面积指数化以后，在重度肥胖的个体腔室大小可能显示为正常甚至低估。而且，如果患者的体重明显减低，这些指数化的测量根据新的体表面积计算则可能高估腔室大小，可能错误提示腔室增大，尤其是在胃减容术或脂肪切除手术以后。类似的锻炼可以改善左心室充盈特性，增加骨骼肌人体重或体重指数变化较小或不变化，使用指数指标此时也可能导致

结果的不准确。

将左心室重量以身体的重量、身高或体表面积来指数化具有局限性，主要是因为身体大小和左心室重量之间是非线性的关系。Allometric方法，例如左心室重量/身高，对心血管事件的预测敏感性更好，但其与身高的相关关系在前10年是相反的。左心室重量/身高可以纠正在身高较矮的患者过高的体重指数或在身高较高的患者过低的体重指数。用身高计算的指数可以更好预测心血管病预后，且更好预测儿童的肥胖相关的左心室肥厚。

多数肥胖患者都有轻度的左心房和左心室增大，虽然肥胖患者的血容量较高，左心房的增大仍然提示左心室充盈压升高。向心性肥厚和离心性肥厚均有报道。一般来说，肥胖患者的左心室射血分数正常，肥胖或肥胖性心肌病引起的左心室射血分数降低极为少见，提示长期病态性肥胖引起的合并症。如果肥胖伴有的睡眠呼吸暂停综合征，是否与右心室的轻度增大或肥厚相关，目前还不清楚。

多普勒超声

肥胖常伴有左心室重量的增加及左心室充盈压的升高，因此前负荷的增加常常不能导致的舒张早期充盈（二尖瓣E峰）的升高，左心室充盈压的升高降低E峰且增加舒张晚期血流（心房收缩引起的A峰）的速度，导致E/A比值降低。因此在一些肥胖患者，用二尖瓣血流来测量舒张功能可能欠准确，这种情况下使用组织多普勒可能更佳。

体重增高和每搏量增加的早期，心肌速度的改变主要是二尖瓣环舒张早期速度（e′）降低，而舒张晚期速度（a′）升高，e′的降低导致E/e′比值的增加，反映左心室充盈压的升高（图27.10）。用E/e′来估测左心室充盈压和舒张功能不全分级在其他章节已做描述。肥胖患者的等容舒张时间通常是延长的。

虽然左心室射血分数正常，左心室收缩功能的其他更为敏感的指标，例如组织多普勒、应变、应变率及标准化的背向散射指标，在超重（BMI 25 ~ 29.9kg/m²）和轻度肥胖（BMI 30 ~ 35kg/m²）的患者可以显示出亚临床的收缩功能减低，尽管这些患者的前负荷是增加的（图27.11）。BMI与左心室应变、e′及心肌收缩速度呈正相关。超重和轻度肥胖的患者心肌收缩速度和e′降低，室间隔基底段应变降低，标准化背向散射的反射性增加，提示存在心肌纤维化。重度肥胖的患者（BMI > 35）还会出现左心室下壁基底段和左心室平均应变的降低。这些指标对于减重后的心脏改变评估更有价值。年龄增长使心肌速度随之改变，e′降低和a′升高也可以反映年龄引起的改变。

超声可以测量组织心外膜脂肪，CT测量的空间分辨率更高，因此，更为敏感。在一些肥胖患者用多巴酚丁胺负荷超声心动图检测冠心病是安全有效的。肥胖患者明显的体重减轻可以引起左心室容量、重量、左心房容量的降低。但体重减轻是否可以逆转舒张功能不全，目前还存在争议。

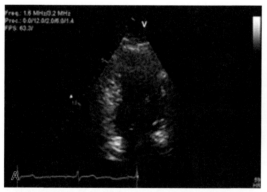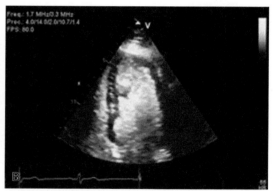

图27.9　1例肥胖患者的左心室心尖切面图像。A.标准二维图像；B.同一患者，应用声学造影图像改善心内膜显像

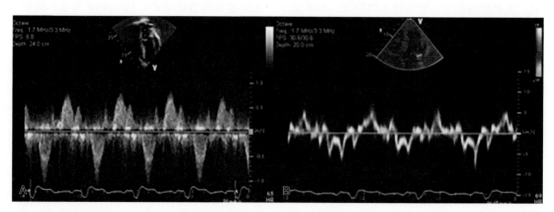

图27.10　A. 二尖瓣多普勒血流提示A峰速度轻度增高，但E/A比值正常；B. 同一肥胖患者的二尖瓣环组织多普勒，提示二尖瓣环舒张早期速度（e′）减低，舒张晚期速度（a′）增高

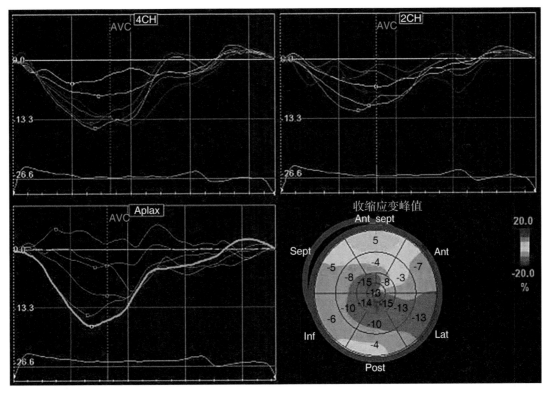

图 27.11　1 例肥胖症患者异常的收缩期应变峰值

第五节　风湿热和风湿性心脏病

急性风湿热（ARF）是一种炎症性疾病，主要是在咽喉部感染后继发的 A 组 β 溶血性链球菌（GAS）感染。风湿性心脏病（RHD）是急性风湿热后出现的慢性病变，并导致心脏瓣膜的损害，也有的患者并没有已知明显的 ARF 病史。后者称为潜伏的或亚临床的风湿性心脏病。

流行病学

目前 ARF 和 RHD 在美国和其他国家并不常见，多数病例来自于移民者中间。相反，全球范围内 5 ~ 14 岁儿童的 ARF 的发病率据估测为每年 300 000 ~ 350 000。这些病例主要在非洲的撒哈拉地区，由于流行病学研究缺乏，目前尚缺乏 ARF 的准确的估测。有记载的 ARF 和 RHD 的发病率最高的地区在澳大利亚土著。

病原学

ARF 发生于 GAS 感染，GAS 咽喉部感染的患者，如没有既往的 ARF 和（或）RHD 病史，有一小部分（0.3% ~ 3%）会出现 ARF 和（或）RHD。ARF 的病原学比较复杂，可能是多因素的。多数的猜想认为 ARF 发生需要几个主要因素——易感宿主、风湿相关的 GAS 亚组感染（M 亚型 1，3，5，6，或 18），免疫反应异常，环境因素（如贫困或拥挤）等也可以促进发病（图 27.12）。

急性风湿热

诊断

改良的约翰诊断标准提供了一个综合的临床流程来提高 ARF 诊断和与相似疾病鉴别诊断的准确性（图 27.12）。近年来，有报道认为超声心动图是诊断心脏炎的标准手段，多年来这个问题一直存在争议，目前，心脏炎仍然通过临床评估来诊断。

超声心动图的优势包括，识别临床评估不能发现的瓣膜反流、发现亚临床的心包积液和左心室功能不全、鉴别生理性和病理性杂音，尤其是在发热和高动力状态。后者常容易误诊为存在 ARF，Abernathy 等报道过此类病例。超声心动图最重要的优势在于发现可能的其他诊断，如二尖瓣脱垂或先天性心脏病。

超声心动图用于作为诊断标准主要存在两个局限性。第一，检查费用相对高，在 ARF 发病率较高的贫穷地区不易进行；第二，超声心动图的应用这需要一定的培训，否则容易产生诊断错误，而接受过较好培训的心脏病医师或技术员通常不会在乡村或半乡村地区工作。

超声心动图评估 ARF 的瓣膜炎症的目标是了解整个二尖瓣器的解剖异常，并与病理性瓣膜反流的发现相结合（表 27.7）。这点至关重要，因为病理性瓣膜反流应与生理性瓣膜反流相鉴别，后者常常不是全收缩期的，反流束比较局限且直径不超过 1cm。要充分评估这两个重要的特征，就必须在多个平面观察反流束，而且应用彩色 M 型和连续多普勒测量反流束的持续时间。这样就可以避免将生理性反流误诊为瓣膜炎。

瓣膜形态增厚可能提示瓣膜炎，可能为局限性的，也可能累及整个瓣叶的尖部。Vansan 等报道 ARF 患者有 25% 存在瓣叶体部或尖部的炎性结节。他们认为这些超声上所见的结节就是手术或活检所见的疣状结构。很重要的一点是超声心动图将形态学上的异常与瓣膜反流的多普勒评估结合（图 27.13 和图 27.14），结合临床情况，以避免 ARF 诊断中的可能的问题（框 27.2）。

ARF 通常累及二尖瓣和主动脉瓣，三尖瓣和肺动脉瓣较少受累。二尖瓣反流（MR）是 ARF 最常见的病变，其机制是多重的，需要用超声心动图仔细地评估其可能的致病机制，尤其是在需要手术的患者（图 27.15）。目前，瓣膜反流的评价和定量应按照美国超声心动图学会的瓣膜反流指南，虽然关于 ARF 我们缺乏近些年的研究来说明这些流程对远期预后的影响。

二尖瓣反流严重程度的界定至关重要，左心室重构和射血分数的情况也同样重要。瓣膜反流的影响与心室重构、功能不全的程度同等重要。心肌也可能出现炎症，但是主要的功能障碍常为瓣膜病变引起，可以用外科手术来去除。在 MR 时射血分数不能可靠的反映左心室收缩功能，但如果患者没有心衰的临床表现，纽约心功能分级减低，超声心动图也发现射血分数的异常，则提示患者应该手术。还有一种超声心动图非常有效的情况就是判断患者症状的程度与瓣膜、心室功能不全的程度是否相符，尤其是在儿童或成年患者

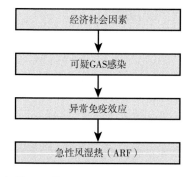

图 27.12 急性风湿热（ARF）的发病过程。GAS.A 组 β 溶血性链球菌感染

表 27.7	急性风湿热的病理异常及相关超声心动图表现
病变	**超声心动图特征**
瓣环炎	瓣环扩张
腱索炎	腱索变长 / 增粗
瓣叶炎	瓣叶增厚、二尖瓣前叶脱垂、结节 病理性反流 全收缩期 / 全舒张期反流 反流束长度 > 1cm
心肌炎	与瓣膜反流程度不相符的左心室功能不全
心包炎	心包积液

框 27.2 急性风湿热的改良约翰诊断标准（1992 年更新）

近期链球菌感染的证据（喉部细菌培养或血清学），伴有两条主要诊断标准，或一条主要诊断标准和两条次要诊断标准

主要诊断标准：心脏炎、多发性关节炎、皮下结节、环状红斑、舞蹈症

次要标准：心电图 PR 间期延长、关节痛、发热、急性炎症反应（红细胞沉降率增快或 C 反应蛋白水平升高）

引自 Special Writing Group of the Committee on Rheumatic Fever, Endocarditis, and Kawasaki Disease of the Council on Cardiovascular Disease in the Young of the American Heart Association. Guidelines for the diagnosis of rheumatic fever. Jones Criteria, 1992 update. JAMA，1992，268:2069-2073.

框 27.3 避免急性风湿热诊断、评估错误

反流的检测

生理性反流与病理性反流的鉴别

确保所有技术设置正确

多平面进行评估

存在贫血或发热等高动力状态时，相应的调整对检查所见的判读

如果仅有瓣膜的反流而不伴有风湿热的其他临床表现，需谨慎诊断

单发三尖瓣或肺动脉瓣反流、不伴有左心受累，应判断是否是心脏炎的证据

形态学评估和测量

调整增益设置并避免使用谐波

应用高频成像模式，例如局部放大来评估结节

应鉴别真性脱垂和瓣膜闭合不良，最好避免仅在心尖四腔一个切面上评估

瓣叶活动受限可能提示既往风湿性病变累及，而不能作为新发急性心脏炎的特征

存在明显影响血流动力学的瓣膜反流时，应判断左心室功能不全的原因是否存在心肌炎

仅存在心肌异常或心包积液而不伴有瓣膜病变，应谨慎诊断风湿性心脏炎

同时伴有发热或贫血等情况造成血流动力学改变。三尖瓣瓣膜和反流的情况评估对于即将进行左心瓣膜手术的患者也很重要，可能提示需要同时进行三尖瓣成形术。

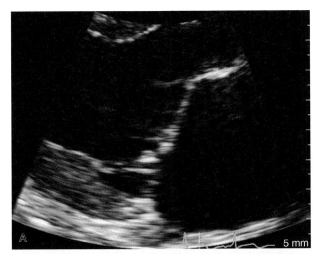

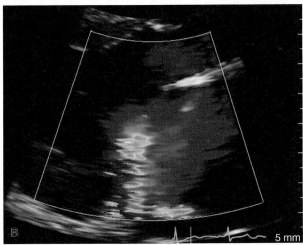

图27.13　A.左侧胸骨旁切面显示二尖瓣前叶脱垂，前叶与后叶瓣尖闭合欠佳；B.左侧胸骨旁切面显示二尖瓣前叶脱垂导致偏心性二尖瓣反流

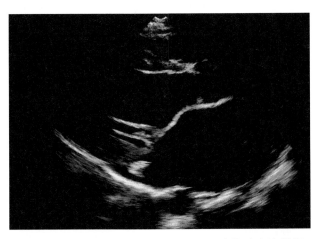

图27.14　左侧胸骨旁切面显示两个瓣叶的腱索均增粗，伴有前叶脱垂

急性风湿热复发

有ARF病史的患者发生咽喉部链球菌感染后50%会引起ARF复发，远高于无ARF病史的患者的0.3%～3%。初次患ARF后5年内复发率最高，青霉素二级预防可以降低复发率。2004年世界卫生组织报告在这种临床情况下，如果存在约翰诊断标准中的两个次要条件并有链球菌感染的证据，就可以诊断ARF。这些患者具有慢性风湿性心脏病的特征，例如二尖瓣前叶舒张期屈曲、二尖瓣后叶缩短且动度减低，这些在ARF都不存在。

急性风湿热亚临床心脏炎

如前所述，心脏炎但没有杂音的患者在超声心动图上可能发现瓣膜反流。这种临床情况称为亚临床心脏炎，可以与ARF其他的临床表现并存，不应被误认为是亚临床RHD。亚临床心脏炎的发生率报道不一，有的报道高达53%，一项1700例的荟萃分析更准确的评估发生率为18.1%，舞蹈症患者发生亚临床心脏炎的概率更高，此时应用超声心动图比较有优势。

风湿性心脏病

慢性RHD是慢性的瓣膜功能不全，可能表现为单纯的瓣膜狭窄、单纯的瓣膜反流或混合型病变。临床表现明显的患者并不难以诊断，但是亚临床的RHD尤其是在儿童或年轻人中表现比较轻，诊断比较困难。过去10年中有全球的数个超声心动图筛查RHD的研究，这些研究提供了RHD发病率的数据，但是也存在一些问题，主要是RHD的诊断不够标准化。RHD的不同的定义可以在同一人群中产生截然不同的疾病发病率数据。近来，世界卫生联盟提出了RHD诊断的指南，主要基于专家共识，以期将疾病的定义标准化。这些诊断标准的细节需要进一步讨论，因为这些仅代表了RHD诊断

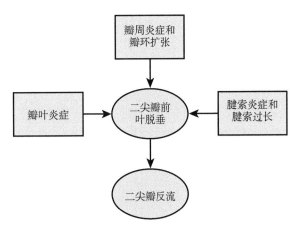

图27.15　急性风湿热时二尖瓣反流机制

最少的诊断标准。

治疗

急性风湿热的治疗

青霉素药物治疗对于消除GAS感染非常重要。对于青霉素过敏的患者，可以选用大环内酯类抗生素代替。阿司匹林和可的松类可以用于关节炎、心包炎的合并治疗。如果ARF伴有明显的瓣膜反流引起心力衰竭，则需要手术治疗。Essop等的早期的研究显示，年轻患者中通过二尖瓣手术纠正MR后，左心室功能得以改善。外科修补包括二尖瓣修补和二尖瓣置换，二尖瓣修补是比较理想的选择，对于在乡村居住的年轻患者或者正在或即将进入生育年龄的女性患者，可以避免使用人工瓣和避免使用华法林。肌肉注射或口服青霉素的二级预防，可以减少ARF复发、减慢RHD进展，甚至逆转一些轻度病变。但是，其对于亚临床疾病的获益尚不清楚。

总结

对ARF和慢性RHD疾病谱的理解对于正确诊断、治疗这些临床疾病非常重要。超声心动图是附加的诊断工具，如果运用谨慎、得当，可以为ARF和RHD的临床评估提供额外的信息。

第六节　系统性红斑狼疮

1924年Emanuel Libman和Benjamin Sacks描述了一种在四个有多系统症状的年轻患者尸检发现的非感染性、非风湿性的疣状心内膜炎。主要的描述包括这些患者同时存在的多发性关节炎、心包炎、发热、皮疹，心内膜的病变可扩展至心内膜下心肌壁。由于Emanuel Libman和Benjamin Sacks刚开始描述的此词意为"同名的"，应译为"Libman-Sacks心内膜炎"，系统性红斑狼疮已经被认识到是一种复杂的多系统疾病，伴有各种不同的潜在的心脏表现（图27.16）。评估SLE患者需要一个详细的系统性流程，因为有可能检查发现非常微小而不显著，没有疾病特有的心脏表现。

病因学和病理生理学

SLE的病因不清，有可能与基因、免疫、环境、激素等因素相关。基因因素比较重要，最常见的基因发生在编码抗原表达细胞的基因所在的组织相容性复合体。调节性免疫异常是SLE的病理特点，主要由于多克隆B细胞的激活、γ球蛋白高表达及自身抗体的产生，从而导致免疫符合自身抗原的产生。自身抗体的产生在SLE的病原学中扮演重要的角色，它们可以用来检出疾病及监测疾病的活动。

经典的Libman-Sacks瓣膜性和心肌病变可以活动也可以痊愈。活动性病变最常见于近期发病的患者，可表现出局限性的坏死、片状的纤维化和炎症性单核细胞浸润，而病变的痊愈主要依靠所累及瓣膜的钙化。SLE的瓣膜功能不全的可能有多种机制（表27.8），心脏受累的发生率与疾病活动的严重程度并不相关。最近的一项SLE患者超声心动图荟萃研究表明，心脏受累与抗磷脂抗体的存在相关。免疫复合物的异常主要包括直接免疫荧光下C3和免疫球蛋白的异位。心包受累在急性期主要是纤维化，而慢性期也可能纤维化。心肌的受累往往没有特异性，主要存在单核细胞浸润至血管外及组织间隙、心肌细胞损伤及相关的纤维化。心肌功能异常可能是疾病进展的结果，也可能是羟化氯喹治疗引起。电

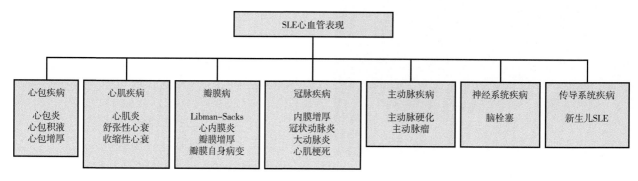

图27.16　系统性红斑狼疮（SLE）的心血管表现

镜下典型的病理表现为心肌细胞质空泡化和结缔组织纤维化，冠状动脉血管炎或粥样硬化造成内膜狭窄还可以导致冠心病。

发病率和预后

SLE 从 1980～1992 年在美国明尼苏州 Olmstead 镇的估计发病率，通过 1970 年美国白种人人口的年龄、性别校正后，为 5.56/10 万（95% 可信区间为 3.93～7.19），1950～1979 年人群发病率的 3 倍。在加利福尼亚和宾夕法尼亚医院住院数据的 SLE 发病率为（107～150）/10 万，而女性人群中为 1.8‰～2.5‰。心血管的致残致死率，多伦多一项 1997～2005 年的 9 年随访的大型研究所报道 SLE 患者的标准化死亡率为 3.64，而 SLE 心血管致残率包括非致死性心肌梗死的风险升高 2～10 倍，后者与延长住院时间及升高的院内死亡率相关。SLE 会加剧患者的动脉粥样硬化，但并不表现为某种特定形式的冠脉受累。患有 SLE 的年轻女性因充血性心力衰竭而住院的风险增加 2.5 倍、充血性心力衰竭相关死亡的风险增加 3.5 倍。在这些患者，也应该积极控制动脉粥样硬化传统的危险因素。

诊断流程

SLE 患者常常有多种症状表现，包括肌肉骨骼和皮肤的表现，这些表现都可以用于 SLE 的诊断标准。由于 SLE 的心脏受累多数都是临床静息的，因此，患者确诊 SLE 后，无论是否有心脏系统的症状，都应该降低进行心脏检查的阈值。SLE 患者应进行超声心动图检查，因为它可以提供一个全面的心脏评估。

初始的检查应该包括常规的血液、生化来评估血细胞减少和肾功能。尿常规分析和尿蛋白定量可以评价肾功能。血清学包括敏感抗核抗体检验和特异性标记物，例如 Smith 抗原和双联 DNA。炎性标记物，例如红细胞沉降率和 C 反应蛋白也可以用来监测疾病的活动。

心脏表现

心脏异常的发生率主要取决于受累的类型（表27.9）。心包是最常受累，心包炎通常在疾病初始或复发时出现。浆膜炎可以引起心包积液，通常为非症状性的。相反的，如果出现症状性积液，则与生存率降低相关。近期一个 85 例中国 SLE 患者的研究发现心包积液发生在 22 个患者中（25.9%），心包增厚发生在 5 个患者中（5.9%）。治疗主要包括轻度病变使用非甾体抗炎药，而症状性心包积液则需要大剂量的非甾体抗炎药和

心包穿刺。

SLE 相关的心肌受累可有多种表现，包括左心室重量的增加、肥厚及心肌炎。较长的病程及较高的疾病活动性，与舒张功能异常和左心室收缩功能不全相关。心肌受累可能有或没有临床表现，但一旦发生心肌受累，必须立刻给予治疗。心肌功能障碍不依赖于疾病的活动性，心肌功能不全也可能由羟化氯喹治疗引起，停止给药后功能不全可能恢复。羟化氯喹相关性心肌病比较少见，主要表现为限制性心肌病伴有双心房扩大、限制性充盈和房室瓣增厚。心脏磁共振可以显示左心室壁增厚伴有片状的钆延迟增强。

SLE 引起的瓣膜性心脏病可以从轻度瓣膜增厚、瓣膜功能正常到明显的瓣膜病变伴有赘生物及重度的瓣膜反流和狭窄（图 27.17）。Galve 等回顾性分析了 74 例 SLE 患者 5 年超声心动图随访，发现瓣膜异常的发生率为 18%，主要包括两种类型，7 例发生赘生物，6 例发生瓣膜增厚合并瓣膜的狭窄和反流。赘生物的患者年龄比较轻，疾病活动时间比较短。

经胸超声心动图（TTE）可以发现 SLE 相关的赘生物（Libman-Sacks 心内膜炎），敏感度为 63%，特异度

表 27.8　系统性红斑狼疮瓣膜功能不全的机制和后果

机制	临床后果
疣状瓣膜病变的愈合，导致瓣叶挛缩	瓣膜反流，极少数情况下伴有狭窄
大的瓣膜疣状病变	瓣口受阻导致狭窄，或闭合不全导致反流
感染性心内膜炎	瓣膜基础病变或免疫抑制引起
疣状物导致的腱索断裂	瓣膜反流
急性心肌梗死引起的乳头肌功能不全	瓣膜反流
二尖瓣脱垂	瓣膜反流

修改自 Roberts WC，High ST. The heart in systemic lupus erythematosus. Curr Probl Cardiol，1999，24（1）:1-56.

表 27.9　系统性红斑狼疮心脏病变的发生率

累及位置	发生率
心包炎/积液	11%～54%
心肌炎	7%～10%
瓣膜性心脏病	15%～75%
冠状动脉性心脏病	6%～10%

修改自 Doria A，et al. Cardiac involvement in systemic lupus erythematosus. Lupus，2005，14（9）:683-686.

为58%。经食管超声心动图（TEE）评价SLE相关瓣膜病优于TTE。在一位69例患者的回顾性研究，51%患者初始TEE发现瓣膜增厚，52%患者在随访过程中发现瓣膜增厚；瓣膜增厚定义为二尖瓣或三尖瓣瓣叶厚度超过3mm，主动脉瓣瓣叶厚度超过2mm，并至少累及两个瓣叶或伴有反流或赘生物。SLE瓣膜病与风湿性瓣膜病比较的特点是弥漫性瓣叶增厚而瓣叶联合处并无粘连。实时三维TEE潜在的额外诊断价值目前还没有明确，因为关于其在本疾病的应用目前仅有个别案例报道。早期发现SLE相关的赘生物可以早期应用可的松类药物和免疫抑制剂，因为最近的研究表明赘生物与脑血管微栓塞和神经、精神事件有很强的相关关系。瓣膜病变严重的患者可以考虑外科干预包括瓣膜修补或置换。

SLE患者早期可出现的进展性的动脉粥样硬化，与疾病的病程和活动性有关，冠心病的发生与一系列机制有关，包括动脉粥样硬化和血管炎，这些都需要积极治疗，但是临床上常常难以明确诊断。此外，心脏受累也可能受到可的松类药物的影响。SLE患者主动脉硬度增高可加速动脉粥样硬化的发生，主动脉硬度的增高与环磷酰胺治疗，提示强化的免疫抑制治疗。SLE相关的肺动脉高压发生率较低，因此目前并不推荐无症状患者进行超声心动图筛查。SLE疾病活动性高、雷诺现象、抗心磷脂抗体、浆膜炎、抗核蛋白抗体，均是SLE患者发生肺动脉高压的预测因子。这些因素可以用来选择需要筛查肺动脉高压的高危患者。

总之，SLE影响心血管系统的各个方面，超声心动图对于SLE相关的心脏病的诊断、监测、治疗都有重要意义。

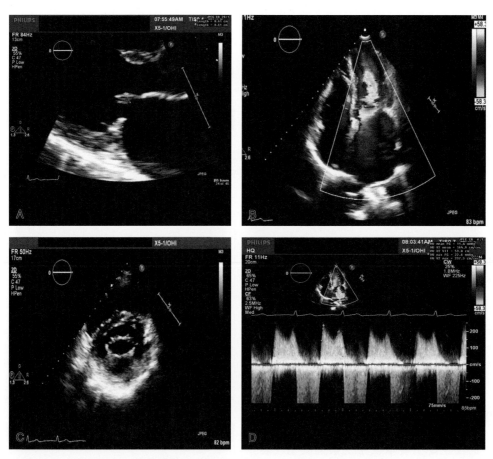

图27.17　A. 1例狼疮相关瓣膜病患者的胸骨旁长轴切面，显示二尖瓣瓣叶增厚（厚度为6mm）、二尖瓣后叶活动受限；B. 二尖瓣短轴切面显示二尖瓣后叶受限，不伴有联合部融合；C. 心尖四腔切面显示混合型二尖瓣病变，二尖瓣中度狭窄伴中度反流；D. 二尖瓣流入道连续多普勒显示跨二尖瓣压差

第七节　抗磷脂抗体综合征

抗磷脂抗体综合征（APLAs）作为血栓栓塞事件的病因，早在30年前的一位65例患者的SLE患者研究中就已经发现。抗磷脂综合征（APs）是伴有APLAs表达，且 β_2 糖蛋白 I 作为抗体的主要攻击对象的静脉或动脉血栓形成或妊娠相关并发症的综合征。APS最早在1999年被定义、分型，2006年进行了更新，增加了更多血栓形成相关的特异性抗体及未来研究可能需要观察的受累器官（表27.10）。APS的定义是基于至少一项临床标准和一项实验室标准。早期文献提出了原发性和继发性APS，后者是指其他基础疾病时伴有的AP，最常见的是SLE。2006年的专家共识不推荐使用继发性APS这个词，因为APS和SLE可能是一个疾病的两种表现，而不是两种同时存在的疾病。原发性和继发性APS的临床表现相似。APLAs是SLE患者瓣膜病的重要的致病因素，专家建议并没有将瓣膜病或其他心脏病变列入诊断标准，因为心脏的表现常常是非特异性的，会受到一些其他因素的影响，如年龄、高血压，这些与APLAs没有一定的相关性。

统计学特征和症状表现

如前所述，APS分为原发性和继发性的分类方法并不一定合理，APS和SLE的关联也不完全清楚。有血栓形成的患者，5%～20% APLAs阳性，APLAs阳性率在一般人群为1%～10%，在其他自身免疫疾病，如类风湿关节炎和SLE的患者，阳性率分别为16%和30%～40%。APLAs阳性的患者血栓形成的风险差异比较大，可能与其类型及血液循环中抗体水平有关。无症状的APLAs阳性患者血栓形成发生率较低（0～4%），而且这些患者大部分可以维持很多年没有症状。APLAs阳性的狼疮患者风险最高，APS患者约1/3伴有瓣膜病，但当伴有SLE时最为常见。

临床表现可以非常多样化，从无症状的APLA携带者到多发小血管血栓形成、累及多个器官、死亡率可达到50%的APS重症患者（图27.18）。血栓形成是原发性APS的特征，伴有深静脉血栓和脑卒中或一过性缺血事件等最常见的静脉或动脉血栓事件。其他非APS的临床表现包括一些皮肤损害（例如网状青斑）、肾病及心脏病变。

表 27.10 抗心磷脂综合征（APS）分级标准	
临床标准	
血管血栓形成	1次或以上的动脉、静脉或小血管血栓形成病史
	血栓形成的诊断需有恰当的影像学检查结果或组织病理结果明确证实
	组织病理学上必须显示为血栓形成，且不伴有明显的血管壁炎症
妊娠标准	1次或以上妊娠10周以上形态正常胎儿死亡，经超声或胎儿直接检查证实
	1次或以上妊娠34周以上形态正常的胎儿早产，原因为子痫或严重先兆子痫，或确诊的胎盘功能不全
	3次或以上连续的妊娠10周以内自发性流产，除外母亲的解剖、激素异常，以及胎儿和母亲的染色体异常
实验室标准	
抗心磷脂抗体	血清或血浆IgG和（或）IgM亚型，为中高滴度［即＞40IgG抗心磷脂单位/ml（GPL）或IgM抗心磷脂单位/ml（MPL），或＞99百分位数］，两次以上标准ELISA检出，两次间隔12周以上
抗 β_2 糖蛋白-I抗体	（滴度＞99百分位数）两次以上标准ELISA检出，两次间隔12周以上
血清或血浆IgG和（或）IgM亚型	
狼疮抗凝物（LA）	血浆出现LA，间隔12周以上两次检出，依据指南方法检测
确诊APS	1项临床证据和1项实验室证据，二者间隔时间＜5年

ELISA.酶联免疫吸附试验；Ig.免疫球蛋白［修改自Miyakis S，et al. International consensus statement on an update of the classification criteria for definite antiphospholipid syndrome（APS）. J Thromb Haemost，2006，4（2）:295-306.］

病理生理学

APS是以APLAs阳性为特点的自身免疫系统疾病，APLAs是由各种攻击磷脂结合血浆蛋白的自身免疫抗体组成的家族。APLAs于内皮细胞结合可以通过单核细胞和内皮细胞的组织因子表达、以及补体系统的激活引起血栓形成。炎症反应是APS的一个重要组成部分，血小板在APS的发病中也有重要作用，主要通过Ⅱb/Ⅲa糖蛋白的表达和血栓素A$_2$的合成，后者是一种促凝剂。由于有很多APLA携带者并没有血栓形成的事件发生，因此有人提出了一种"两次打击假说"，认为需要有一些事件，例如小的创伤、妊娠、恶性肿瘤或感染，才能够在易感的APLAs携带者诱发或起始血栓形成的过程。

诊断流程

诊断流程的开始通常是由于血栓事件和妊娠相关并发症而临床高度疑似。临床病史主要是既往血栓病史及相关情况，以及详细的妊娠相关病史。体格检查应评估皮肤表现（网状蓝斑）、瓣膜功能障碍以及肺栓塞的证据。需要进行完整的血液检查，包括完整的血细胞计数、国际标准化比值（INR），以及凝血酶原部分活化时间，如果凝血酶原部分活化时间还需要进行完整的凝血指标检测。APLAs阳性可延长凝血酶原部分活化时间，从而产生凝血障碍。将患者血浆与正常血浆1：1混合后如果不能纠正凝血障碍，则提示存在外源性抗凝血剂；而且这常常是无症状患者提示APLAs存在的第一个线索。实际上有很多抗体功能类似狼疮的抗凝因子，而且实际结合的也不是磷脂本身，而是磷脂结合的蛋白表面的结合位点。血清学检查应包括抗心磷脂的免疫球蛋白IgM和IgG亚型、狼疮抗凝因子活动性以及β$_2$糖蛋白Ⅰ的IgM和/或IgM亚型（表27.10）。如果怀疑有肺栓塞，则需要做胸部X线检查。

心脏表现

APS心脏受累比较多样化，包括心室功能不全，心内血栓、瓣膜异常及肺动脉高压。心脏的表现特异性均不足，因此，不能被列入诊断分类标准（框27.4），但是瓣膜病变可以是APS累及左心瓣膜（尤其是二尖瓣）的患者最严重的特征表现（图27.19）。10%～40%的患者可见大的活动性瓣膜团块或赘生物，有时与感染性赘生物比较难以鉴别。除赘生物以外，还可见局限性或弥漫性瓣叶增厚。与风湿性瓣膜病相反的，虽然瓣叶有弥漫性增厚，但一般没有明显的瓣膜狭窄，而瓣叶增厚或者赘生物存在导致的瓣叶闭合不良更为多见。还有一个与感染性心内膜炎明显的不同，就是一般没有瓣叶或者瓣环的损毁。APS瓣膜病的形态学特征总结在图27.18。

也可以出现急性冠脉综合征，但是发生率远低于脑血管病。APS患者心肌梗死的风险升高，冠状动脉正常且没有传统动脉粥样硬化危险因素的年轻患者应考虑APS的可能。心脏APS的其他重要特征还包括心腔内血栓及活检发现的微血管血栓形成而并不伴有血管炎。10%的APS患者经食管超声心动图（TEE）可见明显的左心房自显影现象，一种血栓前期表现，而患者并没有明确的高凝状态的原因。最后，深静脉血栓或者偶尔还有右心室原位血栓造成反复的肺动脉栓塞还可以引起肺动脉高压。如果不及时治疗左心疾病，还会出现不同程度的右心室功能不全和三尖瓣反流。

治疗

由于APS的临床表现极为多样化（框27.4），因

框27.4　抗心磷脂抗体综合征心脏瓣膜病变的形态学特征

瓣膜厚度>3mm

瓣叶近段或中段局部增厚

二尖瓣心房面和（或）主动脉瓣、主动脉面小结节

需除外风湿性瓣膜病和感染性心内膜炎

修改自 Miyakis S, Lockshin MD, Atsumi T, et al. International consensus statement on an update of the classification criteria for definite antiphospholipid syndrome (APS). J Thromb Haemost,2006,4(2):295-306.

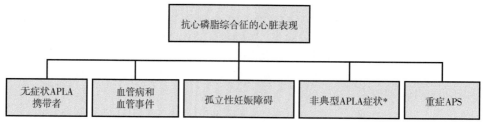

图27.18　抗心磷脂综合征（APS）的临床表现。APLA.抗心磷脂抗体［修改自George D，Erkan D. Prog Cardiovasc Dis, 2009, 52（2）:115-125.］

此，患者的治疗需要取决于具体临床情况。无症状的
APLAs携带者，如果既往没有异常的分娩史或血栓事
件病史，则不需要治疗或仅给予阿司匹林抗凝。静脉
血栓形成的患者如果确诊APS则需要抗凝且INR目标
为2.0～3.0，而发生过动脉事件的患者INR需要达到
3.0～4.0，但是没有证据证实加大抗凝强度的优势。
如果抗凝治疗下仍发生反复的血栓形成事件，则治疗
比较难以决策。可以考虑更为强化的抗凝治疗（INR
3.0～4.0）、合并使用抗血小板药物、低分子肝素，或
换用新型抗凝药物，但是这些治疗策略都没有明确的
临床试验数据支持。APS相关瓣膜病的治疗方法也不明

确，Espínola-Zavaleta等报道对29例APS患者进行抗生
素治疗，其中22例患者瓣膜病变并没有得到改善，7例
患者反而出现了新的病变。Turiel等进行的一项5年随
访的研究证实，抗血小板和抗凝药物对APS相关的瓣
膜病无效，但大剂量强化抗凝可以降低新发瓣膜病变的
风险。可的松类药物或环磷酰胺抗炎或免疫抑制治疗对
瓣膜增厚或赘生物的治疗效果尚没有被充分评估。瓣膜
置换或瓣膜修补及赘生物切除围术期的致死致残率较
高，且复发率高，因此，非手术药物治疗仍然是首选
的治疗方案，瓣膜手术术后的患者推荐接受终身抗凝
治疗。

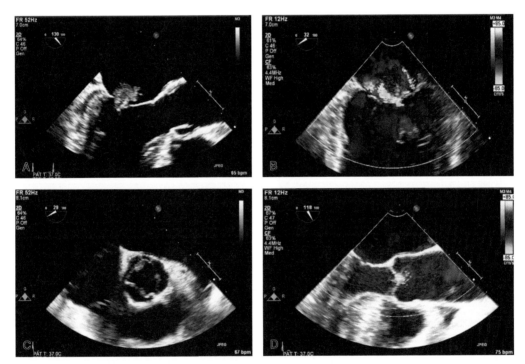

图27.19　1例抗心磷脂抗体综合征患者伴有二尖瓣、主动脉瓣赘生物的经食管超声心动图。A. 食管中段长轴切面显示
1个1.5cm×1.4cm回声均匀的团块附着于二尖瓣后叶；B. 食管中段二尖瓣联合切面彩色多普勒显示瓣膜团块引起的轻
度二尖瓣反流；C. 食管中段主动脉短轴切面显示无冠瓣（0.9cm×0.5cm）和右冠瓣（0.4cm×0.3cm）团块；D. 食管
中段主动脉瓣长轴切面彩色多普勒显示赘生物引起的轻度主动脉瓣反流

第八节　类癌性心脏病

　　类癌性肿瘤是一种神经内分泌肿瘤，估测发病率为
（1～8.4）/10万；这些肿瘤释放血管活性复合物，包
括5-羟色胺（血清素）。75%患者的类癌性肿瘤起源于
消化道，最常见的是回肠或阑尾，也可能发生在肺、胰
腺或性腺。20%～30%的类癌性肿瘤患者会发生类
癌综合征，其特征为阵发性皮肤潮红、器官痉挛引起的喘
息和腹泻。约2/3的类癌综合征患者会发生类癌性心脏
病，高达20%的转移性类癌性肿瘤患者以类癌性心脏病

首发。

类癌性心脏病

　　对类癌性心脏病的了解甚少，但是一般认为是由肝
转移肿瘤的血管活性物质释放到系统循环而引起。类癌
综合征伴有类癌性心脏病的患者血浆中和尿中的血清素
（5-羟色胺，5-HIAA）水平较高，尿5-HIAA水平等于
或高于300μmol/24h是类癌性心脏病发生、发展的独立

预测因子。典型的心脏病变表现为心内膜的区域性纤维化、斑块样增厚，引起瓣叶的挛缩从而导致狭窄、反流的复合病变。三尖瓣受累最为常见，其次为肺动脉瓣。左心系统受累相对少见，好发于合并了右向左分流或存在气管受累时。气管的类癌性肿瘤可出现单发的左心受累。类癌性肿瘤向心脏转移非常少见，可见于4%的患者，而且可没有瓣膜受累。类癌性心脏病的患者多表现为右心系统的杂音或症状。类癌性心脏病的出现是类癌性肿瘤患者死亡率增高的标志，生存期中位数为14个月。

三尖瓣受累的超声心动图表现

三尖瓣的心室面增厚，造成腱索的缩短或融合。这引起瓣叶的挛缩和闭合不全，导致反流和相对较轻的狭窄（图27.20和图27.21）。瓣叶受累可能是非对称性的，从而导致离心性的反流束。还有可能出现右心房和心室增大。多普勒频谱表现为"匕首形"，即速度峰值前移且快速下降（图27.22），也可以表现为压力减半时间延长，符合三尖瓣狭窄的改变。三尖瓣狭窄和反流严重程

度的分级与所有其他疾病引起的相同。

三尖瓣置换

症状性三尖瓣反流、中度至重度右心室扩大及右心衰的出现，提示预后较差，需要急性三尖瓣置换。近期的数据提示，过去几十年来，早期接受三尖瓣置换手术的类癌性心脏病患者生存率有所提高。

肺动脉瓣受累的超声心动图表现

肺动脉瓣受累的主要特点是瓣叶动脉面的增厚粘连，导致瓣叶活动度下降及肺动脉瓣狭窄，也可能会有肺动脉瓣反流（图27.23，图27.24）。多普勒可以提高肺动脉瓣受累的检出率，尤其是瓣叶显示不佳时。肺动脉瓣狭窄和反流的分级与其他疾病引起的相同。

肺动脉瓣球囊扩张术

对于有症状的肺动脉瓣狭窄且伴有右心压力升高的患者，球囊扩张可以减轻患者症状、减轻三尖瓣反流严重程度及右心压力。球囊扩张的有效性已经有广泛的报道。

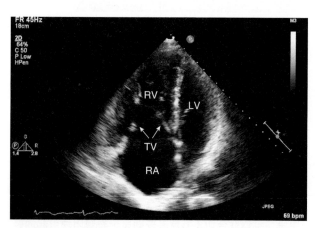

图27.20　三尖瓣（TV）瓣叶增厚、挛缩、闭合不全。LV.左心室；RA.右心房；RV.右心室

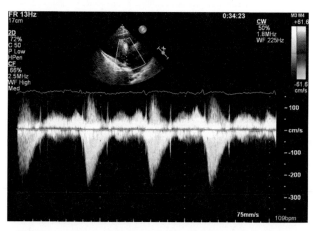

图27.22　重度三尖瓣反流的多普勒频谱表现为"匕首形"

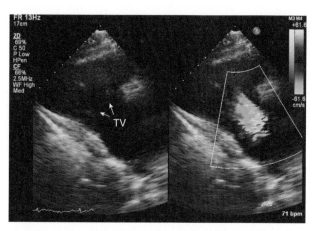

图27.21　彩色多普勒可见重度三尖瓣反流。TV.三尖瓣

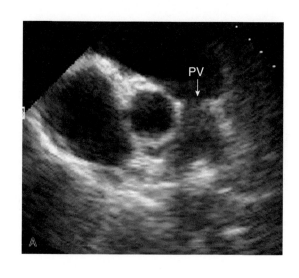

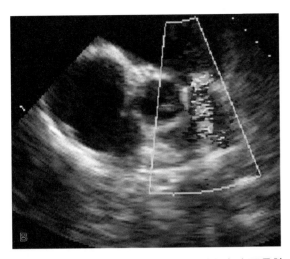

图27.23　A.肺动脉瓣增厚、挛缩；B.彩色血流可见肺动脉瓣狭窄；PV.肺动脉瓣

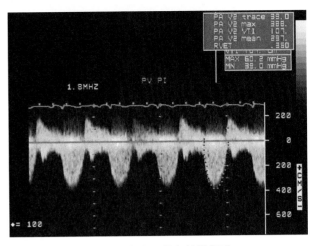

图27.24　肺动脉瓣重度狭窄的多普勒频谱

第九节　淀粉样变性

引言

淀粉样变性这个名词（来自希腊语的 ἄμυλον：amylon，淀粉）是由德国病理学家 Rudolf Virchow 在19世纪提出的，因为淀粉样变与含淀粉的生物染色剂有关。实际上这个用词并不恰当，因为淀粉样沉积的是蛋白成分而不是淀粉。一般来说，典型的淀粉样变是细胞外的某些错误折叠的蛋白质浸润，这些蛋白都有相同的 β-折叠单链结构。这种错误折叠的蛋白结构在组织标本刚果红染色后，在偏振光下呈苹果绿双折射。至少27种淀粉样蛋白，淀粉样变是一种多器官病变，心肌受累的程度不同，因为淀粉样蛋白心脏分布的程度不同。

轻链淀粉蛋白的淀粉样变性是最常见的淀粉样变性类型，是由于多发性骨髓瘤或其他疾病时，免疫球蛋白轻链克隆的沉积引起。10% ~ 15%的多发性骨髓瘤患者发生轻链淀粉样变性。轻链蛋白淀粉样变性的患者约50%会发生心脏受累，这些患者中有50%会发生限制性心肌病。5%的轻链蛋白淀粉样变性患者表现为单纯心脏疾病而没有其他系统受累的表现。

淀粉样蛋白A（AA）的淀粉样变性是慢性炎症性疾病患者中血清淀粉蛋白A沉积引起的，例如类风湿关节炎或炎症性肠炎。这种淀粉样变性主要累及肾，极少累及心脏。

甲状腺素运载蛋白（TTR）相关的淀粉样变性主要有两种类型的沉积：家族遗传性系统性淀粉样变性和老年性系统性淀粉样变性。

家族遗传性系统性淀粉样变性是由TRR基因的常染色体显性变异引起。主要特征为外周神经和自主神经的功能异常，心脏受累不像轻链蛋白型淀粉样变严重。单纯心脏受累的家族性淀粉样变性与异亮氨酸的122个位点的变异有关。

老年性系统性淀粉样变是一种年龄相关的进展较慢的淀粉样形变式，是有多种类型TTR沉积引起的。主要的表现为心脏淀粉样变性，但也可以出现在其他器官，包括脑、肺、肝和肾。这种淀粉样变的危害低于轻链蛋白性淀粉样变性。

其他淀粉样蛋白

其他的心脏淀粉样变性的形式还包括心房脑利钠肽在心内膜沉积引起的单纯心房淀粉样变性和慢性尿毒症时 β₂ 微球蛋白沉积引起的透析相关淀粉样变性。

临床表现

临床上，首先引起怀疑心脏淀粉样变的表现主要是左心室壁增厚的影像学表现（例如超声心动图）但是心电图左心室电压并不符合左心室肥厚的标准（图27.25）。较重的淀粉样变性心电图甚至表现为QRS波低电压（肢体导联 ≤ 0.5 mV，胸前导联 ≤ 1.0 mV）。

心脏磁共振的特征性表现为弥漫性、主要是心内膜下延迟增强。这种延迟增强反映了心肌的纤维化，而不是淀粉样蛋白的沉积。淀粉样变性的确诊依靠组织活检，一般为脂肪组织或心内膜活检（图27.26）。

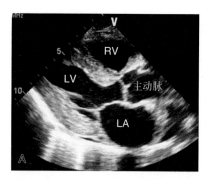
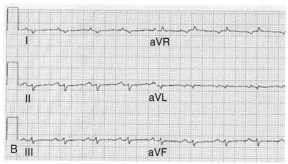

图27.25　淀粉样变性的超声心动图和心电图表现。超声心动图胸骨旁长轴切面可见左心室（LV）明显增厚（A）及心电图QRS低电压（B），二者相矛盾的表现。LA.左心房；RV.右心室

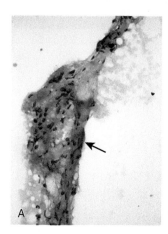
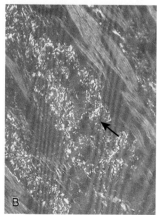
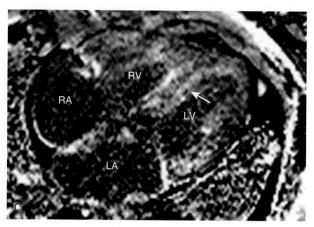

图27.26　淀粉样变性的组织病理学和磁共振图像。脂肪活检标本（A）和心肌标本（B）刚果红染色可见淀粉样物质沉积（箭头）；图B中可见心肌纤维之间淀粉样物质沉积；C.心脏磁共振延迟显像显示左心室、右心室弥漫性钆延迟增强，符合淀粉样变性改变。沉积主要分布在心内膜下（箭头）。LA.左心室；RA.右心房；RV.右心室（由Dr. Robert Donnino，New York University Division of Cardiology and Veterans Administration New York Harbor Healthcare System提供）

超声心动图特征

结构变化

心脏淀粉样变的特征是左心室向心性肥厚而不伴有左心室扩大，且除外高血压、主动脉瓣狭窄或其他已知可以引起左心室明显肥厚的因素。早年的二维超声心动图，仅有基波图像（非谐波图像），认为心肌颗粒样强回声提示心肌淀粉样变性。现代的谐波二维成像则常常在没有淀粉样变性的心肌也会表现为斑点状回声。从谐波成像调整至基波成像模式，有助于避免误诊淀粉样变性。右心室壁、房间隔的增厚、双房扩大、瓣膜增厚和心包、胸腔积液都是比较常见的发现。

功能性改变

心脏淀粉样变性典型的临床表现为左心室射血分数（LVEF）正常的心力衰竭。主要的特征为左心室舒张性功能不全，并最终进展为限制性心肌病（图27.27）。直到疾病的终末期LVEF仍然是正常的，但应变成像早期就可能检出轻度的收缩功能不全（图27.28）。

二尖瓣环组织多普勒

心尖切面的室间隔和侧壁二尖瓣环位置的脉冲组织多普勒速度代表了收缩期、舒张期二尖瓣环沿长轴方向的位移，且可以提供射血分数正常时收缩、舒张功能受损的证据。室间隔和侧壁二尖瓣环位置组织多普勒速度的正常值随着年龄增长而降低，例如60岁或以上人群，早期舒张峰值（e'）的正常值为室间隔瓣环位置（10.4±2.1）cm/s，侧壁瓣环位置（12.9±3.5）cm/s。心脏淀粉样变性时常可见e'速度非常低，多数可低于8cm/s（图27.27 A）。随着淀粉样变性的进展，二尖瓣环组织多普勒早期舒张（e'）与晚期舒张（a'）速度的比例逐步降低。

二尖瓣流入道血流形态

随着疾病的进展，二尖瓣流入道充盈血流的形态可从早期的松弛受损逐渐发展至后期的限制性充盈形态。刚开始时，等容舒张期受损同时更多的依赖心房收缩，引起血流形态表现为舒张早期跨二尖瓣血流速度（E

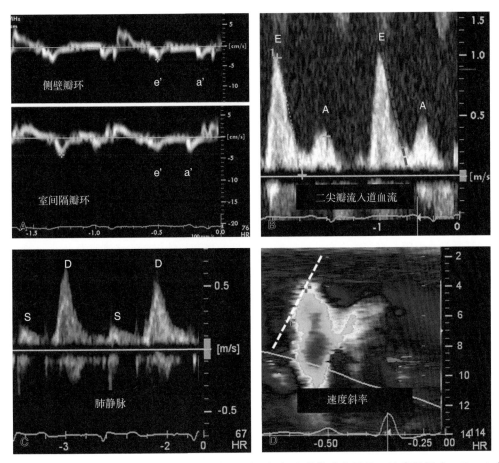

图27.27 淀粉样变性的舒张功能不全。A. 侧壁和室间隔瓣环组织多普勒成像显示e'速度极低（＜5cm/s）；B. 二尖瓣流入道血流表现为限制性充盈：E/A大于2，E波减速时间缩短（＜150ms；虚线）；C. 肺静脉血流速度表现为S/D小于1，提示左房压升高；D. 同一患者二尖瓣血流传播速度表现为矛盾性的第1个混叠速度斜率（虚线）正常（55cm/s），第一混叠斜率正常并不能排除淀粉样变性的诊断

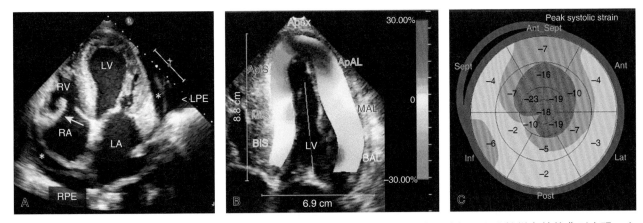

图27.28 淀粉样变性的2D超声心动图和应变率成像。A. 经胸超声心动图心尖四腔切面上淀粉样变性的典型表现：左心室（LV）和右心室（RV）室壁增厚、双心房扩大，瓣膜增厚（箭头），心包积液（星号）和胸腔积液；B和C. 斑点追踪长轴应变成像提示心尖豁免现象（心尖长轴应变相对保留，左室其他部位长轴应变减低）。患者整体长轴应变降低至－10%。LA.左心房；LPE.左侧胸腔积液；RA.右心房；RPE.右侧胸腔积液

峰）相对于心房波（A峰）降低（E/A比值＜1且e'/a'＜1）。

　　随着心肌浸润的进展，左心室壁顺应性下降、左房压升高；刚开始造成假性正常的流入道血流形态（1＜E/A＜2而e'/a'＜1），而后发展为限制性充盈形态，E/A比值＞2，E峰减速时间＜150 ms，以及e'峰值极低（图27.27 B）。舒张中期血流的升高（＞20 cm/s）也提示左心房压力升高和较重的舒张功能不全。与缩窄性心包炎相反，淀粉样变性患者二尖瓣E峰峰值速度不随呼吸明显变化。

肺静脉血流形态

窦性心律的患者，肺静脉血流表现为两个前向的[收缩期（S）和舒张期（D）] 和一个反向的波 [心房反向波（AR）]。一般来说 S 波的峰值速度受到左心房压、收缩、舒张变化的影响，而 D 波受到左心室顺应性变化的影响，D 波与二尖瓣 E 波变化相一致。随着心脏淀粉样变性的进展，充盈压逐渐增高，S 波速度减低，D 波速度升高，因此 S/D 比值小于 1（图 27.27 C）。由于左心室舒张压升高，AR 波的峰值和时长都增加。AR 波时长比二尖瓣 A 波长 30ms 以上，则提示左心室舒张期压力升高。心房纤颤常常伴随心脏淀粉样变性而发生，此时 AR 波消失，而左心房压力正常时 S 波峰值速度也会降低。

二尖瓣血流传播

舒张早期血流从二尖瓣向心尖部的传播速度反映了左心室的松弛特性，尤其是左心室扩大时。彩色 M 型超声图像在心尖四腔切面采集，M 型取样线通过左心室中心，彩色奈奎斯特极限设置为 40cm/s。测量舒张早期的第一个混叠速度的斜率（Vp），正常 Vp 应大于 50cm/s，心脏淀粉样变性时松弛功能异常，Vp 应该会下降，但是淀粉样变患者常常 Vp 是正常的，可能是由于左心室大小正常（图 27.27 D）。

左心室应变成像

淀粉样变性的应变成像的特点为左心室基底段、中间段长轴应变的降低，而心尖部不降低（图 27.28）。整体长轴功能降低是由于淀粉样物质主要沉积在心内膜区域，这个区域主要负责长轴方向的形变。整体长轴应变收缩期峰值的正常范围是大于（−18±2）%；淀粉样变性的患者长轴应变的峰值通常小于 −12%。淀粉样变性时，即使左心室射血分数和缩短分数正常，长轴功能的减低也提示收缩功能不全。

心尖部应变并不降低的原因尚不明确。但是这种现象对于淀粉样变与其他左心室壁增厚的疾病，例如肥厚性心肌病、主动脉瓣狭窄等鉴别诊断，具有很好的敏感度（93%）和特异度（82%）。

第十节 结 节 病

结节病是一种多器官受累的炎症性疾病，主要特点为非干酪性肉芽肿浸润。结节病的患病人群包括所有人种、种族的所有年龄阶段，但是在美洲黑种人中更易表现为慢性致死性病变。结节病的发病率在不同种族、地区不同，在白种人中最高为万分之二，黑种人中则为万分之八。引起结节病的病因学和分子水平机制并不完全清楚，但基因、环境、感染和自身免疫机制等方面可能都与发病有关。结节病可累及皮肤、眼和肺，但是尸检结果提示其主要的致死因素是心脏浸润导致的心律失常和心力衰竭。心脏结节病（CS）的临床表现可以为完全没有临床症状，至需要进行心脏移植的严重的心力衰竭，甚至心脏猝死。肉芽肿浸润至室间隔，可导致传导系统异常，如严重的房室传导阻滞和束支阻滞。有过浸润的局部区域，可能会有瘢痕形成，从而成为室性心动过速和房性心动过速的环路基础。有报道 CS 一级预防和二级预防的年均置入式心脏除颤仪（ICD）置入率分别为 10.7% 和 21%。其他的研究也同样显示，CS 患者 ICD 置入率很高。目前的 AHA 指南推荐心脏 CS 为 ICD 置入的 ⅡA 级适应证。

虽然心脏受累时结节病患者致残、致死的重要原因，最近的 Delphi 研究提示，结节病专家们对这些患者评估时所进行的心脏检查方案一致性仅为低或中度。由于 CS 是一种仅累及心肌一小部分的片状病变，且不会引起明显的左心室功能异常，因此临床常用的心脏检查并不能可靠检出 CS。既往研究提示心电图诊断的敏感度为 33% ~ 58%，特异度 22% ~ 71%。其他研究报道的动态心电图检查敏感度 50% ~ 67%，特异度 80% ~ 97%。即使是心内膜活检检出 CS 的敏感性也比较低，主要由于肉芽肿的浸润心肌为片状，因此，心肌活检可能会有取样位置误差。心脏磁共振（CMR）和心脏 F（18）-脱氧葡萄糖正电子放射断层造影术（FDG-PET），成为目前检出 CS 的首选的影像方法。FDG-PET 诊断敏感度为 85% ~ 100%，特异度为 38.5% ~ 90.9%。CMR 通过钆延迟增强，可以准确定位小面积的心肌损伤，因此，对于 CS 检出和危险分层都很有价值。根据 CMR 诊断，结节病患者心脏受累的发生率约为 20%。

心脏结节病的超声心动图发现

虽然 CMR 和 PET 等影像手段的应用越来越多，超声心动图仍然是疑似或确诊为 CS 的患者评估和治疗的最主要方法，主要由于其普遍性和相对低廉的价格。一般认为超声心动图诊断 CS 的特异性比较高（一项研究报道高达 95%），但也有研究报道低至 29%。高度疑似或确诊为 CS 的患者，超声心动图检出左心室收缩功能（射血分数，EF）＜ 50% 的比率比较高，估计为 54% ～ 87%。但是随着更敏感的检查手段，例如 CMR 和 PET 的应用，更多的证据证明 CS 患者的左心室收缩功能不全可能远低于此。相似的，其他一些研究表明，症状性 CS 患者（例如充血性心力衰竭或心悸），超声心动图常常有明显的异常表现。一些表现为房室传导阻滞或室性心动过速的 CS 患者，20 例当中仅 10 例有超声心动图异常。虽然超声心动图的敏感性有限，但它仍然被列在日本卫生保健部的诊断标准中，该标准是 CS 的经典诊断标准（框 27.5）。

CS 对心脏的影响可以是多个方面的，超声心动图对于这其中的很多异常都有重要作用。CS 最常累及的心脏部位为室间隔，尤其是室间隔基底段、左心室后壁基底段、左心室游离壁和乳头肌。约 20% 病例可累及心房。CS 的其他超声心动图表现包括但不仅限于局部室壁变薄、局部室壁变厚、室壁运动异常、收缩及舒张功能不全、心肌应变减低、右心室受累、瓣膜受累及心包受累。最为特征性的超声心动图所见为室间隔基底段的变薄或室壁瘤形成（图 27.29）。一项研究表明，用主动脉瓣下 10mm 位置的室间隔厚度减低（厚度＜ 4mm），或病变处厚度与标准位置室间隔厚度比例（≤ 0.6）来诊断 CS 特异度可达 99%。虽然该研究显示很好的特异度，但这种测量方法的敏感性并不高，因为病变本身是

框 27.5　2006 更新版心脏结节病诊断指南（日本结节病及其他肉芽肿类疾病）

组织学诊断

心脏结节病的确诊心肌依据活检发现非干酪样上皮细胞性肉芽肿，伴有心脏以外的结节病的组织学或临床诊断证据

临床诊断

虽然心肌活检未发现非干酪样上皮细胞性肉芽肿，有组织学临床诊断的心脏外结节病证据，且满足以下条件以及六项基本诊断标准一项以上。

1. 满足 4 项主要诊断标准中的 2 项以上。
2. 满足 4 项主要诊断标准中的 1 项，以及 5 项次要诊断标准中的 2 项。

主要诊断标准

a. 严重的房室传导阻滞

b. 室间隔基底段变薄或增厚

c. 心脏镓 -67 摄取阳性

d. 左心室射血分数减低（＜ 50%）

次要诊断标准

a. 心电图异常发现：室性心律失常（室性心动过速、多形性或频发室性期前收缩）、右束支阻滞、电轴偏移或异常 Q 波

b. 超声心动图异常：节段性室壁运动障碍或形态学异常（室壁瘤、室壁增厚）

c. 核素显像：铊 -201 心肌闪烁扫描或锝 -99 灌注缺损

d. 钆增强磁共振：心肌延迟增强

e. 心内膜活检：组织间隙纤维化或单核细胞浸润达到中度以上

f. 心内膜活检：间质纤维化中度以上单核细胞浸润

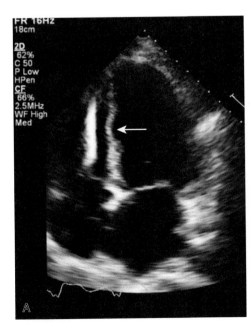
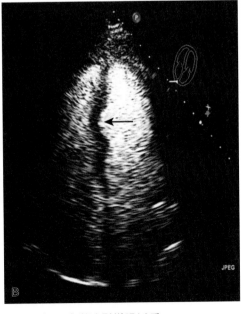

图 27.29　A. 心尖四腔切面显示室间隔中段室壁瘤（箭头）；B. 同一切面声学造影增强以后

片状分布的。其他研究者则更多的报道 CS 患者与原发性扩张性心肌病比较，多表现为局限性室壁厚度增加。除了室壁厚度的异常，超声心动图上室壁厚度的不均匀分布也是 CS 的另一个特征性表现。据报道 43% 的 CS 患者有弥漫性室壁运动障碍，其病变本身的片状分布取决于结节病肉芽肿在心肌中不均匀的分布。

舒张功能不全也是 CS 常见的临床表现，在一项研究中 67% 的 CS 患者收缩功能正常而存在舒张功能不全。但是，舒张功能不全存在与否并不具有诊断 CS 的敏感度或特异度。有报道表明，没有心脏受累的结节病患者中也有 14% ~ 33% 舒张功能不全。其他一些研究提示，大部分非心脏性结节病患者都存在舒张功能不全，与患者年龄有关而与 CS 疾病本身关系不大。

超声心动图还可以检出 CS 患者的瓣膜病。某些研究报道 CS 直接相关的瓣膜病发生率低于 3%，但是另外一项研究报道的乳头肌功能不良继发的瓣膜异常发生率可达 68%。二尖瓣反流比较常见，可发生在 33% 的 CS 患者，主要由于左心室扩大引起。

CS 累及心包的发生率小于 10%，多数为无症状性。尸检发现明显的心包积液为 2% ~ 8%，极少见的情况下，CS 以心脏压塞为首发症状。其他一些研究报道 19% 的患者都存在少量心包积液。

有报道 10% 的 CS 患者有室壁瘤，多位于室间隔和前壁。室壁瘤比较重要的原因有两个，室壁瘤可以引起心律失常，与快速性心律失常相关，室壁瘤切除可以消除发作；此外 17% 心室功能减低且合并室壁瘤的患者，下壁可出现心室内血栓。

超声心动图还可以检出 CS 的一些继发的合并症。肺动脉高压（PH）是结节病比较明确的并发症，无论心脏是否受累。CS 患者 PH 的发生率在门诊患者为 6%，而在需要接受肺移植的患者为 74%。这些患者的 PH 可能继发于心脏病变（如左心室功能不全），继发于肺部原发疾病（例如肺结节病及其导致的缺氧性肺血管收缩），或极少数情况下可能为结节病相关的肺动脉高压。

超声心动图在心脏结节病的治疗、危险分层和监测中的作用

超声心动图的一个潜在的应用是监测 CS 治疗后心脏重构的情况（图 27.30）。一项研究表明，不同程度的左心室功能不全患者，非甾体抗炎药改善左心室重构的获益不同。初始 LVEF ≥ 55% 的患者，长期应用非甾体抗炎药对左心室重构和左心室功能有保护作用，而对 LVEF < 55% 的患者也有减低左心室容量和改善 LVEF 的作用。但是对 LVEF < 30% 的患者，非甾体抗炎药则没有减少左心室容积和改善 LVEF 的作用。可的松类药

物对于这一亚组的 CS 患者是否有改善作用，还有待未来的超声心动图研究进行观察。

CS 患者影像学检查的一个重要的作用就是进行危险分层。超声心动图对 CS 患者的评估和治疗中都有比较重要的作用，但是目前对其在危险分层中的作用方面的数据还比较有限。一项 95 例 CS 患者的前瞻性研究提示，可的松类药物治疗的患者中，初始 LVEF > 50% 患者 5 年生存率为 89%，而初始 LVEF < 50% 患者 5 年生存率为 59%。这一发现不仅强调了 LVEF 对预后的价值，也提示及时 LVEF 正常的 CS 患者年均死亡率也可达 2%。序列的影像学检查对于 CS 患者的治疗价值目前尚没有足够的数据支持。一项研究比较了系统性结节病累及心脏（13 例）和未累及心脏（41 例）的患者平均 39 个月的超声心动图随访结果，研究者发现无心脏受累的患者 EF 和 LV 舒张末内径没有明显变化，而已知心脏受累的一组患者 EF 有明显的降低趋势。他们还发现，无论是心脏受累还是心脏未受累的患者，舒张末室间隔厚度（IVSd）和后壁厚度（PWd）都没有明显变化。但是他们发现 CS 患者 IVSd/PWd 比值随时间而降低，而非 CS 组患者该比值没有明显变化。他们还发现，4.9% 的患者（41 例中的 2 例）初始没有心脏受累，随访过程中发生心脏受累两个患者之一还发生了 EF 的明显减低，另一例患者仅发生 EF 的轻度减低。他们最终得出结论，左心室功能的急剧降低应该怀疑心脏受累，超声心动图诊断敏感性不高，影像学监测的价值也有限。

其他超声心动图技术检测心脏结节病

常规超声心动图检出早期 CS 的敏感性较低，因此，需要能够识别 CS 引起的心肌轻微改变的超声心动图方法。一个可能比较有价值的技术就是斑点追踪超声心动图，可以测量心肌应变的异常，从而可以识别 CS 相关的一些轻微的室壁运动异常，同时排除心脏整体旋转或牵拉的影响（图 27.31）。在几例个案报道中，超声心动图或 CMR 测量的长轴应变在可的松类治疗后改善，而传统的影像学指标并没有明显改善。目前尚不清楚哪一个应变（长轴、圆周、径线）比较容易受到 CS 的影响。至少有一项研究提示径向应变可以鉴别 CS 与扩张性心肌病，而圆周或长轴应变不能鉴别。另外，一种可能的方法是室壁中层缩短分数的减低。另外一个可能的超声心动图方法是整合背向散射，可以测量心脏的声学特性。背向散射的异常可能是肉芽肿和炎症的早期表现。另外一个研究中，CS 患者可出现室间隔基底段周期依赖性的整合背向散射降低，而二维超声心动图并没有其他的异常表现。

总之，CS 是一种具有潜在的威胁生命危险的疾病，其诊断比较困难。超声心动图在这些患者的评估和治疗中至关重要，尽管目前相关数据比较有限，超声心动图可以提供患者预后、治疗效果等方面的很有价值的信息。超声心动图对 CS 评估的主要局限性在于其不能早期检出 CS 患者。而最近的新技术，例如斑点追踪技术，可能改变这种局限性，从而有潜在的应用前景，还需要进一步的研究证实。

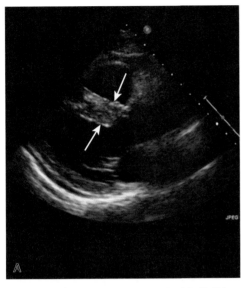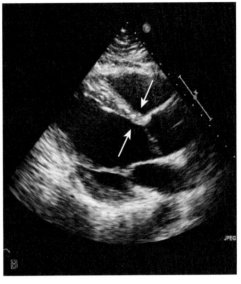

图 27.30　A. 胸骨旁长轴切面显示心脏结节病引起的前间隔基底段增厚；B. 可的松类药物治疗后节段性增厚改善

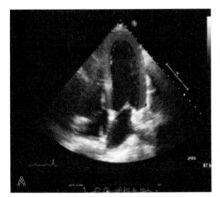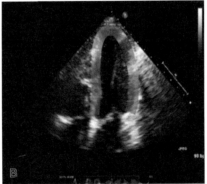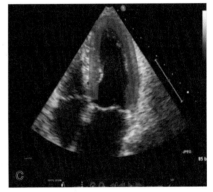

图 27.31　3 例患者的心尖四腔切面上彩色标记的长轴应变。长轴应变正常的标记为蓝色，长轴应变减低的节段标志为红色或白色。（A）和（B）为心脏结节病患者的图像，（C）为 1 例心脏外结节病未累及心脏的患者的图像

第十一节　嗜酸性粒细胞增多综合征心脏受累

1936 年 Loeffler 描述了一个患者出现的进行性心力衰竭、嗜酸性粒细胞增多、心内膜炎症性增厚。继而，1968 年 Hardy 和 Anderson 提出了嗜酸性粒细胞增多症（HES）这个名词，以概括排除寄生虫病或过敏性疾病以外的各种嗜酸性粒细胞增多的情况。1975 年 Chusid 及同事提出了特发性 HES（IHES）（框 27.6），主要基于持续性嗜酸性粒细胞升高（> 1500/mm³，> 6 个月），伴有多系统器官功能不全，且排除其他引起嗜酸性粒细胞增多的原因。

关于嗜酸性粒细胞增多症分子病因学的新进展，使得 IHES 根据其引起的机体反应机制，可以被分为两类：骨髓增殖性（M-HES）和淋巴细胞性（L-HES）。前者是由于基因异常引起的骨髓细胞克隆性扩增，包括嗜酸性粒细胞及后续酪氨酸激酶的激活。后者则是与循环中异常 T 细胞导致细胞因子（IL-5）的过度产生及刺激嗜酸性粒细胞生长有关。

IHES 可引起多个心脏以外的器官受累，包括肺、骨髓、脑。IHES 的心脏系统表现也比较常见，可见于

50% ～ 60%患者，并与致残致死率升高有关。尤其是心力衰竭、猝死及血栓栓塞，这些是主要的心血管系统受累的表现，常常提示预后差、死亡率高。心脏受损主要是由于嗜酸性粒细胞及其介质在心肌的浸润，尸检标本发现心内膜可见脱颗粒的嗜酸性粒细胞和嗜酸性粒细胞阳离子蛋白，心肌细胞间隙也可见激活的嗜酸性粒细胞。这些介质引起内皮损伤并导致血栓形成。继发性嗜酸性粒细胞增多如寄生虫病、过敏症及肿瘤等，较少引起类似的病理改变，不过也有极少数继发性嗜酸性粒细胞增多症的患者二维超声心动图上有心脏病变的表现。已有很多报道，典型的心脏病变包括心内膜纤维化和附壁血栓，多位于两个心室的心尖部。

临床表现取决于嗜酸性粒细胞增多的心内膜病变的分期如下。

1.坏死期，嗜酸性粒细胞增多伴有系统性病变（20% ～ 30%）及急性心肌炎（20% ～ 50%）。

2.血栓期，血栓栓塞（10% ～ 20%）。

3.纤维化期（终末期），伴有限制性心肌病（10%）和瓣膜反流。

现在，HEF被列在心肌病分类的继发性心肌病中。

人口学特征和症状表现

欧洲和北美洲报道的患者中大部分（约75%）为白种人，发病年龄可以从儿童至极老年，大部分患者（70%）发病的年龄在20 ～ 50岁。在IHES被分为M-HES和L-HES之前，IHES多发在男性，男女比例（M/F）约为4：1 ～ 9：1。近期证实M-HES的男女比例是如此，而L-HES的性别比例为1：1。

主要的临床表现为乏力、体重减轻、发热、咳嗽和皮疹。黏膜溃疡提示M-HES，而一过性血管性水肿在L-HES更为常见。IHES的血管表现也有报道，主要由小血管和大血管的血管炎和血栓形成引起。肌肉骨骼系统的表现，包括骨痛和肌痛也比较常见。

虽然心脏受累早期可以无症状，约50%以上的患者会出现心脏功能不全，可能为左心衰、右心衰或双侧心功能不全。充血性心力衰竭的症状体征，包括呼吸困难、腹水、外周水肿在IHES患者都比较常见。除此之外，系统性栓塞也有报道，可以引起神经系统或肾功能障碍。致死因素多为充血性心力衰竭，但也观察到与肾、肝、呼吸系统受累有关。

病理学

IHES除了累及心脏以外还累及多个器官，包括肺、骨髓、脑。心脏病理学表现为急性嗜酸性粒细胞性心肌炎、肌间冠状动脉的纤维性血管炎、受损心肌表面的附壁血栓、心内膜纤维化性增厚及最后心内膜纤维化和心室腔消失。心脏病变常常累及双侧心室，主要为双心室流入道和心尖部位的心内膜增厚，导致心室僵硬度增高、心室腔减小，二者均与心室充盈压升高有关。心内膜瘢痕和血栓累及二尖瓣、三尖瓣瓣器还可以引起房室瓣反流。纤维组织累及瓣下结构还可能引起二尖瓣、三尖瓣狭窄。

诊断和治疗

心电图（ECG）常提示非特异性ST段和T波异常，一些病例报道称其ECG表现可类似心肌梗死。还可能出现心律失常，尤其是心房纤维性颤动和传导异常尤其是右束支阻滞。胸片可表现为心脏肥大、肺淤血或有时伴有肺部浸润。

超声心动图的常见表现：①室壁增厚且心内膜分层（框27.7），主要累及单侧或双侧心室心尖部（图27.32）、二尖瓣后叶和三尖瓣前叶乳头肌，从而引起相应瓣膜反流；②心尖部血栓，并可延展至房室瓣的流入道位置，造成瓣膜功能障碍，血流显示为拳指征或黑桃心形态；③心尖部功能异常同时心肌基底段收缩力过强（Merlon征）；④左心房扩大，心室 - 心房大小比例倒置（心房明显扩大而左心室腔消失）；⑤M型超声心动图上室间隔和后壁早期快速运动，继而为心内膜平直反声（方根征）；⑥收缩功能可正常或受损，舒张功能不全为限制型形态；⑦不同程度的心包积液。

也可以应用造影超声心动图准确显示心室腔形态和心内膜边界，以更好的评估血栓或纤维变性导致的心尖部消失。

心内膜活检可以用来评估组织学表现，包括不同程度累及心肌和心内膜的炎症性嗜酸性粒细胞性心肌炎；肌间小冠状动脉的血栓形成、纤维蛋白样变性和炎症反

框27.6　嗜酸性粒细胞增多症：诊断标准

嗜酸性粒细胞计数＞1500/mm³持续超过6个月，或小于6个月但伴有器官损害
排除寄生虫、过敏或其他嗜酸性粒细胞增多的原因
系统性器官受累的症状体征

框27.7　嗜酸性粒细胞增多症：超声心动图表现

室壁增厚伴有心内膜多层回声。多见于单侧或双侧心室的心尖部及二尖瓣后叶和三尖瓣前叶乳头肌
二尖瓣和（或）三尖瓣反流
心尖部由血栓充盈
心房增大，心室腔大小正常或缩小
收缩功能正常或受损，舒张功能减低
不同程度的心包积液

应；含有嗜酸性粒细胞的附壁血栓；以及纤维化性增厚可达数厘米。电镜下的特征性表现为心肌细胞溶解和细胞连接的断裂。心脏受累的最佳诊断方法是心内膜活检，但是此技术有可能即使在疾病终末期也不能采集到足够的标本，而且操作比较困难。在这方面心脏磁共振（MRI）可以用钆延迟显像更准确地分辨组织特征检出血栓，从而不需要心内膜活检来确诊 IHES。

框 27.8 总结了 IHES 诊断、分级需要进行的所有检查。IHES 治疗的三个主要目的是：①降低外周和组织水平的嗜酸性粒细胞；②预防终末器官受损；③在高危患者预防血栓栓塞事件。可的松类药物合并细胞毒性药物（尤其是羟基脲）对急性心肌炎治疗效果较好，有助于提高患者生存率。标准治疗无反应的患者用干扰素治疗可能有效，干扰素主要通过诱导嗜酸性粒细胞凋亡作用。由于近期 IHES 病因学认识的进展，也有学者提出应该根据 IHES 亚型来选择治疗。已知 M-HES 亚型酪氨酸激酶活动上调，因此，可以应用酪氨酸激酶抑制剂，例如来甲磺酸伊马替尼治疗。L-HES 亚型则可以应用抗 IL-5 单克隆抗体，例如美泊利单抗来对抗 T 细胞产生过多的 IL-5。

充血性心力衰竭治疗还需要合用利尿药、血管扩张药，有时还需要使用正性肌力药。疾病早期可以应用血管紧张素转化酶抑制剂和 β 受体阻滞剂预防显著的心室功能不全。心室血栓形成的患者还需要应用抗凝治疗，预防肺循环和体循环栓塞，并限制心尖部血栓的大小。

当达到纤维化期时，需要外科手术可以减轻患者症状。瓣膜受损、心内膜血栓形成或纤维化的患者可进行瓣膜置换、血栓切除及心内膜切除术。瓣膜置换首选生物瓣，因为机械瓣血栓形成风险较高。但是手术的死亡率报道可为 15% ～ 29%。

框 27.8　嗜酸性粒细胞增多症诊断、分级所需检查
外周血涂片检查；
超声心动图（心脏 MRI）
腹部超声、肺部和腹部 CT 扫描
受损器官活检，如可能
骨髓活检及染色体组型
外周 T 细胞表型
T 细胞受体（TCR）基因排列分析
血清总 IgE
血清维生素 B$_{12}$，类胰蛋白酶
TARC，外周 T 细胞因子*
FIP1L1-PDGFRA（RT-PCR 和 FISH）†

* 仍需证实

† 需要在有资质的实验室进行分析；

CT. 计算机断层扫描；FIP1L1-PDGFRA. 血小板衍生生长因子受体 -α 多肽 -IP1 样物质 -1；FISH. 原位杂交荧光染色；MRI. 磁共振；RT-PCR. 实时酶联反应；TARC. 胸腺和活化调节趋化因子

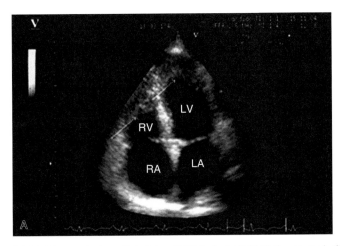 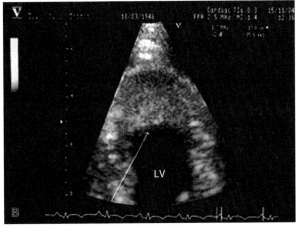

图 27.32　A. 心尖四腔切面，双侧心室心尖部消失；B. 左心房血栓形成。LA. 左心房；LV. 左心室；RA. 右心房；RV. 右心室

第十二节　内分泌疾病

内分泌系统疾病严重影响心血管系统。糖尿病是最常见的内分泌系统疾病，在其他章节已做讨论。本节我们将主要讨论其他的内分泌疾病及对心脏的影响。内分泌疾病，例如甲状腺功能减退、甲状腺功能亢进、肢端肥大症、皮质醇增多症和醛固酮增多症等，并没有特异性的超声心动图表现，但是，有一些超声心动图表现在这些疾病比较常见，且已经被描述（表27.11）。这些表现可以是由循环中激素作用于心肌的内在效应，也可以是一些外在作用，例如高血压。纠正这些激素异常就可以逆转很多这些超声心动图表现。

甲状腺功能减退

甲状腺功能减退是一种常见的内分泌异常，主要是由于循环中甲状腺激素减少，引起基础代谢率和有效能量利用的降低。甲状腺激素的减少可能是由于甲状腺产生减少（原发）、垂体分泌甲状腺刺激激素（TSH）减少（继发），或下丘脑分泌促甲状腺刺激激素释放激素减少（三级）。甲状腺功能减退的严重程度可以从亚临床甲状腺功能减低到黏液性水肿不等。甲状腺功能减退的系统性表现比较广泛，可累及身体的大部分器官：体重增加、脱发、情绪低落、便秘、怕冷和非凹陷性水肿等都是甲状腺功能减退的症状和体征。体格检查的腱反射试验表现为腱反射迟钝，跟腱反射试验最为明显。

甲状腺功能减退的心血管效应包括静息心率降低，心室充盈受损及心肌收缩力降低。外周血管阻力升高，ECG可表现为窦性心动过缓和低电压。胸部X线表现为由心包积液引起的心影增大（图27.33）。

疾病早期可出现多普勒超声心动图诊断的舒张功能不全，例如等容舒张时间（IVRT）延长，舒张早期峰值（E）的降低伴有E峰减速时间延长，同时舒张晚期速度升高造成E/A比值降低，以及二尖瓣瓣环舒张期速度（Em）降低。这些多普勒发现可出现于左心室（LV）也可以出现在右心室（RV）。严重的甲状腺功能减退还可见收缩功能不全，而亚临床甲状腺功能不全者则不明显。如果二维超声心动图发现不可解释的心动过缓伴有明显的左心室收缩功能不全（可伴有或不伴有心包积液）应怀疑甲状腺功能减退。

黏液性水肿的患者可出现严重的收缩性和舒张性功能不全，并常见心包积液。严重的甲状腺功能减退可以出现大量心包积液，但是一般不会伴有心脏压塞。甲状腺激素替代治疗可以逆转大部分的心脏改变（舒张功能、收缩功能不全和心包积液）。

甲状腺功能亢进

甲状腺功能亢进主要特征是循环中甲状腺激素水平升高，增加组织代谢率和能量利用。原发性甲状腺时甲状腺激素水平升高，引起反馈性TSH降低，继发性甲状腺功能亢进时TSH升高，引起甲状腺激素产生增加。甲状腺功能亢进的严重程度可以从亚临床到甲状腺毒症不等。主要的症状、体征包括无其他原因的体重减轻、怕热、出汗、焦虑、震颤、脱发、心悸、腹泻和凸眼（主要见于Graves病，图27.34）。与甲状腺功能减退相反，甲状腺功能亢进静息心率升高，LV收缩力增加，且血容量增加。同时还有外周血管阻力降低，导致脉压差增加、心脏搏出量增加。这些患者心房颤动的风险也较高，尤其是左心房扩大的

表 27.11	内分泌疾病常见的超声心动图表现			
疾病	左心室重量	收缩功能	舒张功能	其他
甲状腺功能减退	→	↓ *	受损	心包积液
甲状腺功能亢进	→	↑	正常或受损	LVEF减低
肢端肥大症	↑	↓ *	受损	—
皮质醇增多症	↑	→	受损	—
醛固酮增多症	↑	→	受损	—
*严重病例出现				

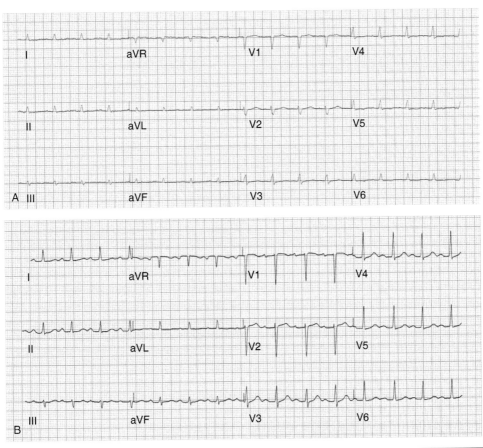

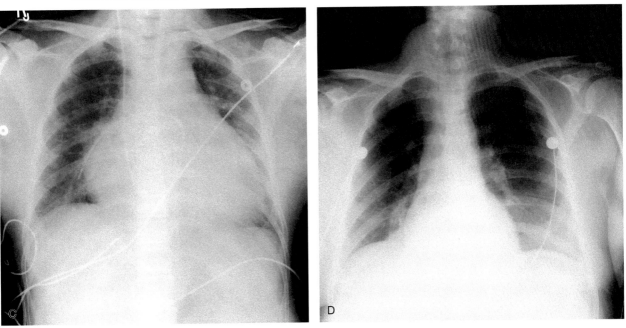

图27.33　甲状腺功能减退。A. 1例重度甲状腺功能减退伴心力衰竭患者的12导联心电图（ECG），低电压、QRS波增宽、T波低平；B. 同一患者经过甲状腺素替代治疗5个月后的12导联ECG，ECG除一度房室传导阻滞外其余正常；C. 入院时胸部X线表现为心力衰竭伴心包积液；D. 出院前3周胸部X线心影正常（引自Crawford，MH，DiMarco JP，Paulus WJ [eds]: Cardiology, ed 2, St Louis: Mosby, 2004.）

患者。

30 年前，M 型超声心动图提示左心室最大缩短和拉伸速度增加，从而分别提示收缩、舒张功能增加。现在的心肌机械力学技术也有类似的研究报道。IVRT 缩短，而经治疗患者甲状腺功能状态恢复后，IVRT 可恢复得到正常。甲状腺功能亢进静息的 LV 射血分数（LVEF）升高，但不能随运动进一步升高，这就导致了患者运动耐量的降低。肺动脉高压在甲状腺功能亢进也比较常见，可能是部分的由心脏搏出量增加引起。长期的心率和心脏搏出量增加可分别通过心动过速或高心排心衰机制，引起扩张性心肌病。甲状腺激素水平恢复正常可纠正这些改变。

肢端肥大症

肢端肥大症是由于生长激素产生过多引起，绝大多数来自垂体分泌。生长激素水平升高会刺激肝脏合成胰岛素样生长因子-1，后者又促进肌肉骨骼系统和内脏器官的生长。临床上这样的患者有典型的面部特征（例如巨颌、巨舌）和关节变化（图 27.35）。

心血管系统的表现均与心肌室壁厚度、左心室重量、左心室腔大小增加有关，但是左心室缩短分数和左心室射血分数评估的左心室整体收缩功能一般正常，且这些心脏的表现并不单纯由于系统血压升高引起。肢端肥大症还可以出现心脏舒张功能不全（IVRT 延长，E 峰降低、e′/a′ 降低、Tei 指数异常）。

与其他内分泌疾病类似的，心脏室壁增厚度增加和舒张功能受损也是不仅累及左心室，还会累及右心室。肢端肥大症的患者也可以出现心力衰竭、左心室整体收缩功能下降、射血分数下降，这被认为是长期心腔增大、心指数增高的高心排血量状态引起。患者无论是接受外科手术治疗还是药物治疗，心肌肥厚和舒张功能不全均可以逆转。

皮质醇增多症

皮质醇增多症是由于皮质醇，一种糖皮质激素产生过多引起。皮质醇产生增多可以是由肾上腺腺瘤引起（原发性）或垂体疾病（库欣综合征）或异位性肿瘤产生促肾上腺皮质激素过多而引起的肾上腺增生（继发性）。主要的阳性体征为高血压、中心性肥胖、上半背部脂肪垫（水牛背）和面部脂肪垫（满月脸）、女性多毛和闭经及皮肤条纹形成（图 27.36）。长期类固醇治疗的患者也可以出现相似的体征。

超声心动图上这些患者可以由明显的左心室肥厚（LVH），室壁增厚相对腔室增大更为明显，但 LVEF 没有明显差异。还可以出现舒张功能不全，表现为 IVRT

延长、E/A 比值降低、E 波减速时间延长、e′ 降低、e′/a′ 降低及 Tei 指数升高。心室肥厚和舒张功能不全与高血压或尿皮质醇水平不相关，而与患病时间长短相关，皮质醇水平纠正后可以恢复正常。

醛固酮增多症

醛固酮增多症是由于醛固酮，一种盐皮质激素，增多引起。可以是由于肾上腺腺瘤（原发性或 Conn 综合征）或由于肾素-血管紧张素系统过度激活引起（继发

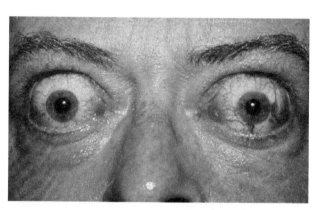

图 27.34　甲状腺功能亢进引起的双眼凸出伴眼睑挛缩（引自 Spalton D, Hitchings R, Hunter P. Atlas of clinical ophthalmology, ed 3, St Louis: Mosby, 2004.）

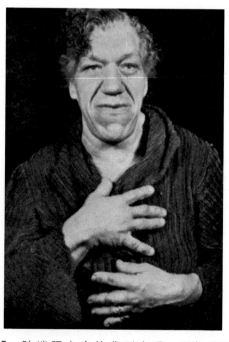

图 27.35　肢端肥大症的典型表现。面部表现为眼眶骨骼、鼻子、嘴唇、下颌增大及蜘蛛样手（引自 Ignatavicius DD, Workman ML. Medical-surgical nursing: critical thinking for collaborative care, ed 4, Philadelphia: Saunders, 2002.）

性）。醛固酮引起远段肾小管水、钠重吸收增多、集合小管钾分泌过多（图27.37）。主要的临床表现为难治性高血压伴低钾血症。

超声心动图常见的表现为中心性LVH，室间隔和后壁厚度均增加。这些患者一般会有舒张功能不全的证据，E峰速度和E/A比值降低。与原发性高血压相比，相同程度的系统性血压升高，引起的LVH和舒张功能不全的程度更严重。肾上腺切除术后纠正了高醛固酮血症，LVH可以恢复。

总结

内分泌疾病常有广泛的系统性损害。超声心动图对于检出心血管损害比较有效。许多疾病早期的超声心动图异常与频谱多普勒、组织多普勒的舒张功能指标有关。随着新的超声心动图技术，例如长轴及圆周应变、扭转和三维超声心动图的发展，对于这些患者进行的后续研究可能会进一步揭示这些疾病的心血管损伤病理。

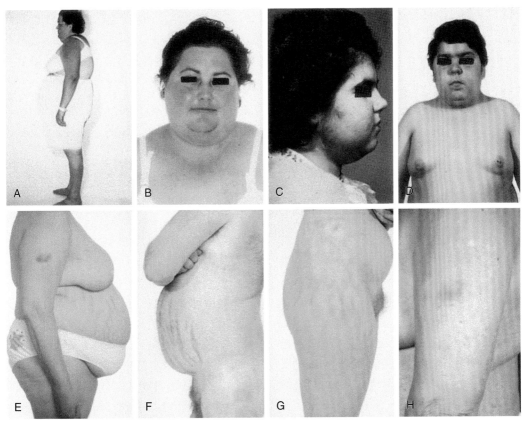

图27.36 皮质醇增多症。库欣综合征的临床特点。A. 1例30岁的库欣综合征女性患者的中心性和全身性肥胖及驼背；B. 同一患者表现的满月脸、多血症、多毛症和锁骨上脂肪垫增大；C. 1例14岁库欣综合征女孩的面部变圆、多毛症、痤疮；D. 1例14岁库欣综合征男孩的中心性和全身性肥胖及满月脸；E和F. 1例41岁女性（E）患者和1例40岁男性患者（F）典型的中心型肥胖伴有腹部灰色条纹；G. 1例24岁的先天性肾上腺增生患者接受过量地塞米松替代治疗后的皮肤条纹；H. 1例库欣综合征患者典型的淤伤和变薄的皮肤，出现淤伤之前并没有明显的受伤（引自Stewart PM, Krone NP. In Melmed S, Polonsky KS, Larsen PR, Kronenberg HM（eds），Williams textbook of endocrinology, Philadelphia: Saunders，2011，pp 479–544.）

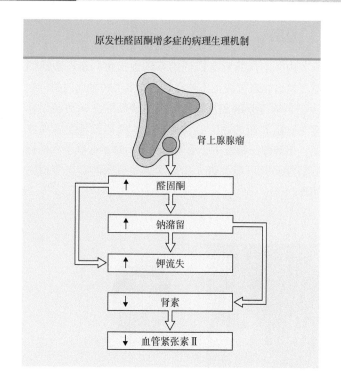

图27.37　原发性醛固酮增多症的病理生理机制。肿瘤自主产生、释放的醛固酮导致过多的潴钠排钾，这主要是通过醛固酮作用于远段肾小管。继而抑制肾的肾素释放，循环血管紧张素Ⅱ水平降低（引自Besser CM, Thorner MO. Comprehensive clinical endocrinology, ed 3, St Louis: Mosby, 2002.）

第十三节　Chagas心肌病

Carlos Chagas是一名巴西医师，他在1909年提出了这种心肌病，该疾病的病原体是克氏锥虫。这种寄生虫在森林哺乳动物（犰狳、猴子等）、人类中以锥猎蝽亚科昆虫为载体传播。这些昆虫吸食含有克氏锥虫的血液，经过昆虫的消化道后，感染物在排泄物中穿透宿主皮肤进入体内。住在茅草屋的农夫是这些昆虫最佳的栖息地，使之在人类和家畜中持续反复感染。其他的机制包括输血、实验室意外、妊娠和误食含有昆虫排泄物的食物。

人口学和症状表现

Chagas心肌病（CC）是拉丁美洲致残致死率最高的疾病之一。美国南部至阿根廷巴塔哥尼亚地区均有原发病例报道。1975年至1985年的发病人数高达1700万，过去20年由于疾病预防的推广，降低至了800万。每年有约45 000人死于慢性CC。近几十年来从疫区国家至美国和欧洲的移民增加，使得越来越多的医疗工作者认识到这个疾病。美国南部一些州约有30万血清阳性人群，其中3万～4.5万可能患有CC。

患者可以为急性或慢性表现。急性Chagas病的大部分病例并没有明显的传播迹象，除非眼部或皮肤上有寄生虫进入的病变。通常可见窦性心动过速或非特异性心动图改变，超声心动图上射血分数一般正常，约50%病例会有心包积液，并可进展为心脏压塞。急诊情况可能需要迅速引流心包积液。充血性心力衰竭的患者必须进行超声心动图检查。

慢性CC可能经过数十年才出现临床表现。血清阳性的患者可根据其症状及其他表现进行疾病进展程度的分级（表27.12）：无症状性，A期（ECG正常，称为"不可识别"）和B期（ECG异常），以及症状性，C期（轻至中度损害）和D期（重度）。血清阳性的人群约3/4为A或B期，C或D期的患者一般有症状，包括乏力、呼吸困难、心动过缓或心动过速、晕厥、脑卒中、血栓栓塞和心力衰竭。在南美洲南部的一些地区，锥虫病来源为大的消化器官（食管、结肠），而在南美洲北部、中美洲和墨西哥则不清楚，可能由于寄生虫的不同种属。

病理

该疾病的病理生理尚不清楚。炎症及自身免疫反应、缺血和微循环障碍、自身免疫系统异常，以及神经内分泌系统的激活多认为是其致病机制。急性锥虫病性心肌炎时，寄生虫进入心肌细胞，组织学和生物标记物可提示严重的炎症反应。克氏锥虫抗原使T淋巴细胞变得敏感，促使浆细胞产生抗体。还可以观察到淋巴因子激活巨噬细胞、血小板集聚增强、血管活性因子产生增多、血栓素 A_2 增多、微循环障碍及局灶性缺血。雪旺细胞和心脏内神经节病变、神经节炎和神经束膜炎都可能引起心脏内自主神经系统异常。慢性期可见纤维组织替代、肌纤维消失组织间隙单核细胞浸润。心脏所有部分均可受累，包括传导系统。血管痉挛和微循环障碍可引起组织低灌注和缺血。寄生虫的检出极为少见。在多种生物标记物（组织坏死因子 α、白介素 6 和内皮细胞因子 1）中，只有脑利钠肽（BNP）可在早期未确诊时就明显升高，其他的均在疾病进展期才升高。自身免疫交叉反应可以针对寄生虫也可以是针对心肌组织。经过数年后可以出现进展性的心腔重构和肥厚，以及二尖瓣、三尖瓣的反流。心外膜冠状动脉通畅，但是可见一些内皮细胞的反应。

诊断、多普勒超声心动图、预后及治疗

诊断包括三个因素：流行病学、两项或以上血清学阳性、相关临床表现。心电图的表现多样，包括右束支阻滞、左前分支阻滞或二者均有、多源性室性期前收缩（图 27.38）、心动过缓、不同程度的方式传导阻滞、Q波、QRS 低电压、ST-T 和 T 波异常。这些表现虽然不特异，但是在流行病学研究中证实对于识别心脏损害非常重要。

无临床表现的患者按定义上来说心电图正常、收缩功能正常，但是可以表现为一些早期的舒张功能不全。组织多普勒成像、等容收缩时间延长、E′峰值减低、E峰减速时间延长及 Tei 指数异常是早期心肌损害的征象。BNP 水平可以升高。

C 或 D 期的症状性患者表现为心脏增大、进展性收缩、舒张功能不全、二尖瓣、三尖瓣反流。约 50% 的症状性患者二维超声心动图上可见左心室心尖部收缩异常，而另外 50% 则表现为类似心肌病的弥漫性室壁运动障碍。心尖部可出现室壁运动消失或室壁瘤样改变（图 27.39），类似于一个陈旧性心肌梗死的表现。左心室彩色 M 型多普勒可见速度传播减慢。约 1/5 的患者可能有下后壁的异常，这种节段性异常在磁共振和铊-201 灌注显像上也可以有所表现。更为严重的舒张功能不全可表现为二尖瓣多普勒血流延迟或限制性充盈模式、E/e′ 比值升高、TDI（图 27.40）、Tei 指数、应变、应变率异常，以及肺静脉 S 波降低。

用超声心动图进行的 CC 生存率研究进行了预后预测的研究。用以下六个独立的预后相关因子相结合得到一个评分：NYHA（Ⅲ 或 Ⅳ 级）和（或）放射学上心脏扩大（各 5 分）、二维超声心动图的室壁运动障碍和（或）HOLTER 监测的非持续性室性心动过速（各 3 分）、心电图 QRS 低电压和（或）男性（各 2 分）。评分 0 ~ 6 分的患者 10 年死亡率为 10%，7 ~ 11 分者为

表 27.12	慢性 Chagas 心肌病的临床、心电图和多普勒超声心动图表现			
	无症状		**有症状**	
NYHA	–		Ⅰ ~ Ⅱ	Ⅲ ~ Ⅳ
分期	A	B	C	D
ECG	正常	异常	异常	
RBBB（%）	–	9 ~ 18	34 ~ 40	
LAFB（%）	–	9 ~ 15	23 ~ 39	
PVCs（%）	–	3 ~ 9	12 ~ 75	
AVB（%）	–	2 ~ 5	9 ~ 14	
心脏大小	正常		增大	
左心室室壁瘤（%）	1.6 ~ 8.6		47 ~ 64	
左心室后壁基底段病变（%）	5.3 ~ 22		16 ~ 30	
LVEF	正常		减低	
LV 舒张功能	NL	NL，PR	PR，PN，RR	RI
RV LV Tei 指数	ANL	ANL	ANL	
5 年生存率（%）	≈98		≈85	≈30

百分比为不同序列的平均值的范围。
ANL.异常；AVB 1-2.一度和二度房室传导阻滞；ECG.心电图；LAFB.左前分支阻滞；LV.左心室；NL.正常；NYHA.纽约心功能分级；PN.假性正常；PR.松弛延长；PVCs.室性期前收缩；RBBB.右束支阻滞；RI.限制性不可逆；RR.限制性可逆；RV.右心室

44%，12 ～ 20分者为84%。六项多因素序列研究的 3138名血清阳性人群中，M型超声测量的 LVEF 值是预后预测价值最高（$P < 0.001$）。其他的序列研究报道的预后相关指标包括左室收缩膜内径、EPSS、右心室 Tei 指数 > 0.56、轻中度 LVEF 异常（LVEF > 30%）而不是重度异常的患者 E/e′ ≥ 15、二维超声心动图测量的左心房容积升高 > 51ml/m²。右心室功能不全多数继发于左心室功能不全，但也有报道出现早于左心室功能不全者。

HF 治疗与其他扩张性心肌病的治疗相似，包括利尿药、β 受体阻滞药、血管紧张素和醛固酮抑制剂或拮抗剂。目前还没有已发表的 CC 伴有心力衰竭患者的大型随机临床研究，但是如果存在心尖部血栓形成或心房纤颤，应该是口服抗凝治疗的指征。

持续性或非持续性室性心动过速的 CC 患者均可出现晕厥或近似晕厥的发作。多数 I 类抗心律失常药物治疗无效或致心律失常。由于心脏程序电刺激费用较高，因此，常常经验性使用胺碘酮进行治疗。对于症状性心动过缓，起搏器置入可以提高患者生存率，但伴有收缩功能不全则不能。置入性除颤仪应用越来越多，但是主要的限制是其费用昂贵。也有报道心脏移植有较好的治疗效果。

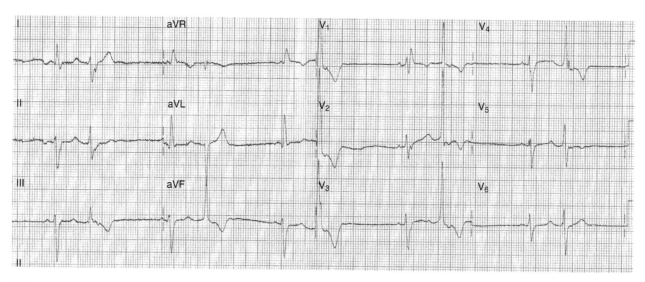

图 27.38 心电图高度提示慢性 Chagas 心肌病，表现为室性期前收缩、右束支阻滞、左前分支阻滞和窦性心动过缓。胸前导联 V₃～₄ 的 ST-T 段弓背向上抬高，提示心尖部室壁瘤

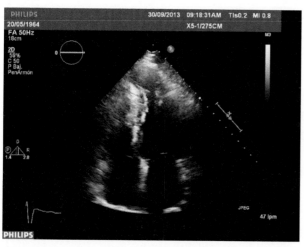

图 27.39 1例 42 岁患者第 20 年的随访二维超声心动图心尖四腔切面显示左心室锥虫病性室壁瘤，伴有狭窄的颈部

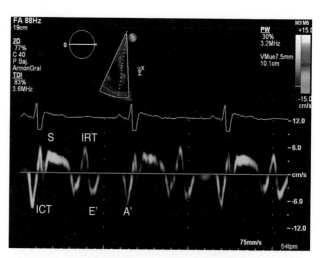

图 27.40 室间隔二尖瓣环水平组织多普勒显示等容收缩时间（ICT）和等容舒张时间（IRT）延长，S、E′\A′峰值速度减低。IRT 明显的心尖方向波提示室壁瘤的提前舒张。无症状的血清学阳性患者（难以鉴别的），可以仅表现为 ICT 和 IRT 的异常延长，而心电图正常

第十四节　镰状细胞病

镰状细胞病（SCD）是由 β 球蛋白基因变异引起的，主要特征为血管闭塞和溶血引起的系统性并发症，在非洲裔美国人发病率为 1/500，西班牙裔美国人的发病率为 1/1200。该疾病 60 年前就已经有描述，其心肺并发症现在被认为是致残、致死的主要因素，平均寿命仅为 45 岁。最近，主要的关注点集中在用心血管无创影像进一步明确这些已有发现。心血管影像使得 SCD 患者的预后和诊断特征得以明确。实际上根据三尖瓣反流速度增加、舒张功能不全等疾病特征，应用超声心动图就能够进行最佳的危险分层。本节着重于 SCD 已知的心血管特征，尤其是应用超声心动图能够得到的信息。

左心室结构和收缩功能

SCD 成年患者常伴有心肌的异常，也有多个报道应用超声心动图评价儿童患者早期的病理生理学特征。最近一项巴西的研究应用超声心动图观察 45 名 20 岁以下的镰状细胞病患者和 109 名没有 SCD 的患者，发现 SCD 儿童较对照组左心室大小（13.1 倍）和右心室大小（5.2 倍）Z- 评分、左心室重量和室壁厚度、心房内径（4.9 倍）均升高。成人 SCD 也观察到这样的心室扩张和室壁增厚的改变，且伴有心室搏出量的增加，这些改变均与慢性贫血相关。随着年龄增长，这些左心室重构还可以伴有左心室充盈受损，不过这个概念还需要对 SCD 患者进一步研究和证实。

心肺病变是 SCD 首位的致死因素，但是以往 SCD 患者心力衰竭的存在和危害并没有被认识，现在仍有一部分报道存在争议。LV 收缩功能不全和射血分数正常的患者人群均有心力衰竭报道。迄今为止大部分的 SCD 研究都发现超声心动图筛查的大部分 SCD 患者射血分数正常。实际上近期的三维斑点追踪超声心动图的研究（图 27.41）也提示正常的长轴、径向、圆周三维应变及正常的旋转和扭转角度。有意思的是二维超声心动图应变的研究发现急性暴发期时长轴缩短减低，而左心室心肌的整体做功并不下降，因为圆周应变和径线方向缩短功能仍保留。虽然大部分共识是射血分数或缩短分数代表的左心室收缩功能一般正常，但是一些非容量依赖性技术测量的左心室收缩力可以正常也可以异常。例如 SCD 患者的收缩末应力指数可以异常，而收缩末室壁应力与圆周缩短速度的关系则显示不一致的结果。大部分患者左心室收缩功能正常，但无论是儿童还是成人，多普勒和组织多普勒成像都显示明显的舒张功能不全的证据。

舒张功能不全

舒张功能不全是死亡率的独立危险因素，风险比为 4.8 [95% 可信区间（CI）：1.9 ～ 12.1，$P < 0.001$]。重要的是舒张功能不全合并超声心动图评估的肺动脉压力升高（随后讨论，图 27.42）可将死亡率风险比升高至 13 以上。可以预见，高龄、高血压、左心室重量增加及肌酐水平升高均与舒张功能不全相关。最近，一项详细的无创心脏影像研究应用同一天进行的超声心动图、心血管磁共振和动脉张力测定，发现 SCD 患者的左心室重量和舒张功能不全与系统性高血压和中心动脉僵硬等后负荷明显相关，这在一般人群已经是已知的理论。但是尤为重要的是，该研究发现微血管病变、铁沉积、纤维化和慢性贫血引起的改变等引起直接的心肌损害，与舒张功能不全之间，并没有明显的相关性，这些因素既往都被假设是心脏松弛障碍的病因。

对于超声心动图评估 SCD 患者舒张功能不全，目前还缺乏前瞻性的研究。目前超声心动图对舒张功能和舒张功能不全的定义，包括左心房容积在内，并不完全适用于 SCD 患者，因为这些患者大部分存在慢性贫血和高心排本身就可以引起左心房容积明显增大。三维斑点追踪超声心动图测量的左心室充盈指标在这些患者与正常对照也明显不同，表现为舒张早期充盈、心房充盈增加，而主动松弛缓慢，从而在一定时间的充盈比例降低，且快速充盈时间延长。SCD 肺动脉高压的右心导管研究，接受右心导管检查的患者约 50% 有舒张功能不全的证据。应用无创性组织多普勒为阈值诊断的舒张功能不全在 SCD 儿童和成人的发生率为 15% ～ 33%。虽然以往报道认为超声心动图测量的充盈压差异比较大，但左心室收缩功能不全患者组织多普勒指标 E/e′ 比值 > 15 可提示左心室充盈压升高。但是，大部分 SCD 患者射血分数正常。无论是心力衰竭和正常射血分数正常的患者，E/e′ 比值 > 8 被认为是舒张功能不全有效的无创预测因子。一项回顾性研究观察了 72h 之内进行超声心动图和右心导管检查（RHC）的患者，发现 E/e′ 比值升高与 > 15mmHg 的肺毛细血管楔压相关。受试者工作特征曲线分析提示 8.2 为界值预测肺毛细血管楔压升高的敏感度为 78%，特异度为 71%（阳性预测值 65%，阴性预测值 82%，曲线下面积 0.72）。

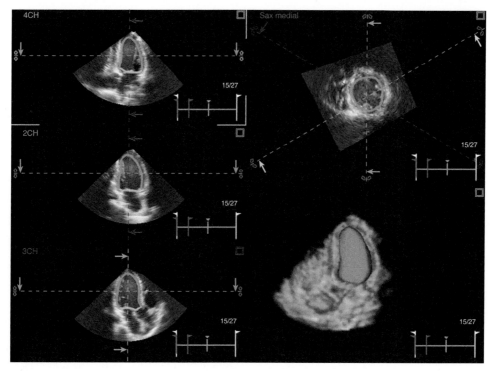

图27.41 镰状细胞病的三维超声心动图（引自Ahmad H，Gayat E，Yodwut C，et al. Evaluation of myocardial deformation in patients with sickle cell disease and preserved ejection fraction using three-dimensional speckle tracking echocardiography. Echocardiography，2012，29:19-24.）

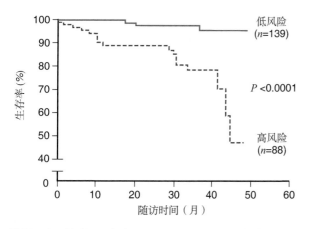

图27.42 镰状细胞病出现舒张功能不全伴有肺动脉高压时，生存率减低（修改自Sachdev V，Machado RF，Shizukuda Y，et al. Diastolic dysfunction is an independent risk factor for death in patients with sickle cell disease. J Am Coll Cardiol，2007，49:472-479.）

肺动脉高压

肺动脉高压（PH）是SCD成年患者早期死亡的主要原因之一。SCD尸检研究发现肺血管堵塞和平滑肌增生在肺动脉高压（PAH）病理比较常见。过去，大部分SCD患者都是通过经胸超声心动图测量三尖瓣反流速度（TRV≥2.5m/s）来评估无创的肺动脉高压。近年来一些研究应用RHC来确认诊断（定义为平均肺动脉压mPAP≥25mmHg）。PH的病因目前尚不清楚，导管研究提供了SCD肺动脉高压发生率的数据，但多数患者都是在疾病发展到进展期后才发现PH。

RHC用于确认肺动脉高压诊断，但是超声心动图仍然是在SCD患者最有效筛查PH的无创手段。运用Bernoulli方程，用TRV可以估测右心室和肺动脉压力（肺动脉系统压力=4TRV^2+估测右心房压）。多个研究证实，应用TRV≥2.5m/s作为诊断界值对于SCD患者诊断阳性率较低。这种观察结果可能部分的由于SCD贫血导致的高心排状态；贫血引起的血液黏滞性减低也可以影响肺血管阻力；以及超声心动图上部分患者TRV不可测等原因引起。超声心动图在SCD检出PH推荐的指标包括三尖瓣反流束平均压差、肺动脉瓣反流舒张末压差、右心室收缩功能和时间间期的测量、组织多普勒、应变率成像、生理盐水对比造影增强三尖瓣反流或肺动脉瓣反流血流信号、以及肺动脉搏出量（肺动脉血流的速度时间积分估测的每搏量）作为心脏搏出量的指标等。还有一项前瞻性研究应用NT-BNP和6min步行试验来增加多普勒超声心动图测量临界（TRV 2.5～2.9m/s）患者的PH诊断阳性率。

几项筛查研究评估SCD稳定期（即不在或接近镰

状细胞危象）患者TRV升高和RHC诊断的PH发生率，所有研究中都是如果患者超声心动图TRV≥2.5m/s，则对患者进行导管检查。大部分研究都证实25%～30%患者差，超声心动图筛查发现TRV≥2.5m/s，而10%患者改测值≥3.0m/s。但是随后的RHC确诊PH的患者仅占SCD患者的6%～11%。

SCD患者TRV≥2.5m/s对RHC诊断的PH预测价值并不高，但是这个阈值仍然与SCD患者较差的预后和功能状态呈显著相关。TRV≥2.5m/s对成年SCD患者早期死亡、NT-proBNP升高及功能下降的风险比可达9～16倍。TRV≥3.0m/s对RHC诊断的PH预测更为特异，但是在SCD发现率仅为约10%，与死亡率的风险比约为10。TRV升高至2.5～3.0m/s提示SCD患者预后不佳，但是其诊断价值尚不清楚。

其他心脏发现

虽然SCD患者倾向于终生的镰状细胞危象相关低氧血症和再灌注异常，但动脉粥样硬化性冠状动脉疾病引起的心肌梗死比较罕见。因此，SCD患者超声心动图很少见到节段性室壁运动障碍，这些患者更多的有心肌纤维化的证据（图27.43）及微循环障碍引起的心肌灌注储备异常。除了微血管功能障碍以外，SCD患者还有主动脉僵硬度升高的表现，虽然这些患者体循环血压一般正常。虽然镰状细胞病的患者需要大量的输血治疗，但心肌铁沉积性疾病发生率并不高，这与地中海贫血不同。

筛查超声心动图

SCD伴有明显的心血管异常，因此，大多数学者认为所有SCD患者均应进行超声心动图筛查。筛查结果既能提供诊断方面的信息，也能提供预后相关的信息。仅依赖胸痛、呼吸困难及其他心肺系统的症状而不进行超声心动图检查来检出心血管并发症高风险患者，常常与慢性贫血、血管闭塞性疼痛和疾病累及系统引起的症状相鉴别。初始超声心动图检查的时间及是否重复超声心动图随访筛查，目前还没有研究证据。基于筛查超声心动图与患者预后明显的相关关系，以及研究报道的儿童患者的阳性发现，儿童时期就开始进行超声心动图筛查非常重要。除此之外，很多超声心动图相关的异常，例如舒张功能不全、TRV升高等，均与年龄增长有关，因此，我们还推荐在成年期重复超声心动图检查。我们还推荐SCD进行RHC检查，尤其是TRV≥3.0m/s的患者。如果有其他疑似或确定的异常发现，我们还推荐患者积极进行进一步的心血管检查，例如心血管磁共振，有助于发现即使是轻度的左心室功能不全的原因，或进行RHC来确诊PH及进行严重程度分级。

局限性

对SCD患者进行研究本身比较困难，因此，观察到有意义的心血管表现也比较困难。首先，很多患者终身表现为血管闭塞危象，伴有严重的疼痛、住院，以

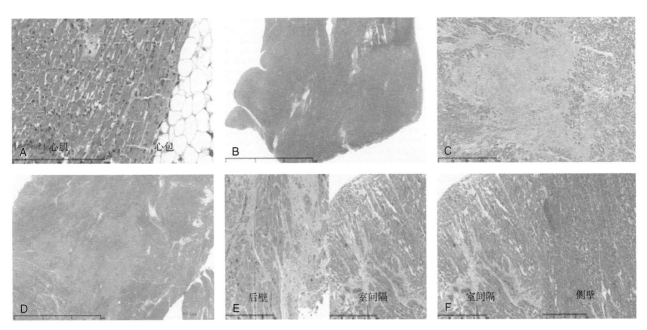

图27.43　6例镰状细胞病患者（A～F）的心肌纤维化组织学证据（修改自Desai AA, Patel AR, Ahmad H, et al Mechanistic insights and characterization of sickle cell disease associated cardiomyopathy. Circ Cardiovasc Imaging, 2014, 7:430-437.）

及明显的心率、血压、血氧饱和度和呼吸状态的不稳定。这些危象可以明显影响心脏的负荷，干扰传统的超声心动图观察结果的判断。此外，对于进一步检查，例如声学造影或侵入性的导管检查，许多临床研究发现在这些患者获得静脉通道比较困难。而且，相当一部分城市镰状细胞病患者由于社会经济学原因而不能成功入组到临床研究中。经过60年的研究，进展仍然非常有限，SCD仍然是美国健康差异的一个重要代表。

第十五节　人类免疫缺陷病毒

人类免疫缺陷病毒（HIV）感染具有广泛的心脏受累表现（框27.9）。早期在发达国家，心肌受累及扩张型心肌病比较常见，在当今是抗反转录病毒治疗非常有效的时代，临床表现转移向代谢异常方面（高脂血症、高血压等）和加速动脉粥样硬化性病变。

心包疾病

根据早期的研究结果，较重的HIV感染患者常见心包积液和急性心包炎。最近的尸检和超声心动图数据均报道心包疾病发生率为21%。即使是无症状的少量心包积液，也可以使严重HIV感染患者预后更差（6个月生存率为36%，无心包积液患者为93%）。症状性的大量心包积液则需要仔细地进一步检查，因为这些患者约2/3可以伴发其他的感染（包括分枝杆菌）或恶性肿瘤。超声心动图对于诊断心包积液、评估其血流动力学重要性及引导心包穿刺都有重要作用。目前有效抗反转录病毒治疗的时代，心包疾病的真正发生率并不清楚。2004～2006年的一个802例患者的研究中，仅2例患者出现心包积液。

心肌病变和心肌病

早期的严重HIV感染患者的心肌活检研究提示局灶性心肌炎发生率比较高，可由HIV病毒本身引起和（或）机会感染引起。根据早期的超声心动图研究，相当部分的HIV感染患者有左心室收缩功能障碍。在一项952例无症状患者的大型研究中，平均60个月的随访期间左心室收缩功能不全的发生率为8%。严重HIV感染患者或获得性免疫缺陷综合征，尤其是有合并机会性感染病史的患者，左心室功能不全的发生率报道更高。虽然现在症状性HIV性心肌病发生率降低了，但是它仍然是一个死亡率风险极高的非常重要的临床问题。在一位60岁患者（平均年龄54岁±9岁）的HIV心肌病研究中，平均射血分数为28%±11%，多巴酚丁胺负荷超声心动图可以有效对这一人群进行危险分层和预后判断（图27.44）。单个变量分析提示正性肌力药物负荷下收缩储备丧失（危险指数6.6；95%可信区间1.93～22.62）和纽约心功能分级Ⅳ级（危险指数7.2；95%可信区间2.20～23.65）是心脏性死亡的预测因子。另一方面，正性肌力药物负荷下的收缩储备存在则提示随访期左心室射血分数可以改善。最近的研究还关注在HIV感染患者心脏功能障碍的早期检出。HIV感染患者与对照组相比舒张功能不全发生率更高、左心室重量指

框 27.9　HIV 感染患者心血管病变的临床表现
心包积液或心包炎
无症状的左心室节段性或整体收缩功能不全
左心室舒张功能不全
HIV心肌病
肺动脉高压
右心室功能不全
静脉血栓形成和栓塞
系统性恶性肿瘤累及心脏
瓣膜性心脏病
动脉粥样硬化包括冠状动脉粥样硬化

HIV.人类免疫缺陷病毒

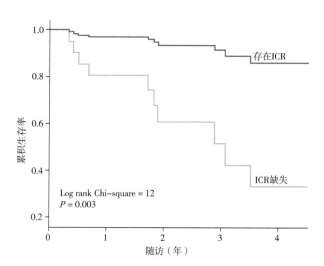

图27.44　正性肌力药物负荷收缩储备（ICR）对人类免疫缺陷病毒性心肌病患者进行危险分层，分为高危组和低危组［引自Wever-Pinzon O, Bangalore S, Romero J, et al. Inotropic contractile reserve can risk-stratify patients with HIV cardiomyopathy: a dobutamine stress echocardiography study. JACC Cardiovasc Imaging, 2011, 4（12）:1231-1238.］

数更高。而且新技术影像检查发现HIV感染的儿童和成人表现为左心室应变和应变率受损,即使左心室收缩功能和射血分数正常。这些表现的临床意义还需要进一步评价。

肺动脉高压

肺动脉高压是HIV感染已知的一种并发症。刚开始的研究显示严重的HIV感染和机会性肺部感染与肺动脉高压和单独的右心室功能不全有关。其他一些研究发现HIV相关肺动脉高压与原发性肺动脉高压比较相似。抗反转录病毒治疗可以改善这些患者的症状且降低肺动脉高压。HIV感染的患者还可能有静脉血栓形成和肺栓塞的风险。HIV合并获得性免疫缺陷的患者静脉血栓形成的风险较一般人群高10倍。现在报道的肺动脉高压发生率,按照超声心动图测量肺动脉收缩压>35mmHg估测,约为4.7%。法国的一项7468例HIV门诊患者的大型研究显示,如果患者有呼吸困难,则应进行经胸超声心动图筛查肺动脉高压。如果三尖瓣反流峰值速度>2.5m/s和(或)肺动脉瓣反流的舒张早期峰值速度>2.0m/s或舒张晚期峰值速度>1.2m/s。超声心动图的发现需要进行右心导管检查进行加确认,后者诊断的肺动脉高压发生率约为0.46%。

心脏肿瘤和瓣膜病

严重HIV感染患者的卡波西肉瘤可累及心脏。非霍奇金淋巴瘤也是HIV患者常见的恶性肿瘤,有时可表现为心脏原发的肿瘤。超声心动图的表现包括室壁增厚、心包积液、游离的团块和(或)机械性梗阻。细菌性心内膜炎多见于静脉吸毒者。以下情况与感染性心内膜炎风险升高有关:CD4水平低、病毒滴度高、静脉吸毒病史。非细菌性心内膜炎现在比较少见。

动脉粥样硬化性病变

现在是有效抗反转录病毒治疗的时代,代谢障碍和加速动脉粥样硬化称为HIV感染患者主要的问题。一些观察性研究表明这些患者冠状动脉病变的风险较一般人群高1.5～2.0倍。这可能是由于HIV感染与心血管和代谢危险因子及抗反转录病毒治疗之间的相互作用所导致。在一项随机研究中,间断抗反转录病毒治疗与连续抗反转录病毒治疗相比,心血管事件率更高(危害比1.6,95%可信区间1.0～2.5),提示有效抑制病毒可以改善患者预后。HIV感染患者一般年龄较轻,多表现为单支冠脉病变。负荷超声心动图对这些患者的诊断和危险分层可能起到重要作用。在一项311例HIV阳性患者[平均年龄(52±9)岁,平均左心室射血分数(54±12)%],负荷超声心动图检出的缺血和瘢痕可以在传统的指标(例如临床、负荷超声心动图和静息超声心动图指标)基础上提供额外的预后预测价值,负荷超声心动图正常则提示预后较好。

第十六节 肿瘤治疗的心脏毒性

约50年前,人们发现柔红霉素是抗有丝分裂的药物之后,化疗药物的心脏毒性才第一次被描述。当意识到蒽环类药物的副作用之一是导致心功能不全后,肿瘤科医师开始控制化疗药物的累积剂量,并开始探寻能够连续监测肿瘤患者心功能不全发生率的方法。早期检测左室功能不全的指标包括心电图各导联低电压及通过脉搏波记录仪测量的左心室射血时间缩短。诊断化疗性心肌病的方法主要依靠心内膜活检或通过心脏超声评估左心室射血功能。而近年来,由于心内膜活检具有有创性及昂贵的费用,导致其在化疗后心肌损伤检测中的重要性逐渐下降。同时随着无创心脏影像技术的迅速发展,无创评估左心室射血分数已成为化疗过程中及化疗后监测心功能的主要手段。

在过去的几十年中,肿瘤治疗方面的研究成就使肿瘤患者生存期大大延长,这也使得一部分患者在较长的生存时间中可能会出现由于化疗导致的心血管相关合并症。

以美国女性患病率最高的恶性肿瘤乳腺癌为例,每位女性的一生中大概有1/8的概率罹患乳腺癌,年龄相关死亡率为22.6/100 000。在过去10年间乳腺癌患者的生存率大大提高,目前在美国有超过220万幸存的乳腺癌患者。正是由于恶性肿瘤生存期的延长,化疗药物毒性所导致的心功能不全成为影响患者生存质量及早期死亡的重要因素。此外,诊断为早期乳腺癌并开始进行化疗的患者,相较于恶性肿瘤复发,化疗后患者因为心脏疾病死亡的概率更高。为了降低由于化疗导致的心功能不全的发生率及死亡率,充分研究由于化疗导致心功能不全的问题,并制订早期检出及治疗化疗相关性心功能不全综合方案尤为必要。

化疗药物相关性心功能不全

定义

过去对化疗药物导致的心脏毒性现象有过多种定

义。目前专家普遍认为应根据在化疗期间或化疗后出现的多种心脏影像学的变化定义化疗相关性心功能不全，包括明确的射血分数的变化（在 2 ～ 3 周进行重复检查后结果同前保持一致），表现左心室射血分数较化疗前下降 10%，且目前左心室射血分数小于 53%。射血分数的下降可以通过患者症状分为有症状型及无症状型，也可以通过其是否可逆分为可逆型（射血分数与化疗前基线水平相差小于 5%）、部分可逆型（射血分数提高 10% 或以上，但未恢复至基线水平的 5% 差值以内）、不可逆型（射血分数始终未能提高 10%）及不明确型（患者由于死亡或者拒绝配合无法进行随访）。专家共识中对化疗相关性心功能不全的分类是基于不同化疗药物的作用机制进行的。

根据化疗药物机制分类

Ⅰ 型化疗药物相关性心功能不全

蒽环类药物是导致 Ⅰ 型化疗相关性心功能不全最常见的药物类型。有研究认为，蒽环类药物产生的活性氧簇为导致心脏损伤的主要原因，但近年来拓扑异构酶 2 与心脏损害的相关性逐渐受到研究者的关注。哺乳动物体内存在两种拓扑异构酶，即 Top2α 和 Top2β。研究表明多柔比星的抗肿瘤作用是由 Top2α、多柔比星和 DNA 构成的复合体发挥的。Top2α 只表达于分裂速度快的细胞中，例如肿瘤细胞，这解释了蒽环类药物治疗肿瘤的有效性。Top2β 表达于正常的组织细胞中，例如心肌细胞，其在蒽环类药物中对心脏毒性作用最近在 Top2β 敲除动物实验中被证实。上述三聚体的形成会导致 DNA 序列的断裂，进而产生大量活性氧及导致线粒体错配，最终导致心肌细胞的凋亡。

研究表明，心功能不全是蒽环类药物最常见的并发症，其发生率在 2.2% ～ 5.1%。心脏毒性与多柔比星的相关曲线说明，在多柔比星低剂量时心功能不全的发生率相对较低，但在多柔比星累积剂量达到 $450mg/m^2$ 后，心功能不全的发生率大大上升。该项研究结果支持目前对于多柔比星导致 CTRCD 发生率的普遍认识，即在多柔比星累积剂量在 $450mg/m^2$ 以下时，CTRCD 发生率是很低的。然而，最新数据表明在随访第 6 个月时发生轻度左心室功能不全患者（心脏磁共振测量射血分数小于 50%）中有 26% 的患者所用药物剂量（50 ～ $375mg/m^2$）并未达到之前认为的致心脏毒性剂量。CTRCD 的病理生理学改变主要为细胞凋亡，而其与化疗药物的早期应用及累积剂量相关。根据生物力学研究，晚期的左心室射血分数下降主要与心肌的负性重构相关。蒽环类药物相关性心肌病预后较差，2 年死亡率可达 60%。

可能导致 Ⅰ 型 CTRCD 发生的药物包括各类型蒽环类药物（多柔比星、表柔比星、去甲氧柔红霉素）及

米托蒽醌；目前认为以上药物会增加心功能不全的发生率及死亡率，需要对使用此种药物患者的心功能进行长期密切随访。

Ⅱ 型化疗相关性心功能不全

与蒽环类药物不同，研究表明有部分药物并不会导致剂量相关的心肌细胞凋亡：首先，在应用这些药物的患者中进行心肌活检并未发现典型的类似蒽环类药物引起的心肌细胞损伤；其次，许多病例研究中，长期使用此类型药物的患者并未出现类似 Ⅰ 型化疗药物导致的进行性心功能不全；最后，在应用该种药物的患者中，停药后患者心脏功能通常可以很快恢复（尽管不是所有），但需确认未在治疗前或治疗过程中应用 Ⅰ 型化疗药物。由该类型药物引起的化疗药物相关性心功能不全被称为 Ⅱ 型化疗药物相关性心功能不全。关于以上两种类型的化疗药物相关性心功能不全的鉴别参考表 27.13。

根据患者是否表达 HERB2/neu（ErB2）基因将乳腺癌患者分为不同的亚组，该基因的表达说明肿瘤的恶性程度更高，更有侵袭性，患者预后更差。曲妥珠单抗（赫赛汀）是一种针对 HER2 蛋白表达的人单克隆抗体，其靶向作用于由 ErbB2 基因编辑的一种酪氨酸激酶受体，进而发挥抗肿瘤作用。曲妥珠单抗（1998 年批准上市）的发现是转化医学研究领域的重大突破。多个大型研究结果表明曲妥珠单抗能够有效减少 HER2 阳性患者肿瘤的复发及早期死亡率。目前也有相关研究结果表明，在接受曲妥珠单抗的患者中心力衰竭的发生率接近 12%。

联合化疗

曲妥珠单抗和蒽环类药物的联合应用可以增加其心脏毒性。Slamon 团队通过对比 HER2 阳性患者的三种不同化疗方案发现在曲妥珠单抗和蒽环类药物联合化疗中左心室功能不全的发生率为 27%，曲妥珠单抗和紫杉醇联用左心室功能不全的发生率为 13%，不用曲妥珠单抗组中左心室功能不全的发生率为 8%；纽约心功能分级 Ⅲ ～ Ⅳ 级的严重心功能不全在曲妥珠单抗和蒽环类药物联合化疗组的发生率为 16%，单用蒽环类药物组发生率为 3% 及曲妥珠单抗和紫杉醇联用组为 2%。

应用蒽环类药物及心脏负荷加重制造心脏损伤动物模型进行研究表明 ErbB2 基因敲除小鼠更易出现化疗后心肌损伤及心功能不全。上述研究结果说明在急性应激通路激活时，ErbB2 基因激活心肌保护通路进而发挥其在心肌细胞保护过程中的关键作用。在应用曲妥珠单抗之后细胞保护通路蛋白的表达下降可能会在患者应用蒽环类药物后更加速细胞凋亡的发生。该研究结果与临床研究发现的结果一致，在基础心脏疾病的患者中（即心脏应激通路被激活的患者）应用曲妥珠单抗后更容易发生心脏毒性损伤。

表 27.13 化疗性心肌损伤的分型及特点

	I 型心肌损伤	II 型心肌损伤
化疗用药	多柔比星	曲妥珠单抗
临床过程及对抗心肌重塑药物的反应（β 受体阻滞剂、ACEI 类药物）	可能稳定，但可能存在永久及不可逆的潜在损伤；持续心脏负荷加重会致使在数月或数年内复发	心肌损伤在结束治疗后 2～4 个月恢复至基线水平的可能性很大
剂量效应	剂量累积效应	无剂量累积效应
重复化疗效应	心功能不全很可能会进展，最终结局发展为难治性心力衰竭或死亡	重复化疗的安全性需要更多证据支持
超微结构变化	心肌细胞空泡样变；心肌纤维断裂，排列紊乱；坏死（随时间变化）	无超微结构变化（未得到透彻的研究）

改编自 Plana JC，Galderisi M，Barac A. Expert consensus for multimodality imaging evaluation of adult cancer patients during and after cancer therapy: a report from the American Society of Echocardiography and the European Association of Cardiovascular Imaging. J Am Soc Echocardiogr，2014，27:911-939.）

化疗患者的超声评估

心脏超声以其应用有效性、广泛性及无辐射、低价格等优点成为肿瘤患者化疗前、化疗中及化疗后进行心脏功能评估的重要工具。心脏超声可以准确评价患者左右心室直径及心脏在静息状态和负荷状态下的舒张和收缩功能，同时可以综合评价患者心脏瓣膜、主动脉及心包情况，其以上特点使超声成为肿瘤患者评估心脏情况的首要选择。

二维超声

左心室射血分数是用来评估化疗前心脏功能的基线水平及化疗后变化的重要指标，同样也用来预测化疗后结局。心脏超声是最常用的测量左心室射血分数的方法，然而心脏超声容易受到患者声窗、左心室容积计算方法、心脏前后负荷及操作者经验水平等多种因素的影响。最近，Thavendiranathan 团队通过对左心室射血分数进行连续性分析，发现二维法测定 EF 的时间变异率较大，最大差距可达 10%，这是诊断 CTRCD 所面临的巨大挑战，因为这样大的差距已接近其诊断标准。另外，根据研究报道，观察者内及观察者间者测量 EF 值的变异率也很高，变异率分别为 6%～11% 及 8%～16%。

对比增强超声心动图

在患者的超声图像质量不理想时，应用造影剂对评价左心室容量及功能尤为必要。由于乳腺癌患者接受乳腺肿瘤手术及胸部放疗等治疗，心内膜显示不清在乳腺癌患者中非常常见。美国超声心动图协会及欧洲心血管影像学会建议在心脏超声中左心室的两个或更多相邻节段显示不清时应用声学造影剂。Nahar 及同事利用放射性核素血管造影对四种不同的二维超声技术进行了比

较（基波，基波和造影剂，谐波，谐波和造影剂），结果表明这四种方法与放射性核素血管造影的相关性逐渐增强，即研究发现谐波和造影剂与放射性核素血管造影的相关性最佳。与标准二维图像相比，应用造影剂使双平面左室容量分析的可行性从 79% 提高至 95%，同时缩小了超声和 CMR 在评价 EF 之间的一致性范围，该值从 18.1%～8.3% 减小至 7.7%～4.1%。在应用造影剂后，观察者间及观察者内部的重复准确度也得到了提高，相关指数（r）大于 0.9。

为了取得最优的效果，获得二维上最佳的心尖四腔心切面图像至关重要：机械指数需降至 0.15～0.3，从而减少气泡的破坏；同时探头频率也需要调至最合适，当造影剂注入并开始衰减，同时观察到涡流时，需注意降低推注速度。

三维超声心动图

在二维超声心动图对左心室容积及左心室射血分数的测量中，最容易出现误差的是左心室的几何估算及左心室的透视缩短效应（foreshortening）。实时三维超声心动图可以整体计算左心室容积，其可以准确识别真正的心尖部，并应用心内膜自动描记法进行测量，三维超声心动图凭借以上优势成为评估左心室功能的重要方法之一。Jacob 团队对二维超声、三维超声及 CMR 在评估 EDV、ESV 及 LVEF 上进行了比较，结果发现三维超声与 CMR 具有更好的相关性（r 值在 EDV、ESV、EF 值分别为 0.96、0.97、0.93）。

实时三维超声心动图在评价心脏功能上是一种理想的可重复性强的工具，尤其是适用于对化疗后患者心脏功能的评价，因为该类型患者的心功能往往需要在不同的时间点由不同的观察者评价。Thavendiranathan 团队研究表明无造影剂三维超声心动图评价左心室容量及

射血分数在观察者间及观察者内部的重测变异率结果均较好。采用三维测定 EF 最大变异率的置信区间上限为4.9%，低于在无症状性患者组中5%的变异率上限（图27.45）。

对比增强 3D 超声心动图

针对对比增强 3D 超声心动图优势的研究目前有不同的结果，Corsi 及同事在对比 CMR 及对比增强三维超声心动图后，认为对比增强三维超声不仅可以在图像质量较差的患者中增加左心室容积计算的准确性及可重复性，其还可提高对节段性室壁运动评估的准确性。然而，在前面提及 Thavendiranathan 的研究中发现对比增强三维超声心动图实际上增强了左心室容积及射血分数的时间变异率，这可能是由于为提高 3D 图像质量而需应用较大量造影剂造成的伪像使基底段心内膜边界描记不清，从而导致后续对左心室容积及左心室射血分数计算出现误差。

负荷超声心动图及心脏毒性

尽管运动试验及多巴酚丁胺负荷试验已被应用于对蒽环类药物心脏毒性的诊断中，但既往研究结果均有不确定性及矛盾点。在一项入选31例肿瘤患者中的研究中，化疗前、化疗中及化疗6个月后，低剂量多巴酚丁胺负荷试验并没有对化疗性心脏毒性的早期检出提供帮助。相反，另一项对49例乳腺癌患者的心脏收缩储备功能进行的前瞻性研究结果表明，重复进行低剂量多巴酚丁胺负荷试验后左心室射血分数较前下降大于5%可以认为负荷试验有助于对未来左心室射血分数

下降提供早期预测价值。应用负荷超声可以合理评估患者的心肌缺血程度，主要应用于即将接受药物治疗的具有冠心病危险因素或冠脉疾病史患者（例如抗 VEGF 抑制剂）。

应变成像

正如上述所讲，左心室射血分数是评价化疗过程中心脏功能变化最常用的指标。然而，该指标在评价左心室功能微小变化时常常不尽如人意。应用组织多普勒图像及二维斑点追踪图像计算应变及应变率以其可重复性及准确性成为综合评价左心室收缩功能的可靠指标。应变还在多种临床病例中认为是评价亚临床性心肌功能障碍的有效手段。

基于二维斑点追踪技术的左心室应变是一种自动的定量技术，其主要用来整体评估心室的长轴、径向及环向的心肌形变。斑点追踪技术可以在整个心动周期内逐帧追踪各节段的运动。该技术相较基于组织多普勒基础上的应变更为强大，其无角度依赖性并且更容易计算。整体长轴应变对应的是每一节段的心肌伸缩的变化率，其是心肌整体18个节段的变化率的平均值。依据 Marwick 团队的研究，GLS 在观察者之间的变异率很小，其对242例受试者进行 GLS 观察后发现，平均变异率仅有0.24%，95% 置信区间为 -9.6% ~ +9.6%。最近有学者对24个研究项目包括2597例病例进行荟萃分析表明，基于斑点追踪技术的 GLS 正常值在 -15.9% ~ -22.1%（平均值，-19.7%；95% 置信区间，-20.4% ~ -18.9%）。

最近两项研究表明，在接受化疗的患者中，GLS 能

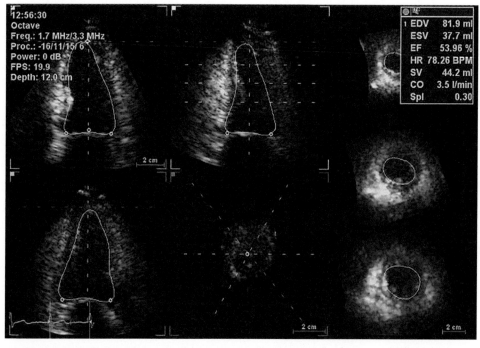

图27.45　3D 超声心动图评价左室容积及射血分数，该患者为61岁女性，EF 为53%（正常低限），该图为其接受曲妥珠单抗治疗前心功能基线水平

比 LVEF 更早期更敏感的判断左心室功能变化。在一项纳入 81 名乳腺癌患者的研究中，患者全部接受蒽环类药物化疗，后续接受紫杉醇及曲妥珠单抗治疗，对该部分患者的心功能每 3 个月进行一次评估，随访 15 个月，结果发现左心室长轴应变降至 -19% 以下的患者其后期化疗性心脏损伤的发生率明显增加。Negishi 团队研究对预测化疗后心脏损伤的标准（定义为 LVEF 下降 10% 及以上）进行评价，研究对 81 例接受化疗的患者进行为期 12 个月的随访，结果发现 GLS 下降 11%（95% 置信区间为 8.3% ~ 14.6%）为预测化疗后心肌毒性的更为敏感的指标，ROC 曲线下面积为 0.87，敏感度 65%，特异度 94%。同时该研究还指出 GLS 下降值小于 8% 时无临床意义，但该值下降大于 15% 时具有显著临床意义（图 27.46）。

舒张功能及心脏毒性

目前有少量小型的前瞻性研究结果表明，在接受蒽环类药物治疗的患者中，左心室舒张功能相关参数的变化先于 LVEF 的变化的出现，同时对该群体患者舒张功能的测量，组织多普勒的变化相较标准多普勒更为敏感。但是需要指出的是，在接受化疗的患者中，由脉冲组织多普勒测量的舒张早期二尖瓣瓣环位移速度（E′）的波动可能是由于化疗反应（恶心、呕吐、腹泻）导致，而没必要将其与化疗引起的心脏毒性导致心肌舒张功能受损相联系。目前没有证据表明，这些指标可以预测后期的心肌毒性损伤（图 27.47 ~ 图 27.49）。

总结

对纳入心肌毒性研究的每一位被观察者均需要留存基线超声心动图报告。三维超声心动图因其较低的变异率成为评价左心室射血分数的优先选择；整体长轴应变在未来可能成为心脏超声早期发现化疗后心肌毒性的主要技术手段；我们建议肿瘤治疗的起始、监测和随访，应参照成年患者肿瘤治疗期间及治疗后多种影像诊断的专家共识所推荐的方法。

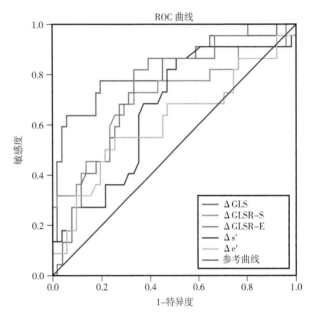

图 27.46　采用受试者操作特征曲线（ROC 曲线）预测 EF 值，形变指数有助于对 EF 值的变化进行预测（引自 Negishi K，Negishi T，Hare JL，et al. Inde- pendent and incremental value of deformation indices for prediction of trastuzumab-induced cardiotoxicity. J Am Soc Echocardiogr，2013，26:493-498.）

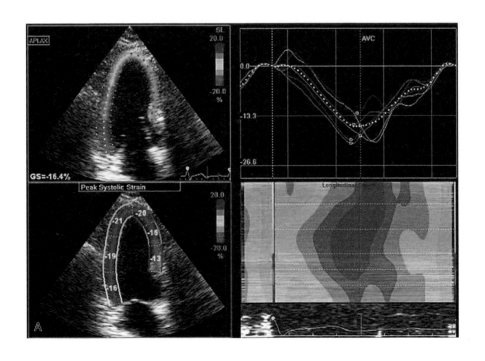

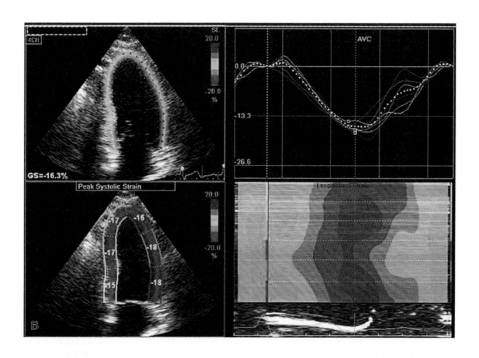

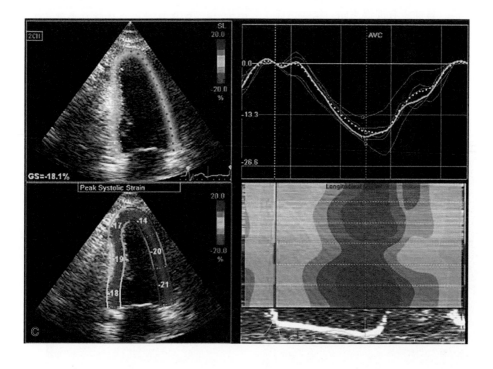

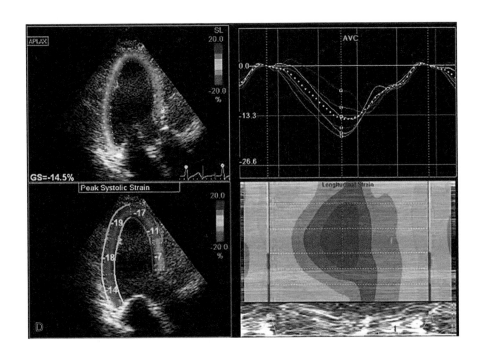

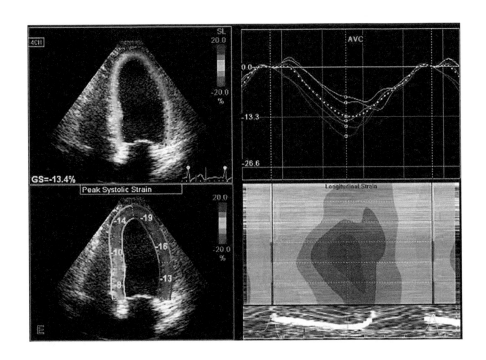

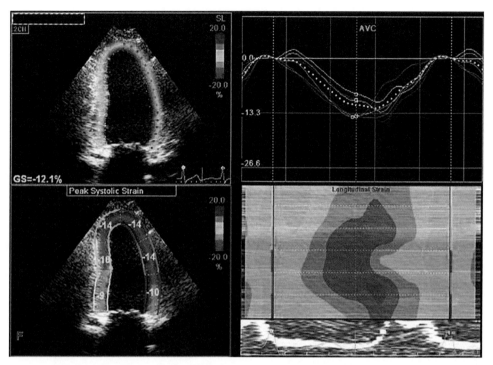

图27.47   图27.45患者的GLS基线图。三腔心切面（A），四腔心切面（B），两腔心切面（C）.D～F.分别为患者接受3个月曲妥珠单抗治疗后GLS图。GLS从–16.9%降至–13.3%，下降21%

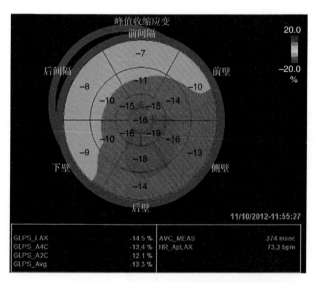

图27.48   曲妥珠单抗治疗3个月后患者GLS牛眼图

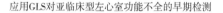
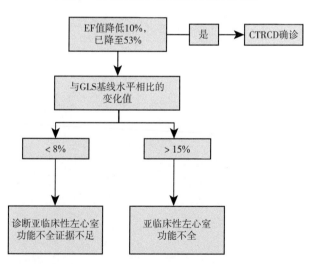

图27.49   应用GLS对早期化疗相关性心肌毒性进行研究（引自Plana JC, Galderisi M, Barac A. Expert consensus for multimodality imaging evaluation of adult cancer patients during and after cancer therapy: a report from the American Society of Echocardiography and the European Association of Cardiovascular Imaging. J Am Soc Echocardiogr，2014，27:911–939.)

第十七节　妊娠和心脏

超声心动图是妊娠女性评估心脏结构和功能的首选诊断方法。经胸超声心动图（TTE）无创、没有放射性、易于获得且便携，且能够准确评价心脏的形态和功能。很多健康的妊娠女性会有气短、头晕、乏力双足水肿、晕厥等类似心脏病的表现。心脏查体的表现有：左心室、右心室流出道血流量增加引起的 3/6 级杂音、伴有洪脉、心尖部波动增强及心尖部搏动位置侧移，后者由于妊娠子宫引起，容量超负荷引起的右心室搏动，以及第三心音。超声心动图的诊断价值主要在于鉴别前述的症状体征是心脏源性的还是非心脏源性。本节我们将主要回顾妊娠期正常的血流动力学改变及相关的超声心动图表现。

妊娠期生理学变化

妊娠期每 7 周血容量增加 10% ～ 15%，至妊娠 32 周是总血浆容量可增加 30% ～ 50%。红细胞总量也会增加，至妊娠末期可增长 20% 左右。正常妊娠期心排血量总的增长率为 30% ～ 50%，从妊娠早期开始增加，25 ～ 35 周达到峰值。妊娠前 6 个月心排血量的增加主要依靠每搏量的增加，6 ～ 9 个月时心率的上升成为更为重要的因素。妊娠前 7 周血压开始降低，直至妊娠中期达到最低点，低于基线 5 ～ 10mmHg（约 10%）。血压的降低与系统血管阻力降低有关，后者在妊娠 5 周时就可以出现，20 周时可降低大约 35%，随后保持恒定直至足月。继而血压逐步升高，至足月时可恢复至妊娠水平。血容量的增加与体循环血管阻力降低二者相抵销，因此肺动脉压没有明显的变化。这些心血管改变在分娩后恢复，产后 24 周血流动力学基本恢复至基线水平。

正常妊娠的超声心动图表现

由于妊娠时的血流动力学改变，引起心脏的形态、功能均发生适应性改变，可以表现在 TTE 上（表 27.14）。

心脏腔室大小

为了容纳增加的前负荷，左心室舒张末内径增长 5% ～ 10%。随着左心室内径的增大，室壁厚度及左心室重量也相应增高。这种生理性肥厚被认为是为了平衡升高的收缩期室壁应力。与左心室相似的，右心室在妊娠期大小也会由于前负荷增加而增大（图 27.50）。心腔增大可以在心尖四腔切面右心室基底和中间水平测量。我们用三维经胸超声心动图发现左心室和右心室容量在妊娠 3 ～ 9 个月期间增加。左心房大小也逐渐增加，至足月是达到最大。研究表明，三维超声心动图胸骨旁长轴测量的左心房前后径、四腔切面测量的左心房面积、四腔切面和两腔切面测量的左心房容积都有增加。妊娠女性的多个研究表明妊娠期左心室流出道内径轻度增宽。增宽幅度仅 2 ～ 3mm，但是在二维超声心动图上是可以检出的，主动脉根部内径也相应增宽。

左心室收缩力和射血分数

妊娠期左心室收缩力的改变目前还是一个有争议的问题。多数研究发现射血分数并没有明显的变化，另外一些研究发现室壁应力和心肌纤维圆周方向收缩速度的比值降低，提示心肌本身的收缩力增强，还有一些研究认为用缩短分数和圆周方向收缩速度来评估的射血分数和收缩力是轻度下降的，尤其是在妊娠 8 ～ 9 个月。妊娠子宫使膈肌上抬，因此，心尖切面和双平面射血分数比较难以正确采集，尤其是妊娠晚期。我们用三维超声心动图观察的左心室射血分数在妊娠晚期轻度减低但是并没有统计学显著差异。还

表 27.14　妊娠超声心动图改变

超声心动图变量	妊娠期间的变化
左心室内径和容积	增加
左心室室壁厚度和左心室重量	增加
左心室射血分数	不变
左心室缩短分数	不变
左心室径向和长轴应变率	增加
主动脉根部内径	轻度增加
右心室内径和容积	增加
右心室射血分数	不变
左心房大小和容积	增加
用 LVOT 的 VTI 计算的每搏量	增加
二尖瓣 E 峰速度	先增加，后降低
二尖瓣 A 峰速度	增加
TR 估测的肺动脉收缩压峰值	不变

LVOT. 左心室流出道；TR. 三尖瓣反流；VTI. 速度时间积分

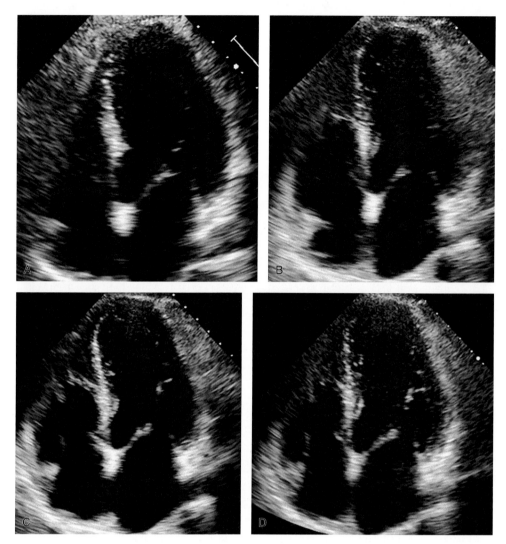

图27.50　心尖四腔切面显示妊娠期心脏内径的变化。妊娠初期采集的图像（A）、妊娠中期采集的图像（B）、妊娠晚期采集的图像（C）及分娩后图像（D）。这个病例中妊娠晚期（C）左心房、右心房、右心室、左心室大小增加明显。图A的深度刻度较低

有研究表明，妊娠期长轴组织多普勒应变测量的左心室长轴方向的缩短减低，左心室球形指数增高。但是我们对斑点追踪应变率进行的观察，发现妊娠期，尤其是1～6个月期间，左心室径向和长轴应变代表的心脏收缩能力增强。Savu 等观察发现妊娠早期左心室和右心室长轴应变升高。这些不完全一致的研究发现，可能是由于组织多普勒成像的容量负荷依赖性以及邻近节段的牵拉影响。而斑点追踪是一种二维成像技术，克服了多普勒的角度依赖和周围节段运动的影响。

右心室收缩功能

超声心动图研究评价妊娠右心室功能的研究很少。Savu 和助手们利用组织多普勒应变率成像观察了右心室游离壁，并利用斑点追踪应变率观察了整个右心室，发现右心室长轴应变率在妊娠1～6个月升高，而妊娠晚期降低提示妊娠期右心室收缩力增强。我们应用三维超声心动图发现 RV 射血分数在妊娠期间并没有变化，而妊娠3～9个月 RV 收缩、舒张容量增加，同时伴有每搏量的升高。

心脏排出量

心脏排出量的升高导致左心室流出道和右心室流出道前向血流速度升高。正常妊娠期血流速度可以上升至2m/s，导致主动脉、肺动脉血流速度时间积分相应升高。这和左心室流出道内径的增加，共同引起每搏量的增加。多普勒超声心动图测量的心脏排出量与侵入性的心脏导管热稀释法的测值相关性较好。心脏排出量随着母体体位变化而变化，子宫增大至20周以上可能会压迫下腔静脉，进行超声心动图检查是应左侧卧位，使子宫位置离开下腔静脉，可以在孕妇右侧放置楔形垫或枕头而使体位左侧。

舒张功能

二尖瓣流入道E峰和A峰主要依靠左心室舒张期的抽吸负压和左心房、左心室之间的压力阶差形成。妊娠早期，前负荷增加引起左心房容量的增加，同时外周血管阻力下降引起后负荷减低。这些变化共同导致二尖瓣E峰速度和A峰速度增加（图27.51）。随着妊娠期的进展，E峰速度逐渐减低，可能是由于左心室壁增厚导致左心室顺应性减低。为了维持心脏排出量，此时左心房收缩更为重要，A峰速度继续增加。这些血流动力学的改变导致二尖瓣流入道E峰速度在妊娠早期轻度上升，妊娠第15周开始逐渐降低，在第36周时达到低谷，持续直至分娩后6个月。与之相反，二尖瓣流入道A峰速度在整个妊娠期都增高，在妊娠晚期达到峰值（图27.51）。有研究表明，在心房前负荷增加时，例如液体量负荷，心房收缩增强，心房收缩使二尖瓣流入道、二尖瓣瓣环的二尖瓣前向血流、肺静脉心房波速度增加。除此之外，足月时观察的室间隔和侧壁E'降低（图27.52）。肺静脉血流频谱表现为收缩期前向血流峰值速度升高，也反映

了前负荷的增高。肺静脉A峰峰值速度由于左心房功能的增强也升高（图27.53）。研究发现，肺静脉A波时间没有明显变化，但这也有可能是由于肺静脉时间间期测量比较困难，因此，没有观察到可测量的变化。肺动脉收缩压通过三尖瓣反流束来估测，整个妊娠期内估测的肺动脉收缩压都在正常范围内，因为肺血流量的增加和肺血管阻力的降低二者相平衡（图27.54）。

瓣膜功能

妊娠期二尖瓣环和三尖瓣环直径增大，这与瓣膜反流的改变是相吻合的。瓣膜反流多见于妊娠晚期。随着妊娠期的进展和血容量的增加，任何基线存在的生理性瓣膜反流都会加重（图27.54）。几乎所有妊娠女性都可见三尖瓣反流和肺动脉瓣反流，1/4的妊娠女性可见二尖瓣反流。反流的程度一般为微量或轻度。一般没有主动脉瓣反流。

心包

约25%的正常的妊娠女性超声心动图上可见少量心包积液，一般没有任何的血流动力学意义。

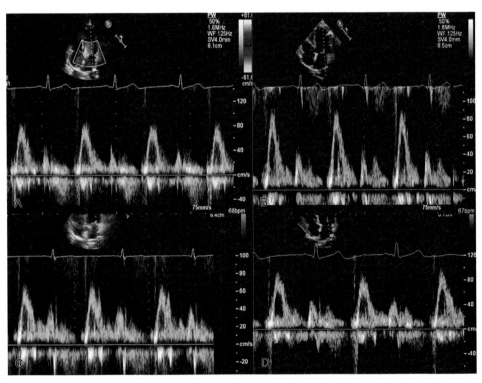

图27.51 妊娠期二尖瓣流入道频谱多普勒的变化。妊娠初期（A），妊娠中期（B），妊娠晚期（C）及分娩后（D）的图像。妊娠早期至中期E'峰速度增加（A和B），继而妊娠晚期时（C）降低。心房速度进行性升高，从而导致妊娠期E/A比值减低

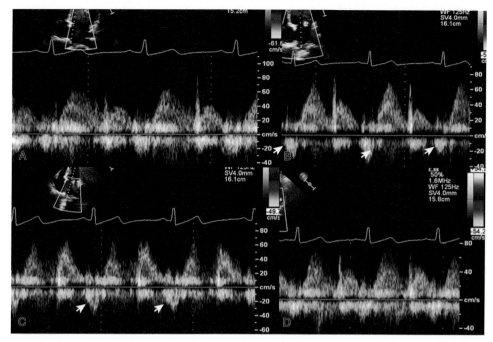

图27.52　妊娠期肺静脉汇入血流频谱多普勒的变化。妊娠初期（A）、中期（B）、晚期（C）及分娩后（D）图像。妊娠早期和中期S波升高（A和B），心房反向波由于心房收缩增强而在整个妊娠期进行性升高（B和C，白色箭头）

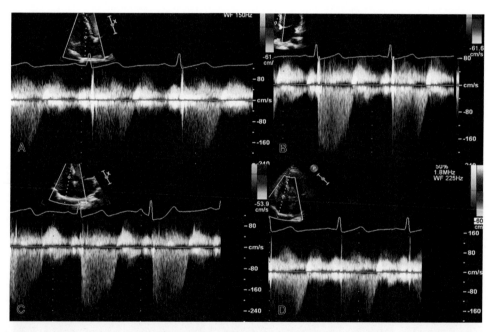

图27.53　妊娠期三尖瓣反流（TR）及其连续多普勒估测肺动脉收缩压峰值。妊娠初期（A）、妊娠中期（B）、妊娠晚期（C）和分娩后（D）图像。妊娠中期和晚期TR信号的强度提示TR程度超过生理范围（B和C）。肺动脉压在整个妊娠期都保持在生理范围内

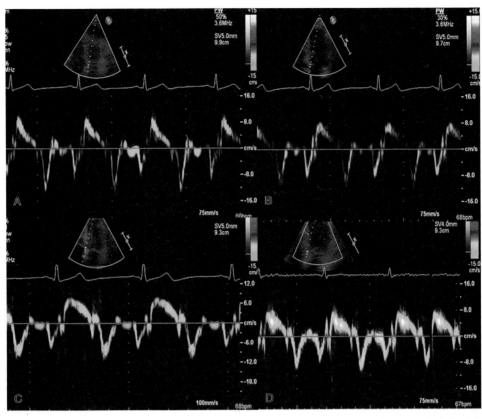

图27.54 妊娠期室间隔二尖瓣环组织多普勒的变化。妊娠早期（A），中期（B），晚期（C）和分娩后（D）。妊娠早中期E波速度升高（A和B），妊娠晚期降低（C）

第十八节 可 卡 因

可卡因是美国青年人群心血管疾病最主要的原因之一。2008年美国毒品使用与健康调查结果表明美国有190万可卡因使用者。急诊科就诊的吸毒患者中约24%是使用可卡因。

病理生理

可卡因是一种拟交感神经药物，可以抑制神经末梢对儿茶酚胺的重吸收，致使神经元儿茶酚胺水平升高。可卡因还可以增加儿茶酚胺中心性和外周性储备的释放，从而引起剂量依赖性的心率、血压升高。而且，可卡因有正性肌力药物样作用，可增加心肌的氧需求量。同时，可卡因刺激肾上腺素系统、促进内皮素-1释放和抑制内皮细胞产生一氧化氮，因此，也是一种强大的血管收缩剂。冠脉微循环的收缩限制了心肌供氧量，造成心肌氧需求量和供氧量的失衡，从而可以引起心肌缺血或梗死（图27.55）。可卡因还可以加速动脉粥样硬化，在因急性胸痛到急诊科就诊的患者中，可卡因吸食者较一般人群动脉粥样硬化病变更为显著。大多数可卡因导致的心肌缺血并没有明显冠状动脉病变，但伴有动脉粥样硬化的冠状动脉节段收缩更为明显。

最近的心肌声学造影超声心动图的数据使了解可卡因引起冠状动脉收缩的机制成为可能。Gurudevan和同事们用心肌声学造影超声心动图观察了10例正常人的基线心肌灌注，以及经鼻小剂量可卡因负荷后的心肌灌注，可卡因的摄入后可以测量到血压、心率升高的同时心肌灌注减低。图27.56显示了基线、输注小剂量多巴酚丁胺后、小剂量可卡因摄入后，室间隔基底段的灌注。在这个研究中显示，室间隔的灌注减低是继发于冠脉循环的末梢灌注动脉收缩和微血管导血能力下降引起。

可卡因吸食者心肌缺血和梗死、主动脉夹层、心律失常和猝死的发生率更高。血栓形成与血小板的激活、聚集和α颗粒释放有关。可卡因还可以增加血纤维蛋白溶酶原激活因子抑制因子的活性，并升高纤维蛋白原水平。心肌缺血可以由冠状动脉收缩、动脉粥样硬化加速、冠状动脉原位血栓形成引起。可卡因引起的心律失常可能是心肌缺血所致，也可能是儿茶酚胺过高导致，还可能是离子通道改变的直接结果。过多的

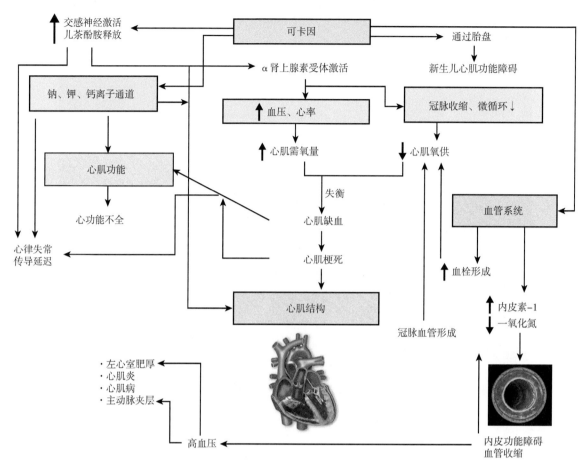

图27.55 可卡因影响心血管结构和功能可能的潜在通路

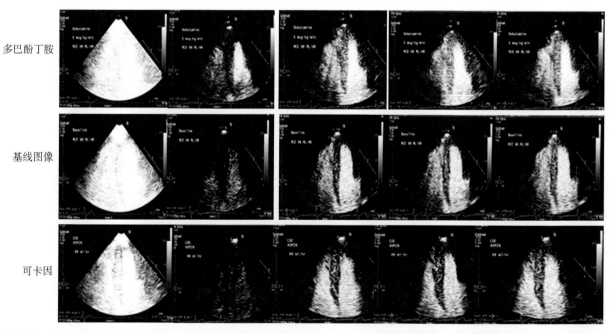

图27.56 心肌声学造影基线图像（中间），输注低剂量多巴酚丁胺后（上图），低剂量可卡因后（下图）。共五帧图像，第一帧为收缩膜闪烁爆破心肌内所有微泡，其余四帧图像为基线和随后的收缩末脉冲间隔。可卡因输注组显影强度峰值和显影强度上升率均降低，相反的，多巴酚丁胺输注（上图）引起同一个体显影强度峰值和显影强度上升率均升高

儿茶酚胺可能引起恶性心动过速，包括尖端扭转型室速、室性心动过速和心室颤动。慢性可卡因摄入可引起心室肥厚、心肌炎和扩张性心肌病，包括应激性心肌病。

临床评估

临床工作者在怀疑患者有可卡因相关心脏毒性时，在进行超声心动图检查之前，详细的临床病史采集和体格检查也是至关重要的。所有有胸痛病史，特别是有吸烟史的年轻男性患者，都必须排除由心外膜冠状动脉病变或主动脉夹层引起的心肌缺血/梗死。可卡因吸食者出现主动脉夹层，常常是高血压控制不良和毒品引起潜在的结缔组织病变的结果。

急性可卡因毒性可能表现为癫痫、出血性或缺血性脑卒中、横纹肌溶解、肠道缺血、心肌梗死、充血性心力衰竭、心律失常、主动脉夹层和肾功能不全。妊娠期女性、人免疫缺陷病毒感染者、酗酒者和吸烟者发生心血管毒性的风险更高。

超声心动图

超声心动图对于疑似可卡因相关心肌功能不全的患者非常有用。超声心动图可以表现为左心室整体和节段性功能的改变。心肌声学造影可以增强心内膜边界的显示，因此，较普通超声心动图能够更好显示节段性室壁运动障碍。无症状的可卡因吸食者节段性室壁运动障碍多继发于水肿和纤维化。可卡因吸食最常见的严重心脏并发症是前壁心肌梗死。其发生于吸食剂量、摄入途径或吸食频率无关，且多发生在摄入可卡因后3～4h。很多可卡因吸食者存在左心室肥厚，此时节段性室壁运动障碍可能比较难以识别。

心脏肌钙蛋白Ⅰ是评价心肌坏死的比较理想的生物标记物，因此在可卡因相关心肌梗死比较有用，因为年轻的胸痛患者常常可以没有心电图的异常。可卡因吸食者如果出现急性冠脉综合征，肌钙蛋白Ⅰ水平更高，且院内死亡率更高。可卡因吸食本身就可以有继发于离子通道改变、心肌纤维化和凋亡的负性肌力作用，且此作用独立于冠脉血流情况存在。

长期的可卡因摄入可以导致跨二尖瓣血流减速时间延长、向心性的左心室肥厚，左心室重量增加、左心室后壁增厚而舒张末内径正常。最终，可卡因吸食者可出现扩张性心肌病，可伴有或不伴有心力衰竭的症状体征。左心室收缩末容积增高、射血分数降低可能提示存在心肌病或心肌炎。

心肌炎和心肌病的具体病因学尚不清楚，但是无症状的可卡因成瘾者的心血管磁共振证实存在一些亚临床的心肌改变，包括心肌水肿和纤维化。基于目前比较有限的一些证据，长期可卡因摄入可能与节段性左心室舒张功能不全有关，表现为二尖瓣舒张早期（E）血流速度降低、舒张晚期（A）血流速度升高，以及舒张期平均应变降低，这些都可见于长期可卡因吸食者。

妊娠期可卡因吸食

妊娠期吸食可卡因的短期和长期心脏影响，对于妊娠期女性影响与一般人群相似，但是可卡因还可以通过胎盘影响发育中的胎儿。根据有限的一些短时间研究结果，在子宫中大量可卡因暴露的婴儿在出生后2d内就表现出左心室充盈异常。除非可卡因暴露量非常大，大多数婴儿的舒张功能异常在出生后2～6个月可以缓解。这些婴儿并没有任何的收缩功能不全的表现，有报道认为这些婴儿的心律失常发生率比较高，不过这些母亲一般常吸食多种毒品，因此很难判断可卡因独有的效应。

治疗

疑似可卡因相关的心脏毒性的患者治疗与一般急性冠脉综合征患者的治疗相似。初始治疗主要包括阿司匹林和（或）噻吩吡啶抗血小板治疗，肝素或低分子肝素抗凝治疗。硝酸酯类可以有效缓解心绞痛症状、逆转可卡因引起的血管收缩效应。可卡因相关MI是否应用β受体阻滞剂，目前尚存在争议，早期数据提示可卡因中毒时，尤其是急症情况下，使用β受体阻滞剂可以引起去竞争性α交感神经兴奋，因而有可能导致可卡因诱导的冠状动脉收缩和系统性高血压。最近的数据则表明，β受体阻滞剂用于可卡因诱导的胸痛患者是安全的。进一步心肌声学造影的研究有可能能够解释可卡因应用条件下β受体阻滞剂对心肌灌注的真实的影响。

（周　肖　杨　剑　译）

第 28 章

急诊超声心动图

超声心动图检查在急诊临床中的应用

二维及多普勒超声心动图，超声心动图造影和简单的手持式超声心动图成像都在急诊科（ED）患者的管理中发挥了越来越重要的作用。超声心动图检查具有以下两方面的特质使其在急诊科中的应用日益增加。第一，超声心动图检查可以移动到患者床旁完成并能对危及生命的情况提供即刻的判断。第二，超声心动图能够对心血管的结构、功能以及灌注提供高质量的图像。本章回顾了超声心动图在急诊科患者出现急性疾病时的临床应用。这些应用可以大致分为：①急性冠脉综合征的诊断和预后评估；②非单纯缺血引起的低血压、呼吸困难和（或）胸痛患者的评估。

急性冠脉综合征的诊断和预后评估

急性冠脉综合征的诊断规则

在美国，每年大约有 600 万患者因为胸痛（CP）到急诊科就诊。其中的少部分（10%～30%）最终诊断为急性心肌梗死（MI）或者急性冠脉综合征的其他类型。受到标准诊断流程的准确性和所需时间的限制，这些患者的正确诊断常常被延误甚至高达 5% 的病例被误诊。这些标准的做法包括病史、体格检查、12 导联心电图（ECG）和循环中的心肌损伤标志物。尽管心电图一般用于快速识别不合并左束支传导阻滞、室性心律失常的 ST 段抬高型心肌梗死患者，但它诊断 ACS 其他类型的准确性相对较低，只能正确诊断 40%～50% 的病例。心脏特异性肌钙蛋白检测已经明显提高了 ACS 的诊断，但检测结果往往是阴性的，尤其是在发病最初阶段抽血化验或者坏死程度小的时候。肌钙蛋白的特异性也有问题，因为它们可以在心肌炎、应激性心肌病、心包炎或者并存的其他疾病如严重肾功能不全时出现假性升高（图 28.1）。

为了解决这些缺陷，无创床旁超声心动图已经应用

于快速诊断 ACS、识别具备 ACS 高危特征的人群及明确排除非 ACS 患者的缺血，从而减少医疗成本。

室壁运动异常的评价

超声心动图评估节段室壁运动可以为急性胸痛患者提供有用的预后信息。这种方法对于既往无心肌梗死及没有先前存在室壁运动异常的患者尤其有用。在已经存在心功能不全的患者中，出现新的室壁运动异常也是有意义的。当患者伴随症状或者短时间内进行评估时，超声诊断节段性室壁运动异常的敏感性大于 90%，而心电图大多数情况下不能提供明确的诊断。已经有些研究证实，超声心动图提示的室壁运动异常比肌钙蛋白阳性具有更早的诊断价值。特别是，超声心动图已被证明对于快速诊断左回旋支病变引起的 ACS 有用，而标准 12 导联心电图常没有特殊表现。也有证据表明，ACS 患者中出现明确的室壁运动异常者发生相关不良事件的可能性增加约 4 倍。也许更重要的是，超声心动图的阴性预测值高。只要是在症状出现的早期行超声心动图检查，完全正常的室壁运动能够排除缺血的阴性预测值大于 95%。值得注意的是，超声心动图检查是在症状缓解后获得的图像或者未获得完整的心肌节段或者图像显示不清晰时，可能出现假阴性。此外，由于左束支传导阻滞或者心室起搏导致的心室运动不协调可以影响室间隔运动的准确评估（框 28.1）。

尽管一个新出现的室壁运动异常是高度怀疑 ACS 强有力的指征，但是许多其他情况也可以引起节段性室壁运动异常。特别是应激性心肌病可以出现节段性心室功能异常及胸痛，肌钙蛋白阳性和类似于 STEMI 或 ACS 的心电图变化。当没有血管造影的情况下，唯一能够提示应激性心肌病的可靠特征，是和冠脉病变不一致的局部的室壁功能障碍及先前具有应激倾向的临床病史（例如严重情绪应激、脑出血）。

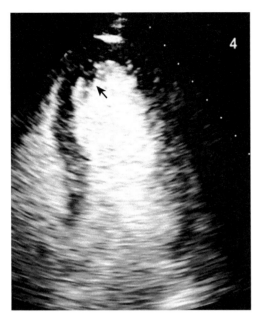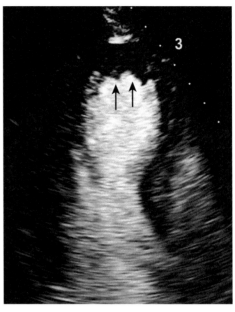

图 28.1　经胸对比超声心动图在心尖四腔心切面和左心室长轴切面，显示 1 个常规未能发现的附壁血栓，其附着于不动的心尖段上

框 28.1　节段性室壁运动异常的非缺血性病因
应激性心肌病（Takotsubo 心肌病）
结节病
局灶性心肌炎
严重过敏反应的心脏并发症
查加斯心肌炎（南美洲锥虫心肌炎）
后方异常压缩（食管裂孔疝）所致的假性室壁运动异常
非法药物使用

左室心肌声学造影

尽管成像技术取得一定进步，仍有 10% ~ 15% 的患者无法对心内膜边界进行充分的评价。另外，一些影像技术条件欠佳的研究中显示，胶囊微泡超声造影剂经过静脉注射后能稳定存在，并能够提高对左心室心内膜边界的描绘。这个问题对于评价可疑 ACS 的患者尤其重要，因为①每一个节段都需要看清楚；②需要读图者高度的可信度准确性；③在急诊科图像质量往往不是最佳的。临床研究表明，超声造影剂显著提高了可解释心肌节段的数目，减少了观察者间的变异性，增加了读者的信心。尤其是对于急诊胸痛患者，利用超声造影评价局部室壁运动已经被证明能对临床信息、心电图及最初的肌钙蛋白水平提供更大的价值。它也对晚期心血管不良事件发生率和死亡率提供了预后的信息。在已经识别的 ACS 患者中左心室心肌声学造影还能够显示左心室假性室壁瘤或者左心室血栓的存在。

心肌声学造影灌注成像

能够在急诊室患者的床旁快速评价心肌灌注是心肌声学造影的一个主要优点。灌注成像技术已在其他章节中描述，目前利用超声声学造影剂的灌注成像技术还是脱离标签说明使用的应用技术。避免采用破坏性脉冲序列的超声声学造影灌注成像技术能够获得心肌微血管血流量信息，对于胸痛患者识别严重的静息下缺血或者心肌梗死很有用（图 28.2）。采用这种方式来单独诊断微血管血流量是要谨慎的，因为衰减的伪影和血流量异常相仿，而且并非所有的灌注异常都能够通过检测微血管血流量而明确。

扇形容积区域内的微泡被破坏后，通过测量他们的补给率来评估血流量。评价局部毛细血管血流速度能对罪犯血管灌注区域提供最精确的描述，因为这种方法可以检测到侧支循环支配的区域，表现为血容量相对正常

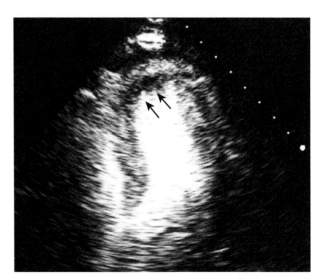

图 28.2　心肌超声造影灌注成像在心尖四腔心切面显示前间壁远端和左心室心尖部几乎透壁的灌注缺损（箭头）

但血流减少。在ACS中，血流评估常常需要在患者床旁即刻进行，而不必进行定量的区域曲线拟合分析。在这时，视觉评估减少的微血管补给状态将是有帮助的。

对急诊胸痛患者进行灌注影像检查而产生的递增价值也已被评估。在一个大系列研究中，在急诊患者出现临床表现后的12h之内进行MCE检查较常规检查方法而言提供了附加的诊断信息，包括心肌梗死溶栓风险评分（TIMI）。尽管在这些研究中，灌注影像检查对评价局部功能的附加诊断价值比较小，但对于鉴别活跃的低灌注区域和顿抑心肌是有帮助的，而且能提供非常强大的长期预后信息。具有局部心肌功能异常但心肌灌注尚正常的患者较这两方面均异常的患者，具有更好的无事件生存状态图（图28.3）。

MCE检查甚至能够在ACS和STEMI诊断已经明确的情况下提供重要的信息。例如，MCE对危险区域的评估较室壁运动而言准确得多。总之，室壁运动可以在心外膜灌注尚正常的节段或者虽然具备低灌注但尚未严重到引起心肌梗死的侧支循环供血区域出现严重减低。就是说，MCE能够将随着时间推移而注定发生坏死的中心危险区域和因接受充分侧支灌注而保持生机的周围缺血区域鉴别开来，即使血管阻塞在持续发展（图28.4）。室壁运动无法鉴别附带区域和注定发生坏死的区域，因为两者都常常出现运动减低。在急性STEMI患者急诊经皮冠状动脉介入治疗（PCI）时，部分区域尽管存在严重的室壁运动异常但只要冠脉阻塞时仍具备

不同程度的灌注，在几个月后随访超声心动图时，几乎总是显示静息功能得到恢复。因此，在梗死相关动脉灌注区域存在顺行或侧支血流的灌注将为维持心肌存活带来保证。另一方面，在演示时的灌注不足并不一定意味着室壁运动或收缩储备不会恢复，因为及时血运重建仍然会导致完整的救助。然而，MCE指导治疗决策的临床适用性必须要考虑个人的基础能力。

在那些公认的ACS，MCE还可以用来评估再灌注治疗的准确性。因为MCE技术是在毛细管水平评估灌注，因此溶栓或PCI术后灌注不足也可以发生于毛细血管无复流现象，这种情况发生在20%～30%的心外膜动脉通畅的TIMI-3血流的病例中。MCE检测发现心肌梗死相关动脉支配区域完全缺乏心肌再灌注，将预示心肌功能恢复不良及高风险的逆向重构。部分或非透壁灌注不良，往往与延迟增强Gd-DTPA磁共振成像区域符合良好，其静息功能能否恢复取决于他们的程度。即使静息功能不恢复，在小剂量多巴酚丁胺负荷试验中，由收缩储备证实，残余灌注的存在确实表明存在存活心肌。

低血压和呼吸困难

心肌梗死的急性并发症

虽然左心室收缩功能不全和心律失常是心肌梗死的常见并发症，但有一些特殊的急性机械并发症，急诊超声心动图在其中起着重要作用。这些并发症包括心

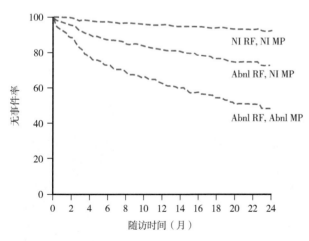

图28.3 Kaplan-Meier无事件（死亡、心肌梗死、心力衰竭）生存曲线显示应用心肌超声造影灌注成像评价TIMI评分中度的急诊患者的局部心肌功能（RF）和心肌灌注（MP）的价值。Abnl.异常；NI.正常（引自Rinkevich D, Kaul S, Wang XQ, et al. Regional left ventricular perfusion and function in patients presenting to the emergency department with chest pain and no ST-segment elevation, Eur Heart J, 2005, 26:1606-1611.）

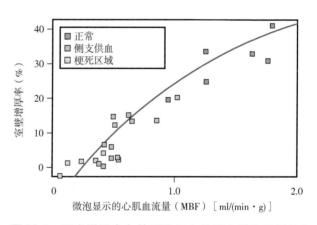

图28.4 图表说明犬急性冠脉闭塞模型中微泡显示的心肌血流量（MBF）和节段性室壁运动增厚间的关系。数据显示了正常的区域，还有超声心肌声学造影显示有侧支血流、尽管长时间闭塞也没有发生梗死的区域，以及完全缺乏对比灌注并注定梗死的区域（引自Leong-Poi H, Coggins MP, Sklenar J, et al. Role of collateral blood flow in the apparent disparity between the extent of abnormal wall thickening and perfusion defect size during acute myocardial infarction and demand ischemia, J Am Coll Cardiol, 2005, 45:565-572.）

室游离壁破裂，室间隔缺损，乳头肌断裂引起的急性二尖瓣关闭不全，右心室梗死，可产生危及生命的低血压。心室游离壁破裂所致死亡被认为占急性心肌梗死早期死亡的15%以上。虽然真实的发病率不清楚，但导致破裂的危险因素已经明确，包括STEMI患者，早期溶栓治疗，高血压，年龄和性别。这些破裂在超声心动图上可能表现为环状或局灶性心包积液伴心脏压塞或假性动脉瘤。室间隔破裂和心室游离壁破裂有许多相同的危险因素，而在广泛前壁心肌梗死中更常见。在超声心动图检查中，当分流量较高时常常有右心室功能不全，而且对临床可疑的穿孔患者（全收缩期杂音、震颤、呼吸困难和低血压）利用彩色多普勒对室间隔进行仔细检查，对发现破裂是很有必要的。当急性下壁心肌梗死患者出现重度急性肺水肿、休克和杂音时，应当怀疑急性心肌梗死并发乳头肌断裂导致的严重二尖瓣关闭不全。应该指出的是，出现的杂音甚至超声心动图检查中二尖瓣关闭不全的彩色多普勒表现可以很简短，因为反流量大而仅占用收缩期的早期阶段。出现附着于二尖瓣瓣叶上的活动性团块，以及尽管在非梗死节段尚存有高动力的左心室收缩功能但整体前向搏出量很低，以及肺静脉收缩期血流反向都是二尖瓣反流的辅助证据。也应该认识到，急性心肌梗死尤其是下后壁心肌梗死所致的急性重度二尖瓣反流也可能由于非对称性瓣叶活动障碍或者收缩期瓣叶前向运动突然消失引起。右心室（RV）梗死发生在30%～50%的下壁心肌梗死，通常是由于近端右冠状动脉闭塞引起。检测右心室梗死的

重要性在于低血压，其常常发生在给予这些患者硝酸盐类药物或者血管内容量偏低时。超声心动图检测右心室梗死是非常有用的，其可以通过视觉判断整体或者局部的右心室功能不全、定量评估右心室功能减低（三尖瓣环位移、三尖瓣环组织多普勒、右心室应变）、右心室扩大、下腔静脉充血及急性继发性三尖瓣反流来判断。

低血压患者

超声心动图在低血压患者中的应用有两大作用：①鉴别心血管和非心血管因素所致的低血压；②对心血管相关性低血压患者建立病因并指导治疗。引起低血压的心血管问题可以分为以下五类。第一类是泵的功能，超声心动图不仅可以量化左和右心室收缩功能障碍，而且能够识别特定的原因（如缺血、应激性心肌病）。第二类是瓣膜反流，超声心动图在检测和定量评估中起着重要的作用。第三类包括阻塞性病变，其中最常见的是主动脉瓣狭窄，由于肥厚型心肌病和（或）二尖瓣收缩期前向运动所致的左心室流出道梗阻，以及肺动脉栓塞，这几种情况将在其他部分讨论。第四类是外部压迫，其中心包积液和（或）血肿的心脏压塞是最常见的原因。第五类是血管急症，如主动脉夹层，也可以很容易地通过经胸超声心动图检查，特别是经食管超声心动图检查而确定。尽管血容量减低本身可以没有心血管的问题，但超声心动图检查可以帮助识别严重的血容量不足，如下腔静脉塌陷和管腔直径减小。

（张　璐　译）

第 29 章

介入超声心动图

第一节　简　介

结构性心脏病领域已发展为一组经得起检验的经皮非冠状动脉介入的心血管疾病。由多学科专家，包括心脏介入医师、外科医师和影像学医师共同组成的"心脏团队"已成为结构性心脏病诊疗流程中的标志。应用多模式影像学技术对结构性心脏病患者进行管理是此领域中另一项标志。超声心动图，由于其便携性、有效性、无电离辐射、价格低廉及可以实时提供心血管系统详尽的结构性和功能性信息，所以在结构性心脏病介入所有阶段均起到关键性作用。

介入超声心动图，在本章中表示应用超声心动图

技术辅助心脏介入手术，并非应用超声心动图进行介入操作。超声心动图，即使是经食管方式，仍是最常应用的半侵入方式，不必侵入至血管腔内或心腔内。血管内超声（IVUS）和心腔内超声（ICE）被认为是侵入性操作，并且它们的确在结构性心脏病介入中可以起到引导作用。

在此章中，我们总结了在成人常见结构性心脏病介入手术中超声心动图的应用。在表 29.1 中，我们总结了超声心动图在结构性心脏病介入手术中有关患者选择、操作引导和结果评价的关键点。表中根据

表 29.1	结构性心脏病介入手术中介入超声心动图的关键点		
	患者选择	操作引导	结果评价
瓣膜性介入手术			
经导管主动脉瓣置换术（TAVR）	重度主动脉瓣狭窄 主动脉瓣为三叶 恰当的瓣环大小 无禁忌证	心房穿刺点的选择 引导导丝通过主动脉瓣 球囊扩张 人工瓣输送	人工瓣的位置、稳定性和功能 人工瓣和瓣周反流 左心室功能 二尖瓣反流 无并发症
主动脉瓣球囊扩张术	重度主动脉瓣狭窄 不宜行 AVR TAVR 术前	通常在 X 线透视下完成	AVA 增加 压力阶差减小 无重度 AI
边对边二尖瓣修复术	退行性 vs 功能性 MR 3+ 或 4+MR 连枷宽度 ≥ 15mm 连枷间隙 ≥ 10mm 接合长度 < 2mm	间隔穿刺位置 导丝和导管 二尖瓣夹的引导 二尖瓣夹的位置、瓣叶抓 　取和二尖瓣夹的释放	MV 可见双孔，二尖瓣夹稳定 　且位置良好 MR 减轻 无 MS 无机械并发症
二尖瓣球囊扩张术	重度二尖瓣狭窄 合适的 Wilkins 积分 联合部粘连融合 中度 MR 以下 LA、LAA 无血栓	间隔穿刺 导丝和导管 引导球囊进入 LV 球囊充盈	联合部分离 MV 面积增加 压差减小 中度 MR 以下 医源性 ASD

表 29.1 结构性心脏病介入手术中介入超声心动图的关键点（续）

	患者选择	操作引导	结果评价
瓣周漏修复术	瓣周漏的位置、大小和数量 可达到的瓣周漏位置 由于器械置入影响人工瓣功能的可能性	间隔穿刺位置 引导器械至瓣周漏区域 器械输送	合适的器械置入和稳定性 瓣周漏消失 无人工瓣功能不全 无机械并发症
瓣中瓣植入术	出现生物瓣结构障碍 合适的生物瓣大小	无须造影剂 TEE 和 X 线透视下引导 无须球囊扩张术 充分的瓣膜植入	合适的人工瓣位置 瓣周漏的评估 可接受的跨瓣压差 无机械并发症
房性介入手术			
房间隔穿刺术	房间隔和卵圆窝的特征	穿刺点的选择 穿刺位置呈帐篷样 LA 内可见微小气泡形成和引导导管	LA 内可见导管和器械 无心包积液和机械并发症
房间隔缺损封堵术	缺损的数量和大小 继发孔型缺损 足够的边缘 肺静脉 RV 大小和功能 肺动脉压	导管和器械的引导 球囊大小 打开封堵伞 夹紧边缘 分流消失	位置合适且稳定 无分流 封堵伞对周围房壁和瓣膜无影响 无机械并发症
卵圆孔未闭封堵术	PFO 分流的存在、方向和程度 PFO 的形态学特征 确定存在脑卒中高危因素	导管和器械的引导 打开封堵伞 分流消失	位置合适且稳定 无分流 封堵伞对周围房壁和瓣膜无影响 无机械并发症
LAA 封堵术	TEE 除外 LAA 血栓 合适的 LAA 角度、内径和深度	经房间隔穿刺 引导器械并且置入 LAA 内 打开封堵伞	确认 LAA 封堵成功 封堵伞的稳定性 无并发症
LARIAT 手术	排除标准 LAA 血栓 LAA 宽度 > 40mm LAA 开口向上并且 LAA 尖端指向肺动脉干后方 二叶或多叶 LAA	经房间隔穿刺 在球囊置于 LAA 开口处 彩色多普勒用于确定 LAA 结扎后 LAA 的即可闭合效果	确定 LAA 闭合 无并发症
室性介入手术			
VSD 封堵术	VSD 的诊断和特征 缺损大小和 VSD 的准确位置 根据频谱波形进行连续性评估	引导导管和器械通过 VSD 打开封堵伞	确定缺损完全闭合 评估封堵伞的稳定性 无并发症
假性室壁瘤封堵术	假性室壁瘤的诊断、大小并且与真性室壁瘤鉴别 明确观察到细颈	优化引导封堵器械至假性室壁瘤 确定封堵器械正确置入	确定假性室壁瘤完全闭合 评估封堵伞的稳定性 无并发症
无水乙醇/室间隔消融术	存在 HOCM 并且 LVOT 压差 > 30mmHg 和室间隔 > 15mm 无明显二尖瓣病变	经穿隔支推注超声造影剂 显示在 SAM 区域中室间隔基底段透壁性显影	孤立性室间隔基底段运动减弱 SAM 和 MR 消失并且 LVOT 压差至少减小 50% 无机械并发症

AI.主动脉瓣关闭不全；ASD.房间隔缺损；AVA.主动脉瓣瓣口面积；AVR.主动脉瓣置换术；HOCM.肥厚型梗阻性心肌病；LA.左心房；LAA.左心耳；LV.左心室；LVOT.左心室流出道；MR.二尖瓣反流；MS.二尖瓣狭窄；MV.二尖瓣；PFO.卵圆孔未闭；RV.右心室；SAM.收缩期前向运动；TEE.经食管超声心动图；VSD.室间隔缺损

介入的解剖结构进行总结，并且提供了每项介入操作的关键参考文献。图中展示了超声心动图在多项结构性心脏病介入手术中的关键点。我们强调实时三维经食管超声心动图（3D TEE）在操作引导中的中心作用，但是也阐述了二维超声心动图、频谱多普勒和彩色多普勒在结构性心脏病介入手术中图像引导的辅助价值。

在图29.1中展示了4例最常见的瓣膜性介入手术，包括经导管主动脉瓣置换术（TAVR）、应用MitraClip系统行经皮二尖瓣修复术、二尖瓣球囊扩张术和瓣周漏

瓣膜介入性手术

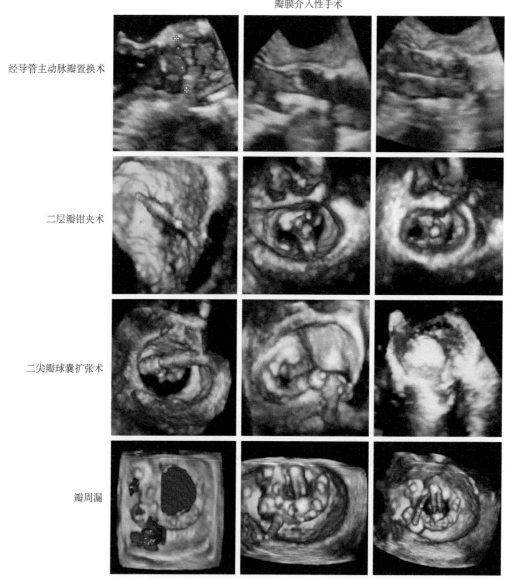

图29.1　瓣膜性介入手术。第一排：经导管主动脉瓣置换术（TAVR），术中获取的主动脉根部的三维经食管超声心动图（3D TEE）图像。第一张图中虚线显示了主动脉瓣瓣环直径（对于选择人工瓣的大小至关重要）。中间的图中显示了未释放的人工瓣置于主动脉瓣上，其中50%置于左心室流出道（LVOT），50%置于主动脉内。最后一张图中显示了人工瓣已完全打开且导管和球囊仍在人工瓣内。释放后人工瓣关闭不全和瓣周漏的彩色多普勒的情况会发生改变。第二排：经导管二尖瓣修复术术中获取的左心房和二尖瓣 3D TEE 图像。第一张图中显示了导丝在选择好房间隔穿刺点后前进至左心房内并且距离二尖瓣接合点4cm。第二张图显示了夹子前进并垂直置于二尖瓣结合线的位置。最后一张图中显示了接合后的二尖瓣瓣叶。注意出现的双孔二尖瓣。第三排：二尖瓣球囊扩张术（MVBV）术中获取的左心房和二尖瓣装置的 3D TEE 图像。第一张图中显示了 Inoue 球囊导管经房间隔穿刺后前进至左心房内。第二张图显示了导管通过狭窄的二尖瓣瓣口。第三张图中显示了充盈球囊扩张二尖瓣联合部。最后一排：瓣周漏修复术中获取的左心房和人工二尖瓣的 3D TEE 图像。第一张图中显示了从左心房侧8点钟和10点钟方向观察到人工二尖瓣的两个闭合装置，7点钟方向在三维彩色多普勒模式下可见额外的瓣周漏。中间的图中显示了导丝通过漏口，最后一张图中显示了在释放前打开的第三个闭合器

修补术。

在图29.2中展示了4例最常见的非瓣膜性介入手术，包括房间隔穿刺术、经皮房间隔缺损（ASD）封堵术、经皮卵圆孔未闭（PFO）封堵术和左心耳封堵术。

在图29.3中展示了几例最常见的室性介入手术，包括室间隔缺损（VSD）封堵术、肥厚梗阻性心肌病无水乙醇室间隔消融术。

心房介入手术

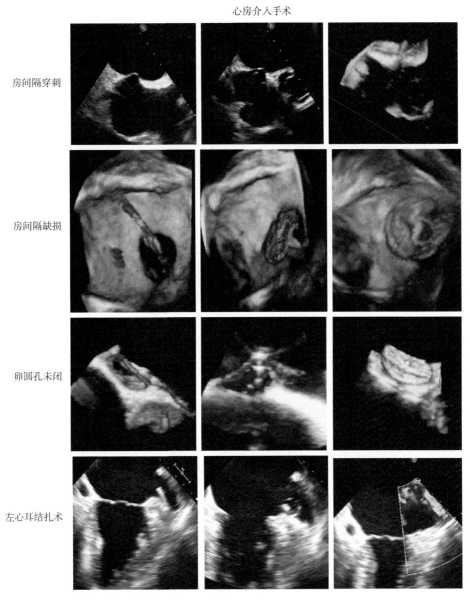

图29.2　房性介入手术。最上排：房间隔穿刺术中获取的二维和三维经食管超声心动图（TEE）图像，此项操作可见于多种结构性心脏病介入手术中。第一张图，在双腔静脉切面上显示了原发隔在合适的上下位置顶入左心房。第二张图，在主动脉水平短轴切面上显示了房间隔在合适的前后位置顶入左心房。第三张图，房间隔的3D TEE图像显示了经房间隔穿刺后导管已经进入左心房。第二排：应用Amplatzer封堵器的经皮房间隔缺损（ASD），封堵术术中获取的左心房和房间隔的3D TEE图像。第一张图，从左心房侧看到的房间隔显示了一处较大且圆形的ASD并且指引导管通过缺损。第二张图显示了已打开Amplatzer封堵器的左盘伞。第三张图显示了封堵伞的右盘伞打开后夹紧房间隔并且成功封堵ASD。第三排：应用Amplatzer封堵器的经皮卵圆孔未闭（PFO），封堵术术中获取的左心房和房间隔的3D TEE图像。第一张图显示了从左心房侧看到的PFO通道。第二张图显示了导管和封堵器将PFO的薄弱处顶入左心房。第三张图显示了左心房内封堵器的伞盘打开并且右心房内伞盘成功封堵PFO。最下排：应用LARIAT缝合输送装置的左心耳封堵术术中获取的左心耳（LAA），二维和彩色多普勒TEE图像。第一张图显示了磁头导丝进入LAA。第二张图显示一个充盈的小球囊在LAA入口处充盈开。在LAA封堵术后获取的第三张图显示了LAA在闭合后无血流进入左心房内。图中显示的彩色血流源自左上肺静脉

心室介入手术

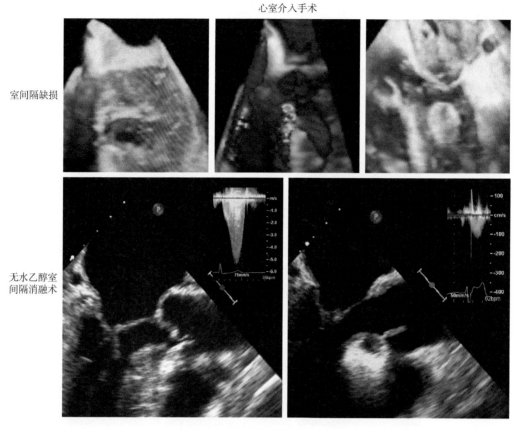

室间隔缺损

无水乙醇室
间隔消融术

图29.3   室性介入手术。最上排：1例行经皮室间隔缺损（VSD）封堵术患者显示和未显示彩色多普勒的三维经食管超声心动图（3D TEE）图像。第一张图显示了从左心室侧观察到的VSD正对面。第二张图显示了从上部室间隔观察到的VSD分流。第三张图显示了打开的封堵器成功封堵了VSD。最下排：显示了1例行无水乙醇室间隔消融术（ASA），患者的二维和频谱多普勒图像。第一张图在左心室流出道（LVOT）切面可见室间隔基底段肥厚和二尖瓣收缩期前向运动（SAM）现象。连续多普勒显示在消融前LVOT压差约为100mmHg。第二张图是在ASA后立即获取的图像，显示了在无水乙醇注射区域更明显的对比效果，SAM现象消失，以及LVOT压差下降至10mmHg

第二节　经导管主动脉瓣置换术

经导管主动脉瓣置换术（TAVR）已经逐渐成为治疗不能耐受外科手术或行外科主动脉瓣置换术具有明显风险的重度有症状性主动脉瓣狭窄（AS）患者的新选择。超声心动图在患者的选择、术中监测和术后随访方面均是必不可少的检查手段，而三维超声心动图起到了越来越重要的作用。

经导管心脏瓣膜系统的特征

目前有两种经导管心脏瓣膜系统（THV）可用于临床：球囊扩张的Edwards SAPIEN和SAPIEN-XT瓣膜系统和自膨的Medtronic CoreValve系统。在表29.2和表29.3中展示了可用的THV大小及其对应的主动脉大小。在欧洲市场，也可见到其他THV系统。对于这些瓣膜的瓣膜结构、输送技术和临床经验的描述超出了此节的范围，读者可参照EAE/ASE推荐的超声心动图新型经导管介入手术在瓣膜性心脏病中的应用建议中获得更多的详尽资料。

患者的选择

是否存在重度AS首先必须根据现有指南予以确认。关键的试验结果限制了同时具有高跨瓣流速和平均压差的患者（分别 ≥ 4m/s和40 ≥ mmHg）手术进行，但是允许多巴酚丁胺负荷超声心动图用于鉴别低压差、低射血分数（EF）"重度"AS的患者和重度及假性重度梗阻的患者。然而，随后的试验结果和商用释放系统使得TAVR的应用范围在低压差、低每搏量射血分数保留的重度AS患者中得以扩大。尽管TAVR已经在二叶主动脉瓣患者上成功开展，但是由于合并的主动脉疾病和在瓣膜打开时可能增加的非对称性打开的风险，所以这种情况仍通常认为是TAVR的禁忌证之一。

表 29.2　获批的主动脉瓣型号（CoreValve）

瓣膜大小	主动脉瓣环直径	升主动脉直径	瓦氏窦部直径	自身瓣膜至窦管结合部的长度	测量的周长（CT）
CV 23	2D TEE：17 ～ 19mm CT：18 ～ 20mm	≤ 34mm	≥ 25mm	≥ 15mm	56.5 ～ 62.8mm
CV 26	2D TEE：19 ～ 22mm CT：20 ～ 23mm	≤ 40mm	≥ 27mm	≥ 15mm	62.8 ～ 72.3mm
CV 29	2D TEE：22 ～ 26mm CT：18 ～ 20mm	≤ 43mm	≥ 29mm	≥ 15mm	72.3 ～ 84.8mm
CV 31	2D TEE：25 ～ 28mm CT：26 ～ 29mm	≤ 43mm	29mm	≥ 15mm	81.6 ～ 91.1mm

2D TEE.二维经食管超声心动图；CT.计算机断层扫描术

表 29.3　获批的主动脉 / 冠脉开口测量标准（SAPIEN/SAPIEN XT）

瓣膜大小	主动脉瓣环直径	距冠状动脉的长度	测量的周长（CT）
SAPIEN 23 或 SAPIEN XT 23	2D TEE：18 ～ 21mm CT：19 ～ 22mm	≥ 10mm	60.0 ～ 69.0mm
SAPIEN 26	2D TEE：22 ～ 24（25）mm CT：23 ～ 25mm	≥ 11mm	72.0 ～ 78.5mm
SAPIEN XT 26	2D TEE：22 ～ 24mm CT：23 ～ 25mm	≥ 10mm	72.0 ～ 78.5mm
SAPIEN XT 29	2D TEE：25 ～ 27mm CT：26 ～ 28mm	≥ 11mm	81.5 ～ 88.0mm
SAPIEN XT 29	26 ～ 29mm	≤ 43mm	81.6 ～ 91.1mm

2D TEE.二维经食管超声心动图；CT.计算机断层扫描术

术前的图像

因为目前可用的THV系统在大小上的限制以及一旦全部打开不能收回的原因，所以术前准确测量主动脉瓣环大小就显得至关重要。不恰当的尺寸测量可能增加瓣膜移位的风险和（或）增加重度瓣周漏的风险。对于TAVR术前瓣环大小的测量，需要测量由瓣叶基底附着处（与主动脉瓣叶联合点的位置一致）组成的环状大小，从而可以为瓣膜大小的选择提供重要参数。

术前超声心动图通常受限于经胸超声心动图（TTE），而经食管超声心动图（TEE）只用于TTE瓣环测量大小模糊不清的患者和（或）术前通过计算机断层扫描（CT）未确定的瓣环上相应冠状动脉开口位置的患者。

应在收缩早期通过TEE胸骨旁长轴切面测量主动脉瓣环直径。Piazza及其同事报道了在这个切面上代表性的可以显示出右冠瓣和无冠瓣，并且易于低估瓣环的最大前后径，最大前后径应是从右冠瓣接合点至左冠瓣和无冠瓣之间接合处的基底部。因此，临床上希望可以在2D成像时通过调整探头角度以获取最大径或应用三维探头的双平面技术以获取真正的主动脉瓣环前后径。多平面三维容积重建模式不仅可以测量正交直径也可以测量瓣环的周长和面积，然而通过这种方法可以在TEE上实现图像质量的最优化。通过TTE在常规左心室长轴切面上测量的瓣环直径比通过2D TEE测量的直径小1mm，比通过CT测量的直径小1.5mm；而通过3D TEE测量的瓣环数据大体上与CT测量的数据更为相近。通过在越来越多的三维成像技术上获取的数据使我们更加清楚的认识到大部分瓣环并非是圆形的，不仅如此通过三维成像技术还可以获取瓣环的周长和面积。术前评估也可以用于评估钙化的程度和分布情况，有研究表明钙化是瓣周漏发生的预测因素之一。

如果瓣环至冠脉开口的距离小于冠状动脉窦的长度，则术中球囊扩张瓣膜时和瓣膜释放时会有冠状动脉闭塞的危险性，所以术前对于瓣环至冠脉开口距离的测量显得至关重要。尽管这些数据通常应用CT进行测量，但是我们也可以用TEE进行测量，虽然在2D模式下可以清晰观察到右冠状动脉，但是在三维模式下的冠状面对于左冠状动脉的观察则显得至关重要（图29.4）。由于可能难以对重度钙化的瓣叶进行测量，所以当瓣环-冠脉开口径大于10mm和11mm时，推荐分别用23mm和26mm球囊扩张瓣膜系统进行手术。虽然这项测量数据不适用于自膨瓣膜系统，但是其他测量数据，例如主动脉根部的直径和高度及升主动脉的直径，对于自膨瓣膜系统则格外重要（表29.2和表29.3）。

术前评估还应该包括评估室间隔基底段肥厚程度，以便对于瓣膜错位/移位的情况做好准备；评估基线状态的主动脉反流（AR）情况，因为术中球囊扩张瓣膜时可能会加重AR；评估二尖瓣，因为在TAVR时可能会造成二尖瓣损伤及记录基线状态下左心室功能。

术中监测图像

TEE，最好是三维成像技术，不仅在TAVR术中提供了重要的信息，并且证实了术前TTE的发现，最重要的是瓣环大小。此外，在球囊扩张瓣膜前，TEE可以评估球囊位置，而且扩张球囊与瓣环的契合度可作为THV的最终核对方法（图29.5）。最重要的是，TEE可以评估球囊扩张后AR的严重程度，因为重度AR的出现意味着需要加速瓣膜的释放。

THV的释放，尤其是CoreValve系统，主要在X线透视引导下进行，并且通常而言需要将TEE探头回撤，虽然影响了超声成像效果但是不会影响到X线透视的成像效果。然而，对于SAPIEN/SAPIEN-XT系统而言，TEE可以协助瓣膜的定位，尤其是在瓣中瓣手术时需要将THV释放在功能不全的生物瓣内。推荐的SAPIEN瓣膜心室侧的最终位置是低于瓣环2～4mm的地方。如果位置过高易出现瓣周漏、冠状动脉开口阻塞和器械栓塞等情况；如果位置过低同样易出现瓣周漏、残余狭窄、二尖瓣反流、传导异常和瓣膜移位风险增加等情况。在超声图像上难以区分输送球囊表面和重叠在其上的未膨胀瓣膜表面，但是如果输送系统（带未膨胀瓣膜的球囊）和瓣膜在瓣环上下的比例是40/60至50/50，可以认为达到合适位置（图29.6）。需要注意的是，在瓣膜释放时会在一定程度上发生操作者依赖性的瓣膜头端移位，向主动脉侧平均移动3.2mm，向心室侧移动0.75mm。THV相对于左心室流出道（LVOT）的同轴度也是十分重要的，但是不同轴的情况一旦出现将可能会很难矫正。对于CoreValve系统而言，预期的支架下缘的最终位置通常比瓣环低5～10mm。

对于所有的THV而言，释放瓣膜后即刻的图像对于确认瓣膜位置是十分重要的；还应评估瓣膜的形状，

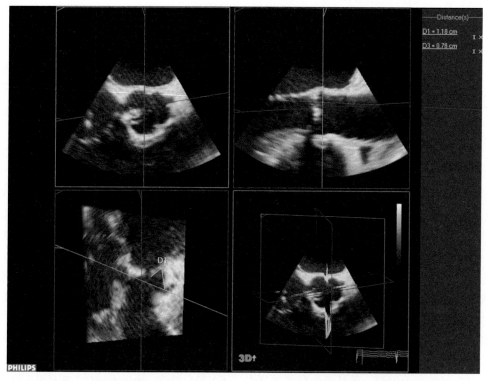

图29.4 三维经食管超声心动图测量收缩期瓣环至左主干（LMCA）开口的长度和左冠瓣（LCC）的长度。多平面重建技术用于获得LVOT和主动脉根部冠状面图像（蓝色切面，左下）。在此病例中，瓣环至LMCA开口的长度为11.8mm，而LCC的长度只有7.8mm。在食管中段长轴切面完成了右冠瓣和右冠开口的测量（图中未显示）

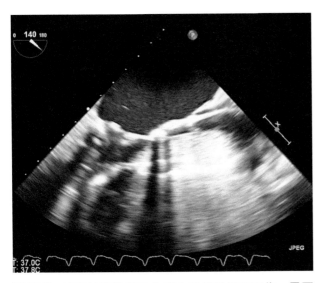

图 29.5　球囊扩张瓣膜时食管中段长轴切面图像。需要注意的是快速心室起搏可用来减小独立于术者操作产生的球囊前向运动。熟知球囊大小和确认瓣膜牢固性与主动脉反流情况不具有相关性，术者应对于所选的瓣膜大小的准确性具有信心

如果释放时瓣膜存在非对称性，还应评估非对称性的程度；确定瓣叶的运动是无阻碍的；并且，最重要的是，明确瓣膜性反流和（或）瓣周漏的位置和严重程度。应用食管中段和经胃深部切面分别用 2D TEE，双平面模式和三维模式进行成像是十分重要的。一过性的轻度瓣膜性 AR 是十分常见的，但是，少见的是，一扇不活动的瓣叶可能导致重度瓣膜性 AR，通常通过快速置入第二个 THV（瓣中瓣）进行治疗。回溯轻度瓣周漏（PVR）的开口，通常是多束反流束，这种情况也是十分常见的。很多重度 AR 通常在瓣膜释放后通过再次球囊扩张的方式进行治疗。

通过 TEE 确定的少见并发症包括瓣膜栓塞、主动脉根部破裂或夹层、冠状动脉开口闭塞和二尖瓣损伤导致的严重二尖瓣反流。

随着多中心积累的 TAVR 手术经验，术者们迫切希望减少麻醉的应用，对于释放瓣膜后即刻的评估已经通过将常规术中 TEE 改成包括心腔内超声心动图或 TTE 等其他成像技术的方式进行。

瓣膜置入术后的随访

THV 瓣膜置入后患者的随访工作类似于外科人工瓣膜置换术后的随访工作。关键的血流动力学参数包括峰值压差和平均压差；通过连续方程计算出的有效瓣口面积（EOA）；和多普勒速度积分（DVI），定义为瓣膜近端和远端的血流速度比。通过多个声窗观察主动脉瓣，包括心尖切面、胸骨旁右侧切面和胸骨上

窝切面及通过应用成像和非成像（Pedoff）探头观察主动脉瓣是准确而真实的。对于 THV 的 EOA 和 DVI 的计算需要特别注意细节问题。对于 SAPIEN 瓣膜系统而言，LVOT 内径最好在支架近端测量而非在支架内部。因此，在支架流入道和瓣叶的水平均会出现血流加速，所以将 LVOT 的取样容积精准直接地置于支架近端是十分重要的。把取样容积置于支架内将会高估 EOA 和 DVI，不同的 LVOT 取样容积位置将导致不同的 EOA 和 DVI 结果，所以可能会错误的评估瓣膜功能。尽管在应用 CoreValve 系统时可能有相同的考虑，但是这种可能性尚未得到研究证实。对于血流动力学数据良好的患者，不管是 SAPIEN 系统还是 CoreValve 系统，其相关指标均应显示出 2 ~ 3 年以上的稳定期，并且平均压差应在 10 ~ 15mmHg 范围内和 EOA 应在 1.3 ~ 1.8cm² 范围内。TAVR 术后对于 AR 的准确评估可能是较为困难的，这是由于可能合并存在瓣膜性和瓣周性反流，更为重要的是，主动脉瓣瓣周漏（PVR）可能由多束显著偏心的反流束形成（图 29.7）。应用多个声窗（包括胸骨旁长轴和短轴切面、心尖五腔和三腔切面和以上切面的非标准变化）进行成像是十分必要的。应在不同水平记录短轴切面，而短轴切面对于区分瓣膜性和瓣周性反流及对于确诊多束瓣周漏有独特的帮助作用。ASE/EAE 和瓣膜病学会研究共识（VARC-2）共同推荐定量分析方法用于患者的综合判断，定量分析指标应该包括压力减半时间，评估腹主动脉和降主动脉逆向血流，以及通过完整的多普勒技术（连续性方程）计算 RVOT（优先计算）或者二尖瓣血流的反流容积和反流指数作为参考，同样也要记录反流的相关特征。对于外科人工瓣的评估，之前的 ASE/EAE 指南和目前的 VARC-2 推荐均建议 PVR 的外周范围（< 10% 轻度，10% ~ 29% 中度，> 30% 重度）可作为 PVR 的严重程度另一种测量方法。然而，这种定量指标受制于彩色多普勒有限的空间分辨率，而且在多水平上易混淆 PVR 的起始位置，以及偏心性散开的反流方向可能将多个毗邻的小孔反流误认为一个较大的合并反流。因此，在短轴切面上对于外周范围的评估可能很难完成。当反流程度未达到重度时，则难以应用近端等速表面积（PISA）的方法对 THV 进行测量。近来，应用三维超声心动图对反流束的流颈进行直接平面几何测量可能是有帮助的。尽管此项方法很有临床应用前景，但是很可能受限于三维超声空间和时间分辨率的问题。明确定量分析 PVR 的最佳方法仍是目前研究中的主要问题，因为 PVR 的出现是很常见的（在 30d 内，中度或重度反流在 10% ~ 16% 的患者中出现）并且常伴随更差的临床结局。

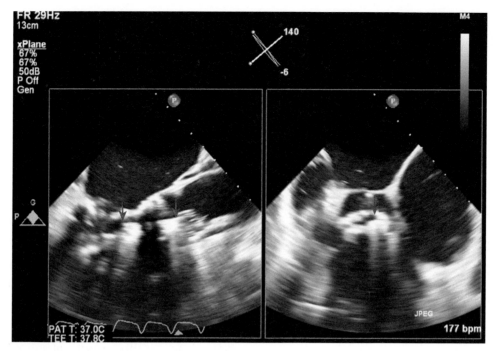

图29.6　SAPIEN 瓣膜系统释放时的双平面图像。左图中红色箭头表示人工瓣的边界，可以更好地将未扩张有褶皱的球囊和瓣膜释放后的状态进行区分。在短轴切面（右图），可见人工瓣轻度偏心情况出现，这种情况在术后较为常见

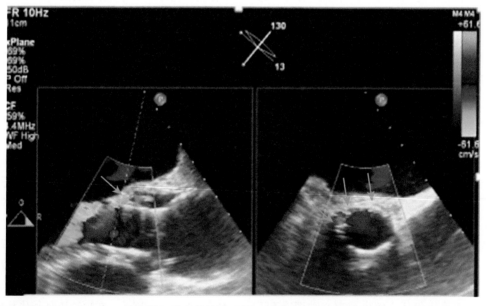

图29.7　双平面成像显示 CoreValve 系统置入后出现的瓣周漏。虽然在长轴切面（左图）上为单股反流，而在短轴切面（右图）上可见为三股分散的反流

第三节　MitraClip 手术

　　MitraClip 系统主要基于边对边修复原则进行，该原则也被称为 Alfieri 手法，在 1991 年由意大利外科专家 Ottavio Alfieri 成功治疗 1 例前叶脱垂患者后提出。通过缝合一针，他近似于把前叶和后叶中间部分边缘缝合在一起，并造成双孔二尖瓣。该手术团队随后报告了 260 例患者的手术结果，对 80% 的患者实施了 Alfieri 手法及二尖瓣瓣环成形术，并且在为期 5 年的随访中观察到与二次手术率的减低有关。

对于 MitraClip 手术有效性的相关研究

经皮 MitraClip 置入术已是经导管治疗二尖瓣反流研究最深入的器械。血管内瓣膜边对边修复研究 I（EVEREST I）对于中 - 重度和重度二尖瓣反流的患者已显示出有效性、安全性和明确的血流动力学改善。在 EVEREST II 研究中，经皮治疗方式较外科手术更为安全（30d 主要不良心脏事件 15% 比 48%，$P < 0.001$）。尽管经 MitraClip 治疗的患者在随访一年时常常需要外科手术治疗残余的二尖瓣反流，但是只有一小部分患者需要外科手术干预，并且这部分患者在长达 4 年的观察中未见到中 - 重度和重度二尖瓣反流或者死亡率上的差异。一些其他研究也证实了 MitraClip 的有效性。

适应证和患者的选择

MitraClip 的患者选择标准是基于最近的一些注册研究（框 29.1）。排除标准包括二尖瓣狭窄（瓣口面积 < 4cm²）；左心室射血分数小于 20% 和收缩末内径大于 60mm；或有 Barlow 等二尖瓣解剖结构不适于进行 MitraClip 手术的合并症。

二维超声心动图

术前超声心动图对于 MitraClip 的适合性而进行二尖瓣解剖结构评估是至关重要的。胸骨旁短轴切面可以对二尖瓣的六个扇叶进行评估。A2 和 P2 可以在胸骨旁长轴上观察到。在心尖四腔切面上，A3，A2 和 P1（由内至外）可以得到最好的评估，而 P3，A2 和 P1 可以在心尖两腔切面得到最好的评估。在胸骨旁长轴切面上，瓣环扩张定义为舒张期瓣环 / 前叶比大于 1.3 或瓣环直径大于 35mm。

应用多普勒技术对于二尖瓣反流的评估均基于目前的二尖瓣评价指南。表 29.4 中总结了所有二维（2D）的特征用于评估二尖瓣反流严重程度。

经食管超声心动图

多平面经食管超声心动图（TEE）是 MitraClip 置

框 29.1　MitraClip 置入术的入选标准
3 级或 4 级以上二尖瓣反流
病变结构位于 A2P2
接合处长度 > 2mm（取决于瓣叶的活动度）
接合处深度 < 11mm
连枷间隙 < 10mm
连枷宽度 < 15mm
二尖瓣瓣口面积 > 4cm²（取决于瓣叶的活动度）
活动的瓣叶长度 > 1cm

入术术前评估和术中引导的金标准方式。为了对二尖瓣进行全面详尽地检查，至关重要的一点是应该理解经食管探头移动是如何改变相应的二尖瓣成像平面。一个典型的 TEE 检查应在三个水平上对瓣膜进行评估（表 29.5）。

在标准的食管中段四腔切面上（典型的探头角度是 0°），是 A1 和 P1 位置最佳的观察平面。从这个位置上，通过弯曲和回撤探头可以清楚观察到主动脉根部和二尖瓣的前外侧部分，120°（A2 和 P2）（图 29.8 和图 29.9）。类似的是，通过反曲和前进探头可以清楚观察到二尖瓣的后内侧部分（A3 和 P3）。

对二尖瓣瓣叶进行检查时在食管中段平面 45° 和 90° 之间的某一角度有机会可以跟二尖瓣瓣口平行并且可以证实二尖瓣病理改变。通过瓣口的长轴可以对 P1，A2 和 P3 进行评价。接下来，通过顺时针方向手动旋转探头，可以观察到整个前叶（A1、A2 和 A3）。通过逆时针旋转探头可以观察到整个后叶（P1、P2 和 P3）。

其他成像平面和探头位置，例如经胃底短轴切面，可作为额外的成像平面对二尖瓣的评估起到辅助作用。

三维经食管超声心动图

应用实时 3D TEE 评估二尖瓣解剖结构已证实更优于 2D TEE。实时 3D TEE 的标准技术最近已有相关描述。外科医师视角，即主动脉根部位于 12 点钟位置，这对于术前评估二尖瓣（图 29.10）和近端等速表面面积（图 29.11）是十分重要的。根据已获得的三维图像，一些后处理软件产品（TomTec 成像系统，Unterschleissheim，德国）可用于重建二尖瓣瓣环和冠状窦。注意 3D 容积渲染重建的冠状窦在二尖瓣瓣环周围。

必要时，三维数据库可以实时旋转至观察冠状窦开口的最佳切面，从而可以协助介入医师在 TEE 引导下调整导管的位置。为记录瓣环成形术操作成功过程，经专用软件（QLAB7.0，Philips 医疗中心，阿姆斯特丹）渲染过的 3D 图像可用于精准定量测量二尖瓣和二尖瓣瓣环。依赖此项技术，二尖瓣及其瓣环可用相关的周长、瓣环宽度、前叶至后叶和前外侧至后内侧的内径等参数进行描述。一些研究已在二尖瓣介入操作中应用 3D TEE 旨在探寻评估不同反流束的金标准指标。对于存在多发反流束患者的二尖瓣反流严重程度可应用 3D TEE 直接对多发反流颈的面积进行测量，尤其是二尖瓣反流的程度大于轻度并且如果多于两股反流束的几何模型假设存在一定挑战。

MitraClip 的术中引导

MitraClip 手术操作分成了七个重要步骤。

表 29.4　二尖瓣反流严重程度的评估

项目	轻度	中度	重度
定性指标			
二尖瓣形态	正常/异常	正常/异常	连枷样瓣叶/乳头肌断裂
二尖瓣彩色血流束	小，中心性	中	非常大或偏心性
血流汇聚区	无或小	中	大
二尖瓣反流的连续多普勒频谱	信号弱/抛物线形	信号强/抛物线形	信号强/三角形
半定量指标			
流颈宽度（mm）	<3	3~7	≥7（双平面>8）
肺静脉血流	收缩期为主	收缩期低平	收缩期反向血流
二尖瓣血流	A 波为主	情况多变	E 波为主（>1.5m/s）
二尖瓣和主动脉瓣时间速度积分的比值	<1	1~1.4	>1.4
定量指标			
有效反流口面积（mm^2）	<20	20~39	≥40
反流容积	<30	30~59	≥60

表 29.5　二维经食管超声心动图评估二尖瓣

切面	内容
食管中段四腔切面 0°~20°	评估二尖瓣 尤其注意二尖瓣瓣环、瓣叶形态、瓣叶活动和瓣下装置
食管中段四腔切面 0°~20°	评估二尖瓣：A1/P1 轻轻弯曲或回撤探头可以观察到 A1/P1；可以评估前外侧联合部
食管中段双联合部 60°~70°	联合部至联合部的瓣环直径（舒张末期和收缩末期）
食管中段后内侧联合部 90°	评估二尖瓣：A3/P3 通过将探头转向主动脉然后回到二尖瓣可以观察到后内侧联合部
食管中段长轴 120°~150°	评估二尖瓣：A2/P2 前叶至后叶的瓣环直径（舒张末期和收缩末期）

经房间隔穿刺

经房间隔穿刺是 MitraClip 手术操作过程中最重要的一环。穿刺的最佳位置位于房间隔偏上和偏后的地方。确定正确穿刺位置的最重要 TEE 切面包括观察前后方向的基底段短轴切面（30°），观察上下方向的上下腔静脉切面（90°~120°）和正对二尖瓣高度的四腔切面（0°）。因为 3D X-plane 技术可以将短轴切面和长轴切面结合起来，所以此项技术对于判断正确穿刺位置是十分重要的。如果在房间隔处看到帐篷样改变即为 MitraClip 穿刺针的位置。隆起的顶端应指向左心房。最佳的房间隔穿刺位置可以不同。在纤维弹

性病变中，穿刺的位置需要高于二尖瓣瓣环 4~5cm 以确保导管和 MitraClip 有充分的操作空间。另一方面，在功能性二尖瓣反流中，穿刺的位置需要更加靠下并且离瓣环水平更近，因为需要大范围的圈合及结合线应低于二尖瓣瓣环水平。应避免从未闭的卵圆孔中通过，因为这种进针方式将太过于靠前。如果存在房间隔缺损也不适合进行 MitraClip 介入操作，因为缺损通常大于鞘管直径，这种情况会有心房破裂的风险。

引导可控指引导管进入左心房

具有扩张器的可控指引导管通过导丝推送至左心房，并且在 X 线透视和 TEE 引导下将导管置于左上肺静脉内。扩张器尖端为圆锥形，在 TEE 监测时会有回声出现，所以易于辨认。引导导管尖端具有特征性的不透射线的强回声的双环征。推送导管时应一直在 TEE 和 X 线透视下进行，以避免左心房游离壁的损伤。一旦导管置于左房内，应先将扩张器随导丝一同撤出。

推送钳夹输送系统至左心房

钳夹输送系统在 X 透视引导下经导管向前推送。经食管超声心动图和 3D TEE 对确保导管尖端在通过房间隔的同时钳夹输送系统不会造成左心房游离壁的损伤是有必要的。应用 3D TEE 不断监测钳夹输送系统尖端与心房游离壁之间的距离是很重要的。

操作和定位 MitraClip 位于二尖瓣上方

回撤导管和整个系统有助于准确地将钳夹输送系统置于二尖瓣中段。同样的是，3D TEE 对于监测上述步骤是十分重要的。食管中段联合部间切面和在前后方向上旋转对于 MitraClip 的调整是十分重要的。

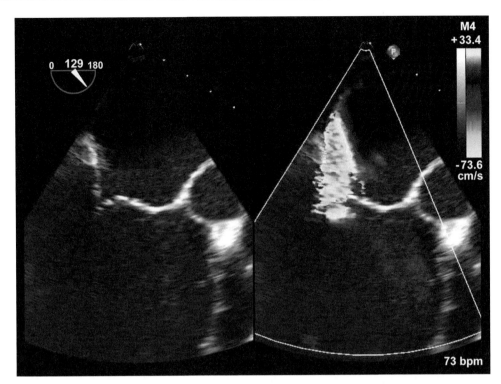

图 29.8 经食管超声心动图在 120° 时显示出二尖瓣瓣叶对合不良且合并重度二尖瓣反流。这是评估 A2 和 P2 位置的最佳切面

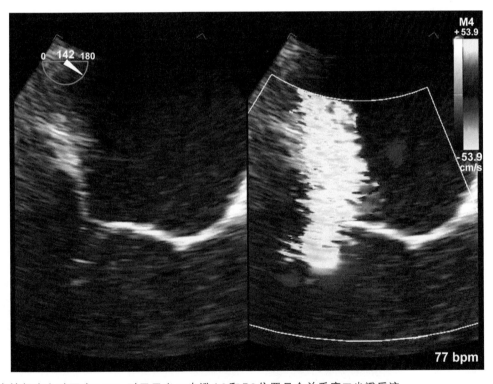

图 29.9 经食管超声心动图在 140° 时显示出二尖瓣 A2 和 P2 位置且合并重度二尖瓣反流

　　为确保 MitraClip 的正确连接，器械的双臂全长应在长轴切面上可见，然而在联合部间切面是看不到任何一个器械臂的。MitraClip 应在双正交切面上将反流束分开，并且器械的尖端应直接指向最大的近端等速表面面积。如果成像较困难，那么经胃底切面可能对于判断器械方向就很重要。总体而言，如果 3D TEE 可以实施应避免经胃底切面。单一正面的 3D 图像足以观察到二尖瓣接合线的准确连接和垂直于二尖瓣结合线的合适

方向。

推送 MitraClip 至左心室

将 MitraClip 推送至左心室内的过程可以应用 X-plane 成像技术在联合部间和食管中段长轴切面进行同步监测。当通过二尖瓣时应在 X 线透视和 TEE 监测引导下进行操作。器械和输送系统的方向必须从左心室侧进行监测，因为当器械从左心房通过左室时有可能发生旋转。最重要的切面即联合部间切面和长轴切面。经胃底切面可以观察到相对于接合处连线上的器械连接。为了能观察到相对于二尖瓣和接合处连线上的 MitraClip，从左心房侧或左心室侧的 3D TEE 成像均可以提供直接观察。获得左心房侧三维二尖瓣图像最为简便，当器械方向得不到充分判断时可以采用该图像。联合部间和长轴切面有助于确认器械置入后将二尖瓣反

流束分开并且二尖瓣的两个瓣叶在器械臂上可以自由移动。

捕捉瓣叶和评估合适的瓣叶置入位置

正确定位 MitraClip 后，应在食管中段长轴切面监测器械臂捕捉瓣叶（图 29.12）。常常要重视的一点是，当捕捉瓣叶时采集图像时间应更长。另外，推荐一开始仅仅闭合 MitraClip 最多 60°～ 90°，然后在保证合适的瓣叶置入位置和观察到反流减轻后再完全闭合器械。后叶的置入位置是在长轴切面观察最佳，而前叶的置入位置是在四腔切面观察最佳。联合部间切面具有额外作用。一旦确认瓣叶在器械臂间定位良好并且观察到二尖瓣反流有明确减轻，MitraClip 就可以完全闭合。

评估结果和释放 MitraClip

定位好 MitraClip 后，重要的是要评价二尖瓣的结构差异（图 29.13）。最初对 MitraClip 的结果评价通常在全身麻醉下进行。重要的是当患者从全身麻醉状态下恢复后并且患者处在与术前评估时类似的血流动力学条件下，再次对患者进行二尖瓣反流的评估。此外，超声机器的设定条件应不变。二尖瓣残余反流程度的评价结果可能导致在 MitraClip 置入后需要进一步的调整或增加另一枚器械。需要重点理解的是当多股反流束存在时彩色反流束的面积可能会大于单股反流束的面积，这种情况通常发生于 MitraClip 置入后增加了多股反流束的面积。这样有一定可能会导致高估了多股反流束患者的残余反流程度。此外，在二维超声心动图下由 MitraClip 产生的伪像也可能会影响图像质量。一些新的研究将对能最佳评价 MitraClip 置入后的金标准成像指标进行探索。

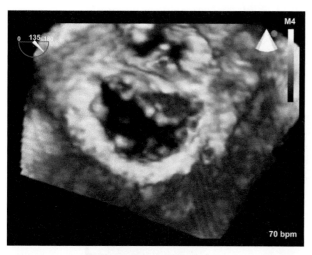

图 29.10　三维经食管超声心动图的"外科视角"从左心室侧观察二尖瓣显示出后叶（P2 和 P3 位置）的脱垂

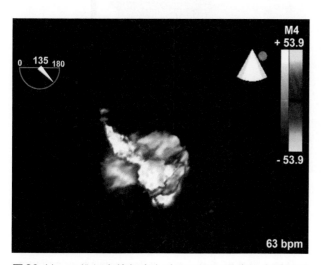

图 29.11　三维经食管超声心动图显示了重度二尖瓣反流的三维近端等速表面面积

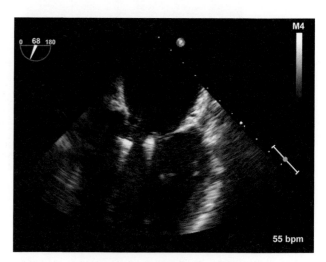

图 29.12　60°～ 90° 的食管中段长轴切面显示了 MitraClip 在正确定位后器械臂间捕捉的瓣叶

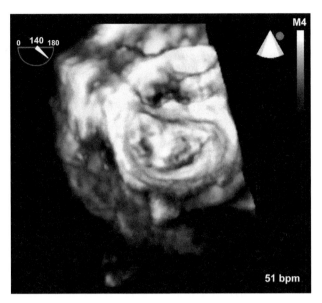

图 29.13 左心房侧或左室侧的三维经食管超声心动图图像可以直接观察到 MitraClip 与二尖瓣和接合处连线的关系

额外的 MitraClip 置入

当需要置入第二枚 MitraClip 时，第二枚器械的方向最好应用 2D 超声心动图，或者如果条件允许的话应用左心房侧的 3D 超声心动图图像进行观察。X 线透视在引导额外的器械置入过程中具有更大的价值，因为第二枚器械应尽可能与第一枚器械平行对齐。在两个 MitraClip 之间打开的瓣叶组织应避免可能产生的重度二尖瓣残余反流。

致谢

本篇作者在此十分感谢 Joe Grundle 和 Kaite Klein 在协助编辑方面的工作和 Brian Miller 和 Brian Schurrer 在图片方面提供的帮助。

第四节　二尖瓣球囊扩张术

目前，典型二尖瓣狭窄（MS）患者的表现常在成人时期出现。儿童时期的风湿性瓣膜炎症（约在 2/3 的风湿热患者中发生）仍是 MS 最常见的病因，并可导致二尖瓣瓣叶纤维化和瘢痕化以及瓣叶联合部融合。在发达国家和南太平洋地区，风湿性 MS 的发生率仍较高。尽管由于治疗链球菌感染的抗生素广泛应用减低了此类综合征在西方国家的发病率，但是由于美国和其他工业化国家在移民类型上的改变同样也带来了引起风湿热的链球菌新菌株，目前，风湿性 MS 在发达国家的罹患已经复燃。

直到 20 世纪 80 年代中期，外科手术（例如闭式分离术、二尖瓣置换术）是治疗二尖瓣狭窄患者的唯一可靠方法。然而，后来随着 Inoue 球囊导管在 1984 年的引入（美国 FDA 随后在 1994 年批准了此球囊导管的应用）带来了非侵入性治疗风湿性二尖瓣狭窄根本上改变，例如经皮二尖瓣球囊扩张术（BMC）已成为一项医患认可、安全和效价比较高的治疗方式，对于重度风湿性 MS 的患者可以带来全身性症状的缓解和血流动力学方面的改善。新兴成像技术三维超声心动图的出现进一步革命性改变了 BMC 术式，目前，三维超声心动图在临床诊断和确定 BMC 可行性及术中引导和术后即刻评价手术效果等方面均起到不可或缺的作用。此节回顾了经皮二尖瓣球囊扩张术的目前应用情况，并且特别强调了三维超声心动图在术前、术中和术后的应用情况。

二尖瓣狭窄的病因学

"二尖瓣狭窄"的病理学本质已经等同于"风湿性二尖瓣狭窄"（大于 90% 的重度 MS 患者为风湿性病因）。风湿性二尖瓣狭窄的标志是二尖瓣瓣叶联合部一侧发生融合，典型表现为瓣下装置增厚和（或）多瓣膜受累。然而，重要的是尚有其他较为少见的病理学原因导致 MS，包括先天性二尖瓣狭窄，类癌和嗜酸性心内膜弹力纤维增生症。相比之下，随着人口不断老龄化和对于钙化病变的疾病状态易感性有流行性增加的趋势（例如慢性透析患者），钙化性二尖瓣狭窄合并严重二尖瓣瓣环钙化（MAC）正逐渐成为中度 MS 的常见病因之一。相比较风湿性 MS 而言，钙化性 MS 常见于瓣环钙化并影响至瓣叶体部，从而限制了整个瓣叶的运动。因此，在钙化性 MS 的病理生理学状态下，病变几乎不影响瓣尖或腱索结构，并且通常也不会引起联合部融合，如果有，则是联合部本身的较重钙化（图 29.14）。

二尖瓣球囊扩张术的患者选择

二尖瓣球囊扩张术已经成为大多数症状性二尖瓣狭窄患者的治疗选择（表 29.6）并且推荐用于有症状的二尖瓣瓣口面积小于 1.5cm^2 的患者，且具有适宜的瓣膜形态以及无左心房内血栓和重度二尖瓣关闭不全。

BMC 也被推荐用于无症状性中至重度MS，且具有适宜的瓣膜形态及重度肺动脉高压 [静息状态下肺动脉收缩压（PASP）＞55mmHg 或负荷激发状态下PASP＞60mmHg]。

对于行BMC的适宜性瓣膜形态，代表性的评价方法是超声心动图的Wilkins积分方法（表29.7），这是确定BMC结局方面最被广泛接受的预后积分方法。Wilkins积分根据非侵入性超声心动图的四组参数组成：瓣叶活动性，增厚程度，钙化程度和瓣下结构增厚程度。每组参数均分为1～4分进行评价，得分越高说明病变范围越大。通常来说，Wilkins积分≤8且无重度二尖瓣反流时，计算结果提示适宜行BMV，然而当积分＞8时，不良结局事件风险增加并且应强烈考虑更换治疗方法（例如外科手术）。然而，多中心的临床经验表明，对于很多不适宜行BMC的患者，在术前与患者及其家属就术式选择和治疗目标方面深思熟虑和公开讨论后，BMC仍被视为风湿性MS的一线治疗选择。尽管瓣膜置换术实际上才是大多数患者的最终选择，但是在减轻患者症状的同时在不置换二尖瓣基础上，延长患者生存期仍是在重度MS患者管理上的最优选目标。

三维经食管超声心动图在二尖瓣球囊扩张术中的作用

结构性心脏病的介入手术由于在复杂和动态的三维环境下实施，所以在术中引导和结果判断方面需要实时（RT）多模态影像技术协作进行。相比常规二维超声心动图而言，RT 3D经食管超声心动图（TEE）可在宽阔视野基础上带来优越的深度分辨率，从而能够同步增强软组织介入靶标（例如瓣膜）、相关空间解剖和介入器械（图29.15）的图像质量。正因如此，RT 3D

表 29.6	ACC/AHA 对于二尖瓣球囊扩张术的推荐
I 类	1.BMC适用于中或重度MS且具有适宜行BMC的瓣膜形态且无LAA血栓或中至重度MR的情况，还包括下列情况的患者： A.症状性患者（NYHA功能≥II级） B.无症状性患者合并肺动脉高压（PASP静息状态下＞50mmHg或负荷状态下＞60mmHg）
II a 类	BMC合理用于中或重度MS患者合并有非柔性钙化瓣膜且NYHA功能≥III级且不宜行外科MVR或高危行外科MVR的情况
II b 类	BMC可用于无LAA血栓或中至重度MR的情况，还包括下列情况的患者： A.无症状性患者合并有中或重度MS且适宜行BMC的瓣膜形态且新发心房颤动 B.症状性且MVA大于1.5cm² 的患者（NYHA功能≥II级）如果在运动负荷下PASP＞60mmHg，PCWP＞25mmHg或二尖瓣平均跨瓣压＞15mmHg，有血流动力学上严重MS的证据 C. 中或重度MS患者合并有非柔性钙化瓣膜且NYHA功能≥III级的患者，作为外科手术的替代方法
III 类	1.BMC不适用于轻度MS患者 2.BMC不应在合并有中至重度MR或LAA血栓的患者上实施

更新于2006年ACC/AHA瓣膜性心脏病患者管理指南 BMC.二尖瓣球囊扩张术；LAA.左心耳；MR.二尖瓣反流；MS.二尖瓣狭窄；MVA.二尖瓣瓣口面积；MVR.二尖瓣置换术；NYHA.纽约心脏病学学会；PASP.肺动脉收缩压；PCWP.肺毛细血管楔压

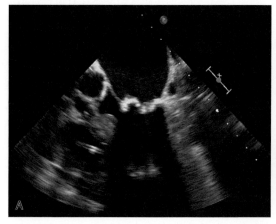
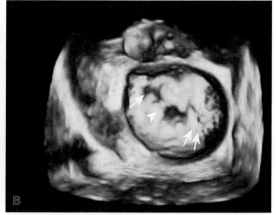

图29.14 继发于二尖瓣瓣环钙化（MAC）的重度二尖瓣狭窄患者。A.二维经食管超声心动图（TEE）显示MAC合并瓣叶弥漫性钙化；B.实时三维TEE进一步显示MAC严重程度和钙化侵及至瓣叶和联合部。前外侧联合部（单箭头）显示部分裂开，而后内侧联合部（双箭头）因钙化较重而融合。此外，瓣叶融合更多见于中心性融合（箭头）

TEE可以通过增强术中特定操作步骤的导航效果（例如房间隔穿刺）和减少手术全程X线透视的辐射剂量，从而有潜力可以提高BMC术中安全性。另外，3D TEE在监测BMC手术效果方面已经表现出是一项成熟有效的技术，特别是能够带来联合部裂开和瓣叶撕裂的可视化细节部分，更是之前常规2D超声心动图难以实现的。

二尖瓣球囊扩张术的手术技术

尽管BMC可以有多种技术可以实施（顺行途径vs逆行途径，单球囊技术vs双球囊技术等），但是最常见且得到最广泛研究的术式是顺行途径应用Inoue球囊导管进行手术。Inoue球囊是一种由尼龙和橡胶微型网眼组成的可自定位和压力扩张的球囊。球囊的三个部分均由特殊的弹性成分组成，从而可以连续扩张球囊（图29.16）。连续扩张技术在通过狭窄瓣膜时无须生理性心脏停搏技术（例如通过快速心室调搏技术实现）即可快速和稳定球囊扩张。另外，球囊设计为暂时性细条型，可以以更轻松的外形进入股静脉和左心房内。尽管BMC术中的技术细节不在此节范围内，但是一般步骤如下所述。通过心导管技术，房间隔穿刺技术用于建立进入左心房的通道。通过多次扩张房间隔，细条型Inoue导管前进至左心房内。球囊通过连续扩张不再是细条型并且在加硬导丝引导下通过狭窄的二尖瓣。随后，球囊在跨过狭窄瓣膜时通过快速连续扩张和回抽技术，完成联合部粘连处的分离（图29.17）。此时，相关的非侵入性血流动力学参数和超声心动图（尤其是三维超声心动图）用于判断球囊扩张引起的生理性和解剖性影响（左心房压力和跨二尖瓣压差减少程度，心排血量增加程度，证实联合部分开，二尖瓣反流程度）和进一步球囊扩张的必要性和（或）安全性。一旦达到适当的血流动力学和解剖学结果，球囊即可回抽呈细条型并从

表29.7	Wilkins 超声心动图评分			
分级	活动性	瓣下结构增厚程度	增厚程度	钙化程度
1	瓣膜高度活动且只有瓣尖活动受限	只在瓣叶下方有轻微增厚	瓣叶近端正常增厚（4～5mm）	单个区域钙化
2	瓣叶中部和基底部活动性正常	腱索结构增厚至1/3腱索全长	瓣叶中部正常；瓣叶边缘中至重度增厚（5～8mm）	散在区域钙化且瓣叶边缘受限
3	舒张期瓣膜前向运动，主要为基底部	增厚至腱索远端1/3	瓣叶整体中至重度增厚（5～8mm）	钙化延伸至瓣叶中部
4	舒张期无或轻微前向运动	全部腱索结构增厚挛缩甚至影响乳头肌	瓣叶整体重度增厚（>8～10mm）	钙化延伸至瓣叶整体

Wilkins积分＞8，提示经皮二尖瓣球囊扩张术效果欠佳

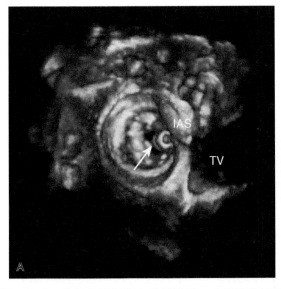
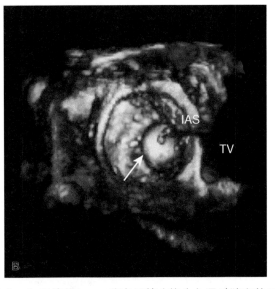

图29.15 实时三维经食管超声心动图引导二尖瓣球囊扩张术。A.回缩的Inoue球囊导管（箭头）通过狭窄的二尖瓣；B.Inoue球囊导管扩张至最大时（箭头）。IAS.房间隔；TV.三尖瓣

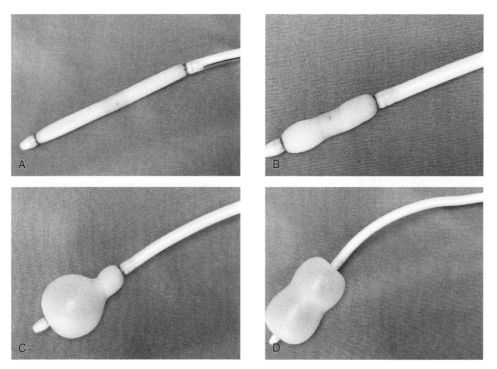

图29.16　不同状态下的Inoue球囊导管。A.完全细条型形态可以通过股静脉进入体内；B.回抽球囊的形态；C.球囊远端部分扩张；D.全部扩张的形态

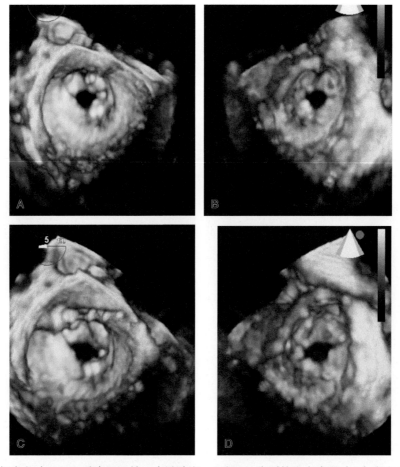

图29.17　3D经食管超声心动图显示重度风湿性二尖瓣狭窄。A和B，分别从左心房面（A）和左心室面（B）的基线图像显示出增厚的二尖瓣瓣叶，粘连的融合部和典型的风湿性二尖瓣狭窄"鱼口样"瓣膜开放时。C和D，分别从左心房面（C）和左心室面（D）的二尖瓣球囊扩张术后图像显示出双侧联合部分开并且二尖瓣瓣口扩大

体内撤出。

二尖瓣球囊扩张术的并发症

表29.8中提供了经皮二尖瓣球囊扩张术的最常见严重并发症的细节描述。BMC的相关并发症大多数与经房间隔导管术，Inoue球囊导管在左心房内的操作或球囊扩张二尖瓣相关。尽管，房间隔穿刺针穿入毗邻的非房性空间内（例如升主动脉，心房心包腔后方）是众所周知和令术者害怕的BMC并发症，但是在高级的超声心动图图像引导经房间隔穿刺术的时代（图29.18），这种意外后果发生的整体风险仍非常低。

Inoue球囊导管在心腔内的操作可能会导致左心耳（LAA）、肺静脉或左心室心尖的穿孔或导致左心房内或LAA内微血栓的脱落。尽管十分罕见（根据NHLBI注

册数据，发生率<4%），但是此类并发症也可能会导致致命性出血事件或主要脑卒中事件。

然而，或许BMC最严重的并发症是球囊扩张术后严重二尖瓣反流（MR）。在大多数病例中，球囊扩张术后严重MR的代表性成因是引起二尖瓣瓣叶或瓣下装置的撕裂或移位。然而，通过先进的二维和三维超声心动图成像技术可以将未扩张的Inoue球囊定位在左心室内和二尖瓣瓣下装置游离处的中心位置，从而可以有信心地在球囊扩张前确认定位点。然而，严重的急性MR仍是相对来说不常见的并发症（根据NHLBI注册数据报道发生率约为3%），并且此类患者中只有很小一部分（<5%）需要行急诊外科二尖瓣置换术。

最后，有多达10%的病例发生Inoue球囊导管移动后发生持续性左向右分流的情况［例如医源性房间隔缺

表 29.8　二尖瓣球囊扩张术的并发症

并发症	原因	预防	尽早认识	治疗
严重二尖瓣反流（MR）	有代表性的是瓣叶撕裂	逐步地扩张Inoue球囊 避免导管在腱索装置内滞留 恰当的对齐导管和瓣膜 排除基线上中度MR患者	LA压力迅速增加伴大反流波以及体循环压力下降合并严重MR的超声/多普勒征象 考虑行心室造影术	立即应用硝普钠和IABP进行治疗并且在血流动力学条件允许下行急诊MVR
心脏压塞	经房间隔穿刺点选择不合理	具有经验丰富的经房间隔技术 超声心动图引导下	血压迅速下降，血管迷走神经性反应，心包积液表现，右心房压升高，心脏轮廓搏动消失，心包性疼痛	心包穿刺引流术并留置导管抽液 拮抗抗凝化 如果抽液导管不能留置或从导管内持续抽出大量血液时考虑外科手术
系统性栓塞	LA内血栓脱落vs装置上血栓形成	进入左房内完全抗凝化 冲洗导管的同时导管操作技术良好并且避免导管尖端顶到LA壁 术前TEE排除LAA内血栓	神经系统急性改变，急性肢体缺血，急性腹痛	立即评估引起临床状态改变的其他原因，立即请脑卒中团队会诊并考虑导管基础下的诊断和CVA的治疗
心房颤动	在易患心房颤动的患者中导管诱发PAC	细致的导管操作技术 手术当天维持持续的药物治疗	ECG节律改变。二尖瓣狭窄患者发生快速VR可能引起急性血流动力学障碍	根据临床状态选择控制心率vs立即电复律
房间隔缺损（ASD）	经房间隔穿刺时合并过多导管操作，无意间回撤非细条型Inoue导管或房间隔组织菲薄易损	细致的导管操作技术 鉴别患者房间隔组织是否菲薄 在合适的位置进行房间隔穿刺	移动Inoue导管后立即用多普勒超声评估房间隔 低氧血症可能立即发生在右心房/左心房存在压力阶差并导致右向左分流	随访中连续进行超声心动图的评估，大多数ASD在6个月内闭合 如果缺损过大不能自行闭合或右向左分流引起低氧血症时可行经皮ASD封堵术

CVA.脑血管意外；ECG.心电图；IABP.主动脉内球囊反搏；LA.左心房；LAA.左心耳；MVR.二尖瓣修补术；PAC.房性期前收缩；TEE.经食管超声心动图；VR.心室率

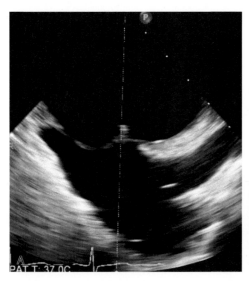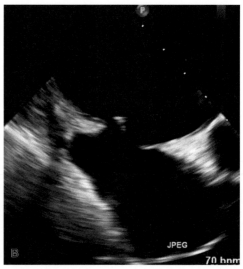

图29.18   经房间隔导管术时二维X平面经食管超声心动图显示的房间隔。A和B，在上/下方向（A）和前/后方向（B）上由房间隔穿刺针引起的房间隔帐篷样改变，确定为安全的穿刺点

损（ASD）]。存在菲薄房间隔的患者有可能增加Inoue球囊移动后残余ASD的风险。幸运的是，大多数残余缺损的特点是缺损较小并且血流动力学受限及在数月后可以自行闭合。

二尖瓣球囊扩张术的长期结局

BMC的长期结局明显受多种因素影响，包括患者基线特征，Wilkins积分，既往BMC手术史，纽约心脏病学会心功能分级和BMC手术本身所致的手术结果指标（最终的二尖瓣瓣口面积，联合部开放质量，有无二尖瓣反流及反流程度）。

然而，从一项前瞻性临床研究中可见，BMC的整体长期结局是令人鼓舞的，在理想的患者中轻微改变瓣膜形态（例如低Wilkins积分）即有70%的患者在5年生存期内无不良事件发生。事实上，如果BMC术后即刻效果是令人满意的（例如双侧联合部分离，二尖瓣面积 > 1.5cm^{2}且无明显二尖瓣反流），那么患者的生存率良好且有代表性的是功能改善时间延长。相反的是，对于具有更严重瓣膜病变和（或）瓣下装置畸形的患者，其5年内无不良事件发生的生存率只有不到50%。此

外，重要的是需要考虑到拟行此手术的患者人数。在多项发展中国家的研究中报道的BMC结局（通常为Wilkins积分较低的年轻患者）可能不能真正反映在美国和其他工业化国家里所见的二尖瓣狭窄患者的人口学情况，因为在这些国家中风湿性疾病已得到长期控制。然而，引用的发展中国家研究数据表明，BMC术后10年内无不良事件生存率为72%，一项基于北美人口的相似研究表明10年内无不良事件生存率为53%。

总结

风湿性二尖瓣狭窄仍是发展中国家中一种较为普遍流行的疾病。在工业化国家中，风湿性MS持续存在的大多数病因是由于移民类型和新的多耐药的链球菌菌株。二尖瓣球囊扩张术已被证实对于治疗严重MS患者是一项安全、有效和经济的方法。三维超声心动图的广泛应用可以更好地理解风湿性MS的解剖学变异，并且在未来可以让临床医师更恰当地选择手术患者和确定BMC或外科瓣膜置换术的手术时机。此外，三维超声心动图在术中定位的一体化技术可以令人信服地在协助优化长期临床结局的同时实现更为安全的BMC手术。

第五节   经导管瓣中瓣置入术

需要行外科瓣膜置换术的患者通常瓣膜本身功能障碍而不宜行瓣膜修复术。直到近期，瓣膜置换术仍需要心肺转流术下的心脏直视手术。这种大型手术常伴有较高的发病率，死亡率，长时间住院率和致残率。常用的人工瓣膜并未那么完美，并且长期结局仍不甚理想。外

科置入的大多数人工瓣膜为机械性或生物性瓣膜（生物组织瓣膜）。尽管人工机械瓣膜寿命较长甚至可以伴随患者终身，但是置入人工机械瓣膜的患者需要完全且终身的抗凝治疗，因此，可能导致出血倾向及剧烈运动和体力活动方面的限制。引入人工生物瓣膜是希望不再需

要进行抗凝治疗。然而不幸的是，当外科置入生物瓣膜几年后，生物瓣膜会发生功能减退甚至衰竭，会发生狭窄、关闭不全或两者同时存在。瓣膜功能衰竭在年轻患者中进展更迅速。因此，人工生物瓣膜通常推荐用于老龄患者（冠状动脉疾病和其他合并症患病率更高）。然而，随着护理质量提高和心脏病患者生存期延长，很多个体将为了更换功能衰竭的瓣膜需要不止一次的大型心脏直视手术。不断重复的手术操作，给患者带来的是相对来说很高的发病率和死亡率，以及过长的住院时间并且常常不能完全康复等情况。

瓣中瓣技术

在过去的 10 年内，另一种术式得到了发展：经皮经导管途径输送并释放一枚可膨胀式人工瓣膜至功能衰竭的人工瓣膜内。这种术式也称为"瓣中瓣"技术，应该与经皮人工瓣膜置入至本身功能障碍的瓣膜内进行区分，例如经导管主动脉瓣置换术（TAVR）或经导管肺动脉瓣置换术，这些内容已在本书的其他章节进行了讨论。

"瓣中瓣"手术仍在探索中。该手术通常使用未被临床试验认可的人工瓣膜进行操作，例如 Melody 瓣膜（Edwards，St Paul，Minn）（已批准用于肺动脉瓣置入术）或 SAPIEN-Edwards 瓣膜（已批准用于 TAVR）。该手术已用于考虑存在心脏直视手术高危风险的患者中。

影像技术

在术前和术中做检查。其中包括 X 线透视，二维和三维经食管超声心动图（TEE）以及计算机断层扫描（CT）。融合影像技术相当具有帮助作用。此项技术包括 X 线透视与 CT 影像融合的 Cardiac Navigator 系统以及二维和三维 TEE 与 X 线融合的 EchoNav 系统（均来自 Philips，Andover，Mass）。融合技术需要将 TEE 或 CT 图像重叠在 X 线透视屏幕上，从而让术者可以按照这些图像的引导将导管、导丝和器械送至靶位置。

准确显示功能衰竭人工瓣环的内径、周长和形态对于人工瓣膜的选择至关重要。这些指标可以在三维超声心动图或 CT 图像上计算而得。彩色多普勒和频谱多普勒对于功能衰竭瓣膜的血流动力学评估至关重要。狭窄和反流的准确程度也可以定量评估。反流的位置是十分重要的。瓣周漏可能需要器械封堵，而非瓣膜置换。

手术过程

在右心的瓣中瓣手术中，常通过中心静脉途径进入右心系统。如果有适应证的患者，可行人工生物三尖瓣膜置换术，甚至是人工瓣环三尖瓣修复术。通常可用 Melody 瓣膜完成肺动脉瓣瓣中瓣手术。

对于左心的瓣膜，可以通过外周大动脉途径逆行到达结构受损且功能障碍的人工生物主动脉瓣处。这非常类似 TAVR 手术。到达二尖瓣的方式可以是通过中心静脉途径和经房间隔穿刺的顺行途径，或者通过穿刺针穿刺左心室心尖的逆行途径，最终均可到达功能衰竭的人工瓣膜瓣口处。在人工瓣膜狭窄的病例中，可能需要行人工瓣膜球囊扩张术。

在 X 线透视和超声心动图的实时监测下，导丝将通过功能衰竭的人工瓣膜。收缩起来的新瓣膜和回缩起来的球囊装载在导管后通过导丝将收缩起来的瓣膜送至功能衰竭的瓣膜瓣口处。然后，扩张球囊并在预期位置撑开新瓣膜，该处由功能衰竭的人工瓣膜支撑并牢固固定住。需要强调的是，一旦新瓣膜撑开，就不可能重新收缩起来或调整位置，所以在球囊扩张前需要强调准确定位的重要性。一旦释放瓣中瓣，应用多普勒超声心动图显示残余瓣膜反流和评估新瓣膜的跨瓣压差和瓣口面积。

并发症

并发症发生率主要与解剖因素、患者合并症和手术技巧与经验有关。心脏破裂和心脏压塞常因心腔内操作大口径导管或不成功的房间隔穿刺所致。当操作收缩起来的瓣膜通过房间隔时，可能造成较大的房间隔缺损并且可能需要器械封堵。心尖穿刺术可能与心包腔内或左侧胸膜腔内的出血有关。通常需要对心尖穿刺处进行器械封堵。心律失常和传导异常是常见的并发症。残余分流，尤其是瓣周漏，有时需要引起注意；幸运的是，在大多数病例中残余分流并不严重。新置入瓣膜发生移位甚至是完全脱落的情况十分罕见。后者将会引起剧烈的二尖瓣关闭不全并且需要立即行外科瓣膜置换术。

图 29.19 显示了 1 例既往应用 CoreValve 行 TAVR 的患者。术后患者主诉气短。外周动脉压为 157/45mmHg。经食管超声心动图显示严重的主动脉瓣关闭不全。另一枚 CoreValve 输送至稍微更靠上的位置并释放。手术结束时，血压为 135/70mmHg，并且未见主动脉瓣关闭不全的血流束。新置入瓣膜的收缩期平均压差为 9mmHg。在 TAVR 术后有 2% ～ 3% 的患者需要行瓣中瓣手术。

图 29.20 显示了一例二尖瓣人工生物瓣置换术后出现重度关闭不全的患者行瓣中瓣手术。在穿刺针穿刺左室心尖后。导丝从左心室内通过二尖瓣进入左心房内。这根导丝经从股静脉侧穿过房间隔后（房间隔穿刺后）送入的另一根导丝圈套住。收缩起来的 Melody 瓣膜和回缩起来的球囊装载至导管后送至狭窄的二尖瓣瓣口处

（经心尖导丝帮助Melody瓣膜维持适当方向）。当收缩起来的瓣膜定位良好时，扩张球囊并释放撑开的瓣膜。当撤出所有导管后，二尖瓣无明显残余狭窄和关闭不全。手术结束时，房间隔穿刺处由Amplatzer封堵器完成封堵，并且心尖穿刺处由另一枚封堵器完成封堵。数日后，患者在一般情况良好下出院。

结论

在主动脉瓣、二尖瓣、三尖瓣或肺动脉瓣处对功能衰竭的人工生物瓣膜行瓣中瓣置换术均具有可行性。多模态影像技术包括X线透视、经胸和经食管二维和实时三维超声心动图、CT及融合技术。尽管瓣中瓣置入术通常能够立即缓解症状并恢复瓣膜正常血流动力学，但是长期随访结果和预后尚不得而知。通过快速积累的经验，相比外科置入瓣膜而言，在功能衰竭的人工生物瓣膜患者中，瓣中瓣手术的表现会明确其常规应用价值。

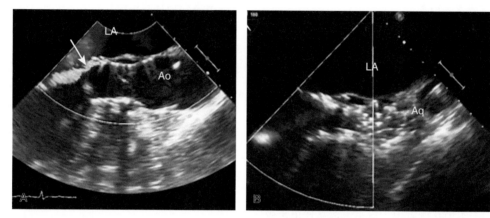

图29.19　应用CoreValve行经皮主动脉瓣置入术（TAVI）术后出现主动脉瓣瓣周漏。A.经食管超声心动图食管中段长轴切面，舒张期图像。注意严重的主动脉瓣瓣周漏（箭头）；B.在置入另一枚CoreValve后，无主动脉瓣反流。Ao.主动脉；LA.左心房

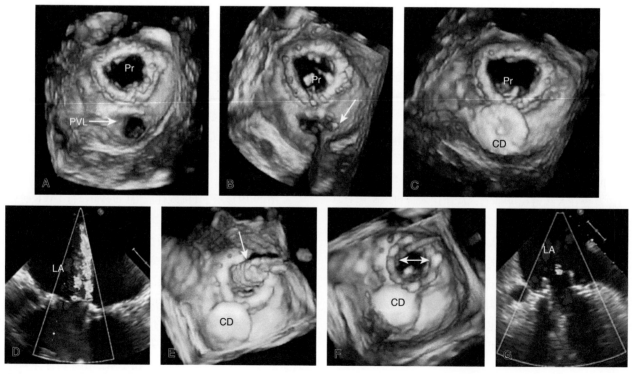

图29.20　二尖瓣瓣周漏封堵术和瓣中瓣置入术，经食管超声心动图，二维和实时三维图像；A.二尖瓣正面观，左心房（LA）侧。注意人工瓣膜组织（Pr）。有一巨大瓣周漏（PVL）；B.经皮左心室心尖穿刺后，导管（箭头）经LV通过PVL进入LA内；C.释放后的PVL封堵装置（CD）；D.彩色多普勒显示严重的瓣膜性（且无残余瓣周漏）二尖瓣反流；E.收缩起来的Melody瓣膜（箭头）和球囊导管送至二尖瓣人工生物瓣膜瓣口处；F.通过扩张球囊，Melody瓣膜（双头箭头）释放至人工生物瓣膜瓣口处；G.手术结束时，只见微量二尖瓣反流

第六节 房间隔和室间隔缺损封堵术

房间隔缺损封堵术

除了二叶主动脉瓣，房间隔缺损（ASD）在成人中是最常见的先天性心脏畸形，发生率大约为每1000人中发生1例。此节关注的是ASD封堵术中的超声心动图图像。ASD的胚胎学、疾病分类、诊断和血流动力学特征已在此书的先天性心脏病部分予以详细讨论。简要来说，ASD有四种主要类型（以患病率降序排列）：继发孔型ASD、原发孔型ASD、静脉窦型ASD和无顶冠状静脉窦型ASD。当有适应证时，ASD可通过外科途径或经皮途径完成封堵。根据最新指南，ASD封堵术的主要适应证为存在右心房或右心室扩大而无须考虑是否有症状。ASD封堵术可能也要考虑到。

· 确定是否存在矛盾性栓塞或直立性低氧血症。矛盾性栓塞即是起源于静脉循环的栓子通过分流（例如ASD）进入体循环内。直立性低氧血症即是一种当患者体位从平卧位变成直立位时，出现的动脉血氧饱和度降低的综合征。

· 是否存在左向右分流，肺动脉压是否小于2/3的体循环压，肺血管阻力是否小于2/3的体循环阻力，或是否对肺血管扩张药物或封堵试验产生反应。当进行封堵试验时，通过使用测量球囊一过性封堵ASD并且监测患者的血流动力学参数。当血流动力学不稳定或发生急性肺水肿征象时，应放弃封堵。

ASD封堵术的主要禁忌证是存在不可逆的、严重的肺动脉高压和无左向右分流的证据。

外科房间隔缺损封堵术

最早行外科封堵房间隔缺损的报道见于20世纪50年代早期。外科ASD封堵术是第一种成功进行的心脏直视手术（在低体温和闭合流入道的情况下进行），甚至早于心肺转流术的出现。随后，ASD封堵术成为第一类应用心肺转流术的心脏外科手术。外科封堵术可以以直接缝合或应用补片的方式完成。推荐外科ASD封堵术由先天性心脏病专业和得到特殊训练的外科医师完成。外科手术仍是关闭原发型、静脉窦型和冠状窦型ASD的唯一推荐方式。外科手术则是经皮继发孔型ASD封堵术的替代方式。

经皮房间隔缺损封堵术

在20世纪70年代中期记录了第1例经皮封堵ASD。目前经皮封堵术已成为修补继发孔型ASD的最常见方

式。美国目前所有可使用的ASD封堵器只能用于继发孔型ASD。这些封堵器均有一个相似的基础结构；均由一个腰部连接的两个伞盘组成。某些已批准用于孤立性单孔的简单继发孔型ASD，然而还有针对多孔的继发孔型ASD进行特殊设计的其他类型，就像是网状或筛状（筛子样）ASD。三种最常用的封堵器（图29.21）如下。

· Amplatzer房间隔封堵器（St Jude Medical，St Paul，Minm）用于封堵非网状继发孔型ASD。其由一个较大的左心房伞盘与一个较小的右心房伞盘连接组成。连接两个伞盘的腰部直径从4～38mm。当选择合适的封堵器大小时，封堵器的腰部直径应与ASD直径一致。

· Gore Helex房间隔封堵器（W.L.Gore & Associates，Flagstaff，Ariz）包括由一个螺旋轴连接的两个等大伞盘；伞盘直径从15～35mm。当选择合适的Gore Helex封堵器时，伞盘直径应至少是ASD直径的2倍。

· Amplatzer多孔网状房间隔封堵器（St Jude Medical）包括由一个细轴连接的两个等大伞盘用于筛状ASD。伞盘直径从18～35mm。当选择合适的封堵器时，伞盘直径应有足够大小以覆盖整个ASD。

有代表性的是，经皮术式常用于封堵简单的继发孔型ASD，即不合并其他可能需要外科修补的先天性畸形。

经皮房间隔缺损封堵术中超声心动图的作用

超声心动图是经皮ASD封堵术流程中必不可少的一部分，在经皮ASD封堵术的术前、术中和术后均需要超声心动图。

房间隔缺损封堵术术前

经胸和经食管超声心动图均能确定ASD的存在，明确其类型，测量缺损大小，并能判断分流方向和其血流动力学特征。三维超声心动图通过其独特的正面视角能够准确观察到缺损的大小和形态及其边缘情况，从而克服了很多二维超声心动图的限制。测量合适的ASD大小对于选择封堵器大小至关重要，并能避免因选用尺寸过小或过大的封堵器而导致的并发症（例如未充分封堵缺损，封堵器脱落或伞盘侵入周边心脏结构中）。

通常来说，当确定ASD封堵器的型号时，继发孔型ASD的最大直径不能超过封堵器的特定临界值，即选用Amplatzer房间隔封堵器的是38mm和选用Gore

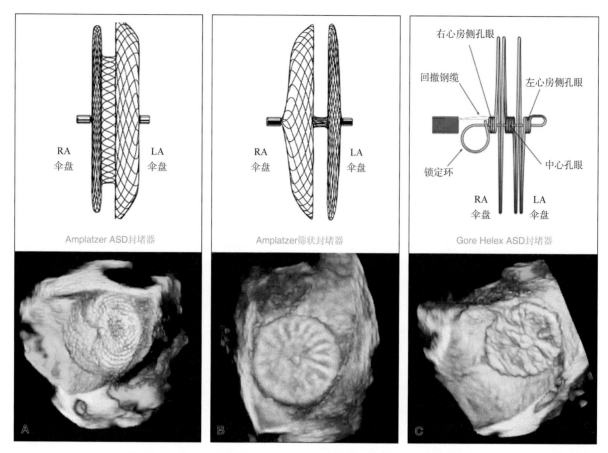

图 29.21 继发孔型房间隔缺损（ASD）封堵器。显示了三种最常用于经皮 ASD 封堵术的封堵器。下方图像中的每一张代表了在三维经食管超声心动图上所见到左心房伞盘的正面缩放图像。LA. 左心房；RA. 右心房

Helex 封堵器的是 18mm。不仅如此，应该有足够的 ASD 边缘使得封堵器可以锚定上。解剖学上，按照顺时针方向共有六个不同类型的 ASD 边缘：上腔静脉边缘、主动脉（前方）边缘、房室边缘、下腔静脉（IVC）边缘、后下方边缘和后上方边缘。

　　既往观点来说，封堵器大小的选择主要基于一种侵入性测量方法完成，即通过逐渐扩张跨在 ASD 处的测量球囊直至经食管超声心动图（TEE）上未见彩色多普勒血流通过 ASD，从而获取所谓血流停止时的 ASD 直径。最近，封堵器的选择主要依靠在二维和三维 TEE 上直接测量 ASD 直径。

　　在二维 TEE 上，应在多个切面观察 ASD；在每个切面上，在心房舒张期还应该测量 ASD 最大直径和两个所见到的 ASD 边缘大小。约在 0°（四腔切面），可见到房室和后下 ASD 边缘。约在 60°（主动脉瓣水平短轴切面），可见到主动脉和后下边缘。在 90°～120°（双腔静脉切面），可见到上腔静脉（SVC）和 IVC 边缘（图 29.22）。

　　所谓的"足够的边缘"指的是最小的边缘宽度可以使封堵器安全地锚定。对于 Amplatzer 房间隔封堵器，边缘至少为 5mm；对于 Amplatzer 多孔网状房间隔封堵

器，SVC 和主动脉边缘至少为 9mm。无 IVC 边缘应视为继发孔型 ASD 封堵术的一项禁忌证。无主动脉边缘是封堵器侵入周围结构中的主要危险因素之一，尤其是当应用 Amplatzer 房间隔封堵器时。

　　三维 TEE 尤其适用于准确判断 ASD 大小、形态和边缘的特征（图 29.23）。在三维缩放正面观上，可以从右心房和左心房侧分别观察 ASD 全貌及其与周围心脏结构的关系。所谓的 TUPLE 操作可用于从解剖学上正确的方向摆放 ASD 图像，从而可以便于明确 ASD 的解剖学特征。在三维 TEE 图像上，可以轻松明确继发孔型 ASD 的形态（圆形、椭圆形或不规则形），ASD 是否位于卵圆窝水平上，并且可以确定卵圆窝残余部分是否合并例如房间隔瘤等异常结构。

房间隔缺损封堵术

　　在手术过程中，常通过股静脉获取静脉入路。随后，介入医师可以按照之前所述，选择应用血流停止技术将测量球囊跨过 ASD 并确定 ASD 大小（图 29.24A 和 B）。此后，在 X 线透视和超声心动图引导下，将输送导管送至右心房内，然后通过 ASD 进入至左心房内。收起的 ASD 封堵器连接至输送器上，并通过输送导管向前推送，然后左心房伞盘首先打开并放置在 ASD 的

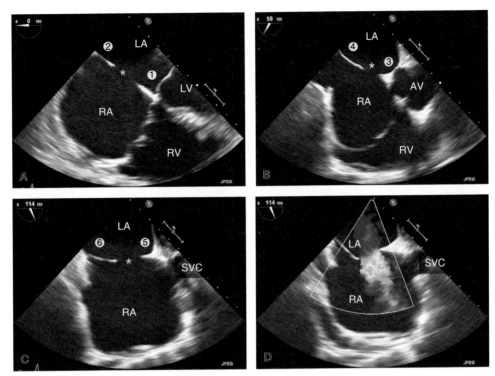

图29.22　二维经食管超声心动图上的继发孔型房间隔缺损（ASD）及其边缘。A.在0°食管中段四腔切面可见继发孔型 ASD（星号所示）。可见房室（①）和后下（②）ASD边缘；B.在59°食管中段短轴切面主动脉瓣水平可见继发孔型 ASD（星号）。可见主动脉（③）和后下（④）ASD边缘；C.在114°食管中段双腔静脉切面可见继发孔型 ASD（星号）。可见 SVC(⑤) 和 IVC(⑥)ASD边缘；D.在114°食管中段双腔静脉切面，彩色多普勒显示通过继发孔型 ASD 的左向右分流（从左心房至右心房）。AV.主动脉瓣；LA.左心房；LV.左心室；RA.右心房；RV.右心室；SVC.上腔静脉

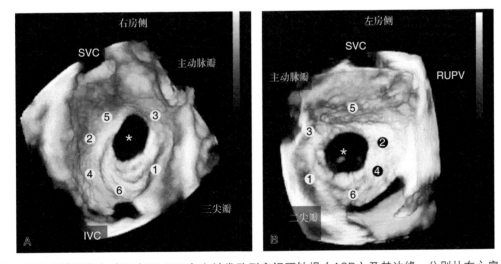

图29.23　在三维经食管超声心动图（3D TEE）上继发孔型房间隔缺损（ASD）及其边缘。分别从右心房（A）和左心房（B）侧所见继发孔型房间隔缺损（星号）的 3D TEE 缩放图像。ASD 位于卵圆窝的前上部分。卵圆窝残余部分呈瘤样结构。ASD边缘清晰可见：①房室边缘；②后上边缘；③主动脉边缘；④后下边缘；⑤SVC边缘；⑥IVC边缘。在3D TEE图像上，应用所谓的 TUPLE 操作在合适的解剖方向上摆放 ASD。IVC.下腔静脉；RUPV.右上肺静脉；SVC.上腔静脉

左心房侧。下一步，打开右心房伞盘并将封堵器锚定在 ASD 上（图29.24C和D）。

　　2D和3D TEE图像，或其他心腔内超声心动图（ICE），可用于确定封堵器位置是否合适。在 3D TEE 上，近场左心房伞盘较远场右心房伞盘更易观察到。一旦确定 ASD 封堵器位置合适，封堵器可以从输送器上旋开并释放。

　　房间隔缺损封堵术术后

　　封堵器释放后即刻，应用2D和3D TEE检查封堵器位置、残余分流和有无如心包积液等任何并发症出现。

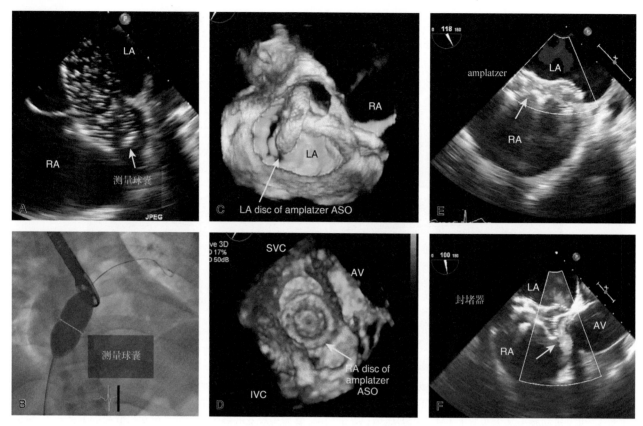

图 29.24　经皮房间隔缺损（ASD）封堵术。二维经食管超声心动图（A）和 X 线透视（B）下可见继发孔型 ASD 中的测量球囊。A. 中显示了球囊扩张后能够阻挡任何通过 ASD 的分流。此时球囊的直径即是血流停止的直径。释放 Amplatzer 房间隔封堵器：首先打开左心房伞盘（C），然后打开右心房伞盘（D）。封堵器打开后，彩色多普勒用于评估封堵效果是否良好。E. 成功的 ASD 封堵，封堵器内只有少量血流信号（箭头）。F.ASD 封堵不完全，异常血流信号（箭头）存在于封堵器周围（瓣周漏）。amplatzer. 封堵器

当成功完成 ASD 封堵术时，彩色多普勒成像应在封堵器周围完全无任何血流信号（在封堵器边缘和 ASD 边缘之间无瓣周漏；图 29.24E）。相比而言，封堵器内的少量彩色多普勒血流信号是正常表现；随后的封堵器内皮化，这些血流信号通常会消失（图 29.24F）。当经皮 ASD 封堵术完成后，患者应进行为期几周的抗血小板治疗。封堵术后的常规随访通常推荐应用经胸超声心动图判断是否存在封堵器移位、侵蚀或其他并发症。

室间隔缺损封堵术

室间隔缺损（VSD）可以根据其病因学分为先天性或获得性。获得性 VSD 较先天性少见，且通常由于心肌梗死或心脏外伤所致。根据 VSD 的解剖位置也可以分为膜周部型（也称为嵴下型或主动脉瓣下型）、肌型（可分为流入道型，肌小梁型和漏斗型，或嵴上型）和房室间隔或 Gerbode 缺损，此型必须存在左心室和右心房之间的通道。

大多数膜周部 VSD 病例的临床表现常出现在新生儿后期；由于膜部室间隔外翻，膜周部 VSD 常出现风

袋样改变。肌部 VSD 可能为获得性或先天性，也可能是单孔型或多孔型（当出现多孔型时也称为"Swiss 奶酪样 VSD"）。当有适应证时，通常行外科封堵 VSD，即使经皮封堵方式也得到充分发展。根据目前指南，封堵 VSD 的主要适应证如下。

· 肺循环（Qp）与体循环（Qs）血流量之比（Qp/Qs）≥ 2.0，并且左心室出现容量负荷过重的临床证据。

· 既往有 VSD 相关的感染性心内膜炎病史。

当满足如下情况时也可以考虑行 VSD 封堵术：

· Qp/Qs 比值大于 1.5 并且肺动脉压力小于体循环压力的 2/3，并且肺血管阻力小于体循环血管阻力的 2/3。

· 当出现左心室收缩性或舒张性功能不全征象时，只有左向右分流并且 Qp/Qs 比值大于 1.5。

VSD 封堵术的禁忌证是患者存在严重不可逆性肺动脉高压。

外科室间隔缺损封堵术

外科手术一直是封堵 VSD 的经典方式。在过去的 50 年中，不断稳定提高的外科手术技术使得 VSD 患者的预后和生存期得到显著提高和延长。然而，外科

VSD封堵术由于仍然需要行心肺转流术，所以仍是一种大型手术，并且可能给患者带来巨大风险。这种风险在心肌梗死后VSD的患者中尤其高，因为这种患者的血流动力学通常不稳定并且由于VSD边缘易碎而难以缝合起来。

经皮室间隔缺损封堵术

最近几年中，基于导管技术的经皮封堵器的应用已经成为治疗某些入选患者VSD的另一种非外科手术选择。在1988年报道的第1例经皮VSD封堵术采用的是双盘伞封堵器。用于经皮封堵不邻近心脏瓣膜且行外科VSD封堵术高危的先天性VSD的封堵器目前已在美国获得批准。

因此，经得起经皮封堵术检验的主要VSD类型是先天性肌型VSD（图29.25）。心肌梗死后肌型VSD行

经皮封堵术是未经临床试验认可的操作。此外，经皮封堵器也可用于既往尝试外科封堵术后的残余室间隔缺损和外科主动脉瓣置换术后出现的创伤性或医源性缺损。需要注意的是，因为封堵器的解剖位置会靠近心脏瓣膜，所以膜周部VSD和合并主动脉瓣脱垂的VSD通常不进行经导管封堵器封堵术，除非存在外科干预的禁忌证。

不同类型的经皮封堵器已用于尝试进行VSD封堵；某些封堵器的结果令人失望，包括Rashkind双盘伞封堵器，Bard Clamshell，Button封堵器和Gianturco线圈。目前，Amplatzer肌型VSD封堵器（St Jude Medical）是在美国经特别批准唯一用于VSD封堵术的封堵器。其特征是由一个位于VSD的腰部将两个相同直径的伞盘

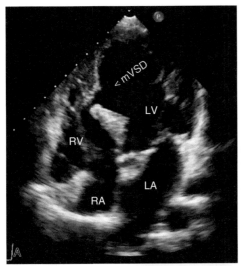
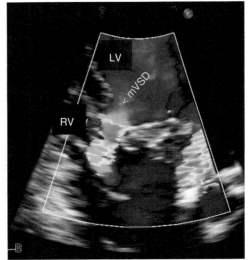
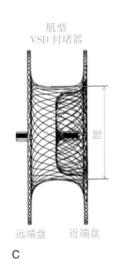
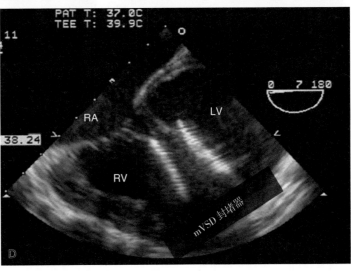

图29.25　先天性肌部室间隔缺损（VSD）。A.在心尖四腔切面上经胸超声心动图显示了1例先天性肌型VSD（mVSD）。需要注意的是，在先天性肌型VSD中室间隔周围的收缩性正常。这不同于心肌梗死后肌型VSD，其室间隔出现一定范围的运动减低或消失；B.在心尖四腔切面上经胸超声心动图的彩色多普勒显示了一束通过先天性肌型VSD的左向右分流；C.在美国获批用于先天性肌型VSD封堵的Amplatzer肌型VSD封堵器。需要注意的是，一个腰部将两个对称伞盘分开；D.在食管中段四腔切面上经食管超声心动图显示了1枚Amplatzer肌型VSD封堵器。LA.左心房；LV.左心室；RA.右心房；RV.右心室

分开。从 14 ～ 18mm 根据宽度直径的不同，将封堵器分为不同尺寸。经特殊设计用于膜周部 VSD 封堵并由偏心伞盘组成的 Amplatzer 封堵器（图 29.26）已用于美国以外的其他地区。

经皮室间隔缺损封堵术中超声心动图的作用

超声心动图在经皮 VSD 封堵术的术前、术中和术后均起到重要作用。在封堵术前，经胸和经食管超声心动图均可用于确定是否存在 VSD，判断其类型，测量缺损大小并明确其血流动力学特征。三维超声心动图可能会因为提供了以独特的 VSD 正面角度，准确观察到缺损的大小和形态的方式，从而克服了二维超声心动图的局限性。VSD 测量大小合适对于封堵器的选择至关重要，因其能够避免因选用尺寸过小或过大的封堵器而导致的并发症（例如缺损闭合不全或完全性传导阻滞）。

术中 TEE，和 X 线透视一样，对于经皮 VSD 封堵术至关重要。二维和三维 TEE 对于观察导管、导丝和在心腔中打开后的封堵器十分关键。通常来说，经皮 VSD 封堵术由于同时需要动脉和静脉入路，所以是一项复杂的手术术式。穿刺动脉后，导管通过主动脉瓣逆行送至左心室内，并且导管尖端可置于 VSD 上。随后，应用到引导丝圈套和拉出技术，形成一条动静脉轨道，在穿刺静脉后，通过下腔静脉顺行将封堵器输送鞘送至心腔内。然后，从右心室面推送封堵器并小心定位于 VSD 上。首先打开封堵器的远端伞盘并定位于 VSD 的左心室面；随后在右心室面打开近端伞盘。

经皮 VSD 封堵术后，彩色多普勒成像联合二维和三维成像对于评价手术是否成功和潜在的并发症至关重要。成功实现 VSD 封堵的特征是封堵器周围完全不存在任何残余分流（一股环绕在 VSD 边缘和封堵器边缘之间的血流）。相对而言，封堵器内部出现的少量彩色多普勒血流属正常情况，并且随着时间推移，封堵器内皮化后血流信号会消失。

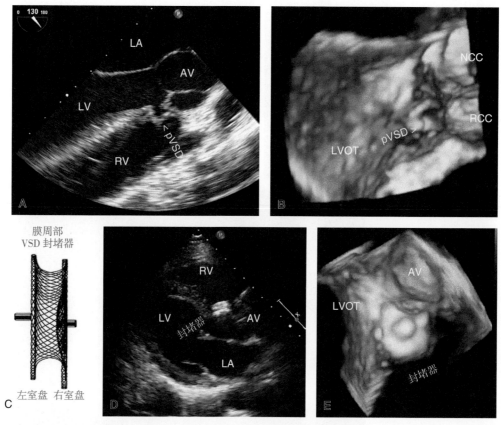

图 29.26　先天性膜周部室间隔缺损（VSD）。A. 在食管中段 130° 切面经食管超声心动图显示了 1 例先天性膜周部 VSD（PVSD）的风袋样表现；B. 三维经食管超声心动图（3D TEE）缩放图像显示了 1 例在主动脉瓣右冠瓣（RCC）正下方的先天性膜周部 VSD 正面观；C. 在美国以外地区获批用于先天性膜周部 VSD 封堵的 Amplatzer 膜周部 VSD 封堵器，需要注意的是，一个腰部将两个非对称伞盘分开；D. 在胸骨旁长轴切面经胸超声心动图显示了 1 枚 Amplatzer 膜周部 VSD 封堵器；E.3D TEE 缩放图像显示了一枚 Amplatzer 膜周部 VSD 封堵器的正面观。封堵器的置入在美国以外地区完成。AV. 主动脉瓣；LA. 左心房；LV. 左心室；LVOT. 左心室流出道；NCC. 主动脉瓣无冠瓣；RV. 右心室

第七节 经导管心内假性室壁瘤封堵术

左心室假性室壁瘤是一种罕见但是严重的并发症,可见于心肌梗死、心脏外科手术、创伤和感染。单纯药物治疗通常效果不佳且死亡率高达50%。直到最近,推荐的治疗方法仍是外科封堵术。由于血流动力学异常,基质坏死和患者多种合并症存在,这些外科手术具有较高风险。

最近,经导管封堵术已经表明可作为外科开放干预措施的一种可接受的替代方法。多模态影像技术,包括三维超声心动图,可以确定缺损位置、大小和形态并且可以对封堵术进行评估、引导和随访。此节就经导管术式治疗急性心肌梗死的一种重要并发症,即左心室假性室壁瘤进行讨论。

对于这些患者的药物治疗常引起非常差的临床结局并伴较高的死亡率。外科手术可以关闭缺损但是仍有较高的死亡率。经导管封堵术对于此种情况是可行的,并且可能成为血流动力学不稳定和有其他合并症患者的另一种治疗选择。实时三维超声心动图对于这种结构性心脏病的诊断和评估方面是一种十分重要的影像学方式,并且在介入术中引导和监测方面起到举足轻重的作用。

左心室假性室壁瘤

左心室游离壁破裂是急性心肌梗死患者中最常见的左心室急性撕裂情况。不幸的是,大多数急性游离壁撕裂的患者会导致严重的心包腔内出血,从而可以迅速导致心脏压塞甚至死亡。因此,尽管游离壁撕裂占所有心肌梗死相关死亡的14%~20%,但是我们可以看到住院期间心肌梗死相关死亡只有7%。换言之,死于急性游离壁破裂的患者大多数发生在到达医院之前。

在罕见情况中,心脏破裂处由心包和纤维组织包裹,形成左心室假性室壁瘤。其特征是假性室壁瘤的开口窄,并有特征性的进出血流。收缩期内从左心室进入假性室壁瘤内,以及舒张期内从假性室壁瘤进入左心室。假性室壁瘤壁由黏附的心包或纤维组织组成,无任何心肌层或心内膜层。因此,瘤壁菲薄并且很可能破裂而引起出血至胸腔内甚至死亡。一项荟萃分析回顾了290例左心室假性室壁瘤患者的图表和报道。该分析显示了约有2/3的左心室假性室壁瘤发生在心肌梗死之后。假性室壁瘤更常见于男性(75%)和白种人(75%)中,并且这些患者的平均年龄为60岁。在梗死相关假性室壁瘤患者中表现的症状包括充血性心力衰竭占36%,胸痛占30%,气短占25%及猝死占3%。在发现有假性室壁瘤时有12%患者为无症状性。

在这项荟萃分析中,假性室壁瘤的最大直径为1.5~20cm。假性室型瘤在后壁和侧壁中的发生情况更常见于前壁。分析表明在心肌梗死后的最初3个月内发生破裂的风险较高。随后,假性室型瘤演变成慢性和稳定性并可在数年内维持其完整性。

除心脏破裂以外,假性室壁瘤还可能导致出血,失血过多和心脏压塞及其他并发症,包括心力衰竭,心律失常,血栓形成和栓塞,压迫冠状动脉可能引起缺血及压迫心外结构。假性室壁瘤也可发生在二尖瓣置换术后,由二尖瓣后方近端破裂所致。其他可能引起左心室假性室壁瘤。形成的情况包括主动脉瓣置换术,心内膜炎伴窦道形成以及贯穿性心脏外伤。最近多个案例报道了经心尖主动脉瓣置换术后发生左心室心尖假性室壁瘤。

超声心动图成像

大多数病例中超声心动图可起到疑诊或确诊作用。超声表现为一个包裹性无回声暗区通过窄颈或通道与左心室沟通。颈部直径与假性室壁瘤最大直径的比值小于0.5。这个比值可用于鉴别假性室壁瘤和真性室壁瘤。在后者中,通道直径与瘤腔最大直径的比值大于0.5。然而需要引起注意的是这个数字规律的特别情况的确存在:真性室壁瘤的瘤颈可能小于其最大直径的50%,然而假性室壁瘤的瘤颈也可能大于其瘤体最大直径的50%。因此,当怀疑上述情况存在时,明确鉴别诊断的唯一准确方法是真性室壁瘤的瘤壁具有心脏全层结构,与之相反的是假性室壁瘤的瘤壁是心包和纤维组织。此项资料只能通过外科手术或者心脏活检获得。

频谱多普勒和彩色多普勒超声心动图技术可以显示通道内特征性的进出血流(收缩期内从左心室进入假性室壁瘤内,以及舒张期内从假性室壁瘤进入左心室)。偶尔当左心室附近的无回声暗区存在,但通道不能清晰可见时,彩色多普勒和造影超声心动图可用于显示异常通道。因此,当做出"包裹性心包积液"的诊断时,应该提高假性室壁瘤存在的可能性并进一步探究。

经食管超声心动图(TEE),尤其是实时3D TEE,可以更好显示出假性室壁瘤的解剖特点并确定通道的大小和形态。

其他影像学方式

其他诊断性影像学包括胸部X线并有65%显示出异

常心脏轮廓，心脏计算机断层扫描（CT），磁共振成像（MRI），放射性核素和左心室造影术。每一种影像学方式的选择主要依靠个人经验和偏好，可用性及患者的情况和合并症（例如MRI禁忌用于起搏器或自动埋藏式除颤仪的患者中；CT需要注射造影剂并有电离辐射）。为准确诊断和治疗策略采用不止一种影像学手段并非少见情况。

临床病程和治疗选择

梗死相关假性室壁瘤是一种预后不良的并发症。直到最近，外科手术仍被认为是治疗选择；然而外科手术通常并不成功。在坏死心肌内缝合可能导致缝合处分离。引用的外科手术死亡率为15%～23%。药物治疗死亡率更高（30%～45%）。

现在，经导管修补假性室壁瘤已是另一种治疗选择。手术最好在X线透视以及二维和实时3D TEE还有经胸超声心动图监测和引导下完成。三维图像将有助于封堵器的选择。其他影像学方式例如CT扫描也经常用于外科手术或经导管手术准备期间。

图29.27显示了1例前壁梗死伴有巨大假性室壁瘤

的患者。在明确诊断后，决定进行经心尖途径假性室壁瘤封堵术。CT图像显示假性室壁瘤通过一个窄颈（箭头）与左心室连接。应用三维实时TEE，完成了直接经皮穿刺针穿刺假性室壁瘤的操作，并且从穿刺处经过通道将导丝和随后的导管推送至LV腔内。随后封堵器（Amplatzer）打开并将通道封堵上。当撤出所有导管时，在假性室壁瘤穿刺处打开另一枚Amplatzer封堵器。患者恢复过程中未出现任何并发症。

正如此例中所述，可经左心室腔或经胸壁穿刺方式到达瘤腔。入路的选择及封堵方法的本质取决于瘤体的位置、大小和形态以及术者的偏好和经验。较小的假性室壁瘤可用一个弹簧圈，或者甚至是多个弹簧圈联合使用（封堵假性室壁瘤瘤腔）进行封堵，还可用封堵器封堵通道。

图29.28显示了1例主动脉瓣人工瓣膜患者发生心内膜炎并导致左心室流出道假性室壁瘤。心内膜炎通过药物方法成功治愈，并且无残余感染征象或标志。二维和三维超声心动图清晰显示2.5cm×1.7cm的假性室壁瘤瘤腔通过瓣间纤维膜上的小孔与左心室流出道沟通。通过彩色多普勒和频谱多普勒记录下特征性的交通

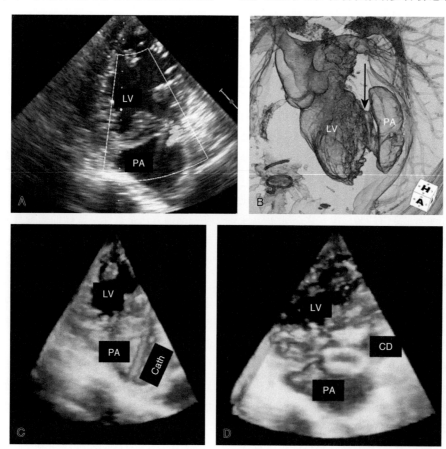

图29.27　梗死后左心室假性室壁瘤。彩色多普勒怀疑存在左心室假性室壁瘤。A.收缩期图像，血流从左心室（LV）进入假性室壁瘤（PA）；B.三维计算机断层扫描显示特征性假性室壁瘤，包括窄颈和较宽的室壁瘤腔；C.可见导管（Cath）从胸壁进入假性室壁瘤瘤腔并通过通道进入左心室；D.封堵器（CD）成功封堵假性室壁瘤的通道。LV.左心室；PA.假性室壁瘤

血流。左心室心尖穿刺后，导丝和随后的导管经通道推送至瘤腔内。多个弹簧圈用于完全消除假性室壁瘤瘤腔（图29.29）。假性室壁瘤也可在右心室内、心房内及动静脉内观察到。

结论

心脏影像技术的最新进展可以对心脏解剖和病理进行更好地评价。实时三维超声心动图及其他影像学方式可以提供准确的在线信息，从而可以对左心室假性室壁瘤进行更好的诊断和治疗。目前，有关假性室壁瘤封堵术尚无书面指南。尚无研究对比经皮封堵和外科手术封堵的不同结果。我们希望患有此类并发症的患者可以通过侵入性更少的策略获得更好的结果和更长的生存期。

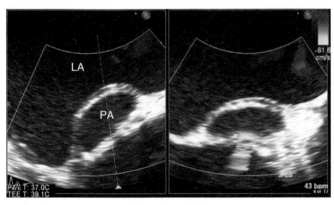
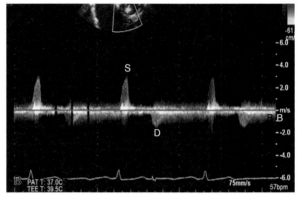

图29.28 左心室流出道假性室壁瘤。A.舒张期图像，经食管超声心动图食管中段切面。彩色多普勒显示血流从假性室壁瘤进入左心室流出道。B.连续多普勒显示特征性进出血流。D.舒张期血流；LA.左心房；PA.假性室壁瘤；S.收缩期血流

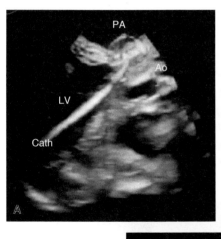
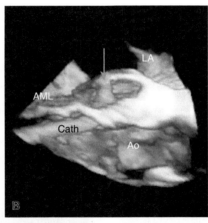
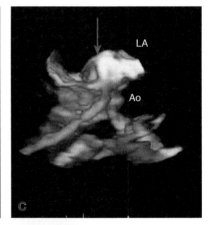
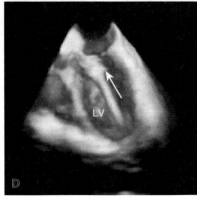
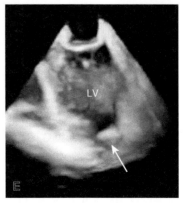

图29.29 左心室流出道室壁瘤封堵术。A.实时三维经食管超声心动图显示导管（Cath）从左心室心尖送至假性室壁瘤（PA）通道；B.放大后图像：假性室壁瘤瘤腔内可见导管尖端（箭头）；C.假性室壁瘤瘤腔用弹簧圈充填并闭塞；D.装载有封堵器的导管（箭头）回撤至心尖部；E.封堵器封堵心尖穿孔处（箭头）。AML.二尖瓣前叶；Ao.主动脉；LA.左心房；LV.左心室

第八节　卵圆孔未闭

卵圆孔未闭（PFO）是一种通道样心房间缺损，当卵圆窝的活瓣融合失败时发生。然而对于胎儿循环而言，卵圆孔的开放是必不可少的，但在成人时期存在时可能发生不良后果。临床表现多样，对不同治疗手段的反应也一样呈多样化。

流行病学

在一般人群中真正的发生率尚未清晰阐明。在1984年，Hagen 及其同事发表了一项里程碑式的研究结果，发现 PFO 占所有尸体解剖中的27%。此项结果由两个以社区为基础的研究证实，PFO 的发生率约为25%。一些小型研究报道发生率为15% ～ 40%，大多数受采用的 PFO 诊断标准和方法的影响。

解剖学和胚胎学

清晰认识胚胎学和出生时出现的房间隔变化对于理解 PFO 解剖学具有密切关系，并且暗含诊断方面和治疗方面的意义。在胚胎发育时期，左侧的原发隔和右侧的继发隔融合不完全将导致重叠部分形成具有中央小孔的裂隙样瓣膜。中央缺损不断发展并位于继发隔的尾端和原发隔的头端，由于中央缺损一直开放引起右心房压力不断升高。妊娠时，来自脐静脉的血液通过下腔静脉（IVC）并通过这个中央孔血液从右心房流入左心房，因此需要保持缺损开放直至出生后。出生后，由于肺部膨胀导致右心系统压力下降，并且随着左心房压力（LAP）相对性升高使得瓣膜关闭。在某些情况下卵圆孔仍处于未闭状态的有关原因尚未得到清晰认识。

PFO 的长度变化取决于两侧间隔融合的程度。当只有轻微融合时，通道则是宽大简单的。当沿着胚胎遗迹发生融合时，可能会形成一个复杂且曲折的通道。在某些情况下，原发隔与继发隔之间通过左心房（LA）侧的折叠组织而保持一定距离。这就是所谓的"固定开放的PFO"或"持续开放的PFO"。开放大小从1mm至大于1cm不等，并且表面积为0.2 ～ 1.5cm²。当 PFO 长度较长（＞8mm），开放多孔至 LA，混杂缺损，继发隔较厚（＞10mm），以及合并存在房间隔膨出瘤（ASA），欧氏瓣或希阿里网时认为是复杂 PFO（图29.30和图29.31）。

病理生理学

通过 PFO 的分流束取决于相应 PFO 大小和复杂性

的解剖性因素及可能促进右向左分流的功能性因素。在正常情况下，较高的 LAP 和右心系统结构（右心房，右心室和肺循环）的顺应性允许左向右分流通过 PFO。右向左分流发生在右房压力（RAP）一过性增高（例如进行 Valsalva 动作）或持续性增高的情况下。任何引起RAP 慢性增高的因素，例如心脏病或肺动脉狭窄，均可导致右向左分流。通过 PFO 的血流也可以发生在没有

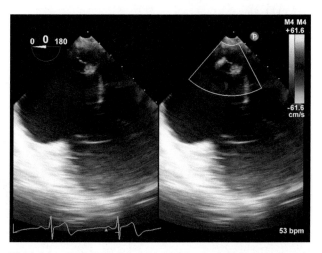

图29.30　小型卵圆孔未闭（PFO）。经食管超声心动图在食管中段四腔切面0°上顺时针方向轻轻旋转在彩色对比模式下显示一个可能小的简单的 PFO（左图）。彩色多普勒显示源于房间隔的一小股血流束，从左心房流入右心房，证实为 PFO（右图）。房间隔下方为一些脂肪瘤样改变

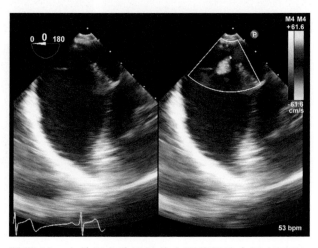

图29.31　合并巨大欧氏瓣的小型卵圆孔未闭（PFO）。在稍微倾斜的四腔切面上逆时针方向轻轻旋转探头并减小探头弯曲程度即可显示部分欧氏瓣，图像左侧顶部的类膜样结构。仍然可见到 PFO 和左向右分流

RAP 增高的情况下，当欧氏瓣与 PFO 开放相关时，来自 IVC 的优先血流可直接通过 PFO，或者不常见的情况是在改变体位时。直立位可以牵拉 PFO，可引起来自 IVC 的更多静脉血流通过缺损。引起右心房内解剖学畸变的情况，例如右心房（RA）肿物，包裹性心包积液，主动脉瘤或主动脉伸长，也可能引发 PFO 的牵拉并增加分流量。

临床表现

PFO 通常认为是在经胸超声心动图（TTE）或更常见于经食管超声心动图（TEE）的常规系统性评估患者中的偶然发现。然而，对于 PFO 的更普遍筛查是由超声心动图技师完成的，因为多数临床情况是为了排除 PFO（表 29.9）。当评价这些相关性时，临床医师有必要理解这些相关性的本质和强度，此类相关性发生时的血流动力学环境以及可能进行何种治疗性干预措施。

某些临床情况是当 PFO 开放并由于一过性或持续性 RAP 升高出现的右向左分流。这可能发生在例如 Ebstein 畸形的先天性心脏病，严重肺动脉狭窄或更多由多种原因存在导致 RAP 增高的复杂先天性心脏病中，这些原因可能包括肺动脉高压、右心室（RV）流出道梗阻或 RV 流入道梗阻。临床结果可能是逐渐加重的呼吸困难、疲乏、发绀和杵状指。

不常见的是肺血管阻力急剧严重的增加，例如大块肺栓塞，或急性呼吸窘迫综合征，或严重 RV 梗死导致急性 RV 功能障碍，结果均导致 RAP 不断增高。这些引起右向左分流通过 PFO 可导致难治性低氧血症发生，从而可引发肺血管收缩的恶性循环，进一步导致肺血管阻力增高，RV 功能不全/衰竭和更高的 RAP 并导致分流量更多。对于这种不良血流动力学情况的管理可能需要封堵 PFO 并增加其他针对 RV 衰竭的支持性策略。在登山者中发现的高海拔肺水肿是一种不常见的情况，这种情况的出现与 PFO 的高发生率有一定相关性。这种

表 29.9 临床综合征与卵圆孔未闭相关性的证据总结

综合征	相关性	相关性的证据类型	干预类型	干预证据
隐源性脑卒中	可疑相关	病例报道/系列 观察性研究 荟萃分析 汇总分析 基于人群的研究	药物管理： 抗血小板 抗凝 经皮封堵术（可疑）	有益： 观察性研究 有益： 病例报道/系列 观察性研究 有益： 病例报道/系列 无益： 随机化研究
偏头痛	可疑相关	动物模型 病例报道 荟萃分析 基于人群的研究	经皮封堵术（可疑）	有益： 病例报道/系列 观察性研究 无益： 随机化研究
减压病	相关	病例报道	经皮封堵术	有益： 病例报道
直立性低氧血症综合征	相关	病例报道 注册数据	经皮封堵术	有益： 病例报道 注册数据
由于导致 RA 压力增高等情况的难治性低氧血症	相关	病例报道	经皮封堵术	有益： 病例报道
OSA	相关	病例报道 观察性研究	经皮封堵术	有益： 病例报道
HAPE	相关	病例报道	经皮封堵术	有益： 病例报道

HAPE. 高海拔肺水肿；OSA. 阻塞性睡眠呼吸暂停；RA. 右心房

情况的本质是伴随出现的严重低氧血症，并似乎与PFO的大小有关。

任何引起严重肺动脉高压的慢性情况均可能引起继发于RV功能不全的RAP升高。临床结果可能多变，从呼吸困难和疲乏加重到严重低氧血症和发绀，取决于PFO大小和RAP升高程度的共同作用。确定这种情况可能在某些情况下有治疗方面相关性。例如患有阻塞性睡眠呼吸暂停（OSA）的患者。观察到PFO的发生率和低氧饱和的程度在有OSA的患者中要高于无OSA的患者，推测可能是由于RAP增高所致。在一项研究中，封堵PFO解决了需要持续正压通气的问题。

因此，当存在PFO的临床情况出现时，超声心动图整体化评估右心血流动力学和心脏整体功能可能较仅仅探查出有右向左分流的PFO更为重要。另外，TEE对于确保安全成功完成经皮PFO封堵方面是一种重要的补充工具。

隐源性脑卒中

隐源性脑卒中（CS）定义为不明病因的缺血性脑卒中，在美国每年约有140 000例患者发生脑卒中，其中25%～40%为隐源性。在表现为CS的患者中发现有约50%合并卵圆孔未闭。出现病因不清的急性神经系统事件的年轻个体PFO发生率较老年个体更高。这种脑卒中与PFO相关性的可能机制是PFO可能作为静止血流的源头并在原位形成血栓，或者作为静脉血栓引发矛盾栓塞的通道。后者的假设情况已在伴有肺栓塞的患者中得到最好证实，尤其是某些罕见情况，比如当血栓横跨PFO时。偶发的神经系统事件在后者情况不存在时更难推测，因为在老年患者中其他情况例如动脉硬化、心律失常和合并症情况更有可能引起脑卒中。超声心动图上的异常发现，例如合并有ASA，巨大易激惹的右向左分流，大型PFO、较大的PFO摆动性及存在欧氏瓣和希阿里网直接通向PFO的情况，在临床表现中是PFO作用的更强有力的暗示。Overell及其同事的一项荟萃分析表明孤立性PFO增加了5倍卒中复发风险。这个风险甚至高于合并有ASA的发生。在一项研究中，患有PFO和ASA的患者复发脑卒中年风险率估计为4.4%。一旦经超声心动图确定有ASA，就必须进行PFO探查，因为约有60%的患者合并有PFO发生。

因此，根据因果关系推断，病因不清脑卒中的患者需要整合临床和超声心动图数据并进行个体化评估。目前推荐建议在CS患者管理中，PFO封堵术用于尽管已得到最佳药物治疗但仍出现复发脑卒中的患者。

偏头痛

PFO和偏头痛的相关性，尤其是先兆偏头痛和血管

源性头痛仍存在争议，可能机制尚不得知。相关理论包括基因影响；由于肺部存在直捷通路，缺乏肠源性神经化学物质灭活作用，可能引发偏头痛发作；以及源自微栓子的脑缺血。NOMAS研究的结果已表明PFO和偏头痛之间无明显相关性。尽管不同的非随机化病例对照研究表明PFO封堵术有获益，但是唯一的前瞻性单盲随机试验（MIST）并无获益。

潜水员的减压病

表现为减压病和空气栓塞的患者中有较高比例存在PFO。这可能是由于右向左分流增加了左侧体循环内的气泡量，从而可能促成或加重症状。一项神经影像学研究已经证实伴有PFO的潜水员会增加病变情况，并且有关PFO封堵术的研究似乎表明伴有PFO的潜水员会有获益。

直立性低氧血症综合征

直立性低氧血症综合征是一种当从平卧位转为直立位时氧饱和度发生下降的罕见情况。这种情况发生认为是由于在动态性改变体位时会牵拉房间隔并增大PFO的开放程度，从而在直立位增加了右向左分流。其他理论包括欧氏瓣直接将来自IVC的静脉血引至间隔处，以及在生理上右侧和左侧心腔的顺应性和充盈性改变，由此促进了右向左分流。有证据表明PFO封堵术可以改善症状和提高较低的氧饱和度。

进一步数据需要阐明PFO的作用在此综合征中是一项危险因素还只是偶然影响。尽管PFO封堵术已在CS，直立性低氧血症综合征，难治性低氧血症和减压病方面表现出积极效果，但是其在偏头痛和阻塞性睡眠呼吸暂停中的作用仍存争议。指南推荐封堵术只能用于药物治疗效果不佳的复发性缺血性脑卒中，或对华法林存在禁忌症状严重的患者。需要进行随机对照研究。

诊断

三种常见应用的超声技术可能在用于诊断PFO时具有不同的优势性和局限性（表29.10）。PFO的诊断可通过在TEE上应用彩色多普勒观察到左向右、右向左或双向分流而完成。应用振荡生理盐水造影需要联合增加RAP的操作，例如咳嗽或Valsalva，与彩色多普勒相比诊断PFO更为准确。如果在RA内造影剂最大充填后3个心动周期内，在左心内观察到气泡，则有PFO。如果在充填后5个心动周期外观察到微泡，则更可能是肺分流所致，例如肺动静脉瘘，而不太可能是心房水平的分流。一些学者建议将左心房内超过3

表 29.10　用于诊断卵圆孔未闭的超声技术优缺点

超声模式	优点	缺点
经胸超声心动图	无须镇静药	受声窗所限
灵敏度范围：39%～90%	Valsalva后效果更好	图像质量不如TEE
特异度范围：96%～100%		与TEE和TCD相比灵敏度较差
经食管超声心动图	空间分辨率最佳，尤其是三维图像	患者需要镇静药
灵敏度范围：11%～100%	可用于评估解剖	Valsalva后效果更差
特异度：100%		用于分级不可靠
		需要技术专长
经颅多普勒	灵敏度最佳，用于分级更好	不能区分PFO和其他右向左分流
灵敏度范围：68%～100%	无镇静药	依靠新的技术
特异度范围：96%～100%	可改变体位	
	与TEE相比更舒适	
	与TEE相比侵入更少	

PFO.卵圆孔未闭；TCD.经颅多普勒；TEE.经食管超声心动图

个气泡作为诊断标准的一部分，但是很多实验室认为一个气泡就足以做出诊断。不仅需要注意到 PFO 的存在，而且需要确定可能影响临床表现的伴随高危因素，这两个方面均必须予以评估。这些包括 PFO 的大小，活瓣的移动性和伴随表现，例如 ASA，欧氏瓣和 Chiari 网。

需要优化多个因素以确保 PFO 能够准确诊断或排除（框 29.2）。相关可靠指导包括用造影剂充填毗邻房间隔的右侧并同时包括在增加 RAP 操作时房间隔的左侧凸出。有三个主要因素导致 PFO 检测时的假阴性情况发生，当应用振荡生理盐水而 RAP 增高程度不足时，当出现 LAP 升高的情况（例如舒张功能不全）时和当存在欧氏瓣时，如果造影剂通过上肢注入，可能使来自 IVC 未充填的血液直接通过 PFO。后者情况有可能通过在造影剂完全充填 RA 后实现延长负荷，或通过经股静脉注入造影剂的方式得到克服。延长 Valsalva 可能阻断 IVC 血流并增加通过房间隔气泡检出效果的可能性。第二个关键因素是与估测 PFO 大小有关。已有不同可信度和不同标准的 PFO 功能分级进行尝试。最简单的方式是由 Rodrigues 及其同事按照 LA 充填程度提供的：Ⅰ级（轻度，1～5 个气泡），Ⅱ级（中度，6～20 个气泡）和Ⅲ级（>20 个气泡）。然而，根据气泡数量进行 PFO 大小分类可能并不准确，因为按之前所述分流情况取决于解剖性和功能性因素。

最近几年内，作为谐波成像技术进步的结果，一

框 29.2　应用经胸和经食管超声心动图时可能会提高卵圆孔未闭诊断效果的因素

将振荡生理盐水与患者血液混匀以增强对比效果

重复注射造影剂 5 次甚至更多

通过咳嗽 /Valsalva 动作以提高分流检出效果

当出现 RAP 一过性增加的证据时，房间隔向左移动

跨二尖瓣早期血流速度减少 20cm/s 可能是 Valsalva 动作充分的非直接征象

在镇静的患者中，通过在造影剂注射后举手，剧烈咳嗽，抬高患者大腿和采用腹部按压的方式，有可能会增加 RAP

造影剂一进入右心房内就选用 10～12 个心跳的长周期进行记录，从而有充足时间发现左侧的气泡

RAP. 右心房压力

些学者已经开始质疑 TTE 是否可以取代 TEE 作为金标准，因为谐波成像下的 TEE 联合良好的 Valsalva 技术与 TEE 相比有一定竞争能力。然而，TTE 可能会出现声窗欠佳的情况；可能不能诊断小的一过性分流；也可能观察不到气泡通过 PFO，而 TEE 在某些情况下可以。经食管超声心动图在诊断方面具有很高的灵敏度和特异度，并且能够很好观察到房间隔，因为其毗邻食管并有更高的成像频率。然而，TEE 由于需要镇静药，可能会降低 Valsalva 或咳嗽动作的效能，因而限制了诊断效果。对于造影剂评估的最大效能，两种检查方法均需要充分完成 Valsalva 动作。在最近一项对比了 TTE 和 TEE 策略的研究中，19% 的 PFO 患者由于行 TEE 时不能完成

Valsalva动作而误诊，因此，需要不断强化动力学动作充分的重要性才能增加RAP并揭示出PFO。

目前，最佳策略可能是用TTE和经颅多普勒进行筛查，然而当TTE图像欠佳并且在筛查中怀疑诊断或者需要更好描绘解剖结构时，特别是当考虑行经皮封堵术时，应选用TEE。

药物治疗管理

对于单次或复发卒中的PFO患者，华法林和阿司匹林可用于预防复发性脑卒中。然而，有证据表明有无PFO的患者行抗血栓治疗时在复发性脑卒中或死亡方面发生率相似。这可能是由于抗血栓治疗的自身副作用抵消了治疗的潜在获益。此外，在华法林和阿司匹林之间进行对比，似乎表明在CS患者中两种药物仅存在中性预防效能。

介入封堵术

外科PFO封堵术很少进行，是因为经皮封堵术的安全性和有效性。外科封堵术更常见于因为其他适应证而作为心脏外科手术的继发操作完成。对于经皮封堵术而言，建议患有减压病的潜水员如果希望继续潜水和患有直立性低氧血症综合征的患者可以接受经皮封堵术。但是相关证据十分有限。目前封堵偏头痛症状的证据仍呈中性。根据美国心脏病学会卒中指南，PFO封堵术推荐用于合并有PFO的患者，尽管在药物治疗下仍出现复发性脑卒中。封堵术不推荐用于首次卒中的患者，因为数据不充分。大小和解剖不作为封堵术的标准。病例报道和系列以及荟萃分析封堵术在多种情况下有获益，最需要注意的是复发性CS。然而，三个随机化研究均未显示出明显获益。

所有三个有关封堵术的试验均有更好结局的趋势，但是差异均未到达统计学意义。所有三个试验的重要局限性是事件率较低，随访时间相对较短，因而在高危个体的可能偏倚未能充分表现出来。另一个随访10年的非随机化试验显示出PFO封堵术在死亡和脑卒中方面的获益，尽管不能反驳存在选择偏倚。

封堵器的相关并发症并非不重要，因为约有8%的主要并发症和1.5%的次要并发症。这些并发症包括死亡、主要出血、肺栓塞、心脏压塞、器械脱落、器械侵蚀、器械血栓形成、血管入路并发症、出血、残余分流、过敏性反应，以及心律失常，尤其是心房颤动。新型封堵器可能具有更好的风险预测。

引导经皮封堵术的围术期影像学技术推荐并包括TTE、TEE和心腔内超声心动图。最容易并且更多获取的是TTE，尽管TEE和心腔内超声心动图相比较TTE而言在提高空间分辨率方面有所获益。介入医生可以进行心腔内超声心动图操作，尽管其需要相关技术经验，但是无须镇静药和第二名操作者。经食管超声心动图被很多人认为是应选择的影像学模式。因为不同切面和彩色多普勒及三维技术的应用，TEE能够可靠评估PFO的解剖特征；确定并存的可以增加封堵器置入难度的解剖学异常，例如近端欧氏瓣；可以排除其他合并的心房内缺损。经食管超声心动图可用于测量相关PFO开放时的大小，相关通道，以及整个间隔长度，因为偶然情况下整个间隔长度在体型较小的成人中可能会小于25mm，这种情况就会影响封堵器的选择。TEE也可用于监测手术和引导通过房间隔、导丝位置及封堵器打开，并能提供并发症的实时评估情况，例如心脏压塞。术后评估通常用TEE完成，以确定是否有器械血栓形成或器械脱落。重要的警告标志是早期残余漏，手术后可能持续存在，但最终随着内皮化将闭合上。造影TTE/TEE可在6个月时用于评估是否仍有残余漏。这种评估方法也可确定其他不常见的晚期并发症，例如封堵器侵蚀房顶和（或）主动脉根部，血栓形成或晚期器械脱落。

总结

PFO的因果关系在多种临床情况中可见，尤其是CS，一直是一项值得激烈讨论的议题，并且尽管PFO封堵术，尤其是经皮封堵术在特定情况下似乎具有诱人的获益结果，但是证据仍不能令人信服。超声心动图，尤其是TEE，是在诊断方面和介入方面不可或缺的工具，其可在正确的临床情况下通过临床医生的明智应用而实现。

致谢

作者十分感谢Katie Klein在协助编辑方面的工作及Brian Miller和Brian Schurrer在图表方面提供的帮助。

第九节　三维超声与造影融合指导介入操作

目前，超声心动图在引导介入操作这一领域的发展突飞猛进，三维和二维超声探头的应用，能够帮助医师找到全新的入路，在创伤更小的情况下完成对心脏瓣膜、心腔，乃至其他结构的介入治疗。即便是对于意识清、心脏不停搏的患者也能成功完成，这极大拓展了介入操作的适用范围。

随着图像处理技术的不断革新，多模态影像融合，尤其是超声和造影的融合技术已经不是梦想，这一进步使超声心动图和介入心脏病学的联合应用跨入了一个崭新的时代。本节将涉及的关键问题有如下四个：①影像融合是什么？②影像融合是如何实现的？③需要哪些工具才能更为有效利用此技术？④此技术能为患者带来哪些收益？

直至目前，X线图像和超声图像的后处理模式基本属于两个完全不同的世界，也就是说，两种处理过程几乎没有相同之处。因此，需要进行一些"翻译"的工作使两类数据能够实现互通，显然，人类难以胜任如此复杂的工作。在目前的临床实践中，这两种影像学检查手段都能独立应用于不同的介入手术。随着结构性心脏病介入治疗的发展，超声引导应运而生，如何能将超声影像和传统的X线影像更好地整合是目前迫切需要解决的问题，而且在不久的将来，这必将改变介入相关器械的设计和介入医师的培训方式，甚至是与更为先进的技术，比如心血管大影像或者是机器人导管操控等技术的结合。

医学影像的融合主要指从两种不同的影像学检查中提取同一名患者的数据，匹配时间和空间节点后在另一个平台上同时显示，完成后的图像将包含两种影像学检查中部分或全部的信息。"注册"（registration）是用来描述匹配过程的名词，而另一种解释方式则是"创造一个新的覆盖影像"。

有些介入手术仅需要单一的影像学方法指导，但目前更多新兴的技术，尤其是针对软组织的介入治疗，则需要多种影像学方法共同加以引导，且其中每一种都不可或缺。但每一项独立的影像学方法都经临床应用多年，其适用范围已经基本建立，无论是针对解剖结构、生理功能、代谢功能，还是手术相关的其他方面，都有一种特殊的影像学方法与之对应。超声图像侧重于显示心内的软组织结构，而X线在造影剂的帮助下，侧重于显示钙化、心腔及血管形态。目前，绝大多数介入相关

的器械和耗材都已经添加了放射性标志，是其能够在射线下显影。过去，每一种影像学检查所获的图像都是单独进行处理、成像、分析、储存的过程，不同影像之间的融合仅仅是在介入医师的脑海中实现。

将两种完全不同的图像成功匹配，使之在时间和空间上达到统一，在技术层面上具有相当的挑战性，目前有几种方式可以实现。一种方式是寻找某个两种影像上都能清晰显示的结构，以其为中介将两种影像融合在一起，CT和X线的融合通常采用这种模式，因为两种影像都能够清晰显示骨性标志。融合的另一种方式是基于三维影像系统（比如食管三维超声探头）实现的，因为在三维超声影像系统中，任何结构与探头的相对位置关系（方位、深度）是已知的，匹配算法将自动记录每个结构的相对位置，并将其相对于探头的方位和深度的信息加以转化，然后以探头作为参考坐标，就可以在X线的图像上生成新的融合图像（图29.32右侧）。

基于图像的影像追踪技术主要是指计算机自动追踪食管三维超声探头的位置与朝向，并将其整合到X线成像系统中，大多数情况下，并不需要对探头做特殊的改造，因为其本身通常自带一个能在X线显影的标志，用来标志其准确朝向。此时，数码重建的虚拟探头将显示在X线图像上，并随投照角度的不同实时移动。最后，图像匹配的结果必须反馈给介入手术团队，用于指导手术操作，这样才算是真正完成了匹配的过程。目前已经投放市场的一套导航系统，飞利浦公司的 EchoNavigator® 系统就是采用此种融合方式，在这套系统中，绿色的虚拟食管超声探头可以实时显示在X线图像中，并且图像左上角也有一个绿色的标志，提示融合成功（图29.32左侧）。

针对匹配过程，还有如下要点需要详细说明。首先，介入医师需要看到融合后的图像，第一，判断匹配是否成功；第二，在超声和X线上能同时显示的结构，在融合图像上必须表现为重叠关系，这也是判断匹配是否成功的标准之一，常用于判断的结构包括导管、置入器械、人工瓣膜、起搏电极等；第三，超声和X线是比较适于融合的两种图像，因为他们都是动态实时的，因此，匹配过程贯穿于每个心动周期之中，这一点与CT不同，后者只能通过导出术前某一固定时间点的图像完成静态匹配。

在介入手术过程中，当手术床移动时，患者也会移

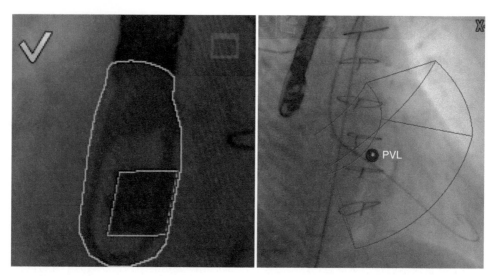

图29.32　左图中的绿色边界显示了1个三维重建而成，并与X线图像融合的模拟经食管超声探头。探头的位置及朝向可以通过影像处理的软件追踪，整个追踪过程约耗时10s。这一绿色的探头轮廓也是图像匹配成功的标志之一。右图显示了一个融合了三维食管探头的X线图像，在探头朝向的方向能够显示的区域由红色圈出，其中的蓝点即是超声定位的瓣周漏的位置，可以看到导丝已经成功通过漏口，可以进行下一步操作

动，食管探头也必须调整到最为合适的位置和角度来指导后续操作，因此，匹配过程必须实时、准确、快速地更新。在实际情况中，C臂移动时，射线下显影的食管超声探头的位置也会随之移动，此时，软件将会根据机头变换的角度重建探头图像，并根据其位置和朝向，生成全新的融合图像。这就确保了在手术过程中，无论是患者、探头或手术床的移动，超声图像都能和X线图像实时匹配。

此外，图像融合技术是一项非常有用的指导介入手术过程的技术，但其应用也具有非常严格的适应证。首先，整个匹配融合的过程必须是全程自动的，不会给手术团队增加额外的负担；其次，匹配必须精确，因为任何小的误差都会给术者造成相当大的困扰，甚至造成手术失败；最后，融合过程的耗时应尽可能短，以便使术者能够最大限度适应眼-手的协调性。

因为心脏无时无刻都在运动，其中的细微结构的运动方向和速度也不尽相同，因此，介入手术过程中所需的影像必须是实时的，这意味着所有的图像不应该有任何的延迟，每种检查方法都应该有足够的时间分辨率以满足手术的需要，在图像融合的过程中，X线图像是造影剂C臂产生的二维图像投照产生的，而超声图像则是三维时空中的容积成像，二者结合后即是所谓的"四维"图像。

上述所有标准满足后，匹配的下一项任务就是如何能将融合后的图像显示到屏幕上，以及哪种操作面板的分布能够更符合人体的操作习惯，当机头位置变化时，能够更迅速的更新融合图像。

目前，即使可以实现全部影像的融合，临床上更

多的还是仅仅使用监视器相关的图像融合，从本质上来讲，X线产生的数据实际上是二维数据，但三维超声在此基础上添加了图像深度的信息，并用彩色编码来表示。因为X线图像是立体结构在某一角度的投照，它似乎很少关注深度的信息，仅利用机头转动产生不同体位图像间的对比来反映"深度"这一概念。因此，融合技术必须具备能同时显示多个角度图像的能力（图29.33）。

完全显示所有超声图像的临床应用价值有限，因此，在实际工作中常用二维超声进行融合，这样已能满足大部分介入手术的需要，如确实需要三维超声图像，就必须对融合图像进行剪切，舍去那些不需要的，甚至是影响术野的结构。剪切工作通常由超声医师完成，如果手术控制台上有相应的操作按钮，也可以由术者自己完成。

对于某一种影像而言，最理想的状态是仅存一个或几个对介入操作影响最为关键的结构，其余部分完全被隐藏，以Mitral Clip为例，三维超声的主要作用就是引导房间隔穿刺，此时可以在图像上标记需要穿刺的部位，并且将其设置为唯一显示在融合图像中的超声图像（图29.34）。此时术者看到的图像就非常实用，因为房间隔穿刺部位很难显示在常规的X线图像中。此外，融合图像可以生成各个角度的重建图像，无论是切线位还是侧位都可以实现，这能够帮助确定介入操作中需要的最优投照角度，特别是平时不常用到的投照角度。

目前，我们在三维超声心动图中所做的标记仅仅是针对心动周期中某一个时间点，并不能实时与解剖结构联动，也就是说，当标记的结构随心跳或呼吸运动时，我们先前标记的位置可能会逐渐发生偏移，即所谓的

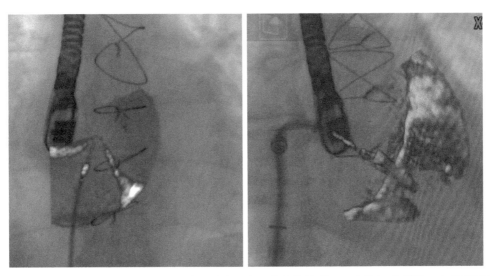

图29.33　左图显示了 X 线与二维超声房间隔图像的融合，在 X 线上能清晰显示房间隔穿刺针，在超声图像上可清晰显示房间隔顶起的"帐篷"，这是 1 例融合影像指导房间隔精确穿刺的实例。右图显示 Mitral Clip 术中，左心房和二尖瓣的三维超声图像与 X 线融合，融合影像同时提供了器械和解剖结构的图像，能够很好训练手眼协调性

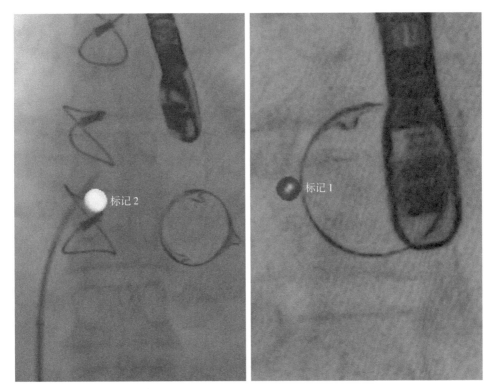

图29.34　利用减影技术，仅在融合图像中保留必要三维超声图像指导介入手术的两项实例。首先，我们在图像中打上一个彩色标记，用于指明需要操作的结构或区域，这一标记是基于三维超声给出的，当超声和 X 线成功匹配后，该标记精确的三维定位即可显示在 X 线影像中。左图中黄色的标记为房间隔穿刺部位；右图中显示二尖瓣瓣周漏最显著的位置，可据此引导介入治疗

"错配"。为了避免这一误差，我们可以在心动周期的不同时相对同一位置做多个标记，斑点追踪技术会帮助我们在寻找该位置移动的轨迹，实现标记和解剖结构间某种意义上的"实时联动"。

　　更有趣的是，我们可以在三维超声的图像上做出任何的点、线乃至特殊形状的标记，并将其显示在最终

的融合图像上，用于指导某些特殊的介入操作。以房间隔封堵为例，我们可以在最终的融合图像上标记出椭圆形的缺损及其各个边界，这样就很容易在 X 线投影上找到缺损的位置，协助选择适合的输送系统和封堵装置，以便更顺利的送入，并将其锚定在周边结构上。另一个操作的实例就是经皮主动脉瓣置换（TAVI），在这

项操作中，我们可以事先标定三个主动脉窦的窦底位置，并在X线下将瓣膜精确定位并释放，这样才能最大限度避免因瓣膜移位导致的血栓和瓣周漏等并发症的出现。

手术团队可以通过多种方式利用图像融合技术为手术服务，第一，床边有控制面板，能够让手术医师选择一个或多个角度的术中图像；第二，能够随时再融合图像上添加标记，引导介入；第三，可以随时调节任何一种图像的透明度，例如，我们可以随时调亮或调暗超声图像，用于明确复杂结构间的解剖关系。

三维超声与X线融合影像的临床价值已经得到证实，其应用范围也越来越广，早期研究主要关注于此项技术的实用性、与导管室的兼容性及基于医师主观感觉的临床经验。而未来研究的方向应更多的聚焦于该技术能为单个手术带来哪些获益，比如患者的安全性、术者的自信程度、手术技巧及风险收益比。

正确理解融合影像比单纯三维超声引导介入手术的优越性非常重要，训练手眼的协调性是现今安全有效的开展新兴非外科介入治疗瓣膜病及结构性心脏病的关键所在，那么，影像融合技术是如何训练手眼协调性的呢？

手眼协调性是进行介入操作的精髓，由于介入操作都是采用影像指导，并非直接用肉眼观察病灶，因此，想完全掌握介入技术，也需要一定的学习曲线。首先，医学影像的目的是帮助术者将输送系统和器械送到指定部位，这一切都需要在一个全新的空间系统中完成，介入医师应该是最了解影像特点的人。超声和X

线的融合影像提供了三维立体的解剖结构，能够很快使医师建立对手术部位的空间关系概念。其次，介入医师在操作中仅能关注一个显示器，融合影像技术至少避免了术者在操作导管室反复观察多个显示器的麻烦，即使目前存在较大的显示器，能够在一个屏幕上显示多个图像，但融合影像仍然减少了处理大量视觉信息的负担。最后，影像融合减轻了医生分析两套不同影像信息的负担，过去，这样的融合仅能在术者脑中完成，耗费了大量的精力和时间，而现在的融合技术能直观显示匹配后的图像，不得不说是一项巨大的进步。

结论和未来的发展方向

三维超声和X线的融合影像指导结构性心脏病介入治疗是这一领域全新的进展，这一点值得认真思考。我们希望研究出更多的影像融合方式，并期待着这些技术能为临床带来更大的帮助，但必须承认，由于手术方式及其评价标准多种多样，这一步很难跨出。此外，由于影像技术的准入审批并不像置入器械一样，需要大规模临床试验评价其安全性和有效性，因此，表面效度对这类技术的评价十分重要，也就是说，操作者的实际体验对其传播有很大的影响。影像融合技术是目前影响导管室建设的重要技术之一，其导航功能的广泛利用也对医用器械的设计和使用者的经验提出了更高的要求。ASE和其他专业协会一道，愿意成为这些新技术在临床使用中做最坚实的后盾。

（刘博罕　穆　洋　译）

第30章

超声心动图的其他相关问题

第一节　合理使用标准

什么是合理使用标准？

有关合理使用标准（appropriate use criteria，AUC）的解释，请详见"第13章第十一节"。

什么促进了AUC的发展？

AUC的发展是为了响应近20年来心血管病内不断增加的操作过程，特别是影像学方面的操作和支出。在2000～2009年，用于医学诊断的影像学操作增加了85%，在这其中，经胸超声心动图的数量更是翻了一番，超过所有其他的体格检查。虽然人口老龄化带来的心血管病负担加重可以在一定程度上解释这一现象，但这样过度增长的支出难免给政府和私人支付者带来这样的疑问，目前的影像学检查是否有过度使用或误用的问题。

因为这样的过度增长，近年来心血管影像学检查已有所减少，最新的数据表明，2009～2011年，所有医学影像学的检查已经减少（3.5%），超声心动图和此趋势一致，减少的幅度为5.5.%（图30.1）。

虽然超声检查数量下降的原因并不十分明确，但结果十分令人欣喜，从2010年的数据来看，无论是政府还是私人支付者，他们减少超声检查和支出的举措无疑都是成功的。在这其中，AUC的作用功不可没，它代表着任何一位医师都需要向保险机构证明"患者所接受的影像学检查是高级医疗服务所必需的"，也就是这样，AUC时刻给予每一位以警示，确保他们将所有的影像学检查用于患者最需要的时候。

针对超声心动图的AUC告诉了我们哪些临床现实？

自从超声心动图的AUC出版以来，大量的临床研究试图对其进行解释，包括不同的人群，不同的场合等，以下是详细的解读。

研究表明，大量的超声检查还是合理的。对经胸超声心动图来说，有71%～92%的检查都是符合指征的。所有经胸超声的适应证都列于框30.1中，而对于经食管

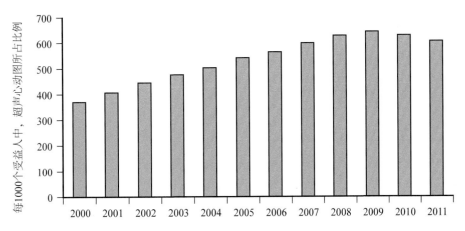

图30.1　每1000个受益人中，超声心动图所占比例的增长

框30.1　根据2011年AUC，临床实践中最常见的经胸超声心动图适应证

适应证1：可能由心脏疾病引起的临床症状，包括但不限于：胸痛、呼吸困难、心悸、一过性脑缺血发作、脑卒中或外周血管栓塞（AUC评分=9）

适应证2：其他检查已考虑心脏疾病或结构异常，包括但不限于：胸片、负荷超声心动图的基线资料、心电图或心肌生化标志物等（AUC评分=9）

适应证5：持续/非持续的心房颤动、室性心动过速或室上性心动过速（AUC评分=9）

适应证9：无其他心血管疾病表现的晕厥（AUC评分=7）

适应证34：前期检查有足够的理由怀疑瓣膜性心脏病（AUC评分=9）

适应证58：可以心血管系统来源的栓子（AUC评分=9）

适应证71：已知心力衰竭（收缩性/舒张性）患者出现病情变化或当饮食、药物没有明确改动，而有需进行心脏检查时的重复评价（AUC评分=8）

适应证73：对已知心力衰竭（收缩性/舒张性）的评价，目的为指导治疗（AUC评分=9）

框30.2　根据2011年AUC，临床实践中最常见的"不适宜"经胸超声心动图检查的条目

适应证8：无其他心血管系统疾病症状/体征的头晕和先兆晕厥（AUC评分=3）

适应证11：已知冠心病患者，病情并无明显变化，也无需接受其他检查时为常规明确心室功能而进行的超声心动图检查（AUC评分=3）

适应证13：无明显心血管系统症状体征，术前为常规明确心室功能而进行的超声心动图检查（AUC评分=2）

适应证38：轻度瓣膜病患者，病情无明显变化，3年之内不宜重复接受超声心动图检查（AUC评分=3）

适应证48：人工瓣膜置换术后，无明显瓣膜功能衰竭指征下，3年之内不宜重复接受超声心动图检查（AUC评分=3）

适应证53：疑诊感染性心内膜炎，一过性发热，无明显证据支持菌血症，或无新发心脏杂音的患者（AUC评分=2）

适应证68：系统性高血压患者，无明显心血管系统症状体征（AUC评分=3）

适应证74：心衰患者，无明显病情变化，不需接受其他检查，1年内不宜接受重复超声心动图检查（AUC评分=2）

超声来说，符合指征的比例更高，约95%，似乎与经食管超声有创性的特点让涉及其中的临床医师更为谨慎的缘故有关。而负荷超声相关的AUC已在本书其他章节中讨论。

有关"不合理"率（现在称为"极不合理"）的报道数字各异，经胸超声从2%～22%，而经食管超声则为3%～4%。最常见的"不合理"的情形列于框30.2，这些研究本来的目的就是为了减少超声的不合理应用，而且已初见成效。

我们能从"不适宜"的研究中学到什么？

这类研究的目的就是为了减少不合适的检查，节省不合理的支出和优化临床实践的流程。在这研究之中，机构的类型（高等院校附属医院或社会类型的医院）对结果的影响不大，另一方面，申请医师的类型（心内科医师或其他专科医师）也是研究较多的一个方面，综合以上两个方面的结果来看，不合理的检查主要出现在门诊及重复检查之中。相对门诊患者来说，住院患者症状更明显，且更容易出现病情变化，后者也是进行超声检查的主要适应证之一。同样，很多重复检查被认为不合理的原因也是再评估的时候并不存在临床症状的改变，在指南推荐的时间间隔内，重复的超声检查会被认为是不合适的。例如，适用标准第35条规定，"如没有特殊的临床症状改变，轻度瓣膜病的患者的常规超声随访间隔应在3年左右"。这种不必要的重复是最常见的不合理检查的原因，也是最应该被规范和取缔的部分。

AUC如何与临床实践相结合？

AUC的发展理应与临床实践相结合，在过去的10年里，似乎有这样的一个趋势存在，在进行其他操作之前必须进行心脏影像学的检查。虽然我们已尽力减少不必要的检查，但仍有患者存在误会，拒绝或拖延必要的影像学检查，AUC的推行或在某种程度上可以改变这一现状。随着电子病历的推广，临床实践变得更为容易掌控，而目前，多种临床影像学检查的AUC已经出台，将为更好的规范临床实践做出贡献。

对所有心脏影像学检查来说，AUC报告制度已经是必需的要求，并且要求每个影像学中心将检查的适用率体现在年终报告之中。此外，各个中心还必须建立相应机制，以规范和督促本中心人员学习并应用AUC。

第二节　颈动脉超声评价心血管病风险：
内 – 中膜厚度和斑块

当动脉粥样硬化逐步进展，直至引发影响血流的狭窄，或当斑块突然破裂造成血栓病引发急性狭窄时，便会引发心血管系统疾病。虽然不是所有存在粥样硬化斑块的个体都会经历心血管事件，但斑块的严重程度在某种程度上也是未来心血管事件的风险因素。为了预防如死亡、心肌梗死、脑卒中等心血管并发症，如何确定无症状的患者，以便其接受更为积极的药物干预来减少心血管事件的风险。如何对血管进行筛查，以确定可能存在的亚临床血管病和重新定义心血管病风险。B 超测量颈动脉内 - 中膜厚度（intima-media thickness，IMT）和斑块的有无是一项无创、敏感可重复性好的操作，能够帮助确定动脉粥样硬化的负担和心血管病的风险。作为心血管病风险评估的手段，颈动脉超声可以评价动脉管壁的情况，而非管腔狭窄来明确早期的血管损伤和粥样硬化程度。在颈动脉超声的图像上，远壁可见两条明亮的线，即颈动脉的内膜和中膜，两者之间的部分即是内 - 中膜厚度。ACC/AHA 最新的无症状心血管风险筛查指南中，推荐中等风险的患者接受颈动脉超声检查（Ⅱ a 推荐，B 级证据）。同时 ACCF/AHA 也引用了 ASE 指南中的表述，对于颈动脉超声检查，应该规范检查仪器、操作者和操作流程，以获得更优质的图像。目前，美国医疗服务中心已为颈动脉超声检查确定了一个明确的代码（0126T），用以评估粥样硬化病变的负担和心血管疾病的风险。

虽然有很多个体存在着终身的风险，但依然属于心血管病的低危人群，从两项大的流行病学结果来看，年心血管病风险较低但终身发病风险较高的中青年人群（50 岁以下）颈动脉内 - 中膜厚度较大。也有大量研究表明，颈动脉 IMT 的增厚和斑块的出现与心血管病的风险有较强的相关性，ASE 的指南和其他综述中也都有总结。一般来说，颈动脉 IMT 较厚的患者，其校正后的发病风险是正常人的 2 ～ 2.5 倍，而存在颈动脉斑块的患者的发病风险则为 2.5 ～ 3 倍，相关研究的数据列于表30.1 和表30.2。最新的一项 meta 分析，USE-IMT 研究共纳入了 14 个队列，45 828 例个体，中位随访时间为11 年，结果表明，颈动脉 IMT 每增厚 0.1mm，心肌梗死发病的相对危险度为 1.08（95% CI 1.05 ～ 1.10），脑卒中的相对危险度为 1.12（95% CI 1.10 ～ 1.15）。过高

的斑块负荷也是心血管疾病发病风险升高的预测指标之一，其定量评估的发展也是颈动脉超声作为心血管风险预测手段的重要保障之一。

基于 ASE、ACCF 的推荐和动脉粥样硬化影像和预防协会的适用标准，颈动脉超声测定 IMT 和斑块的有无，适用于评价中危组无症状个体（10 年冠心病风险为 6% ～ 20%，目前没有心血管病或其他等危症）的评价。其他有意义的情况还包括一级亲属有冠心病家族史、有较强单一危险因素，不能接受药物治疗的 60 岁以下个体、以及有两个及以上危险因素的 60 岁以下女性等。除非当结果有可能改变治疗方案，否则不应该进行颈动脉超声检查，虽然 IMT 的检查和斑块的发现重新分组了中危组的个体，并且能预测主要心血管事件，但仍没有研究明确指出，和常规处置相比，颈动脉超声的检查及其带来的相关干预措施能够改善这批患者的长期预后。有些研究提出，颈动脉超声的结果可能会影响临床医师处方阿司匹林和他汀类药物的方案，也能够在一定程度上引起患者的重视，从而做出某些生活方式上的改变，然而，这种改变所带来的好处并不是十分明显，而且即便是颈动脉超声正常的个体，也有大部分患者会遵从建议改变生活方式。在一项纳入吸烟者的随机临床试验中，颈动脉超声的结果并没有改变他们的戒烟率和心血管病的发病风险。实际上，其他影像学检查也没有使患者的生活方式做出明显的改变，相反严格的监护却可以。

当用作心血管事件风险评估时，颈动脉超声的检查应该遵循大型流行病学研究的流程和经过年龄、性别、种族等因素校正后的正常值。这些数据可在 ASE 关于颈动脉超声评价心血管病风险的专家共识中找到，一般情况下，我们需要采集双侧颈动脉分叉处远端 1cm 处颈总动脉远壁的图像，对 IMT 进行测定，并和指南所推荐的正常值进行比较。对 40 ～ 70 岁成人的颈动脉筛查流程详见表 30.3，在测定 IMT 之前，必须对颈动脉的颅外段进行一个整体的扫查以明确是否存在斑块，因为IMT 对动脉粥样硬化的敏感程度不及斑块。因为位置表浅，解剖相对固定，颈总动脉的远壁非常容易显示。一般来讲，我们将斑块定义为局部管腔增厚，超过周围的 50%，或 IMT 明显增厚超过 1.5mm。存在斑块或颈动

表 30.1 入选超过 1000 例无症状者的有关颈动脉 IMT 和心血管病发病风险的前瞻性研究

研究	病例数	年龄	年限	心血管事件	界值	校正后的 RR（95%CI）
Atherosclerosis Risk in Communities	12 841	45～64	5	心肌梗死、心血管死亡	滴定	女性：2.53（1.02～6.26） 男性：2.02（1.32～3.09）
	14 214	45～64	7	脑卒中	滴定	女性：2.32（1.09～4.94） 男性：2.24（1.26～4.00
Carotid Atherosclerosis Progression Study	5056	19～90	4	心肌梗死、脑卒中、心血管死亡	四分位数	1.85（1.09～3.15）
Cardiovascular Health Study	4476	>65	6	心肌梗死	四分位数	3.61（2.13～6.11）
				脑卒中	四分位数	2.57（1.64～4.02）
Kuopio Ischemic Heart Disease	1257	42～60	3	心肌梗死	>1.0mm	2.1（0.8～5.2）
Malm€o Diet and Cancer Study	5163	46～68	7	心肌梗死、心血管死亡	滴定	1.50（0.81～2.59）
Multi-Ethnic Study of Atherosclerosis	6698	45～84	4	心血管病、心血管死亡	四分位数	2.3（1.4～3.8）
Rotterdam	6389	>55	7～10	心肌梗死	四分位数	1.95（1.19～3.19）
San Danielle	1348	18～99	12	脑卒中、一过性脑缺血发作、血管性死亡	>1.0mm	5.6（3.2～10.1）
Tromso	6226	25～84	5	心肌梗死	四分位数	女性：2.86（1.07～7.65） 男性：1.73（0.98～3.06）
Yao City	1289	60～74	5	脑卒中	四分位数	4.9（1.9～12.0）

RR. 相对危险度；CI. 置信区间。引自 Johnson HM，Stein JH. Measurement of carotid intima-media thickness and carotid plaque detection for cardiovascular risk assessment，J Nucl Cardiol，2011，18：153-162.

表 30.2 入选超过 1000 例无症状者的有关颈动脉斑块和心血管病发病风险的前瞻性研究

研究	病例数	年龄	年限	心血管事件	校正后 RR（95%CI）
Atherosclerosis Risk in Communities	12375	45～64	7	心肌梗死，心血管病死亡	2.96（1.54～3.30）
Kuopio Ischemic Heart Disease	1288	42～60	≤2	心肌梗死	4.15（1.5～11.47）
Malmö Diet and Cancer Study	5163	46～68	7	心肌梗死、心血管病死亡	1.81（1.14～2.87）
Northern Manhattan	1939	>40	6	脑卒中	3.1（1.1～8.5）
Rotterdam	6389	>55	7～10	心肌梗死	1.83（1.27～2.62）
San Danielle	1348	18～99	12	脑卒中、一过性脑缺血发作、血管性死亡	10.4（6.4～17.1）
Three-City	5895	65～85	5	心血管病	单个斑块：1.5（1.0～2.2） 多于1个斑块：2.2（1.6～3.1）
Yao City	1289	60～74	5	脑卒中	3.2（1.4～7.1）

RR. 相对危险度；CI. 置信区间。引自 Johnson HM，Stein JH. Measurement of carotid intima-media thickness and carotid plaque detection for cardiovascular risk assessment.J Nucl Cardiol，2011，18：153-162. 和 Plichart M，Celermajer DS，Zureik M，et al. Carotid intima-media thickness in plaque-free site，carotid plaques and coronary heart disease risk prediction in older adults. The Three-City Study.Atherosclerosis，2011，219：917-924.

脉 IMT 超过经年龄、性别、种族校正后的第 75 位百分数时，其患心血管病的风险增加，但任何为明确颈动脉 IMT 变化趋势的系列检查都是不被推荐的，虽然在他汀治疗下，颈动脉 IMT 的变化可以作为心血管事件风险的替代指标之一，但其预测价值和技术上的可操作性都值得商榷。

一般来说，进行颈动脉检查时，应选用线阵探头，频率至少在 7MHz 以上，通常情况下，4cm 的深度

表 30.3　评估颈动脉斑块及 IMT 的标准流程

步骤[*]	切面	感兴趣区	技巧	应用
1	短轴扫查（3～5个心动周期）	颈总动脉近端至颈内动脉中段	探头标记指向患者右侧 缓慢上移探头，保持血管在屏幕的中心，显示血管近壁和远壁的双线	血管的走行、管壁厚度、斑块、周围结果
2	颈内及颈外动脉的多普勒检查	分支近端1cm处，脉冲多普勒	取样容积与血流平行，角度不大于60° 如果存在狭窄，应详细描述	血管的解剖关系、有无狭窄
3	斑块的长轴扫查（3～5个心动周期，每个节段至少3个角度）	颈总动脉、窦部、颈内动脉近端的近壁和远壁	自短轴切面将探头选择90°，标记指向患者头侧 从前侧、中侧、后侧三个角度扫查患者的斑块 记录每个角度斑块凸向管腔的最大厚度	确定斑块的有无并进行描述
4	IMT测定（3～5个心动周期，R波顶点测量）	颈总动脉远端1cm	记录三个平面的图像，发现病变的最佳角度 利用取样线标记分叉顶端 尽可能清晰显示颈总动脉图像，以双线征为准，确保声束切过血管正中心（图30.3） 调整合适的图像深度（一般为4cm） 靶血管应在图像上的1.5～3.5cm，避免可能出现的伪影 聚焦区域应置于血管远壁处	不同节段IMT的测定

[*] 应先测量右侧。引自 Stein JH，Korcarz CE，Hurst RT，et al. Use of carotid ultrasound to identify subclinical vascular disease and evaluate cardiovascular disease risk. J Am Soc Echocardiogr, 2008，21：93-111.

可以满足大多数患者的检查需求，但对于血管位置较深，颈部脂肪较厚的患者，可考虑适当加深，但会损失图像的清晰度。由于颈动脉IMT是一项十分精细的测量工作，有时一个像素点的差异就会使患者的分组改变，因此有必要对于检测的仪器、图像的质量和读图的标准做出详细规定。ASE专家共识推荐使用小的光点来校正测量是否精确及轴向和横向分辨率究竟如何，并且用DICOM格式储存相应的图像，以供后续的分析测量使用，不推荐使用中心自己的经验值对结果进行判读。

对斑块的检查包括从前到后的环形扫查，并涉及颈总动脉、窦部及颈内动脉的近壁和远壁，对窦部和颈内动脉起始部更应该小心，因为斑块更好发于这些部位（图30.2）。当血管直径明显变化或图像与扫描线不垂直时，比如分叉处，应该对其管腔面积进行测量。彩色血流可以用来显示管腔的充盈状态，明确是否存在充盈缺损，由于斑块形态的不规则性，精确测定其大小有一定的挑战，理想状态下，应该结合长轴和短轴的图像，对斑块进行综合评价。

颈动脉IMT的测定需要精确区分血管远壁的内膜和中膜分界线，测量应该从"边界到边界"（edge to edge），可采用半自动的测量软件加以辅助（图30.3）。标准的图像应该清晰显示血流处的内膜和中膜，读图人

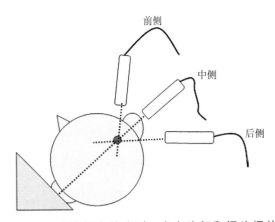

图30.2　颈动脉超声检查时，患者头部和探头摆放的相对位置（以右侧为例）。（引自Stein JH，Korcarz CE，Hurst RT，et al. Use of carotid ultrasound to identify subclinical vascular disease and evaluate ardiovascular disease risk.J Am Soc Echocardiogr，2008，21：93-111.）

员必须看到近壁和远壁两侧管壁都呈现清晰的内外膜分界（双线征，图30.4），才能确保声束确实扫过了血管的长径，否则血管内径测量的准确性将受到影响，当测量节段中包含斑块时，测量时应把斑块的厚度包含在IMT之内，这也是表30.1中大多数研究所采用的。半自动的辅助测量软件可以提高测量的可重复性并缩短测量时间，尤其是对初学者而言意义更大。

常规的报告应该包括左右两侧颈动脉IMT的平均值，以及其他节段的最大值等可以影响心血管事件风险度的数值，报告的格式应该被临床医师所熟悉，并应注明所做检查的具体内容，如"心血管风险评估中的颈动脉超声检查"，这一具体项目不应该被"颈动脉多普勒超声"所替代。半自动的边界测量软件与人工测量相比，在某些时候会高估IMT的数值，因此，读图者在出具报告时应考虑到这一点。另一方面，目前的超声仪器分辨率都十分出众，这在某种程度上会低估IMT的数值。因此，当用同一标准进行评判时，报告应该以"绝

对值：mm"的格式出具。颈动脉IMT数值超过第75位百分数可以认定为是心血管事件的高风险，25～75位百分数之间可以判定为正常风险，低于25位百分数则为低风险，但这种分类方法所带来的略显非手术的治疗方案与常规方案相比的作用尚未可知。其他特殊情况，如颈动脉狭窄、颈动脉体瘤、颈动脉夹层、较大的甲状腺肿物等，则需要更加精细的解读。为明确心血管病发病风险的颈动脉超声检查并不能够取得临床上所采用的诊断学检查，但读图者应有识别这些病理改变的能力，并及时与临床医师进行沟通。

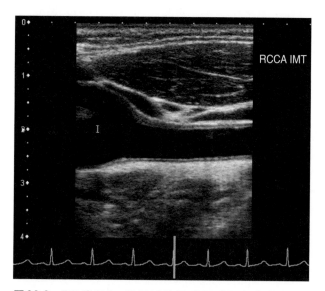

图30.3 "双线征"，示近壁和远壁同时呈现清晰的内－中膜

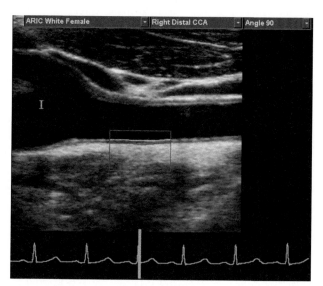

图30.4 半自动法测量颈总动脉远壁IMT

第三节 冠状动脉血流成像

通过超声观察冠脉血流由来已久，但最近的15年才是进展飞速的时期，起初，先驱者们试图记录前降支（left anterior descending，LAD）远段的血流速度（coronary flow velocity，CFV），因为这支血管和探头最为接近，当然，这也得益于高频探头的发展，才使这一设想得以实现。一般来说，有意义的前降支狭窄多发生于其近段，通过记录远端基线时和注射腺苷后的血流速度，就可以无创计算出冠状动脉血流速度储备（coronary flow velocity reserve，CFVR），后者可以反映狭窄的严重程度，有报道称，CFVR超过2.0即提示有明显的狭窄存在，敏感度是90%，而特异度为70%。由于这一方法简便直接，因此迅速在欧洲、亚洲及南美等地区开展，随后这一技术被应用于后降支和回旋支。然

而，多数情况下，需要造影剂的帮助来增强显示冠脉血流频谱的边界。而现在，我们可以常规应用现有的超声仪器，完成对三支主要冠状动脉血流的显示，其中前降支的成功率超过95%，而后降支和回旋支的成功率也有70%～80%。本节主要阐述常规超声中对冠脉血流方面的评价及应用。

冠状动脉血流成像的系统设置

所用的超声仪器应该有专门的模式来显示冠状动脉血流，这一点非常重要，因为正常的冠脉血流速度在20～40cm/s，常规彩色多普勒的参数很难发现，除非是狭窄处的高速血流。表30.4列出了能够探查冠状动脉血流的部分品牌超声仪器的型号以及探头参数等数据。

如何记录冠状动脉血流

文献中对如何寻找前降支、后降支、回旋支的血流有详细的描述，改良的主动脉瓣短轴切面可以显示前降支近段血流，而较低位置的胸骨旁长轴切面可以发现前降支的中段（图 30.5）。这些切面在常规检查中很少用到，但对于显示冠脉血流而言，则是必不可少的。

寻找完全闭塞的冠状动脉

自远端向闭塞血管的逆向血流提示侧支循环的存在，经胸超声心动图发现的冠状动脉逆向血流对于发现前降支的完全闭塞有 93% 的敏感度和 100% 的特异度（图 30.6）。同时发现的间隔支逆向血流则更能够验证前降支近段狭窄的存在。同样的方法也可以用于监测右冠近段的狭窄。

寻找前降支近段的狭窄

寻找前降支近段的"五彩血流"（mosaic flow）是显著狭窄的重要提示（图 30.7），同时血流速度的加快（50～60cm/s）也很重要。脉冲多普勒可以测定冠状动脉血流的速度，超过 1m/s 时则提示明显狭窄。

表 30.4 不同超声仪器检测冠状动脉血流时的参数设置

参数	Philips		GE		Siemens		Toshiba	
记录位置	LAD	PD/LCX	LAD	PD/LCX	LAD	PD/LCX	LAD	PD/LCX
探头	S5-1/X5-1	S5-1/X5-1	M5S/M4（3）S	M5S/M4（3）S	4V1c	4V1c	6S3	5S1，5S2
彩色								
频率（MHz）			2.7/2.6	2.7/2.2	3.5	2.0～2.5	3.8	2.5～3.3
速度（cm/s）	15～25	15～25	20～24	20～24	12～22	12～26	11～17	11～19
增益（%或dB）	80%	80%	0 dB	0 dB				
保存（Persist）	2或3	1或2	3.6	3.6	2	2		
滤波	高/最大	高/最大	8/2.8cm	8/2.8cm	1	1	5	5
色彩图			黄色/青色/五彩		1	1	2	2
组织优先			0	0	2	2		
时间平滑							5	3
空间平滑							4	4
脉冲波								
频率（MHz）			2.5/2.5	2.5/2.5	3.5	1.75	3.8	2.5～3.3
取样容积（mm）	3	3～4	4	4	3	3～5	5	5
增益（%或dB）	60%	45%	-10 dB	-10 dB				
滤波	低/最低	低/最低	4.5/2.9 cm/s	4.5/4.3 cm/s	4或5	4或5	150	150
能量	MI 0.4	MI 1.0	MI 0.5	MI 0.5				
反射	4	3	4.5/2.9 cm/s	4.5/4.3 cm/s				
色彩图			Gray 2	Gray 2	3或4	3或4	3	3

LAD. 前降支；LCX. 回旋支；PD. 后降支；MI. 机械指数

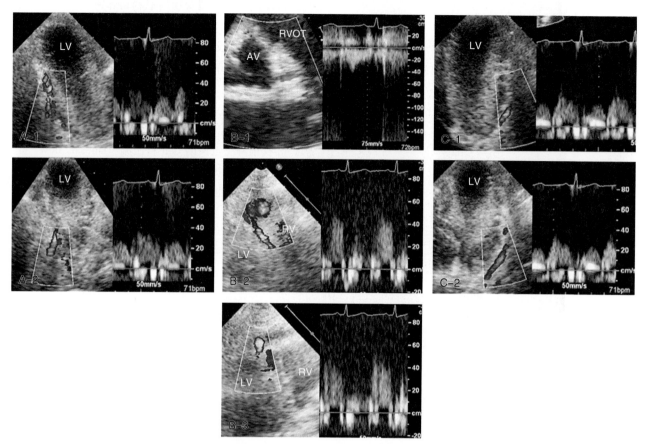

图30.5 冠状动脉血流记录。A–1.后降支血流；A–2.右冠中段血流，这一列的图像来自改良的两腔心切面。B–1、B–2、B–3.分别为前降支近段、中段和远段血流。C–1和C–2显示回旋支的血流，这一列的图像来自改良的四腔心切面。LV.左心室；RV.右心室；RVOT.右心室流出道

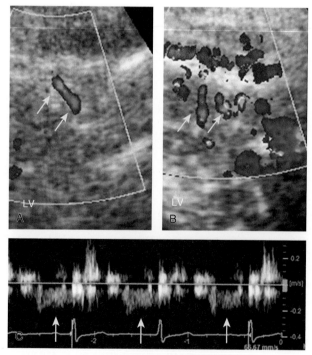

图30.6 前降支远段逆向血流。A.前降支远段逆向冠脉血流；B.间隔支的逆向冠状动脉血流；C.脉冲多普勒测定逆向血流的速度（箭头），提示前降支近段存在完全闭塞病变。LV.左心室

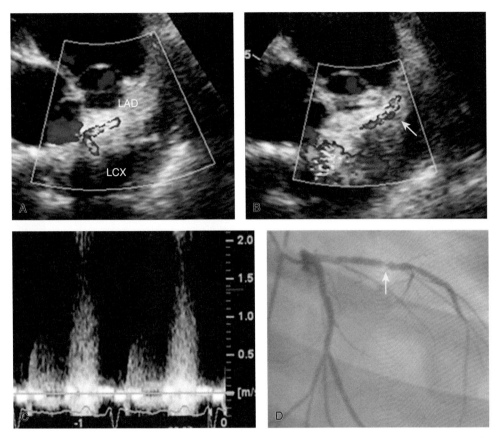

图30.7　前降支的"五彩血流"。A、B.改良的主动脉瓣短轴切面显示前降支近段的五彩血流；C.脉冲多普勒示高速血流；D.同一患者的冠状动脉造影提示前降支近段的显著狭窄（箭头）。LAD.前降支；LCX.回旋支

（穆　洋　译）